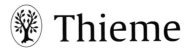

Erkrankungen in der Schwangerschaft

Herausgeben von
Werner Rath
Klaus Friese

Mit Beiträgen von

J. Baltzer
M. Beck
F. Block
M. Bolz
V. Briese
B. Dreuw
M. Freund
K. Friese
P. Hanrath
L. Heilmann
C. Hoff
P. Hoff
M. Hohmann
H. Huchzermeyer
V. Jansson
F. Kainer
W. Kämmerer
K.-C. Koch
O. Kunitz
F. Lammert

B. Leeners
S. Liebe
S. Matern
H. F. Merk
T. Mittlmeier
M. Mohaupt
G. Neumann
J. Noth
W. Rath
T. Reimer
C. Schaefer
J. Schnoor
N. Schrage
C. M. Schröder
V. Schumpelick
J. C. Virchow
M. Voigt
A. von Liebe
M. Westhofen

90 Abbildungen
177 Tabellen

Georg Thieme Verlag
Stuttgart · New York

Bibliographische Information
Der Deutschen Bibliothek

Die Deutsche Bibliothek verzeichnet diese Publikation in der Deutschen Nationalbibliographie; detaillierte bibliographische Daten sind im Internet über http://dnb.ddb.de abrufbar

Wichtiger Hinweis: Wie jede Wissenschaft ist die Medizin ständigen Entwicklungen unterworfen. Forschung und klinische Erfahrung erweitern unsere Erkenntnisse, insbesondere was Behandlung und medikamentöse Therapie anbelangt. Soweit in diesem Werk eine Dosierung oder eine Applikation erwähnt wird, darf der Leser zwar darauf vertrauen, dass Autoren, Herausgeber und Verlag große Sorgfalt darauf verwandt haben, dass diese Angabe **dem Wissensstand bei Fertigstellung des Werkes** entspricht.

Für Angaben über Dosierungsanweisungen und Applikationsformen kann vom Verlag jedoch keine Gewähr übernommen werden. **Jeder Benutzer ist angehalten**, durch sorgfältige Prüfung der Beipackzettel der verwendeten Präparate und gegebenenfalls nach Konsultation eines Spezialisten festzustellen, ob die dort gegebene Empfehlung für Dosierungen oder die Beachtung von Kontraindikationen gegenüber der Angabe in diesem Buch abweicht. Eine solche Prüfung ist besonders wichtig bei selten verwendeten Präparaten oder solchen, die neu auf den Markt gebracht worden sind. **Jede Dosierung oder Applikation erfolgt auf eigene Gefahr des Benutzers.** Autoren und Verlag appellieren an jeden Benutzer, ihm etwa auffallende Ungenauigkeiten dem Verlag mitzuteilen.

© 2005 Georg Thieme Verlag KG
Rüdigerstraße 14
D-70469 Stuttgart
Telefon: + 49/ 0711/ 8931–0
Unsere Homepage: http://www.thieme.de

Printed in Germany

Zeichnungen: Angelika Kramer, Stuttgart
Umschlaggestaltung: Thieme Verlagsgruppe
Umschlaggrafik: Martina Berge, Erbach
Satz: primustype Hurler GmbH, Notzingen
  gesetzt in Textline
Druck: Appl, Wemding

ISBN 3–13–136271–5   1 2 3 4 5 6

Unseren Frauen in Dankbarkeit gewidmet.

Geleitwort

Die 5. Auflage des damals bereits 30 Jahre alten Buches erschien 1990 zur Zeit der Wiedervereinigung. Begründet wurde es von Professor Dr. Dr. h.c. Helmut Kyank, dem damaligen Ordinarius an der Frauenklinik in Rostock. Der Internist Professor Martin Gülzow, ebenfalls aus Rostock, war bei den ersten Auflagen Mitherausgeber. Als er nach der 2. Auflage verstarb, war Professor Kyank bemüht einen neuen Mitherausgeber möglichst aus dem Westen Deutschlands zu finden.

Der Georg Thieme Verlag in Leipzig war nach dem Zweiten Weltkrieg verstaatlicht worden und firmierte nun als VEB (volkseigener Berieb) Thieme, Leipzig. Im Westen konnte das Buch nicht vertrieben werden, während in der damaligen DDR jede Auflage sofort vergriffen war. Das gab dem Buch einen gewissen Prestigewert.

Dennoch hatte Kyank als Herausgeber des Buches mit vielen Schwierigkeiten zu kämpfen und Mühe den gesuchten Mitherausgeber zu finden. Erinnern wir uns an die damalige politische Situation: Ein Fluchtversuch aus der damaligen DDR wurde mit dem Gefängnis bestraft oder konnte im schlimmsten Fall sogar den Tod des Betreffenden bedeuten. Und in einer kommunistischen Diktatur, in dem schon ein Brief aus dem Westen zur Ursache für einen Gefängnisaufenthalt werden konnte, war allein der Gedanke, einen im Westen lebenden Deutschen als Mitherausgeber einzuladen, verboten. Hinzu kam, dass es nicht viele Interessenten gab. Außerdem war Kyank sich darüber im Klaren, dass das Buch seine Aufgabe als Nachschlagewerk nur dann erfüllen konnte, wenn er als Herausgeber des Buches auch Zugang zur internationalen Literatur haben würde.

Helmut Kyank kannte meine amerikanische Vergangenheit und wusste, dass ich mich durch meine Tätigkeit in der FIGO mit Prof. Persianinoff aus Moskau, dem damals führenden russischen Gynäkologen, befreundet hatte. Er vermutete richtig, dass dies die „DDR-Oberen„ bewegen würde, mich als Mitherausgeber zu akzeptieren. Ich kannte Kyank nur von unserem gemeinsamen Interesse an der „Gestose„, nahm aber seine Einladung, das Buch mit herauszugeben, sofort an. Vor allem waren wir uns einig, dass wir den Lesern ein Buch anbieten wollten, welches internationalen Ansprüchen gerecht werden sollte.

Damit begann eine Zusammenarbeit über die Grenzen hinweg und es entstand das einzige „deutsch-deutsche Lehrbuch„, das je gedruckt wurde. Es entwickelte sich eine skurrile Situation und wir vergaßen nie, dass der Staatsanwalt der DDR nicht weit entfernt war. Dennoch entstand das, was Kyank als „Zweibahnschiene zwischen Münster und Rostock„ bezeichnete. Wie durch ein Wunder wurde unsere Post nie geöffnet. Zeitweise war in Münster eine Sekretärin damit beschäftigt ganze Bücher zu kopieren, um sie dann nach Rostock zu schicken. Dort verteilte Kyank die Literatur weiter an die im Osten lebenden Mitarbeiter. Dass ich meine routinemäßigen Besuche selbst ganz ohne Bedenken abwickelte – dafür sorgten schon die Grenzkontrollen.

Zu den zahlreichen Bedingungen für eine Realisierung des Buches gehörte auch, dass die Zahl der jeweiligen Mitarbeiter übereinstimmen musste. D.h. die Hälfte der Autoren mussten Ost-Autoren, die andere Hälfte West-Autoren sein. Dass wir dabei wie auch bei so vielen anderen Dingen „mogelten„, war selbstverständlich. So zählten wir beispielsweise die internationalen Mitarbeiter nicht und uns selbst auch nicht.

Schon bei der Besprechung der 4. Auflage war uns klar geworden, dass die meisten Daten der uns zugänglichen, älteren Literatur auf Einzelfällen beruhten und im Grunde wertlos waren. Wir baten daher alle Autoren auf ältere Literatur zu verzichten und nur noch die ihnen von uns zur Verfügung gestellte „moderne„ Literatur zu verwenden. Die 5. Auflage entwickelte sich dann zu einem modernen Lehrbuch, eine Aufzählung von Erkrankungen erübrigte sich.

Dennoch muss man bedenken, dass Arbeiten in der geburtshilflichen Literatur, die der Forderung der „evidenced science„ entsprachen, erst nach Beginn der 80er-Jahre verfügbar wurden. Bis dahin mussten die Autoren diese wenigen Arbeiten durch ihre eigenen Erfahrungen ergänzen.

Meines Wissens unternahmen wir damals erstmalig den Versuch, für jede gegebene Erkrankung festzulegen, unter welchen Bedingungen eine Schwangerschaftsunterbrechung gerechtfertigt wäre! Das Ergebnis hat uns alle überrascht – mit ganz wenigen Ausnahmen gibt es keine Erkrankung, die eine Unterbrechung in der Spätschwangerschaft erfordern würde, um das Leben der Schwangeren zu sichern. Bei zukünftigen Diskussionen über den Schwangerschaftsabbruch, insbesondere in der Spätschwangerschaft, wird man darauf zurückkommen müssen.

Nach der Wiedervereinigung war auf dem Umschlag der 5. Auflage die Bezeichnung VEB-Verlag verschwunden, lediglich das schlechte Papier zeugte noch von seiner Herkunft. Der Verlag im Osten hatte seine alten Rechte wieder zurück erhalten. Kyank hat dann, was mir nicht recht war, kategorisch verlangt, dass wir in der 5. Auflage die Reihenfolge der Herausgebernamen tauschen sollten. Er hoffte wohl auch, dass ich als der jüngere das Buch weiterführen würde.

Mein Freund Helmut Kyank ist im Jahre 1992 verstorben, hochverehrt von seinen Freunden und vor allem von seinen Schülern, denen er nichts ersparte (was sich nicht ausschließt). Er selbst lehnte den Kommunismus ab und er konnte sich das auf Grund seines hohen Ansehens erlauben. Noch zu seinen Lebzeiten hat er erlebt, dass der DDR-Staat nachgab und erlaubte, dass Mitarbeiter aus Rostock als Hospitanten nach Münster kamen.

Nach meiner Emeritierung in Münster habe ich den Ruf an die University of Iowa angenommen, was die Suche nach einem Mitherausgeber erschwerte.
In Professor Werner Rath, der bei der 5. Auflage schon als Autor beteiligt war, fand ich einen interessierten Ansprechpartner. Aber die Zeit verging und der Versuch ein deutsch–amerikanisches Buch zu begründen – was Helmut Kyank sicher gefallen hätte – war nicht durchführbar. Wer die Probleme interkontinentaler Lehrbücher kennt, weiß wovon ich rede.

Nach einem Interregnum wurde Professor Klaus Friese nach Rostock berufen. Er erkannte schnell die große wissenschaftliche Bedeutung von Helmut Kyanks Werk und richtete 1998 eine Gedächtnisvorlesung ein. Freundlicherweise bat er mich die erste dieser besonderen Vorlesungen zu halten. Weil ich versucht habe, meinen Freund in der deutsch-deutschen Beziehung zu würdigen, gestaltete sie sich etwas emotional. Dies gefiel einigen seiner Zeitgenossen allerdings nicht und die Vorlesung wurde nie veröffentlicht.

Professor Klaus Friese hat die Rostocker Tradition dennoch fortgeführt und hat mit Professor Werner Rath, der auf dem Gebiet der Gestose längst das Erbe von Helmut Kyank angetreten hat, nun die Neuauflage herausgegeben. Ich wünsche dem geschichtsträchtigen Buch viel Erfolg und freue mich, dass es ein Buch ist, das bereits über Generationen fortgeführt wurde. Vor allem bin ich aber dankbar, dass dieses Geleitwort es mir ermöglicht, indirekt mit dabei sein zu können...

Mai 2005

Prof. Dr. Dr. h.c. Fritz K. Beller
Emeritus Professor der Westfälischen
Wilhelms Universität Münster
und der University of Iowa
Florida, USA

Vorwort

Seit dem Erscheinen der 5. Auflage der „Erkrankungen während der Schwangerschaft" sind mehr als 15 Jahre vergangen. Durch die enge und freundschaftliche Zusammenarbeit der beiden Herausgeber F. K. Beller und H. Kyank entstand in einer Zeit, in der die Vereinigung beider deutschen Staaten noch nicht für möglich gehalten wurde und in der es galt, durch Beharrlichkeit und Zielstrebigkeit erhebliche Widerstände zu überwinden, das erste gemeinsame deutsch-deutsche Nachschlagewerk, ein Buch, das vielen Ärztinnen/Ärzten in Ost und West zu einem unentbehrlichen Ratgeber wurde.

Die beiden Herausgeber dieser Auflage erinnern sich mit Respekt und Hochachtung an das unermüdliche Engagement und die Akribie, mit der vor allem H. Kyank dieses Werk bearbeitet und zum Erfolg geführt hat. Mit „spitzem Bleistift" korrigierte er präzise alle Artikel, sammelte selbst alle verfügbaren Quellen der Literatur zu den einzelnen Themen und war nie müde, konstruktive Verbesserungsvorschläge an die Autoren weiterzugeben. Ein Stück dieser Rostocker Tradition mag in der Tatsache weiterleben, dass einer der beiden jetzigen Herausgeber, Klaus Friese, Lehrstuhlinhaber und ein Nachfolger Kyanks in Rostock war.

Damals wie heute ist ein solch umfassendes Buch, das alle Fachgebiete der Medizin einschließt, nur durch eine optimale interdisziplinäre Zusammenarbeit zu realisieren; Gerade diese interdisziplinäre Kooperation ist es, die unseren Schwangeren in der täglichen Praxis zu gute kommt. Dies war auch der Stimulus für zahlreiche namhafte Wissenschaftler und Kliniker aller Fachdisziplinen, an diesem Buch mitzuwirken, ihnen gilt unser besonderer Dank!

Dabei wurde das von Beller und Kyank seinerzeit inaugurierte Konzept des Buches beibehalten mit den klinisch relevanten Fragen: Wie beeinträchtigt eine eingetretene Krankheit die Schwangerschaft, hat die bestehende Erkrankung Einfluss auf die Schwangerschaft und das Wochenbett, wann ist ein Schwangerschaftsabbruch zu rechtfertigen, wann eine abdominale Schnittentbindung wegen der Erkrankung in Erwägung zu ziehen.

Die letzten 15 Jahren haben nicht nur in der Geburtshilfe, sondern in allen Fächern der Medizin zu einem immensen Wissenszuwachs geführt, der für den einzelnen heute unüberschaubar ist. Dies gilt auch für die Einführung neuer apparativer, biochemischer und biomolekularer Methoden, die die Diagnostik von Erkrankungen entscheidend bereichert haben. Innovative pharmakologische und operative Behandlungsverfahren haben unser Handlungsspektrum auch in der Schwangerschaft wesentlich erweitert, die pränatale Diagnostik ist inzwischen dank rasanter Fortschritte zu einem unentbehrlichen Eckpfeiler in der Geburtshilfe geworden.

Vergessen wir nicht die berechtigten Ansprüche unserer immer besser informierten und aufgeklärten Schwangeren, die von ihrem Arzt den aktuellen Wissenstand und damit die derzeit beste Diagnostik und Therapie erwarten. Die Sorge um das Kind ist dabei von vorrangiger Bedeutung.

Die Neuauflage des Buches „Erkrankungen in der Schwangerschaft" ist ein aktualisiertes Nachschlagewerk für alle Ärztinnen und Ärzte, die Schwangere betreuen und beraten.

In 33 Kapiteln werden von namhaften Experten organbezogen die physiologischen Veränderungen in der Schwangerschaft, die Pathophysiologie, Diagnostik und Therapie der Erkrankungen in der Schwangerschaft nach dem neuesten Wissenstand bearbeitet und damit ein Fundus an Wissen weitergegeben, welches für die tägliche Betreuung von Schwangeren und deren Beratung unverzichtbar ist. Klare und herausgehobene Handlungsanweisungen unterstützen praxisbezogene Empfehlungen für den Leser.

Darüber hinaus bietet dieses Buch allen denen, die sich wissenschaftlich mit Erkrankungen in der Schwangerschaft beschäftigen, eine Grundlage für künftige Forschungsvorhaben.

Das vorrangige Ziel dieses Buches ist aber, durch fundiertes Wissen und Informationen einen Beitrag zu liefern, die mütterliche Morbidität in der Schwangerschaft zu senken, ohne das Kind zu gefährden. Im Vergleich zu anderen themenbezogenen Büchern ist dabei die Expertise der einzelnen Autoren hervorzuheben.

Wir danken dem Georg Thieme Verlag für die gute Zusammenarbeit, insbesondere Herrn Dr. M. Becker und Frau S. Ristea für die unermüdliche Unterstützung.

Mai 2005

Werner Rath, Aachen und
Klaus Friese, München

Anschriften

Prof. Dr. med. Jörg Baltzer
Frauenklinik
Klinikum Krefeld
Lutherplatz 40
47805 Krefeld

Dr. med. Markus Beck
Abt. für Unfall-
und Wiederherstellungschirurgie
Klinik und Poliklinik für Chirurgie
Universität Rostock
Schillingallee 35
18055 Rostock

Prof. Dr. med. Frank Block
Klinik für Neurologie
Universitätsklinikum Aachen
Pauwelsstr. 30
52057 Aachen

Dr. med. Michael Bolz
Universitäts-Frauenklinik Rostock
Doberaner Str. 142
18057 Rostock

Prof. Dr. med. Volker Briese
Universitäts-Frauenklinik
am Klinikum der Hansestadt Rostock
Südring 81
18059 Rostock

Priv.- Doz. Dr. med. Bernhard Dreuw
Klinik und Poliklinik für Allgemein-
und Abdominalchirurgie
Klinikum der Universität Mainz
Langenbeckstr. 1
55101 Mainz

Prof. Dr. med. Mathias Freund
Abt. für Hämatologie und Onkologie
Klinik und Poliklinik für Innere Medizin
Postfach 10 08 88
18055 Rostock

Prof. Dr. med. Klaus Friese
Klinik und Poliklinik für Frauenheilkunde
und Geburtshilfe – Innenstadt
Klinikum der Universität München
Maistr. 11
80337 München

Prof. Dr. med. Peter Hanrath
Medizinische Klinik I
Universitätsklinikum Aachen
Pauwelsstr. 30
52074 Aachen

Prof. Dr. med. Lothar Heilmann
Klinik für Gynäkologie und Geburtshilfe
GPR Gesundsheits- und Pflegezentrum
Rüsselsheim gGmbH – Klinikum
August-Bebel-Straße 59
65428 Rüsselsheim

Dr. med. Christine Hoff
Zentrum für Innere Medzin
Klinik Hirslanden
Witellikerstr. 40
8032 Zürich
SCHWEIZ

Prof. Dr. med. Dr. phil. Paul Hoff
Sektor West und Zentrale
Sozialpsychiatrische Dienste
Psychiatrische Universitäts-Klinik Zürich
Lenggstr. 31, Postfach 1931
8032 Zürich
SCHWEIZ

Prof. Dr. med. Manfred Hohmann
Klinik für Geburtshilfe
Klinikum Herford
Schwarzenmoorstr. 70
32049 Herford

Prof. Dr. med. Hans Huchzermeyer
Habsburgerring 37
32427 Minden

Prof. Dr. med Dipl.-Ing Volkmar Jansson
Klinikum Großhadern
Orthopädische Klinik und Poliklinik
Marchioninistr. 15
81377 München

Dr. rer. nat. Wolfgang Kämmerer
Chefapotheker der Apotheke
Dr.-Horst-Schmidt-Kliniken
Ludwig-Erhard-Str. 100
65199 Wiesbaden

Prof. Dr. med. Franz Kainer
Klinik und Poliklinik für Frauenheilkunde
und Geburtshilfe – Innenstadt
Klinikum der Universität München
Maistr. 11
80337 München

Priv.- Doz. Dr. med. Karl-Christian Koch
Medizinische Klinik I
Universitätsklinikum Aachen
Pauwelsstr. 30
52074 Aachen

Dr. med. Oliver Kunitz
Abt. für Anaesthesiologie,
Intensivmedizin und Notfallmedizin
Krankenanstalt Mutterhaus der
Borromäerinnen e.V.
Akademisches Lehrkrankenhaus
Feldstr. 16
54290 Trier

Prof. Dr. med. Frank Lammert
Medizinische Klinik und Poliklinik I
Universitätsklinikum Bonn
Sigmund-Freud-Str. 25
53105 Bonn

Dr. med. Brigitte Leeners
Departement für Frauenheilkunde
Universitätsspital Zürich
Frauenklinikstr. 10
8091 Zürich
SCHWEIZ

Prof. Dr. med. Stefan Liebe
Abt. für Gastroenterologie
Klinik und Poliklinik für Innere Medizin
der Universität Rostock
Ernst-Heydemann-Str. 6
Postfach 10 08 88
18055 Rostock

Prof. Dr. med. Siegfried Matern
Medizinische Klinik III
Universitätsklinikum Aachen
Pauwelsstr. 30
52074 Aachen

Prof. Dr. med. Hans F. Merk
Hautklinik
Universitätsklinikum Aachen
Pauwelsstr. 30
52074 Aachen

Prof. Dr. med. Thomas Mittlmeier
Abt. für Unfall- und Wiederherstellungschirurgie
Universität Rostock
Klinik und Poliklinik für Chirurgie
Schillingallee 35
18055 Rostock

Prof. Dr. med. Markus Mohaupt
Abt. für Nephrologie/Hypertonie
Universitätsklinik (Inselspital)
Universität Bern
3010 Bern
SCHWEIZ

Prof. Dr. med. Gerd Neumann
Endokrinologikum Hamburg
Lornsenstr. 4 – 6
22767 Hamburg

Prof. Dr. med. Johannes Noth
Klinik für Neurologie
Universitätsklinikum Aachen
Pauwelsstr. 30
52057 Aachen

Prof. Dr. med. Werner Rath
Klinik für Gynäkologie und Geburtshilfe
Universitätsklinikum Aachen
Pauwelsstr. 30
52074 Aachen

Dr. med. Toralf Reimer
Universitäts-Frauenklinik
am Klinikum Südstadt Rostock
Südring 81
18059 Rostock

Dr. med. Christof Schaefer
Pharmakovigilanz- und Beratungszentrum
für Embryonaltoxikologie (im BBGes)
Spandauer Damm 130 (Haus 10)
14050 Berlin

Dr. med. Jörg Schnoor
Klinik für Anästhesiologie
Universitätsklinikum Aachen
Pauwelsstr. 30
52074 Aachen

Prof. Dr. med. Norbert Schrage
Augenklinik
Krankenhaus Köln-Merheim
Kliniken der Stadt Köln gGmbH
Ostmerheimerstr. 200
51109 Köln

Dr. med. Claudia M. Schröder
Universitätsklinikum Aachen
Hautklinik
Universitätsklinikum Aachen
Pauwelsstr. 30
52074 Aachen

Prof. Dr. med. Dr. h.c. Volker Schumpelick
Chirurgische Klinik
Universitätsklinikum Aachen
Pauwelsstr. 30
52074 Aachen

Prof. Dr. med. J. Christian Virchow
Klinik für Innere Medizin
Abt. Pneumologie
Universität Rostock
Ernst-Heydemann-Str. 6
18057 Rostock

Priv.- Doz. Dr. rer. Dr. med. Manfred Voigt
Zentrum für Kinder- und Jugendmedizin
der Ernst-Moritz-Arndt-Universität Greifswald
Abt. Neonatologie und Pädiatr. Intensivmedizin
Soldtmannstr. 15
17487 Greifswald

Dr. med. Allesandro von Liebe
Orthopädische Klinik und Poliklinik
Klinikum Großhadern
Marchioninistr. 15
81377 München

Prof. Dr. med. Martin Westhofen
Klinik für HNO-Heilkunde und
Plastische Kopf- und Halschirurgie
Universitätsklinikum Aachen
Pauwelsstr. 30
52074 Aachen

Inhaltsverzeichnis

II Klinischer Teil

7 Hypertensive Schwangerschaftserkrankungen (HES) 73
W. Rath

8 Pneumologische Erkrankungen in der Schwangerschaft 98
J.C. Virchow

9 Erkrankungen der Leber 118
H. Huchzermeyer

14 Erkrankungen der Nieren und der Harnwege 184
M. Mohaupt

15 Gut- und bösartige gynäkologische Erkrankungen in der Schwangerschaft 206
J. Baltzer

16 Hämatologische Erkrankungen 221
M. Freund

21 Neurologische Erkrankungen 332

J. Noth, F. Block

22 Schwangerschaft, Postpartalzeit und seelische Störungen 346

P. Hoff, C. Hoff

23 Auge und Schwangerschaft 356

N. Schrage

Allgemeiner Teil

1 Häufigkeitsverteilungen der Schwangerschaftsrisiken

M. Voigt

Die vorliegenden Ergebnisse beziehen sich auf Angaben aus dem perinatologischen Basiserhebungsbogen von 426 376 Schwangeren der Jahre 1998–1999 aus 12 Bundesländern der Bundesrepublik Deutschland. Folgende Bundesländer beteiligten sich an dieser Auswertung: Berlin, Brandenburg, Bremen, Hamburg, Mecklenburg-Vorpommern, Niedersachsen, Bremen, Rheinland-Pfalz, Saarland, Sachsen, Sachsen-Anhalt, Schleswig-Holstein und Thüringen.

Nur Schwangere mit Zwillingsschwangerschaften wurden nicht berücksichtigt, ansonsten erfolgten keine Selektionen. Auf dem perinatologischen Basiserhebungsbogen können bis zu 9 Schwangerschaftsrisiken pro Fall verschlüsselt angegeben werden, so dass mehr Diagnosen als Schwangere mit Risiken vorliegen. Von den insgesamt 426 376 Schwangeren lagen bei 308 646 Fällen ein oder mehrere Schwangerschaftsrisiken vor. Insgesamt wurden durch die Mehrfachnennung 665 838 Diagnosen verschlüsselt. Das sind 2,2 Diagnosen pro Fall.

Eine Übersicht über die Häufigkeitsverteilung der Schwangerschaftsrisiken laut Katalogen A und B des perinatologischen Basiserhebungsbogens gibt Abb. 1.**1**. Die Balkenprozentangaben geben eine Übersicht über die Häufigkeit der einzelnen Risiken bezogen auf die Fälle mit Schwangerschaftsrisiken (n=308 646). In der Summe aller Prozente kommt man auf 215,7%.

Die 5 häufigsten Risiken sind:
➤ 04 – Allergien (29,6%),
➤ 01 – familiäre Belastung (18,6%),
➤ 14 – Schwangere über 35 Jahren (14,4%),
➤ 02 – frühere eigene schwere Erkrankungen (14,3%),
➤ 23 – Zustand nach Sectio (10,5%).

Die höchsten Frühgeborenenraten lagen vor bei Schwangeren mit:
➤ 34 – Placenta praevia (52,6%),
➤ 33 – Blutungen nach der 28. Schwangerschaftswoche (31,9%),
➤ 41 – vorzeitiger Wehentätigkeit (26,6%).

Bei Schwangeren mit Schwangerschaftsrisiken lag die Frühgeborenenrate insgesamt bei 8,2%.

Eine Übersicht über die Häufigkeitsverteilung der Schwangerschaftsrisiken laut Katalog B (besondere Befunde im Schwangerschaftsverlauf) des perinatologischen Basiserhebungsbogens, getrennt für Erst- und Mehrgebärende, sind in Abb. 1.**2** und Abb. 1.**3** dargestellt.

Auf den vorderen Plätzen stehen sowohl bei den Erstgebärenden als auch bei den Mehrgebärenden folgende Risiken:

➤ 52 – andere Besonderheiten,
➤ 41 – vorzeitige Wehentätigkeit,
➤ 29 – Abusus,
➤ 51 – Lageanomalie,
➤ 38 – Terminunklarheit.

Bei den Erstgebärenden liegt das Risiko „41 – vorzeitige Wehentätigkeit" mit 10,7% an zweiter Stelle und damit um 4,1% höher als bei den Mehrgebärenden. Auch die Risiken „51 – Lageanomalie" und „38 – Terminunklarheit" liegen bei den Erstgebärenden mit 7,1% und 5,0% um 3,6% bzw. 1,3% höher als bei den Mehrgebärenden. Das Risiko „29 – Abusus" steht bei den Erstgebärenden mit 6,2% auf vierter Position und bei den Mehrgebärenden mit 6,9% sogar schon auf Platz 2.

Ebenso zeigen die Abbildungen 1.2 und 1.3 eine weitere Differenzierung der Häufigkeit der einzelnen Schwangerschaftsrisiken bei den Erst- und Mehrgebärenden nach dem Alter (3 Gruppen).

Die in Tabelle 1.**1** dargestellten Risiken stehen bei den relativ jungen Erstgebärenden (≤ 23 Jahre) und den relativ alten Erstgebärenden (≥ 31 Jahre) bzw. den relativ jungen Mehrgebärenden (≤ 27 Jahre) und den relativ alten Mehrgebärenden (≥ 35 Jahre) auf den Plätzen 1–5.

Tabelle 1.**1** Altersbezogene Risiken bei Erst- und Mehrgebärenden

Rang	Erstgebärende ≤ 23 Jahre	≥ 31 Jahre
1	vorzeitige Wehentätigkeit: 14,5%	andere Besonderheiten: 10,1%
2	andere Besonderheiten: 13,8%	Lageanomalie: 8,5%
3	Abusus: 11,6%	vorzeitige Wehentätigkeit: 8,4%
4	Terminunklarheit: 7,4%	Hypertonie: 4,9%
5	isthmozervikale Insuffizienz: 5,4%	Blutungen vor der 28. Schwangerschaftswoche: 4,3%
	Mehrgebärende ≤ 27 Jahre	**≥ 35 Jahre**
1	Abusus: 11,1%	andere Besonderheiten: 6,8%
2	vorzeitige Wehentätigkeit: 9,1%	Abusus: 4,9% vorzeitige Wehentätigkeit: 4,9%
3	andere Besonderheiten: 8,8%	Lageanomalie: 3,5%
4	Terminunklarheit: 5,1%	Hypertonie: 2,9%
5	isthmozervikale Insuffizienz: 3,8%	Terminunklarheit: 2,7%

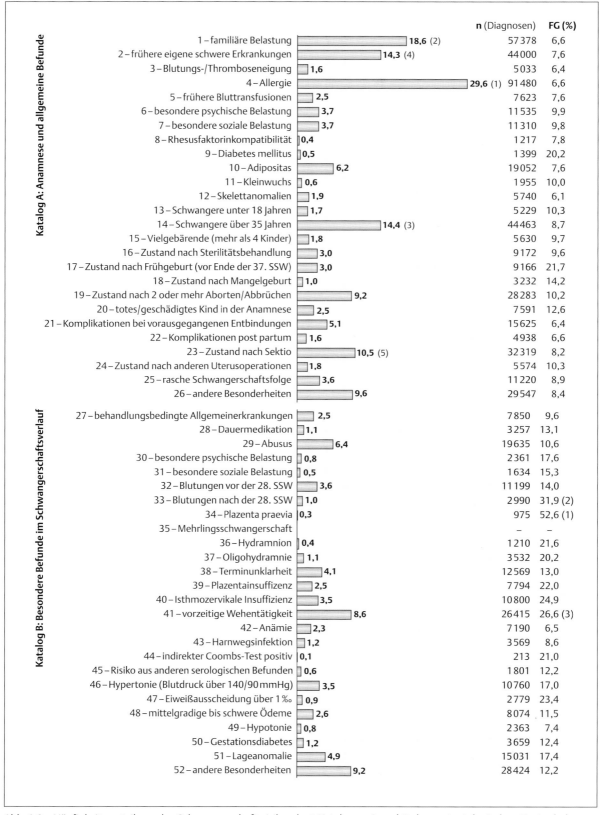

Abb. 1.**1** Häufigkeitsverteilung der Schwangerschaftsrisiken laut Katalogen A und B des perinatologischen Basiserhebungs-bogens von 308 646 Schwangeren. FG = Frühgeborenenrate. SSW = Schwangerschaftswoche.

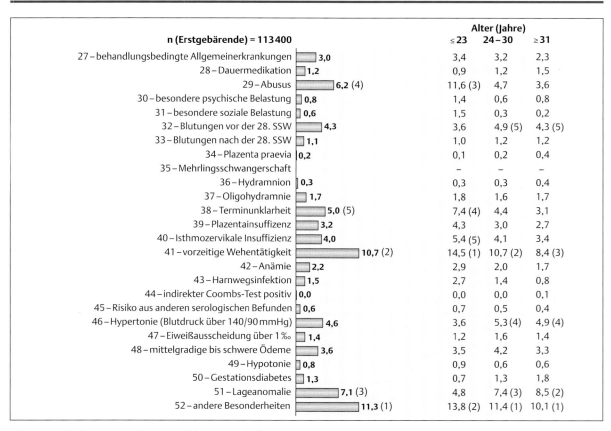

n (Erstgebärende) = 113 400	Gesamt	≤ 23	24–30	≥ 31
27 – behandlungsbedingte Allgemeinerkrankungen	3,0	3,4	3,2	2,3
28 – Dauermedikation	1,2	0,9	1,2	1,5
29 – Abusus	6,2 (4)	11,6 (3)	4,7	3,6
30 – besondere psychische Belastung	0,8	1,4	0,6	0,8
31 – besondere soziale Belastung	0,6	1,5	0,3	0,2
32 – Blutungen vor der 28. SSW	4,3	3,6	4,9 (5)	4,3 (5)
33 – Blutungen nach der 28. SSW	1,1	1,0	1,2	1,2
34 – Plazenta praevia	0,2	0,1	0,2	0,4
35 – Mehrlingsschwangerschaft		–	–	–
36 – Hydramnion	0,3	0,3	0,3	0,4
37 – Oligohydramnie	1,7	1,8	1,6	1,7
38 – Terminunklarheit	5,0 (5)	7,4 (4)	4,4	3,1
39 – Plazentainsuffizenz	3,2	4,3	3,0	2,7
40 – Isthmozervikale Insuffizienz	4,0	5,4 (5)	4,1	3,4
41 – vorzeitige Wehentätigkeit	10,7 (2)	14,5 (1)	10,7 (2)	8,4 (3)
42 – Anämie	2,2	2,9	2,0	1,7
43 – Harnwegsinfektion	1,5	2,7	1,4	0,8
44 – indirekter Coombs-Test positiv	0,0	0,0	0,0	0,1
45 – Risiko aus anderen serologischen Befunden	0,6	0,7	0,5	0,4
46 – Hypertonie (Blutdruck über 140/90 mmHg)	4,6	3,6	5,3 (4)	4,9 (4)
47 – Eiweißausscheidung über 1‰	1,4	1,2	1,6	1,4
48 – mittelgradige bis schwere Ödeme	3,6	3,5	4,2	3,3
49 – Hypotonie	0,8	0,9	0,6	0,6
50 – Gestationsdiabetes	1,3	0,7	1,3	1,8
51 – Lageanomalie	7,1 (3)	4,8	7,4 (3)	8,5 (2)
52 – andere Besonderheiten	11,3 (1)	13,8 (2)	11,4 (1)	10,1 (1)

Abb. 1.2   Häufigkeitsverteilung der Schwangerschaftsrisiken bei Erstgebärenden (n=113 400) laut Katalog B des perinatologischen Basiserhebungsbogens: besondere Befunde im Schwangerschaftsverlauf. SSW = Schwangerschaftswoche.

n (Mehrgebärende) = 167 260	Gesamt	≤ 27	28–34	≥ 35
27 – behandlungsbedingte Allgemeinerkrankungen	2,3	2,4	2,5	1,9
28 – Dauermedikation	1,0	0,7	1,1	1,1
29 – Abusus	6,9 (2)	11,1 (1)	5,7 (3)	4,9 (2)
30 – besondere psychische Belastung	0,7	1,0	0,7	0,8
31 – besondere soziale Belastung	0,5	1,0	0,4	0,4
32 – Blutungen vor der 28. SSW	3,2	3,3	3,4 (5)	2,6
33 – Blutungen nach der 28. SSW	0,9	0,8	0,9	0,9
34 – Plazenta praevia	0,4	0,3	0,4	0,5
35 – Mehrlingsschwangerschaft		–	–	–
36 – Hydramnion	0,5	0,5	0,4	0,5
37 – Oligohydramnie	0,8	1,0	0,8	0,7
38 – Terminunklarheit	3,7 (4)	5,1 (4)	3,4 (5)	2,7 (5)
39 – Plazentainsuffizenz	1,8	2,5	1,8	1,3
40 – Isthmozervikale Insuffizienz	3,0	3,8 (5)	3,2	2,5
41 – vorzeitige Wehentätigkeit	6,6 (3)	9,1 (2)	6,7 (2)	4,9 (2)
42 – Anämie	2,4	3,1	2,3	1,7
43 – Harnwegsinfektion	0,8	1,3	0,8	0,5
44 – indirekter Coombs-Test positiv	0,1	0,1	0,1	0,1
45 – Risiko aus anderen serologischen Befunden	0,6	0,5	0,6	0,5
46 – Hypertonie (Blutdruck über 140/90 mmHg)	2,5	1,9	2,7	2,9 (4)
47 – Eiweißausscheidung über 1‰	0,5	0,4	0,6	0,6
48 – mittelgradige bis schwere Ödeme	1,6	1,5	1,8	1,6
49 – Hypotonie	0,8	0,9	0,7	0,5
50 – Gestationsdiabetes	1,2	0,8	1,2	1,6
51 – Lageanomalie	3,5 (5)	2,9	3,7 (4)	3,5 (3)
52 – andere Besonderheiten	7,9 (1)	8,8 (3)	8,2 (1)	6,8 (1)

Abb. 1.3   Häufigkeitsverteilung der Schwangerschaftsrisiken bei Mehrgebärenden (n=167 260) laut Katalog B des perinatologischen Basiserhebungsbogens: besondere Befunde im Schwangerschaftsverlauf. SSW = Schwangerschaftswoche.

2 Anamnese bei der schwangeren Patientin

F. Kainer

Anamnese

Eine ausführliche Anamnese ist ein zentraler Faktor einer effizienten Schwangerenbetreuung. Risikofaktoren können so frühzeitig erfasst und erforderliche Therapien rechtzeitig eingeleitet werden. Neben der Familien- und Eigenanamnese spielt der Verlauf von vorangegangenen Schwangerschaften eine wichtige Rolle. Eine ausführliche Anamnese ist die Basis für das Vertrauensverhältnis zwischen der Schwangeren und dem Arzt im Rahmen einer effizienten Schwangerenbetreuung. Auch forensische Probleme sind so effektiv zu vermeiden, da individuelle Wünsche und Vorstellungen im Rahmen einer sorgfältigen Anamnese erfasst werden. Das Anamnesegespräch beginnt damit, dass die Schwangere ihre Probleme, Ängste und Wünsche vorbringen kann, und erst danach wird eine systematische Befragung zu Erkrankungen sowie der Familien- und Sozialanamnese durchgeführt.

■ Allgemeine Anamnese und Befragung zur aktuellen Erkrankung

> "Wie geht es Ihnen?" Diese Standardfrage ist bei jedem Besuch die Basis für eine patientengerechte Betreuung. Das Erfassen der emotionalen Situation der Schwangeren ermöglicht eine bessere Einschätzung der klinischen Krankheitssymptome.

Allgemeine Krankheitssymptome (Schwitzen, Schüttelfrost, Fieber, Schmerzen) können einen Hinweis auf den Schwergrad einer Erkrankung geben. Unspezifische Symptome wie Schwindel, Synkope, Erbrechen, Übelkeit, Atemnot, Diarrhö und Obstipation ermöglichen

meist bereits eine Organzuordnung. Eine wichtige Funktion des Aufnahmegesprächs oder der Fremdanamnese ist die rasche Erfassung von lebensbedrohlichen Erkrankungen von Fet und Mutter, die eine umgehende Therapie erforderlich machen.

■ Familienanamnese

Die Frage nach besonderen Erkrankungen von Eltern und Geschwistern ist Teil des Erstgesprächs in der Schwangerschaft. Krankheiten, die entweder bei den Eltern oder den Verwandten aufgetreten sind, führen zur Sorge, inwieweit eigene Kinder davon betroffen sein können. Es werden daher diese Erkrankungen meist schon von den Schwangeren angesprochen. Nach Herzfehlbildungen, Thrombosen und Diabetes mellitus sollte gezielt gefragt werden.

Bei positiver Familienanamnese einer genetischen Erkrankung wird aus Kompetenz- und aus forensischen Gründen die ausführliche Familienanamnese durch eine genetische Beratungsstelle erhoben. Auch die Erstellung eines Stammbaums erfolgt durch den Genetiker. Im Beratungsgespräch werden neben der Prognose der Erkrankung die Möglichkeiten einer pränatalen Diagnosemöglichkeit aufgezeigt. Für die Erstellung der Befunde sind einheitliche Richtlinien festgelegt worden (Abb. 2.**1**), deren Kenntnis für die Interpretation der Befunde erforderlich ist (Murken 1994).

■ Medizinische Vorgeschichte

Neben wichtigen Kinderkrankheiten (Röteln, Windpocken, Masern, Ringelröteln) sind sämtliche Operationen und Krankenhausaufenthalte zu erfragen. Dabei wird vor allem nach schweren Erkrankungen der verschiedenen Organsysteme (Herz, Nieren, zentrales Nervensystem, Endokrinium) gefragt. Da zahlreiche Erkrankungen eine spezielle Betreuung während der Schwangerschaft und der Geburt nach sich ziehen, müssen sämtliche chronischen Grunderkrankungen erfasst werden. Allergien gegen Medikamente sollten neben medizinischen Gründen auch wegen eventueller forensischer Konsequenzen erfragt werden. Operationen und vor allem der Krankheitsverlauf nach Operationen sind mit Datum zu dokumentieren.

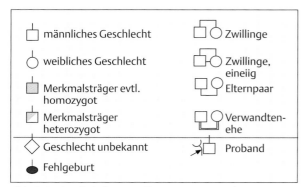

Abb. 2.**1** Symbole bei Erstellung eines Stammbaums.

■ Arbeits- und Sozialanamnese

Die Arbeitsbedingungen können ein erster Hinweis auf eine berufsbedingte Erkrankung sein (z. B. Infektionsrisiko bei Kindergärtnerin und Lehrerinnen, Belastung durch Umweltgifte, körperliche oder psychische Überbeanspruchung). In der Sozialanamnese ist neben der häuslichen Versorgungssituation ein vorhandener Suchtmittelkonsum (Alkohol, Nikotin, Koffein, Medikamentenabusus, Drogen) zu erheben.

■ Anamnese zu gynäkologischen Erkrankungen

Die Frage nach gynäkologischen Vorerkrankungen (Karzinome der Genitalorgane, Infektionen, Operationen, Fehlbildungen) sind zentraler Bestandteil einer geburtshilflich-gynäkologischen Untersuchung.

■ Schwangerschaftsanamnese

Gestationszeitbestimmung. Die Bestimmung der letzten Regelblutung ist trotz Sonographie ein wichtiger Parameter zur Gestationszeitbestimmung geblieben. Einerseits ist nicht immer eine Ultraschalluntersuchung durchführbar, andrerseits ist eine zuverlässige Gestationszeitbestimmung mit der Sonographie nur in der ersten Schwangerschaftshälfte möglich.

> Die klinischen Symptome von Erkrankungen (Appendizitis) können in der Schwangerschaft sehr diskret ablaufen und die rechtzeitige Diagnose erschweren.

Tabelle 2.**1** Mutterschaftsrichtlinien zu Untersuchungen in der Schwangerschaft

Anamnese	• Familienanamnese • Eigenanamnese • Schwangerschaftsanamnese • Sozialanamnese
Allgemeine Untersuchung	• Zervixabstrich (Papanicolaou-Färbung, Untersuchung auf Chlamydien) • Blutdruck • Körpergewicht • Mittelstrahlurin (Eiweiß, Zucker, Sediment) • Hämoglobinwert • Fundusstand • fetale Lage und Vitalität
Serologische Untersuchungen	• Blutgruppe, Rhesusfaktor, Antikörpersuchtest • Luessuchreaktion • Rötelnhämagglutinationstest • Hepatitis-B-Antigen • HIV-Test • gegebenenfalls oraler Glukosebelastungstest
Fetale Überwachung	• Ultraschalluntersuchung • Kardiotokographie

Klinische Symptomatik. Die klinischen Symptome sind in ihrer Bedeutung auch von der Schwangerschaftswoche abhängig. Oberbauchbeschwerden bei einem Gestationsalter von 10 Schwangerschaftswochen (gastrointestinale Beschwerden, Hyperemesis gravidarum) haben eine andere Ursache als in der Spätschwangerschaft (Appendizitis, HELLP-Syndrom). Scheinbar schwangerschaftstypische Beschwerden (Hyperemesis, Atemnot, Refluxösophagitis, Obstipation, Oberbauchbeschwerden bei Gemini, Rückenschmerzen) können mitunter die Diagnose schwerer Krankheitsbilder (Ulcus duodeni, Lungenembolie, Appendizitis) erschweren.

■ Medikamentenanamnese

Dosierung, Handelsnamen (inklusive Wirkstoffe), Einnahmeschemata und Applikationswege sind für alle Medikamente genau zu erfragen. Aber auch frei verkäufliche Präparate (Beruhigungsmittel, Laxanzien, Schmerzmittel, Homöopathika) sowie andere alternative Therapien (Physiotherapie, Akupunktur etc.) sollen erfragt werden.

Schwangerschaftsvorsorge

Grundlage der Schwangerenvorsorge sind die **Mutterschaftsrichtlinien** (Mutterschaftsrichtlinien Deutschland 1994). Gefahren für Leben und Gesundheit von Mutter und Kind sollen rechtzeitig erkannt und einer Behandlung zugeführt werden (Schneider 1997). Neben Diagnose und Therapie spielen jedoch auch **Information und Beratung** der Schwangeren eine wichtige Rolle. Neben einer Ernährungsberatung sollen dabei auch die Arbeitssituation und das soziale Umfeld mit berücksichtigt werden.

Bei schweren Erkrankungen (z. B.. Diabetes mellitus) ist eine Kontrolle bereits vor der Schwangerschaft angezeigt. Eine optimale Betreuung der Patientin bereits vor der Schwangerschaft kann neben mütterlichen Risiken auch fetale Risiken (Fehlbildungen, Abort) durch eine präkonzeptionelle Diabetesbetreuung verhindern. Die präkonzeptionelle Betreuung bei präexistenten Erkrankungen hat sich jedoch bisher kaum durchgesetzt.

Allgemeine Untersuchungen nach den Mutterschaftsrichtlinien. Unabhängig von Risikofaktoren sollen bei allen Schwangeren bestimmte Vorsorgeuntersuchungen durchgeführt und im Mutterpass dokumentiert werden (Tabelle 2.**1**).

■ Abdominelle Palpationsuntersuchung

Die Beurteilung des Fundusstandes der Gebärmutter erlaubt eine rasche Orientierung über eine altersentsprechende Entwicklung des Feten. Auch ohne Sonographie kann so rasch die ungefähre Schwangerschaftsdauer abgeschätzt werden. Dies ist vor allem bei Konsiliaruntersuchungen von Nachbardisziplinen hilfreich.

Zur Bestimmung des Höhenstandes des Gebärmutterfundus wird der Fundus mit der Ulnarseite beider Hände umfasst, dabei wird der Abstand des Fundus von Symphyse, Nabel und Rippenbögen in Fingerbreiten bestimmt (**erster Leopold-Handgriff**). Der Höhenstand des Fundus uteri liegt mit 20 Schwangerschaftswochen 2–3 Querfinger unterhalb des Nabels. Mit 24 Schwangerschaftswochen befindet sich der Fundusstand am Nabel, mit 32 Schwangerschaftswochen zwischen Xiphoid und Nabel und mit 36 Schwangerschaftswochen am Rippenbogen. Die Beurteilung der Kindeslage (**zweiter Leopold-Handgriff**) ist mit der Palpation allein zu ungenau und erfolgt daher mit der Sonographie.

■ Vaginale Untersuchungen

Indikation. Eine vaginale Untersuchung mit Zervixabstrich ist nach den Mutterschaftsrichtlinien nur bei der Erstuntersuchung erforderlich. Weitere Palpationsuntersuchungen sind nur bei Verdacht auf Fehl- oder Frühgeburtsbestrebungen sinnvoll.

Betreuung bei Risikoschwangerschaften. Bei Risikoschwangerschaften werden zusätzliche Untersuchungen durchgeführt (ausführliche Sonographie entsprechend DEGUM II/DEGUM III, Dopplerultraschalluntersuchung, Amniozentese, Chorionbiopsie, Kardiotokographie). Bei befundeten Risiken soll eine großzügige Überweisung an Fachkollegen (Internist, Chirurg, Neurologe, Psychosomatiker) oder in Perinatalzentren erfolgen.

Mutterpass

Aufgabe des Mutterpasses. Die im Mutterpass dokumentierten Befunde dienen der frühzeitigen Erfassung von Risikofaktoren. Es sollen im Mutterpass bei jeder ärztlichen Untersuchung die wesentlichen Befunde festgehalten werden (Hutzler 1996). Vor allem bei nicht schwangerschaftsspezifischen Problemen ist der Mutterpass primär ein zuverlässiges Dokument, aus dem sich der Chirurg, der Internist oder der Neurologe über den bisherigen Schwangerschaftsverlauf informieren kann.

Dokumentation. Der betreuende Frauenarzt oder die betreuende Hebamme sind mit Adresse und Telefonnummer im Mutterpass dokumentiert, sodass eine persönliche Rücksprache bei unklaren Symptomen rasch möglich ist. Die allgemeinen Untersuchungen erfolgen bis zur 32. Schwangerschaftswoche alle 4 Wochen, anschließend in 2-wöchentlichen Abständen bis zum errechneten Termin. Die serologischen Untersuchungen (Blutgruppe, Antikörpersuchtest und Rötelntest, Luesserologie) sollen möglichst bei den ersten Kontrollen erfolgen. Die Bestimmung der Hepatitisserologie (HBs-Antigen) erfolgt in der Spätschwangerschaft. Das Ergebnis der HIV-Untersuchung wird nicht im Mutterpass dokumentiert. Angaben zu vorangegangenen Schwangerschaften inklusive Geburtsmodus, Kindsgewicht und

Komplikationen werden bei der Erstkontrolle dokumentiert. Anhand von 26 Punkten werden Risikofaktoren für die Schwangerschaft erfasst (mütterliche Grunderkrankungen, familiäre Risiken, Diabetes mellitus, Thromboseneigung). Man kann daher rasch einen Überblick über vorhandene Risiken erhalten.

▌ Übersicht ▐

Mutterpass – Anamnese und allgemeine Befunde
- familiäre Belastung (Diabetes mellitus, Hypertonie, Fehlbildungen, genetische Erkrankungen, psychische Krankheiten
- frühere mütterliche schwere Erkrankungen (z. B. an Herz, Lunge, Leber, Niere, Zentralnervensystem, Psyche)
- Blutungs-/Thromboseneigung
- Allergien, z. B. gegen Medikamente
- frühere Bluttransfusionen
- besondere psychische Belastung (z. B. familiäre oder berufliche)
- besondere soziale Belastung (Integrationsprobleme, wirtschaftliche Probleme)
- Rhesusinkompatibilität (bei vorangegangenen Schwangerschaften)
- Diabetes mellitus
- Adipositas
- Kleinwuchs
- Skelettanomalien
- Schwangere unter 18 Jahren
- Schwangere über 35 Jahren
- Vielgebärende (mehr als 4 Kinder)
- Zustand nach Sterilitätsbehandlung
- Zustand nach Frühgeburt (vor der 37. Schwangerschaftswoche)
- Zustand nach Mangelgeburt
- Zustand nach 2 oder mehr Fehlgeburten/Abbrüchen
- totes/geschädigtes Kind in der Anamnese
- Komplikationen bei vorausgegangenen Entbindungen
- Komplikationen post partum
- Zustand nach Sektio
- Zustand nach anderen Uterusoperationen
- rasche Schwangerschaftsfolge (weniger als 1 Jahr)
- andere Besonderheiten

Im Rahmen der **Erstvorsorgeuntersuchung** findet auch ein Gespräch zur Ernährungsberatung und zum Verhalten in der Schwangerschaft (Beruf, Sport, Reisen) statt. Auch die Möglichkeiten der pränatalen Diagnostik (einschließlich Ultraschall und genetische Abklärung) werden angesprochen und dokumentiert.

Weiterhin werden besondere Befunde im Schwangerschaftsverlauf anhand von 25 Risikopunkten benannt. Behandlungsbedürftige Allgemeinerkrankungen werden gesondert herausgestellt. In einem Gravidogramm sind die routinemäßig erhobenen Befunde (Datum, Schwangerschaftswoche, Fundusstand, Kindslage, Herztöne, Ödeme, Varikosis, Gewicht) zu erfassen. Bei jeder Kontrolle werden zusätzlich der Blutdruck gemessen und eine Harnanalyse (Eiweiß, Glukose, Nitrit, Blut) durchgeführt. Falls erforderlich, werden ein Zervixbefund erhoben und die weiteren Therapiemaßnahmen dokumentiert.

Übersicht

Mutterpass – besondere Befunde im Schwangerschafts-verlauf

- behandlungsbedürftige Allgemeinerkrankungen
- Dauermedikation
- Abusus
- besondere psychische Belastung
- besondere soziale Belastung
- Blutungen vor der 27. Schwangerschaftswoche
- Blutungen nach der 27. Schwangerschaftswoche
- Placenta praevia
- Mehrlingsschwangerschaften
- Hydramnion
- Oligohydramnion
- Terminunklarheit
- Plazentainsuffizienz
- isthmozervikale Insuffizienz
- vorzeitige Wehentätigkeit
- Anämie
- Harnwegsinfektionen
- indirekter Coombs-Test positiv
- Risiko aus anderen serologischen Befunden
- Hypertonie (Blutdruck >140/90 mmHg)
- Eiweißausscheidung mit dem Urin (>1000 mg/l)
- mittelgradige bis schwere Ödeme
- Hypotonie
- Gestationsdiabetes
- Einstellungsanomalie
- andere Besonderheiten

Sonographie. Während der Schwangerschaft sind 3 Ultraschalluntersuchungen (erstes, zweites und drittes Trimenon) vorgesehen. Das fetale Wachstum wird anhand von Grafiken dokumentiert.

Früherkennung von Risikofaktoren

Die Früherkennung von Risiken für Mutter und Kind ermöglicht eine optimale Betreuung der Schwangeren und in vielen Fällen auch eine adäquate Therapie. Neben der Anamnese sind Screening-Untersuchungen zentraler Bestandteil einer umfassenden Schwangerenvorsorge. Dabei sollen alle Schwangeren (auch ohne amnestische Risiken oder klinische Symptome) einer Untersuchung zugeführt werden. Idealerweise soll die Sinnhaftigkeit einer Screening-Methode durch prospektive Untersuchungen mit einer Kosten-Nutzen-Analyse belegt sein. Diese prospektiven Untersuchungen sind kaum vorhanden, sodass die meisten Untersuchungen auf retrospektiven Analysen und Empfehlungen von Fachgesellschaften beruhen. Da die Wertigkeit der Testverfahren sehr wesentlich von der Qualität der Messmethoden und der Ausbildung der klinisch tätigen Ärzte abhängig ist, können fehlende prospektive Untersuchungen durch eine hohe Qualität der Untersuchung teilweise wettgemacht werden.

■ Serologische Screening-Untersuchung

Eine serologische Screening-Untersuchung entsprechend der Mutterschaftsrichtlinien ist hinsichtlich Lues, Röteln, Hepatitis B sowie Blutgruppenantikörper vorgesehen. Eine Untersuchung auf eine HIV-Infektion ist nach Aufklärung der Schwangeren dringend zu empfehlen (Friese et al. 1991). Eine Kontrolle der Toxoplasmoseserologie ist bei Exposition angeraten, aber auch bei unkomplizierten Schwangerschaften zu empfehlen (Enders 1991).

Der orale Glukosebelastungstest ist noch nicht in den Mutterschaftsrichtlinien aufgenommen. Entsprechend der Empfehlung der „Arbeitsgemeinschaft Diabetes und Schwangerschaft der Deutschen Diabetesgesellschaft" (2001) ist ein Glukosebelastungstest zwischen der 24. und der 28. Schwangerschaftswoche sinnvoll (Normwerte: Nüchternwert von 90 mg%, 1-Stunden-Wert von 180 mg%, 2-Stunden-Wert von 155 mg%).

■ Zervixabstrich

Seit 1995 ist ein Zervixabstrich zur Untersuchung auf Chlamydia trachomatis mittels eines zugelassenen Antigennachweises entsprechend den Mutterschaftsrichtlinien vorgesehen.

■ Ultraschall-Screening

Das Ultraschall-Screening mit 10, 20 und 30 Schwangerschaftswochen dient in erster Linie der Bestätigung einer intrauterinen Schwangerschaft, der genauen Bestimmung des Gestationsalters sowie der Wachstumskontrolle des Feten. Zusätzlich sollen Mehrlingsschwangerschaften und Fehlbildungen festgestellt werden.

Erstes Trimenon. Laut Mutterschaftsrichtlinien ist die Untersuchung zwischen der 9. und der 12. Schwangerschaftswoche vorgesehen. Die Untersuchung wird jedoch meist zwischen der 11. und der 14. Schwangerschaftswoche durchgeführt, da zu dieser Gestationszeit die Nackentransparenzmessung durchgeführt werden kann und Fehlbildungen besser zu erfassen sind (Benacerraf et al. 1988, Snijders et al. 1998). Die Nackentransparenzmessung erfolgt bei einer Scheitel-Steiß-Länge von 45–84 mm. Eine Verbreiterung der Nackenregion erhöht das Risiko für Chromosomenanomalien sowie für Herzfehlbildungen und eine Vielzahl von Syndromen. Sie ermöglicht eine zuverlässigere Einschätzung des Risikos für fetale Chromosomenanomalien als dies aufgrund der so genannten Altersindikation (mütterliches Alter >35 Jahre) möglich ist.

Zweites Trimenon. Das zweite Ultraschall-Screening wird zwischen der 18. und der 22. Schwangerschaftswoche durchgeführt. Neben der Biometrie des Feten (Kopfumfang, Abdomenumfang, Femurlänge) mit Plazentalokalisation und Beurteilung der Fruchtwassermenge liegt der Schwerpunkt der Untersuchung im Ausschluss von Entwicklungsanomalien. Die Beurteilung der Sonoanatomie sowie der Funktion des fetalen Herzens ist in dieser Gestationsperiode gut möglich. Aber auch die Sonomorphologie von Gehirn, Lunge, Nieren sowie Gastrointestinaltrakt kann zuverlässig beurteilt werden. Die Dopplersonographie der uterinen Gefäße mit 22 Schwangerschaftswochen ermöglicht eine frühzeitige Erfassung von Schwangeren mit einem erhöhten Risiko für die Entwicklung einer Präeklampsie. Mit der Vaginosonographie der Zervixlänge kann zuverlässiger als mit der Palpationsuntersuchung eine drohende Zervixinsuffizienz erkannt werden. Zervixmessungen sind jedoch nicht Bestandteil des Ultraschall-Screenings, sondern werden nur bei Verdacht auf Zervixinsuffizienz durchgeführt.

Drittes Trimenon. Das dritte Ultraschall-Screening erfolgt zwischen der 28. und der 32. Schwangerschaftswoche. Ziel der dritten Screening-Untersuchung ist das Erkennen von Wachstumsstörungen. Vor allem bei Erkrankungen mit einem erhöhten Risiko für das Entstehen einer Wachstumsretardierung ist zu diesem Zeitpunkt neben der Biometrie eine Blutflussmessung der fetomaternalen Gefäße angezeigt.

Literatur

1. Arbeitsgemeinschaft Diabetes und Schwangerschaft der Deutschen Diabetesgesellschaft, Arbeitsgemeinschaft für Materno-Fetale Medizin und Deutsche Gesellschaft für Perinatale Medizin. Empfehlungen zu Diagnostik und Therapie des Gestationsdiabetes (GDM). Frauenarzt. 2001;42:891–9.
2. Benacerraf B, Lister J, Du Ponte BL. First-trimester diagnosis of fetal abnormalities. J Reprod Med. 1988;9:777–80.
3. Enders G. Toxoplasmose. In: Enders G, Hrsg. Infektionen und Impfungen in der Schwangerschaft. München: Urban & Schwarzenberg; 1991.
4. Friese K, Beichert M, Hof H et al. Untersuchungen zur Häufigkeit konnataler Infektionen. Geburtshilfe Frauenheilkd. 1991;51:890–3.
5. Hutzler D. Überarbeitete Neuauflage des Mutterpasses. Dtsch Ärztebl. 1996;93:1556–62.
6. Murken J. Genetische Diagnostik und Beratung. In: Murken J, Clewe H, Hrsg. Humangenetik. Stuttgart: Enke; 1994:151–68.
7. Mutterschaftsrichtlinien Deutschland. Richtlinien des Bundesausschusses der Ärzte und der Krankenkassen über die ärztliche Betreuung während der Schwangerschaft und nach der Entbindung. Dtsch Ärztebl. 1994;11:551–2.
8. Schneider H. Inhalt und Umfang der Schwangerschaftsvorsorge. Arch Gynrcol Ostet. 1997;259:85–96.
9. Snijders RJM, Noble P, Sebire N, Souka A, Nicolaides KH. UK multicentre project on assessment of risk of trisomy 21 by maternal age and nuchal translucency thickness at 10–14 weeks of gestation. Lancet. 1998:343–6.

3 Besonderheiten der medikamentösen Therapie

K. Friese, W. Kämmerer

Mehr als 85 % aller Schwangeren nehmen Medikamente ein, davon ein nicht geringer Teil in der Frühgravidität, wenn die Schwangerschaft noch nicht bekannt ist. Wenn es nun um die Risiken der Arzneimitteleinnahme in der Schwangerschaft geht, erfahren Arzt und Patientin in der Packungsbeilage oder Fachinformation nur, dass das Arzneimittel kontraindiziert oder nur bei strenger Indikationsstellung einzunehmen ist. Dies ist jedoch wenig hilfreich und wird allenfalls die Patientin davon abhalten, ein Medikament einzunehmen. Dies ist jedoch kontraproduktiv, insbesondere dann, wenn bei der Schwangeren eine therapiebedürftige Erkrankung, wie z. B. eine Infektion, besteht. Die Erwähnung einer allgemein gehaltenen Gegenanzeige „Schwangerschaft" lässt somit den Arzt im Unklaren darüber, wie schwerwiegend die Einnahme eines Arzneimittels in der Schwangerschaft sein kann. So können vonseiten des pharmazeutischen Herstellers fetotoxische Wirkungen zu dieser Beurteilung führen, aber sehr häufig nur bloße Vorsichtsgründe dafür verantwortlich sein. Aus diesem Grund muss der behandelnde Arzt in der Lage sein, bei versehentlicher oder unvermeidbarer Medikamenteneinnahme zu einer klaren Entscheidung zu kommen. Aus diesem Grund muss der Arzt, falls möglich, ein Medikament wählen, das bei hoher therapeutischer Wirksamkeit gleichzeitig eine möglichst hohe Sicherheit für die Schwangere und ihr ungeborenes Kind bietet. Des Weiteren muss die Patientin unabhängig von der Packungsbeilage informiert werden bezüglich des Risikos für die Schwangerschaft und über die Notwendigkeit einer Therapie.

Pathophysiologie

Jede Einnahme eines Arzneimittels bedeutet eine zumindest theoretische Gefährdung der Frucht, da die Plazenta für die meisten Arzneistoffe durchlässig ist und – abhängig vom Entwicklungsstadium des Embryos oder Feten – unterschiedlich empfindlich auf Arzneimittel reagiert (so genannte selektive Toxizität). Entsprechend der Stadienentwicklung der Frucht können Schädigungen auftreten während:
➤ Blastogenese,
➤ Embryogenese,
➤ Fetogenese.

■ Blastopathien

Blastopathien stellen Entwicklungsstörungen während der Blastogenese, das heißt von der Konzeption bis zum 18. Schwangerschaftstag, dar (Tabelle 3.1). Schwere Schäden während der Blastogenese führen zum Keimtod, das heißt zum Abort. Geringgradige Schäden können ohne Defekt ausheilen, da die zu diesem Zeitpunkt noch wenig differenzierten Zellen in hohem Maße regenerationsfähig sind. Blastopathien als Ausdruck einer Defektbildung stellen sich häufig in Form von Doppelfehlbildungen dar, die durch fehlende oder partielle Trennung der ersten embryonalen Zellen einer Zygote oder einer Zellgruppe im frühen Entwicklungsstadium entstehen. Falls sich daraus eine symmetrische Doppelfehlbildung entwickelt, sind beide Individuen gleich (im Sinne siamesischer Zwillinge). Als Beispiel sei der Thorakopagus genannt, bei dem die Doppelfehlbildung durch Adhärenz am Brustkorb zustande kommt (Abb. 3.1).

Tabelle 3.1 Entwicklungsperioden

Periode	Zeitraum	Biologische Vorgänge	Entwicklungsstörungen
Gameto-genese	vor der Konzeption	Entwicklung der männlichen und weiblichen Keimzellen	Chromosomenaberrationen (z. B. Trisomie 21)
Blasto-genese	0.–18. Tag	erste Teilung der Zygote, Entwicklung der Blastula, Differenzierung in Embryoblast und Trophoblast	Keimtod; symmetrische und asymmetrische Doppelfehlbildungen
Embryo-genese	18. Tag bis 8. Woche	Bildung der Organe und Organsysteme, Organdifferenzierung; Anschluss an den mütterlichen Kreislauf, Ausdifferenzierung der Plazenta	Einzelfehlbildungen, z. B. Dysraphien, Herz- und Gefäßanomalien; Schäden durch Virusinfektionen, z. B. Rötelnembryopathie
Fetogenese	8. Woche bis Geburt	weiteres Wachstum, Abschluss der Organdifferenzierung, Ausreifung	Schädigungen durch Infektionen, z. B. durch Spirochäten, Toxoplasmen; Morbus haemolyticus neonatorum

■ Embryopathien

Empfindlichkeit der Frucht. Während der Embryogenese werden die einzelnen Organe angelegt, und die Blasteme differenzieren sich zu unterschiedlichen Zeitpunkten aus. Das Ausmaß eines pharmakonbedingten Schadens hängt vom Zeitpunkt der Schädigung ab. Ist das betroffene Blastem noch undifferenziert und hat die Außeneinwirkung keine letalen Folgen, besteht die Möglichkeit zur Restitutio ad integrum; anders jedoch, wenn die Schädigung ein Blastem betrifft, das sich in der Differenzierungsphase befindet, denn dann entsteht die typische Embryopathie als Ausdruck einer Einzelfehlbildung. Ist die Differenzierung abgeschlossen, können Schädigungen keine Fehlbildungen mehr auslösen. Der Zeitraum, in dem eine Noxe eine Missbildung hervorrufen kann, wird als kritische (sensible) Phase bezeichnet. Eine bestimmte Fehlbildung kann somit nur in einem speziellen Zeitraum ausgelöst werden. Die Art der Fehlbildung hängt danach weniger von der auslösenden Noxe, z. B. einem Arzneimittel, als vielmehr von der Entwicklung des Embryos ab. Die größte Gefahr von Fehlbildungen besteht in der 4.–8. Schwangerschaftswoche. Abbildung 3.**2** veranschaulicht deutlich die einzelnen Entwicklungsperioden, in denen der menschliche Embryo bzw. Fetus gefährdet ist.

Dysraphien. Zu den Fehlbildungen, die bei früh einsetzenden Noxen entstehen, gehören die Dysraphien (Spaltbildungen). Als besonders häufige und bekannte Spaltbildung ist die Spina bifida zu erwähnen. Abhängig

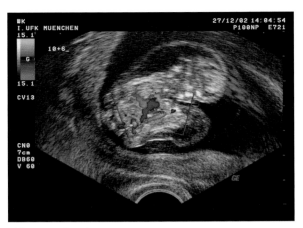

Abb. 3.**1** Thorakopagus.

von der Ausprägung unterscheidet man zwischen einer Meningozele und einer Meningomyelozele. Zu den zu einem späteren Zeitpunkt ausgebildeten Fehldungen gehören vor allem Herz- und Gefäßanomalien, die wie die Dysraphien etwa 40 % aller Fehlbildungen ausmachen und damit die häufigsten Fehlbildungen beim Menschen sind. Aber nicht nur Medikamente sind für die Embryopathien verantwortlich, vielmehr sind es genetische Faktoren, Virusinfektionen, Stoffwechselstörungen, wie der Diabetes mellitus, Strahlentherapie und anderes mehr.

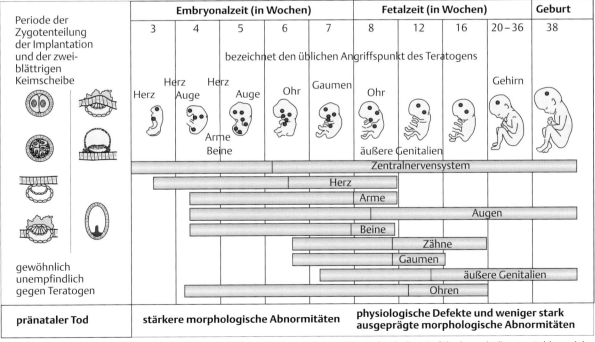

Abb. 3.**2** Schematische Darstellung der Entwicklungsperioden, in denen der menschliche Embryo bzw. Fetus durch Teratogene gefährdet ist (nach Mutschler). Hellblaue Felder bezeichnen Perioden hoher Gefährdung, hellgraue Felder solche weniger starker Empfindlichkeit.

■ Fetopathien

Während der Fetogenese ist die Organentwicklung bereits abgeschlossen. Aus diesem Grunde treffen Schädigungen während dieser Zeit nur noch bereits differenzierte Strukturen. Bei diesen Schädigungen handelt es sich neben endokrinen Störungen (z. B. Hypothyreose) vor allem um Infektionen mit Protozoen und Bakterien. Auf Infektionen reagiert der Fetus mit primitiven mesenchymalen Abwehrreaktionen (z. B. Phagozytose der Erreger). Erst am Ende der Schwangerschaft treten zusätzliche typische Entzündungszeichen auf. Unter den Protozoeninfektionen des Fetus besitzt insbesondere die Infektion mit Toxoplasma gondii eine besondere Bedeutung.

Teratogene Wirkung von Arzneimitteln

Beurteilung der Teratogenität. Teratogene, das heißt die Frucht schädigende und insbesondere Fehlbildungen auslösende Wirkungen gehören zu den gravierendsten Nebeneffekten von Arzneimitteln. Aus diesem Grunde muss bei der Anwendung von Medikamenten in der Schwangerschaft, wie bereits oben erläutert, eine sorgfältige Risikoabschätzung erfolgen. Da die Teratogenität sowohl qualitativ als auch quantitativ von Spezies zu Spezies verschieden ist, sind auch Tierversuche nicht immer ausreichend, um eine richtige Sicherheitsbeurteilung zu ermöglichen. Die Thalidomidkatastrophe ist dafür das beste Beispiel. Wird jedoch auf Tierversuche Bezug genommen, so wird vorausgesetzt, dass diese nach modernstem Standard oder unter vergleichbaren Normen durchgeführt worden sind. Bei der Angabe von embryotoxischen Wirkungen am Tier (z. B. Wirkung von Gyrasehemmern am Knorpel von Hunden) wird häufig nicht beachtet, dass die Medikamente in sehr hohen, zum Teil unphysiologischen Dosen appliziert worden sind und die Beurteilung nur für eine Spezies gilt. Beispiele dafür stellen Koffein oder Penicilline dar, die experimentell im Tierversuch eine teratogene Wirkung gezeigt haben, diese jedoch beim menschlichen Embryo oder Fetus nicht aufweisen. Arzneimittel mit hinreichend gesicherter teratogener Nebenwirkung beim Menschen sind unter anderem Zytostatika, Antiepileptika, Alkohol und das zurzeit bei bestimmten Indikationen wieder eingesetzte Thalidomid. An dieser Stelle sei darauf hingewiesen, dass die weitaus größere Zahl der Embryopathien nicht auf Arzneimittel, sondern auf Alkoholkonsum in der Schwangerschaft zurückzuführen ist. Andererseits löst die Einnahme eines teratogenen Arzneimittels nicht in jedem Fall eine Fehlbildung aus, das heißt Disposition und Noxe sind zu beachten. So spielen das Alter und die Lebensumstände (z. B. Nikotingenuss) ebenfalls eine Rolle. Aus diesem Grund muss zur Beurteilung eines teratogenen und fetotoxischen Risikos und damit zur Senkung der Fehlbildungsrate vor allem in der Frühschwangerschaft vor Verordnung oder Einnahme eines Medikaments in der Schwangerschaft Folgendes beachtet werden:

➤ Verordnungen von Medikamenten während der Schwangerschaft sollten auf die medizinisch notwendigen Indikationen beschränkt bleiben.
➤ Neue Arzneistoffe, die nur eine geringe Erfahrung beinhalten, sollten nur in Ausnahmefällen Anwendung finden.

Arzneimittelverordnung. Letztendlich entscheiden die medizinische Indikation bei der Schwangeren sowie das Wissen über das potenzielle Risiko des Medikaments darüber, ob ein Einsatz bei einer Schwangeren in Betracht kommt oder nicht. Letztendlich ist jedoch zu bedenken, dass die meisten Arzneimittel ein deutlich geringeres teratogenes Risiko aufweisen als dies allgemein angenommen und auch von der Schwangeren vermutet wird. Letztendlich macht bezüglich der Entstehung von Fehlbildungen die Einnahme von Medikamenten nicht einmal 3 % aus.

Möglichkeiten zur Risikobewertung von Medikamenten

Informationsquellen. Die Verwendung von Packungsbeilagen oder Fachinformationen für Ärzte ist normalerweise für die Risikobewertung zur Anwendung von Medikamenten in der Schwangerschaft ungeeignet. Als mögliche weiterführende Informationsquellen gelten:
➤ Rote Liste,
➤ FDA (Food and Drug Administration),
➤ Primärliteratur.

Rote Liste. Im Anhang der Roten Liste ist eine umfangreiche Gruppeneinteilung von Arzneistoffen vorgenommen worden, die eine nähere Risikoabschätzung erlaubt. Dabei ist jedoch zu beachten, dass die Angaben ausschließlich vom Hersteller vorgegeben sind. Diese differenzierte Einteilung wird leider nicht einheitlich gehandhabt, sondern unterliegt der Verantwortung des Herstellers. Viele Arzneimittel sind keiner Gruppe zugeordnet, sodass je nach Hersteller die Einordnung eines Arzneistoffs variieren kann. Letztendlich führt dies dazu, dass Ärzte und Schwangere verunsichert werden. Für Arzneistoffe, die keiner Gruppe zugeordnet sind – dies gilt für die Mehrzahl – müssen die Angaben zur Anwendung in Schwangerschaft und Stillzeit den Zusammenstellungen von Gegenanzeigen und Anwendungsbeschränkungen im Präparateteil der Roten Liste oder in den Packungsbeilagen/Informationen für Fachpublikum entnommen werden. Die Informationen hier sind häufig nur allgemeiner Art. Die Angaben in der Roten Liste erweisen sich daher häufig für eine nähere Abschätzung als nicht geeignet. Eine sehr gute Ergänzung dazu wird die Neuauflage des Buches „Arzneimittel in der Schwangerschaft und Stillzeit" (Wissenschaftliche Verlagsgesellschaft, Stuttgart, 2005) sein, die sich eng an die Rote Liste angelehnt gliedert und dieses Manko auszugleichen versucht.

Übersicht

Gruppeneinteilung der Roten Liste bezüglich der Anwendung eines Arzneimittels bei Schwangeren

- Gruppe 1: Bei umfangreicher Anwendung am Menschen ergab sich kein Verdacht auf eine embryotoxische/teratogene Wirkung. Auch der Tierversuch erbrachte keine Hinweise auf embryotoxische/teratogene Wirkungen.
- Gruppe 2: Bei umfangreicher Anwendung am Menschen ergab sich kein Verdacht auf eine embryotoxische/teratogene Wirkung.
- Gruppe 3: Bei umfangreicher Anwendung am Menschen ergab sich kein Verdacht auf eine embryotoxische/teratogene Wirkung. Der Tierversuch erbrachte jedoch Hinweise auf embryotoxische/teratogene Wirkungen. Diese scheinen für den Menschen ohne Bedeutung zu sein.
- Gruppe 4: Ausreichende Erfahrungen über die Anwendung beim Menschen liegen nicht vor. Der Tierversuch erbrachte keine Hinweise auf embryotoxische/teratogene Wirkungen.
- Gruppe 5: Ausreichende Erfahrungen über die Anwendung beim Menschen liegen nicht vor.
- Gruppe 6: Ausreichende Erfahrungen über die Anwendung beim Menschen liegen nicht vor. Der Tierversuch erbrachte Hinweise auf embryotoxische/teratogene Wirkungen.
- Gruppe 7: Es besteht ein embryotoxisches/teratogenes Risiko beim Menschen (erstes Trimenon).
- Gruppe 8: Es besteht ein fetotoxisches Risiko beim Menschen (zweites und drittes Trimenon).
- Gruppe 9: Es besteht ein Risiko perinataler Komplikationen oder Schädigungen beim Menschen.
- Gruppe 10: Es besteht das Risiko unerwünschter hormonspezifischer Wirkungen auf die Frucht beim Menschen.
- Gruppe 11: Es besteht das Risiko mutagener/karzinogener Wirkungen.

FDA. Eine weitere Hilfeleistung zur Beurteilung von Arzneimitteln ist die Einteilung der FDA, die eine Risikobeurteilung anhand eines Index von A bis D/X ermöglicht. Eine Ergänzung hierzu ist das immer wieder aufgelegte Buch von Briggs et al. „Drugs in pregnancy and lactation" (mittlerweile 6. Auflage, Lippincott Williams & Wilkins, 2002).

Übersicht

FDA Pregnancy Definitions

- A: Kontrollierte Studien bei Schwangeren ergaben keinen Hinweis auf ein Risiko für den Fetus im ersten Trimenon. Die Möglichkeit einer Schädigung erscheint unwahrscheinlich.
- B: In Tierversuchen waren keine schädigenden Effekte erkennbar, es existieren jedoch keine kontrollierten Studien am Menschen. Oder: In Tierversuchen ergaben sich zwar negative Auswirkungen, kontrollierte Studien beim Menschen ergaben jedoch keinen Hinweis auf eine Risikoerhöhung beim Fetus.
- C: Im Tierversuch konnten teratogene oder embryotoxische Effekte gezeigt werden, es existieren jedoch keine kontrollierten Studien beim Menschen.

- D: Es existieren Hinweise auf ein Risikopotenzial für den Fetus, aufgrund individueller Nutzen-Risiko-Abwägung kann die Anwendung des Arzneistoffs in bestimmten Situationen jedoch vertreten werden.
- X: In Studien an Tieren oder beim Menschen konnten fetale Abnormalitäten gezeigt werden oder es existieren aus der Anwendung beim Menschen starke Hinweise auf ein erhöhtes Risiko. Dieses Risiko ist in jedem Fall höher als der mögliche Nutzen.

Fragen. Unter der Subsummierung von Roter Liste, FDA-Register und den angesprochenen Büchern sollte es gelingen, die folgenden Fragen zu beantworten:
- ➤ Welche Arzneistoffe können in der Schwangerschaft weitgehend gefahrlos eingesetzt werden?
- ➤ Welche Arzneistoffe sollten nicht eingesetzt werden?
- ➤ Was ist zu tun, wenn Arzneistoffe versehentlich während einer Schwangerschaft eingenommen wurden?
- ➤ Ergibt sich aufgrund der Einnahme eines bestimmten Medikaments in der Schwangerschaft die Indikation für einen Schwangerschaftsabbruch?

Bei Beantwortung dieser Fragen, die im Einzelfall ja gravierend sind, sollten folgende Ergänzungen mit in Betracht gezogen werden:
- ➤ In welchem Stadium der Schwangerschaft erfolgte die Einnahme?
- ➤ In welcher Dosierung wurde der Arzneistoff eingenommen?
- ➤ Handelt es sich um eine einmalige Einnahme oder um eine festgelegte Dauertherapie?
- ➤ Wie wurde die Substanz appliziert – intravenös, transkutan oder oral?

Die intravenöse Applikation stellt unter den 3 Applikationsformen sicher die ungünstigste Form bei einem teratogenen Medikament dar. Auf diesem Grund sollte bei allen folgenden Kapiteln bei der Abwägung der Vorteile und Risiken bezüglich einer medikamentösen Therapie in der Schwangerschaft daran gedacht werden, möglichst nur Monotherapien einzusetzen – dies bei Medikamenten, bei denen eine ausreichende Erfahrung besteht – und die orale Anwendung der intravenösen Behandlung vorzuziehen.

Literatur

1. Briggs GG, Freeman RK, Yaffe SJ. Drugs in pregnancy and lactation, 6. edn. Philadelphia: Lippincott Williams & Wilkins; 2002.
2. Friese K, Mörike K, Neumann G, Windorfer A. Arzneimittel in Schwangerschaft und Stillzeit, 6. Aufl. Stuttgart: Wissenschaftliche Verlagsgesellschaft; im Druck 2005
3. Kämmerer W, Mutschler E. Pharmaka und Schwangerschaft – eine Übersicht. In: Friese K, Melchert F, Hrsg. Arzneimitteltherapie in der Frauenheilkunde. Stuttgart: Wissenschaftliche Verlagsgesellschaft; 2002.
4. Mutschler E, Arzneimittelwirkungen, 7. Aufl. Stuttgart: Wissenschaftliche Verlagsgesellschaft 1996

4 Schwangerschaft und Umwelt

C. Schaefer

Was ist Umwelt

Umwelt ist alles, was äußerlich ist. Umwelteinflüsse auf die Schwangere umfassen Fremdstoffe in der Atemluft, in der Nahrung und auf der Haut, im häuslichen Umfeld oder am Arbeitsplatz. Zu den Umwelteinflüssen gehören aber auch physikalische Einwirkungen, wie ionisierende Strahlung, elektromagnetische Felder, Lärm, Ernährungs-, Freizeit- und Arbeitsgewohnheiten, der Gebrauch von Drogen, einschließlich Rauchen und Alkohol, Infektionserkrankungen und Arzneimittel (Schaefer et al. 2001). Das vorliegende Kapitel konzentriert sich auf Schadstoffe, Drogen, ionisierende Strahlen und elektromagnetische Felder.

Vorgeburtliche Entwicklungsstörungen

Angeborene Entwicklungsstörungen. Umwelteinflüsse können den Schwangerschaftsverlauf fördern oder beeinträchtigen. Letzteres ist Gegenstand zahlreicher Betrachtungen, insbesondere mit der Frage nach dem Risiko angeborener Entwicklungsstörungen. Zwei bis drei Prozent aller Kinder haben bei der Geburt sichtbare, grobstrukturelle, das heißt funktionell einschränkende oder kosmetisch korrekturbedürftige Fehlbildungen. Ein großer Teil dieser Fehlbildungen ist ätiologisch keinem einzelnen bisher erkannten Faktor zuzuordnen. Nur wenige Prozent sind erwiesenermaßen durch äußere Einwirkungen, also „Umwelt" im weitesten Sinne, verursacht (Tabelle 4.1).

Tabelle 4.1   Ursachen angeborener grobstruktureller Fehlbildungen beim Menschen (modifiziert nach Rösch u. Steinbicker 2003). Ermittlung auf der Grundlage von 143 335 Geburtsberichten im Fehlbildungsregister Sachsen-Anhalt. Gesamtrate grobstruktureller Fehlbildungen: 2,9 %

Ursachen	Häufigkeit (%)
Monogenetische Ursachen	8,3
Chromosomale Aberrationen	7,3
Teratogene Arzneimittel, Dogen etc.	0,8
Infektionserkrankungen (Zytomegalie, Listeriose, Lues, Ringelröteln, Röteln, Toxoplasmose, Varizellen)	1,1
Diabetes mellitus	0,1
Polygenetische multifaktorielle Ursachen	48,8
Unbekannte Ursachen	33,6

Potenziell teratogene bzw. entwicklungstoxische Substanzen entfalten ihre Wirkung keineswegs in jedem Fall! Entscheidend sind vor allem:
➤ **Dosis:** Erst oberhalb einer Schwellendosis vermag ein entwicklungstoxischer Stoff bzw. ein Teratogen seine schädigende Wirkung zu entfalten. Definitionsgemäß geschieht dies aber schon unterhalb des maternotoxischen Bereichs, also des Bereichs solcher Dosen, die auch toxische Wirkungen bei der Mutter (experimentell beim Muttertier) verursachen.
➤ **Expositionszeitraum:** Das erste Trimenon, die Embryonal- oder Organogenesephase, ist gegenüber äußeren Einflüssen besonders empfindlich. Innerhalb dieser ersten 3 Monate gelten die Tage 20–70 nach dem ersten Tag der letzten Regel oder der Zeitraum eine Woche vor bis 6 Wochen nach der ausbleibenden Regel als sensibelster Abschnitt. Aber auch danach sind Schädigungen möglich. Auf der anderen Seite können Substanzen mit langer Halbwertszeit trotz länger (bereits vor der Schwangerschaft) zurückliegender Exposition noch während der Embryogenese in relevanter Konzentration vorliegen.
➤ **individuelle, genetisch determinierte Empfindlichkeit** gegenüber der betreffenden Substanz.

Substanzen, die heute als embryo- oder fetotoxisch beim Menschen angesehen werden, sind in Tabelle 4.2 zusammengefasst. Aus dieser Zusammenstellung darf nicht geschlossen werden, dass alle anderen Noxen unbedenklich sind. Die Mehrheit der nicht genannten Arzneimittel und vor allem der chemischen Substanzen ist völlig unzureichend untersucht (Reprotox 2004, Schaefer et al. 2001).

Schadstoffe im Umfeld der Schwangeren

Umwelt- und Arbeitsplatzschadstoffe. Schadstoffe in der Umwelt und chemische Substanzen am Arbeitsplatz sind experimentell und in der Auswirkung auf den Menschen weitaus schlechter untersucht als Arzneimittel. Eine qualitative Unterscheidung zwischen Umwelt- und Arbeitsplatzschadstoffen ist nicht sinnvoll, da die Schadstoffe in der Umwelt normalerweise aus industriellen Prozessen freigesetzt werden. Bei der Risikobewertung von Chemikalien, die sich in der Umwelt anreichern, muss deshalb nicht selten auf Erkenntnisse über Industriechemikalien zurückgegriffen werden, die primär Relevanz für den Arbeitsschutz besitzen.

Tabelle 4.**2**   Die wichtigsten Arzneimittel, Chemikalien und Genussmittel mit erwiesenem embryo- oder fetotoxischem Potenzial beim Menschen

Substanzen	Auswirkungen
ACE-Hemmstoffe (2. Schwangerschaftshälfte)	Oligohydramnion, Anurie
Alkohol	fetales Alkoholsyndrom
Androgene	Maskulinisierung
Antimetabolite	multiple Fehlbildungen
Benzodiazepine (hohe Dosis präpartal bzw. Langzeittherapie)	Floppy-Infant-Syndrom
Blei	mentale Entwicklungsretardierung
Carbamazepin	Antiepileptikasyndrom, Spina bifida
Cumarinderivate	Cumarin-Embryopathie
Diethylstilbestrol	Scheidenkarzinom
ionisierende Strahlen (hohe Dosen)	multiple Fehlbildungen, mentale Retardierung, Mikrozephalie, Leukämie
Kokain	Intestinal- und Nierenschädigung sowie Schädigung des Zentralnervensystems
Lithium	Herz-/Gefäßfehlbildungen
Methylquecksilber	Zerebralparesen, mentale Retardierung
Misoprostol	Möbius-Sequenz
Penicillamin	Cutis laxa
Phenobarbital/Primidon (antiepileptische Therapie)	Antiepileptikasyndrom
Phenytoin	Antiepileptikasyndrom
polychlorierte Biphenyle (PCB)	mentale Retardierung, Hautveränderungen
Retinoide	Ohr-, Herz-Kreislauf- und Skelettfehlbildungen sowie Fehlbildungen des Zentralnervensystems
Tetrazykline (nach Woche 15 post menstruationem)	Verfärbung der Milchzähne
Thalidomid	Extremitätenfehlbildungen
Toluolschnüffeln	ähnlich fetalem Alkoholsyndrom
Trimethadion	Antiepileptikasyndrom
Valproinsäure	Spina bifida, Valproinsäuresyndrom
Vitamin A (>25 000 IE/Tag)	wie bei Retinoiden (?)
Als so genannte „schwache Teratogene" (Risiko < 1 : 1000 exponierter Feten) werden diskutiert:	
Glukokortikoide (systemisch)	Gaumenspalten
Methimazol/Thiamazol	Choanalatresie, tracheo-ösophageale Fisteln
Trimethoprim/Co-trimoxazol	Neuralrohrdefekte

Achtung: Eine Exposition mit einer der genannten Substanzen im sensiblen Zeitraum der Schwangerschaft kann das statistische Risiko einer Schädigung erhöhen. Eine hohe individuelle Schadenswahrscheinlichkeit ist daraus aber nicht zwangsläufig abzuleiten!

Risikobewertungen chemischer Substanzen in der Umwelt und am Arbeitsplatz beruhen überwiegend auf tierexperimentellen Ergebnissen und auf retrospektiven, epidemiologischen Studien, in denen die Exposition häufig weder qualitativ noch quantitativ präzisiert wurde. Diese und andere methodische Einschränkungen erlauben daher nur vage Abschätzungen eines individuellen Risikos in einer gegebenen Expositionssituation.

Es liegt auf der Hand, dass ein am Arbeitsplatz offenbar nicht reproduktionstoxischer Stoff auch als Umweltschadstoff nicht reproduktionstoxisch ist.

Fehlbildungsrisiko. Bisher vorliegende Erfahrungen sprechen gegen einen nennenswerten – mit den heute verfügbaren (epidemiologischen) Mitteln – erfassbaren Anstieg des Fehlbildungsrisikos durch die zurzeit in Mit-

teleuropa übliche Umweltkontamination. Kritischer zu sehen sind allerdings die Auswirkungen überdurchschnittlicher Expositionen gegenüber Schwermetallen oder persistenten Organochlorverbindungen, wie polychlorierte Biphenyle (PCB), auf Fertilität und Abortrate sowie hinsichtlich diskreter, erst mit Latenz im Kindes- oder Erwachsenenalter manifest werdender Funktionsstörungen, z. B. im Hirnleistungs- oder immunologischen Bereich. Insbesondere gibt es Beispiele mit Vergiftungen der Mutter, in denen auch der Fet schwer geschädigt wurde.

> Ein sorgloser Umgang und eine unkritische Weiterbeschäftigung einer Schwangeren an potenziell belasteten Arbeitsplätzen ist also keineswegs akzeptabel.

Spezielle Schadstoffe

■ Quecksilber

Resorption und Verteilung. Man unterscheidet metallisches Quecksilber (Hg; z. B. in quecksilberhaltigen Thermometern und in Zahnamalgam, einer Legierung aus Hg, Silber und anderen Metallen) von anorganischem (z. B. Quecksilberchlorid, früher in Desinfizienzien) und organischem Quecksilber (z. B. Methylquecksilber). Metallisches Quecksilber wird intestinal nur zu <0,01 % resorbiert, jedoch können über Inhalation 80 % in den Blutkreislauf gelangen. Die enterale Aufnahme von anorganischem Quecksilber liegt bei <10 %, die von organischem hingegen bei bis zu 95 %. Zielorgane des Quecksilbers sind Leber, Niere und Gehirn (hier hauptsächlich die graue Substanz). Die Ausscheidung mit einer biologischen Halbwertszeit von 6 Monaten bis mehreren Jahren erfolgt überwiegend renal bei metallischem und anorganischem Quecksilber sowie über das Kolon bei organischem Quecksilber. Toxizität äußert sich vorwiegend über neurologische und renale Symptome. Die Quecksilberbelastung der Bevölkerung variiert in Abhängigkeit von Ernährung, beruflichem Kontakt und Vorhandensein von Amalgamplomben. In der Bundesrepublik Deutschland liegt der Durchschnittswert von Quecksilber im Blut bei <1 µg/l. Verschiedene Untersuchungen ergaben, dass die Werte in Abhängigkeit von Amalgamplomben sowie Häufigkeit und Art des Seefischverzehrs zwischen 0,2 µg/l und 0,8 µg/l variieren. Die Ausscheidung im Urin (in 24 Stunden, pro Liter bzw. pro Gramm Kreatinin) liegt in vergleichbarer Größenordnung. In Schweden und Japan wurden aufgrund des Verzehrs belasteter Fische höhere Durchschnittswerte ermittelt, bei den Inuit (Eskimos) wurden sogar über 16 µg/l im mütterlichen Blut und über 35 µg/l im Nabelschnurblut gemessen (Bjerregard u. Hansen 2000). Anorganisches Quecksilber kann die Plazenta kaum überwinden, reichert sich aber in ihr an. Metallisches Quecksilber erreicht den Feten, sofern es im mütterlichen Organismus nicht bereits in anorganisches Quecksilber umgewandelt wurde. Am leichtesten überwindet organisches Quecksilber die Plazenta. Auch beim Feten findet sich Quecksilber vorwiegend in Gehirn, Leber und Niere. Die Höhe der Quecksilberkonzentrationen in den Organen des Feten und des Neugeborenen korreliert mit der Zahl der Amalgamfüllungen der Mutter (Schiele et al. 1999). Eine neuere Untersuchung zum Quecksilbergehalt im Haar von Neugeborenen und ihren Müttern findet zwar erhöhte Konzentrationen bei vorhandenen Amalgamfüllungen, jedoch keine Unterschiede zwischen den Frauen, die alte Füllungen trugen, und solchen, die während der Schwangerschaft neue erhielten (Lindow et al. 2003).

Vergiftungen. Schwere vorgeburtliche Schädigungen durch organisches Quecksilber wurden in den 1950er Jahren in Minamata, Japan, beobachtet. Stark kontaminierte Industrieabwässer führten nach Methylierung des Quecksilbers durch Bakterien zur Anreicherung in Fischen. Mütter, die während der Schwangerschaft – oder Jahre vorher – reichlich solchen hochgradig belasteten Fisch verzehrt hatten und selber allenfalls leichte Parästhesien bemerkt hatten, gebaren nach meist normalem Schwangerschaftsverlauf Kinder, die zwar bei der Geburt unauffällig waren, aber im Alter von etwa 6 Monaten Zeichen einer beginnenden, zum Teil letal verlaufenden Zerebralparese entwickelten. Diese Symptome einer fetotoxischen Hirnschädigung, die in leichten Fällen nur durch mäßige mentale Retardierung auffiel, wurden bei manchen Kindern ergänzt durch Herz-, Skelett-, Augen- und Ohrfehlbildungen (Überblick bei Schardein 2000). Diese kongenitale Minamata-Krankheit wurde später auch nach Verzehr von quecksilbergebeiztem Saatgetreide im Irak und in der Sowjetunion beobachtet. Die Quecksilberkonzentration im Blut der Minamata-Kinder lag bei >1000 µg/l und bei weit über 2000 µg/l im Urin.

Berufliche Exposition. Zahnärzte und deren Assistenzpersonal wurden als beruflich quecksilberbelastete Gruppe bezüglich reproduktionstoxischer Störungen untersucht. Eine kleinere Studie mit Messung der individuellen Quecksilberbelastung fand eine signifikante Erhöhung der Abortrate unter den schwangeren Beschäftigten (Sikorski et al. 1987), andere Untersuchungen konnten diesen Effekt nicht bestätigen. Eine Häufung von Fehlbildungen, mentaler Retardierung und anderen Funktionsstörungen ließ sich in keiner dieser Arbeiten nachweisen.

Mentale Entwicklung nach „normaler" Exposition. Neuere Untersuchungen an 182 Schwangeren auf den Färöer-Inseln zeigten, dass der Verzehr von Seefischen sowie überdurchschnittlich belastetem Fleisch und Fett von Meeressäugern bei Säuglingen zu einer konzentrationsabhängigen Verschlechterung neurologischer Testergebnisse führte (Steuerwald et al. 2000). Auch über kognitive Defizite bei 7-jährigen Kindern wurde im Zusammenhang mit dem mütterlichen Verzehr belasteter Fische berichtet (Grandjean et al. 1997). Eine Untersuchung an 740 „normal exponierten" Mutter-Kind-Paaren auf den Seychellen erbrachte hingegen keine mit der Methylquecksilberexposition korrelierenden Entwicklungsdefizite bis zum Alter von 9 Jahren (Myers et al. 2003). Das deutsche Bundesinstitut für Risikoabschätzung (BfR, früher BgVV) empfiehlt, während Schwangerschaft und Stillzeit den Verzehr solcher Fische einzuschränken, die laut Schadstoffhöchstmengenverordnung 1 mg oder mehr Quecksilber pro Kilogramm enthalten können (BgVV 1999). Zu diesen Fischen gehören unter anderem Haifische, echter Aal, Stör, Rotbarsch, Steinbeißer, Schwertfisch, Barsch, Heilbutt, Hecht, Rochen, Seeteufel und Thunfisch.

Fazit. Quecksilber, insbesondere organisches Quecksilber, wirkt entwicklungstoxisch. Die bei uns übliche Belastung durch Fischverzehr, Amalgamplomben und gegebenenfalls berufliche Exposition erreicht nach derzeitiger Kenntnis jedoch nicht den Dosisbereich pränataler Toxizität. Da die vorliegenden Erfahrungen andererseits ein leicht erhöhtes Risiko bezüglich Abort und Zyklusstörungen bei beruflicher Exposition nicht eindeutig ausschließen, sind folgende Schlussfolgerungen zu ziehen:

➤ Arbeitshygienische Vorgaben sind bei gewerblichem Kontakt auch schon vor Eintreten einer Schwangerschaft strikt einzuhalten.

➤ Kein wiederholter Verzehr quecksilberanreichernder Fische (siehe oben).

➤ Ersatz von Amalgamplomben während der Schwangerschaft nur bei Beschwerden. Die Amalgamproblematik darf aber im Einzelfall nicht zu einer Vergiftung hochgespielt werden, welche dann die Mutter-Kind-Beziehung in nicht gerechtfertigtem Umfang belastet.

➤ Eine so genannte Amalgamentgiftung mit Chelatbildnern (z. B. Dimaval) ist in der Schwangerschaft zu unterlassen, weil eine Vergiftung durch Amalgamplomben nicht zu erwarten ist. Eine derartige Diagnose kann die Mutter verängstigen und dadurch sekundär das Kind gefährden. Außerdem ist Dimaval beim Feten selbst praktisch nicht wirksam, auch die besonders problematischen Depots im Zentralnervensystem werden nicht erreicht. Dimaval ist hinsichtlich eigener entwicklungstoxischer Eigenschaften unzureichend untersucht.

■ Blei

Resorption und Verteilung. Blei kommt in anorganischer Form (z. B. Bleioxyd) und als organische Verbindung (z. B. Tetraethylblei) vor. Expositionsquellen sind Glasuren, Farben, Zusätze in verbleitem Kraftstoff, Wasserleitungen aus Blei und spezielle Arbeitsplätze. Die durchschnittliche Konzentration von Blei im Blut ist in den vergangenen 20 Jahren auf Werte deutlich unter 10 µg/dl gefallen. Blei kann die Plazenta offenbar ab der 14. Schwangerschaftswoche passieren. Die enterale Bleiresorption scheint in der Schwangerschaft gesteigert zu sein. Die in der Nabelschnur gemessenen Werte korrelieren mit den mütterlichen und liegen etwas unter diesen. Anekdotische Berichte geben Hinweise darauf, dass in Einzelfällen bleihaltiges Geschirr, Ingestion von Farbresten und Abortversuche mit bleihaltigen Substanzen Konzentrationen von 80 µg/dl im Blut der Mutter und des Neugeborenem verursachen können.

Aborte. Fehl-, Früh- und Totgeburten durch Blei sind im 19. Jahrhundert beschrieben worden. Die damaligen arbeitshygienischen Bedingungen sind allerdings überhaupt nicht mit den heute bei uns üblichen zu vergleichen. Man schätzt, dass noch zu Beginn dieses Jahrhunderts schwangere Frauen bei gewerblicher Exposition Bleiwerte im Blut von deutlich über 80 µg/dl erreichen konnten. Bleioxyd wurde auch vorsätzlich als Abortivum eingenommen. Eine positive Korrelation zwischen der Bleikonzentration im Blut im Bereich von 10–30 µg/dl einerseits und Abortneigung, vorzeitigem Blasensprung, Frühgeburtlichkeit und intrauteriner Wachstumsverzögerung andererseits wurde von zahlreichen Autoren untersucht. Die Ergebnisse widersprechen sich; eine Risikozunahme kann selbst in diesem relativ niedrigen Bereich nicht ausgeschlossen werden.

Mentale Entwicklung. Nach heutiger Erkenntnis verursacht Blei keine Organfehlbildungen im teratogenen Sinne. Zu den beim Kind im Zusammenhang mit hohen Bleikonzentrationen beobachteten Symptomen gehören zerebrale Krampfanfälle und andere Störungen der Funktion des Zentralnervensystems sowie Anämie, Splenomegalie und radiologisch sichtbare Knochenveränderungen. In einem Fall wurde trotz mütterlicher Anämie und kolikartiger Symptomatik bei einer Bleikonzentration von 240 µg/dl mit nachfolgender Chelattherapie im 8. Schwangerschaftsmonat ein gesundes Kind am Termin entbunden, das auch im Alter von 4 Jahren neurologisch unauffällig war. Dem Autor ist der Fall einer akuten Bleivergiftung bekannt, die durch relativ saures Brunnenwasser (pH 5,5), das durch eine 300 m lange Bleileitung geführt wurde, verursacht wurde. Der vollgestillte Säugling entwickelte im Alter von 3 Monaten eine schwere Zerebralparese. Im Leitungswasser wurden 4000 µg Blei/l gemessen, in der Muttermilch 80 µg/l. Zu welchen Anteilen die pränatale Exposition in utero und die postnatale Exposition über die Muttermilch die beobachtete Bleiintoxikation verursacht hatten, konnte nicht eindeutig entschieden werden. Da der Fetus im Vergleich zum Erwachsenen weniger Blei im Knochen binden kann, die Blut-Hirn-Schranke durchlässiger und die Neurogenese leicht störbar ist, sind pränatale Funktionsstörungen des Zentralnervensystems von besonderer Bedeutung. Mehrere Untersuchungen kommen zu dem Ergebnis, dass sich bereits in niedrigen Konzentrationsbereichen deutlich unter 15 µg/dl im mütterlichen oder Nabelschnurblut signifikante Korrelationen mit der mentalen bzw. kognitiven Entwicklung im Säuglings- und Kleinkindalter ergeben (Emory et al. 2003). Eine pränatal höhere Belastung um 10 µg/dl soll zu einem um 2–8 Punkte schlechteres Ergebnis im Bayley-Test führen (Überblick bei Wong et al. 1992). Auch feinmotorische Entwicklungseinschränkungen wurden bei 283 Kindern im Alter von 4,5 Jahren in einer belasteten Region Jugoslawiens beobachtet. Diese korrelierten mit den postnatal wiederholt ermittelten Bleikonzentrationen im Blut (Wasserman et al. 2000). Hier ist allerdings auch die postnatale Exposition zu berücksichtigen, die – von extremen vorgeburtlichen Bleiwerten abgesehen – für Einschränkungen der Intelligenzentwicklung relevanter zu sein scheint als die Exposition während der Schwangerschaft. Diese Schlussfolgerungen ergeben sich unter anderem aus den Ergebnissen der so genannten Port-Pirie-Studie (Baghurst et al. 1992, Tong et al. 1996).

Fazit. Die bei uns heute übliche, in den vergangenen 2 Jahrzehnten stark rückläufige Bleibelastung scheint nicht zu einem erhöhten Fehlbildungsrisiko zu führen. Diskrete Hirnleistungsstörungen sind aber nicht auszuschließen, wenn über Arbeitsplatz, benachbarte Industrieemissionen, Haushaltsgegenstände (z. B. Keramikgefäße mit Bleiglasur) oder (längere) Bleiwasserleitungen mit relativ saurem, bleilösendem (Brunnen-)Wasser regelmäßig überdurchschnittliche Belastungen (>40 µg Blei/l Trinkwasser) auftreten. Handelt es sich ausschließlich um moderat erhöhte pränatale Belastungen ohne weitere Exposition nach der Geburt, scheinen sich die Kinder auf längere Sicht normal zu entwickeln, insbesondere bei entsprechender Förderung.

■ Persistente halogenierte Kohlenwasserstoffe

Resorption und Verteilung. Die bekanntesten Vertreter dieser Gruppe sind die Pestizide DDT (Dichlordiphenyltrichlorethan), Dieldrin, α-, β- oder χ-Hexachlorcyclohexan (Lindan) und Hexachlorbenzol sowie die als synthetische Öle verwendeten polychlorierten Biphenyle (PCB) und die als „Abfallprodukte" entstehenden polychlorierten Dibenzodioxine und -furane. Von den angeführten Pestiziden wird bei uns nur noch Lindan hergestellt. PCB sind Gemische unterschiedlich toxischer Biphenyle und befinden sich noch in alten Kondensatoren und Transformatoren sowie in manchen Fugendichtungsmassen. Produktion und Einsatz sind seit den 1980er Jahren verboten. Dioxine/Furane werden freigesetzt bei Syntheseprozessen in der Chlorchemie, Müll- und anderen Verbrennungsvorgängen, durch Autoverkehr sowie in bestimmten Recyclingverfahren. Die persistenten halogenierten Kohlenwasserstoffe sind in der Natur schwer abbaubar und reichern sich in der Nahrungskette über Pflanzen und tierische Nahrungsmittel (insbesondere Meerestiere) um einen Faktor bis 10^6 an. Aufgrund ihrer Lipophilie findet man sie im Organismus vorwiegend in fettreichem Gewebe und in der Muttermilch. Die biologische Halbwertszeit ist sehr lang, bei Dioxinen etwa 7 Jahre. Es deutet einiges darauf hin, dass die Toxizität von PCB und manchen anderen persistenten halogenierten Kohlenwasserstoffen, wie z. B. Trichlorphenoxyessigsäure, von deren Verunreinigung mit polychlorierten Dioxinen und Furanen abhängig ist.

Vergiftungen. Mehrere Studien haben sich mit den Auswirkungen von PCB bei ausgeprägter Exposition nach Unglücksfällen und bei der „normal" belasteten Bevölkerung beschäftigt. Die 1968 in Japan beobachtete kongenitale Yusho-Krankheit wurde auch als erworbene neuroektodermale Dysplasie bezeichnet. Coalartige Haut- und Schleimhautverfärbung, Zahnfleischhyperplasie, Konjunktivitis und intrauterine Wachstumsverzögerung fanden sich bei Neugeborenen, nachdem die Mütter Speiseöl verwendet hatten, das mit etwa 1000 ppm PCB und 5 ppm polychlorierten Furanen kontaminiert war. Von 13 exponierten Schwangerschaften endeten 2 mit Totgeburten. Vergleichbares wurde im Zusammenhang mit einer Speiseölverunreinigung im Jahre 1979 in Taiwan beobachtet. Spätere Nachuntersuchungen ergaben unabhängig vom körperlichen Befund, wie persistierende Hautveränderungen (Akne und Nagelverfärbungen), einen erhöhten Anteil mental entwicklungsretardierter Kinder. Wegen der langen Speicherung der PCB im Organismus wurden auch noch Jahre nach der mütterlichen Exposition pränatal geschädigte Kinder geboren. Das im Vietnamkrieg in massivem Umfang eingesetzte Entlaubungsmittel Agent orange mit dioxinverunreinigter Trichlorphenoxyessigsäure hat nach Aussage mehrerer an Kriegsveteranen durchgeführter Untersuchungen offenbar nicht zu erheblichen paternalen Reproduktionsstörungen geführt. Die wohl weitaus bedeutendere Belastung vietnamesischer Frauen wird in der Fachliteratur nur am Rande erwähnt.

Sowohl ein Anstieg der Fehlbildungsrate als auch eine Zunahme anderer Störungen, wie Blasenmolen, wurden beschrieben (Sterling u. Arundel 1986). In Seveso wurden mehrere Untersuchungen an den zum Zeitpunkt des Seveso-Unglücks geborenen Kindern durchgeführt, die zu widersprüchlichen Ergebnissen kamen. Eine teratogene Wirkung durch die besonders toxischen Tetrachlordibenzodioxine ließ sich hier nicht sicher nachweisen. Ungeklärt blieb das Risiko einer erhöhten Abort-, Früh- und Totgeburtenrate. Zu langfristigen Auswirkungen pränataler Exposition gibt es keine abschließenden Bewertungen.

„Normale" Umweltbelastungen. Zahlreiche Untersuchungen haben sich mit dem Transfer von persistenten Organochlorverbindungen und ihren Auswirkungen auf den Säugling unter „Normalbedingungen" befasst. Teufel et al. stellten 1990 bei Neugeborenen die höchsten Konzentrationen fest. Im Alter von 6 Monaten wurden jedoch, unabhängig von der Ernährungsweise, die niedrigsten Werte gemessen. Obwohl die absolute Menge an polychlorierten Biphenylen und Dioxinen, die mit der Muttermilch übertragen wird, weitaus größer ist als die Menge, die während der Schwangerschaft diaplazentar übergeht, scheint der „Verdünnungseffekt" durch das nach der Geburt rasch wachsende Fettgewebe die Konzentration im Plasma der Säuglinge zu senken. Falls die Toxizität der Organochlorverbindungen mit ihrer Konzentration im Plasma korreliert, wäre das toxische Risiko nach pränataler Exposition wahrscheinlich höher als nach Aufnahme über die Muttermilch. Polychlorierte Dioxine, zu denen das „Seveso-Gift" TCDD (2,3,7,8-Tetrachlor-p-Dibenzodioxin) gehört, waren früher in der MAK-Werte-Liste (siehe unten) nicht enthalten, weil sie keine Arbeitsstoffe sind. Inzwischen wurde TCDD jedoch als krebserzeugender Stoff (Gruppe 4) eingestuft (Deutsche Forschungsgemeinschaft 2004).

Organentwicklungsstörungen unter „normaler" Belastung. In Michigan wurde ermittelt, dass der Konsum von mit PCB kontaminiertem Fisch aus den Großen Seen negativ mit Geburtsgewicht und Kopfumfang korreliert. Eine Untersuchung an 197 Kindern in der Ukraine konnte keinen Einfluss persistenter Organochlorverbindungen auf das Geburtsgewicht feststellen (Gladen et al. 2003). Bei den Inuit (Eskimos) fand man eine Verringerung der Körperlänge bei Neugeborenen in Abhängigkeit von der Kontamination der Muttermilch mit persistenten Organochlorverbindungen (Dewailly et al. 1993). Da diese Kontamination repräsentativ für das mütterliche Fettgewebe ist, reflektiert sie auch die pränatale Exposition. Polychlorierte Dioxine/Furane und PCB wurden auch hinsichtlich ihrer potenziell östrogenartigen, endokrin disruptiven Wirkung diskutiert. Als Indikator wäre unter anderem eine erhöhte Rate von Mädchengeburten zu erwarten. Eindeutige Bestätigungen hierfür fanden sich bisher nicht (z. B. Rogan et al. 1999).

Neurologische Auffälligkeiten unter „normaler" Belastung. Bei den Säuglingen von 141 in einer Studie erfassten Müttern, die mit PCB belastete Fische aus dem Ontariosee verzehrt hatten (Stewart et al. 2000), waren das

Verhaltensmuster und die autonomen Reflexe bei den Neugeborenen deutlich beeinträchtigt, wenn im Nabelschnurblut besonders hohe PCB-Konzentrationen gemessen wurden (>133 ng/g Fett) bzw. wenn die Mütter vor und während der Schwangerschaft besonders viel Fische aus dem Ontariosee verzehrt hatten. Die Belastung der Fische mit anderen organischen Umweltgiften führte hingegen nicht zur Beeinträchtigung der Reaktionsfähigkeit der Neugeborenen. Auch andere Publikationen beschrieben Abweichungen bei Muskeltonus, visuellem Erkennen und verschiedenen psychomotorischen Eigenschaften bei Neugeborenen und älteren Kindern (Übersicht in Jacobson u. Jacobson 1997) und vermitteln den Eindruck, dass die pränatale Exposition mit persistenten Organochlorverbindungen relevanter ist als die postnatale (Patandin et al. 1999). Psychomentale Auswirkungen nach perinataler PCB-Exposition bzw. speziell die in einer Studie von Jacobsen u. Jacobson (1996) ermittelte Persistenz intellektueller Defizite bis zum Alter von 11 Jahren nach leicht überdurchschnittlicher PCB-Belastung während der Schwangerschaft können andere Autoren nicht bestätigen (Koopman-Esseboom et al. 1996, Lackmann 2002, Middaugh u. Egeland 1997, Stewart et al. 2003).

Eine neuropsychologische Entwicklungsverzögerung, deren Signifikanz im Alter von 4–6 Jahren nicht mehr nachzuweisen war, wurde bei Kindern in Michigan beobachtet, deren Mütter während der Schwangerschaft mit polybromierten Biphenylen (PBB) kontaminiertes Fleisch gegessen hatten. Das Flammschutzmittel war mit Tierfutter verwechselt worden.

(Mental) entwicklungstoxische Auswirkungen von PCB und Dioxinen wurden unter anderem im Zusammenhang mit einer Beeinträchtigung der für die Reifung des Zentralnervensystems essenziellen fetalen Schilddrüsenfunktion diskutiert (Koopman-Esseboom et al. 1994).

Fazit. Die vorliegenden Erfahrungen sind für eine differenzierte Risikobeurteilung unzureichend. Es deutet einiges darauf hin, dass persistente halogenierte Kohlenwasserstoffe in höherer Dosis Aborte, Früh- und Totgeburten und in sehr hoher Dosis auch morphologische Entwicklungsstörungen auslösen können. Im Bereich der bei uns üblichen Hintergrundbelastung ist jedoch nach heutiger Kenntnis offenbar nicht mit Störungen des Schwangerschaftsverlaufs und einem erhöhten Fehlbildungsrisiko zu rechnen. Die oben beschriebenen psychomotorischen Effekte unter mäßig erhöhter Belastung sowie der geringe Sicherheitsabstand zum tierexperimentell ermittelten NOAEL (No observed adverse Effect Level) bei polychlorierten Dioxinen und Furanen erfordern weitere energische Präventionsmaßnahmen.

■ Organische Lösungsmittel

Vorkommen. Unter dem Begriff „Lösungsmittel" werden zahlreiche Kohlenwasserstoffe – auch chlorierte – zusammengefasst, die leicht flüchtig und lipophil sind. Beispiele sind: Aceton, Benzol, Ethylether, n-Hexan, Me-

thyl-Ethyl-Keton, Tetrachlorethen (PER), Toluol, Trichlorethen (TRI) und Xylol. Lösungsmittel werden Farben und Klebstoffen zugesetzt, zur chemischen Reinigung benutzt und in verschiedenen industriellen Prozessen (Entfettung, Lederverarbeitung, Nahrungsmittelherstellung etc.) angewendet. Benzin ist ein Gemisch verschiedener Kohlenwasserstoffe. Organische Lösungsmittel können per Inhalation und auch über die Haut aufgenommen werden. Ihre biologische Halbwertszeit kann – wie bei Tetrachlorethen – mehr als 120 Stunden betragen.

Organentwicklungsstörungen und andere Schwangerschaftskomplikationen. Für die meisten Lösungsmittel wurde ein diaplazentarer Übergang experimentell nachgewiesen. Zur pränatalen Exposition beim Menschen gibt es einige Falldarstellungen geschädigter Kinder und retrospektive Arbeiten, die Gemische verschiedener Lösungsmittel in ihrer Auswirkung am Arbeitsplatz untersuchen (Überblick bei Schardein 2000). Mehrere Dutzend Kinder lösungsmittelschnüffelnder Mütter wurden beschrieben, die intrauterine Wachstumsverzögerung, Mikrozephalie und dem fetalen Alkoholsyndrom vergleichbare kraniofaziale Dysmorphien sowie Funktionsstörungen des Zentralnervensystems aufwiesen. Auch Fälle von kongenitaler partieller Schädel-/Hirnagenesie wurden berichtet. Meistens handelte es sich um Toluol (Übersicht in Jones u. Balster 1998, Wilkins-Haug 1997). Eine Häufung von Fehlbildungen des Zentralnervensystems unter Lösungsmittelexponierten wird auch in einer vergleichenden Untersuchung beruflich exponierter Mütter beschrieben. Andere Entwicklungsstörungen sowie Früh- und Fehlgeburtlichkeit wurden ebenfalls im Zusammenhang mit gewerblicher Exposition publiziert. Beispielsweise wurde über ein leicht erhöhtes Risiko für kardiovaskuläre Anomalien und Inguinalhernien im Zusammenhang mit beruflicher Kohlendisulfidexposition und über ein erhöhtes Risiko für Gaumenspalten (z.B. Laumont et al. 1996), kardiovaskuläre, intestinale und multiple Fehlbildungen bei nicht spezifiziertem gewerblichem Lösungsmittelkontakt berichtet. Mehrere Untersuchungen betreffen die Tätigkeit in chemischen Reinigungen (z.B. Doyle et al. 1997, Zielhuis et al. 1989). Die Ergebnisse sind bezüglich Schwangerschaftskomplikationen widersprüchlich, z.B. scheint die Abortrate bei Frauen, die mit chlorierten Lösungsmitteln arbeiten, erhöht zu sein (Kyyrönen et al. 1989, McMartin et al. 1998). Eine erhöhte Fehlbildungsrate oder ein typisches Fehlbildungsmuster ließ sich bisher jedoch nicht belegen (McMartin et al. 1998). Eine neuere kleine Untersuchung an 33 Kindern im Alter von 3–7 Jahren beschreibt Einschränkungen u.a. in der Sprachentwicklung im Zusammenhang mit der beruflichen Lösungsmittelexposition der Mutter (Siambani et al. 2000). Eine in Kalifornien beobachtete Kontamination des Trinkwassers mit Trichlorethen führte entgegen anfänglicher Verdachtsmeldungen nicht zu einem signifikanten Anstieg pränataler Entwicklungsstörungen.

Fazit. Die vorliegenden Daten zur pränatalen Toxizität von organischen Lösungsmitteln lassen keine abschließende Beurteilung zu. Bei konsequenter Einhaltung arbeitshygienischer Vorgaben sowie bei sporadischem Arbeiten mit Lösungsmitteln im Haushalt (Reinigung, Renovierung) ist mit einem messbaren Anstieg des Fehlbildungsrisikos offenbar nicht zu rechnen. Da aber Schwangerschaftskomplikationen und diskrete Funktionsdefizite unzureichend oder gar nicht untersucht sind oder zu widersprüchlichen Ergebnissen führten, sollte auf entsprechende Arbeiten weitgehend verzichtet und im gewerblichen Bereich eine individuelle Expositionsabschätzung veranlasst werden.

■ Andere Fremdstoffe

Synthetische Moschusverbindungen – wie Moschusxylol, Moschusketon und Moschusambrette – gehören zu den Nitroaromaten. Diese Substanzen besitzen einerseits eine nur geringe akute Toxizität, sie scheinen sich aber andererseits wie die Organochlorverbindungen im Fettgewebe anzureichern und in der Umwelt zu persistieren. Synthetische Moschusverbindungen werden wegen ihres Duftes Waschmitteln und Kosmetika zugefügt. Daher ist eine dermale Resorption als Aufnahmepfad wahrscheinlich. Hinweise auf pränatale toxische Wirkungen liegen nicht vor. Bisherige Untersuchungen zur allgemeinen Toxizität, zur Mutagenität und zum kanzerogenen Potenzial erlauben noch keine abschließende Bewertung (Liebl u. Ehrenstorfer 1993, Rimkus et al. 1994). In der Bundesrepublik Deutschland geht die Belastung mit Moschusxylol seit 1993 zurück, nachdem eine Empfehlung ausgesprochen wurde, auf diesen Stoff in Wasch- und Reinigungsmitteln zu verzichten. Die Moschusketonrückstände blieben seit Beginn der 1990er Jahre relativ konstant. Zu den polyzyklischen Moschusverbindungen, wie Galaxolide und Tonalide, liegen noch keine ausreichenden Daten vor. Diese Stoffe werden ebenfalls Waschmitteln und Kosmetika zugesetzt.

Außer diesen Duftstoffen lassen sich auch **UV-Filtersubstanzen** („Lichtschutzfaktoren") und lipophile **polybromierte Diphenylether**, die in großem Maßstab als Flammschutzmittel in Computer- bzw. Elektonikteilen sowie in Textilien verwendet werden, im Körperfett nachweisen. Im Gegensatz zu den Organochlorverbindungen ist bei diesen Stoffen eine Zunahme der Kontamination im menschlichen Fettgewebe bzw. in der Muttermilch zu beobachten (BgVV 2000).

Mehrere Untersuchungen haben sich mit der Auswirkung der **Trinkwasserchlorierung** beschäftigt, die zur Kontamination des Wassers mit Trihalomethanen (Chloroform, Bromoform und anderen) führen kann. Sowohl eine erhöhte Fehlbildungsrate, speziell Neuralrohrdefekte, als auch ein verringertes Geburtsgewicht, verringerte Körperlänge und verringerter Kopfumfang sowie Frühgeburtlichkeit und höhere Abortraten wurden diskutiert. Allerdings wurde in diesen vorwiegend retrospektiven Studien die tatsächliche Exposition der Schwangeren nicht präzisiert, und die gegenüber nichtexponierten Kontrollgruppen ermittelten relativen Risiken waren meist nur geringgradig (z. B. Källén u. Robert 2000, Nieuwenhuijsen et al. 2000).

Umweltbelastungen von Arsen und Borverbindungen sowie Phthalaten wurden in den vergangenen Jahren bezüglich ihrer Reproduktionstoxizität untersucht, insbesondere die Phthalate auch hinsichtlich einer östrogenartigen Wirkung als endokrine Disruptoren. Bisher haben sich beim Menschen keine klinisch relevanten Ergebnisse finden lassen (DeSesso et al. 1998, Fail et al. 1998, Moore 2000).

Ein tendenziell verringertes Geburtsgewicht wurde mit zunehmender **Kohlenmonoxidkonzentration** als Indikator für die Luftverschmutzung festgestellt. Eine retrospektive Studie hat die Geburtsdaten von über 125000 Kindern im Raum Los Angeles und Messdaten von Monitorstationen in Wohnortnähe ausgewertet (Ritz u. Yu 1999). Obwohl der beobachtete Trend biologisch plausibel erscheint, wurden in dieser Studie weitere relevante Faktoren, wie (Passiv-)Rauchen, unzureichend dokumentiert.

Giftmülldeponien

Widersprüchlich sind die Ergebnisse von Studien, die den Einfluss von chemischem Giftmüll aus Deponien auf den Schwangerschaftsverlauf untersuchen. Eine Studie aus Kalifornien berichtet darüber, dass Neuralrohrdefekte und Herzanomalien häufiger bei Kindern von Frauen auftraten, die in der Nähe von Giftmülldeponien wohnten, und dass mit der Entfernung der Wohnung von der Mülldeponie die Wahrscheinlichkeit abnahm, ein fehlgebildetes Kind zur Welt zu bringen (Croen et al. 1997). In der europäischen EUROHAZCON-Studie war das Risiko bei Frauen, ein fehlgebildetes Kind zur Welt zu bringen, erhöht, wenn sie im Umkreis von 3 km um eine belastete Mülldeponie herum wohnten. Es gab Hinweise auf ein vermehrtes Auftreten chromosomaler Störungen (Dolk et al. 1998, Vrijheid et al. 2002). Umfang und Art der individuellen Exposition lassen sich aus den genannten Studien jedoch nicht ablesen.

Maximale Arbeitsplatzkonzentrationen (MAK-Werte) von Industriechemikalien

Erst 1986 wurde die Rubrik „Schwangerschaft" in die Liste „Maximale Arbeitsplatzkonzentrationen und Biologische Arbeitsstofftoleranzwerte" (Deutsche Forschungsgemeinschaft, jährliche Aktualisierung) für chemische Arbeitsstoffe bzw. Industriechemikalien aufgenommen. Die mit Zustimmung des Bundesarbeitsministers von der „Deutschen Forschungsgemeinschaft" (DFG) herausgegebene Liste hatte nicht nur arbeitsrechtliche Konsequenzen für betroffene Frauen und für die Berufsgenossenschaften, sondern sie ist bis heute die einzige „amtliche" Grundlage für die ärztliche Beratung von Schwangeren, die am Arbeitsplatz oder auch außerhalb ihrer Arbeit mit Industrie- und Umweltchemikalien in Kontakt kommen. In Tabelle 4.**3** sind die einzelnen Stoffe aufgeführt, die die MAK-Werte-Kommission in unterschiedliche Risikogruppen bezüglich ihrer fruchtschädigenden Eigenschaften eingestuft hat.

Tabelle 4.**3** MAK-Werte (maximale Arbeitsplatzkonzentrationen) und Schwangerschaft. Einstufung der chemischen bzw. gesundheitsschädlichen Arbeitsstoffe anhand der MAK-Werte-Liste 2004 (Deutsche Forschungsgemeinschaft 2004)

Gruppe A: Ein Risiko der Fruchtschädigung ist sicher nachgewiesen. Bei Exposition Schwangerer kann auch bei Einhaltung des MAK-Wertes und des BAT-Wertes eine Schädigung der Leibesfrucht auftreten (Methylquecksilber wird seit MAK-Werte-Liste 2000 nicht mehr in Gruppe A, sondern in die Gruppe krebserzeugender Substanzen eingestuft).

Gruppe B: Nach dem vorliegenden Informationsmaterial muss ein Risiko der Fruchtschädigung als wahrscheinlich unterstellt werden. Bei Exposition Schwangerer kann eine solche Schädigung auch bei Einhaltung des MAK-Wertes und des BAT-Wertes nicht ausgeschlossen werden. Blei und anorganische Bleiverbindungen (einatembare Fraktion) außer Bleiarsenat und Bleichromat sind ab 2004 als krebserzeugende Arbeitsstoffe ohne MAK-Wert klassifiziert sowie als keimzellmutagene Stoffe der Kategorie 3A (siehe dort). Bei Frauen unter 45 Jahren gilt ein BAT-Wert von 100 µg/l Blut.

- 2-Brom-2-Chlor-1,1,1-Trifluorethan
- chlorierte Biphenyle
- Chlormethan
- Diethylenglykoldimethylether
- Dimethylformamid
- 2-Ethoxyethanol
- 2-Ethoxyethylacetat
- Kohlendisulfid
- Kohlenmonoxid
- Methoxyessigsäure
- 2-Methoxyethanol
- 2-Methoxyethylacetat
- 2-Methoxypropanol-1
- 2-Methoxypropylacetat-1

Gruppe C: Ein Risiko der Fruchtschädigung braucht bei Einhaltung des MAK-Wertes und des BAT-Wertes nicht befürchtet zu werden.

- Acetonitril
- Ameisensäure
- 2-Aminoethanol
- Amitrol
- Ammoniak
- iso-Amylalkohol
- Baumwollstaub
- Bisphenol A
- Bromtrifluorethan
- 1-Butanol
- iso-Butanol
- 2-Butanon
- 1-Butanthiol
- 2-Butoxyethanol
- 2-Butoxyethylacetat
- 1-Butylacetat
- iso-Butylacetat
- Butyldiglykol
- Butylhydroxytoluol
- ε-Caprolactam
- Chlor
- Chlorameisensäurebutylester
- Chlorameisensäuremethylester
- Chlorbenzol
- 2-Chlorethanol
- 2-Chlor-1,1,2-Trifluorethyldifluorethylester
- Chlorwasserstoff
- Cyclohexylamin
- Cyfluthrin
- Diazinon
- 1,2-Dichlorbenzol
- 1,4-Dichlorbenzol
- Dichlordifluormethan
- 1,1-Dichlorethen
- 2,4-Dichlorphenoxyessigsäure
- Dichlorvos
- Diethylenglykol
- Di-(2-Ethyl-Hexyl-)Phthalat
- N,N-Dimethylacetamid
- Endrin
- Ethanol
- Ethylacetat
- Ethylenglykol
- Ethylformiat
- 2-Ethylhexanol
- Fluorwasserstoff
- Formaldehyd
- Glutardialdehyd
- Graphit
- Hexan
- 2-Isopropoxyethanol
- Kaliumzyanid
- Kieselglas
- Kieselsäure
- Maleinsäureanhydrid
- Lindan
- Mangan
- Mercaptobenzothiazol
- Methanol
- 1-Methoxypropanol-2
- 1-Methoxypropylacetat-2
- Methylacetat
- 2-Methylbutylacetat
- Methyl-ter-Butylether
- Methylformiat
- Methylmethacrylat
- 4-Methylpentan-2-on
- N-Methyl-2-Pyrrolidon
- Monochlordifluormethan
- Natriumzyanid
- Natriumpyrithion
- 2-n-Octyl-2,3-Dihydroisothiazol-3-on
- 1-Pentylacetat
- 2-Phenoxyethanol
- Phosgen
- Phosphorpentoxid
- Polyacrylsäure
- Polyethylenglykole
- 2-Propanol
- iso-Propylacetat
- iso-Propylbenzol
- 2-(Propyloxy-)Ethanol
- 2-(Propyloxy-)Ethylacetat
- Schwefeldioxid
- Schwefelsäure
- Selen
- Selenwasserstoff
- Styrol
- Sulfotep
- Talk
- 2,3,7,8-Tetrachlordibenzo-p-Dioxin (TCDD)
- 1,1,1,2-Tetrafluorethan
- Tetrahydrofuran
- Titandioxid
- Toluol
- Tri-n-Butylphosphat
- Tri-n-Butylzinnverbindungen
- 1,1,1-Trichlorethan
- Trichlorfluormethan
- Trichlormethan
- 2,4,5-Trichlorphenoxyessigsäure
- Trimethylbenzol
- 3,5,5-Trimethyl-2-Cyclohexen-1-on
- Zyanamid
- Zyanide
- Zyanwasserstoff

Gruppe D: Eine Einstufung in eine der Gruppen A–C ist noch nicht möglich, weil die vorliegenden Daten wohl einen Trend erkennen lassen, aber für eine abschließende Bewertung nicht ausreichen.

- Acetaldehyd
- 2-Aminopropan
- Anilin
- Biphenyl
- Bleitetraethyl
- Bleitetramethyl
- tert-Butanol
- tert-Butylacetat
- n-Butylacrylat
- Chloressigsäuremethylester
- 5-Chlor-2-Methyl-2,3-Dihydrothiazol-3-on
- Chlorhexylamin
- Cyclohexylamin
- 1,2-Diaminoethan
- 1,1-Dichlorethan
- 2-Diethylaminoethanol
- Diethylether
- Diisopropylether
- Dimethoxymethan
- Dimethylether
- 1,4-Dioxan
- Diphenylether
- Distickstoffmonoxid
- Disulfiram
- Ethylacrylat
- Ethylbenzol
- Ethylformiat
- Hexachlorbenzol
- Malathion

Tabelle 4.**3** (Fortsetzung)

Gruppe D: Eine Einstufung in eine der Gruppen A–C ist noch nicht möglich, weil die vorliegenden Daten wohl einen Trend erkennen lassen, aber für eine abschließende Bewertung nicht ausreichen.

- Methoxychlor
- Methylisozyanat
- Natriumdiethyldithiocarbamat
- Parathion
- Pentan
- p-Phenylendiamin

- Phenylpropen
- Phthalsäureanhydrid
- n-Propylacetat
- Tetrachlormethan
- Tetraphosphor
- Thiram

- Trichlorbenzol
- Trimethylamin
- Vinylacetat
- Xylol
- Zinnverbindungen, organische

Stoffe mit MAK-Werten, die auf Gefährdung in der Schwangerschaft überprüft sind, aber keiner Gruppe zugeordnet werden können.

- Aceton
- Aminobutane
- Bromwasserstoff
- Butan
- p-tert-Butylbenzoesäure
- p-tert-Butylphenol
- 1-Chlor-1,1-Difluorethan
- Chlordioxid
- Chlortrifluormethan
- Cyanacrylsäuremethylester
- Cyclohexan
- Cyclohexanol
- 1,2-Dichlor-1,1,2,2-Tetrafluorethan
- Dicyclopentadien
- Diethylamin
- Dimethylamin
- N,N-Dimethylanilin
- N,N-Dimethylethylamin
- N,N-Dimethylisoproylamin
- Diphenylether
- Diphenylmethan-4,4'-Diisozyanat
- Dipropylenglykolmonomethylether
- Eisenpentacarbonyl
- Essigsäureanhydrid

- Essigsäureisopropenylester
- Ethanthiol
- Ethylamin
- Fluor
- n-Heptan
- Heptan-3-on
- Hexamethylendiisozyanat
- Hexan (alle Isomere außer n-Hexan)
- Hexylenglykol
- 4-Hydroxy-4-Methylpentan-2-on
- Isophorondiisocyanat
- Methanthiol
- Methacrylat
- Methylamin
- N-Methylanilin
- Methylcyclohexan
- 5-Methylheptan-3-on
- 5-Methylhexan-2-on
- 4-Methylpentan-2-ol
- Morpholin
- Natriumazid
- 4-(2-Nitrobutyl-)Morpholin
- 4,4-(2-Ethyl-2-Nitro-1,3-Propan-diyl-)bis-Morpholin

- Nitroethan
- 1-Nitropropan
- Octan (einige Isomeren)
- Oxalsäuredinitril
- Pentylacetat, einige Isomeren
- Phosphoroxidchlorid
- Phosphorpentachlorid
- Phosphortrichlorid
- Phosphorwasserstoff
- Propan
- Propargylalkohol
- Salpetersäure
- Schwefelhexafluorid
- Schwefelwasserstoff
- Silber
- Silbersalze
- 1,1,2,2-Tetrachlor-1,2-Difluorethan
- 1,1,2,2-Tetrachlorethan
- Tetraethylsilikat
- 1,1,2-Trichlor-1,2,2-Trifluorethan
- Triethylamin
- 2,4,6-Trinitrotoluol
- Zirkonium

Krebserzeugende Stoffe ohne MAK-Wert und krebsverdächtige Stoffe: Diese Stoffe sind im Kapitel III der MAK-Werte-Liste als „krebserzeugende Arbeitsstoffe", aufgeführt. Nach dem Mutterschutzgesetz und nach der Gefahrstoffverordnung ist in der Schwangerschaft die Exposition gegenüber dieser Stoffgruppe zu vermeiden. Es werden dabei 6 Stoffgruppen bezüglich ihres krebserzeugenden Potenzials unterschieden. Die Stoffe dieser Gruppe sind der jeweils gültigen MAK-Werte-Liste zu entnehmen.

Im Jahre 2000 wurden in dieser Liste zum ersten Mal auch **Keimzellmutagene** berücksichtigt. Dabei geht es um Genmutationen in männlichen und weiblichen Keimzellen, die von chemischen Stoffen hervorgerufen und an die Nachkommen vererbt werden können.

■ Relevanz der MAK-Werte für Schwangere

Bedeutung der MAK-Werte. Generell sind MAK-Werte die höchstzulässigen Konzentrationen eines Arbeitsstoffs als Gas, Dampf oder Schwebestoff in der Luft am Arbeitsplatz, die bei 8-stündiger täglicher Exposition und einer wöchentlichen Arbeitszeit von 40 Stunden im Allgemeinen die Gesundheit der Beschäftigten nicht beeinträchtigen. Für krebserzeugende und mutagene Arbeitsstoffe werden keine MAK-Werte festgesetzt, da sich Krebs und Keimzellmutationen erst nach Jahrzehnten bzw. sogar erst in künftigen Generationen manifestieren können. Da eine Summation unterschwelliger Do-

sen bei krebserzeugenden Stoffen vermutet wird, ist die Exposition mit diesen Stoffen am Arbeitsplatz grundsätzlich zu vermeiden.

Risiko der Fruchtschädigung. Für Schwangere gibt es keine speziellen MAK-Werte. Stattdessen wird für einzelne chemische Stoffe angegeben, ob bei Einhaltung des MAK-Wertes ein fruchtschädigendes Risiko besteht oder nicht. Der Begriff „fruchtschädigend" wird dabei sehr weit definiert und umfasst jeden Effekt eines Stoffes, der ein Abweichen von der Normalentwicklung hervorruft und „prä- oder postnatal zum Tode oder zu permanenten morphologischen oder funktionellen Schädigungen der Leibesfrucht führt".

Einteilung der Substanzen. Die bewerteten Substanzen werden in 4 Kategorien (A–D) eingestuft. Da im Gegensatz zur pränatal toxischen Wirkung bei der Kanzerogenese keine Schwellendosis angenommen werden kann, muss auch in der Schwangerschaft jeglicher Kontakt mit kanzerogenen Stoffen gemieden werden. Wie weiter oben angesprochen, gibt es zu kaum einem Arbeits- bzw. Schadstoff für eine differenzierte Risikobewertung ausreichende Erfahrungen beim Menschen. Die Anzahl der in Tabelle 4.**3** wiedergegebenen Stoffe ist, gemessen an der Gesamtzahl der quantitativ vorkommenden Arbeits- und Schadstoffe, bedauerlich klein und obendrein humantoxikologisch wenig fundiert. Dies hat natürlich besonderes Gewicht für die Substanzen der Gruppe C, bei denen bei Einhaltung des MAK-Wertes ein frucht- schädigendes Risiko ausgeschlossen wird.

> Im Grunde genommen ist die der Risikoabschätzung von Arbeitsstoffen in vielen Fällen zugrunde lie- gende Orientierung am No observed adverse Effect Level (NOAEL) aus Tierversuchen für die beim Men- schen übliche komplexe Expositionssituation und für die Beurteilung langfristiger Effekte unzureichend.

■ Stoffe, die unterhalb des MAK-Wertes als nicht fruchtschädigend klassifiziert werden

Die Einstufung von 106 in der Schwangerschaft unbe- denklichen Stoffen in die Gruppe C ist bemerkenswert, denn Experten in anderen Ländern haben sich bisher gescheut, aufgrund von Tierexperimenten und den meist unvollständigen epidemiologischen Daten ein Ri- siko für die Schwangerschaft auszuschließen. Probleme bei der Einstufung in die Gruppe C werden dadurch be- legt, dass von den 25 Stoffen, die vor 15 Jahren in die Gruppe C eingestuft waren, inzwischen mehrere Stoffe anderen Gruppen zugeordnet wurden, und zwar 1,2-Di- chlorethan, Malathion und Parathion in Gruppe D und Trichlorethen (TRI) in die Gruppe der krebserzeugenden bzw. krebsverdächtigen Arbeitsstoffe. Es muss nach- denklich stimmen, dass im Jahre 1991 aus der Sicht der MAK-Werte-Kommission Malathion und Parathion bei Einhaltung des MAK-Wertes als unbedenklich angese- hen wurden und dass im Jahre 1996 die Daten für eine abschließende Bewertung der beiden Pflanzenschutz- mittel nicht mehr ausreichten (Gruppe D). Bezüglich der Einstufung von TRI hat die MAK-Werte-Kommission im Jahre 1996 ihre Einstufung revidiert und TRI als krebser- zeugenden Arbeitsstoff eingestuft, mit dem Schwangere jeden Kontakt vermeiden sollten. Toluol wurde eben- falls der Gruppe C zugeordnet. Andererseits ist dessen Embryotoxizität erwiesen, wenn es von abhängigen Frauen missbräuchlich in Konzentrationen inhaliert wird („Sniffing"), die den MAK-Wert 5fach und in Ex- tremfällen bis zu 50fach überschreiten (Wilkins-Haug 1997). Nach derartiger Exposition, häufig in Kombina- tion mit anderen Lösungsmitteln, muss bei den Neuge- borenen mit Entwicklungsstörungen gerechnet werden (siehe unter „Lösungsmitteln").

■ Krebserzeugende und krebsverdächtige Stoffe

Schwangere dürfen nach Ansicht der MAK-Werte-Kom- mission nicht mit krebserzeugenden chemischen Stof- fen in Berührung kommen. Daher werden alle krebser- zeugenden und krebsverdächtigen Arbeitsstoffe von der Risikobewertung in der Schwangerschaft ausgenom- men. Insbesondere die Erfahrungen mit dem Hormon- präparat Diethylstilbestrol, das nach pränataler Exposi- tion bei den Töchtern nach der Pubertät unter anderem zu Scheidenkarzinomen führte, hat die Aufmerksamkeit auf das Risiko einer „transplazentaren Karzinogenese" gelenkt. Mit mehr als 100 Stoffen ist die Gruppe der ge- nerell krebserzeugenden und krebsverdächtigen Ar- beitsstoffe die umfangreichste Risikogruppe im Ab- schnitt „MAK-Werte und Schwangerschaft". Zu den Che- mikalien, die beim Menschen nicht nur fruchtschädi- gende, sondern möglicherweise auch krebserzeugende oder tumorfördernde Wirkungen haben, gehören unter anderem organisches Quecksilber, die organischen Lö- sungsmittel Trichlorethen (TRI) und Tetrachlorethen (PER) sowie 2,3,7,8-Tetrachlordibenzo-p-Dioxin. Aller- dings sind beim Menschen über die Plazenta vermittelte karzinogene Effekte wie beim Diethylstilbestrol bisher bei keiner anderen Substanz nachgewiesen worden.

■ Keimzellmutagene Stoffe

Die Auswirkungen von Keimzellmutationen umfassen genetisch bedingte Variationen ohne Krankheitswert, Fruchtbarkeitsstörungen, Fruchttod, Fehlbildungen und Erbkrankheiten. Aufgrund der Zufälligkeit der Vertei- lung von Mutationsereignissen im Erbgut (Genom) des Menschen ist nicht zu erwarten, dass ein mutagener Stoff eine substanzspezifische Fehlbildung hervorruft. Deshalb ist der Nachweis zwischen der Exposition mit einem für Keimzellen mutagenen Stoff und dem Auftre- ten von Erbkrankheiten beim Menschen kaum zu er- bringen. In dieser Situation sind Keimzellmutagene bis- her nur aufgrund erhöhter Mutationsraten bei den Nachkommen exponierter Versuchstiere zu identifizie- ren. Die von der MAK-Werte Kommission benannten Keimzellmutagene sind in Anlehnung an krebserzeu- gende Stoffe in 4 Kategorien eingeteilt (Tabelle 4.**4**).

> Obwohl bisher der Nachweis fehlt, dass durch Keim- zellmutagene beim Menschen genauso wie bei Ver- suchstieren die nachfolgenden Generationen ge- schädigt werden können, sollten Schwangere und Frauen im gebärfähigen Alter jeden Kontakt mit möglicherweise keimzellmutagenen Stoffen vermei- den.

Tabelle 4.**4** Keimzellmutagene (Deutsche Forschungsgemeinschaft 2004)
Die Keimzellmutagene werden in weitgehender Analogie zu den Kategorien für krebserzeugende Arbeitsstoffe in folgende Kategorien eingeteilt:

Kategorie 1
Keimzellmutagene, deren Wirkung anhand einer erhöhten Mutationsrate unter den Nachkommen exponierter Personen nachgewiesen wurde

- Bisher wurde noch kein chemischer Stoff dieser Kategorie zugeordnet.

Kategorie 2
Keimzellmutagene, deren Wirkung anhand einer erhöhten Mutationsrate unter den Nachkommen exponierter Säugetiere nachgewiesen wurde

- Acrylamid
- Benzo[a]pyren
- 1,3-Butadien
- 1-n-Butoxy-2,3-epoxypropan
- Diepoxybutan
- Diethylsulfat
- Ethanol
- Ethylenimin
- Ethylenoxid
- N-(2-Hydroxyethyl)-3-methyl-2-chinoxalin-carboxamid-1,4-dioxid
- N-Methyl-bis(2-chlorethyl)amin
- Trimethylphosphat

Kategorie 3A
Stoffe, für die eine Schädigung des genetischen Materials der Keimzellen beim Menschen oder im Tierversuch nachgewiesen wurde oder für die gezeigt wurde, dass sie mutagene Eigenschaften in somatischen Zellen von Säugetieren in vivo hervorrufen und dass sie in aktiver Form die Keimzellen erreichen und anorganische Bleiverbindungen (einatembare Fraktion) außer Bleiarsenat und Bleichromat

- Benzol
- Blei
- Cadmium
- 4-Chlor-o-toluidin
- Cobalt und Cobaltverbindungen
- 1,4-Dichlor-2-buten
- 1,4-Dihydroxybenzol
- Ethylcarbamat
- Hartmetall, wolframcarbid- und cobalthaltig

Kategorie 3B
Stoffe, für die aufgrund ihrer genotoxischen Wirkungen in somatischen Zellen von Säugetieren in vivo ein Verdacht auf eine mutagene Wirkung in Keimzellen abgeleitet werden kann. In Ausnahmefällen Stoffe, für die keine In-vivo-Daten vorliegen, die aber in vitro eindeutig mutagen sind und die eine strukturelle Ähnlichkeit zu In-vivo-Mutagenen haben

- Aminoazotoluol
- 1,4-Benzochinon
- 1-Chlor-2,3-epoxypropan
- 1,4-Dichlorbenzol
- Naphthalin
- 2-Nitrotoluol
- Ochratoxin A
- Trichlorethen

Kategorie 4
Die Kategorie 4 für krebserzeugende Arbeitsstoffe berücksichtigt nicht-genotoxische Wirkungsmechanismen

- Da eine Keimzellmutation per definitionem eine genotoxische Wirkung zugrunde liegt, entfällt (derzeit) eine solche Kategorie 4 für Keimzellmutagene.

Kategorie 5
Keimzellmutagene, deren Wirkungsstärke als so gering erachtet wird, dass unter Einhaltung des MAK-Wertes kein nennenswerter Beitrag zum genetischen Risiko für den Menschen zu erwarten ist

- Formaldehyd

Exposition gegenüber ionisierenden Strahlen

■ Umweltbedingte Strahlenexposition

Tschernobyl. Nach der Explosion des russischen Atomreaktors in Tschernobyl im Jahre 1986 hat eine große Zahl von Schwangeren in Europa ungewollt radioaktive Isotope in unbekannter Menge aufgenommen. Sperling et al. (1994) haben in West-Berlin im Frühjahr 1987, also 9 Monate nach dem Unglück, einen signifikanten Anstieg der Häufigkeit mongoloider Kinder (Trisomie 21) unter den Neugeborenen beobachtet. Andere Autoren stellten jedoch einen diesbezüglichen kausalen Zusammenhang infrage (Boice u. Linet 1994). Eine dosisabhängige Zunahme von Spontanaborten nach dem Unfall von Tschernobyl wurde in einer finnischen Studie beschrieben, die Autoren interpretierten einen ursächlichen Zusammenhang zurückhaltend (Auvinen et al. 2001). In der Umgebung von Tschernobyl wurde außerdem über eine erhöhte Fehlbildungsrate und eine Zunahme von Schilddrüsenkrebs bei pränatal exponierten Kindern berichtet (Baverstock 1986, Boice und Linet 1994).

Sellafield. Einen Hinweis darauf, dass radioaktive Nuklide bereits präkonzeptionell durch paternal-mutagene Wirkung, das heißt nach Strahlenexposition der Väter, das Malignomrisiko von Kindern erhöhen können, ergaben Studien über die Exposition am Arbeitsplatz von Vätern aus der Kernbrennstoffaufbereitungsanlage Sellafield in England (Gardner et al. 1987). Eine umfangreiche Analyse an etwa 250 000 Neugeborenen, die in der Umgebung von Sellafield in der Zeit von 1950 bis 1989 geboren wurden, zeigte eine erhöhte Rate von Totgeburten unter Neugeborenen, deren Väter in der Aufbereitungsanlage arbeiteten (Parker et al. 1999). Eine andere Untersuchung an über 11 000 in der britischen Atomindustrie beschäftigten Männern und knapp 2000 beschäftigten Frauen ergab jedoch nur für die präkonzeptionell exponierten Frauen eine erhöhte Fehlgeburts-, jedoch nicht Totgeburtenrate. Angeborene Fehlbildungen traten nicht gehäuft auf (Doyle et al. 2000).

Fazit. Die übliche Exposition gegenüber ionisierender Strahlung in der Umwelt erfordert keine Konsequenzen während der Schwangerschaft. Dies betrifft auch die Höhenstrahlung bei Flugreisen und die regional unterschiedliche Radon- und andere Hintergrundstrahlung. Nahrungsmittel, von denen eine Anreicherung radioaktiver Nuklide bekannt ist, sollten selbstverständlich gemieden werden.

■ Medizinische Strahlenexposition

Häufig stellt sich die Frage nach Konsequenzen, wenn am Anfang einer noch nicht erkannten Schwangerschaft geröntgt wurde. Manchmal sind jedoch auch Untersuchungen während einer vorangeschrittenen Schwangerschaft indiziert.

Uterusstrahlendosis beim Röntgen. Generell gilt, dass nur nennenswerte Uterusorgandosen bzw. fetale Dosen zu erwarten sind, wenn sich der Uterus im Strahlengang befindet. Röntgenuntersuchungen der Extremitäten, des Kopfes, eine Mammographie oder Aufnahmen des Oberbauchs (von einer Spätschwangerschaft abgesehen) bedürfen keiner weiteren Berechnung. Hingegen sind Untersuchungen der Lendenwirbelsäule, des Beckens, der ableitenden Harnwege etc. genauer zu betrachten. Generell kann man davon ausgehen, dass Aufnahmen der Lendenwirbelsäule in 2 Ebenen, eine Abdomenübersichtsaufnahme oder eine Beckenaufnahme Uterusdosen von 5 mSv (500 mrem) nicht überschreiten. Dies gilt sowohl für Film-Folien-Systeme als auch für digitale Aufnahmen mit Bildverstärker. Genauere Dosisabschätzungen müssen jedoch bei wiederholten konventionellen Aufnahmen dieser Regionen, bei Durchleuchtung und bei einer Computertomographie (CT) veranlasst werden. Sowohl bei Unterbauchdurchleuchtung, bei der der Uterus mehr als eine halbe Minute im Strahlengang lag, als auch bei der CT des Unterbauchs können Uterusorgandosen von >20 mSv (2 rem) erreicht oder überschritten werden, die eine genauere Dosisberechnung erfordern (Deutsche Gesellschaft für Medizinische Physik e.V. 2002). Hierfür braucht man zusätzliche Gerätedaten und gegebenenfalls auch genauere Angaben zur Patientengeometrie. Speziell bei der CT-Dosisberechnung sind Gerätetyp, Herstellerfirma, Spannung in kV, mAs pro 360°-Umdrehung, Schichtdicke, Schichtabstand, der oberste und der unterste Schnitt gemessen an der Wirbelsäule oder in cm oberhalb des Rumpfendes und die gerätetypische Dosis

in freier Luft auf der Rotationsachse erforderlich. Letztere wird auch als Dosis in der Systemachse bezeichnet und in mGy/mAs angegeben. Anhand der Angaben zur Lokalisation der mit dem Computertomographen abgefahrenen Schichten können dann die spezifischen Konversionsfaktoren zu einem Summenfaktor addiert werden, der in die Berechnungsformel zur Uterusdosis eingeht. Übliche CT-Untersuchungen des Unterbauchs können durchaus Uterusorgandosen bis 50 mSv (5 rem) erreichen. Dies betrifft konventionelle CT-Geräte ebenso wie Spiral-CT-Geräte.

Szintigraphie. Bei der Szintigraphie handelt es sich meist um eine Schilddrüsendarstellung mit Technetium (Tc99 m-Pertechnetat). Die üblicherweise applizierte Aktivität von 75 MBq ergibt nur sehr geringe Energiedosen für den Embryo/Feten von etwa 0,8 mGy. Je nach Alter der Schwangerschaft werden in der Schilddrüse des Feten Organdosen von bis zu 1,7 mSv errechnet. Anders ist es mit der therapeutischen Applikation von J[131] zur Therapie einer Hyperthyreose. Hier werden 750 Mbq appliziert, und die fetale Energiedosis liegt bei 54 mGy, die Organdosis für die fetale Schilddrüse bei bis zu 730 Sv! Bei Schilddrüsenkarzinom sind die jeweiligen Werte noch um ein Vielfaches höher.

Fazit. Die bei diagnostischer Anwendung von ionisierender Strahlung auftretenden Dosen für den Feten stellen gegebenenfalls zwar eine statistisch berechenbare Risikoerhöhung für den Feten dar, das individuelle Risiko ist aber zumindest bei Organdosen unter 50 mSv so gering, dass es keinesfalls indiziert ist, die Schwangerschaft abzubrechen. Dies ist allerdings kein Freibrief für Röntgenuntersuchungen oder Szintigraphien in der Schwangerschaft, die sich durch andere Diagnostik ersetzen ließen. Im Gegenteil muss darauf hingewiesen werden, dass zu oft vermeidbare Untersuchungen durchgeführt werden. Generell sollten – von vitalen Indikationen abgesehen – Untersuchungen nur in der ersten Zyklushälfte durchgeführt werden. Die mit „Nein" beantwortete Frage nach dem Vorliegen einer Schwangerschaft schließt bekanntermaßen eine solche nicht aus. Individuelle Dosisberechnungen werden von Einrichtungen für medizinische Physik und von teratologischen Beratungsstellen (z. B. beim Verfasser) angeboten.

Elektromagnetische Felder

Mögliche Auswirkungen elektromagnetischer Felder auf die Schwangerschaft wurden zwar wiederholt diskutiert, methodische Schwierigkeiten mit der Definition von Exposition und potenziellen Effekten sowie zu kleine Kohortengrößen erschweren jedoch Schlussfolgerungen aus den bisher vorliegenden, meist unbedenklichen Ergebnissen. Elektromagnetische Felder wurden beispielsweise im Zusammenhang mit dem Gebrauch von elektrisch beheizten Wasserbetten, elektrischen Heizdecken und anderen Geräten untersucht. Sowohl eine leicht erhöhte Abortrate als auch Harnwegsanomalien wurden in einzelnen Untersuchungen beobachtet, allerdings konnte der Einfluss anderer Begleitfaktoren nicht ausgeschlossen werden (Übersicht in Robert 1999). Eine weitere Studie an 530 Schwangeren fand keine eindeutigen entwicklungstoxischen Effekte nach Benutzung von Heizdecken (Shaw et al. 1999). Auch bei Wohnortnähe zu Hochspannungsleitungen konnten bisher keine Störungen des Schwangerschaftsverlaufs nachgewiesen werden (Übersicht in Robert 1999).

Zur **Mobiltelefonnutzung** und den **digitalen Mobiltelefonsendern in Wohnraumnähe** gibt es bisher keine aussagefähigen Studien zu potenziellen Auswirkungen auf eine Schwangerschaft.

Genussmittel und Drogen

■ Alkohol

Resorption und Verteilung. Alkohol (Ethanol, Ethylalkohol) wird rasch aus dem Magen-Darm-Trakt resorbiert. Wegen der Lipidlöslichkeit sowie der schnellen und gleichmäßigen Verteilung von Ethanol entspricht die Konzentration im Blut weitgehend derjenigen im Gehirn; letztere ist für die akute Alkoholwirkung entscheidend. Maximale Konzentrationen werden 1–2 Stunden nach der Aufnahme erreicht. Ethanol wird zu 90 % in der Leber metabolisiert, und zwar vom Enzym Alkoholdehydrogenase zu Acetaldehyd und anschließend von der Aldehyddehydrogenase zu Essigsäure. Diese wird schließlich im Zitronensäurezyklus abgebaut. Sowohl Ethanol als auch Acetaldehyd sind plazentagängig. Ethanol hemmt die Ausschüttung der Hormone Oxytozin und Vasopressin aus dem Hypophysenhinterlappen. Bei gesteigerter Wehentätigkeit führt Ethanol in hoher Dosis (>2‰) sowohl nach intravenöser als auch nach oraler Gabe bei zwei Drittel der Schwangeren zur Wehenhemmung.

Fetales Alkoholsyndrom. Alkoholismus in der Schwangerschaft verursacht einen spezifischen Komplex angeborener organischer und funktioneller Entwicklungsstörungen, das fetale Alkoholsyndrom (FAS; Jones u. Smith 1973). Es ist gekennzeichnet durch intrauterine Wachstumsverzögerung (Verminderung von Geburtsgewicht, Körperlänge und Kopfumfang), kraniofaziale Stigmata (unter anderem Mikrozephalie, schmale Lidspalten, kurzer und breiter Nasenrücken, flaches Mittelgesicht mit Maxillahypoplasie, schmales Oberlippenrot) und Auffälligkeiten im Bereich der Extremitätenentwicklung (unter anderem Kamptodaktylie, Klinodaktylie, Endphalangenhypoplasie). Außerdem wird eine Hemmung der intellektuellen und motorischen Entwicklung mit bleibender Retardierung beobachtet. Andere, weniger spezifische Fehlbildungen betreffen unter anderem Herz, Thorax, Extremitäten, Genitalien und orale Spaltbildungen (Jones u. Smith 1973, Majewski et al. 1978). Die Wahrscheinlichkeit eines FAS bei schwerer Alkoholkrankheit wurde in älteren Publikationen mit 30–45 % angegeben, neuere beziffern diese nach Bereinigung anderer ungünstiger Kofaktoren auf unter 10 % (Abel 1995 und 1999). Die abgeschwächte Variante mit vorwiegend funktionellen Schäden nennt man „fetale

Alkoholeffekte" (FAE). Im Mittelpunkt aller funktionellen Alkoholschäden stehen die Effekte auf das Zentralnervensystem, die als „ARND" (Alcohol related neurodevelopment Disorder) bezeichnet werden. Alkohol ist das am weitesten verbreitete Teratogen und häufiger Ursache für pränatal verursachte Schäden als jedes Arzneimittel.

Gelegentliches Trinken. Während der Schwangerschaft zeigen sich schon nach regelmäßigem Konsum von täglich etwa 15 g Ethanol die ersten statistisch fassbaren Beeinträchtigungen der mentalen Entwicklung. Eine neuere Fall-Kontroll-Untersuchung (Yang et al. 2000) an etwa 700 intrauterin wachstumsretardierten Kindern (IUGR) ergab einen leichten, aber statistisch nicht signifikanten Anstieg des IUGR-Risikos unter mäßigem Alkoholkonsum (weniger als 14 „Drinks" pro Woche). Eine Erhöhung des Spontanabortrisikos insbesondere in den ersten 10 Schwangerschaftswochen wird auch unter geringem Alkoholkonsum (3 und mehr „Drinks" pro Woche) diskutiert (Windham et al. 1997). Eine Metaanalyse zum Risiko von Fehlbildungen erbrachte auf der Basis von rund 24 000 Schwangeren mit 2–14 „Drinks" pro Woche keine Hinweise auf diesbezügliche Effekte (Polygenis et al. 1998). Auch das so genannte „Binging" in der Schwangerschaft – gelegentliches, aber nicht regelmäßiges Trinken von größeren Alkoholmengen (mehr als 5 „Drinks" pro Gelegenheit) – kann zu Einschränkungen der Entwicklung des Zentralnervensystems führen. Diese äußern sich offenbar nicht als Intelligenzminderung, sondern eher als Verhaltensabweichungen, wie Ablenkbarkeit und herabgesetzte Hemmschwelle im Vorschul- und Schulalter. Das Ausmaß der Auffälligkeiten korreliert mit der Häufigkeit und dem Umfang des „Binging" (Nulman et al. 2000).

Langzeitentwicklung. Langzeituntersuchungen über mehr als 10 Jahre zeigen, dass sich bei den meisten Kindern mit FAS ein Teil der alkoholbedingten morphologischen Auffälligkeiten später verliert oder zumindest abschwächt (Spohr et al. 1995). Die Mehrzahl der in einer Langzeitstudie untersuchten Kinder besuchte eine Sonderschule (Steinhausen et al. 1995). Weitere Nachfolgeuntersuchungen bis in das Erwachsenenalter an 30 Kindern von Alkoholikerinnen bestätigen, dass mit bleibenden mentalen und psychiatrischen Entwicklungsauffälligkeiten gerechnet werden muss. Diese sind nicht an das Vorhandensein körperlicher Stigmata gebunden. Man muss damit rechnen, dass nicht wenige Kinder von Alkoholikerinnen bei der Geburt übersehen werden, weil sie unauffällig aussehen.

Der Vater als Alkoholiker. Die in einigen Tierexperimenten beobachteten und in einzelnen Kasuistiken postulierten entwicklungstoxischen Auswirkungen paternaler Alkoholexposition ließen sich beim Menschen nicht belegen (Passar et al. 1998). Beeinträchtigungen der Fertilität durch den Alkoholabusus sind allerdings erwiesen.

■ Tabak und Rauchen

Resorption und Verteilung. Tabakrauch ist ein Gemisch verschiedener Gase (hauptsächlich Kohlenmonoxid) und einer tröpfchen- und partikelhaltigen Phase, deren Hauptbestandteile Wasser, Nikotin und der so genannte Tabakteer (Gesamtheit der restlichen Bestandteile) sind. Nikotin ist das Hauptgenussgift des Tabaks. Eine 1 g schwere Zigarette enthält etwa 10 mg Nikotin, von denen etwa 10–15 % (1–1,5 mg) im Rauch erscheinen. Nikotin wird über die Schleimhäute der Mundhöhle, der Atemwege und des Magen-Darm-Trakts resorbiert. Im Mundraum werden nur 25–50 % aufgenommen, bei tiefem Inhalieren in der Lunge 90 %. Nikotin hat eine Halbwertszeit von 2 Stunden, 90 % des aufgenommenen Nikotins werden in der Leber zu Hydroxynikotin und Cotinin (Halbwertszeit: 20 Stunden) metabolisiert. Nikotin passiert die Plazenta ungehindert und lässt die fetale Herzfrequenz ansteigen. Außer dem Schwermetall Kadmium sind auch das Organochlorpestizid Hexachlorbenzol (HCB) und polychlorierte Biphenyle (PCB) im Serum der Neugeborenen vor der ersten oralen Nahrungsaufnahme in erhöhtem Maße nachzuweisen (Lackmann et al. 2000). Statistisch signifikant waren die jeweiligen Konzentrationsunterschiede zwischen Kindern von aktiven und passiven Raucherinnen im Vergleich zu Frauen aus Nichtraucherhaushalten.

Schwangerschaftsstörungen. Rauchen ist embryo- und fetotoxisch, birgt aber offenbar kein nennenswertes Fehlbildungsrisiko (siehe unten). In einer Übersicht zu den bisher ermittelten Auswirkungen des Rauchens während der Schwangerschaft (Werler 1997) wird Folgendes resümiert: Rauchen allein erhöht das Spontanabortrisiko offenbar nur gering. Rauchen begünstigt hingegen Placenta praevia und Plazentaabruptio. Das Risiko steigt mit der Zigarettenzahl und der Dauer des Rauchens. Die abruptiobedingte perinatale Mortalität ist unter den Kindern von Raucherinnen 2- bis 3-mal höher als bei Nichtraucherinnen. Zehn Prozent der Gesamtzahl dieser beiden Plazentastörungen sind durch Rauchen bedingt; der Mechanismus ist nicht eindeutig geklärt.

Intrauterine Wachstumsretardierung. Rauchen verringert das Geburtsgewicht durchschnittlich um 200 g. Dieser Effekt ist abhängig von der Zahl täglich gerauchter Zigaretten. Unter Raucherinnen ist die Rate zu leicht geborener Kinder (<2500 g) verdoppelt. Dieses Risiko ist höher unter Erstgebärenden und älteren Raucherinnen. Bei 20 % aller zu leicht geborenen Kinder ist das niedrige Geburtsgewicht Folge des Rauchens. Bezieht man das Geburtsgewicht auf die Schwangerschaftswoche und betrachtet den Anteil intrauterin wachstumsverzögerter Kinder (IUGR), ist dieser bei Raucherinnen 2,5fach erhöht. Auch hier haben Erstgebärende und ältere Frauen das höchste Risiko. Dreißig Prozent aller IUGR-Kinder sind Kinder von Raucherinnen. Frauen, die in der Frühschwangerschaft das Rauchen aufgeben, können Kinder mit normalem Geburtsgewicht erwarten.

Frühgeburtlichkeit. Frühgeburtlichkeit (Gestationsalter <37 Wochen) ist bei Raucherinnen im Durchschnitt auch dann noch um 30 % häufiger, wenn die oben genannten Plazentationsstörungen unberücksichtigt bleiben. Auch hier ist das Ausmaß des Zigarettenkonsums maßgeblich. Frauen, die 20 Zigaretten täglich rauchen, haben ein verdoppeltes Risiko, einen vorzeitigen Blasensprung vor der 33. Woche zu erleiden. Etwa 5 % aller Frühgeburten sind Folge des Rauchens. Eine neuere Untersuchung zu Auswirkungen des Passivrauchens in der Schwangerschaft findet bei Nichtraucherinnen ein signifikant erhöhtes Frühgeburtsrisiko, wenn diese mindestens 7 Stunden pro Tag Rauch ausgesetzt waren (Hanke et al. 1999). Experimentelle Untersuchungsergebnisse unterstützen die Hypothese, dass Passivrauchen zu histologischen und grobstrukturellen fetotoxischen Schäden führen kann (Nelson et al. 1999 a und 1999 b).

Perinatale Mortalität. Die perinatale Mortalität (Fruchttod nach der 20. Woche und Kindstod bis 28 Tage nach der Geburt) ist bei Raucherinnen – bedingt durch niedriges Geburtsgewicht, Frühgeburtlichkeit und Plazentationsstörungen – um 30 % erhöht. Wird das Geburtsgewicht nach Schwangerschaftswochen und dem jeweiligen Durchschnittsgewicht standardisiert, haben bei entsprechendem Geburtsgewicht Kinder von Raucherinnen ein höheres Risiko gegenüber Kindern von Nichtraucherinnen. Zehn Prozent der Fälle von perinataler Mortalität sind Folge des Rauchens. Im Vergleich hierzu findet man bei Kindern von Müttern, die in großer Höhe leben – also ebenfalls unter Bedingungen mit verringertem Sauerstoffangebot –, keine erhöhte perinatale Mortalität.

Morbidität und Mortalität in der Kindheit. Die Morbidität und Mortalität in der Kindheit ist im Zusammenhang mit dem Rauchen schwierig zu beurteilen, weil in fast allen Fällen sowohl eine pränatale als auch eine postnatale Exposition besteht. Soweit bekannt, scheint Rauchen in der Schwangerschaft keine langfristigen Auswirkungen auf das postnatale Wachstum zu haben. Das SIDS (Sudden Infant Death Syndrome, plötzlicher Säuglingstod) ist offenbar häufiger, wenn das Kind nicht nur nach der Geburt, sondern auch davor exponiert war (Alm et al. 1998). Außerdem wurde in einer Untersuchung an Neugeborenen, die noch nicht direkt rauchexponiert waren, gezeigt, dass Kinder von Raucherinnen häufiger Einschränkungen respiratorischer Funktionen aufwiesen. Ein kombinierter Effekt von prä- und postnataler Exposition auf die Entstehung von Nahrungsmittelallergien in den ersten 3 Lebensjahren wurde von einer Untersuchergruppe beobachtet (Kulig et al. 1999). Eine weitere Publikation betonte den prädiktiven Wert der Cotininkonzentration im Mekonium für das Risiko frühkindlicher Atemwegsinfektionen (Nuesslein et al. 1999).

Mentale Entwicklung. Aussagen zur Wirkung des mütterlichen Rauchens vor der Geburt auf die kognitive und Verhaltensentwicklung sind nicht schlüssig, obwohl immer wieder Beeinträchtigungen erörtert werden, wie

z. B. dass sich unter täglich 10 und mehr Zigaretten während der Schwangerschaft das Risiko verdoppelt, dass die Kinder mit 8 Monaten noch nicht „lautmalen" können (Obel et al. 1998).

Organentwicklungsstörungen. Chromosomale Anomalien treten offenbar nicht gehäuft auf. Auch teratogene Schäden an Zentralnervensystem, Herz und Extremitäten ließen sich nicht reproduzierbar als Folge des Rauchens darstellen. Bei Gastroschisis ist ein monokausaler Zusammenhang nicht eindeutig nachweisbar. Dieser Bauchwanddefekt wird als Folge einer vaskulären Disruption diskutiert – einem Mechanismus, der auch dem Nikotin unterstellt wird. Lippen- und Gaumenspalten werden im Zusammenhang mit dem Rauchen während der Frühschwangerschaft von zahlreichen Autoren diskutiert (z. B. Chung et al. 2000), insbesondere bei gleichzeitigem Vorliegen einer pathologischen Variante des Transforming Growth Factor α (TGF-α). Je nach Typ der Spaltbildung kann das Risiko bis zum 4fachen gegenüber dem Durchschnittsrisiko erhöht sein. Dies ist eines der wenigen Beispiele, bei dem eine multifaktorielle Ätiologie aus genetischer Disposition und teratogenem Faktor epidemiologisch aufgezeigt werden konnte. Zwei weitere Untersuchungen erörtern den wenig ausgeprägten Zusammenhang zwischen einigen Formen der Kraniosynostose und dem Rauchen (Honein u. Rasmussen 2000, Källén 1999).

Transplazentare Karzinogenese. Eine karzinogene Wirkung mütterlichen Rauchens beim Kind wurde verschiedentlich untersucht. Die Ergebnisse deuten nicht auf ein hohes Risiko hin. Es gibt aber gewisse Hinweise auf Assoziationen mit kindlichen Hirntumoren, Leukämien und Lymphomen. Einige Studien gaben hierzu relative Risiken von 1,5–2 und darüber an (Übersicht in Sasco u. Vainio 1999). Andere Untersuchungen finden keine Hinweise für eine transplazentare Karzinogenese (z. B. Brondum et al. 1999).

Fazit. Da der Fetus während aller Phasen der pränatalen Entwicklung durch Rauchen gefährdet ist, muss für die gesamte Schwangerschaft vom Rauchen abgeraten werden. Die oft geäußerte Empfehlung, sich auf maximal 5 Zigaretten pro Tag zu beschränken, ist wissenschaftlich nicht zu begründen und allenfalls als ein Kompromiss bei starken Raucherinnen anzusehen, denen eine Abstinenz nicht gelingt. Auch Passivrauchen soll möglichst vermieden werden.

■ Drogen (außer Alkohol) allgemein

Drogen lassen sich unterteilen in Halluzinogene – wie Marihuana bzw. Haschisch, Lysergsäurediäthylamid (LSD), Phencyclidin, Mescalin und Psilocybin –, in Stimulanzien, wie Kokain und Amphetamine, und in Opiate, also Heroin, Opium, Morphium und Codein. Eine eigene Gruppe bilden die Schnüffelstoffe.

Besonders im Fall der „harten Drogen" Heroin und Kokain ist zu bedenken, dass gesundheitliche Auswirkungen auf das Ungeborene häufig durch eine Polytoxi-

komanie (Alkohol und Nikotin eingeschlossen) verstärkt werden. Im sozial deprivierten Umfeld können Mangelernährung, Infektionen und Traumatisierungen zusätzlich teratogen wirken. Daher sind bei drogenabhängigen Schwangeren Aborte, Frühgeburtlichkeit, intrauterine Wachstumsverzögerung und Fruchttod nicht zwangsläufig einer einzelnen Substanz anzulasten. Beim Neugeborenen lassen sich Drogen nicht nur im Urin, sondern ebenso zuverlässig im Mekonium mit radioimmunologischen Verfahren nachweisen.

■ Opiate

Schwangerschaftskomplikationen. Die Abhängigkeit von Opiaten ist auch unter Schwangeren keine Seltenheit. Es gibt umfangreiche Erfahrungen mit schwangeren Heroinabhängigen (Übersicht in Schardein 2000). Das intrauterine Wachstum der Kinder heroinabhängiger Mütter kann gehemmt sein. Die Untergewichtigkeit der Neugeborenen kann – zusammen mit Frühgeburtlichkeit, vorzeitigem Blasensprung und der für Opiate charakteristischen Atemdepression – eine erhöhte perinatale Sterblichkeit bedingen. Die Begleitumstände während der Schwangerschaft, das heißt andere Drogen einschließlich Alkohol, die Ernährungslage der Mutter, Lebensstil, Infektionen (HIV-Infektion, Hepatitis B und C) und Traumata („Beschaffungskriminalität"), sind jedoch mindestens so entscheidend für den Ausgang der Schwangerschaft wie die Höhe des Opiatkonsums.

> Ein akuter Entzug von Opiaten während der Schwangerschaft kann einen Fruchttod und im letzten Trimenon vorzeitige Wehen auslösen. Gute Erfolge wurden mit der Umstellung auf die Ersatzdrogen Levomethadon (L-Polamidon) bzw. Methadon (Methaddict) (Halbwertszeit von 15–60 Stunden) und Buprenorphin erzielt. Neonatale Atemdepression und Entzugssymptome treten auch unter dieser Ersatztherapie auf.

Postnatale Entzugssymptome. Die schweren, meist 24–72 Stunden postpartal beginnenden Entzugssymptome – wie Atemnotsyndrom, Hyperirritabilität, Tremor, Diarrhö, Erbrechen, Störungen des Schlaf-Wach-Rhythmus und zum Teil therapierefraktäre zerebrale Krampfanfälle – können ohne Behandlung zum Tod führen. Bei 10 % der Kinder treten zerebrale Krampfanfälle und andere Symptome erst verzögert auf, das heißt 10–36 Tage nach der Geburt. Das Risiko für lebensbedrohliche Entzugssymptome ist besonders hoch, wenn die Abhängigkeit der Mutter nicht bekannt ist und ein zuverlässiges Monitoring sowie die rechtzeitige medikamentöse Prophylaxe mit Phenobarbital nicht eingeleitet werden. Volles Stillen ab der Geburt kann durch die Opiatzufuhr über die Milch Entzugssymptome mildern. Allerdings sollte ein unkontrollierter Drogenkonsum zusätzlich zum Methadonentzug ausgeschlossen werden. Bleibende Defekte nach erfolgreicher Therapie der Entzugssymptome sind offenbar nicht zu erwarten. Jedoch scheint der plötzliche Kindstod bei pränatal opiatexponierten Kindern häufiger aufzutreten als in nicht belasteten Kontrollgruppen.

Mentale Entwicklung. Im Gegensatz zu Alkohol und Kokain haben Heroin und andere Opiate offenbar kein teratogenes Potenzial. Anders als bei alkoholgeschädigten Kindern scheint die neurologische Entwicklung, einschließlich kognitiver Fähigkeiten, eher eine Folge des sozialen Umfelds in den ersten Lebensjahren zu sein. Intakte Familienverhältnisse durch rechtzeitige Adoption nach der Geburt erlauben offenbar eine weitgehend normale Entwicklung (Coles u. Platzman 1993). Nur Aufmerksamkeitsdefizite und Hyperaktivität (ADHD) waren auch bei den adoptierten Kindern noch häufiger als bei unbelasteten Kontrollen, allerdings mit 37 % deutlich seltener als bei den im Drogenumfeld verbliebenen Kindern (67 %). Dies ergab eine Nachuntersuchung von pränatal exponierten 5- bis 10-jährigen Kindern (Ornoy et al. 1999).

Fazit. Akuter Opiatentzug ist während der Schwangerschaft zu vermeiden. Bei Heroinabhängigkeit ist eine Umstellung auf Methadon oder Buprenorphin zu empfehlen. Die Substitution erfordert eine genaue Dosistitrierung und sollte nur von damit erfahrenen Ärzten vorgenommen werden. Die tägliche Dosis muss sich am vorangegangenen Drogenkonsum und an der Stärke der Entzugssymptome orientieren. Zusätzlicher Drogenkonsum kann durch Screening im Urin nachgewiesen werden. Neugeborene müssen unter Umständen bis zu mehreren Wochen beobachtet werden, damit verzögert auftretende schwere Entzugserscheinungen behandelt werden können. Durch umfangreiche soziale Hilfestellung ist zu versuchen, die Beschaffungskriminalität zu beenden. In aussichtslosen Fällen ist rechtzeitig auf eine Adoption bzw. auf die Aufnahme des Kindes in eine Pflegefamilie hinzuarbeiten.

■ Kokain

Resorption und Verteilung. Kokain („Koks", „Schnee") ist ein Alkaloid (Benzoylekgoninmethylester) des Cocastrauchs (Erythroxylon coca), der hauptsächlich in den Anden wächst. Die Blätter enthalten etwa 1 % Kokain. In Europa ist die stimulierende Droge seit Mitte des 19. Jahrhunderts bekannt. Im Jahre 1884 wurde Kokain als Anästhetikum eingeführt. Es ist den Lokalanästhetika chemisch verwandt, hat sich jedoch nur zur äußerlichen Anwendung in der Augen- und Hals-Nasen-Ohren-Heilkunde durchgesetzt. Crack ist die freie Base (Free Base) des Kokains und kann geraucht werden. Kokain blockiert die Wiederaufnahme von Noradrenalin und Dopamin an der Synapse und erhöht auf diese Weise die Katecholaminkonzentration. Dies führt zu einem sympathikomimetischen und zentral stimulierenden Effekt. Bei oraler Aufnahme wird Kokain wegen seiner vasokonstriktorischen Wirkung und der hydrolytischen Spaltung im Magen nur langsam resorbiert. In der Leber wird es innerhalb von 2 Stunden zum unwirksamen Hauptmetaboliten Benzoylekgonin metabolisiert. Etwa 20 % werden unverändert über die Nieren ausgeschie-

den. Die Resorption erfolgt intranasal innerhalb von 20 Minuten (Verzögerung durch Vasokonstriktion). Die intravenöse Applikation und das Rauchen von Crack führen innerhalb weniger Minuten zum Wirkungseintritt.

Organentwicklungsstörungen. Zahlreiche Entwicklungsstörungen wurden dem Kokain- oder Crack-Genuss in der Schwangerschaft angelastet. Sporadischer Gebrauch in der Frühschwangerschaft bei intakten Lebensverhältnissen und ohne weitere schädigende Faktoren – wie Alkohol, andere Drogen, Infektionen, Mangelernährung und Traumata – scheint jedoch das Fehlbildungsrisiko nicht nennenswert zu erhöhen. Erwiesene Folgen des ausgeprägten Abusus sind die Abruptio placentae, eine erhöhte Abortrate, Frühgeburtlichkeit, Totgeburten, intrauterine Wachstumsverzögerung und Mikrozephalie. Außerdem wurde über zerebrale Infarkte, nekrotisierende Enterokolitis beim Neugeborenen, Fehlbildungen von Urogenital- und Skelettsystem sowie über intestinale Atresien und Infarkte berichtet (z. B. Eyler et al. 1998 a). Ein typisches „Kokainsyndrom" lässt sich aber nicht definieren. Das weite Spektrum der morphologischen Veränderungen kann durch eine Vasokonstriktion mit resultierender Minderdurchblutung sowohl im Bereich der Plazenta als auch in fetalen Organen erklärt werden. Während der gesamten Schwangerschaft kann es zu (fokalen) Differenzierungs- und Wachstumsstörungen kommen.

Postnatale Störungen. Die beim Neugeborenen beobachteten akuten Symptome sind weniger ausgeprägt als nach Heroingebrauch und eher toxischer Natur als entzugsbedingt: Schlafstörungen, Tremor, Trinkschwäche, Hypertonus, Erbrechen, schrilles Schreien, Niesen, Tachypnoe, weiche Stühle und Fieber. Darüber hinaus wurden in manchen Studien Auffälligkeiten in neurologischen Tests bei Neugeborenen sowie spätere Verhaltensabweichungen, Einschränkungen in der Sprachentwicklung, motorische Entwicklungsstörungen, EEG-Veränderungen und plötzlicher Säuglingstod häufiger beobachtet als in Kontrollgruppen (z. B. Eyler et al. 1998 b, Morrow et al. 2003).

Fazit. Da Kokain potenziell entwicklungstoxisch ist, darf es während der gesamten Schwangerschaft nicht konsumiert werden. Kokainkonsum rechtfertigt nicht zwangsläufig einen risikobegründeten Schwangerschaftsabbruch. Bei wiederholter Anwendung, vor allem unter problematischen Lebensbedingungen, sollte durch eine Ultraschallfeindiagnostik die normale Entwicklung des Feten überprüft werden.

■ Marihuana

Marihuana (Cannabis, indischer Hanf, Haschisch) gehört neben Alkohol, Nikotin und Ecstasy zu den häufig auch in der Schwangerschaft genossenen Drogen. Gegenüber Tabak sollen eine 5fach höhere Kohlenmonoxidkonzentration und ein 3fach höherer Teergehalt im Blut erreicht werden. Tetrahydrocannabinol, der Wirkstoff des Marihuanas, passiert die Plazenta und kann zur Abnahme der kindlichen Herzfrequenz führen. Die Fehlbildungsrate wird durch Marihuana in der Schwangerschaft offenbar nicht erhöht, aber nach regelmäßigem Genuss scheint die perinatale Sterblichkeit zu steigen. Eine Langzeitstudie fand bei Kindern, deren Mütter während der Schwangerschaft regelmäßig, das heißt mehrfach pro Woche oder täglich, Marihuana konsumiert hatten, im Alter von 4 Jahren eine signifikant beeinträchtigte Sprach- und Gedächtnisleistung (Fried u. Watkinson 1990) sowie einen signifikant kleineren Kopfumfang auch bei älteren Kindern, obwohl die Geburtsmaße nicht auffällig waren (Fried et al. 1999). Im Alter von 13–16 Jahren wurden unter anderem häufiger Einschränkungen des visuellen Gedächtnisses beobachtet (Fried et al. 2003). Eine Metaanalyse erbrachte keine schlüssigen Hinweise auf ein verringertes Geburtsgewicht, zumindest bei moderatem, das heißt nur gelegentlichem, Cannabisgenuss (English et al. 1997).

Fazit. Schwangere sollen den Genuß von Marihuana unter allen Umständen meiden. Dennoch erfolgter Konsum rechtfertigt keinen risikobegründeten Schwangerschaftsabbruch. Sporadischer Genuß begründet auch keine zusätzliche Diagnostik.

■ Lysergsäurediäthylamid (LSD)

Nach Genuss des Halluzinogens LSD ließ sich keine spezifische embryotoxische Wirkung beim Menschen nachweisen. In älteren Arbeiten war über Chromosomenbrüche berichtet und der Verdacht geäußert worden, LSD könne Fehlbildungen an Skelett und Zentralnervensystem verursachen (Übersicht in Schardein 2000).

Fazit. Schwangere sollen LSD unter allen Umständen meiden. Dennoch erfolgter Genuss rechtfertigt keinen risikobegründeten Schwangerschaftsabbruch. Bei wiederholter Exposition im ersten Trimenon sollte eine Ultraschallfeindiagnostik die normale Entwicklung des Feten bestätigen.

■ Amphetamine

Auswirkungen auf den Feten. Aufgrund ihres vasokonstriktorischen Effekts bei hoher Dosis können Amphetaminabkömmlinge, z. B. in Speed und Ecstasy, ähnlich wie Kokain, zur Minderperfusion beim Feten führen. Bisher gibt es keine reproduzierbaren Hinweise darauf, dass sporadischer Genuss bei sonst intakten Lebensverhältnissen zur Häufung angeborener grobstruktureller Fehlbildungen führt, obwohl einige ältere Publikationen aus den 1970er Jahren Fehlbildungen in Zusammenhang mit dem Amphetamingenuss in der Schwangerschaft beschreiben (Übersicht in Schardein 2000).

Entwicklungsanomalien. Allerdings wurden in einer neueren prospektiven Fallserie ohne Kontrollgruppe mit 136 Ecstasy-exponierten Schwangeren 12 Entwicklungsanomalien unter 78 Lebendgeborenen beschrieben. Es handelte sich hierbei jedoch zum Teil um kleine Anomalien (z. B. Fußdeformitäten), ein typisches Muster war nicht zu erkennen. Knapp die Hälfte der Mütter hatte zusätzlich Alkohol oder andere Drogen in nicht näher bezeichneter Menge zu sich genommen (McElhatton et al. 1999). In einer weiteren Untersuchung an 228 Schwangeren wurde eine doppelt so hohe Rate kleiner Entwicklungsanomalien im Vergleich zu einer nichtexponierten Kontrollgruppe beobachtet. Hier zeigten sich in der Neugeborenenzeit gehäuft neurologische Auffälligkeiten, einschließlich Störungen des Muskeltonus und Übererregbarkeit. Die Spontanabortrate war nicht erhöht, es ereigneten sich aber 3 Totgeburten in der exponierten Gruppe (Felix et al. 2000). Auch in diesen beiden Untersuchungen wurden neben Nikotin und Alkohol zum Teil auch andere Drogen konsumiert.

Weitere Entwicklung der Kinder. Unter 65 bis zum 14. Lebensjahr nachuntersuchten Kindern fanden sich signifikant gehäuft Lernschwierigkeiten in der Schule. Allerdings betrieb ein Großteil der Mütter während der Schwangerschaft nicht nur einen Amphetaminabusus, sondern nahm auch Opiate und Alkohol, rauchte mehr als 10 Zigaretten täglich und befand sich in einer problematischen psychosozialen Lage. Nur 22 % der Kinder lebten mit 14 Jahren noch bei ihren Müttern (Cernerud et al. 1996).

Fazit. Schwangere sollen Amphetamine unter allen Umständen meiden. Eine dennoch erfolgte Exposition rechtfertigt jedoch keinen risikobegründeten Schwangerschaftsabbruch. Nach ausgeprägtem Konsum im ersten Trimenon sollte die normale Entwicklung des Feten per Ultraschallfeindiagnostik bestätigt werden.

Individuelle Beratungen zum Risiko von Arzneimitteln und anderen Noxen sowie Meldung von unerwünschten Wirkungen (VAW) in Schwangerschaft und Stillzeit beim:

Pharmakovigilanz- und Beratungszentrum für Embryonaltoxikologie
Spandauer Damm 130, Haus 10
D-14050 Berlin
Telefon: +49 – 0 30/30 30 81 11
Fax: +49 – 0 30/30 30 81 22
E-Mail: mail@embryotox.de
Internet: www.embryotox.de

Literatur

1. Abel EL. An update on the incidence of FAS: FAS is not an equal opportunity birth defect. Neurotoxicol Teratol. 1995;17:437–43.
2. Abel EL. What really causes FAS? Teratology. 1999;59:4–6.
3. Alm B, Milerad J, Wennergren G, et al. A case-control study of smoking and sudden infant death syndrome in the scandinavian countries, 1992–1995. The nordic epidemiological SIDS study. Arch Dis Childhood. 1998;78:329–34.
4. Auvinen A, Vahteristo M, Arvela H, et al. Chernobyl fallout and outcome of pregnancy in finland. Environm Health Perspect. 2001;109:179–85.
5. Baghurst PA, McMichael AJ, Wigg NR, et al. Environmental exposure to lead and children's intelligence at the age of seven years. N Engl J Med. 1992;327:1279–84.
6. Baverstock KF. A preliminary assessment of the consequences for inhabitants of the UK of the Chernobyl accident. Int J Radiat Biol. 1986;50:III–XIII.
7. BgVV – Bundesinstitut für gesundheitlichen Verbraucherschutz und Veterinärmedizin. Während der Schwangerschaft Verzehr bestimmter Fischarten einschränken. Berliner Ärzte. 1999;7/99:10.
8. BgVV. – Bundesinstitut für gesundheitlichen Verbraucherschutz und Veterinärmedizin. Belastung der Bevölkerung mit Dioxinen und anderen unerwünschten Stoffen in Deutschland deutlich zurückgegangen. Trends der Rückstandsgehalte in Frauenmilch der Bundesrepublik Deutschland – Aufbau der Frauenmilch- und Dioxin-Humandatenbank am BgVV. BgVV-Pressedienst. 2000;15.
9. Bjerregard P, Hansen JC. Organochlorines and heavy metals in pregnant women from the disko bay area in greenland. Science Total Environm. 2000;245:195–202.
10. Boice J, Linet M. Chernobyl, childhood cancer, and chromosome 21. Br Med J. 1994;309:131–40.
11. Brondum J, Shu XO, Steinbuch M, Severson RK, Potter JD, Robison LL. Parental cigarette smoking and the risk of acute leukemia in children. Cancer. 1999;85:1380–4.
12. Cernerud L, Eriksson M, Jonsson B, Steneroth G, Zetterström R. Amphetamine addiction during pregnancy: 14 year follow-up of growth and school performance. Acta Paediatr. 1996;85:204–8.
13. Chanoine JP, Toppet V, Bordoux P, Spehl M, Delange F. Smoking during pregnancy: a significant cause of neonatal thyroid enlargement. Br J Obstet Gynaecol. 1991;98:65–8.
14. Chung KC, Kowalski CP, Kiim HY, Buchman SR. Maternal cigarette smoking during pregnancy and the risk of having a child with cleft lip/palate. Plast -Reconstr Surg. 2000;105:485–91.
15. Coles CD, Platzman KA. Behavioral development in children prenatally exposed to drugs and alcohol. Int J Addict. 1993;28:1393–433.
16. Croen LA, Shaw GM, Sanbonmatsu L, Selvin L, Buffler PA. Maternal residential proximity to hazardous waste sites and risk for selected congenital malformations. Epidemiology. 1997;8:347–54.
17. DeSesso JM, Jacobson CF, Scially AR, et al. An assessment of the developmental toxicity of inorganic arsenic. Reprod Toxicol. 1998;12:385–433.
18. Deutsche Forschungsgemeinschaft. MAK- und BAT-Werte-Liste. Weinheim; VCH; 2004.
19. Deutsche Gesellschaft für Medizinische Physik e.V. DGMP- und DRG-Bericht: Pränatale Strahlenexposition aus medizinischer Indikation. 2002.
20. Dewailly E, Bruneau S, Ayotte P, et al. Health status at birth of inuit newborns prenatally exposed to organochlorines. Chemosphere. 1993;27:359–66.
21. Dolk H, Vrijheid M, Armstariong B, et al. Risk of congenital anomalies near hazardous-waste landfill sites in Europe: the EUROHAZCON study. Lancet. 1998;352:423–7.
22. Doyle P, Maconochie N, Roman E, et al. Fetal death and congenital malformation in babies born to nuclear industry employees: report from the nuclear industry family study. Lancet. 2000;356:1293–9.
23. Doyle P, Roman DP, Beral V, Brookes M. Spontaneous abortion in dry cleaning workers potentially exposed to perchloroethylene. Occup Environ Med. 1997;54:848–53.
24. Drexler H, Schaller K-H. The mercury concentration in breast milk resulting from amalgam fillings and dietary habits. Environmental Research, Section A. 1998;77:124–9.
25. Emory E, Ansari Z, Pattillo R, Archibold E, Chevalier J. Maternal blood lead effects on infant intelligence at age 7 months. Am J Obstet Gynecol. 2003;188:S26–S32.
26. English DR, Hulse GK, Milne E, Holman CDJ, Bower CI. Maternal cannabis use and birth weight: a meta-analysis. Addiction. 1997;92:1553–60.
27. Eyler FD, Behnke M, Conlon M, Woods NS, Wobie K. Birth outcome from a prospective, matched study of prenatal crack/cocaine use: I. Interactive and dose effects on health and growth. Pediatrics. 1998 a;101:229–37.
28. Eyler FD, Behnke M, Conlon M, Woods NS, Wobie K. Birth outcome from a prospective, matched study of prenatal crack/cocaine use: II. Interactive and dose effects on neurobehavioral assesment. Pediatrics. 1998 b;101:237–41.
29. Fail PA, Chapin RE, Price CJ, Heindel JJ. General, reproductive, developmental, and endocrine toxicity of boronated compounds. Reprod Toxicol. 1998;12:1–18.
30. Felix RJ, Chambers CD, Dick LM, Johnson KA, Jones KL. Prospective pregnancy outcome in women exposed to amphetamines. Teratology. 2000;61:441.
31. Fried PA, Watkinson B. 36- and 48-month neurobehavioral follow-up of children prenatally exposed to marijuana, cigarettes and alcohol. Develop Behavioral Pediatrics. 1990;11:49–58.
32. Fried PA, Watkinson B, Gray R. Growth from birth to early adolescence in offspring prenatally exposed to cigarettes and marijuana. Neurotox Teratol. 1999;21:513–25.
33. Fried PA, Watkinson B, Gray R. Differential effects on cognitive functioning in 13- to 16-year-olds prenatally exposed to cigarettes and marihuana. Neurotox Teratol. 2003;25:427–36.
34. Gardner MJ, Hall AJ, Downes S, Terrel JD. Follow up study of children born to mothers resident in seascale, West Cumbria. Br Med J. 1987;295:822–7.
35. Gladen BC, Shkiryak-Nyzhnyk ZA, Chyslovska N, Zadorozhnaja TD, Little RE. Persistent organochlorine compounds and birth weight. Ann Epidemiol. 2003;13:151–7.
36. Grandjean P, Weihe P, White RF, et al. Cognitive deficit in 7-year-old children with prenatal exposure to methylmercury. Neurotoxicol Teratol. 1997;19:417–428.
37. Hanke W, Kalinka J, Florek E, Sobala W. Passive smoking and pregnancy outcome in central poland. Hum Experiment Toxicol. 1999;18:265–71.
38. Honein MA, Rasmussen SA. Further evidence for an association between -maternal smoking and craniosyostosis. Teratology. 2000;62:145–6.
39. Jacobson JL, Jacobson SW. Intellectual impairment in children exposed to polychlorinated biphenyls in utero. N Engl J Med. 1996;335:783–9.
40. Jacobson JL, Jacobson SW. Teratogen update: Polychlorinated biphenyls. Teratology. 1997;55:338–47.
41. Jones HE, Balster RL. Inhalant abuse in pregnancy. Obstet Gynecol Clin North Am. 1998;25:153–67.
42. Jones KL, Smith DW. Recognition of the fetal alcohol syndrome in early infancy. Lancet. 1973;2:999–1001.
43. Källén K. Maternal smoking and craniosynostosis. Teratology. 1999;60:146–50.
44. Källén B, Robert E. Drinking water chlorination and delivery outcome – a registry-based study in Sweden. Reprod Toxicol. 2000;14:303–9.
45. Koopman-Esseboom C, Morse DC, Weisglas-Kuperus N, et al. Effects of dioxins and polychlorinated biphenyls on thyroid hormone status of pregnant women and their infants. Pediatr Res. 1994;36:468–73.

46. Koopman-Esseboom C, Weisglas-Kuperus N, de Ridder MA, Van der Paauw CG, Tuinstra LG, Sauer PJ. Effects of polychlorinated biphenyl/dioxin exposure and feeding type on infants mental and psychomotor development. Pediatrics. 1996;97:700–6.

47. Kulig M, Luck W, Wahn U. Multicenter Allergy Study Group, Germany. The association between pre- and postnatal tobacco smoke exposure and allergic sensitization during early childhood. Hum Experiment Toxicol. 1999;18:241–4.

48. Kyyrönen PK, Taskinen H, Lindholm ML, Hemminki K, Heinonen OP. Spontaneous abortions and congenital malformations among women exposed to tetrachlorethylene in dry cleaning. J. Epidemiol Community Health. 1989;43:346–51.

49. Lackmann GM: Effect of polychlorinated biphenyls on psychodevelopment. Lancet. 2002;359:1437–8.

50. Lackmann GM, Angerer J, Töllner U. Parental smoking and neonatal serum levels of polychlorinated biphenyls and hexachlorobenzene. Pediatr Res. 2000;47:598–601.

51. Laumont B, Martin JL, Bertucat I, Verney MP, Robert E. Exposure to organic solvents during preganacy and oral clefts: as case control study. Reproduct Toxicol. 1996;10:15–9.

52. Liebl B, Ehrenstorfer S. Nitromoschusverbindungen in der Frauenmilch. Gesundh Wes. 1993;55:527–32.

53. Lindow SW, Knight R, Batty J, Haswell SJ. Maternal and neonatal hair mercury concentrations: the effect of dental amalgam. BJOG. 2003;110:287–1.

54. Majewski E, Fischbach H, Pfeiffer J, Bierich JR. Zur Frage der Interruption bei alkoholkranken Frauen. DMW. 1978;103:895–8.

55. McElhatton PR, Bateman DN, Evans C, Pughe KR, Thomas SH. Congenital anomalies after prenatal ecstasy exposure. Lancet. 1999;354:1441–2.

56. McMartin KI, Chu M, Kopecky E, Einarson TR, Koren G. Preganancy outcome following maternal organic solvent exposure: a meta-analysis of epidemiologic studies. Am J Ind Med. 1998;34:288–92.

57. Middaugh JP, Egeland GM. Intellectual function of children exposed to polychlorinated biphenyls in utero. N Engl J Med. 1997;356:660–1.

58. Moore NP. The oestrogenic potential of the phthalate esters. Reprod Toxicol. 2000;14:183–92.

59. Morrow CE, Bandstra ES, Anthony JC, Ofir AY, Xue L, Reyes MB. Influence of prenatal cocaine exposure on early language development: longitudinal findings from four months to three years of age. J Developm Behav Ped. 2003;24:39–50.

60. Myers GJ, Davidson PW, Cox C, et al. Prenatal methyl mercury exposure from ocean fish consumption in the Seychelles child development study. Lancet. 2003;361:1686–92.

61. Nelson E, Goubet-Wiemers C, Guo Y, Jodscheit K. Maternal passive smoking during pregnancy and fetal developmental toxicology. Part 2: histological changes. Hum Experiment Toxicol. 1999a;18:257–64.

62. Nelson E, Jodscheit K, Guo Y. Maternal passive smoking during pregnancy and fetal developmental toxicology. Part 1: gross morphological effects. Hum Experiment Toxicol. 1999b;18:252–6.

63. Nieuwenhuijsen MJ, Toledano MB, Eaton NE, et al. Chlorination disinfection byproducts in water and their association with adverse reproductive outcomes: a review. Occup Environ Med. 2000;57:73–85.

64. Nuesslein TG, Beckers D, Rieger CHL. Cotinine in meconium indicates risk for early respiratory tract infections. Hum Experiment Toxicol. 1999;18:283–90.

65. Nulman I, Kennedy D, Rovet J, et al. Neurodevelopment of children exposed in utero to maternal binge alcohol consumption: a prospective, controlled study. The Motherisk Newsletter, Hospital for Sick Children, Toronto. 2000;12:2–3.

66. Obel C, Henriksen TB, Heedegard M, Secher NJ, Ostergaards J. Smoking during pregnancy and babbling abilities of the 8-month-old infant. Paediatr-Perinat Epidemiol. 1998;12:37–48.

67. Ornoy A, Segall Y, Hamburger B, Greenbaum C. Increased prevalence of attention, hyperactivity and behavioral disorders among early schoool age-children born to heroin dependent parents. Vortrag auf der 10.Jahreskonferenz des European Network of Teratology Information Services (ENTIS), Madrid; 1999.

68. Parker L, Pearce MS, Dickinsoin HO, Aitkin M, Craft AW. Stillbirths among offspring of male radiation workers at Sellafield nuclear processing plant. Lancet. 1999;354:1407–14.

69. Passar KT, Little RE, Savitz DA, Noss J. Effect of paternal alcohol consumption before conception on infant birth weight. Teratology. 1998;576:294–301.

70. Patandin S, Lanting CI, Mulder PG, Boersma ER, Sauer PJ, Weisglas-Kuperus N. Effects of environmental exposure to polychlorinated biphenyls and dioxins on cognitive abilities in Dutch children at 42 months of age. Pediatr. 1999;134:33–41.

71. Polygenis D, Wharton S, Malmberg C, et al. Moderate alcohol consumption during pregnnancy and the incidence of fetal malformations: a meta-analysis. Neurotox Teratol. 1998;20:61–7.

72. Reprotox (Datenbank zur Reproduktionstoxikologie, online oder vierteljährlich aktualisiert). Reproductive Toxicology Center, Washington D.C.; 4. Quartal 2004.

73. Rimkus G, Rimkus B, Wolf M. Nitro musks in human adipose tissue and breast milk. Chemosphere. 1994;28:421–32.

74. Ritz B, Yu F. The effect of ambient carbon monoxide on low birth weight among children in southern California between 1989 and 1993. Environ Health Perspect. 1999;107:17–25.

75. Robert E. Intrauterine effects of electromagnetic fields (low frequency, mid frequency RF, and microwave): review of epidemiologic studies. Teratology. 1999;59:292–8.

76. Rösch C, Steinbicker V. Aetiology of congenital malformations – analysis of malformation registry data compared with the Kalter & Warkany study (Abstract). Reprod Toxicol. 2003;17:503.

77. Rogan WJ, Gladen BC, Leon Guo YL, Hsu CC. Sex ratio after exposure to dioxin-like chemicals in Taiwan. Lancet. 1999;353:206–7.

78. Sasco AJ, Vainio H. From in utero and childhood exposure to parental smoking to childhood cancer: a possible link and the need for action. Hum Experiment Toxicol. 1999;18:192–201.

79. Schaefer C, Spielmann H, Vetter K. Arzneiverordnung in Schwangerschaft und Stillzeit, 6. Aufl. München: Urban & Fischer; 2001.

80. Schardein JL. Chemically Induced Birth Defects, 4th edn. New York: Dekker; 2000.

81. Schiele R, Erler M, Dittineger EW. Untersuchungen zur Quecksilberbelastung fetaler und frühkindlicher Organe infolge mütterlicher Exposition durch Zahnamalgam. Abeitsmed Sozialmed Umweltmed. 1999;34:472–5.

82. Shaw GM, Nelson V, Todoroff K, Wasserman CR, Neutra RR. Maternal periconceptional use of electric bed-heating devices and risk for neural tube defects and orofacial clefts. Teratology. 1999;60:124–9.

83. Siambani C, Westall CA, Koren G, Rovet JF. Maternal occupational exposure to organic solvents during pregnancy and subsequent cognitive and visual functioning in the child: a prospective controlled study. Teratology. 2000;61:522.

84. Sikorski R, et al. Women in dental surgeries: reproductive hazards in environmental exposure to metallic mercury. Int Arch Occup Environ Health. 1987;59:551.

85. Sperling K, Pelz J, Wegner RD, Dörries A, Grüters A, Mikkelsen M. Significant increase in trisomy 21 in Berlin nine months after the Chernobyl reactor accident: temporal correlation or causal relation? Br Med J. 1994;309:158–62.

86. Spohr HL, Willms J, Steinhausen HC. Die Berliner Verlaufsstudie von Kindern mit einem Fetalem Alkoholsyndrom (FAS). 1. Pädiatrische Befunde. Monatsschr Kinderheilkd. 1995;143:149–56.

87. Steinhausen HC, Willms J, Spohr HL. Die Berliner Verlaufs-studie von Kindern mit einem Fetalem Alkoholsyndrom (FAS). 2. Psychiatrische und psychologische Befunde. Monatsschr Kinderheilkd. 1995;143:157–64.

88. Sterling TD, Arundel A. Review of recent Vietnamese studies on the carcinogenic and teratogenic effects of phenoxy herbicide exposure. Int J Health Serv. 1986;16:265.

89. Steuerwald U, Weihe P, Jorgensen PJ, et al. Maternal seafood diet, methylmercury exposure and neonatal neurologic function. Pediatrics. 2000;136:599–605.

90. Stewart P, Reihmann J, Lonky E, Darvill T, Pagano J. Prenatal exposure and neonatal behavioral assessment scale (NBAS) performance. Neurotoxicol Teratol. 2000;22:21–9.

91. Stewart P, Reihmann J, Lonky E, Darvill T, Pagano J. Cognitive development of preschool children prenatally exposed to PCBs and MeHg. Neurotoxicol Teratol. 2003;25:11–22.

92. Teufel M, Nissen KH, Sartoris J, et al. Chlorinated hydrocarbons in fat tissue: analysis of residues in healthy children, tumor patients and malformed children. Arch Environ Contam Toxicol. 1990;19:646–52.

93. Tong SL, Baghurst P, McMichael A, et al. Lifetime exposure to environmental lead and children's intelligence at 11–13 years – the Port Pirie cohort study. BMJ. 1996;312:1569–75.

94. Vrijheid M, Dolk H, Armstrong B, et al. Chromosomal congenital anomalies and residence near hazardous waste landfill sites. Lancet. 2002;359:320–2.

95. Wasserman GA, Musabegovic A, Liu X, et al. Lead exposure and motor functioning in 4 1/2-year-old children: the yugoslavia prospective study. J Pediatr. 2000;137:555–61.

96. Werler MM. Teratogen update: smoking and reproductive outcomes. Teratology. 1997;55:382–8.

97. Wilkins-Haug L. Tertatogen Update: toluene. Teratology. 1997;55:145–51.

98. Windham GC, Von Behren J, Fenster L, Schaefer C, Swan SH. Moderate maternal alcohol consumption and risk of spontaneous abortion. Epidemiology. 1997;8:509–14.

99. Wong GP, et al. Effects of low-level lead exposure in utero. Obstet Gynecol Surv. 1992;47:285.

100. Yang QH, Witkiewicz BB, Olney RS, et al. Maternal alcohol consumption and intrauterine growth retardation: a population-based case-control study. Teratology. 2000;61:441.

101. Zielhuis GA, Gijsen R, van der Gulden JWJ. Menstrual disorders among dry-cleaning workers. Scand J Work Environ Health. 1989;15:238.

II Klinischer Teil

5 Kardiologische Erkrankungen

K.-C. Koch, P. Hanrath

Kardiovaskuläre Physiologie während der Schwangerschaft

Während der Schwangerschaft kommt es zu bedeutenden Veränderungen der kardiovaskulären Physiologie. Diese hormonell verursachten Umstellungen des Kreislaufs werden von der gesunden Schwangeren gut toleriert. Liegt aber eine kardiovaskuläre Erkrankung vor, können die hämodynamischen Veränderungen der Schwangerschaft zur kardiovaskulären Dekompensation führen. Die Kenntnisse der kardiovaskulären Physiologie der normalen Schwangerschaft sind also eine Vorraussetzung zum Verständnis und zur Beurteilung der kardiovaskulären Erkrankungen während der Schwangerschaft.

Herzminutenvolumen. Während der Schwangerschaft steigt das Herzminutenvolumen um 30–50 % (Easterling 1998), wobei der stärkste Anstieg im ersten Trimenon beobachtet wird. Mindestens bis zur 32. Schwangerschaftswoche steigt das Herzminutenvolumen dann langsam weiter an. Gegen Ende der Schwangerschaft fällt das Herzminutenvolumen wieder etwas ab (Abb. 5.1). Während der Schwangerschaft korreliert das Herzminutenvolumen nicht mit der Körperoberfläche, sodass in der Schwangerschaft das Herzminutenvolumen statt des Herzminutenvolumenindex angegeben werden sollte.

Herzfrequenz, Schlagvolumen. Das Herzminutenvolumen ist das Produkt aus Herzfrequenz und Schlagvolumen, die beide während der Schwangerschaft zunehmen. Gegen Ende der Schwangerschaft sinkt das Schlagvolumen wieder etwas ab. Die relative Tachykardie während der Schwangerschaft wird bei Vorliegen von Vitien (z. B. Mitralstenose) bedeutsam, bei denen die linksventrikuläre Füllung von einer ausreichend langen diastolischen Füllung abhängig ist.

Der Blutdruck sinkt im ersten Trimenon um etwa 12 mmHg systolisch und etwa 10–20 mmHg diastolisch ab.

Der systemische Gefäßwiderstand, der sich aus dem Blutdruck und dem Herzminutenvolumen berechnet (mittlerer arterieller Druck – mittlerer rechtsatrialer Druck × 80/Herzminutenvolumen), fällt während der Schwangerschaft ab und steigt erst wieder gegen Ende der Schwangerschaft etwas an.

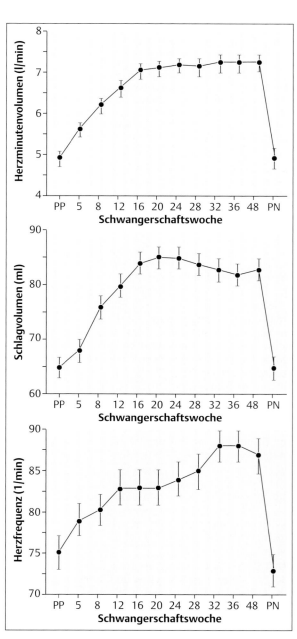

Abb. 5.**1** Anstieg des Herzminutenvolumens, des Schlagvolumens und der Herzfrequenz während der Schwangerschaft. PP = vor der Schwangerschaft, PN = nach der Geburt (aus Hunter u. Robson 1992).

Das zirkulierende Blutvolumen steigt um etwa 40 %, wobei sich aber ein großer Teil dieses gesteigerten Blutvolumens in den venösen Kapazitätsgefäßen befindet.

Auswirkungen. Durch Abnahme des Gefäßwiderstands kommt es zur Reduktion der Nachlast des Herzens, und das Schlagvolumen steigt. Weiterhin wird das Herz durch Remodeling dehnbarer, und das enddiastolische Volumen wird ohne Steigerung des enddiastolischen Drucks größer. Die Ejektionsfraktion bleibt bei geringer Steigerung der Kontraktilität unverändert. Die Abnahme des systemischen Gefäßwiderstands führt dazu, dass Klappeninsuffizienzen und Links-rechts-Shunts in der Schwangerschaft verhältnismäßig gut toleriert werden, da sich hierbei eine systemische Widerstandssenkung durch Verminderung des Regurgitations- und Shunt-Volumens günstig auswirkt.

Belastung. Während der normalen Schwangerschaft kann das Herzminutenvolumen unter isotoner Belastung in ähnlichem Ausmaß wie bei Nichtschwangeren gesteigert werden. Interessanterweise ist die arteriovenöse Sauerstoffdifferenz während Ruhe und Belastung in der Schwangerschaft normal.

Ödeme. Während der Schwangerschaft kommt es aufgrund einer erhöhten Gefäßmembranpermeabilität zum ubiquitären Aufreten von Ödemen. Ein Zeichen der erhöhten Membrandurchlässigkeit ist die Steigerung der Mikroalbuminurie während der Schwangerschaft. Eine Wasserretention und eine Reduktion der Konzentration der Plasmaproteine führen zum Absinken des onkotischen Drucks um etwa 18 % gegen Ende der Schwangerschaft. Diese Wasserretention und der verringerte onkotische Druck sind weitere Gründe für das Auftreten von Ödemen. Die physiologische Schwangerschaftsanämie wird durch einen überproportionalen Anstieg des Plasmavolumens (etwa 35 %) gegenüber dem Erythrozytenvolumen (etwa 15 %) verursacht. Durch Obstruktion der V. cava durch den Uterus im letzten Trimenon wird die Ödemneigung in den unteren Extremitäten gesteigert. Diese physiologische Ödemneigung führt zu einer erschwerten Abgrenzung von pathologischen Ödemen. Eine weitere Folge der generellen Ödemneigung ist die Tatsache, dass es bereits bei erhöhten linksventrikulären Füllungsdrücken, die normalerweise noch nicht kritisch sind, bereits zur Ausbildung eines Lungenödems kommen kann.

Wehen und Entbindung verursachen eine zusätzliche kardiale Belastung. Schmerzen und Angst führen zu einer Katecholaminfreisetzung, zur Tachykardie und zu einer zusätzlichen Steigerung des Herzminutenvolumens. Das Herzminutenvolumen wird bei einer zervikalen Dilatation von 8 cm um etwa 13 % gesteigert. Durch uterine Kontraktionen werden akut etwa 500 ml Blut in den Kreislauf „autotransfundiert". Dies steigert die kardiale Vorlast und damit das Herzminutenvolumen um weitere 34 %. Der Gesamtanstieg des Herzminutenvolumens beträgt also etwa 50 % gegenüber dem Herzminutenvolumen vor Einsetzen der Wehen (Abb. 5.**2**). Bei Vorliegen einer eingeschränkten Pumpfunktion des linken Vent-

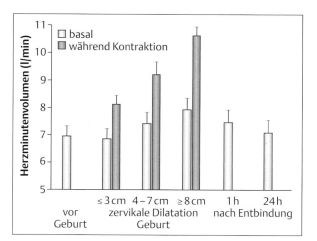

Abb. 5.**2** Veränderungen des Herzminutenvolumens während normaler Wehen (aus Hunter u. Robson 1992).

Tabelle 5.1 Höhepunkte der Kreislaufbelastung während der Schwangerschaft

28.–34. Schwangerschaftswoche	maximales Blutvolumen und maximales Herzminutenvolumen
Eröffnungsperiode	wehensynchrone Druck- und Volumenschwankungen
Austreibungsperiode	maximale zentralvenöse Drücke, Erhöhung des pulmonalen und peripheren Widerstands, Erhöhung des arteriellen Drucks
Unmittelbar postpartal	Auspressvolumen des Uterus, Dekompression der V. cava, Mobilisierung von interstitiellem Wasser

rikels oder einer obstruktiven kardialen Läsion (z. B. Mitralstenose oder Aortenstenose) kann dies zur kardialen Dekompensation und zur Entwicklung eines Lungenödems führen. Während der Schnittentbindung beträgt die Steigerung des Herzminutenvolumens 37 % bei periduraler Anästhesie und 26 % bei Intubationsnarkose.

Normalisierung. Sechzig bis 90 Minuten nach Entbindung kehren die hämodynamischen Veränderungen auf Ausgangswerte zurück. Zwei Wochen nach Entbindung ist das Herzminutenvolumen bereits nur noch geringfügig gegenüber dem Herzminutenvolumen 24 Wochen post partum erhöht.

Zusammenfassend kommt es während der Schwangerschaft durch hormonelle Umstellungen zu einer hyperdynamen Kreislaufsituation mit Anstieg von Herzminutenvolumen, Herzfrequenz und Schlagvolumen sowie einem Abfall von Gefäßwiderstand und Blutdruck. Die Höhepunkte der Kreislaufbelastung sind in Tabelle 5.**1** zusammengefasst.

Die Auswirkungen der Schwangerschaft auf kardiale Erkrankungen sind in Abb. 5.**3** zusammengefasst und werden im Weiteren erläutert.

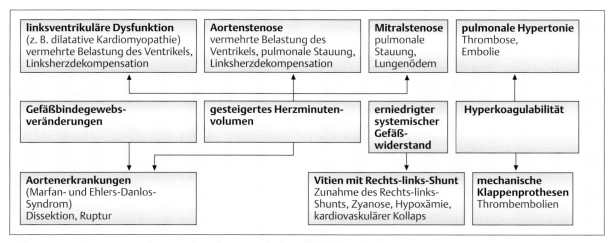

linksventrikuläre Dysfunktion (z. B. dilatative Kardiomyopathie) vermehrte Belastung des Ventrikels, Linksherzdekompensation	Aortenstenose vermehrte Belastung des Ventrikels, pulmonale Stauung, Linksherzdekompensation	Mitralstenose pulmonale Stauung, Lungenödem	pulmonale Hypertonie Thrombose, Embolie
Gefäßbindegewebs-veränderungen	gesteigertes Herzminuten-volumen	erniedrigter systemischer Gefäß-widerstand	Hyperkoagulabilität
Aortenerkrankungen (Marfan- und Ehlers-Danlos-Syndrom) Dissektion, Ruptur		Vitien mit Rechts-links-Shunt Zunahme des Rechts-links-Shunts, Zyanose, Hypoxämie, kardiovaskulärer Kollaps	mechanische Klappenprothesen Thrombembolien

Abb. 5.3 Ungünstige Auswirkungen der Schwangerschaft auf kardiale Erkrankungen.

Diagnostik

■ Kardiovaskuläre Symptome und körperliche Untersuchungsbefunde während der Schwangerschaft

Für die Erkennung pathologischer Symptome und Befunde ist die **Kenntnis der Befunde einer normalen Schwangerschaft** hilfreich. Die hämodynamischen Veränderungen während der Schwangerschaft beeinflussen die Symptome und Befunde (Elkayam u. Gleicher 1998).

Beschwerden. Schwangere klagen oft über Müdigkeit, verminderte Leistungsfähigkeit und Belastungsdyspnoe. Schwindel und sogar Synkopen können im Liegen durch die Obstruktion der V. cava durch den graviden Uterus verursacht werden. Eine flache und beschleunigte Atmung wird häufig während der Schwangerschaft beobachtet und kann mit einer Dyspnoe verwechselt werden.

Übersicht

Physiologische kardiale Symptome während der Schwangerschaft
- Müdigkeit
- verminderte Leistungsfähigkeit
- Belastungsdyspnoe
- flache und beschleunigte Atmung
- Schwindel, Synkope (im Liegen)
- Knöchelödeme

Das vermehrte Blutvolumen führt zur guten **Füllung der Halsvenen** und zu **Knöchelödemen**, vor allem in der späten Schwangerschaft. Der kräftige und gut palpable arterielle Puls mit vergrößerter Amplitude beruht auf der **hyperdynamen Kreislaufsituation**. Der **Herzspitzenstoß** kann nach links verlagert und hebend sein.

Auskultation. Der erste Herzton ist – vor allem am Ende des letzten Trimenons – laut und weist eine verstärkte Spaltung auf. Der zweite Herzton ist häufig während der späten Schwangerschaft verstärkt und gespalten. Einen dritter Herzton findet man eher selten während der normalen Schwangerschaft, dieser kann – wie bei Nichtschwangeren – auf eine linksventrikuläre Dysfunktion hinweisen. Auch der vierte Herzton ist während einer normalen Schwangerschaft selten. Leise systolische Geräusche findet man wegen der hyperdynamen Kreislaufsituation während der meisten Schwangerschaften. Sie kann man am besten am linken unteren Sternalrand und über der Pulmonalklappe hören. Sie werden zum Jugulum und nach links fortgeleitet. In der rechten (oder auch linken) Supraklavikulargrube kann ein kontinuierliches venöses Strömungsgeräusch hörbar sein. Über dem rechten und linken zweiten Interkostalraum parasternal kann man kontinuierlich oder nur systolisch das Strömungsgeräusch der Aa. mammariae internae hören. Diese Geräusche verschwinden charakteristischerweise, wenn Druck auf die Membran des Stethoskops ausgeübt wird. Diastolische Geräusche können am linken unteren Sternalrand und über der Pulmonalklappe auftreten, sind aber insgesamt selten und sollten zu einer abklärenden Diagnostik veranlassen. Der gesteigerte Blutfluss über die Klappen verstärkt systolische Geräusche bei Aortenstenose und Pulmonalstenose sowie das Diastolikum bei Mitralstenose. Insuffizienzgeräusche hingegen werden aufgrund des erniedrigten systemischen Gefäßwiderstands mit Verringerung des Regurgitationsvolumens eher abgeschwächt. Das erhöhte linksventrikuläre Volumen kann den systolischen Klick und das Geräusch bei Mitralklappenprolaps aufheben sowie das systolische Geräusch bei der hypertrophen obstruktiven Kardiomyopathie dämpfen.

■ Apparative Diagnostik

Elektrokardiographie. Während der normalen Schwangerschaft beobachtet man eine Verlagerung der elektrischen Herzachse nach links oder rechts sowie transiente ST-Strecken-Senkungen und T-Wellen-Veränderungen.

Die R-Amplitude in Ableitung V_1 ist häufig vergrößert. Während der Kaiserschnittentbindung sind passagere EKG-Veränderungen mit ST-Strecken-Senkungen vor allem in den Ableitungen I, aVL und V_5 beschrieben worden. Echokardiographisch konnten dabei keine Wandbewegungsstörungen dokumentiert werden. Atriale und ventrikuläre Extrasystolen sind während der normalen Schwangerschaft häufig. Eine Häufung von atrialen, atrioventrikulären und ventrikulären Extrasystolen, von Sinusarrhythmien, Sinusbradykardien, Sinustachykardien, Sinusarrest mit Knotenersatzrhythmus, supraventrikulären Tachykardien und aberranter ventrikulärer Leitung wird während den Wehen und der Entbindung beobachtet. Die meisten Arrhythmien während der Schwangerschaft sind gutartig, können aber Anzeichen einer Herzerkrankung sein. Eine kontinuierliche Aufzeichnung über 24 Stunden (Holter-EKG) kann angezeigt sein.

Röntgenuntersuchung des Thorax. Obwohl die Strahlenexposition bei einer normalen Röntgenaufnahme des Thorax minimal ist (Tabelle 5.**2**) (fetale Dosis <0,01 mGy), sollte die Indikation streng gestellt werden. Dies gilt vor allem deshalb, weil die Echokardiographie heute der unbelastende Gold-Standard zur Darstellung der kardialen Anatomie und Funktion ist. Die Veränderungen im Röntgenbild des Thorax während einer normalen Schwangerschaft (verstärkte Gefäßzeichnung, Verbreiterung der Herzens durch Anhebung des Zwerchfells) können eine Herzerkrankung vortäuschen. Postpartal kann man kleine Pleuraergüsse finden.

Die Echokardiographie kann sicher bei der Mutter und auch beim Feten durchgeführt werden. Auch die transösophageale Echokardiographie ist eine sichere Untersuchung während der Schwangerschaft. Physiologisch sind eine geringe Zunahme der Größe der Herzkammern und eine Zunahme der linksventrikulären Masse während der Schwangerschaft. Außerdem beobachtet man aufgrund der Dilatation der Klappenringe meist geringgradige multivalvuläre Regurgitationen. Ein geringer Perikarderguss wird während der Schwangerschaft häufig, vor allem im letzten Trimenon, beobachtet.

> Die Echokardiographie nimmt eine Schlüsselstellung bei der apparativen kardiologischen Diagnostik ein.

Kardiale Magnetresonanztomographie. Dieses nicht strahlenbelastende Verfahren kann bei besonderen Fragestellungen – wie Aortendissektion, Lungenembolie, komplexe kongenitale Vitien – und auch zur Diagnostik einer koronaren Herzerkrankung indiziert sein. Es gibt keine Berichte über fetale Schädigungen durch die Magnetresonanztomographie. Allerdings sind die biologischen Effekte auf den Fetus noch nicht genau bekannt (Brandt u. Hattery 1997). Die Gesundheitsbehörde der USA (FDA) erlaubt Untersuchungen von Schwangeren, wenn sich dadurch andere, schädigendere Untersuchungen (z. B. Röntgenuntersuchungen und Radionuklidverfahren) vermeiden lassen.

Tabelle 5.**2** Diagnostische Verfahren bei kardialen Erkrankungen

Verfahren	Fetale Strahlenexposition
Elektrokardiographie	keine
Röntgenuntersuchung des Thorax	<0,01 mGy
Echokardiographie	keine
kardiale Magnetresonanztomographie	keine (siehe Text)
Belastungs-EKG	keine
Rechtsherzkatheteruntersuchung	keine
Perfusionsszintigraphie	<10 mGy
Linksherzkatheteruntersuchung und Koronarangiographie	etwa 5 mGy

> Man sollte eine Magnetresonanztomographie bei einer schwangeren Patientin wegen der oben genannten Unsicherheiten nur dann durchführen, wenn diese für besondere Fragestellungen absolut notwendig ist.

Belastungstest. Ein Belastungstest während der Schwangerschaft kann zur kardialen Ischämiediagnostik verwendet werden. Allerdings wird die diagnostische Genauigkeit eines Belastungs-EKG bei Frauen und speziell bei dieser Patientengruppe durch die niedrige Prävalenz einer koronaren Herzerkrankung gering sein. Es wird eine submaximale Belastung (70 % der altersentsprechenden maximalen Herzfrequenz) empfohlen, da eine maximale Belastung mit fetalem Stress assoziiert sein kann. Ein Belastungstest kann allerdings sinnvoll sein, um mit der maximalen Sauerstoffaufnahme unter Belastung die kardiale Reserve abzuschätzen. Unter körperlicher Belastung (Fahrradergometrie) kann die Echokardiographie zur kardialen Ischämiediagnostik bei vermuteter oder bekannter koronarer Herzerkrankung verwendet werden (Stressechokardiographie). Die diagnostische Genauigkeit ist höher als diejenige des Belastungs-EKG.

Rechtsherzkatheteruntersuchung. Mit einem Balloneinschwemmkatheter, der über die V. jugularis interna oder die V. brachialis ohne Durchleuchtung unter Kontrolle der abgeleiteten Druckkurve vorgebracht wird, können zentralvenöser, rechtsatrialer, rechtsventrikulärer und pulmonalarterieller Druck sowie pulmonalkapillärer Verschlussdruck, gemischtvenöse Sauerstoffsättigung und das Herzminutenvolumen bestimmt werden. Von einigen Autoren wird empfohlen, Risikopatientinnen während der Geburt mit einem Rechtsherzkatheter zu überwachen. Dazu gehören Patientinnen mit eingeschränkter Ventrikelfunktion, höhergradigen Klappenstenosen, symptomatischer Klappeninsuffizienz, symptomatischen kongenitalen Vitien, bekannter pulmonaler Hypertonie, unkontrolliertem systemischem Bluthochdruck, bekannter koronarer Herzerkrankung, Hypoxämie, Oligurie und hämodynamischer

Instabilität. Ein Expertenkonsens zum invasiven hämodynamischen Monitoring während der Geburt existiert nicht (Oakley et al. 2003).

Perfusionsszintigraphie. Eine Perfusionsszintigraphie kann zur myokardialen Ischämiediagnostik bei vermuteter oder bekannter koronarer Herzerkrankung notwendig werden. Die diagnostische Genauigkeit ist größer als beim Belastungs-EKG. Die Dosis, die den Fetus erreicht, beträgt <10 mGy. Es wird für sehr unwahrscheinlich erachtet, dass eine solche Dosis kindliche Schäden induziert. Um allerdings die Strahlenexposition des Feten so gering wie möglich zu halten, sollte diese Untersuchung nur durchgeführt werden, wenn keine alternativen Verfahren zur Verfügung stehen, die nicht strahlenbelastend sind.

Linksherzkatheteruntersuchung und Koronarangiographie. Eine Linksherzkatheteruntersuchung wird heute nur noch selten während einer Schwangerschaft notwendig, da andere, nicht strahlenbelastende Verfahren, wie die Echokardiographie (und die kardiale Magnetresonanztomographie), zur Verfügung stehen. Eine eindeutige Indikation besteht jedoch beim – in der Schwangerschaft seltenen – akuten Myokardinfarkt. Die mittlere fetale Dosis bei einer Linksherzkatheteruntersuchung einschließlich Koronarangiographie beträgt etwa 5 mGy. Das Risiko für den Feten hängt von seinem Entwicklungsstadium ab. Eine Strahlenexposition während der ersten Schwangerschaftswoche kann zur Resorption bzw. Absorption der Frucht führen. Während der 2.–6. Schwangerschaftswoche hat eine Strahlenexposition teratogenes Potenzial. Eine Exposition während der 7.–15. Schwangerschaftswoche kann die Hirnentwicklung stören und neurologische Schäden verursachen. Eine Assoziation von intrauteriner Strahlenexposition und malignen Tumoren im Kindesalter ist wahrscheinlich. Eine Katheteruntersuchung sollte, wenn unbedingt nötig, möglichst nach der Periode der Organentwicklung (>12 Wochen nach der letzter Menses) durchgeführt werden. Aus Strahlenschutzgründen sollten der Zugang über den Arm gewählt und der Uterus abgeschirmt werden. Die Aufnahmen sind auf das diagnostisch und therapeutisch notwendige Minimum zu beschränken.

Kardiale Belastbarkeit

Der Erfassung der kardialen Belastbarkeit kommt bei der Beurteilung einer Herzkrankheit während der Schwangerschaft eine wichtige Bedeutung zu. Die kardiale Belastbarkeit wird, wie allgemein in der Kardiologie üblich, nach der Einteilung der New York Heart Association (NYHA) erfasst (Tabelle 5.3). Patientinnen mit fehlenden oder geringen Symptomen (NYHA-Klassen I und II) haben meist (aber nicht immer!) ausreichende kardiale Reserven, um die Schwangerschaft ohne kardiale Komplikationen zu überstehen. Patientinnen mit Symptomen bereits bei geringer Belastung oder sogar in Ruhe (NYHA-Klassen III und IV) haben keine kardiale Reserve und ein deutlich erhöhtes Risiko für kardiale Ereignisse während der Schwangerschaft. Bei diesen Pa-

Tabelle 5.**3**   Klassifikation der kardialen Belastbarkeit nach der New York Heart Association (NYHA)

NYHA-Klasse I	keine Einschränkung der normalen körperlichen Aktivität, Beschwerdefreiheit
NYHA-Klasse II	leichte Einschränkung der körperlichen Aktivität, Beschwerden bei stärkerer körperlicher Belastung
NYHA-Klasse III	deutliche Einschränkung der körperlichen Aktivität, Beschwerden bei leichter körperlicher Belastung
NYHA-Klasse IV	schwere Einschränkung der körperlichen Aktivität, Beschwerden in Ruhe

tientinnen kann eine Schwangerschaft nicht empfohlen werden. Die kardiale Belastbarkeit ist einfach zu erfassen und erlaubt vor jeder weiterführenden apparativen Diagnostik bereits eine Risikostratifizierung.

Prognose für Mutter und Kind

Risikostratifizierung. Die meisten Schwangerschaften bei einer Herzerkrankung nehmen einen günstigen Verlauf für die Mutter und das Kind. Mit Ausnahme von Patientinnen mit Eisenmenger-Syndrom, schwerer pulmonaler Hypertonie und Marfan-Syndrom mit erkrankter Aorta ist der mütterliche Tod selten. Allerdings kann das Risiko für andere mütterliche und neonatale Komplikationen erhöht sein. Die Risikostratifizierung bei herzkranken Patientinnen spielt daher eine entscheidende Rolle. Auf der Risikostratifizierung beruht auch die Beratung der Patientin. Risikostratifizierung und Beratung sollten idealerweise bereits vor der Schwangerschaft erfolgen. Die zur Risikostratifizierung notwendigen Daten können rasch durch eine gründliche kardiovaskuläre Anamnese und eine körperliche Untersuchung, ein 12-Kanal-EKG und eine transthorakale Echokardiographie erhoben werden. Bei Patientinnen mit Zyanose kann die arterielle Sauerstoffsättigung mit der perkutanen Oxymetrie bestimmt werden. Folgende Aspekte beeinflussen die Risikostratifizierung und die Beratung:

➤ zugrunde liegende Herzerkrankung,
➤ mütterliche kardiale Belastbarkeit,
➤ Möglichkeit eines palliativen und korrigierenden Eingriffs,
➤ zusätzliche Risikofaktoren,
➤ Lebenserwartung der Mutter und die Möglichkeit, für ihr Kind zu sorgen,
➤ Risiko einer kongenitalen Herzerkrankung beim Kind.

Die zugrunde liegende Herzerkrankung sollte klar definiert werden. Dazu kann – vor allem bei kongenitalen Vitien – die Durchsicht alter Katheteruntersuchungs- oder Operationsprotokolle notwendig sein. Die Residuen und funktionellen Folgen müssen geklärt werden. Dies beinhaltet die Bestimmung der ventrikulären Funktion, des pulmonalarteriellen Drucks, des Schweregrades stenotischer Vitien, das Vorhandensein von Shunts und das Vorhandensein einer Hypoxämie.

Tabelle 5.**4**   Prädiktoren von Komplikationen bei herzkranken Schwangeren. Ergebnisse einer multizentrischen kanadischen Studie bei 599 Schwangerschaften (Siu et al. 2001)

Komplikationen	Prädiktor	Odds Ratio (95%-Konfidenzintervall)
kardial*	vorheriges kardiales Ereignis oder Arrhythmie NYHA-Klasse >II oder Zyanose linksventrikuläre Obstruktion** systemventrikuläre Dysfunktion	6 (3–14) 6 (2–22) 6 (3–14) 11 (4–34)
neonatal	NYHA-Klasse >II oder Zyanose Heparin oder Warfarin während der Schwangerschaft Rauchen mehrfache Schwangerschaften linksventrikuläre Obstruktion**	3 (1,1–6,1) 3 (1,4–8,2) 2 (1,3–3,9) 22 (6–85) 2 (1,01–2,9)
schwangerschaftsindu-zierte Hypertonie	Nullipara systemischer Lupus erythematodes Aortenisthmusstenose	5 (2–17) 24 (5–108) 3 (2–10)
postpartale Blutung	Heparin oder Warfarin peripartal Zyanose	7 (2–22) 27 (4–177)

* Lungenödem, symptomatische Tachy- oder Bradyarrhythmie, Schlaganfall, Herzstillstand, kardialer Tod
** Mitralklappenöffnungsfläche < 2 cm², Aortenklappenöffnungsfläche < 1,5 cm² oder Spitzengradient im Ausflusstrakt > 30 mmHg

Die kardiale Belastbarkeit der Mutter ist weithin als prognostischer Prädiktor akzeptiert. In einer Studie mit 482 Schwangerschaften bei Patientinnen mit kongenitaler Herzerkrankung war die kardiovaskuläre Morbidität bei Patientinnen in der Funktionsklasse NYHA I deutlich geringer (8% versus 30%) und der Anteil der Lebendgeburten deutlich höher (80% versus 68%) als bei Patientinnen in den anderen Funktionsklassen (Whittemore et al. 1982). In einer kanadischen Studie bei 599 Schwangerschaften (Siu et al. 2001) waren schlechte kardiale Belastbarkeit (NYHA-Klasse >II) oder Zyanose, eine eingeschränkte linksventrikuläre Pumpfunktion (Ejektionsfraktion <40%), das Vorliegen einer linksventrikulären Obstruktion (z. B. Aorten- oder Mitralstenose) sowie eine Anamnese für ein kardiales Ereignis oder eine Arrhythmie unabhängige Prädiktoren für mütterliche kardiale Komplikationen. Unabhängige Prädiktoren für neonatale Komplikationen waren ebenfalls schlechte kardiale Belastbarkeit (mehr als NYHA-Klasse II) oder Zyanose und das Vorliegen einer linksventrikulären Obstruktion (z. B. Aorten- oder Mitralstenose), weiterhin eine Heparin-/Warfarin-Therapie während der Schwangerschaft, Rauchen und Mehrlingsschwangerschaften (Tabelle 5.**4**) (Siu et al. 2001). In dieser Studie waren Patientinnen mit erworbenen Vitien unterrepräsentiert. Außerdem waren nur 3 Patientinnen mit schwerer pulmonaler Hypertonie und keine mit Eisenmenger-Syndrom vertreten. Dies sind Patientengruppen, bei denen ein deutlich erhöhtes Risiko während der Schwangerschaft zweifelsfrei besteht.

Die mütterliche und die fetale Prognose bei Vorliegen eines **zyanotischen Vitiums** können durch korrigierende oder palliative Operationen verbessert werden. Diese sollte daher, wenn möglich, vor Konzeption durchgeführt werden. Ähnliches gilt auch für Patientinnen mit symptomatischen obstruktiven Läsionen.

> Ein herzchirurgischer Eingriff während der Schwangerschaft ist mit einer hohen Mortalität für Mutter (6%) und Fetus (30%) assoziiert (Weiss et al. 1998).

Das Risiko einer kongenitalen Herzerkrankung beim Kind muss ebenso bei der Beratung berücksichtigt werden. In der Bevölkerung besteht allgemein ein Risiko von 0,4–0,6% für das Auftreten von angeborenen Herzerkrankungen. Dieses Risiko wird durch das Vorliegen einer Erkrankung bei einem Angehörigen ersten Grades ungefähr verzehnfacht. Dabei haben obstruktive Vitien ein höheres Risiko des Wiederauftretens in der nächsten Generation. Manche Erkrankungen, wie das Marfan-Syndrom und die 22q11-Deletion, werden autosomaldominant vererbt. Patientinnen mit angeborenen Herzerkrankungen im zeugungsfähigen Alter sollte eine genetische Beratung angeboten werden.

Schwangerenbetreuung. Herzkranke Schwangere mit einem niedrigen Risiko können nach kardialer Abklärung wie normale Schwangere mit der Möglichkeit der Anbindung an ein Perinatalzentrum betreut werden.

> Schwangere mit einem höheren Risiko sollten in enger Anbindung an oder in einem Perinatalzentrum betreut werden. Dabei ist eine multidisziplinäre Kooperation von Geburtshelfern, Kardiologen, Anästhesisten und Pädiatern anzustreben.

Schwangere mit dem höchsten Risiko sollten etwa ab der 20. Schwangerschaftswoche hospitalisiert werden.

Übersicht

Faktoren einer Niedrigrisikoschwangerschaft bei Vorliegen einer Herzkrankheit
- keine oder wenige kardiale Symptome
- gute kardiale Pumpfunktion
- keine hämodynamisch wirksamen oder lebensbedrohlichen Arrhythmien
- keine schwere linksventrikuläre Obstruktion
- keine bedeutsame systemische oder pulmonale Hypertonie
- keine Notwendigkeit der Antikoagulation

Kardiovaskuläre Medikamente während Schwangerschaft und Stillzeit

Folgende Aspekte spielen bei der medikamentösen Therapie in der Schwangerschaft eine Rolle:
➤ fetales und neonatales Risiko,
➤ Änderungen von Pharmakokinetik und Pharmakodynamik während der Schwangerschaft,
➤ mütterliche Indikation zur medikamentösen Therapie.

Im Folgenden werden in Kürze die wichtigsten für die Behandlung von kardiologischen Erkrankungen verwendeten Medikamente besprochen. Die Risikokategorien der FDA (Tabelle 5.**5**) sind in den Tabellen 5.**6** und 5.**7** angegeben.

■ ACE-Hemmer und Angiotensinrezeptorblocker

ACE-Hemmer und Angiotensinrezeptorblocker gehören heute zur Standardtherapie bei der Herzinsuffizienz. Ihre mortalitäts- und morbiditätssenkende Wirkung bei dieser Indikation ist eindeutig belegt. Obwohl ACE-Hemmer während der ersten Periode der Organogenese (erstes Trimenon) nicht teratogen sind, können sie während des zweiten und dritten Trimenons zu einer verminderten oder fehlenden Fruchtwasserbildung, Fehlbildungen, fetaler pulmonaler Hypoplasie, verringertem fetalem Wachstum, fetalem Tod, neonataler Anurie und neonatalem Tod führen. Diese Effekte sind zum Teil auf eine fetale Hypotonie zurückzuführen.

> ACE-Hemmer sollten also sofort bei Eintritt einer Schwangerschaft abgesetzt werden. Gleiches gilt für die Angiotensinrezeptorblocker (Jackson 2001).

ACE-Hemmer und Angiotensinrezeptorblocker können aber postpartal zur Behandlung einer Herzinsuffizienz (z. B. peripartale Kardiomyopathie, dilatative Kardiomyopathie) eingesetzt werden. Die Mütter sollten dann aber nicht stillen.

■ Dihydralazin

Dabei handelt es sich um einen Vasodilatator. Es besteht keine Kontraindikation während der Schwangerschaft. Bei der Notwendigkeit einer Vasodilatatortherapie bei Linksherzinsuffizienz oder bei Klappenregurgitationen kann Dihydralazin – eventuell zusammen mit Nitraten – anstelle des kontraindizierten ACE-Hemmers eingesetzt werden.

■ Nitrate

Nitrate führen vorwiegend zu einer Dilatation venöser Kapazitätsgefäße, in höherer Dosierung wirken sie auch auf das arterielle System. Sie sind bei der symptomatischen Behandlung der koronaren Herzerkrankung und bei der Therapie der akuten Herzinsuffizienz mit Lungenödem wirksame Substanzen (Cotter et al. 1998). Nitroglycerin ist mit einer teratogenen Wirkung im ersten Trimenon in Verbindung gebracht worden. Es wurden fetale Bradykardien beschrieben. Für andere Nitrate (z. B. Isosorbiddinitrat und Isosorbidmononitrat) liegen keine ausreichenden Daten vor. Insgesamt sind Nitrate nicht kontraindiziert, die Indikationsstellung sollte aber streng sein.

■ β-Blocker

Für kardioselektive β-Blocker besteht während der Schwangerschaft keine Kontraindikation. β-Blocker können zu einer Verlangsamung des fetalen Herz-

Tabelle 5.**5**   Risikokategorien der Food and Drug Administration (FDA) der USA

Kategorie A	Kontrollierte Studien bei Frauen zeigen kein Risiko für den Fetus im ersten Trimenon (und es gibt keine Hinweise für ein erhöhtes Risiko im zweiten und dritten Trimenon), die Möglichkeit eines fetalen Schadens ist sehr gering.
Kategorie B	Tierstudien haben kein fetales Risiko gezeigt, aber es gibt keine kontrollierten Studien bei Schwangeren *oder* Tierstudien haben ein fetales Risiko gezeigt, aber kontrollierte Studien bei Schwangeren im ersten Trimenon haben dies nicht bestätigt (und es gibt keine Hinweise für ein erhöhtes Risiko im zweiten und dritten Trimenon).
Kategorie C	Tierstudien haben Nebenwirkungen auf den Fetus gezeigt, und es gibt keine kontrollierten Studien bei Schwangeren *oder* Tierstudien oder Studien bei Schwangeren gibt es nicht. Medikamente sollten nur gegeben werden, wenn der potenzielle Nutzen das Risiko für den Feten übersteigt.
Kategorie D	Es gibt Evidenz für ein menschliches fetales Risiko. Eine Anwendung bei Schwangeren kann aber akzeptabel sein, wenn das Medikament zur Therapie in einer lebensbedrohlichen Situation oder bei einer schweren Erkrankung benötigt wird, bei der andere Medikamente nicht eingesetzt werden können oder ineffektiv sind.
Kategorie X	Tierstudien oder Studien bei Menschen haben fetale Abnormalitäten ergeben oder es gibt Evidenz für eine fetale Schädigung aus der Anwendung am Menschen, und das Risiko bei Anwendung übersteigt eindeutig den möglichen Nutzen. Das Medikament ist bei Frauen, die schwanger sind oder schwanger werden könnten, kontraindiziert.

Tabelle 5.**6**   Kardiovaskulär wirksame Medikamente in der Schwangerschaft (modifiziert nach www.safefetus.com)

Substanzen	Fetale Effekte	Exkretion in Muttermilch	Plazenta-passage	Indikationen	Risikokate-gorie der FDA (siehe Tabelle 5.5)
Furosemid	möglicherweise Hypospadien im ersten Trimenon	ja	ja	Herzinsuffizienz, Hypertonie, Lungen-ödem	C
Hydrochlo-rothiazid	wenig humane Daten; nicht teratogen, neonatale Hypoglykämien, Thrombopenie, Anämie, fetale Bradykardie	gering	am Ende der Schwanger-schaft	Hypertonie, Herzinsuffizienz	D
Spirono-lacton	antiandrogene Wirkung auf Fetus (Tier), wenig humane Daten; möglicherweise Mundspalten im ersten Trimenon	ja	ja	Herzinsuffizienz	D
Bisoprolol	nicht teratogen, aber fetotoxisch beim Tier; keine humanen Daten	ja	ja	Hypertonie, Herz-rhythmusstörungen, Herzinsuffizienz	C, D (im zweiten und dritten Trimenon)
Metoprolol	nicht teratogen, aber fetotoxisch in hoher Dosierung beim Tier, im zweiten und dritten Trimenon intrauterine Wachstumsverzöge-rung, neonatale β-Blockade	ja	ja	Hypertonie, Herz-rhythmusstörungen, Herzinsuffizienz	C, D (im zweiten und dritten Trimenon)
Atenolol	nicht teratogen, aber fetotoxisch in hoher Dosierung beim Tier; möglicherweise Hypo-spadien im ersten Trimenon, Bericht über fetale retroperitoneale Fibrose, im zweiten und dritten Trimenon intrauterine Wachs-tumsverzögerung, fetale Bradykardie	ja	ja	Hypertonie, Herz-rhythmusstörungen, Herzinsuffizienz	D
Carvedilol	in hoher Dosierung fetotoxisch bei Tieren, keine kontrollierten humanen Daten; nicht kardioselektiv	gering	nd	Hypertonie, Herz-rhythmusstörungen, Herzinsuffizienz	C
Labetalol	keine adäquaten humanen Daten; mögli-cherweise kongenitale Anomalien im ersten Trimenon, neonatale β-Blockade	ja	ja	Hypertonie, Herz-rhythmusstörungen, Herzinsuffizienz	C, D (im zweiten und dritten Trimenon)
Methyldopa	beim Tier Schlaf- und Verhaltensstörungen während der Gehirnentwicklung, keine gu-ten humanen Daten; neonatale Hypotonie	ja	ja	Hypertonie	C
ACE-Hem-mer, Angio-tensinre-zeptorblo-cker	bei Tieren fetale Wachstumsverzögerung, in-komplette Ossifikation; keine adäquaten hu-manen Daten im ersten Trimenon; im zwei-ten und dritten Trimenon: teratogen und to-xisch mit intrauteriner Wachstumsverzöge-rung, Oligohydramnion, neonatale Anurie, neonatale Hypotonie	je nach Substanz	nd	Hypertonie, Herzinsuffizienz	D
Dihydrala-zin	möglicherweise Hypospadien im ersten Trimenon, im dritten Trimenon neonatale Thrombopenie, fetale Tachyarrhythmien	ja	ja	Hypertonie, Herzinsuffizienz	C
Nitro-glycerin	kein Schaden beim Tier, keine kontrollierten humanen Daten im ersten Trimenon; fetale Bradykardie	?	nd	Herzinsuffizienz	B
Isosorbid-dinitrat	beim Tier embryotoxisch, keine adäquaten humanen Daten	?	nd	Herzinsuffizienz	C

nd = keine Daten

Tabelle 5.7 Kardiovaskulär wirksame Medikamente in der Schwangerschaft (modifiziert nach www.safefetus.com)

Substanzen	Fetale Effekte	Exkretion in Muttermilch	Plazentapassage	Indikationen	Risikokategorie der FDA (siehe Tabelle 5.5)
Vitamin-K-Antagonisten	kongenitale Anomalien im ersten Trimenon, erhöhte Rate an Spontanaborten und Totgeburten	ja	nd	Antikoagulation bei mechanischen Klappenprothesen	X
unfraktioniertes Heparin	keine kontrollierten humanen Daten; möglicherweise erhöhte Inzidenz an Spontanaborten, Totgeburten, Frühgeburten; möglicherweise kardiovaskuläre Defekte im ersten Trimenon	nein	nein	Antikoagulation bei mechanischen Klappenprothesen, Vorhofflimmern, Thromboembolien	B
niedermolekulares Heparin	kein fetalen Schäden beim Tier, keine kontrollierten humanen Daten	?	nein	Antikoagulation bei Vorhofflimmern, Thromboembolien	B
Acetylsalicylsäure (<150 mg/Tag)	kein Risiko beim Tier; Assoziation mit kongenitalen Defekten im ersten Trimenon (kontrovers)	gering	nd	zusätzlich bei mechanischen Klappenprothesen, Vorhofflimmern	C
Acetylsalicylsäure (bei voller Dosis im dritten Trimenon)	vorzeitiger Verschluss des Ductus Botalli, pulmonale Hypertonie, Totgeburt, intrauterine Wachstumsverzögerung, Assoziation mit kongenitalen Defekten im ersten Trimenon (kontrovers), Salicylatintoxikation	gering	nd	zusätzlich bei mechanischen Klappenprothesen und Thromboembolien unter effektiver Antikoagulation, Vorhofflimmern	D
Digoxin	nicht teratogen beim Tier; fragliche Assoziation mit Mundspalten im ersten Trimenon	ja	ja	Herzrhythmusstörungen, Herzinsuffizienz	C
Adenosin	wenige Tierdaten, dort nicht teratogen; wenige humane Daten, kein Schaden beschrieben	nein	nd	Herzrhythmusstörungen	C
Nifedipin	in hohen Dosen embryotoxisch und teratogen bei Tieren, keine kontrollierten humanen Daten; möglicherweise Assoziation mit kardiovaskulären Defekten im ersten Trimenon, Wachstumsverzögerung im zweiten und dritten Trimenon	ja	nd	Hypertonie	C
Verapamil	in hohen Dosen embryozidal und fetotoxisch; nicht teratogen beim Tier, keine adäquaten humanen Daten; Einzelfall mit komplettem AV-Block und fetalem Tod bei Kombination mit Digoxin	ja	ja	Hypertonie, Herzrhythmusstörungen	C
Diltiazem	bei Tieren embryotoxisch und fetotoxisch in hohen Dosen, teratogen mit Skelettdefekten; keine adäquaten humanen Daten, aber möglicherweise kardiovaskuläre Defekte im ersten Trimenon	ja	nd	Hypertonie, Herzrhythmusstörungen	C
Lidocain	bei hohen Blutspiegeln neonatale Depression des Zentralnervensystems, fetale Tachy- oder Bradykardie, möglicherweise Anomalien des Respirationstrakts, Tumoren und Hernien im ersten Trimenon	gering	ja	Herzrhythmusstörungen (ventrikuläre Tachykardien)	C
Mexitil	bei Tieren nicht teratogen, wenige humane Daten	ja	nd	Herzrhythmusstörungen (ventrikuläre Tachykardien)	C
Flecainid	embryotoxisch und teratogen bei Tieren, keine kontrollierten humanen Daten, aber möglicherweise Assoziation mit intrauterinem fetalem Tod; neonatale Hyperbilirubinämie	ja	nd	Herzrhythmusstörungen (supraventrikuläre und ventrikuläre Tachykardien)	C
Propafenon	bei Tieren nicht teratogen, wenige humane Daten	ja	nd	Herzrhythmusstörungen (supraventrikuläre und ventrikuläre Tachykardien)	C
Amiodaron	embryotoxisch mit Wachstumsverzögerung bei Tieren, keine kontrollierten humanen Daten, aber kongenitale Hypothyreose, Struma, Wachstumsverzögerung, fetale Bradykardie mit verlängertem QT-Intervall; möglicherweise Assoziation mit kongenitalen Vitien; lange Halbwertszeit	ja	ja	Herzrhythmusstörungen (supraventrikuläre und ventrikuläre Tachykardien)	C

nd = keine Daten

schlags, zu einer intrauterinen Wachstumsverzögerung und zu einem verringerten Geburtsgewicht führen. Beim Neugeborenen besteht die Gefahr der Hypoglykämie und einer Bradykardieneigung.

Einsatzgebiete. β-Blocker werden therapeutisch bei verschiedenen Erkrankungen eingesetzt: Bei der chronischen Herzinsuffizienz nichtschwangerer Patienten senken sie eindeutig Morbidität und Mortalität. Supraventrikuläre und ventrikuläre Tachykardien stellen weitere Indikationen dar. Dazu gehören die Reduktion der Ventrikelfrequenz und eine Rezidivprophylaxe bei tachykardem Vorhofflimmern und Vorhofflattern, Therapie und Rezidivprophylaxe bei AV-Knoten-Reentry und AV-Reentry-Tachykardien sowie eine Rezidivprophylaxe bei ventrikulären Tachykardien. Außerdem werden β-Blocker bei der Behandlung der Hypertonie eingesetzt (vgl. Kapitel 7). Eine spezielle Indikation haben β-Blocker bei der Behandlung des Marfan-Syndroms mit Beteiligung der Aorta, da sie die Druckanstiegsgeschwindigkeit in der Aorta vermindern und damit die dynamische Belastung der Aortenwand vermindern. Bei relevanter Mitralstenose werden β-Blocker zur Reduktion der Herzfrequenz eingesetzt.

■ Methyldopa

Dieses antihypertensiv wirksame Medikament ist während der gesamten Schwangerschaft und Stillzeit einsetzbar (vgl. Kapitel 7).

■ Diuretika

Für das Schleifendiuretikum **Furosemid** sind Störungen der uteroplazentaren Durchblutung und Elektrolytstörungen beim Feten beschrieben worden. Eine Gabe ist bei strenger Indikation, z. B. bei kardialer Insuffizienz auf dem Boden einer myokardialen Erkrankung oder eines Vitiums, möglich.

Thiaziddiuretika können bei strenger Indikationsstellung in der Schwangerschaft eingesetzt werden. Es kann zum verminderten fetalen Wachstum durch Abnahme der uteroplazentaren Durchblutung kommen. Weiterhin sind neonatale Elektrolytstörungen beschrieben worden.

Aldosteronantagonisten sind während Schwangerschaft und Stillzeit relativ kontraindiziert.

■ Digoxin

Digoxin ist während Schwangerschaft und Stillzeit nicht kontraindiziert. Eine Überwachung der Serumspiegel sollte erfolgen.

Einsatzgebiete. Digoxin wird zur Behandlung supraventrikulärer Tachykardien eingesetzt. Es führt zu einer Verminderung der ventrikulären Frequenz bei Vorhof-

flimmern und Vorhofflattern und kann hier in Kombination mit β-Blockern eingesetzt werden. Weiterhin ist es ein Medikament zur symptomatischen Therapie der Herzinsuffizienz. Mittlerweile werden bei dieser Indikation niedrigere Serumspiegel mit <1 ng/ml für Digoxin angestrebt. Es ist möglich, dass höhere Serumspiegel in einer randomisierten kontrollierten Studie bei Frauen mit chronischer Herzinsuffizienz zu einer geringfügig erhöhten Mortalität in der Digoxingruppe geführt haben (Eichhorn u. Gheorghiade 2002).

■ Kalziumantagonisten

Kalziumantagonisten sind in der Schwangerschaft bei strenger Indikationsstellung einsetzbar. Dazu gehört vor allem die Behandlung einer arteriellen Hypertonie und von supraventrikulären Herzrhythmusstörungen. Eine Alternative stellen die β-Blocker dar.

■ Cumarinderivate (Vitamin-K-Antagonisten)

Prinzipiell sind Cumarinderivate während der Schwangerschaft kontraindiziert. Beim Einsatz in der 6.–12. Woche sind Fruchttod, Skelettanomalien, Augenentwicklungsstörungen, verzögerte geistige Entwicklung und Blutungen beschrieben worden. Für Patientinnen mit mechanischen Herzklappenprothesen stellen sie jedoch während der Schwangerschaft aufgrund der Reduktion der häufigen thromboembolischen Komplikationen unter unfraktioniertem Heparin die für die Mutter sicherste Therapie dar (siehe unter „Klappenprothesen"). Patientinnen mit mechanischen Klappenprothesen und Patientinnen mit Vorhofflimmern sollten von der 12. bis zur 36. Woche mit Vitamin-K-Antagonisten behandelt werden. Für das erste Trimenon wird eine Therapie mit Heparin empfohlen, es besteht jedoch kein Konsens (Oakley et al. 2003).

■ Unfraktioniertes Heparin

Es besteht keine Kontraindikation während der Schwangerschaft. Fetale Blutungen sind beschrieben worden. Eine Indikation besteht in der Antikoagulation bei Patientinnen mit mechanischen Herzklappenprothesen von der 6. bis zur 12. Schwangerschaftswoche und ab der 36. Schwangerschaftswoche sowie bei Patientinnen mit Vorhofflimmern. Eine weitere Indikation besteht bei der instabilen Angina pectoris und beim akuten Myokardinfarkt mit und ohne Intervention.

> Bei einer Dauertherapie mit Heparin muss eine regelmäßige Kontrolle der Thrombozytenzahlen zur rechtzeitigen Erkennung einer heparininduzierten Thrombozytopenie (HIT) durchgeführt werden.

Niedermolekulares Heparin

Für niedermolekulares Heparin besteht derzeit noch keine eindeutige Indikation. Es gibt zwar keine Hinweise auf embryotoxische Wirkungen, doch größere Untersuchungen fehlen. In den Guidelines der „Europäischen Gesellschaft für Kardiologie" werden folgende Indikationen aufgeführt: Auftreten von Vorhofflimmern während der Schwangerschaft (therapeutische Dosierung) und Hochrisikopatientinnen für thromboembolische Komplikationen (zyanotische Vitien, pulmonale Hypertonie, Eisenmenger-Syndrom) ab der Mitte des zweiten Trimenons (prophylaktisch) (Oakley et al. 2003). Das Risiko einer heparininduzierten Thrombozytopenie ist bei niedermolekularen Heparinen geringer als bei unfraktioniertem Heparin.

Acetylsalicylsäure

Fetale Nebenwirkungen sind Blutungen und geringes Geburtsgewicht (bei hohen Dosierungen). Ein vorzeitiger Verschluss des Ductus Botalli ist möglich.

> Deshalb ist Acetylsalicylsäure in hoher Dosierung im letzten Trimenon, vor allem aber nach der 36. Schwangerschaftswoche, kontraindiziert.

Eine Indikation (niedrige Dosis, 100 mg/Tag) besteht bei der koronaren Herzerkrankung, vor allem beim akuten koronaren Syndrom mit und ohne koronare Intervention. Bei einigen Hochrisikopatientinnen für thromboembolische Ereignisse (Klappenprothesen, embolische Ereignisse unter effektiver oraler Antikoagulation) kann Acetylsalicylsäure (100 mg/Tag) zusätzlich zu Vitamin-K-Antagonisten gegeben werden.

Adenosin

Adenosin wird zur akuten Terminierung bei paroxysmalen supraventrikulären Tachykardien verwendet. Außerdem kann Adenosin bei supraventrikulären Tachykardien und diagnostischen Unklarheiten den zugrunde liegenden Herzrhythmus durch kurzfristige Blockade der AV-Überleitung demaskieren (Sinustachykardie, Vorhofflattern). Die Substanz kommt natürlicherweise ubiquitär im Körper vor. Die Halbwertszeit nach intravenöser Injektion ist sehr kurz und beträgt etwa 6–10 Sekunden. Adenosin ist während der Schwangerschaft nicht kontraindiziert (siehe auch unter „Arrhythmien"). Die Gabe sollte unter Monitorüberwachung erfolgen.

Lidocain

Lidocain wird zur Akutbehandlung ventrikulärer Tachykardien eingesetzt. Es sind keine teratogenen Effekte bekannt. Es kann zur Depression des fetalen Zentralnervensystems kommen.

Mexitil

Mexitil ist, ebenso wie Lidocain, ein Klasse-IB-Antiarrhythmikum und im Gegensatz zu Lidocain auch oral bioverfügbar. Es wird bei der Rezidivprophylaxe ventrikulärer Tachykardien eingesetzt. Proarrhythmogene Effekte wurden beschrieben. Die Erfahrungen mit Mexitil während der Schwangerschaft sind begrenzt, es sollte daher zurückhaltend eingesetzt werden.

Flecainid

Flecainid kann zur Therapie von supraventrikulären und ventrikulären Rhythmusstörungen eingesetzt werden. Bei Patientinnen mit strukturellen Herzerkrankungen besteht jedoch ein proarrhythmogenes Risiko. Außerdem hat Flecainid eine deutliche negativ inotrope Wirkung. Zwei fetale Todesfälle (möglicherweise proarrhythmogen) wurden unter Flecainid beschrieben. Daher sollte Flecainid sehr zurückhaltend eingesetzt werden.

Propafenon

Propafenon ist, ebenso wie Flecainid, ein Klasse-IC-Antiarrhythmikum. Die Indikationen sind supraventrikuläre und ventrikuläre Tachykardien. Bei Patienten mit supraventrikulären Rhythmusstörungen ohne strukturelle Herzerkrankung scheint es relativ sicher einsetzbar zu sein. Es liegen aber wenige Erfahrungen während der Schwangerschaft vor.

Amiodaron

Amiodaron passiert in geringem Ausmaß die Plazenta (die fetale Konzentration beträgt nur 20 % der mütterlichen Konzentration), es hat eine geringere kardiodepressive Wirkung als andere Antiarrhythmika und eine geringere proarrhythmogene Wirkung. Amiodaron ist nicht teratogen, eine längere Anwendung kann jedoch zu fetaler und neonataler Hypothyreose (9 % der Neugeborenen), Hyperthyreose, Struma, fetaler Wachstumsverzögerung und Frühgeburtlichkeit führen. Daher sollte die Indikation streng gestellt werden.

Einsatzgebiete. Indikationen sind anders nicht beherrschbare und hämodynamisch wirksame supraventrikuläre (Rezidivprophylaxe von Vorhofflattern und Vorhofflimmern) und ventrikuläre Tachykardien (Therapie bei refraktärer ventrikulärer Tachykardie oder Kammerflimmern, Rezidivprophylaxe). Bei hämodynamischer Wirksamkeit von supraventrikulären und ventrikulären Tachykardien sollte mit einer elektrischen Kardioversion nicht gezögert werden.

Kongenitale Vitien

■ Hochrisikopatientinnen

> Alle Patientinnen mit einer kardialen Belastbarkeit der Funktionsklassen III und IV (NYHA) haben unabhängig von der zugrunde liegenden Erkrankung ein hohes Risiko einer kardialen Komplikation während der Schwangerschaft, da bei diesen Patientinnen die kardiale Reserve erschöpft ist.

Weiterhin besteht bei folgenden Vitien ein deutlich erhöhtes Risiko:
➤ Die mütterliche Mortalität ist bei Vorliegen einer **schweren pulmonalen Hypertonie** mit oder ohne Shunt-Vitien sehr hoch und liegt bei 30–50 %. Dies liegt vor allem daran, dass es während der Schwangerschaft (insbesondere peri- und postpartal) durch pulmonale Thrombosen und/oder fibrinoide Nekrosen zu einem weiteren Anstieg des pulmonalen Widerstands mit lebensbedrohlichen Konsequenzen kommen kann. Dies kann auch der Fall sein, wenn die Patientinnen vorher weitgehend asymptomatisch waren. Beim Eisenmenger-Syndrom kommt es durch die Verminderung des systemischen Gefäßwiderstands zur Zunahme des Shunt-Volumens mit rechtsventrikulärer Überlastung, vermehrter Zyanose und vermindertem pulmonalen Blutfluss.
➤ Bei einer **schweren Obstruktion des linksventrikulären Ausflusstrakts** führt das gesteigerte Herzminutenvolumen während der Schwangerschaft zu einem enormen Anstieg des linksventrikulären Füllungsdrucks, zur pulmonalen Stauung und letztlich zum Lungenödem.
➤ Bei **zyanotischen Vitien** liegt die mütterliche Mortalität bei 2 % mit einer hohen Rate an Komplikationen (30 %), wie Endokarditis, Arrhythmien und Herzinsuffizienz. Die fetale Prognose ist ebenfalls relativ schlecht, mit einer hohen Rate an Spontanaborten (50 %), Frühgeburten (30–50 %) und einem niedrigen Geburtsgewicht, da die Hypoxämie das fetale Wachstum verzögert.

Schwangerschaftsabbruch. Hochrisikopatientinnen kann eine Schwangerschaft nicht empfohlen werden. Wenn es zur Schwangerschaft kommt, sollte ein Schwangerschaftsabbruch erwogen werden, da die mütterliche Mortalität hoch ist. Allerdings ist der Schwangerschaftsabbruch selbst, vor allem bei fortgeschrittener Schwangerschaft, bei Hochrisikopatientinnen mit einem nicht unerheblichen Risiko assoziiert.

▌ Übersicht ▐

Mögliche Indikationen zum Schwangerschaftsabbruch aus kardiologischer Sicht
- kardiale Belastbarkeit NYHA-Stadium III oder IV
- schwere pulmonale Hypertonie
- schwere symptomatische Aortenstenose
- zyanotische Vitien
- Eisenmenger-Syndrom

- großer, unkorrigierter Ductus Botalli mit pulmonaler Hypertonie
- unkorrigierte Aortenisthmusstenose mit Komplikationen (gegebenenfalls auch ohne Komplikationen)
- Kardiomyopathie mit einer linksventrikulären Ejektionsfraktion von <50 % oder eindeutig vergrößerten linksventrikulären Dimensionen
- Marfan-Syndrom mit kardiovaskulären Komplikationen

Empfehlungen für die Schwangere. Die Patientinnen sollten sich in jedem Fall körperlich schonen, Bettruhe ist bei Auftreten von Symptomen angezeigt. Sauerstoff sollte bei Hypoxämie gegeben werden. Eine Hospitalisierung ab Ende des zweiten Trimenons ist angezeigt.

Hypoxämie. Bei schweren zyanotischen Vitien ist ein Monitoring der arteriellen Sauerstoffsättigung, z. B. durch perkutane Oxymetrie, sinnvoll. Sollte bei schwerer Hypoxämie ein Schwangerschaftsabbruch abgelehnt werden, ist die Anlage eines palliativen Shunts zu erwägen, der die Oxygenierung verbessert.

Kardiale Dekompensation. Während der gesamten Schwangerschaft sollten der Arzt und die Patientin auf Symptome und Zeichen einer kardialen Dekompensation achten. Diese können jedoch wegen der Umstellung des kardiovaskulären Systems während der Schwangerschaft schon bei herzgesunden Frauen vorhanden sein (siehe oben). Eine schwere und zunehmende Dyspnoe, zunehmende Orthopnoe, paroxysmale nächtliche Dyspnoe, Hämoptysen, Belastungssynkopen und thorakale Schmerzen unter Belastung sind jedoch bis zum Beweis des Gegenteils als pathologische kardiale Symptome anzusehen. Eine neu aufgetretene Zyanose, eine deutliche Halsvenenstauung, ein lautes Systolikum und ein Diastolikum können auf schwerwiegendere kardiale Erkrankungen hinweisen.

Das Auftreten eines Lungenödems ist mit einem signifikanten Mortalitätsrisiko der Mutter verbunden und muss sofort behandelt werden. Wie bei nichtschwangeren Patientinnen auch, sollte die Behandlung in der Gabe von Sauerstoff per Maske oder Nasensonde sowie der Verabreichung von Morphin (5–10 mg intravenös), Furosemid (20–40 mg intravenös) und gegebenenfalls Nitraten bestehen. Bei auslösenden Faktoren des Lungenödems (Arrhythmien, arterielle Hypertonie, Hyperthyreose) sollten diese behandelt werden.

Tachyarrhythmien, die häufiger bei Patientinnen mit kongenitalen Vitien vorkommen und zur kardialen Dekompensation führen können, müssen rasch erkannt und behandelt werden. Dazu ist eine Aufklärung der Patientinnen über die Symptome der Tachykardien – wie Schwindel, Präsynkope, Synkope, Luftnot und Palpitationen – sinnvoll.

Gerinnungsstörungen. Während der Schwangerschaft liegt eine Hyperkoagulabilität vor, und das Risiko für Thrombosen ist auch bei normalen Schwangerschaften erhöht. Bei Patientinnen mit zyanotischen Vitien und vor allem bei Patientinnen mit Eisenmenger-Syndrom kann es durch die Hypoperfusion der Lunge und die zusätzliche Gerinnungsneigung durch die Hyperviskosität zur Ausbildung von pulmonalen Thrombosen mit teilweise fatalen Folgen kommen. Deshalb besteht bei Hochrisikopatientinnen (vor allem bei Vorliegen von zyanotischen Vitien) die Empfehlung zur Thromboseprophylaxe mit niedermolekularem Heparin ab der Mitte des zweiten Trimenons (Oakley et al. 2003).

> Die meisten thrombotischen Komplikationen und Todesfälle treten im letzten Trimenon und innerhalb von 2 Wochen nach Entbindung auf.

■ Niedrigrisikopatientinnen

Aufgrund der Nachlastsenkung durch den reduzierten systemischen Gefäßwiderstand während der Schwangerschaft werden Vitien mit geringem oder mäßigem Links-rechts-Shunt sowie geringe bis mäßige Klappeninsuffizienzen in der Regel während der Schwangerschaft gut toleriert. Ebenso können Patientinnen mit milder oder mäßiger Obstruktion des linksventrikulären Ausflusstrakts eine Schwangerschaft gut überstehen. Auch mäßiggradige Obstruktionen des rechtsventrikulären Ausflusstrakts werden gut toleriert und bedürfen nur selten einer Intervention während der Schwangerschaft.

Patientinnen nach Herzoperation. Die meisten Patientinnen mit einer Herzoperation in der Vorgeschichte ohne künstliche Herzklappe überstehen eine Schwangerschaft gut. Es können aber residuale Defekte (zu 2–50 %) vorliegen, die klinisch und echokardiographisch erfasst werden sollten. Bei diesen Patientinnen wird eine kardiologische Untersuchung in jedem Trimenon empfohlen. Eine Beurteilung einer kongenitalen Herzerkrankung beim Feten sollte durch fetale Echokardiographie erfolgen.

■ Beurteilung des Feten

Kongenitale Herzerkrankung des Feten. Bei jeder schwangeren Patientin mit einer kongenitalen Herzerkrankung sollte auch der Fetus untersucht werden, da ein erhöhtes Risiko für eine kongenitale Herzerkrankung des Feten besteht. Eine fetale Echokardiographie kann um die 20. Schwangerschaftswoche zur Erkennung kardialer Anomalien durchgeführt werden. Die betroffenen Feten sollten in einem Perinatalzentrum entbunden werden. Bei einer frühen Diagnose einer kongenitalen Herzerkrankung (<24 Wochen) besteht die Möglichkeit eines Schwangerschaftsabbruchs.

Wichtige Determinanten der fetalen Prognose sind der funktionelle Status der Mutter (NYHA-Klasse) und das Ausmaß der mütterlichen Zyanose. Bei Hochrisikopatientinnen ist eine frühzeitige Entbindung eine therapeutische Option. Die Überlebensrate von Frühgebore-

nen nach der 32. Woche ist hoch (95 %) und das Risiko neurologischer Schäden gering. Die Überlebensrate von Frühgeborenen vor der 28. Woche hingegen ist gering (<75 %) und das Risiko von Hirnschäden bei den überlebenden Kindern hoch (10–14 %). Daher sollten interventionelle oder chirurgische Maßnahmen bezüglich der Herzerkrankung ergriffen werden, um die Entbindung so lange wie möglich hinauszuzögern. Zwischen der 28. und der 32. Schwangerschaftswoche ist die Entscheidung nicht einfach und muss individuell getroffen werden. Bei einer Entbindung vor der 34. Schwangerschaftswoche sollte die Lungenreifung durch Gabe von Betamethason induziert werden.

■ Entbindung

Über die Wahl des Entbindungsverfahrens sollte im Vorfeld diskutiert und entschieden werden. Prinzipiell ist eine multidisziplinäre Kooperation zwischen Geburtshilfe, Kardiologie, Kardiochirurgie, Anästhesie und Neonatologie sinnvoll. Bei den meisten Patientinnen mit kongenitaler Herzerkrankung ist die vaginale Entbindung möglich. Diese sollte unter periduraler Anästhesie, z. B. mit Fentanyl (keine Senkung des Gefäßwiderstands), nach vorheriger Volumengabe erfolgen, um den zusätzlichen Stress durch Schmerzen zu vermeiden. Eine Verkürzung der Austreibungsperiode durch geburtshilfliche Maßnahmen (Vakuum, Forceps) kann sinnvoll sein. Bei Hochrisikopatientinnen sollte eine elektive Schnittentbindung durchgeführt werden, um stabilere hämodynamische Verhältnisse zu schaffen. Sollte eine Herzoperation notwendig werden, so kann die Entbindung unmittelbar vor der Operation durchgeführt werden. Hämodynamische Parameter und Blutgase sollten während der Geburt überwacht werden. Dabei besteht über das notwendige Ausmaß des hämodynamischen Monitorings (nichtinvasive Blutdruckmessung, invasive Blutdruckmessung, Rechtsherzkatheter) kein Konsens. Eine Antikoagulation mit unfraktioniertem Heparin sollte 4 Stunden vor der Entbindung (vaginal oder chirurgisch) beendet werden und kann dann nach 6–12 Stunden wieder einsetzen. Bei der Geburt sollten bei Patientinnen mit Shunts Verminderungen der linksseitigen Füllungsdrücke vermieden werden (z. B. durch Valsalva-Manöver beim Pressen). Eine so begünstigte Shunt-Umkehr bzw. Verschlechterung eines vorbestehenden Rechts-links-Shunts kann pulmonale Thrombosen und einen kardiovaskulären Kollaps zur Folge haben. Eine kontinuierliche Oxymetrie zur Erkennung von Entsättigungen kann hilfreich sein. Intravenöse Zugänge sollten mit Luft- und Partikelfiltern versehen werden, um paradoxe Embolien zu vermeiden. Bei Auftreten eines Lungenödems sollte die übliche medikamentöse Therapie mit Sauerstoff, Morphin und Furosemid und gegebenenfalls Nitraten erfolgen. Bei schwerem Lungenödem sollte mit der endotrachealen Intubation und maschinellen Beatmung nicht gezögert werden. Die nichtinvasive Maskenbeatmung stellt eine Alternative dar, dazu gibt es aber bei Schwangeren keine ausreichenden Daten.

■ Vorhofseptumdefekt

Epidemiologie. Der Sekundumdefekt ist der häufigste Vorhofseptumdefekt und stellt 40 % der kongenitalen Vitien beim Erwachsenen über 40 Jahren dar. Seltener sind Ostium-primum-Defekte und Sinus-venosus-Defekte.

Klinik. Vorhofseptumdefekte führen durch den Links-rechts-Shunt zu einer zunehmenden Volumenbelastung des rechten Ventrikels. Die meisten Patienten entwickeln erst nach der 3. oder 4. Lebensdekade eine Belastungsdyspnoe und Symptome supraventrikulärer Tachyarrhythmien.

Diagnostik. Bei der Untersuchung findet man einen verstärkten rechtsventrikulären Impuls, ein systolisches Austreibungsgeräusch und eine fixierte Spaltung des zweiten Herztons. Die Diagnose wird echokardiographisch gesichert.

Betreuung während der Schwangerschaft. Die Hypervolämie während der Schwangerschaft führt zwar zu einer zusätzlichen Belastung des rechten Ventrikels, der verringerte systemische Widerstand hingegen bewirkt eine Reduktion des Shunt-Volumens. Bis auf große Defekte mit Vorliegen einer pulmonalen Hypertonie werden Vorhofseptumdefekte während der Schwangerschaft gut toleriert. Mögliche Komplikationen sind paradoxe Embolien und supraventrikuläre Tachykardien. Letztere werden wie sonst üblich behandelt (siehe unter „Herzrhythmusstörungen"). Eine Volumenüberlastung der Patientinnen sollte vermieden werden.

■ Ventrikelseptumdefekt

Epidemiologie. Der Ventrikelseptumdefekt ist das häufigste kongenitale Vitium zum Zeitpunkt der Geburt (1,5–2,5 pro 1000 Lebensgeburten), 17–50 % der Defekte verschließen sich aber wieder spontan im weiteren Verlauf. Der Ventrikelseptumdefekt stellt 20 % aller erst im Erwachsenenalter diagnostizierten kongenitalen Herzfehler dar.

Klinik. Kleine Defekte führen nur zu kleinen Links-rechts-Shunts und haben geringe hämodynamische Auswirkungen. Große Defekte führen früh zur Druckan-

gleichung zwischen rechtem und linkem Ventrikel und großen Shunt-Volumina. Bei Anstieg des pulmonalen Gefäßwiderstands kommt es zu bidirektionalen Shunts und schließlich zur Shunt-Umkehr mit Zyanose (Eisenmenger-Syndrom). Da größere Defekte bereits im Kindesalter korrigiert werden, sind Erwachsene mit unkorrigiertem Defekt meist asymptomatisch. Bei größerem Shunt kann es zur Belastungsdyspnoe kommen.

Diagnostik. Auskultatorisch findet man bei kleinem Defekt ein lautes, pansystolisches Geräusch mit Punctum maximum über dem 3. oder 4. Interkostalraum links parasternal. Bei größerem Defekt hängt das Ausmaß des systolischen Geräusches vom Lungengefäßwiderstand ab. Die Diagnose wird echokardiograpisch gesichert.

Betreuung während der Schwangerschaft. Kleine und mäßig große Defekte werden während der Schwangerschaft aufgrund der systemischen Widerstandsverringerung gut toleriert. Große Defekte bergen das Risiko einer kardialen Dekompensation und von Arrhythmien. Unter Valsalva-Manövern kann gelegentlich eine Shunt-Umkehr während der Geburt beobachtet werden. Mütterliche Todesfälle sind beim Vorliegen des Eisenmenger-Syndroms beschrieben worden (siehe dort).

■ Offener Ductus Botalli

Epidemiologie. Der offene Ductus Botalli stellt 5–10 % aller kongenitalen Vitien dar, und die Inzidenz bei Geburt beträgt 1:2000.

Klinik. Es kommt zum Links-rechts-Shunt. Patientinnen mit einem nicht korrigierten offenen Ductus mit großem Shunt-Volumen entwickeln in der Kindheit oder als junge Erwachsene eine Herzinsuffizienz und/oder eine pulmonale Hypertonie.

Diagnostik. Auskultatorisch findet man ein „Maschinengeräusch" am oberen linken Sternalrand. Der Abfluss in den pulmonalen Kreislauf führt zu einem verringerten diastolischen Blutdruck und einem hebenden peripheren Puls. Die Diagnose wird echokardiographisch gesichert. Heute werden offene Ductus Botalli nur noch selten erst im Erwachsenenalter diagnostiziert, da sie meist in der frühen Kindheit entdeckt und behandelt werden.

Betreuung während der Schwangerschaft. Das Vorhandensein einer pulmonalen Hypertonie bei Schwangeren führt zu einer deutlich erhöhten mütterlichen Mortalität. Bei einem Eisenmenger-Syndrom kommt es zu einer Zyanose und zur Trommelschlegelfingerbildung der *unteren* Körperhälfte. Patientinnen mit kleinem offenen Ductus Botalli haben gewöhnlich keine Probleme während der Schwangerschaft. Die Patientin mit einem großen, unkorrigierten, offenen Ductus hingegen hat ein deutlich erhöhtes Risiko; bei Vorliegen einer pulmonalen Hypertonie muss der Schwangerschaftsabbruch erwogen werden. Während der Entbindung kann es zur plötzlichen Shunt-Umkehr und zur schweren systemischen Hypotonie kommen. Außerdem sind tödliche Rupturen von Pulmonalarterienaneurysmen beschrieben worden.

Prognose. Nach operativem oder katheterinterventionellem Verschluss ist die weitere Prognose von Ausmaß und Dauer der vorbestehenden pulmonalen Hypertonie abhängig. Konnte eine relevante dauerhafte Drucksteigerung verhindert werden, ist die Prognose nicht eingeschränkt.

■ Kongenitale Aortenstenose

Definition. Eine kongenitale Aortenstenose beruht meist auf einer valvulären, seltener auf einer subvalvulären oder einer supravalvulären Obstruktion.

Epidemiologie. Eine bikuspide Aortenklappe (2 statt der normalerweise vorliegenden 3 Segel) findet sich bei bis zu 2 % der Bevölkerung.

Ätiologie. Die bikuspide Aortenklappe ist nur selten bereits bei der Geburt stenosiert, sondern stenosiert erst mit der Zeit durch Fibrosierung und Verkalkung der Segel. Eine kongenitale Aortenstenose ist meist durch eine dysplastische Aortenklappe (bikuspid oder unikuspid) bedingt. Bei der supravalvulären Aortenstenose liegt die Obstruktion über den Sinus valsalvae. Bei der subvalvulären Aortenstenose findet sich eine membranartige Einengung direkt unterhalb der Aortenklappe.

Klinik. Eine signifikante Obstruktion des linksventrikulären Ausflusstrakts erhöht erheblich die Nachlast des Ventrikels, der kompensatorisch hypertrophiert. Symptome einer Aortenstenose sind Angina pectoris, Synkopen und Linksherzinsuffizienz.

Diagnostik. Bei der körperlichen Untersuchung findet man ein raues Systolikum über der Aortenklappe, oft mit Fortleitung in die Karotiden. Die Diagnose wird echokardiographisch gestellt.

Betreuung während der Schwangerschaft. Während der Schwangerschaft muss der bereits belastete Ventrikel noch zusätzlich das erhöhte Herzminutenvolumen bewältigen. Vor allem in der peripartalen Periode kann es zur Linksherzinsuffizienz, zu Arrhythmien und bei postpartaler Hypovolämie und Hypotonie zum plötzlichen kardiovaskulären Kollaps kommen. Die medikamentöse Therapie besteht aus der vorsichtigen Gabe von Diuretika bei Zeichen der Herzinsuffizienz. Bei schwerer Aortenstenose ist es wichtig, den systemischen Blutdruck und das EKG zu überwachen, da Änderungen das Auftreten einer linksventrikulären Überlastung anzeigen können. Bei schwerer und symptomatischer Stenose kann in einem darin erfahrenen Zentrum eine perkutane, nicht ganz risikolose Ballonvalvulotomie durchgeführt werden, sofern sich die Morphologie der Klappe dazu eignet (nicht verkalkt und keine relevante Insuffizienz). Dies wird am besten im zweiten Trimenon *nach* der Embryogenese und *vor* eventuellen ne-

gativen Wirkungen des Kontrastmittels auf die fetale Schilddrüse in der späteren Schwangerschaft durchgeführt. Die Strahlenexposition des Abdomens ist dabei mit 0,05–0,2 rad niedrig. Alternativ kann ein chirurgischer Eingriff erwogen werden. Der kardiopulmonale Bypass hat aber eine fetale Mortalität von etwa 20 %, sodass jeder Versuch unternommen werden sollte, abzuwarten, bis das Kind lebensfähig ist, um die Schwangerschaft vor der Herzoperation per Kaiserschnitt zu beenden. Bei schwangeren Patientinnen mit schwerer, symptomatischer Aortenstenose muss ein Schwangerschaftsabbruch erwogen werden.

■ Pulmonalstenose

Epidemiologie. Eine isolierte valvuläre Pulmonalstenose tritt bei 8–10 % der Patienten mit kongenitalen Vitien auf.

Klinik. Geringgradige Stenosen verursachen selten Symptome. Bei hochgradigen Stenosen treten Belastungsdyspnoe, Müdigkeit, Synkopen und Zeichen des Rechtsherzversagens auf.

Diagnostik. Typischer Befund ist ein systolisches Geräusch am linken oberen Sternalrand. Die Diagnose wird echokardiographisch gesichert.

Betreuung während der Schwangerschaft. Die Obstruktion des Ausflusstrakts wird generell trotz der zusätzlichen Belastung des gesteigerten Herzminutenvolumens während der Schwangerschaft gut toleriert. Bei schweren Stenosen kann die Schwangerschaft ein Rechtsherzversagen, supraventrikuläre Tachykardien oder eine relevante Trikuspidalinsuffizienz verursachen. Die Therapie einer symptomatischen und hämodynamisch relevanten Pulmonalstenose (Druckgradient von >50 mmHg) besteht heute in einer Ballonvalvuloplastie. Die Erfolgsrate der Ballondilatation von valvulären und supravalvulären Stenosen liegt bei >90 %, postinterventionell kann passager eine infundibuläre, muskuläre Einengung des rechtsventrikulären Ausflusstrakts bestehen, die sich in den folgenden Monaten meist zurückbildet. Pulmonalklappeninsuffizienzen nach Valvuloplastie sind in der Mehrzahl der Fälle nicht behandlungsbedürftig. Patientinnen mit schwerer Ausflusstraktobstruktion sollten vor Konzeption behandelt werden.

■ Aortenisthmusstenose

Epidemiologie. Die Aortenisthmusstenose tritt bei 9 % aller Patienten mit kongenitalen Vitien auf. Sie ist häufig mit anderen kardialen (bikuspide Aortenklappe, Mitralklappenprolaps, offener Ductus Botalli, endokardiale Fibroelastose und Ventrikelseptumdefekt) und nichtkardialen Läsionen (zerebrale Aneurysmata, Hypospadie, Klumpfuß und Augendefekte) assoziiert. Patienten mit Turner-Syndrom haben oft eine Aortenisthmusstenose. Die meisten Erwachsenen weisen eine postduktale Lokalisation der Isthmusstenose auf (Abb. 5.**4**).

Klinik. Mit zunehmendem Alter und zunehmender Obstruktion werden Kollateralen über die Interkostal-, Spinal- und Mammariagefäße ausgebildet. Der Erwachsene mit unkorrigierter Aortenisthmusstenose ist oft asymptomatisch. Symptome entstehen durch die Hypertonie proximal der Stenose und die Hypoperfusion distal. Belastungsdyspnoe, Kopfschmerzen, Nasenbluten und Beinschwäche können auftreten. In der 3. und 4. Lebensdekade kann es zu Aortendissektion und Aortenruptur kommen.

Diagnostik. Am rechten oder an beiden Armen können hypertone Blutdruckwerte gemessen werden, und die Druckwerte sind höher als die an den Oberschenkeln gemessenen. Man kann ein systolisches Geräusch im 2. oder 3. Interkostalraum links parasternal, aber auch am Rücken links paravertebral in der Interspinallinie auskultieren. Die Diagnose wird dopplerechokardiographisch gesichert.

Therapie. Je früher eine korrigierende Operation durchgeführt wird, desto besser ist die Langzeitprognose. Die operative Korrektur sollte vor Eintreten einer Schwangerschaft erfolgen.

Betreuung während der Schwangerschaft. Eine unkorrigierte Aortenisthmusstenose während der Schwangerschaft ist selten. Die Behandlung der arteriellen Hypertonie ist schwierig. Interessanterweise ist eine Präeklampsie seltener als bei essenzieller Hypertonie, verschlechtert aber, wenn sie auftritt, die Prognose. Eine „überschießende" antihypertensive Therapie sollte wegen der Gefahr der Hypotonie der unteren Körperhälfte vermieden werden. Diese kann nämlich zum Abort oder zum Tod des Feten führen. Das erhöhte Herzminutenvolumen und das erhöhte Blutvolumen während der Schwangerschaft steigern das Risiko einer Aortendissektion und einer Ruptur. Die Ruptur der Aorta ist die häufigste mütterliche Todesursache. Medikamentös sollte mit einem kardioselektiven β-Blocker behandelt werden, der die myokardiale Kontraktilität und damit die Steilheit des Druckanstiegs in der Aorta reduziert. Die Schwangere sollte sich möglichst nicht körperlich belasten. Eine chirurgische Korrektur ist nur selten während der Schwangerschaft bei nicht kontrollierbarem Blutdruck oder Linksherzdekompensation notwendig. Eine Ballonangioplastie ist wegen der Gefahr der Dissektion oder der Ruptur kontraindiziert. Ob dieses Risiko mit einer Stent-Implantation vermeidbar ist, ist unklar. Ein Schwangerschaftsabbruch kann bei einer unkorrigierten Aortenisthmusstenose mit Aneurysmata, Nierenversagen aufgrund der arteriellen Hypertonie oder auch ohne begleitende Komplikationen erwogen werden.

Spätkomplikationen einer korrigierten Aortenisthmusstenose sind neben der Rezidivstenose eine persistierende arterielle Hypertonie, eine koronare Herzerkrankung, Aneurysmata der Aorta ascendens (mit oder ohne Dissektion), zerebrale Ereignisse, Aneurysmata im Bereich der ehemaligen Stenose und eine Endokarditis.

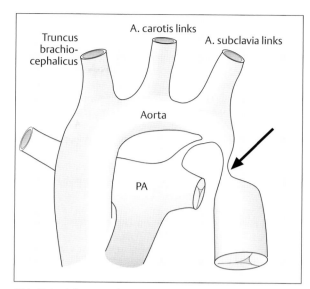

Abb. 5.**4** Schematische Darstellung der postduktalen Aortenisthmusstenose. PA = Pulmonalarterie; Pfeil: Aortenisthmusstenose (modifiziert nach Franke u. Hanrath 2003).

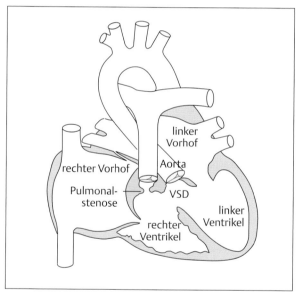

Abb. 5.**5** Schematische Darstellung der Fallot-Tetralogie. VSD = Ventrikelseptumdefekt (modifiziert nach Franke u. Hanrath 2003).

■ Fallot-Tetralogie

Definition. Dieses zyanotische Vitium besteht aus einem großen Ventrikelseptumdefekt, einer nach rechts verlagerten, über dem Ventrikelseptumdefekt reitenden Aorta, einer Verengung des rechtsventrikulären Ausflusstrakts und einer rechtsventrikulären Hypertrophie (Abb. 5.**5**). Bei zusätzlichem Vorhofseptumdefekt spricht man von Fallot-Pentalogie. Das Ausmaß des Rechts-links-Shunts bestimmt die Symptomatik und die Schwere der Erkrankung. Erwachsene Patienten mit Fallot-Tetralogie ohne eine Form der chirurgischen Palliation oder Korrektur in der Vorgeschichte sind selten.

Diagnostik. Patienten mit unkorrigierter Fallot-Tetralogie haben eine Zyanose, Trommelschlegelfinger, rechtsventrikuläre Pulsationen und eine palpable Pulsation der Aorta im Jugulum. Man hört aufgrund der Pulmonalstenose ein systolisches Geräusch im 2.–3. Interkostalraum links parasternal. Aorteninsuffizienzgeräusche sind bei zunehmendem Alter der Patienten häufig. Nach korrigierender Operation findet man gewöhnlich ein systolisches und ein diastolisches Geräusch durch eine residuale Pulmonalstenose und eine Pulmonalinsuffizienz. Nach palliativer Operation hört man ein kontinuierliches Geräusch durch den systemisch-pulmonalen Shunt. Die EKG-Veränderungen bestehen aus Zeichen der Rechtsherzhypertrophie, einer Verlagerung der Herzachse nach rechts und zumeist einem kompletten Rechtsschenkelblock. Nach operativer Korrektur sind supraventrikuläre Rhythmusstörungen bis hin zum Vorhofflimmern und -flattern häufig. Bei Patienten nach operativer Korrektur zeigt die QRS-Dauer eine enge Beziehung zur rechtsventrikulären Dilatation bei Pulmonalinsuffizienz. Radiologisch findet man die typische rechtsventrikulär betonte Herzform des „Coeur en Sabot". Die Diagnose wird echokardiographisch gesichert.

Betreuung während der Schwangerschaft. Während der Schwangerschaft kommt es zu einer Zunahme des Rechts-links-Shunts mit Vertiefung der Zyanose und Neigung zum Rechtsherzversagen. Das Ausmaß des Shunts und die Hypoxämie bestimmen das mütterliche und fetale Risiko. Das Risiko bei einer arteriellen Sauerstoffsättigung von <85 % ist hoch. Diesen Patientinnen sollte von einer Schwangerschaft abgeraten werden. Aufgrund der kardiovaskulären Umstellung ist das Risiko in der späten Schwangerschaft und in der peripartalen Periode am höchsten. Die Zunahme des Rechtslinks-Shunts unter der Geburt kann zu gefährlichen Hypoxämien führen, und eine zusätzliche medikamentös induzierte Vasodilatation sollte unbedingt vermieden werden. Die Schwangere sollte sich körperlich maximal schonen. Eine enge hämodynamische Überwachung und das Monitoring der Blutgase sind angezeigt. Bei korrigierter Fallot-Tetralogie ist das Risiko, abhängig von residualen Defekten, niedrig. Bei Patientinnen mit residualer Obstruktion des rechtsventrikulären Ausflusstrakts und schwerer Pulmonalinsuffizienz mit oder ohne Trikuspidalinsuffizienz kann die gesteigerte hämodynamische Last während der Schwangerschaft zum Rechtsherzversagen und zu Arrhythmien führen. Letztere sind (rechts-)ventrikulären Ursprungs und wahrscheinlichste Ursache für plötzliche Todesfälle spät nach Fallot-Korrektur und treten bei verbreitertem QRS-Komplex (>180 ms) vermehrt auf.

> Bei allen Patientinnen mit Fallot-Tetralogie sollte vor Konzeption eine genetische Beratung mit Untersuchung auf eine 22 q11-Deletion durchgeführt werden. Liegt dieser autosomal-dominant vererbte Gendefekt nicht vor, so ist das Risiko eines kongenitalen Vitiums beim Feten gering (4 %).

■ Ebstein-Anomalie

Definition. Es liegt eine Verlagerung der Trikuspidalklappe nach distal vor, welche zu einem großen rechten Vorhof und einem kleinen rechten Ventrikel führt. Ein Vorhofseptumdefekt kann vorhanden sein.

Epidemiologie. Dieser Defekt ist mit einem Anteil von 1 % an den kongenitalen Vitien selten.

Klinik. Wegen der schlechten rechtsventrikulären Funktion kommt es über den Vorhofseptumdefekt zum Rechts-links-Shunt. Neben der Problematik des Shunts mit Zyanose haben die Patienten gehäuft supraventrikuläre und ventrikuläre Tachykardien. Die Symptomatik kann aus Belastungsdyspnoe, intermittierender Zyanose, atypischer Angina, Palpitationen oder Synkopen bestehen.

Diagnostik. Ein systolisches Geräusch einer Trikuspidalinsuffizienz kann vorhanden sein, welches manchmal aufgrund des exzentrischen Jets am besten über der Herzspitze hörbar ist. Die Diagnose wird echokardiographisch gesichert.

Betreuung während der Schwangerschaft. Generell wird dieses Vitium während der Schwangerschaft gut toleriert, obwohl es zum Rechtsherzversagen kommen kann. Neonatale Todesfälle und Spontanaborte wurden beschrieben. Die publizierten Daten sprechen für eine Fortsetzung der Schwangerschaft. Patientinnen mit Zyanose bedürfen – wie alle Patientinnen mit einem Shunt – einer optimalen hämodynamischen Überwachung.

■ Eisenmenger-Syndrom

Definition. Das Eisenmenger-Syndrom ist definiert als pulmonale Hypertonie und Shunt-Umkehr (Links-rechts-Shunt zu Rechts-links-Shunt) auf Ebene der großen Gefäße, der Ventrikel oder der Vorhöfe.

Ätiologie. Kongenitale Defekte, die zu dieser Situation führen können, sind große Ventrikelseptumdefekte, große Vorhofseptumdefekte, offene Ductus Botalli und chirurgisch angelegte aortopulmonale Anastomosen. Mit der operativen Korrektur der meisten dieser Vitien bereits in der Kindheit kommt ein Eisenmenger-Syndrom bei Frauen im gebärfähigen Alter nur noch selten vor.

Klinik. Die Patienten mit Eisenmenger-Syndrom sind mit Belastungsdyspnoe und eingeschränkter Leistungsfähigkeit symptomatisch. Andere Symptome sind Synkopen, Angina pectoris und Hämoptysen. Kopfschmerzen und Müdigkeit aufgrund der Polyglobulie können auftreten. Die Patienten haben eine Zyanose der Lippen und der Akren sowie Trommelschlegelfinger und -zehen (Abb. 5.**6**). Die ausgeprägte chronische Sauerstoffuntersättigung (Zyanose bei >5 g sauerstoffungesättigtem Hämoglobin/dl) bewirkt außer den rein kardialen Veränderungen eine kompensatorische Polyglobulie, eine Thrombozytopathie mit funktionsgeminderten Blutplättchen sowie in der Spätphase Hyperurikämie und Niereninsuffizienz.

Diagnostik. Die Diagnose wird echokardiographisch gesichert, zur Bestimmung des pulmonalen Gefäßwiderstands kann eine Herzkatheteruntersuchung notwendig sein.

Betreuung während der Schwangerschaft. Die mütterliche Mortalität ist sehr hoch (30–70 %). Der mütterliche Tod kann jederzeit während der Schwangerschaft auftreten. Es sollte daher von einer Schwangerschaft abgeraten und bei eingetretener Schwangerschaft eine Abruptio erwogen werden. Der verringerte systemische Gefäßwiderstand führt zu einer Zunahme des Rechts-links-Shunts und zu einer Zunahme der Hypoxämie. Ein plötzlicher systemischer Blutdruckabfall, wie er z. B. beim Valsalva-Manöver, während einer unkontrollierten periduralen Anästhesie oder während einer postpartalen Blutung auftritt, kann zu einer starken Zunahme des Rechts-links-Shunts mit schwerer Hypoxämie und kardiovaskulärem Kollaps führen. Die Vermeidung einer systemischen Hypotonie ist daher von eminenter Wichtigkeit. Die meisten Todesfälle treten intra- und postpartal auf. Die Patientinnen sterben häufig an thromboembolischen Komplikationen. Begünstigt durch die Hypoperfusion und die Hyperviskosität kommt es zu Thrombosen in den veränderten pulmonalen Gefäßen. Deshalb wird eine prophylaktische Antikoagulation mit Heparin empfohlen. Die Gabe von Sauerstoff soll die Oxygenierung verbessern und zur Dilatation pulmonaler Gefäße führen. Die Geburt sollte in multidisziplinärer Kooperation durchgeführt werden. Aus logistischen Gründen kann daher eine elektive Geburtseinleitung günstig sein. Eine Schnittentbindung sollte geburtshilflichen Indikationen vorbehalten bleiben. Ein Monitoring während der Geburt ist sinnvoll. Die Austreibungsperiode sollte durch geburtshilfliche Maßnahmen verkürzt werden, um das hämodynamisch ungünstige Pressen (Valsalva-Manöver) der Schwangeren zu minimieren.

■ Marfan-Syndrom und andere familiäre Erkrankungen der Aorta

Epidemiologie. Das Marfan-Syndrom hat eine Inzidenz von 1 : 5000. Elf verschiedene Typen des Ehlers-Danlos-Syndroms sind beschrieben worden, die zusammen eine Inzidenz von 1 : 5000 Geburten aufweisen. Eine Beteiligung der Aorta kommt vor allem beim Ehler-Danlos-Syndrom Typ IV vor. Auch andere familiäre Formen thorakaler Aortenaneurysmen können zu Problemen während der Schwangerschaft führen.

Ätiologie. Das Marfan-Syndrom beruht auf einer dominant (mit unterschiedlicher Expression) vererbten Fibrillin-1-Defizienz. Diese Defizienz betrifft den ganzen Organismus, aber hauptsächlich die Augen, das Herz bzw. die Aorta und das Skelett.

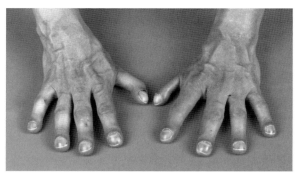

Abb. 5.**6**   Trommelschlegelfinger bei Eisenmenger-Syndrom (aus Franke u. Hanrath 2003).

Diagnostik. Die diagnostischen Kriterien beruhen auf klassischen Zeichen in 2 von diesen 3 Organsystemen. Zu 25 % beruht die Erkrankung auf einer spontanen Mutation, bei 75 % der Patienten besteht eine Familienanamnese für die Erkrankung. Die Schwangerschaftsanamnese betroffener Angehöriger, die Durchmesser der Aortenwurzel beim Auftreten von Dissektionen oder vor Operationen und das Alter, in dem Aneurysmata auftraten, können hilfreich sein. Die Variabilität innerhalb einer Familie ist aber nicht unerheblich.

Klinik. Achtzig Prozent der Patienten haben eine Form der kardialen Beteiligung. Die Mehrheit weist einen Mitralklappenprolaps mit Mitralinsuffizienz und möglicherweise begleitende Arrhythmien auf. Ein Mitralklappenersatz vor der Schwangerschaft kann notwendig sein. Aortenaneurysma, Ruptur und Dissektion der Aorta sind immer noch die häufigsten Todesursachen. Das mittlere Alter zum Zeitpunkt des Todes bei nichtschwangeren Patienten beträgt 30 Jahre.

Betreuung während der Schwangerschaft. Die Schwangerschaft bedeutet für die Betroffenen eindeutig ein erhöhtes Risiko. Dabei treten die meisten Dissektionen im letzten Trimenon oder postpartal auf. Vor Konzeption sollte eine genaue kardiale Abklärung mit Ultraschalldiagnostik des Herzens und der Aorta erfolgen. Patientinnen mit nur geringer kardialer Beteiligung, das heißt einem Aortendurchmesser von <4 cm und keiner signifikanten Aorten- und Mitralinsuffizienz, sollten über ein 1 %iges Risiko einer Aortendissektion oder anderer Komplikationen, wie Endokarditis oder Herzinsuffizienz, aufgeklärt werden. Patientinnen mit einem Aortendurchmesser von >4 cm haben ein etwa 10 %iges Risiko einer Dissektion. Es sollte ein umfangreiches Aufklärungsgespräch vor geplanter Schwangerschaft stattfinden. Bei Patientinnen mit einer kardiovaskulären Komplikation kann ein Schwangerschaftsabbruch erwogen werden (Oakley et al. 2003). Das Risiko ist geringer, wenn Patientinnen mit einem Aortenwurzeldurchmesser von 4,7 cm oder mehr sich einem elektiven Ersatz der Aorta ascendens unterzogen haben. Einige Patientinnen hatten einen Ersatz der Aortenwurzel und anschließend eine komplikationslose Schwangerschaft. Die fetale Mortalität bei Aortenchirurgie während der

Schwangerschaft ist hoch. Die Aorta der Patientinnen sollte alle 6–8 Wochen während der Schwangerschaft und bis 6 Monate nach der Schwangerschaft echokardiographisch untersucht werden. Die Weiterführung der den Verlauf des Marfan-Syndroms günstig beeinflussenden Therapie mit einem kardioselektiven β-Blocker während der gesamten Schwangerschaft ist angezeigt. Die körperliche Belastung sollte auf ein Minimum reduziert werden. Bei vaginaler Entbindung sollte die Austreibungsperiode verkürzt werden (Vakuum, Forceps). Um die Belastung der Aorta zu reduzieren, sollte die Patientin auf der linken Seite liegend oder in halb aufrechter Position entbinden. Bei einem Aortendurchmesser von >4,5 cm sollte eine Schnittentbindung erfolgen. Postpartale Blutungen, eine Neigung zum Prolaps der Beckenorgane und eine schlechte Wundheilung treten beim Marfan-Syndrom gehäuft auf. Daher sollten die Fäden länger als gewöhnlich belassen und die antibiotische Abdeckung fortgeführt werden, bis die Fäden entfernt sind.

Die Diagnose der Fibrillinmutation beim Kind kann durch Chorionzottenbiopsie in der 13. Schwangerschaftswoche oder durch Amniozentese gestellt werden. Beim Neugeborenen genügt eine Zellgewinnung durch Abrieb der Wangenschleimhaut.

Ehlers-Danlos-Syndrom. Die heterogene Gruppe des Ehlers-Danlos Syndroms ist durch Überbeweglichkeit der Gelenke, Überdehnbarkeit der Haut und Fragilität der Gewebe gekennzeichnet. Zugrunde liegt eine genetisch bedingte Störung des Aufbaus der kollagenen Fasern. Fast ausschließlich beim autosomal-dominant vererbten Typ IV kommt es zur Beteiligung der Aorta. Die betroffenen Frauen sind meistens klein und schlank und haben vorzeitig gealterte Hände, eine dreieckige Gesichtsform, große Augen, ein kleines Kinn, kleine Nasen sowie kleine Ohren ohne Ohrläppchen. Während der Schwangerschaft kann es zu Blutergüssen, Hernien, Krampfadern oder Ruptur größerer Gefäße kommen. Eine Aortendissektion kann ohne vorherige Dilatation der Aorta auftreten. Die Schwangerschaft und die Geburt sollten engmaschig überwacht werden. Der postpartale Blutverlust kann bedeutsam sein. Wunden heilen langsam, und es sollten Retentionsnähte verwendet und nicht vor Ablauf von 14 Tagen entfernt werden, um Wunddehiszenzen zu vermeiden. Vorzeitige und plötzliche Geburten sind aufgrund des schwachen Bindegewebes häufig.

Einige Patienten haben eine Familienanamnese für Aortendissektionen, obwohl ein typisches Marfan-Syndrom bei den Betroffenen nicht vorlag. Die genaue Untersuchung kann geringe marfanoide Veränderungen bei Familienmitgliedern zum Vorschein bringen. Einige dieser Patienten können eine Mutation im Fibrillin-1-Gen aufweisen. Kürzlich sind 2 weitere Genloci beschrieben worden. Schwangerschaften bei diesen Patientinnen sollten wie die von Marfan-Patientinnen behandelt werden.

■ Kongenital korrigierte Transposition der großen Arterien

Schwangere ohne begleitende kardiale Defekte tolerieren die Schwangerschaft oft gut. Es kann jedoch zum Versagen des systemischen morphologisch rechten Ventrikels mit zunehmender Trikuspidalinsuffizienz kommen. Supraventrikuläre Tachykardien, Embolien und atrioventrikuläre Blockierungen sind weitere mögliche Komplikationen.

■ Operierte kongenitale Vitien

Intraatriale Korrektur der kompletten Transposition der großen Arterien. Eine intraatriale Korrektur bei Transposition der großen Arterien (z. B. nach Mustard oder Senning) führt zu einer Umleitung des venösen Blutes in den linken Vorhof und des pulmonalvenösen Blutes in den rechten Vorhof. Diese Prozedur vermindert die Zyanose, und der rechte Ventrikel wird zum Systemventrikel. Eine Dysfunktion des rechten Ventrikels, Arrhythmien (insbesondere Vorhofflattern) und venöse Obstruktion sind Spätkomplikationen dieser Prozedur. Über 100 Schwangerschaften ohne Todesfälle wurden in der Literatur beschrieben. Eine Verschlechterung der systemischen Ventrikelfunktion wurde bei 10 % der Patientinnen beobachtet. Eine engmaschige Kontrolle ist angezeigt.

Fontan-Operation. Die Fontan-Operation wurde ursprünglich bei Patienten mit Trikuspidalatresie durchgeführt, um den pulmonalen und systemischen Kreislauf zu trennen. Die Indikation wurde auf Patienten mit univentrikulärer Zirkulation erweitert. Prinzipiell wird bei der Fontan-Prozedur zentralvenöses Blut in die Lungenstrombahn geleitet und der Ventrikel als Systemventrikel genutzt. Die Zyanose und die Volumenüberlastung des linken Ventrikels können so verringert werden. Eine Schwangerschaft bedeutet eine weitere hämodynamische Belastung für den rechten Vorhof und das univentrikuläre Herz. Eine mütterliche Todesrate von 2 % wird berichtet. Die häufigsten Komplikationen sind eine Zunahme der venösen Stauung und eine Verschlechterung der Ventrikelfunktion. Supraventrikuläre Tachykardien können auftreten oder sich verschlechtern. Thromben im rechten Vorhof können bei Fenestrierung des Fontans paradox embolisieren. Spontanaborte sind häufig und treten bei 40 % der Schwangerschaften auf. Ursache ist wahrscheinlich die venöse Kongestion der intrauterinen Venen. Nur 45 % der Geburten sind Lebendgeburten. Wichtig erscheint somit eine gute Patientenselektion. Eine Patientin nach erfolgreicher Fontan-Operation mit einem kleinen rechten Vorhof oder einer totalen cavopulmonalen Anastomose (TCPC) mit einer funktionellen Kapazität der Klassen I und II (nach NYHA) wird wahrscheinlich ein normales, lebendes Kind gebären. Fontan-Patientinnen mit einem großen rechten Vorhof und venöser Stauung müssen gut überwacht werden. Diese Patientinnen sind zu antikoagulieren und eine Konversion zur TCPC ist vor Konzeption zu erwägen.

■ Familienplanung

> Mit Frauen im gebärfähigen Alter mit Herzerkrankungen sollten Methoden der Kontrazeption besprochen werden.

Die hormonelle Kontrazeption ist mit einer Schwangerschaftsrate von 1 % pro Jahr effektiv. Allerdings ist sie mit dem Risiko thromboembolischer Erkrankungen und einer arteriellen Hypertonie vergesellschaftet. Dementsprechend sollten die Präparate bei Risikopatientinnen (z. B. bei Patientinnen mit pulmonaler Hypertonie) mit Vorsicht eingesetzt werden. Bei einer Antikoagulation mit Vitamin-K-Antagonisten hingegen erscheint das Risiko sehr klein, sodass die hormonelle Kontrazeption sicher sein sollte. Hämorrhagische ovarielle Zysten können bei oraler Antikoagulation manchmal ein Problem darstellen. Diese Patientinnen können wiederum von einer hormonellen Suppression der Ovulation profitieren. Präparate mit einem niedrigen Östrogenanteil können östrogenassoziierte Komplikationen vermeiden, sind aber mit einer höheren Schwangerschaftsrate und einer erhöhten Rate an Durchbruchsblutungen assoziiert.

Ein Intrauterinpessar hat eine Schwangerschaftsrate von 3 % pro Jahr. Der Gebrauch ist mit einer erhöhten Rate von Infektionen assoziiert, die ein erhöhtes Risiko einer Endokarditis zur Folge haben. Bei der Einlage kann es zur vagalen Reaktion und zu Arrhythmien kommen. Bei Patientinnen mit Shunts, signifikanten Arrhythmien und einem hohen Risiko für eine Endokarditis (Eisenmenger-Syndrom, Fallot-Tetralogie, offener Ductus Botalli sowie signifikante Mitral- und Aortenklappenerkrankung) sollte ein Intrauterinpessar nur in Ausnahmefällen verwendet werden.

Eine Kombination von Kondomen und spermizidem Schaum hat eine Schwangerschaftsrate von 3 % und ist nicht mit einem erhöhten mütterlichen Risiko assoziiert. Sofern die Patientin die Methode akzeptiert und die Compliance hoch ist, ist dies eine gute Methode der Antikonzeption.

Paaren mit abgeschlossener Familienplanung und bei Hochrisikopatientinnen sollte eine **Sterilisation** per Vasektomie oder Tubenkoagulation angeboten werden.

Erworbene Vitien

Häufigkeit. Das rheumatische Fieber ist in den Entwicklungsländern noch die Hauptursache für erworbene Vitien. In den Industrieländern tritt es hingegen dank früher antibiotischer Therapie nur noch selten auf. Daher überwiegt mittlerweile in unserer Breiten der Anteil der Schwangeren mit einem kongenitalen Vitium gegenüber dem Anteil der Schwangeren mit einem erworbenen Vitium. Bei Zuwanderern aus Entwicklungsländern nehmen erworbene Vitien jedoch noch einen großen Anteil ein.

Betreuung der Patientin. Bei jeder jungen Frau mit bekanntem Herzklappenfehler sollte eine Echokardiographie auch bei fehlenden Symptomen durchgeführt werden. Die Behandlung der Erkrankung ist vor der Konzeption zu besprechen, vor allem wenn eine Mitralstenose mit einer Klappenöffnungsfläche von <1,5 cm² mit der Möglichkeit zur perkutanen Ballonvalvuloplastie besteht oder eine Aortenstenose mit einer Klappenöffnungsfläche von <1,0 cm². Es sollte eine engmaschige Überwachung nach dem Beginn des zweiten Trimenons erfolgen.

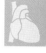

Die Entbindung sollte multidisziplinär geplant werden. Wenn Patientinnen mit Herzklappenfehlern stabil sind, ist eine vaginale Entbindung unter periduraler Anästhesie sicher. Geburtshilfliche Maßnahmen zur Verkürzung der Austreibungsperiode können sinnvoll sein. Ein invasives Monitoring ist nur bei Patientinnen mit schwerer Klappenstenose oder Herzinsuffizienz zu erwägen. Eine Schnittentbindung vermeidet die körperliche Anstrengung während der Geburt, aber die hämodynamischen Auswirkungen der Narkose und der mechanischen Ventilation sowie das erhöhte Risiko für thromboembolische Komplikationen sind zu bedenken.

Ein chirurgischer Klappenersatz während der Schwangerschaft sollte nur durchgeführt werden, wenn das Leben der Mutter bedroht ist. Wenn in diesem Fall der Fetus lebensfähig ist, sollte vor der Klappenoperation entbunden werden.

■ Mitralinsuffizienz und Aorteninsuffizienz

Ätiologie. Eine schwere Mitral- oder Aorteninsuffizienz bei Frauen im gebärfähigen Alter ist häufig rheumatischer Genese. Mitralklappenprolaps, Endokarditis und Kollagenosen sind in dieser Altersgruppe weitere Ursachen für eine Mitralinsuffizienz. Endokarditis, Marfan-Syndrom, Aortendissektion und Kollagenosen sind Ursachen für eine Aorteninsuffizienz.

Klinik. Bei geringer und mäßiger Insuffizienz sind die Patienten meist asymptomatisch. Bei schwerer Insuffizienz kommt es zu den typischen Symptomen der Linksherzinsuffizienz mit Belastungsdyspnoe, Orthopnoe und paroxysmaler nächtlicher Dyspnoe. Gelegentlich kann eine Aorteninsuffizienz mit Angina pectoris einhergehen.

Diagnostik. Der typische Auskultationsbefund bei Mitralinsuffizienz ist ein holosystolisches Geräusch über der Herzspitze mit Fortleitung in die Axilla. Bei Aorteninsuffizienz findet man einen Pulsus celer et altus und ein hochfrequentes diastolisches Decrescendogeräusch am linken Sternalrand. Die Diagnose wird echokardiographisch gesichert.

Betreuung während der Schwangerschaft. Während der Schwangerschaft steigern zwar die Hypervolämie und das erhöhte Herzminutenvolumen die Volumenbelastung des linken Ventrikels, der verringerte systemische Widerstand vermindert jedoch das Regurgitationsvolumen. Daher wird die Schwangerschaft im Allgemeinen trotz schwerer Insuffizienz gut überstanden. Die Prognose von Patientinnen mit Mitralklappenprolaps ist sehr gut, wenn die Insuffizienz nicht schwer ist und zu keiner deutlichen Symptomatik führt. Akut auftretende schwere Insuffizienzen (z. B. bei Endokarditis oder Aortendissektion mit Segelausriss) werden hingegen – wie auch von Nichtschwangeren – nicht toleriert.

Die Patientinnen können vor allem im letzten Trimenon Zeichen der Herzinsuffizienz entwickeln. In diesen Fällen müssen Diuretika eingesetzt und die Nachlast durch Vasodilatatoren gesenkt werden. ACE-Hemmer und Angiotensinrezeptorblocker sind kontraindiziert. Therapeutische Möglichkeiten bestehen in Dihydralazin im letzten Trimenon sowie in Nitraten und Kalziumantagonisten. In den meisten Fällen kann eine vaginale Entbindung erfolgen. Ein operativer Eingriff sollte möglichst vermieden und nur bei Schwangeren mit selten auftretender schwerer Herzinsuffizienz durchgeführt werden. Dabei ist die Rekonstruktion der Mitralklappe dem Ersatz vorzuziehen. Bei der Aortenklappe gelingt eine Rekonstruktion selten (außer beim Marfan-Syndrom).

■ Mitralstenose

Epidemiologie, Ätiologie. Die Mitralstenose ist das häufigste Vitium bei schwangeren Frauen und fast immer rheumatischer Genese.

Klinik. Die typischen Symptome einer Mitralstenose sind Belastungsdyspnoe, Orthopnoe, paroxysmale nächtliche Dyspnoe und Hämoptysen. Bei Rechtsherzversagen kann es zum Auftreten von Aszites und Ödemen kommen. Das Auftreten von Vorhofflimmern kann zu einer akuten Verschlechterung der klinischen Symptomatik führen. Bei systemischen Embolien treten die entsprechenden Symptome auf.

Diagnostik. Auskultatorisch findet man einen lauten 1. Herzton, einen Mitralöffnungston und einem anschließenden tieffrequentem Diastolikum über der Herzspitze. Die Diagnose wird echokardiographisch gesichert.

Betreuung während der Schwangerschaft. Der transmitrale Gradient erhöht sich besonders während des zweiten und dritten Trimenons, und eine Tachykardie kann zu einem weiteren Anstieg der Gradienten durch Verringerung der Diastolendauer (mit kürzerer Öffnungszeit der Klappe) führen. Bei Patientinnen mit einer Klappenöffnungsfläche von <1,5 cm^2 (oder <1 cm^2/m^2 Körperoberfläche) besteht das Risiko eines Lungenödems, einer Herzinsuffizienz und der fetalen Wachstumsverzögerung. Eine engmaschige klinische Kontrolle sollte während der Schwangerschaft erfolgen, auch wenn die Patientin vor der Schwangerschaft asymptomatisch war. Der Klappengradient und der pulmonale Druck sollten echokardiographisch im 3. und im 5. Monat und danach monatlich gemessen werden. Eine medikamentöse Therapie mit β-Blockern ist bei Patientinnen mit Symptomen oder einem systolischen pulmonalen Druck von >50 mmHg zu beginnen. Dabei werden kardioselektive β-Blocker, z. B. Atenolol oder Metoprolol, bevorzugt. Die Anpassung der Dosis sollte den mittleren Gradienten, den pulmonalen Druck und die funktionelle Toleranz berücksichtigen. Am Ende der Schwangerschaft werden oft hohe Dosen benötigt. Ein Einsatz von Diuretika wird notwendig, wenn die Zeichen der Lungenstauung persistieren. Bei trotz dieser Therapie weiter bestehenden Symptomen oder schwerer pulmonaler Hypertonie ist das Risiko eines Lungenödems peripartal besonders hoch. Eine Hypovolämie kann auch ein Problem bei Patientinnen mit Mitralstenose darstellen. Es kann zur kritischen Unterfüllung des linken Ventrikels und zu einer Verminderung des Herzminutenvolumens kommen. Insbesondere Volumenverschiebungen während der Schwangerschaft (z. B. cavale Kompression durch den Uterus) verstärken diese Situation. Auftretendes Vorhofflimmern muss rasch behandelt werden, da die schnelle ventrikuläre Antwort die Füllungszeit des Ventrikels weiter verkürzt und die atriale Komponente der Füllung wegfällt. Bei hämodynamischer Instabilität sollte dies durch elektrische Kardioversion und sonst zunächst durch Kontrolle der Ventrikelfrequenz mit β-Blockern und Digitalis erfolgen. Wegen der hohen fetalen Sterblichkeit (20–30 %) während eines offenen herzchirurgischen Eingriffs ist heute die geschlossene Mitralvalvulotomie das chirurgische Verfahren der Wahl. Es ist für die Mutter sicher, führt aber zu einer fetalen Sterblichkeit von nur 2–12 %. Heute hat die perkutane Ballonvalvulotomie das chirurgische Vorgehen abgelöst. Die publizierten Studien berichten über mehr als 250 Patientinnen. Dabei haben junge Frauen häufig eine günstige Morphologie (vor allem geringe Verkalkung). Die Strahlenexposition wird durch entsprechende Abschirmung des Feten und Weglassen hämodynamischer Messungen und Angiographien reduziert. Die einfache Handhabung des Inoue-Ballons erleichtert eine schnelle Durchführung der Prozedur. Die fetale Sicherheit wurde durch Monitoring des Feten während der Prozedur und Messung der Strahlenexposition dokumentiert. Es besteht ein 5 %iges Risiko einer schweren traumatischen Klappeninsuffizienz. Diese bedarf meist einer notfallmäßigen Operation. Das Risiko einer Perikardtamponade und embolischer Ereignisse ist gering. Wegen der möglichen Komplikationen sollte die Prozedur nur in erfahrenen Zentren und nur bei Patientinnen, die unter medikamentöser Therapie symptomatisch bleiben, durchgeführt werden. Das gleiche gilt für die geschlossene chirurgische Valvulotomie. In seltenen Fällen wird eine Ballonvalvulotomie notfallmäßig bei kritisch kranken Patientinnen erforderlich.

■ Aortenstenose

Epidemiologie. Eine schwere Aortenstenose ist während der Schwangerschaft deutlich seltener als eine Mitralstenose.

Ätiologie. In den meisten Fällen ist die Aortenstenose kongenital und weniger häufig rheumatisch verursacht.

Klinik. Eine Aortenstenose kann lange asymptomatisch bleiben. Wenn die klassischen Symptome einer Aor-

tenstenose mit Angina pectoris, Synkope und Linksherzinsuffizienz auftreten, beträgt die 2- bis 3-Jahres-
Überlebensrate nur etwa 50 %.

Diagnostik. Bei der körperlichen Untersuchung findet
man ein raues Systolikum über der Aortenklappe, oft
mit Fortleitung in die Karotiden. Die Diagnose wird
echokardiographisch gesichert.

Betreuung während der Schwangerschaft. Die Entbindung ist bei guter funktioneller Kapazität unproblematisch. Bei schweren persistierenden Symptomen sollte
eine Aortenstenose vor der Entbindung mechanisch behandelt werden. Dabei ist die Ballonvalvulotomie einem
Klappenersatz vorzuziehen, sollte jedoch erfahrenen
Zentren und ausgewählten Patientinnen vorbehalten
bleiben (siehe auch unter „Kongenitale Vitien").

■ Klappenprothesen

Antikoagulation. Patientinnen mit Klappenprothesen
tolerieren im Allgemeinen die Schwangerschaft und die
Entbindung gut. Ein Problem stellt aber die notwendige
Antikoagulation bei mechanischen Klappenprothesen
dar. Zwei Aspekte sind dabei zu berücksichtigen: Erstens
ist die Schwangerschaft ein Zustand der Hyperkoagulabilität, und zweitens sind Vitamin-K-Antagonisten plazentagängig und erhöhen das Risiko des Aborts, der Embryopathie und der Frühgeburtlichkeit. Die Inzidenz der
Embryopathie liegt bei Einnahme von Vitamin-K-Antagonisten zwischen der 6. und der 12. Schwangerschaftswoche bei 5 %. Vitamin-K-Antagonisten sollten vor der
Geburt wegen der Blutungsgefahr abgesetzt werden. Unfraktioniertes Heparin ist nicht plazentagängig, aber die
langfristige Therapie mit Heparin während der Schwangerschaft ist schwierig und erhöht das thromboembolische Risiko für die Mutter erheblich. Eine Analyse von
1234 Schwangerschaften bei Patientinnen mit Klappen-
prothese (zwei Drittel in Mitralposition) zeigte, dass es
bei adjustierter Heparingabe während der gesamten
Schwangerschaft zu einer hohen Rate an thromboembolischen Komplikationen (25 %) (Abb. 5.**7**) und zu einer
6,7 %igen mütterlichen Todesrate kommt (Hanania
2001). Die entsprechenden Raten bei Behandlung mit einem Vitamin-K-Antagonisten betrugen nur 3,9 % bzw.
1,8 %. Es besteht Konsens (Oakley et al. 2003), dass während des zweiten und dritten Trimenons Vitamin-K-Antagonisten eingesetzt werden sollten. Die Antikoagulation sollte in der 36. Woche auf unfraktioniertes Heparin
umgestellt werden, um kindliche intrazerebrale Blutungen zu verhindern. Eine Alternative ist die elektive
Schnittentbindung, die auch bei vorzeitigen Wehen unter Antikoagulation mit Vitamin-K-Antagonisten indiziert ist. Nach der Entbindung ist wieder auf Vitamin-K-
Antagonisten umzustellen. Mütter können sowohl unter
Heparin als auch unter Vitamin-K-Antagonisten stillen.
    Bezüglich der Behandlung während des ersten Trime-
nons besteht kein Konsens (Oakley et al. 2003). Eine kontinuierliche Therapie mit Vitamin-K-Antagonisten ist für
die Mutter am sichersten. Neue Daten lassen vermuten,
dass das Risiko eines Aborts oder einer Embryopathie bei

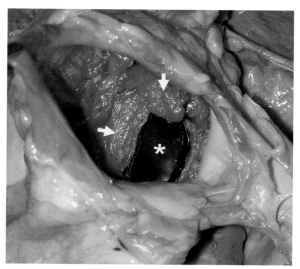

Abb. 5.**7**   Operationspräparat einer thrombosierten mechanischen Mitralklappenprothese. Pfeile: Thrombus; Stern: Klap-
penprothese (freundlichst von Dr. med. P.K. Haager überlas-
sen).

einer täglichen Dosis von <5 mg Warfarin sehr gering ist.
Von der AHA/ACC wird empfohlen, mit der niedrigst
möglichen Dosis Warfarin die INR zwischen 2 und 3 zu
halten und zusätzlich niedrigdosiertes Aspirin zu geben
(Bonow et al. 1998). Eine Alternative besteht in der Therapie mit unfraktioniertem Heparin im ersten Trimenon,
vor allem zwischen der 6. und der 12. Woche. Nach den
Guidelines der AHA/ACC (Bonow et al. 1998) sollten
Hochrisikopatientinnen mit einem thromboembolischen Ereignis in der Vorgeschichte oder einer mechanischen Prothese älterer Bauart in Mitralposition **Heparin
kontinuierlich intravenös** erhalten (Klasse-I-Indika-
tion). Dabei sollte die PTT auf das 2- bis 3fache verlängert
sein. **Subkutanes Heparin** (2-mal täglich, PTT 6 Stunden
nach Applikation 2- bis 3fach verlängert, etwa
17 500–20 000 Einheiten) für Patientinnen mit niedrige-
rem Risiko (kein thromboembolisches Ereignis in der
Vorgeschichte und Prothese neuerer Bauart) erscheint
wegen der Gefahr thromboembolischer Komplikationen
eher unsicher (Klasse-IIb-Indikation).

> Nutzen und Risiken der Antikoagulationsstrategien
> sollten mit der Patientin ausführlich diskutiert wer-
> den. Zu berücksichtigen ist auch, dass Vitamin-K-An-
> tagonisten offiziell während der Schwangerschaft
> kontraindiziert sind.

Niedermolekulare Heparine haben Vorteile gegenüber
unfraktioniertem Heparin, da die Dosis-Wirkungs-Be-
ziehung stabiler ist. Sie wurden aber bisher nur bei einer
kleinen Anzahl von Schwangeren mit Herzklappenprothesen eingesetzt. Der Gebrauch wird derzeit noch nicht
generell empfohlen (Oakley et al. 2003).

Herzklappenoperation. Prinzipiell sollte vor der Konzeption eine Rekonstruktion des Klappenvitiums ange-

strebt werden, wenn dies indiziert und chirurgisch möglich ist. Sonst ist eine biologische Prothese zu erwägen, um die bei einer mechanischen Prothese notwendige therapeutische Antikoagulation zu umgehen. Obwohl die Schwangerschaft an sich zu keiner schnelleren Degeneration führt, degenerieren biologische Klappen jedoch im jungen Lebensalter sehr rasch. Daher müssen die Patientinnen darüber aufgeklärt werden, dass sie sich in einigen Jahren erneut einer Klappenoperation mit den entsprechenden Risiken werden unterziehen müssen.

Infektiöse Endokarditis

Eine infektiöse Endokarditis während der Schwangerschaft ist selten, kann aber Probleme aufwerfen. Die schwere systemische Infektion mit oder ohne entstehendes Klappenvitium kann die hyperdyname Kreislaufsituation der Schwangerschaft verstärken und zur kardialen Dekompensation führen. Prinzipiell erfolgen Diagnostik und Therapie wie bei nichtschwangeren Patientinnen.

Ätiologie. Der Erreger, der in der Schwangerschaft am häufigsten eine Endokarditis verursacht, ist Streptococcus viridans (Seaworth u. Durack 1986). Eine Infektion mit diesem Erreger verläuft eher subakut. Akute klinische Verläufe sind eher durch Staphylococcus aureus, Streptococcus pyogenes und Streptococcus pneumoniae verursacht. Weitere Erreger einer Endokarditis in der Schwangerschaft sind Pseudomonas aeruginosa, Listeria monozytogenes, Chlamydia trachomatis, Salmonellen, Mycobacterium tortuitum und Neisseria gonorrhoeae.

Klinik. Die klassischen Symptome einer Endokarditis sind Fieber, Herzgeräusch und Anämie. Allerdings sind die beiden letztgenannten Symptome bereits in der normalen Schwangerschaft häufig. Weitere Manifestationen sind periphere Embolien (Hirninfarkte, Herdenzephalitis, Niereninfarkte, Milzinfarkte etc.), kutane Manifestationen (Petechien, Osler-Knoten, Janeway-Läsionen) und bei Klappendestruktionen Symptome einer Herzinsuffizienz.

Diagnostik. Die Diagnose beruht auf dem Nachweis eines Erregers in mehreren Blutkulturen und der echokardiographischen Darstellung einer endokardialen Beteiligung (Duke-Kriterien). Bei klinischem Verdacht sollte bei nativen Klappen primär eine transthorakale Echokardiographie durchgeführt werden. Bei negativem oder nichtdiagnostischem Befund sollte bei intermediärer oder hoher klinischer Wahrscheinlichkeit eine transösophageale Untersuchung erfolgen. Bei dem Verdacht einer Prothesenendokarditis ist ebenfalls eine transösophageale Untersuchung durchzuführen.

Betreuung während der Schwangerschaft. Die antibiotische Therapie (siehe Guidelines AHA/ACC, Bonow et al. 1998, Guidelines ESC, Horstkotte et al. 2004) muss die fetale Toxizität berücksichtigen. Aminoglykosidantibiotika sollten unter Spiegelkontrolle eingesetzt werden, um die Toxizität auf das fetale Innenohr zu vermindern. Die Notwendigkeit eines chirurgischen Eingriffs (siehe Guidelines AHA/ACC, Bonow et al. 1998) muss gegen das Risiko des fetalen Todes abgewogen werden. Eine Operation darf aber nicht verzögert werden, wenn z. B. eine akute Klappeninsuffizienz, eine Shunt-Obstruktion oder ein virulenter Keim (z. B. Staphylokokken) vorliegt, der auf eine medikamentöse Therapie nicht ausreichend anspricht. Wenn das Kind lebensfähig ist, sollte die Entbindung vor der Herzoperation erfolgen.

Antimikrobielle Prophylaxe einer infektiösen Endokarditis

Die Indikationen zur Endokarditisprophylaxe bei Eingriffen, die zur Bakteriämie führen können (zahnärztliche Eingriffe, Gastroskopie etc.), sind die gleichen wie bei nichtschwangeren Patientinnen (siehe Guidelines AHA/ACC, Bonow et al. 1998; Guidelines ESC, Horstkotte et al. 2004). Bei der normalen Geburt liegt die Inzidenz einer Bakteriämie zwischen 0 % und 5 %. Die Bakteriämie ist aber im Allgemeinen nicht sehr ausgeprägt, und das Spektrum der Erreger ist breit. Das Risiko einer Endokarditis durch eine normale Geburt ist extrem gering. Eine Prophylaxe ist aber indiziert bei Patientinnen mit Klappenprothesen oder vorhergehender Endokarditis. Da eine normale Entbindung nicht immer vorhersehbar ist, kann eine Endokarditisprophylaxe auch bei den anderen kardialen Indikationen durchgeführt werden (Oakley et al. 2003). Vor Schnittentbindung oder einer Herzoperation ist eine Endokarditisprophylaxe immer vorzunehmen. **Bei hohem Endokarditisrisiko** (künstliche Herzklappen, komplexes kongenitales zyanotisches Vitium, vorausgegangene Endokarditis, operativ angelegter systemischer oder pulmonaler Conduit) sollten Ampicillin oder Amoxicillin (2 g intravenös) plus Gentamycin (1,5 mg/kg Körpergewicht intravenös) 30 Minuten bis eine Stunde vor der Geburt und dann Amoxicillin (1 g per os) 6 Stunden nach der Geburt gegeben werden. **Bei mäßigem Risiko** (erworbene Vitien, Mitralklappenprolaps mit Mitralinsuffizienz oder schwerer Verdickung der Klappensegel, nichtzyanotische kongenitale Vitien außer Vorhofseptumdefekt vom Sekundumtyp einschließlich bikuspide Aortenklappe und hypertrophe Kardiomyopathie) sollte Ampicillin oder Amoxicillin (2 g intravenös) 30 Minuten bis eine Stunde vor der Geburt oder Amoxicillin (2 g per os) eine Stunde vor der Geburt verabreicht werden. **Bei Penicillinallergie** lauten die Empfehlungen für die Hochrisikogruppe: Vancomycin (1 g intravenös) eine bis 2 Stunden vor der Geburt plus Gentamycin (1,5 mg/kg Körpergewicht intravenös). Die Empfehlungen für die Gruppe mit mäßigem Risiko lauten: Vancomycin (1 g intravenös) eine bis 2 Stunden vor der Geburt.

Kardiomyopathien

■ Peripartale Kardiomyopathie

Definition. Bei der peripartalen Kardiomyopathie handelt es sich um eine Form der dilatativen Kardiomyopathie, die in der Peripartalperiode bei vorher gesunden Frauen auftritt. Sie ist definiert als echokardiographisch dokumentierte linksventrikuläre Dysfunktion, die im letzten Monat vor der Geburt bis 5 Monate nach der Geburt auftritt. Andere Ursachen müssen ausgeschlossen werden. Diese Definition soll eine vorbestehende dilatative Kardiomyopathie ausschließen.

Epidemiologie. Die Inzidenz beträgt 1:3000–15 000 Lebendgeburten. Es gibt nur wenige Beschreibungen einer dilatativen Kardiomyopathie während der Schwangerschaft, da diesen Patientinnen im Allgemeinen von einer Schwangerschaft abgeraten wird. Eine peripartale Kardiomyopathie kann auch bei Patientinnen mit vorbestehender Herzerkrankung mit eingeschränkter Reserve, aber noch normaler linksventrikulärer Funktion auftreten.

Ätiologie. Risikofaktoren für eine peripartale Kardiomyopathie sind fortgeschrittenes Alter der Mutter, Multiparität, Zwillingsschwangerschaften und eine lang andauernde Tokolyse.

Klinik. Patientinnen mit peripartaler Kardiomyopathie fallen meist durch Symptome der Herzinsuffizienz mit deutlicher Flüssigkeitsretention auf. Embolien und Arrhythmien sind seltener. Zu den Symptomen der Herzinsuffizienz gehören Dyspnoe, Husten, Orthopnoe, paroxysmale nächtliche Dyspnoe und Hämoptysen.

Diagnostik. Die körperliche Untersuchung kann eine Halsvenenstauung, basale feuchte Rasselgeräusche über der Lunge, eine Tachykardie, periphere Ödeme, einen Galopprhythmus durch einen 3. und/oder 4. Herzton und ein Systolikum durch eine Mitralinsuffizienz zeigen.

Betreuung während der Schwangerschaft. Die schwersten Verläufe treten während der ersten Tage nach der Entbindung auf. Der ohnehin während der Schwangerschaft hämodynamisch deutlich belastete Ventrikel dekompensiert bei Vorliegen einer myokardialen Dysfunktion und fehlenden Reserven schnell. Zwar nimmt die hämodynamische Belastung durch Verminderung des Herzminutenvolumens in der postpartalen Phase ab, doch Frauen ohne großen Blutverlust während der Entbindung haben eine relative Hypervolämie. Diese kann bei einer Schnittentbindung durch großzügige Volumengabe verstärkt auftreten. Das Linksherzversagen kann fulminant sein, mit der Notwendigkeit der medikamentösen inotropen Unterstützung, der Anlage eines ventrikulären Assist-Device (VAD) und sogar der Herztransplantation. Da sich die Ventrikelfunktion gewöhnlich (aber nicht immer) verbessert, ist die Anlage eines VAD einer Transplantation vorzuziehen. Wie bei der akuten Myokarditis mit linksventrikulärer Dysfunktion, haben die fulminanten Verläufe die größte Kapazität zur Erholung der Ventrikelfunktion, und bei diesen Patientinnen ist Anlage eines VAD besonders sinnvoll. Die Herzinsuffizienz weniger schwerer Fälle wird mit Kochsalzrestriktion, diuretischer Therapie, Digitalis und Vasodilatatoren behandelt. Die Therapie mit Vasodilatatoren spielt bei der Behandlung der Herzinsuffizienz eine entscheidende Rolle. Für ACE-Hemmer liegen bei nichtschwangeren Patientinnen eindeutige Daten zur Reduktion der Mortalität und der Morbidität vor. Allerdings sind ACE-Hemmer während der Schwangerschaft wegen fetaler Nebenwirkungen kontraindiziert, können aber postpartal gegeben werden (dann allerdings kein Stillen möglich). Eine Alternative während der Schwangerschaft ist Dihydralazin, eventuell in Kombination mit einem Nitrat (z. B. Isosorbiddinitrat). β-Blocker führen, ebenso wie die ACE-Hemmer, zu einer deutliche Senkung der Morbidität und der Mortalität und sind bei der Behandlung der chronischen Herzinsuffizienz indiziert. Bei Vorliegen einer akuten Dekompensation ist allerdings erst eine medikamentöse Rekompensation mit Vasodilatatoren und Diuretika zu beginnen. Bei schwerer Herzinsuffizienz müssen die β-Blocker *langsam* in der Dosis gesteigert werden. Bei einer peripartalen Kardiomyopathie sollte die linksventrikuläre Funktion echokardiographisch engmaschig überwacht werden (Abb. 5.**8**).

Da ein erhöhtes Risiko für thromboembolische Ereignisse besteht, ist eine **Antikoagulation** indiziert. Diese sollte vor Ende der Schwangerschaft mit Heparin und danach mit Vitamin-K-Antagonisten erfolgen. Dabei ist zu berücksichtigen, dass die mit der Schwangerschaft assoziierte Hyperkoagulabilität noch 4–6 Wochen nach Ende der Schwangerschaft fortbesteht.

Wenn früh im Verlauf eine Biopsie durchgeführt wird, findet man Zeichen einer akuten Myokarditis. Die Ursache ist aber letztlich trotz zahlreicher kleinerer Studien unbekannt. Diskutiert wird unter anderem eine Immunreaktion gegen fetale Antigene. Eine **immunsuppressive Therapie** wäre daher eventuell angebracht, allerdings gibt es dazu nur wenige Daten. In einer kleineren Serie war die Gabe von Immunglobulinen offensichtlich günstig (Bozkurt et al. 1999).

Der Verlauf der peripartalen Kardiomyopathie ist unterschiedlich: Neben dem erwähnten fulminanten Verlauf kann sich die Ventrikelfunktion noch nach mehr als einem Jahr erholen, bei anderen Patientinnen wiederum kann schließlich eine Transplantation notwendig werden. Bei etwa 50 % der Patientinnen kommt es zu einer deutlichen Verbesserung der Ventrikelfunktion. Insgesamt liegt die Letalität bei 25–50 %.

> Patientinnen mit peripartaler Kardiomyopathie haben ein erhöhtes Risiko für eine erneute Verschlechterung der Ventrikelfunktion bei folgenden Schwangerschaften, auch wenn sich die Ventrikelfunktion anscheinend nach der Schwangerschaft wieder normalisiert hatte. Patientinnen mit einer peripartalen Kardiomyopathie mit persistierender Dysfunktion ist von einer weiteren Schwangerschaft abzuraten, da das erhebliche Risiko einer weiteren Verschlechterung besteht (Elkayam et al. 2001).

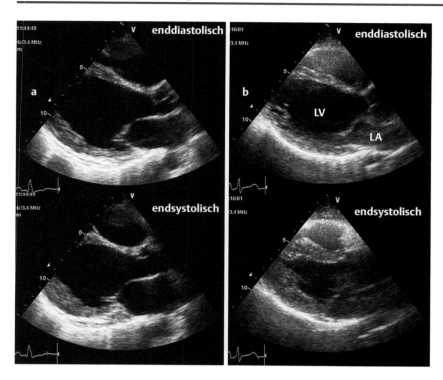

Abb. 5.**8**
a Transthorakale Echokardiogra-
     phie (parasternale lange
     Achse) bei einer 26-jährigen
     Patientin mit peripartaler Kar-
     diomyopathie 4 Monate nach
     der Entbindung. Man erkennt
     eine deutlich verminderte sys-
     tolische Kontraktion des linken
     Ventrikels.
b Normalbefund bei einer 44-
     jährigen Frau. LV = linker Vent-
     rikel, LA = rechter Ventrikel.

Auch bei Patientinnen, deren Ventrikelfunktion sich wieder erholt hat, sollte nur mit Vorsicht und Diskussion der Risiken zu einer weiteren Schwangerschaft geraten werden.

■ Dilatative Kardiomyopathie

Eine dilatative Kardiomyopathie wird nur sehr selten vor der Schwangerschaft gut dokumentiert. In den meisten Fällen wird die Schwangerschaft wegen des hohen Risikos vermieden. Das Vorliegen einer Familienanamnese einer dilatativen Kardiomyopathie kann für eine „okkulte" dilatative Kardiomyopathie anstelle einer peripartalen Kardiomyopathie sprechen, auch wenn die Patientin erste Symptome im für die peripartale Kardiomyopathie typischen Zeitfenster entwickelt.

Klinik. Symptome einer dilatativen Kardiomyopathie sind Dyspnoe, verminderte Leistungsfähigkeit und schnelle Erschöpfbarkeit. Der körperliche Befund kann gestaute Halsvenen, einen verbreiterten und hebenden Herzspitzenstoß, Ödeme, einen Galopprhythmus durch einen 3. (und 4.) Herzton bei Sinusrhythmus und ein Mitralinsuffizienzgeräusch zeigen.

Diagnostik. Bei Patientinnen, bei denen eine dilatative Kardiomyopathie vermutet wird oder bekannt ist, und bei allen Patientinnen, bei denen eine Familienanamnese für eine dilatative oder peripartale Kardiomyopathie besteht, sollte vor Konzeption eine Echokardiographie durchgeführt werden.

Betreuung während der Schwangerschaft. Patientinnen mit einer dilatativen Kardiomyopathie und einge-
schränkter Ventrikelfunktion sollte von einer Schwangerschaft abgeraten werden, da während der Schwangerschaft und peripartal ein hohes Risiko der hämodynamischen Dekompensation besteht. Bei eingetretener Schwangerschaft sollte ein Schwangerschaftsabbruch bei einer Ejektionsfraktion von <50% oder bei eindeutig vergrößerten linksventrikulären Dimensionen empfohlen werden. Sollte die Patientin dies ablehnen, muss eine engmaschige klinische und echokardiographische Überwachung erfolgen. Da die medikamentösen therapeutischen Optionen eingeschränkt sind (keine ACE-Hemmer oder Angiotensinrezeptorblocker), ist eine frühzeitige stationäre Aufnahme bei irgendeinem Zeichen der Verschlechterung (zunehmende Belastungsdyspnoe, abnehmende Belastbarkeit, Verschlechterung der Ventrikelfunktion) ratsam.

■ Hypertrophe Kardiomyopathie

Definition. Es handelt sich um eine primär myokardiale Erkrankung mit Hypertrophie und einer myokardialen Texturstörung. Es kommt zur diastolischen Dysfunktion mit verschlechterter Füllung des linken Ventrikels. Weiterhin kann eine dynamische Obstruktion des linksventrikulären Ausflusstrakts vorliegen.

Epidemiologie. Die Prävalenz der hypertrophen Kardiomyopathie beträgt etwa 2:1000.

Ätiologie. Die Erkrankung ist genetisch verursacht. Eine positive Familienanamnese besteht bei 50% der Patienten.

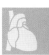

Klinik. Die meisten Patienten mit einer hypertrophen Kardiomyopathie sind entweder asymptomatisch oder gering symptomatisch. Die häufigsten Symptome sind Dyspnoe, Angina pectoris, Palpitationen, Synkope oder Präsynkope.

Diagnostik. Der körperliche Befund zeigt einen hebenden, nach links verlagerten Herzspitzenstoß und einen 4. Herzton (seltener einen 3. Herzton). Wenn eine Obstruktion des Ausflusstrakts vorliegt, kann man ein raues, spindelförmiges Systolikum zwischen linkem unterem Sternalrand und Apex mit Ausstrahlung in die Axilla auskultieren. Ein holosystolisches Geräusch weist auf eine begleitende Mitralinsuffizienz hin. Das Valsalva-Manöver oder eine Orthostase kann das Ausflusstraktgeräusch verstärken. Neben der diagnosesichernden Echokardiographie sollten ein EKG, ein Belastungs-EKG, ein Langzeit-EKG und eine genetische Beratung wie bei nichtschwangeren Patientinnen durchgeführt werden.

Betreuung während der Schwangerschaft. Patientinnen mit einer hypertrophen Kardiomyopathie tolerieren eine Schwangerschaft meist gut, da sich die geringe Dilatation des Ventrikels während der normalen Schwangerschaft mit sonst bei diesem Krankheitsbild eher kleinem linksventrikulärem Cavum günstig auswirkt. Über Todesfälle wurde während der Schwangerschaft berichtet, sie sind aber selten. Frauen mit einem Herzgeräusch (Systolikum) und einem nachgewiesenen Ausflusstraktgradienten werden am ehesten während der Schwangerschaft primär diagnostiziert. Die Diagnose und die sich daraus ergebenden genetischen Konsequenzen führen oft zur Verunsicherung der Patientinnen. Bei asymptomatischen Patientinnen ohne positive Familienanamnese für einen plötzlichen Herztod sind die Risiken jedoch niedrig, und die Schwangerschaft verläuft meist erfolgreich. Eine schwere diastolische Dysfunktion kann eine Lungenstauung oder sogar ein plötzliches Lungenödem zur Folge haben. Dazu kann es während körperlicher oder psychischer Belastung, aber vor allem peripartal kommen. Eine Therapie mit kardioselektiven β-Blockern sollte während der Schwangerschaft fortgeführt werden, und eine geringe Dosis eines Diuretikums kann hilfreich sein. Körperliche Schonung ist aber für diese Hochrisikopatientinnen am wichtigsten. Eine niedrigdosierte Antikoagulation (z. B. niedrigdosiertes unfraktioniertes Heparin) ist sinnvoll. Bei Auftreten von Vorhofflimmern müssen die Patientinnen therapeutisch antikoaguliert werden. Dazu kann niedermolekulares Heparin verwendet werden. Wenn ein neu aufgetretenes Vorhofflimmern persistiert, kann eine elektrische Kardioversion nach Ausschluss eines Vorhofthrombus mittels transösophagealer Echokardiographie erfolgen. Die Gabe eines kardioselektiven β-Blockers kann die ventrikuläre Frequenz verlangsamen und bei wiederhergestelltem Sinusrhythmus ein Rezidiv verhindern. Digitalis ist bei diesen Patientinnen nicht kontraindiziert, da selten ein Gradient im Ausflusstrakt vorliegt. Patientinnen mit persistierenden Arrhythmien, vor allem mit ventrikulären Tachykardien, können einer Therapie mit Amiodaron bedürfen, obwohl dabei das Risiko einer fetalen Hypothyreose besteht. Vor allem in Verbin-

dung mit einem β-Blocker ist diese Therapie effektiv. Es sollte eine intrahospitale Entbindung zu einem elektiven Termin unter Fortführung der β-Blocker-Therapie erfolgen. Eine systemische Vasodilatation sollte vermieden werden. Blutverluste sollten frühzeitig ersetzt, aber eine übermäßige Volumengabe bei Hochrisikopatientinnen vermieden werden.

Koronare Herzerkrankung und Myokardinfarkt

Epidemiologie. Eine symptomatische arteriosklerotische koronare Herzerkrankung während der Schwangerschaft ist ungewöhnlich, aber nicht mehr so selten wie noch vor einigen Jahrzehnten.

Ätiologie. Familiäre Hypercholesterinämie, Rauchen, Adipositas, Diabetes mellitus und das zunehmende Durchschnittsalter der Frauen bei Konzeption verursachen die ansteigende Prävalenz.

Klinik. Diese Patientinnen können Angina pectoris und Dyspnoe als Symptome einer koronaren Herzerkrankung während der Schwangerschaft entwickeln.

Diagnostik. Die Durchführung eines Belastungstests kann indiziert sein, um die kardiale Reserve der Patientinnen zu ermitteln.

Betreuung während der Schwangerschaft. Falls eine Therapie mit kardioselektiven β-Blockern, Nitraten und Kalziumantagonisten nicht ausreicht, kann bei geeigneter Anatomie eine perkutane koronare Intervention durchgeführt werden. Der beste Zeitpunkt dafür ist das zweite Trimenon. Dabei sollte auf eine Minimierung der Strahlenexposition geachtet werden. Patientinnen mit bekannter koronarer Herzerkrankung sollten vor einer Konzeption kardiologisch abgeklärt werden. Vor allem in der Schwangerschaft muss auch an nichtarteriosklerotische Ursachen einer koronaren Herzkrankung und eines Myokardinfarkts gedacht werden.

Myokardinfarkte bei Schwangeren können z. B. durch spontane Dissektionen der Koronargefäße ausgelöst werden. Deshalb ist die sofortige Koronarangiographie mit der Möglichkeit der Ballonangioplastie und der Stent-Implantation einer fibrinloytischen Therapie vorzuziehen. Für eine fibrinolytische Therapie besteht eine relative Kontraindikation. Weitere Ursachen für einen Myokardinfarkt sind koronare Embolien, Koronarspasmen und Kokainabusus. Selten werden auch Koronaranomalien beobachtet. Koronar-pulmonale und koronar-ventrikuläre Fisteln stellen meist kein Problem dar. Eine durchgemachte Koronararteriitis beim Kawasaki-Syndrom mit Entwicklung von Koronaraneurysmen und Koronarthrombosen kann zu Angina pectoris und Infarkten während der Schwangerschaft führen. Eine aortokoronare Bypassoperation kann dann notwendig werden, die vorrangig ohne kardiopulmonalen Bypass („Off-Pump") durchgeführt werden sollte. Die koronare Arteriitis kann auch mit einer weiter bestehenden Autoimmunerkrankung assoziiert sein und zu Infarkten in der Schwangerschaft oder im Wochenbett führen. Entscheidend ist bei der Diagnosestellung, überhaupt an einen Herzinfarkt zu denken, da die Inzidenz bei Schwangeren, wie erwähnt, sehr gering ist. Die Diagnose wird anhand des typischen klinischen Bildes mit anhaltenden thorakalen Schmerzen und infarkttypischen Veränderungen im 12-Kanal-EKG gestellt. Es kommt zu einem Anstieg der Infarktmarker CK, CK-MB und Troponin T oder Troponin I. Dabei sind die Troponine sehr spezifisch für eine myokardiale Schädigung. Eine Koronarangiographie ist essenziell zur Erkennung des Mechanismus des Infarkts, damit eine adäquate Therapie eingeleitet werden kann. Die meisten Myokardinfarkte treten in der peripartalen Periode auf und müssen bei Vorliegen einer Herzinsuffizienz von einer peripartalen Kardiomyopathie unterschieden werden.

Differenzialdiagnostisch muss ein plötzliches thorakales Schmerzereignis bei einer vorher gesunden Frau an eine Aortendissektion oder eine Lungenembolie denken lassen.

Aortendissektion

Definition. Eine Aortendissektion ist eine potentiell katastrophale Erkrankung, bei der es zu einem Intimaeinriss und zu einer anschließenden Dissektion in der Media der Gefäßwand kommt (Abb. 5.9). Die Ausdehnung der Dissektion kann unterschiedlich weit fortschreiten sowie abgehende Strukturen und Gefäße einbeziehen und zerstören. Folgen sind: Ruptur der Aorta, Perikardtamponade, Aorteninsuffizienz, Koronardissektion und -verschluss sowie Organischämie (Gehirn, Nieren, Intestinum).

Ätiologie. In der Schwangerschaft besteht eine erhöhte Inzidenz für Dissektionen, andere Ursachen sind arterielle Hypertonie, Marfan-Syndrom, Ehlers-Danlos-Syndrom, Aortenisthmusstenose oder bikuspide Aortenklappe.

Klinik. Die Patientinnen mit einer Aortendissektion erleiden meist ein plötzliches, schweres thorakales Schmerzereignis, wobei die Schmerzen auch im Rücken oder im Abdomen auftreten können. Es kann zur plötzlichen hämodynamischen Instabilität und zum Kollaps durch akute Aorteninsuffizienz, Perikardtamponade oder Myokardinfarkt (durch Dissektion der Koronararterien) kommen. Weitere Symptome sind neurologische Defizite durch Ausdehnung der Dissektion auf die supraaortalen Gefäße.

Diagnostik. Beim körperlichen Befund können Abschwächungen der Pulse in Carotiden, Radial- und Femoralarterien auffallen. Die Diagnose kann rasch echokardiographisch, am sichersten über den transösophagealen Zugang, gestellt werden. Weitere diagnostische Möglichkeiten sind die Computertomographie und die Magnetresonanztomographie.

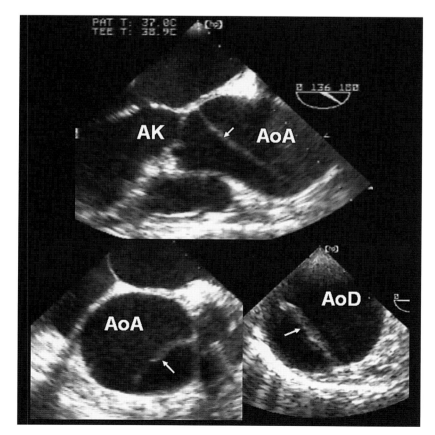

Abb. 5.**9** Transösophageale Echokardiographie bei Aortendissektion Typ Stanford A (Aorta ascendens und Aorta descendens). AK = Aortenklappe, AoA = Aorta ascendens, AoD = Aorta descendens; Pfeile: Dissektionsmembran.

Betreuung während der Schwangerschaft. Die Dissektion der aszendierenden Aorta (Typ A nach Stanford) hat unbehandelt eine hohe Letalität und ist ein chirurgischer Notfall. Der Ersatz der Aorta ascendens ist die Behandlung der Wahl. Eine klappenerhaltende Operation oder ein Homograft umgeht die Notwendigkeit der anschließenden lebenslangen Antikoagulation. Ein kardiopulmonaler Bypass unter normothermen Bedingungen, intravaginales Progesteron und ein kontinuierliches Monitoring des Feten reduzieren das Risiko für das Kind. Eine Aortendissektion der deszendierenden Aorta (jenseits des Abgangs der linken A. subclavia, Typ B nach Stanford) sollte primär medikamentös behandelt werden. Eine neuere therapeutische Möglichkeit ist die perkutane Implantation eines Aortenstents. Wichtig ist eine Normalisierung des arteriellen Drucks auf Werte um 110–120 mmHg systolisch. Die Gabe eines kardioselektiven β-Blockers ist indiziert. Anstelle des prinzipiell bei nichtschwangeren Patientinnen angewendeten gut steuerbaren Natriumnitroprussids sollte wegen der Thiozyanattoxizität Dihydralazin und/oder Nitroglycerin intravenös verabreicht werden. Es können serielle Verlaufsuntersuchungen mittels Magnetresonanztomographie erfolgen. Eine zunehmende Dilatation des Aortendurchmessers auf >5 cm, weiter bestehende Schmerzen und eine Organ- oder Extremitätenischämie sind Indikationen zur operativen Versorgung. Die Entbindung sollte bei Lebensfähigkeit des Kindes vor der Operation erfolgen. Eine Schnittentbindung ermöglicht die notwendige hämodynamische Stabilität.

Herzrhythmusstörungen

Arrhythmien in Form von supraventrikulären und ventrikulären Extrasystolen sind in der Schwangerschaft häufig. Auch anhaltende Tachyarrhythmien wurden beschrieben. Vorbekannte Arrhythmien können während der Schwangerschaft gehäuft auftreten. Die hämodynamischen, hormonellen und emotionalen Veränderungen der Schwangerschaft begünstigen wahrscheinlich das Auftreten dieser Arrhythmien. Generell werden Arrhythmien wie außerhalb der Schwangerschaft behandelt, jedoch so zurückhaltend wie möglich. Eine pharmakologische Therapie sollte meist Patientinnen mit schweren Symptomen und Patientinnen, die anhaltende Tachykardien aufgrund einer ventrikulären (systolischen oder diastolischen) Dysfunktion oder einer stenosierten Herzklappe nicht tolerieren, vorbehalten bleiben. Alle gängigen Antiarrhythmika passieren die Plazenta. Die Pharmakokinetik der Medikamente wird während der Schwangerschaft verändert, sodass die Blutspiegel überprüft werden sollten, um eine Toxizität zu vermeiden. Eine definitive Therapie sollte nach der Schwangerschaft erfolgen.

> Bei den meisten Patientinnen mit kongenitalen Herzerkrankungen sind rechter Vorhof und/oder Ventrikel druck- und volumenbelastet. Dies führt zum Auftreten von meist supraventrikulären Tachykardien bei 10–69 % der Patientinnen. Während der Schwangerschaft nimmt diese Häufigkeit bis auf 80 % zu.

■ Supraventrikuläre und ventrikuläre Extrasystolen

Extrasystolen beunruhigen die Patientinnen häufig, sind aber meist harmlos. Supraventrikuläre Extrasystolen bedürfen keiner Therapie. Gehäufte ventrikuläre Extrasystolen haben bei Abwesenheit einer strukturellen Herzerkrankung ebenfalls eine gute Prognose. Nur bei schwerer subjektiver Beeinträchtigung sollte eine Therapie mit einem kardioselektiven β-Blocker versucht werden.

■ Sinustachykardie

Eine geringe Sinustachykardie (>100/min) ist in der Schwangerschaft physiologisch (Anstieg der Herzfrequenz um 10–20 %). Eine höhergradige Sinustachykardie ist meist sekundärer Natur und weist auf andere Ursachen – wie Fieber, Hyperthyreose, Herzinsuffizienz, Drogengebrauch oder Lungenembolie – hin. Bei fehlenden zugrunde liegenden Erkrankungen ist eine Sinustachykardie ohne pathologische Bedeutung und bedarf keiner Therapie.

■ Sinusbradykardie

Bei fehlender struktureller Herzerkrankung ist eine Sinusbradykardie (<60/min) selten symptomatisch und bedarf keiner Therapie. Eine Schrittmacherindikation ist nur bei Sinusbradykardie mit hämodynamischer Instabilität oder Symptomen einer zerebralen Hypoperfusion gegeben.

■ Paroxysmale supraventrikuläre Tachykardie

Definition. Es handelt sich um eine regelmäßige, meist schmalkomplexige Tachykardie mit Frequenzen von 120–250/min, die abrupt beginnt und endet. Sie tritt meist ohne zugrunde liegende Herzerkrankung auf.

Ätiologie. Der Pathomechanismus sind fast immer kreisende Erregungen über einen Reentry-Mechanismus. Bei den AV-Knoten-Reentry-Tachykardien findet die kreisende Erregung im AV-Knoten statt, während bei den AV-Reentry-Tachykardien die Erregung über den AV-Knoten und ein akzessorisches Bündel zwischen Vorhof und Ventrikel läuft.

Klinik. Die Tachykardien werden im Allgemeinen gut toleriert. Die klinischen Symptome können bei einer zugrunde liegenden Herzerkrankung deutlicher sein.

Diagnostik. Die Diagnose wird im 12-Kanal-EKG gestellt.

Betreuung während der Schwangerschaft. Meist terminieren die Tachykardien spontan. Vagale Manöver

(z. B. Valsalva-Manöver) sind die Therapie der ersten Wahl bei hämodynamisch stabilen Patientinnen (**Cave:** Valsalva-Manöver in der fortgeschrittenen Schwangerschaft). Wenn dies ineffektiv sein sollte, kann Verapamil (5 mg langsam über eine bis 3 Minuten intravenös, bei Bedarf wiederholen) oder Adenosin (12 mg als Bolus, danach 10 ml NaCl-Lösung rasch intravenös injizieren, bei Ineffektivität 18 mg) gegeben werden. Sehr selten muss bei hämodynamischer Instabilität eine elektrische Kardioversion durchgeführt werden. Eine Prophylaxe kann mit Digitalis oder einem kardioselektiven β-Blocker erfolgen. In den Guidelines der „Europäischen Gesellschaft für Kardiologie" wird eine Radiofrequenzablation von AV-Knoten-Reentry- und AV-Reentry-Tachykardien während der Schwangerschaft für möglich gehalten. Die Indikation sollte aber streng gestellt werden und die Intervention mit Abschirmung des Feten und unter maximalem Einsatz der Echokardiographie statt der Röntgendurchleuchtung erfolgen.

■ Vorhofflimmern

Definition. Beim Vorhofflimmern kommt es zur chaotischen atrialen elektrischen Aktivität mit Frequenzen von 350–600/min. Die Ventrikel werden unregelmäßig mit einer Frequenz von 100–200/min erregt.

Ätiologie. Ursachen für Vorhofflimmern sind kongenitale und erworbene Vitien, hypertensive Herzerkrankung, Hyperthyreose, Lungenembolien, Kardiomyopathien sowie Alkohol- und Drogenkonsum.

Klinik. Die Symptomatik hängt von der Ventrikelfrequenz und der zugrunde liegenden Herzerkrankung ab. Patientinnen mit Mitralstenose tolerieren tachykardes Vorhofflimmern besonders schlecht (siehe unter „Mitralstenose"). Beim Vorhofflimmern besteht das Risiko systemischer Thromboembolien.

Betreuung während der Schwangerschaft. Die Therapie besteht zunächst in einer Verlangsamung der Ventrikelfrequenz mit Digitalis, kardioselektiven β-Blockern, Verapamil oder einer Kombinationstherapie. Zur Wiederherstellung des Sinusrhythmus sollte eine elektrische Kardioversion, beginnend mit 200 Ws, erfolgen. Eine Rezidivprophylaxe sollte, wenn nötig, in der Schwangerschaft zunächst mit kardioselektiven β-Blockern durchgeführt werden. Andere Antiarrhythmika (z. B. Propafenon) sind auch „sicher", aber die publizierten Daten über ihren Einsatz in der Schwangerschaft sind begrenzter. Bei trotz medikamentöser Therapie rezidivierendem Vorhofflimmern und schlechter hämodynamischer Toleranz, z. B. bei kongenitalen Vitien oder bei deutlich reduzierter Ventrikelfunktion, kann Amiodaron zur Rezidivprophylaxe gegeben werden. Patientinnen mit Vorhofflimmern ohne zugrunde liegende Herzerkrankung („Lone atrial Fibrillation") *müssen* nicht antikoaguliert werden (Schuchert et al. 2003). Bei Patientinnen mit zugrunde liegender Herzerkrankung kann eine Antikoagulation diskutiert werden. Wegen der fetalen Nebenwirkungen von Vitamin-K-Antagonis-

ten im ersten Trimenon kann niedermolekulares Heparin oder Acetylsalicylsäure (325 mg/Tag) gegeben werden. Insgesamt ist die Datenlage für die Schwangerschaft unklar. Prinzipiell gilt nach den Guidelines der AHA/ACC (Schuchert et al. 2003), dass vor elektiver elektrischer Kardioversion von Vorhofflimmern/Vorhofflattern Vorhofthromben durch eine transösophageale Echokardiographie ausgeschlossen werden müssen (oder es muss eine Antikoagulation für 3–4 Wochen vor der Kardioversion erfolgen). Die Kardioversion wird unter therapeutischer Antikoagulation durchgeführt, und die Antikoagulation soll für weitere 3–4 Wochen nach erfolgreicher Kardioversion fortgesetzt werden. Anstelle von unfraktioniertem Heparin kann auch niedermolekulares Heparin eingesetzt werden. Auch hier ist die Datenlage für die Schwangerschaft unklar.

■ Vorhofflattern

Definition. Beim Vorhofflattern kommt es zur schnellen atrialen Erregung mit Frequenzen von 280–320/min. Die Ventrikel werden meist regelmäßig mit einer Frequenz von 140–160/min erregt.

Epidemiologie. Vorhofflattern ist während der Schwangerschaft selten. Bei kongenitalen Herzerkrankungen hingegen ist es die häufigste Rhythmusstörung.

Ätiologie. Weitere Ursachen sind: hypertensive Herzerkrankung, chronisch-obstruktive Lungenerkrankung, Kardiomyopathien, rheumatische Herzerkrankungen, Mitralklappenprolaps und Lungenembolie.

Klinik. Normalerweise wird Vorhofflattern gut toleriert, bei einer zugrunde liegenden Herzerkrankung oder 1-zu-1-Überleitung kann es jedoch zur schweren hämodynamischen Beeinträchtigung kommen.

Diagnostik. Beim typischen Vorhofflattern sieht man die sägezahnartigen Flatterwellen des Vorhofs im EKG (vor allem in den Ableitungen V_1, II, III, aVF).

Therapie. Bei hämodynamisch stabilen Patienten ist eine Therapie mit Digitalis, kardioselektiven β-Blockern oder Verapamil zur Frequenzverlangsamung möglich. Eine medikamentöse Kardioversion ist selten effektiv, sodass eine elektrische Kardioversion mit 20–50 Ws erfolgen sollte. Eine elektrische Kardioversion ist als sofortige Therapie bei hämodynamischer Instabilität indiziert. Die Indikation zur Antikoagulation besteht wie beim Vorhofflimmern (siehe oben). Eine Rezidivprophylaxe sollte wie beim Vorhofflimmern durchgeführt werden.

■ Ventrikuläre Tachykardien

Definition. Eine ventrikuläre Tachykardie ist definiert als 3 oder mehr ventrikuläre Schläge hintereinander mit einer Frequenz von 100–250/min. Eine nichtanhaltende Tachykardie dauert kürzer als 30 Sekunden an. Eine anhaltende ventrikuläre Tachykardie dauert länger als 30 Sekunden an bzw. führt zur hämodynamischen Instabilität mit der Notwendigkeit zur sofortigen Terminierung.

Epidemiologie. Ventrikuläre Tachykardien treten in der Schwangerschaft selten auf.

Ätiologie. Meist liegt keine Herzerkrankung zugrunde. Typischerweise entstehen diese ventrikulären Tachykardien im rechtsventrikulären Ausflusstrakt oder im linksventrikulären Septum und werden durch Belastung ausgelöst. Sie sprechen gut auf eine Therapie mit kardioselektiven β-Blockern an. In einer Minderheit der Fälle liegt eine Herzerkrankung zugrunde, z. B. Mitralklappenprolaps, erworbenes und angeborenes QT-Syndrom, kongenitale Herzerkrankungen, Kardiomyopathie oder rechtsventrikuläre Dysplasie. Bei Auftreten einer ventrikulären Tachykardie in den letzten Wochen der Schwangerschaft oder 6 Monate nach der Schwangerschaft muss an eine peripartale Kardiomyopathie als Ursache gedacht werden. Bei Patientinnen mit angeborenem QT-Syndrom wurde eine Häufung ventrikulärer Tachykardien postpartal, aber nicht während der Schwangerschaft beobachtet. Offensichtlich hat die physiologische Tachykardie der Schwangerschaft einen protektiven Effekt durch Verkürzung des QT-Intervalls. Durch Absinken der Herzfrequenz nach der Schwangerschaft kann sich das QT-Intervall wieder verlängern und das Auftreten ventrikulärer Tachykardien begünstigen.

Diagnostik. Zur Diagnosestellung sollte die ventrikuläre Tachykardie im 12-Kanal-EKG dokumentiert werden. Eine Echokardiographie zum Ausschluss einer zugrunde liegenden Herzerkrankung ist immer indiziert. Auch ein Belastungs-EKG ist sinnvoll.

Betreuung während der Schwangerschaft. Bei hämodynamischer Instabilität mit Hypotonie, Lungenödem, Synkope oder elektromechanischer Entkopplung muss eine ventrikuläre Tachykardie durch sofortige elektrische Kardioversion terminiert werden (Beginn mit 200 Ws). Bei therapierefraktärer ventrikulärer Tachykardie oder therapierefraktärem Kammerflimmern ist die intravenöse Gabe von Amiodaron möglich. Bei hämodynamischer Stabilität kann die primäre Gabe von Lidocain erfolgen. Auslösende Faktoren – wie Elektrolytstörungen, Herzinsuffizienz, Hypoxämie und Medikamentenintoxikation – müssen behandelt werden. Beim erworbenen QT-Syndrom sind die auslösenden Medikamente abzusetzen (z. B. Sotalol, Erythromycin, Chinidin, Clarithromycin etc.). Kardioselektive β-Blocker sind indiziert bei den „gutartigen" Ausflusstrakttachykardien. Ventrikuläre Tachykardien beim QT-Syndrom können ebenso mit β-Blockern behandelt werden. Eine weitere medikamentöse therapeutische Möglichkeit bei ventrikulären Tachykardien ist die Gabe von Mexitil. Andere Medikamente (Flecainid und Amiodaron) sind wegen der fetalen Nebenwirkungen und der proarrhythmogenen Effekte nur zurückhaltend einzusetzen. Auf Amiodaron sollte wegen der beobachteten fetalen Nebenwirkungen (siehe oben) nur bei therapierefraktären Tachy-

kardien zurückgegriffen werden. Bei malignen ventrikulären Tachykardien mit dem Risiko des plötzlichen Herztodes ist die Implantation eines Kardioverterdefibrillators (ICD) indiziert (z. B. überlebter plötzlicher Herztod, anhaltende ventrikuläre Tachykardien beim langen QT-Syndrom, bei Kardiomyopathien, bei rechtsventrikulärer Dysplasie, bei kongenitalen Vitien). Das Vorhandensein eines ICD stellt keine Kontraindikation für eine zukünftige Schwangerschaft dar.

■ Sinuatriale Blockierungen

Sinuatriale Blockierungen sind während der Schwangerschaft selten. Sie treten beim Sick-Sinus-Syndrom, bei Hypothyreose oder bei Medikamententoxizität auf. Eine Therapie ist bei asymptomatischen Patientinnen nicht notwendig. Eine Schrittmacherimplantation ist nur bei Symptomatik in Zusammenhang mit Sinuspausen indiziert.

■ AV-Blockierungen

Die Ursache eines kompletten AV-Blocks in der Schwangerschaft ist meist ein kongenitaler AV-Block. Bei diesen Patientinnen wird der Ersatzrhythmus meist im AV-Knoten erzeugt, und die Prognose ist bei asymptomatischen Patientinnen gut. Trotzdem wird allgemein für die meisten Patienten (Gregoratos et al. 2002) und in der Schwangerschaft speziell (Bhandari u. Isber 1998) die Implantation eines Schrittmachers empfohlen. Weitere **Indikationen für eine Schrittmacherimplantation** sind:
➤ AV-Block zweiten Grades Typ 2, auch wenn die Patientin asymptomatisch ist (Bhandari u. Isber 1998, Gregoratos et al. 2002),
➤ symptomatischer AV-Block zweiten Grades Typ 1.

Ein AV-Block ersten Grades und ein asymptomatischer AV-Block zweiten Grades Typ I sind keine Indikationen zur Schrittmacherimplantation.

Die Schrittmacherimplantation kann unter echokardiographischer Kontrolle erfolgen. Eine Implantation unter Durchleuchtungskontrolle sollte während des ersten Trimenons wegen der Strahlenexposition vermieden werden.

Schwangerschaft nach Herztransplantation

Die Herztransplantation ist heute eine etablierte Therapie bei der Behandlung der terminalen Herzinsuffizienz. Die Überlebensrate nach Transplantation beträgt 70 % nach 5 Jahren, und die mittlere Überlebensdauer der Patienten, die das erste Jahr nach Transplantation überlebt haben, liegt bei 11,6 Jahren (Hosenpud et al. 2001). Durch Verbesserung der Lebensqualität können einige Patienten wieder ein relativ normales Leben führen, und Frauen im gebärfähigen Alter können eine Schwangerschaft erwägen.

Komplikationen. Bei 37 in der Literatur beschriebenen Schwangerschaften nach Herztransplantation beobachtete man vor allem höhere Raten an arterieller Hypertonie, Präeklampsie und Frühgeburtlichkeit (Mendelson 1998).

> Herztransplantierte Frauen im gebärfähigen Alter, die eine Schwangerschaft erwägen, sollten auf die eingeschränkte Lebenserwartung und die möglichen Komplikationen hingewiesen werden.

Bisher gibt es nur geringe Erfahrungen über die Auswirkungen einer Schwangerschaft auf das transplantierte Herz. Prinzipiell sollte bei guter Ventrikelfunktion und guter funktioneller Kapazität die Schwangerschaft gut toleriert werden. Sicherlich besteht durch die immunsuppressive Therapie ein erhöhtes Infektionsrisiko für die Mutter. Die immunsuppressive Therapie bewirkt außerdem eine erhöhte Inzidenz einer behandlungsbedürftigen arteriellen Hypertonie. Cyclosporin A, Azathioprin und Prednisolon sind die klassischerweise eingesetzten Immunsuppressiva nach Herztransplantation. Cyclosporin passiert die Plazenta und kann in der ersten Woche zur Immunsuppression des Kindes führen. In Tierstudien war Cylcosporin embryo- und fetotoxisch; letale oder teratogene Effekte wurden aber bei den gewöhnlichen Dosen nicht beobachtet. Grundsätzlich besteht die Möglichkeit der Wachstumsverzögerung des Feten und der Thrombopenie. Prednisolon ist nicht teratogen, es wurde aber eine erhöhte Inzidenz an Spontanaborten, Plazentainsuffizienz, Exophthalmus und Gaumenspalten beobachtet. Azathioprin zeigte bisher beim Menschen keine teratogenen Effekte, bei Tieren gibt es jedoch diesbezüglich Berichte.

Literatur

1. Bhandari AK, Isber N. Cardiac arrhythmias and pregnancy. In: Gleicher N, et al., eds. Principles and practice of medical therapy in pregnancy. New York: McGraw-Hill; 1998:975–87.
2. Bonow RO, Carabello B, de Leon AC Jr, et al. ACC/AHA guidelines for the management of patients with valvular heart disease. J Am Coll Cardiol. 1998;32:1486–588 (www.acc.org/clinical/guidelines/valvular/3205 p149.pdf).
3. Bozkurt B, Villanueva FS, Holubkov R. Intravenous immune globulin in the therapy of peripartum cardiomyopathy. J Am Coll Cardiol. 1999;34:177–80.
4. Brandt KR, Hattery RR: MRI during pregnancy. Eur Radiol. 1997;7:821.
5. Cotter G, Metzkor E, Kaluski E, et al. Randomised trial of high-dose isosorbide dinitrate plus low-dose furosemide versus high-dose furosemide plus low-dose isosorbide dinitrate in severe pulmonary oedema. Lancet. 1998;35:389–93.
6. Easterling TR. Cardiovascular physiology of the normal pregnancy. In: Gleicher N, et al., eds. Principles and practice of medical therapy in pregnancy. New York: McGraw-Hill; 1998:903–7.
7. Eichhorn EJ, Gheorghiade M. Digoxin – new perspective on an old drug. N Engl J Med. 2002;347:1394–5.
8. Elkayam U, Gleicher N. Evaluating the cardiac patient. In: Gleicher N, et al., eds. Principles and practice of medical therapy in pregnancy. New York: McGraw-Hill; 1998:908–11.
9. Elkayam U, Tummala PP, Rao K, et al. Maternal and fetal outcomes of subsequent pregnancies in women with peripartum cardiomyopathy. N Engl J Med. 2001;344:1567–71.
10. Franke A, Hanrath P. Angeborene Herzfehler im Erwachsenenalter. In: Diehl V, Classen M, Kochsiek K, Böhm M, Berdel W, Schmiegel W, Hrsg. Innere Medizin, 5. Aufl. München: Urban&Fischer; 2003.
11. Gregoratos G, Abrams J, Epstein AE, et al. ACC/AHA/NASPE 2002 guideline update for implantation of cardiac pacemakers and antiarrhythmia devices: a report of the American College of Cardiology/American Heart Association Task Force on Practice Guidelines (ACC/AHA/NASPE Committee to Update the 1998 Pacemaker Guidelines). Circulation. 2002;106:2145–61 (www.acc.org/clinical/guidelines/pacemaker/pacemaker.pdf).
12. Hanania G. Management of anticoagulants during pregnancy. Heart. 2001;86:125–6.
13. Hosenpud JD, Bennett KE, Keck BM, Boucek MM, Novick RJ. The registry of the internation society for heart and lung transplantation: Eighteenth official report 2001. J Heart Lung Transplant. 2001;20:805–15.
14. Horstkotte D, Follath F, Gutschik E, et al. ESC guidelines on prevention, diagnosis and treatment of infective endocarditis. Executive summary. Eur Heart J. 2004;25:267–76.
15. Hunter S, Robson SC. Adaption of the maternal heart in pregnancy. Br Heart J. 1992;68:540–3.
16. Jackson EK. Renin and Angiotensin. In: Hardman JG, et al., eds. Goodman & Gilman's The pharmacological basis of therapeutics. New York: McCraw-Hill; 2001:809–43.
17. Mendelson M. Pregnancy after cardiac transplantation. In: Gleicher N, et al., eds. Principles and practice of medical therapy in pregnancy. New York: McGraw-Hill; 1998:990–5.
18. Oakley C, Child A, Jung B, et al. Expert consensus document on management of cardiovascular diseases during pregnancy. Eur Heart J. 2003;24:761–81 (www.escardio.org/scinfo/Guidelines/Pregnancy%20Guid%20EHJ%20WEB%202003.pdf).
19. Reimold SC, Rutherford JD. Valvular heart disease in pregnancy. N Engl J Med. 2003;349:52–9.
20. Schuchert A, Gulba D, Horstkotte DH, Meinertz T, Tebbe U. Kommentar zu den ACC/AHA/ESC-Leitlinien 2001 zur Prävention arterieller Thromboembolien bei Patienten mit Vorhofflimmern. Fassung vom 10.04 2003. Z Kardiol. 2003;92:694–703 (www.dgk.org/leitlinien/3920694.pdf).
21. Seaworth BJ, Durack DT. Infective endocarditis in obstetric and gynecologic practice. Am J Obstet Gynecol. 1986;154:180.
22. Siu SC, Sermer M, Colman JM, et al. Prospective multicenter study of pregnancy outcomes in women with heart disease. Circulation. 2001;104:515–21.
23. Siu SC, Cloman JM. Heart disease and pregnancy. In: Yusuf S, et al, eds. Evidence-based cardiology. London: BMJ Books; 2003:853–63.
24. Weiss BM, von Segesser LK, Alon E, Seifert B, Turina MI. Outcome of cardiovascular surgery and pregnancy: a systematic review of the period 1984–1996. Am J Obstet Gynecol. 1998;179:1643–53.
25. Whittemore R, Hobbins J, Engle M. Pregnancy and its outcome in women with and without surgical treatment of congenital heart disease. Am J Cardiol. 1982;50:641–51.

6 Erkankungen der Gefäße

K.-C. Koch, P. Hanrath

Raynaud-Syndrom

Definition. Beim Raynaud-Syndrom werden durch Kälte oder emotionale Belastung anfallsartige Spasmen der Fingerarterien ausgelöst. Dabei kommt es zu einem typischen klinischen Verlauf mit 3 Stadien: Im ersten Stadium des Gefäßspasmus verfärben sich die Finger weiß, im zweiten Stadium werden die Finger blau, und im dritten Stadium der Hyperämie sind die Finger rot.

Epidemiologie. Die Prävalenz des Raynaud-Syndroms ist bei Frauen doppelt so hoch wie bei Männern und liegt bei 5 %.

Ätiologie. Man unterscheidet ein primäres und ein sekundäres Raynaud-Syndrom. Beim primären Raynaud-Syndrom liegt keine organische Grunderkrankung vor. Beim sekundären Raynaud-Syndrom besteht eine organische Grunderkrankung, meist aus dem rheumatischen Formenkreis, z. B. eine Sklerodermie. Das Raynaud-Syndrom kann dem Auftreten der Symptome der Grunderkrankung um Jahre vorausgehen.

Betreuung während der Schwangerschaft. Die Mehrzahl der Schwangeren berichten über keine Veränderung der Symptomatik während der Schwangerschaft, bei 26 % der Schwangeren kommt es sogar zu einer Besserung der Beschwerden. Das Geburtsgewicht der Kinder von Frauen mit Raynaud-Syndrom ist niedriger, und die Rate von Frühgeburten ist bei Frauen, die ein Raynaud-Syndrom entwickeln, höher. Außerdem werden eine Konzeptionsverzögerung sowie eine erhöhte Infertilitätsinzidenz beschrieben. Da es möglich ist, dass das Raynaud-Syndrom einer Grunderkrankung um Jahre vorausgeht, kann den Auswirkungen auf die Schwangerschaft eventuell auch die Grunderkrankung zugrunde liegen. Die Therapie ist symptomatisch, mit Vermeidung einer Kälteexposition, topischer Anwendung von Nitroglycerinsalbe während des Anfalls und Gabe von Kalziumantagonisten. Bei medikamentöser Behandlung muss jedoch eine Nutzen-Risiko-Abwägung hinsichtlich der fetalen Risiken bei dem harmlosen Charakter des Raynaud-Syndroms durchgeführt werden.

> Das Raynaud-Syndrom kann im Rahmen einer Sklerodermie auftreten. Eine Schwangerschaft während einer Sklerodermie wird als Risikoschwangerschaft angesehen. Eine Schwangerschaft sollte nur in stabilen Phasen der Sklerodermie geplant und der Verlauf der Schwangerschaft dann gut überwacht werden (vgl. Kapitel 26).

Aneurysmen und Dissektionen

Durch den hormonellen Einfluss auf das Gefäßbindegewebe und den hyperdynamen Kreislauf mit erhöhtem Herzminutenvolumen wird das Auftreten von Aneurysmen und Dissektionen während der Schwangerschaft begünstigt. Thorakale Aortenaneurysmen und Aortendissektionen wurden in Kapitel 5 beschrieben.

■ Ehlers-Danlos-Syndrom

Neben thorakalen Dissektionen können auch die abdominelle Aorta, die größeren thorakalen Gefäßabgänge und die Beckenarterien betroffen sein. Außerdem sind Leber- und Uterusrupturen beschrieben worden. Diese Komplikationen treten meist im dritten Trimenon auf.

Diagnostik. Die Diagnose kann aus einer Hautbiopsie gestellt werden und sollte bei unklaren Aneurysmata bei der Patientin oder bei Familienangehörigen ersten Grades durchgeführt werden.

Betreuung während der Schwangerschaft. Bei bekanntem Ehlers-Danlos-Syndrom Typ IV müssen die Patientinnen vor Konzeption über das erhöhte Risiko einer Dissektion und einer Ruptur eines betroffenen Gefäßes aufgeklärt werden, und prinzipiell ist von einer Schwangerschaft abzuraten. Während einer Schwangerschaft sollten die Patientinnen engmaschig mittels Sonographie oder Magnetresonanzangiographie (vgl. Kapitel 5) überwacht werden.

■ Milzarterienaneurysmen

Das Milzarterienaneurysma tritt bei Frauen häufiger als beim Mann auf und rupturiert doppelt so häufig. Zwanzig Prozent der Rupturen treten in der Schwangerschaft auf, vor allem im letzten Trimenon (69 %). Die Schwangerschaft wird als ätiologischer Faktor vermutet. Es soll zu hormonell induzierten Veränderungen des Gefäßbindegewebes kommen. Die hyperdyname Kreislaufsituation begünstigt ebenso eine Ruptur. Bei plötzlich eintretenden epigastrischen Schmerzen oder Schmerzen im linken Oberbauch, die verbunden sind mit einem sich entwickelnden Schockgeschehen, sollte differenzialdiagnostisch an eine Milzarterienruptur gedacht werden. Die Diagnose kann mittels Ultraschall, Computertomographie, Magnetresonanztomographie oder Angiographie gestellt werden. Die mütterliche (70 %) und die fetale Letalität (90 %) bei Ruptur sind bedeutsam (Selo-Ojeme u. Welch 2003).

Vaskulitiden

Es gibt insgesamt nur wenige Daten zum Ausgang einer Schwangerschaft bei Patientinnen mit Vaskulitis (Langford u. Kerr 2002). Da aber erstens dank der Fortschritte bei der medikamentösen Therapie zunehmend die Möglichkeit des Langzeitüberlebens bei Patientinnen mit Vaskulitis besteht, zweitens zunehmend Medikamente eingesetzt werden, die die Fertilität nicht beeinträchtigen, und drittens auch noch die Möglichkeit der In-vitro-Fertilisation besteht, wird die Wahrscheinlichkeit einer Schwangerschaft in dieser Patientengruppe größer.

Vaskulitiden und Schwangerschaft. Bei geplanter Schwangerschaft sollte diese mit den Eltern in einem multidisziplinären Ansatz vorbereitet werden. Allgemein gibt es derzeit nicht genügend publizierte Daten, um den Verlauf einer Vaskulitis während einer Schwangerschaft vorauszusagen. Obwohl eine Schwangerschaft verschiedene hormonelle und immunologische Veränderungen bewirkt, bleibt es unklar, ob diese Veränderungen einen Einfluss auf die Vaskulitis haben. Die Bestimmung der Krankheitsaktivität verlangt eine Synthese aus Anamnese, körperlicher Untersuchung, Laborbefunden und gegebenenfalls Bildgebung. Bei aktiver Erkrankung besteht die Möglichkeit von mütterlichen Organschäden bis hin zum Tod. Die Auswirkungen auf die Schwangerschaft hängen von den Manifestationen der Erkrankung, der Gesundheit der Mutter, dem Stadium der Schwangerschaft und der notwendigen medikamentöse Therapie ab. Alle verwendeten immunsuppressiven Medikamente sind potenziell toxisch.

▪ Primär systemische Vaskulitiden

Die primären systemischen Vaskulitiden wurden 1992 in der „Chapel Hill Consensus Conference" definiert und klassifiziert (Gross 1999). Es erfolgt die Darstellung der Vaskulitiden, bei denen Berichte zum Verlauf während der Schwangerschaft vorliegen. Mit der Ausnahme der Takayasu-Arteriitis und des Behçet-Syndroms sind die Berichte anekdotisch.

Klinisch manifestieren sich die primären Vaskulitiden häufig durch uncharakteristische Allgemeinsymptome mit Adynamie, Fieber, Nachtschweiß und Gewichtsverlust. Dazu können rheumatische Beschwerden mit Polymyalgie, Polyarthralgie, Polymyositis oder Polyarthritis treten.

Im Labor beobachtet man meist eine Erhöhung der Werte der Akute-Phase-Proteine (C-reaktives Protein), eine Beschleunigung der Blutkörperchensenkungsgeschwindigkeit sowie Leukozytose, Thrombozytose und Anämie.

Es sollte, wenn möglich, eine **histologische Diagnose** angestrebt werden. Da „blinde" Biopsien nur eine Trefferquote von <30% haben, sollten Biopsien nur aus erkennbar pathologischem Gewebe gewonnen werden (z. B. pathologischer Magnetresonanztomographiebefund Muskulatur). Die definitive Diagnose resultiert aus der Summe der Einzelbefunde (klinisches Bild, Histologie, eventuell Angiographie, Immunhistochemie, Immunserologie).

Takayasu-Arteriitis

Epidemiologie. An der Takayasu-Arteriitis erkranken charakteristischerweise junge Menschen. In der kaukasischen Bevölkerung ist die Takayasu-Arteriitis selten. In Japan und in Mexiko ist sie relativ häufig.

Klinik. Initial kommt es häufig nur zum Auftreten von Allgemeinsymptomen. Dann kann es durch die Entzündung zu lokalen Schmerzen und schließlich zur ischämischen Symptomatik durch die Stenosen kommen.

Diagnostik. Es sind neben der Aorta die Aortenabgänge und auch die Pulmonalarterien betroffen. Histopathologisch findet man eine granulomatöse Entzündung. Die Takayasu-Arteriitis wird aufgrund der Kriterien des „American College of Rheumatology" von 1990 folgendermaßen klassifiziert:
➤ Alter <40 Jahre bei Erstmanifestation,
➤ Claudicatio,
➤ verminderter Brachialarterienpuls,
➤ Blutdruckdifferenz von >10 mmHg zwischen beiden Armen,
➤ Geräusch über der A. subclavia oder der Aorta,
➤ Auffälligkeiten bei der Arteriographie.

Mindestens 3 dieser Kriterien sollten vorhanden sein, um die Erkrankung als Takayasu-Arteriitis zu klassifizieren.

Differenzialdiagnosen sind Aortitis luica, Marfan-Syndrom und Ehlers-Danlos-Syndrom.

Betreuung während der Schwangerschaft. Von allen Vaskulitiden betrifft die Takayasu-Arteriits am häufigsten Schwangere, da sie typischerweise bei Frauen im gebärfähigen Alter auftritt. In mehreren kleineren Serien wurden Hypertonie, Präklampsie, geringes Geburtsgewicht, intrauterine Wachstumsverzögerung, Frühgeburtlichkeit und Spontanaborte beobachtet (Langford u. Kerr 2002). Eine Hypertonie stellt das größte Problem bei Patientinnen mit Takayasu-Arteritis dar und sollte aggressiv behandelt werden. Dabei ist Methyldopa das Mittel der Wahl. Alternativen sind Kalziumantagonisten und Dihydralazin. Eine Aortenklappenbeteiligung wurde als Risikofaktor bei Schwangeren mit Takayasu-Arteriitis beschrieben. Die kardiale Funktion sollte zu Beginn und während der Schwangerschaft überwacht werden. Aortenaneurysmen können rupturieren. Die Methode der Entbindung wird von der mütterlichen Seite her bestimmt. Wenn Blutdruckmessungen am Arm nicht verlässlich sind, muss der Druck an zentralen Arterien während der Geburt gemessen werden. Geburtshilfliche Maßnahmen zur Verkürzung der zweiten Phase der Geburt können sinnvoll sein. Bei Patientinnen mit ausgedehnter Takayasu-Arteriitis, sollte eine Schnittentbindung erfolgen. Allerdings bedeutet eine Intubationsnarkose relevante Fluktuationen des arteriellen Drucks. Eine epidurale Anästhesie wird vorgezogen. Eine Vaskulitis während der Schwangerschaft kann mit Prednisolon (1 mg/kg Körpergewicht/Tag) behandelt werden. Bei Erfolg kann bis zur niedrigsten Dosis, die die Erkrankung noch beherrscht, ausgeschlichen werden. Zytotoxische Medikamente sind zu vermeiden. Wenn nötig, kann die Gabe von Azathioprin erfolgen.

Wegener-Granulomatose

Definition. Goodman und Churg beschrieben die Trias der Wegener-Granulomatose: systemische nekrotisierende Angiitis, nekrotisierende Glomerulonephritis, nekrotisierende Entzündung des Respirationstrakts. Es handelt sich um eine Vaskulitis der kleinen Gefäße.

Klinik. In der Initialphase kann die Erkrankung auf den oberen Respirationstrakt mit verstopfter Nase, blutiger Rhinitis und Epistaxis beschränkt sein.

Diagnostik. Die Diagnose kann bioptisch gestellt werden. In diesem Stadium ist der cANCA-Titer nur bei 50 % der Patienten positiv. In der Generalisationsphase wird die Erkrankung systemisch, mit Beteiligung der Nieren (rapid progressive Glomerulonephritis) und der Lunge (pulmonale Infiltrate). Der cANCA-Nachweis gelingt dann zu >95 %.

Therapie. Cotrimoxazol kann in der Initialphase in einigen Fällen zur Vollremission führen. Als immunsuppressive Medikamente werden Glukokortikoide, Azathioprin und Cyclophosphamid eingesetzt.

Betreuung während der Schwangerschaft. Eine Schwangerschaft war bisher bei Frauen mit Wegener-Granulomatose ungewöhnlich, da es sich um eine potenziell schwerwiegende Erkrankung handelt und weil das therapeutisch eingesetzte Cylclophosphamid teratogen und embryotoxisch ist. Eine aktive Wegener-Granulomatose zu Beginn der Schwangerschaft wurde mit einem ungünstigen Ausgang korreliert. Bei 6 Patientinnen wurde eine Wegener-Granulomatose während der Schwangerschaft diagnostiziert: Nach einer zerebralen Blutung starben Mutter und Fetus. Es wurden 2 Schwangerschaftsabbrüche mit anschließender Therapie mit Cyclophosphamid und Prednison durchgeführt. Die anderen Patientinnen wurden ebenso mit Cyclophosphamid und Predison während des zweiten und dritten Trimenons behandelt: Die Entbindung war bis auf eine Frühgeburtlichkeit bei allen 3 Kindern regelrecht. Bei 4 von 15 Schwangeren mit einer bekannten Wegener-Granulomatose kam es zu einem Rezidiv während der Schwangerschaft; 3 Patientinnen wurden mit Glukokortikoiden allein, Azathioprin und Glukokortikoiden und Plasmaaustausch bzw. Glukokortikoiden und Cyclophosphamid behandelt. Alle 3 Mütter entbanden frühgeborene, aber sonst gesunde Kinder. Aufgrund der geringen Anzahl der Berichte bleibt unklar, ob die Rezidivrate während der Schwangerschaft höher ist als bei Nichtschwangeren. Bei Patientinnen mit Wegener-Granulomatose kann sich die Nierenfunktion verschlechtern. Eine Differenzierung von einer Präeklampsie kann

in diesem Fall schwierig sein. Eine subglottische Trachealstenose, die eine Komplikation der Wegener-Granulomatose darstellt, kann zu Komplikationen während der Entbindung führen und sollte Hals-Nasen-Ohren-ärztlich mitbehandelt werden. Die Behandlung während der Schwangerschaft wird von der Ausdehnung und der Schwere der Erkrankung bestimmt. Ist nur der obere Respirationstrakt betroffen, kann eine Therapie mit nasalen Glukokortikoiden, Antibiotika oder niedrigdosierten systemischen Glukokortikoiden erfolgen. Ein ausgedehntere Erkrankung bedarf einer Therapie mit Predison (1 mg/kg Körpergewicht/Tag). Eine lebensbedrohliche Erkrankung muss zusätzlich mit Azathioprin, was aber selten eine Remission induziert, oder Cyclophosphamid therapiert werden. Cylophosphamid ist teratogen, doch der Einsatz im zweiten und dritten Trimenon ist möglich.

Churg-Strauss-Syndrom

Definition. Das Churg-Strauss-Syndrom ist ebenfalls eine Vaskulitis der kleinen Gefäße.

Klinik. Es zeigt sich ein monate- bis jahrelanges Prodromalstadium mit allergischer Rhinitis und Polyposis nasi. Im Weiteren tritt ein allergisches Asthma hinzu. Die zweite Phase ist durch die Blut- und Gewebeeosinophilie gekennzeichnet. Im Generalisationsstadium findet man eine Hypereosinophilie (zu >10 %) und extravaskuläre Granulome. Wichtige Organmanifestationen sind transitorische Infiltrate der Lunge, Mononeuritis multiplex, kardiale Beteiligung (Myokarditis, Vaskulitis der Koronararterien; Haupttodesursache) und nekrotisierende Glomerulonephritis.

Diagnostik. Bei 40 % der Patienten findet man cANCA.
Differenzialdiagnostisch sind andere Krankheitsbilder mit einer Eosinophilie zu erwägen (Löffler-Syndrom, Eosinophilie-Myalgie-Syndrom, Shulman-Syndrom etc.).

Betreuung während der Schwangerschaft. Es wurden 4 Frauen mit der Erstdiagnose eines Churg-Strauss-Syndrom während der Schwangerschaft beschrieben. Zwei entbanden Frühgeborene, eine Patientin hatte einen Schwangerschaftsabbruch, und die vierte Patientin starb durch Herzstillstand. Es wurde über 2 Patientinnen berichtet, bei denen das Churg-Strauss-Syndrom postpartal diagnostiziert wurde: Eine Patientin wurde erfolgreich behandelt, die andere starb an einer Kardiomyopathie. Bei 8 Schwangerschaften war ein Churg-Strauss-Syndrom vorher diagnostiziert worden. Bei 2 Patientinnen, die Prednison oder Prednisolon (5–10 mg) erhielten, kam es zu einer Verschlechterung des Asthmas. Ein Rezidiv trat bei 2 Schwangerschaften mit Mononeuritis multiplex, Asthma und Hautausschlag auf. Diese Patientinnen wurden mit Glukokortikoiden bzw. Glukokortikoiden und Azathioprin behandelt. Bei einer von 8 Schwangerschaften kam es zum intrauterinen Fruchttod. Patientinnen mit einen Churg-Strauss-Syndrom sollten hinsichtlich eines Asthmarezidivs gut überwacht werden. Dazu bietet sich eine Selbstkontrolle mit einem Peak-Flow-Meter an. Asthma und Vaskulitis, die nicht lebensbedrohlich sind, können normalerweise mit einem Glukokortikoid allein behandelt werden. Eine kardiale Beteiligung muss beachtet werden, da sie die Haupttodesursache darstellt.

Polyarteriitis nodosa

Klinik. Die Polyarteriitis nodosa befällt die mittelgroßen Gefäße und beginnt in vielen Fällen mit einer uncharakteristischen Prodromalphase. Das wegweisende Frühsymptom scheint der uncharakteristische Bauchschmerz zu sein. Nicht selten weist das Alter eines Patienten mit Schlaganfall oder Myokardinfarkt bei fehlenden Risikofaktoren auf die Verdachtsdiagnose hin. Weitere Manifestationen sind Mononeuritis oder Polyneuropathie, Arthralgien, Myalgien und Livedo reticularis. Zu den abdominellen Manifestationen zählen Darmischämie, gastrointestinale Blutung, Darmperforation, Pankreatitis, Cholezystitis und Appendizitis.

Diagnostik. Laborchemisch gibt es keinen pathognomonischen Befund. Angiographisch kann man Mikroaneurysmen finden, die allerdings nicht spezifisch sind. Biopsien sollten nach Magnetresonanztomographie gezielt aus dem erkrankten Muskelareal entnommen werden.
    Differenzialdiagnosen sind sekundäre und infektiöse Vaskulitiden.

Betreuung während der Schwangerschaft. Bei 6 Frauen, bei denen eine Polyarteriitis nodosa während der Schwangerschaft diagnostiziert wurde, war der klinische Ausgang schlecht. Alle 6 Mütter starben (Urämie, gastrointestinale Blutung, Koma, respiratorische Insuffizienz). Bei 8 Patientinnen, die sich während der Schwangerschaft in der Remission befanden, war der klinische Verlauf besser. Alle Patientinnen überlebten. Bei einer Patientin entwickelten sich systemische Manifestationen der Polyarteriitis nodosa, und es kam zum fetalen Tod. Histopathologisch fanden sich in der Plazenta Infarkte und eine Vaskulitis. Die Verschlechterung einer Vaskulitis bei einer Schwangeren kann in leichten Fällen mit einer Steroidbehandlung allein therapiert werden. In schweren Fällen (z. B. mit Darminfarkt, Beteiligung des Zentralnervensystems oder Herzbeteiligung) muss zusätzlich Cyclophosphamid gegeben werden; in diesen Fällen ist ein Schwangerschaftsabbruch zu erwägen.

Schönlein-Henoch-Pupura

Epidemiologie. Die Schönlein-Henoch-Purpura ist eine Erkrankung des Kindesalters, kommt aber auch bei Erwachsenen vor.

Klinik. Die klassische Trias besteht aus Purpura, Bauchschmerz und Nephritis. Die Schönlein-Henoch-Purpura tritt typischerweise nach einem Infekt der oberen Atemwege, aber auch nach Einnahme verschiedener Pharmaka (ACE-Hemmer) auf und geht typischerweise mit Pupura, Arthralgien und kolikartigen Abdominalschmerzen einher; 50 % der Patienten weisen eine Glo-

merulonephritis auf. Hier finden sich, ebenso wie in den Blutgefäßen (Venolen, Kapillaren, Arteriolen), Immunglobulin-A-Immunkomplexe. Eine rapid progressive Glomerulonephritis tritt selten auf, und die Lunge bleibt meist verschont. Ohne diese Komplikationen ist die Prognose meist sehr gut. Bei pulmorenaler Symptomatik kann der Verlauf bedrohlich sein.
    Differenzaldiagnosen sind ANCA-assoziierte Vaskulitiden, kryoglobulinämische Vaskulitis und Vaskulitiden bei chronisch entzündlichen Darmerkrankungen.

Therapie. Die Therapie ist symptomatisch, gegebenenfalls können Glukokortikoide eingesetzt werden.

Betreuung während der Schwangerschaft. Es gibt 3 Berichte über Patientinnen mit der Erstdiagnose „Schönlein-Henoch-Purpura" während der Schwangerschaft. In einem Fall trat ein Spontanabort und in einem weiteren Fall ein intrauteriner Fruchttod mit 24 Wochen auf. Vier von 6 Schwangerschaften, bei denen die Schönlein-Henoch-Purpura vorher diagnostiziert wurde, verliefen komplikationslos. Eine Schwangerschaft wurde durch Hypertonie und ein progredientes Nierenversagen kompliziert. Eine andere Patientin benötigte eine Plasmapherese zur Behandlung eines Rezidivs.

■ Thrombangiitis obliterans Winiwarter-Bürger

Definition. Es handelt sich um eine segmentäre, chronisch schubweise verlaufende Entzündung der mittelgroßen Extremitätenarterien.

Epidemiologie. Die Erkrankung beginnt im jugendlichen Alter und tritt vorwiegend bei Männern auf. Die Patienten sind meist starke Raucher.

Klinik. Durch Entzündung im Bereich der Intima kommt es zu einer raschen thrombotischen Obliteration. Nekrosen oder Gangrän der Endglieder sind nicht selten.

Therapie. Die Therapie besteht in einer strikten Nikotinkarenz, der Gabe von Acetylsalicylsäure (100 mg/Tag), Prostaglandin-E1-Infusionen und eventuell einer Sympathektomie.

Betreuung während der Schwangerschaft. Wegen der Geschlechterverteilung sind nur wenige Fälle während der Schwangerschaft beschrieben worden. Über eine Verschlechterung der Erkrankung während der Schwangerschaft wurde berichtet. Der fetale Ausgang war jedoch gut.

■ Behçet-Syndrom

Definition. Das Behçet-Syndrom ist eine Vaskulitis unklarer Ätiologie mit rekurrenten genitalen und oralen aphthösen Ulzera und einer Augenbeteiligung (Uveitis, purulente Iritis).

Epidemiologie. Die Erkrankung tritt häufiger im östlichen Mittelmeer und in den östlichen Randbereichen Asiens auf. Dort ist die Erkrankung mit HLA-B5 und HLA-B51 assoziiert. In den westlichen Ländern beträgt die Inzidenz 5:100 000. Die Erkrankung tritt meist bei jungen Erwachsenen auf; Frauen erkranken doppelt so häufig wie Männer

Klinik. Alle Patienten haben rezidivierende orale oder genitale Ulzerationen. Bei 60 % der Patienten sind die Augen beteiligt, es kann auch zur Blindheit kommen. Weitere Manifestationen sind venöse und arterielle Thrombosen, zentralnervöse Beteiligung, und Arthritis. Die Laborbefunde sind mit einer Erhöhung der Konzentration des C-reaktiven Proteins, Leukozytose und einer beschleunigten Blutkörperchensenkungsgeschwindigkeit unspezifisch.

Betreuung während der Schwangerschaft. Die schweren Verläufe des Syndroms bedürfen wie bei Nichtschwangeren einer Therapie mit Kortikosteroiden (Prednisolon, 1 mg/kg Körpergewicht/Tag) und/oder zytostatischen Substanzen (Chlorambuzil, Azathioprin, Cyclophosphamid). Der Einsatz von Cyclosporin A wurde beschrieben. Für den Einsatz dieser Substanzen während der Schwangerschaft gilt das unter „Vaskulitiden" dargelegte Procedere. Während der Schwangerschaft wurden sowohl Remissionen als auch Exazerbationen der Erkrankung beschrieben; die Erkrankungsaktivität kann während der Schwangerschaft einer Frau variieren. Ein Wiederauftreten wurde vor allem während des ersten Trimenons beobachtet. Dabei handelte es sich meist um mukokutane Befunde und weniger um thombotische Manifestationen oder um eine Augenbeteiligung. Eine aktive Erkrankung scheint die mütterliche oder fetale Prognose nicht zu verschlechtern. Mütter mit genitalen Ulzera können von einer Schnittentbindung profitieren. Die Mütter sollten nach der Geburt weiter kontrolliert werden, da Rezidive beschrieben wurden.

Periphere arterielle Verschlusskrankheit

Eine periphere arterielle Verschlusskrankheit ist aufgrund des Altersgipfels im fortgeschrittenen Alter in der Schwangerschaft eine Rarität. Außerdem ist die Gestagenwirkung während der Schwangerschaft hinsichtlich arteriosklerotischer Veränderungen der Gefäße eher protektiv. Bei Diabetikerinnen kann es aber bereits im gebärfähigen Alter zu ausgeprägten Makro- und Mikroangiopathien kommen. Die Auswirkungen des Diabetes auf die Schwangerschaft sind in Kapitel 19 beschrieben.

Varikosis

Epidemiologie. Varizen finden sich bei 20–30 % der Erstgebärenden und bei 50 % der Mehrgebärenden.

Ätiologie. Die Schwangerschaft gilt als ein wichtiger Manifestationsfaktor bei bestehender Disposition zur Varikosis. Ungefähr 40 % der Patientinnen mit Varizen entwickeln ihre Varikosis während einer Schwangerschaft. Die Ursachen hierfür sind erstens ein erhöhter intravenöser Druck und zweitens die Zunahme der Wandelastizität der Venen. Durch den graviden Uterus kommt es im Verlauf der Schwangerschaft zur Kompression der Venen der unteren Extremität; der venöse Abfluss wird gestört, und der venöse Druck steigt an. Die venöse Hämodynamik wird weiterhin durch die Zunahme der Wandelastizität der Venen beeinflusst. Diese wird durch hormonelle Veränderungen während der Schwangerschaft verursacht (Perrot-Applanat et al. 1995). Das Risiko zur Entwicklung von Varizen während der Schwangerschaft hängt vom Alter der Patientinnen ab: Bei Frauen über 35 Jahren ist das Risiko um das 4fache (gegenüber Frauen unter 25 Jahren) erhöht. Eine familiäre Belastung steigert das Risiko ungefähr um das 6fache.

Man unterscheidet **präformierte Varizen**, die sich während der Schwangerschaft verschlechtern können, und **Schwangerschaftsvarizen**, die während der Schwangerschaft erstmals auftreten und sich gewöhnlich nach der Schwangerschaft wieder zurückbilden. Vulväre Varizen können die Patientin häufig lokal irritieren, eine Ruptur ist jedoch selten. Suprapubische Varizen deuten auf ältere Thrombosen und anderweitige Hindernisse im Beckenstromgebiet hin. Daher sollte in diesen Fällen eine Sonographie der Beckenstrombahn erfolgen. Hämorrhoiden kommen oft gegen Ende der Schwangerschaft vor.

> Wichtig bei Prophylaxe und Therapie sind einfache und harmlose allgemeine Maßnahmen. Die Beine sollten möglichst viel bewegt werden, da dadurch die Venenmuskelpumpe aktiviert wird. Bei längerem Stehen sollte besonders auf die Muskelaktivität geachtet werden. Die Beine sind oft hochzulagern. Kalte Wadenbäder sollen auch hilfreich sein.

Betreuung während der Schwangerschaft. Zur Prophylaxe und Therapie der Varikosis wird eine Kompressionsbehandlung mit elastischen Strümpfen empfohlen. Sie sollen auch zur Prophylaxe bereits im ersten Trimenon indiziert sein (Langholz 2001). Auf den richtigen Sitz der Strümpfe muss geachtet werden, da sonst sogar negative Effekte auftreten (Schmerzen, Stauung). Die Kompressionsbehandlung soll den Abfluss oberflächlicher Venen fördern und somit das Risiko der Überdehnung mindern. In einer randomisierten kontrollierten Studie (mit allerdings kleiner Patientenzahl) konnte in der Tat gezeigt werden, dass der Rückfluss am saphenofemoralen Übergang verringert und die Symptomatik der Patientinnen verbessert werden konnte. Allerdings fand sich kein Unterschied hinsichtlich der Rate neu aufgetretener variköser Veränderungen (Thaler et al. 2001). Eine medikamentöse Therapie mit Rutosiden soll effektiv sein und wird empfohlen. Da ein kindliches Risiko aufgrund der derzeitigen Studienlage nicht sicher ausgeschlossen werden kann, sollte die Indikation auch angesichts der prinzipiell harmlosen Erkrankung und der Rückbildungstendenz nach der Entbindung kritisch gestellt werden. Bei ausgeprägter Stammvarikosis und Hospitalisation während der Schwangerschaft wurde eine Low-Dose-Heparintherapie zur Thromboembolieprophylaxe diskutiert. Eindeutige Empfehlungen existieren hierzu in der Literatur jedoch nicht. Eine Verödungstherapie ist in der Schwangerschaft prinzipiell durchführbar. Allerdings ist dabei zu beachten, dass das Verödungsmittel (z. B. Äthoxysklerol 1 %, Natriumtetradecylsulfat 1 %) teratogen sein kann. Weiterhin können durch die Verödung entstandene oberflächliche Thromben bei gleichzeitiger Immobilisation in das tiefe Venensystem gelangen. Für vulvovaginale und perineale Varizen stellt die Sklerosierung die Therapie der Wahl dar. Sie soll allerdings nur dann erfolgen, wenn die Varizen besondere Beschwerden hervorrufen, die ein Abwarten bis nach der Entbindung nicht zulassen. Der Blutverlust aus vulvären Varizen kann bei geburtstraumatischen Verletzungen erheblich sein, sodass eine sofortige chirurgische Blutstillung unabdingbar ist. Auch ein Varizenstripping soll in der Schwangerschaft möglich sein. Da sich aber die Varizen nach der Schwangerschaft in der Regel wieder bessern, erscheint dieses Vorgehen wenig sinnvoll.

Literatur

1. Langford CA, Kerr GS. Pregnancy in vasculitis. Curr Opin Rheumatol. 2002;14:36–41.
2. Langholz J. Venenerkrankungen. In: Schmailzl KJG, Hackelöer B-J, eds. Schwangerschaft und Krankheit. Oxford: Blackwell; 2001:115–27.
3. Gross WL. Primär systemische Vaskulitiden. Internist. 1999;40:779–94.
4. Perrot-Applanat M, Cohen-Solal K, Milgrom E, Finet M. Progesteron receptor expression in human saphenous veins. Circulation. 1995;92:2975–83.
5. Selo-Ojeme DO, Welch CC. Review: Spontaneous rupture of splenic artery aneurysm in pregnancy. Eur J Obstet Gynecol Reprod Biol. 2003;109:124–7.
6. Thaler E, Huch R, Huch A, Zimmermann R. Compression stockings prophylaxis of emergent varicose veins in pregnancy: a prospective randomised controlled study. Swiss Med Wkly. 2001;131:659–62.

7 Hypertensive Schwangerschaftserkrankungen (HES)

W. Rath

■ Definitionen und Nomenklatur

Zu den hypertensiven Erkrankungen in der Schwangerschaft gehören die Gestationshypertonie, die Präeklampsie und die Eklampsie, die chronische Hypertonie, die Pfropfgestose sowie sonstige hypertensive Kompli-

Tabelle 7.**1**   Klassifizierung der hypertensiven Erkrankungen in der Schwangerschaft (Rath et al. 2002)

Gestations-hypertonie	Hypertonie ohne Proteinurie, wobei der Hochdruck weder vor der 20. Schwangerschaftswoche bestand noch länger als 12 Wochen nach der Geburt anhält
Präeklampsie	Synonym: Gestose, proteinurische Gestationshypertonie; Hypertonie und Proteinurie mit und ohne Ödeme; schwere Verlaufsformen: Eklampsie (tonisch-klonische Krampfanfälle), HELLP-Syndrom
Chronische Hypertonie	Hypertonie vor Eintritt der Schwangerschaft, zumindest vor der 20. Schwangerschaftswoche, oder Fortbestehen der Hypertonie über 6 Wochen post partum
Pfropf-präeklampsie (Pfropfgestose)	Auftreten von charakteristischen Symptomen der Präeklampsie, meist Neuauftreten einer Proteinurie oder plötzlicher Anstieg von Blutdruck und Eiweißausscheidung im Urin bei Schwangeren mit chronischer Hypertonie

Tabelle 7.**2**   Definition der Präeklampsie (Brown et al. 2001)

De-novo-Hypertonie nach der 20. Schwangerschaftswoche plus Neuauftreten einer oder mehrerer der folgenden Symptome

- Proteinurie von ≥300 mg/Tag
- Niereninsuffizienz: Kreatininspiegel von ≥0,09 mmol/ Liter oder Oligurie
- Leberbeteiligung: steigende Transaminasenwerte und/ oder starke rechtsseitige Oberbauchschmerzen/epigastrische Schmerzen
- neurologische Symptome: Krämpfe (Eklampsie), Hyperreflexie mit Klonus, starke Kopfschmerzen mit Hyperreflexie, persistierende visuelle Störungen (Skotome)
- hämatologische Störungen: Thrombozytopenie, disseminierte intravaskuläre Gerinnung, Hämolyse
- fetale Wachstumsrestriktion
- Normalisierung des Blutdrucks innerhalb von 3 Monaten post partum

kationen unterschiedlicher Genese (Definitionen siehe Tabelle 7.**1**). An den Symptomen der Erkrankung orientierte Begriffe wie „EPH-Gestose" (E = Ödeme, H = Hypertonie, P = Proteinurie) haben zwar didaktische Vorteile, sind heute aber im internationalen Schrifttum nicht mehr gebräuchlich.

Die Präeklampsie ist eine schwangerschaftsspezifische Erkrankung, zu deren Definition 2 international anerkannte Konsensuspapiere vorliegen. Nach dem „National High Blood Pressure Education Program" (NHBPEP) ist die Präeklampsie gekennzeichnet durch die Leitsymptome „Hypertonie" und „Proteinurie", wobei die Höhe des Blutdrucks und das Ausmaß der Proteinurie eng mit der Häufigkeit mütterlicher Komplikationen (Todesfälle) und der perinatalen Mortalität (bis zu 5 fach erhöht) korrelieren (National High Blood Pressure Education Program Working Group on High Blood Pressure in Pregnancy 2002). Ödeme allein beeinflussen die Prognose von Mutter und Kind nicht. Die Definition des Konsensus-Statements der australischen Gesellschaft (Brown et al. 2000) schließt alternativ zur Proteinurie verschiedene klinische Symptome ein (Tabelle 7.**2**).

Eklampsie, HELLP-Syndrom. Schwere Verlaufsformen der Präeklampsie sind die Eklampsie (siehe S. 83) und das HELLP-Syndrom (siehe S. 84). Als drohende Eklampsie bezeichnet man das zusätzliche Auftreten zentralnervöser Symptome in verschiedenen Kombinationen: Kopfschmerzen, Ohrensausen, Schwindelgefühl, Augenflimmern, Gesichtsfeldeinengungen, epigastrische oder Oberbauchschmerzen mit Übelkeit/Erbrechen (**Cave:** HELLP-Syndrom), motorische Unruhe, Hyperreflexie (gesteigerter Patellarsehnenreflex). Eine Pfropfgestose (Pfropfpräeklampsie) liegt vor, wenn bei einer chronisch hypertensiven Schwangeren nach der 20. Schwangerschaftswoche eine pathologische Proteinurie hinzutritt; 15–30 % aller chronisch hypertensiven Frauen entwickeln eine Pfropfpräeklampsie mit deutlich schlechterer Prognose für Mutter und Kind als bei chronischer Hypertonie allein. Bei präexistenter Hypertonie über mindestens 4 Jahre bestehen zu 31 % Propfpräeklampsien, bei präexistenter Hypertonie über weniger als 4 Jahre zu 22 % (Sibai et al. 1998).

Die klinisch relevanten Unterschiede zwischen chronischer Hypertonie, Gestationshypertonie und Präeklampsie sind in Tabelle 7.**3** zusammengefasst.

Tabelle 7.**3** Hypertensive Schwangerschaftserkrankungen

Befunde	Chronische Hypertonie	Gestations-hypertonie	Präeklampsie
Beginn der Hypertonie	vor der 20. Schwangerschaftswoche	meist im dritten Trimenon	ab der 20. Schwangerschaftswoche
Ausmaß der Hypertonie	+ bis +++	+	+ bis +++
Proteinurie	–	–	+ bis +++
Harnsäurespiegelerhöhung auf >5,5 mg/dl	selten	–	fast immer
Hämokonzentration	–	–	in Abhängigkeit vom Schweregrad
Thrombozytopenie	–	–	in Abhängigkeit vom Schweregrad
Erhöhung der Leberenzymwerte	–	–	schwere Verläufe und HELLP-Syndrom (zu 15–20 % keine Hypertonie, zu 5–10 % keine Proteinurie; beachte: Oberbauchschmerzen!)

Definition der Symptome

Blutdruckverhalten während der normalen Schwangerschaft

Bereits ab etwa der 8. Schwangerschaftswoche kommt es zu einer Abnahme des peripheren vaskulären Widerstandes (durch Progesteron und Prostazyklin) mit konsekutiver Erhöhung des Herzminutenvolumens durch Zunahme des Schlagvolumens und Anstieg der Herzfrequenz. Trotz Anstieg des Herzminutenvolumens ist der mittlere arterielle Blutdruck im ersten und zweiten Trimenon erniedrigt, beginnend ab der 7. Schwangerschaftswoche und am ausgeprägtesten in der Mitte der Gravidität. Die frühe Abnahme des mittleren arteriellen Blutdrucks ist auf einen stärkeren Abfall des diastolischen Blutdrucks (bis zur 16./20. Schwangerschaftswoche um etwa 12–17 mmHg) zurückzuführen, während der systolische Blutdruck im Wesentlichen unverändert bleibt (Hohmann u. Künzel 1999). Dementsprechend ändert sich die Blutdruckamplitude für einen langen Zeitraum in der Schwangerschaft nicht. Bei gesunden Schwangeren liegen die systolischen Blutdruckwerte zwischen der 8. und der 34. Schwangerschaftswoche bei 112±9 mmHg und steigen erst ab der 34. Schwangerschaftswoche auf präkonzeptionelle Werte an. Der diastolische Blutdruck liegt im gleichen Zeitraum im Mittel bei 64±7 mmHg und steigt zwischen der 34. und der 41. Schwangerschaftswoche im Mittel auf 72±8 mmHg an (Hohmann u. Künzel 1999). Die mittlere Herzfrequenz erhöht sich im Verlauf der Gravidität kontinuierlich um etwa 20 Schläge pro Minute.

> Die Kenntnis des physiologischen Blutdruckverhaltens in der Schwangerschaft ist insofern von Bedeutung, als bei fehlender Absenkung des mittleren arteriellen Blutdrucks zwischen der 18. und der 22. Schwangerschaftswoche das Risiko für eine spätere HES erhöht ist (Hinweise im Mutterpass). Auch Schwangere mit chronischer Hypertonie zeigen während der Gravidität dieses Blutdruckverhalten, mit einem Blutdrucknadir zwischen der 18. und der

> 22. Schwangerschaftswoche. Daher sollten bei Vorliegen einer milden chronischen Hypertonie (≤160/100 mmHg) eine bereits bestehende antihypertensive Therapie zunächst abgesetzt und die Blutdruckentwicklung unter engmaschigen Kontrollen (z. B. häusliche Blutdruckmessungen) abgewartet werden.

Definition des Schwangerschaftshochdrucks

Ein Schwangerschaftshochdruck besteht bei systolischen Werten von ≥140 mmHg und/oder diastolischen Werten von ≥90 mmHg. Diese Definition gilt für Schwangere, die vor der 20. Schwangerschaftswoche normale Blutdruckwerte aufwiesen (Brown et al. 2001). Als **schwere Hypertonie** gilt eine diastolische Blutdruckerhöhung auf ≥120 mmHg bei einer und auf ≥110 mmHg bei 2 aufeinanderfolgenden Messungen im Abstand von 4–6 Stunden. Ein mittlerer arterieller Blutdruck von 150 mmHg ist als kritische Grenze für die zentrale Autoregulation anzusehen. Die relative Blutdruckerhöhung um ≥30 mmHg systolisch und um ≥15 mmHg diastolisch im Vergleich zu den Werten der Frühschwangerschaft (bei ansonsten normotensiven Schwangeren) bleibt nach neuer Definition für den Schwangerschaftshochdruck unberücksichtigt (ACOG Practice Bulletin 2002, National High Blood Pressure Education Program Working Group on High Blood Pressure in Pregnancy 2002) und stellt keinen Risikofaktor für das Auftreten einer Präeklampsie, einer Frühgeburt und einer intrauterinen Wachstumsrestriktion dar. Im Zusammenhang mit einer Proteinurie oder eines pathologisch erhöhten Harnsäurespiegels sind relative Blutdruckerhöhungen im Verlauf der Schwangerschaft als Warnsymptome anzusehen (**Cave:** Eklampsie). Die Umkehr des ansonsten in der physiologischen Schwangerschaft erhaltenen zirkadianen Tag-Nacht-Rhythmus des Blutdrucks in der 24-Stunden-Messung gilt klinisch als Hinweis auf eine schwere Verlaufsform.

Schwangerschaftsproteinurie

In der Schwangerschaft besteht eine „physiologische Proteinurie" bis zu einer Proteinausscheidung von <300 mg im 24-Stunden-Sammelurin. Als pathologische Proteinurie gilt eine Eiweißausscheidung von mindestens 300 mg pro Liter im 24-Stunden-Sammelurin bzw. von >1 g/Liter im Mittelstrahl- oder Katheterurin bei 2 Proben im Mindestabstand von 4 Stunden bei einer bisher normotensiven, nichtproteinurischen Schwangeren. Die kommerziell verfügbaren Teststreifen sind semiquantitativ, mit Anzeigen von + für eine Proteinurie von 300 mg/Liter, von ++ für 1 g/Liter und von +++ für 3 g/Liter. Trotz schlechter Relation zur quantitativen 24-Stunden-Proteinausscheidung gilt der Nachweis von mehr als + im Teststreifen als Hinweis auf eine Proteinurie im Sinne der Erkrankung (ACOG Practice Bulletin 2002, National High Blood Pressure Education Program Working Group on High Blood Pressure in Pregnancy 2002). Entscheidend für die Diagnose ist die 24-Stunden-Eiweißbestimmung im Urin oder die Bestimmung der Protein-Kreatinin-Ratio (signifikante Proteinurie bei einer Proteinurie von ≥30 mg/mmol Kreatinin). Dabei ist zu beachten, dass die Eiweißkonzentration im Urin abhängig ist z. B. von einer Kontamination mit vaginalem Sekret oder Blut, einem Harnwegsinfekt und dem pH-Wert. Als **schwere Proteinurie** ist eine Eiweißausscheidung von >5 g/24 Stunden, nach der Definition der ISSHP (International Society for the Study of Hypertension in Pregnancy; Brown et al. 2001) von >3 g/24 Stunden, anzusehen. Das Ergebnis der Teststreifenmethode kann für die Diagnose einer schweren Proteinurie nicht herangezogen werden.

Ödeme/pathologische Gewichtszunahme

Die physiologische Gewichtszunahme in der Schwangerschaft beträgt 11–13 kg, und etwa 80 % der Schwangeren weisen lageabhängig Ödeme ohne pathologische Bedeutung auf, 15 % generalisierte Ödeme. Als pathologisch anzusehen sind:
➤ eine rapide Gewichtszunahme von ≥1 kg/Woche im dritten Trimenon in Verbindung mit einer Proteinurie auch geringeren Ausmaßes ohne Vorliegen einer Hypertonie – diese Konstellation kann zur Eklampsie führen (!);
➤ ausgedehnte Flüssigkeitsansammlungen in der oberen Extremität und im Gesicht, die auch nach Bettruhe von mindestens 12 Stunden noch nachweisbar sind.

■ Epidemiologie

Inzidenz. In Westeuropa beträgt die Gesamtfrequenz an HES 5–8 %, in den USA 7–10 %. In 70 % der Fälle liegt eine Präeklampsie, in 30 % ein präexistenter und/oder zuvor nicht diagnostizierter Hypertonus vor. Die Inzidenz schwerer HES wird mit 1–2 % angegeben, wobei bei 60 % dieser Schwangeren mit einer Exazerbation der Erkrankung innerhalb von Stunden gerechnet werden muss. Die Präeklampsie tritt bei bis zu 10 % der Schwangerschaften von Erstgebärenden auf. Bis zu 10 % der Präeklampsien manifestieren sich vor der vollendeten 32. Schwangerschaftswoche, 10–15 % der schweren Verlaufsformen (Eklampsie, HELLP-Syndrom) erst in den ersten Wochenbetttagen. Unübersehbar sind eine Zunahme der Häufigkeit des HELLP-Syndroms (seit Einführung des Begriffs im Jahre 1982) auf 0,3–0,8 % aller Geburten und – dank einer Verbesserung der Schwangerenvorsorge – eine Abnahme der Eklampsierate auf 0,03–0,1 % aller Geburten (Übersicht bei Schulz u. Wacker 2002).

Mortalität. HES stehen auch heute noch mit einem Anteil von 12–22 % an 2./3. Stelle der Häufigkeit mütterlicher Todesursachen und sind mit einem Anteil von 20–25 % eine der häufigsten Ursachen der perinatalen Mortalität; sie sind darüber hinaus in bis zu 40 % der Fälle für iatrogene Frühgeburten verantwortlich. Insgesamt muss mit 8–9 mütterlichen Todesfällen auf 1 Million Schwangerschaften gerechnet werden, führend in der Letalitätsstatistik ist heute das HELLP-Syndrom (mütterliche Letalität weltweit von etwa 3 %).

■ Ätiologie, Pathogenese, Pathophysiologie

Trotz intensiver weltweiter Forschung ist die Ätiologie der Präeklampsie bisher unbekannt, sie gilt als multifaktoriell.

Genetische/familiäre Disposition

Schwere Präeklampsien und Eklampsien treten familiär gehäuft auf (Übersicht bei Neumaier-Wagner u. Rath 2001).

> Daher ist zu Beginn jeder Schwangerenvorsorge eine sorgfältige Familienanamnese zu erheben, denn Verwandte ersten Grades weisen ein 5 fach erhöhtes Risiko, Verwandte zweiten Grades immer noch ein 2 fach erhöhtes Risiko im Vergleich zur Normalbevölkerung auf, ebenfalls an einer Präeklampsie zu erkranken. So beträgt das Risiko einer Nullipara, deren Mutter an einer Präeklampsie erkrankt war, 20–25 %, bei Erkrankung der Schwester sogar 35–40 % (maternale genetische Faktoren).

Auf den Einfluss des fetalen Genoms deutet unter anderem die Beobachtung hin, dass fetale Aneuploidien (z. B. Trisomie 13, Blasenmole) mit einem deutlich erhöhten Risiko für eine Präeklampsie assoziiert sind. Hinweise auf den Einfluss des paternalen Genotyps ergeben sich unter anderem daraus, dass Frauen und Männer, die aus einer Schwangerschaft mit Präeklampsie hervorgegangen waren, ein 3,3- bzw. 2,1 fach höheres Risiko im Vergleich zur Normalbevölkerung haben, Eltern von Kindern zu sein, die wiederum nach einer Schwangerschaft mit Präeklampsie geboren werden. Die derzeitige Forschung beschäftigt sich mit Kandidatengenanalysen (z. B. Angiotensinogen, endotheliale NO-Synthase), wobei deutlich wird, dass die verschiedenen Phänotypen der HES auf unterschiedlichen genetischen Ursachen beruhen, es also *das „Präeklampsiegen"* offenbar nicht gibt.

Tabelle 7.**4** Angeborene Thrombophilien und Präeklampsie – Medline-Analyse aus 18 Studien (modifiziert nach Alfirevic et al. 2002)

Thrombophilien	Odds Ratio	95 %-Konfidenz-intervall
Heterozygote Faktor-V-Leiden-Mutation*	1,6	1,2–2,1
Homozygote Prothrombin-mutation (Carrier)	2,4	1,2–4,7
Homozygote MTHFR-(CG77T-)Mutation* (Prävalenz: 1–28,6 %)	1,7	1,2–2,3
Protein-C-Mangel	21,5	1,1–414,4
Protein-S-Mangel	12,7	4,0–39,7
APC-Resistenz	4,6	2,8–7,6

* widersprüchliche Ergebnisse
APC = Aktiviertes Protein C

Thrombophilien

Ausgehend von der bei Präeklampsie gestörten Trophoblastinvasion (siehe S. 77) mit gesteigerter Aktivierung des Gerinnungssystems und einer obliterierenden plazentaren Vaskulopathie mit Thrombosierung und Infarzierung werden angeborene und erworbene Thrombophilien (Tabelle 7.**4**) als prädisponierende Faktoren für die Entwicklung einer Präeklampsie diskutiert und daher als „Risikofaktoren" bei belasteter Anamense (HES, thromboembolische Erkrankungen in früheren Schwangerschaften) im Rahmen der Schwangerenvorsorge zunehmend untersucht. Insgesamt soll bei bis zu 40 % der Patientinnen mit früher schwerer Präeklampsie (vor der 34. Schwangerschaftswoche) eine angeborene oder erworbene Thrombophilie vorliegen. Der derzeitige Kenntnisstand lässt sich für die hereditären Thrombophilien wie folgt zusammenfassen (Alfirevic et al. 2002, Morrison et al. 2002):

➤ Es besteht eine erhebliche ethnische Variationsbreite (z. B. MTHFR-Mutation: 1–29 %), die vor allem für die widersprüchlichen Ergebnisse in der Literatur verantwortlich ist.
➤ Das Risiko für eine Präeklampsie ist bei angeborenem Protein-C- und vor allem bei angeborenem Protein-S-Mangel (10,7 fach erhöht) besonders hoch.
➤ Entgegen einer erhöhten Prävalenz der Faktor-V-Leiden-Mutation von 19–26 % (2- bis 4,5 fach höher als bei normotensiven Frauen) bei Präeklampsie in früheren Studien zeigten neue Untersuchungen keine signifikante Erhöhung, nur bei schweren Verlaufsformen ist die Häufigkeit an Faktor-V-Leiden-Mutationen erhöht (11 %). Beim HELLP-Syndrom fand sich eine Häufigkeit an Faktor-V-Leiden-Mutationen von 9,3–19 % gegenüber 4,5–7,4 % bei gesunden Schwangeren (allerdings widersprüchliche Ergebnisse).
➤ Bei früher schwerer Präeklampsie ist in 18 % der Fälle eine Hyperhomocysteinämie nachweisbar (normotensive Schwangere: 2–4,5 %).

➤ Die MTHFR-Mutation soll mit einer Inzidenz von im Mittel 18 % bei Präeklampsie höher liegen als bei normotensiven Schwangeren mit 11,6 % (widersprüchliche Ergebnisse).
➤ Bezüglich der Prothrombin- und PAI-1-Gen-Mutation (4G5G) ergeben sich keine signifikanten Unterschiede zwischen Patientinnen mit Präeklampsie, solchen mit Gestationshypertonie und gesunden Schwangeren.

Insgesamt dürften angeborene Thrombophilien, wie z. B. die Faktor-V-Leiden-Mutation, nicht per se mit einer Präeklampsie assoziiert sein, wohl aber die Progression in eine schwere Verlaufsform begünstigen (Morrison et al. 2002).

> Ein antenatales Screening auf angeborene Thrombophilien zur Vorhersage einer Präeklampsie ist nicht zu empfehlen; bei Early-Onset-Präeklampsie/-Eklampsie und HELLP-Syndrom in einer vorangegangenen Schwangerschaft erscheint trotz fehlender Datenlage ein Screening sinnvoll, da bei Vorliegen einer Thrombophilie mit der Gabe von niedermolekularen Heparinen und Acetylsalicylsäure ein Präventionsansatz in einer nachfolgenden Schwangerschaft besteht, auch wenn hierzu bisher prospektive und randomisierte Studien fehlen (Heilmann et al. 2001).

Erworbene Thrombophilien

Als erworbene thrombophile Risikofaktoren gelten das Lupusantikoagulans (Inzidenz: etwa 2 %) und die Anti-Kardiolipin-Antikörper (Inzidenz: 0,3–5 %), die gegen endotheliale Membranphospolipide gerichtet sind und über eine Störung der Interaktion von endovaskulären Throphoblastzellen und Endothel der Spiralarterien die pathogenetische Grundlage für die konsekutive plazentare Durchblutungsstörung liefern können; 50 % der Frauen mit Anti-Phospholipid-Antikörpern entwickeln eine Präeklampsie, bei vorangegangener Präeklampsie vor der 34. Schwangerschaftswoche wurden in 16–29 % der Fälle Anti-Phospholipid-Antikörper nachgewiesen, wobei eine enge Korrelation zur intrauterinen Wachstumsrestriktion und zu niedrigen Geburtsgewichten besteht (Dekker et al. 1996). Bei 15–25 % der Patientinnen mit systemischem Lupus erythematodes besteht ein Anti-Phospholipid-Antikörper-Syndrom (sekundäres Anti-Phospholipid-Antikörper-Syndrom), das häufig mit einer Thrombozytopenie und der Entwicklung einer Präeklampsie assoziiert ist.

> Bei Frauen mit einer schweren Early-Onset-Präeklampsie/HELLP-Syndrom (vor der 34. Schwangerschaftswoche) sollte nach Anti-Phospholipid-Antikörpern gefahndet werden, da mit der Applikation von niedermolekularen Heparinen und niedrigdosierter Acetylsalicylsäure eine wirksame Präventionsstrategie zur Verfügung steht (Heilmann et al. 2001).

Pathogenese

Bis heute gilt die inadäquate Umwandlung der myometranen Segmente der Spiralarterien in uteroplazentare Arterien durch eine unzureichende endovaskuläre Invasion des Zytotrophoblasten als pathogenetisches Grundprinzip der Präeklampsie. In der ungestörten Schwangerschaft erweitert sich das Lumen der Spiralarterien durch die Trophoblastinvasion um das 4- bis 6fache gegenüber dem nichtschwangeren Zustand. Die inadäquate Dilatation der Spiralarterien ist von einer verminderten Produktion vasodilatatorisch wirksamer Substanzen im Gefäßendothel (Prostazyklin, NO) begleitet und führt zu einer Verminderung der Plazentaperfusion. Die inadäquat dilatierten Spiralarterien werden im weiteren Verlauf durch die Aggregation von Thrombozyten, Fibrin und fettgefüllten Makrophagen obstruiert, es entsteht eine nekrotisierende Läsion mit Schaumzellinfiltration oder eine akute Atheromatose/ plazentare Ischämie mit gesteigerter Lipidperoxidation (Übersicht bei Reister et al. 1998).

> Die Verminderung der uteroplazentaren Durchblutung wird während der Phase der „Arterialisierung" der Plazenta zwischen der 12. und der 18. Schwangerschaftswoche wirksam. In der Dopplersonographie erkennt man einen erhöhten Gefäßwiderstand und ein auffälliges Flussmuster in den uterinen Gefäßen („Notch"). Klinisch besteht das deutlich erhöhte Risiko für die Entwicklung einer intrauterinen Wachstumsrestriktion und/oder einer Präeklampsie.

Mögliche Ursachen der endothelialen Dysfunktion

Dem Zusammenhang zwischen der lokal ablaufenden mangelhaften Trophoblastinvasion und der konsekutiven generalisierten Endotheldysfunktion, die als Grundlage für die klinischen Symptome der Präeklampsie gilt, könnten folgende Pathomechanismen zugrunde liegen (Dekker u. Sibai 1998):

➤ eine als Folge der plazentaren Ischämie gesteigerte Lipidperoxidation mit Freisetzung von Sauerstoffradikalen ohne adäquate Gegenregulation durch das Antioxidanziensystem; Folgen: unter anderem Hemmung der endothelialen Prostazyklinsynthese, Inaktivierung von NO, Steigerung der Endothelinfreisetzung, Schädigung der Endothelzellmembranlipide, Aktivierung neutrophiler Granulozyten;

➤ eine als Folge der plazentaren Ischämie durch hypoxiebedingte Apoptose induzierte Freisetzung von Membranbestandteilen des Synzytiotrophoblasten in die mütterliche Zirkulation mit direkter Aktivierung des Gefäßendothels und/oder Aktivierung des mütterlichen Immunsystems durch: Stimulierung von Monozyten mit Freisetzung von TNF-α und Interleukinen führt zur Aktivierung neutrophiler Granulozyten, dies wiederum führt zur Freisetzung von das Endothel schädigenden Elastasen und Proteasen mit nachfolgend erhöhter Gefäßpermeabilität/Aktivierung der Thrombozytenaggregation und des Gerinnungssystems sowie einer Komplementaktivierung; konkomittierend und noch vor klinischer Manifestation der Erkrankung soll es auch zu einem erhöhten Übertritt fetaler Zellen (z. B. Erythroblasten) und von fetaler DNA plazentaren Ursprungs in die mütterliche Zirkulation kommen (Hahn u. Holzgreve 2002), nach Entstehen der Endotheldysfunktion und Auftreten der Präeklampsie folgt eine erhöhte Freisetzung maternaler DNA, wobei eine Korrelation zwischen fetalen und maternalen DNA-Spiegeln mit dem Schweregrad der Erkrankung besteht – so liegen beim HELLP-Syndrom die maternalen und fetalen DNA-Spiegel etwa 4fach höher als bei der Präeklampsie.

Pathophysiologie und Auswirkungen auf verschiedene Organsysteme

Pathophysiologische Folge der Endotheldysfunktion ist auf lokaler Ebene eine Störung des Gleichgewichts zwischen vasodilatatorischen, antiaggregatorischen Substanzen einerseits (verminderte Produktion von Prostazyklin und NO) und vasokonstriktorischen, aggregatorischen Substanzen andererseits (erhöhte Produktion von Endothelin-I und Thromboxan A_2) mit den Folgen:
➤ Erhöhung des peripheren Widerstands,
➤ Blutdruckerhöhung,
➤ Störung der Balance zwischen Gerinnung und Fibrinolyse.

Insbesondere aufgrund der verminderten Prostazyklinproduktion kommt es infolge einer gesteigerten vaskulären Sensitivität zu einer Verstärkung der vasokonstriktorischen Effekte vor allem von Angiotensin II und Katecholaminen mit der klinischen Folge des Bluthochdrucks. Die aus der endothelialen Dysfunktion resultierenden Auswirkungen auf verschiedene Organsysteme und klinische Symptome sind in Tabelle 7.5 wiedergegeben.

Störungen der Hämostase

Bei Präeklampsie besteht im Vergleich zur normalen Schwangerschaft eine „gesteigerte" Hyperkoagulabilität mit erhöhter Produktion, erhöhtem Umsatz und erhöhtem Abbau von Gerinnungsfaktoren, gesteigerter Thrombozytenaktivierung (Aggregabilität, Adhäsivität), Verminderung der Aktivität von Gerinnungsinhibitoren (z. B. Antithrombin III) und einer Herabsetzung der fibrinolytischen Aktivität. Darüber hinaus findet sich eine Erhöhung des rheologischen Widerstands mit Hämokonzentration (Hämatokritwert erhöht), erhöhter Plasmaviskosität (onkotischer Druck erhöht), gesteigerter Erythrozytenaggregation und -fragilität sowie einer reduzierten Erythrozytenverformbarkeit (Übersicht bei Heilmann 2002). Bei milden Verlaufsformen der Präeklampsie besteht im Allgemeinen eine kompensierte, subklinische intravasale Umsatzsteigerung von Gerinnungsfaktoren mit noch inapparenter Mikrozirkulationsstörung; die Häufigkeit leichter Thrombozytopenien (<150000/µl) liegt bei etwa 7 %.

> Bei leichter Präeklampsie ist im Allgemeinen keine Störung der Globalgerinnung und nur selten eine Thrombozytopenie zu erwarten.

Tabelle 7.**5** Auswirkungen der endothelialen Dysfunktion auf verschiedene Organsysteme und klinische Symptome

Herz-Kreislauf-System	Rheologie	Gerinnung	Nieren, Nebennieren	Plazenta/Fetus
<ul><li>peripherer Gefäß-widerstand erhöht</li><li>Vasokonstriktion</li><li>Rekation auf pressorische Substanzen erhöht</li><li>Herzminutenvolumen erhöht oder vermindert</li><li>Hypertonie</li></ul>	<ul><li>Plasmavolumen vermindert</li><li>Plasmaviskosität erhöht</li><li>Hämatokritwert erhöht</li><li>Erythrozytenaggregation erhöht</li><li>Erythrozytenverformbarkeit vermindert</li><li>Erythrozytenfragilität erhöht</li><li>onkotischer Druck stark vermindert</li><li>vaskuläre Permeabilität erhöht mit der Folge von Ödemen</li></ul>	<ul><li>Gerinnungsaktivierung erhöht</li><li>fibrinolytische Aktivität vermindert</li><li>Thrombozytenaggregation erhöht</li><li>Thrombozytenadhäsivität erhöht</li><li>Thrombozytenfreisetzungsreaktion erhöht</li><li>disseminierte intravaskuläre Gerinnung (chronisch progredient) mit der Folge von Thrombosen und Mikrozirkulationsstörungen (Organperfusion vermindert)</li><li>Koagulopathie</li><li>Hämolyse</li></ul>	<ul><li>Reninspiegel vermindert</li><li>(Aldosteronspiegel vermindert)</li><li>Nierendurchblutung verringert</li><li>glomeruläre Filtrationsrate vermindert</li><li>Oligurie bis Anurie</li><li>Harnsäurespiegel erhöht</li><li>Proteinurie mit der Folge einer Hypalbuminämie (Folgen: Ödeme, Endotheliose)</li></ul>	<ul><li>uteroplazentare Durchblutung vermindert</li><li>Plazentainfarkte</li><li>Plazentahämatome</li><li>IUGR</li><li>IUFT</li></ul>

IUFT = Intrauteriner Fruchttod, IUGR = Intrauterine Wachstumsrestriktion

Bei schweren Verlaufsformen der Präeklampsie sowie bei Eklampsie und bei HELLP-Syndrom kann infolge der Persistenz des Circulus vitiosus aus Endotheldysfunktion und intravasaler Gerinnungsaktivierung mit Thrombozytenverbrauch fließend und für den Geburtshelfer nur schwer erkennbar innerhalb von Stunden eine Dekompensation des Systems entstehen, mit Entwicklung einer disseminierten intravaskulären Gerinnung (DIG) bis hin zur Verbrauchskoagulopathie, schweren Mikrozirkulationsstörungen und schließlich Multiorganversagen. Störungen der Hämostase (z. B. Erhöhung der Spiegel der D-Dimere, Abfall der Konzentration von Antithrombin III, Thrombozytopenie) sind bei Early-Onset-Präeklampsie signifikant häufiger als bei späterer Manifestation einer schweren Präeklampsie. Pathologische Veränderungen der globalen Gerinnungsparameter (z. B. Quick-Wert, Thrombinzeit, Fibrinogenwert) finden sich bei Präeklampsie/Eklampsie nur in 3–9% der Fälle, eine Thrombozytopenie allerdings bei 30–50% dieser Patientinnen. Als frühe Indikatoren einer Hämostasestörung haben sich vor allem der D-Dimer-Konzentrationsanstieg (terminales Lyseprodukt des quervernetzten Fibrins), der progrediente Thrombozytenzahlenabfall (auf <100 000/μl = schwere Präeklampsie) und der Abfall des Spiegels von Antithrombin III als Folge des intravasalen Verbrauchs bewährt.

> Bei jeder schweren Präeklampsie bzw. bei Eklampsie und HELLP-Syndrom sollten ein Gerinnungsstatus sowie eine Bestimmung der Thrombozytenzahl durchgeführt werden. Ein drastischer Anstieg der Konzentration der D-Dimere, eine progrediente Thrombozytopenie und ein Abfall des Spiegels von Antithrombin III sind Hinweise auf einen schweren Verlauf der Erkrankung!

■ Klinik

Die Differenzierung zwischen einer leichten und einer schweren Verlaufsform der Präeklampsie bzw. einer Progredienz der Erkrankung kann nur durch eine sorgfältige klinische und laborchemische Untersuchung gewährleistet werden (Tabelle 7.**6**). Als leichte Präeklampsie gilt:
➤ Blutdruck von ≥140/90 mmHg (gemessen im Abstand von 6 Stunden),
➤ Proteinurie von ≥300 mg/24 Stunden oder Anzeige von mehr als „+" in 2 Urinproben im Abstand von 6 Stunden (Teststreifen).

Eine schwere Präeklampsie ist definiert als:
➤ Blutdruck von ≥160/110 mmHg (gemessen im Abstand von 6 Stunden),
➤ Proteinurie von ≥5 g (3 g) pro 24 Stunden,
➤ Oligurie von <500 ml pro 24 Stunden,
➤ Thrombozytopenie von <100 000/μl,
➤ epigastrische oder rechtsseitige Oberbauchschmerzen, Lungenödem, persistierende zerebrale oder visuelle Symptome (Coppage u. Sibai 2004).

Übersicht

Komplikationen bei schwerer Präeklampsie (Tabelle 7.**7**)
• Lungenödem: entsteht infolge erhöhter Gefäßpermeabilität (Kapillarspasmus/Endothelschädigung, onkotischer Druck verringert) bei etwa 2% aller Schwangeren mit Präeklampsie, besonders gefährdet sind Schwangere mit unbilanzierter Volumensubstitution; daher: stündliche Messung der Urinausscheidung, Pulsoxymetrie, gegebenenfalls Blutgasanalyse.
• Niereninsuffizienz als Folge einer verminderten Nierendurchblutung (Gefäßspasmen der Mikrozirkulation, intrakapilläres Zellödem, glomeruläre kapilläre Endothe-

Tabelle 7.6   Diagnostik bei klinischer HES-Manifestation

- gezielte Fahndung nach Prodromalsymptomen für eine drohende Eklampsie/ein drohendes HELLP-Syndrom (siehe unten)
- Gewichtskontrolle/Kontrolle auf Ödeme; **Cave:** rasche Gewichtszunahme oder Entwicklung von Ödemen
- Ruheblutdruck: diastolischer Anstieg auf ≥90 mmHg
- 24-Stunden-Blutdruckmessung; **Cave:** Aufhebung der zirkadianen Rhythmik, nächtliche Blutdruckspitzen
- Zustandsdiagnostik des Fetus und der Plazenta: Kardiotokogramm (Non-Stress-Test, Belastungstest), Sonographie (intrauterine Wachstumsrestriktion, Oligohydramnion, vorzeitige Plazentalösung, fetales Bewegungsmuster), Dopplersonographie (Aa. uterinae, A. umbilicalis, A. cerebri media, Ductus venosus)
- Nierenfunktion: Ausscheidungsmenge (eventuell stündliche Urinmengenmessung) von <400 ml/24 Stunden, Proteinurie von ≥0,3 g/Liter im 24-Stunden-Sammelurin, Kreatininwert im Serum von >1,0 mg/dl, Harnsäurewerte im Serum (Grenzwert bis zu 32. Schwangerschaftswoche: 3,6 mg/dl; Grenzwert nach der 32. Schwangerschaftswoche: 5,0 mg/dl), Urinkultur (Harnwegsinfekt ausschließen!)
- Leberfunktion: Bilirubinwert (>1,2 mg/dl), GOT- und GPT-Wert (Anstieg um mehr als das 3fache der Standardabweichung vom Normwert), LDH-Wert (HELLP-Syndrom)
- Hinweis auf Hämolyse: LDH-Wert, Haptoglobinspiegel, Blutausstrich (Nachweis von Fragmentozyten)
- Gerinnungsstatus (siehe S. 77): Thrombozytenzahlen von <150 000/μl (100 000/μl), Verlaufskontrolle der Thrombozytenzahlen (Cave: dynamisch abfallende Thrombozytenzahl), Antithrombin-III-Spiegel verringert, D-Dimer-Spiegel erhöht (Verlaufskontrolle); Anmerkung: Die globalen Gerinnungstests sind nur selten pathologisch verändert (abhängig vom Schweregrad)
- Hämorheologie: Hämoglobinwert von <10,5 g/dl bzw. >14,5 g/dl, Hämatokritwert von ≥38%
- Kontrolle der Vasokonstriktion: Beurteilung des Augenhintergrundes (Differenzialdiagnosen: chronische Hypertonie, essenzielle Hypertonie)

liose, Plasmavolumenreduktion): bei schweren Verlaufsformen Oligurie (<20–30 ml Urin pro Stunde oder <500 ml Urin pro 24 Stunden) bis hin zur Anurie. Wegweisend sind die stündliche Messung der Urinausscheidung, der Anstieg der Harnsäurespiegel als Folge einer verminderten tubulären Sekretionsleistung der Niere, eine Verminderung der glomerulären Filtrationsrate und schließlich ein Anstieg des Kreatininwertes, wobei der Serumkreatininwert in der normalen Schwangerschaft aufgrund der erhöhten renalen Plasmaperfusion eher erniedrigt ist (Normwerte in der Schwangerschaft: 0,4–0,8 mg/dl). Daher gelten schon Serumkreatininwerte von 0,9 mg/dl als beginnend pathologisch. Selten kommt es zu einer akuten Niereninsuffizienz (z. B. nach HELLP-Syndrom zu etwa 8%) mit der Notwendigkeit zu einer passageren Dialyse.

- Ophthalmologische Komplikationen: Bei schwerer Präeklampsie treten Sehstörungen wie Doppelbilder, Flimmerskotome und Farbsinnstörungen bei bis zur 25% der Schwangeren auf (Rieger et al. 2003). Die initialen Gefäßspasmen, die sich als fokale Verengungen der retinalen Arteriolen darstellen (32%), gehen bei schwerem Verlauf mit einem Fundus hypertonicus Grad III (10%) mit Cotton-Wool-Herden bis hin zu einem Fundus hypertonicus Grad IV mit Papillenödem, exsudativen retinalen Komplikationen und akuter Visusminderung einher; in 1–3% der Fälle mit schwerer Präeklampsie muss mit einem kompletten Visusverlust gerechnet werden. Netzhautablösungen als Grund für den Visusverlust treten in <1% der Fälle auf. Die Prognose des akuten Visusverlusts im Rahmen einer Präeklampsie ist im Allgemeinen gut, nach effektiver Blutdruckkontrolle verschwinden die Symptome meistens innerhalb von wenigen Tagen. Selten ist eine Optikusatrophie mit dauerhaftem Visusverlust oder eine beidseitige Papillenatrophie als Folge einer abgelaufenen ischämischen Optikusneuropathie. In jedem Fall kann eine Untersuchung des Augenhintergrundes hilfreich sein. Blutungen und Cotton-Wool-Ex-

Tabelle 7.7   Organmanifestationen, klinische Symptome und Komplikationen bei schwerer Präeklampsie, Eklampsie und HELLP-Syndrom

Zentralnervensystem	• Kopfschmerzen, Unruhe, Bewusstseinseintrübung, Hyperreflexie, Ohrensausen: eklamptischer Anfall • Koma, zerebrale Blutungen, Hirnödem (Folge: Infarkte)
Augen	• reduzierte Sehschärfe, Photopsien, Gesichtsfeldausfälle, Doppeltsehen, Amaurose • Retinaödem, Retinaablösungen, Retinablutungen, Optikusatrophie (selten)
Lunge	• Dyspnoe, Zyanose: Lungenödem • nach eklamptischem Anfall: Aspiration (Folge: Pneumonie), Larynxödem, Atemstillstand
Leber	• rechtsseitige Oberbauchschmerzen, epigastrische Schmerzen, Übelkeit/Erbrechen, Druckdolenz der Leber: HELLP-Syndrom • Leberparenchymnekrosen, Leberhämatome und Leberruptur (1–2%)
Nieren	• Oligurie, Anurie, Hämoglobinurie (Hämolyse): akutes Nierenversagen • unter Umständen Notwendigkeit der Dialyse
Blutgerinnung	• Petechien, Hämatome, gastrointestinale Blutungen, Hämaturie, unstillbares Nasenbluten: disseminierte intravaskuläre Gerinnung • Verbrauchskoagulopathie, Hämolyse
Plazenta	• intrauterine Wachstumsrestriktion, vorzeitige Plazentalösung: akute/chronische intrauterine Hypoxie

sudate deuten dabei eher auf eine vaskuläre Grunder-krankung, wie Diabetes mellitus oder chronische Hyper-tonie, hin; 50 % der Patientinnen mit Präeklampsie wei-sen keine retinalen Symptome auf.

- Zentralnervöse Symptome bei schwerer Präeklampsie/Eklampsie: Bei schwerer Präeklampsie findet sich ein wahrscheinlich hypoxisch bedingtes interstitielles Hirn-ödem. Klinische Zeichen sind meist starke frontale Kopf-schmerzen, die auf übliche Analgetika nicht ansprechen, und zwar bei 40 % der Patientinnen mit Präeklampsie und vor Eklampsien in 80 % der Fälle, oft begleitet von vi-suellen Symptomen bis hin zu einer temporären Erblin-dung (Amaurose; 1–3 %), Übelkeit und Erbrechen sowie motorischer Unruhe mit Hyperreflexie (Patellarsehnen-reflex gesteigert).

■ Diagnostik

Anamnestische und andere Risikofaktoren

Risikofaktoren für HES ergeben sich aus der Anamnese, vorbestehenden Grunderkrankungen und aus dem Schwangerschaftsverlauf. Bereits zu Beginn der Schwangerenvorsorge sollte gezielt nach diesen Risiko-faktoren gefahndet werden (Übersicht bei Steinhard u. Klockenbusch 1999):

➤ Familiäre Belastung: Für Erstgebärende steigt das Ri-siko um das 4 fache bei Präeklampsie der Mutter und um das 6 fache bei Präeklampsie der Schwester.

➤ Lebensalter: Frauen über 40 Jahren haben ein 2- bis 3 fach erhöhtes Risiko im Vergleich zu 20- bis 30-Jäh-rigen.

➤ Parität: Erstgebärende haben ein deutlich höheres Risiko als Zweitgebärende (6 % versus 0,3 %).

➤ Mehrlingsschwangerschaften: Es besteht ein 4- bis 5 fach höheres Risiko – 14–20 % der Patientinnen ent-wickeln HES, bei Drillingsschwangerschaften bis zu 60 %!

➤ Erhöhtes Risiko aufgrund einer immunologischen Maladaptation (Übersicht bei Dekker et al. 1998):
  - bei kurzer/keiner präkonzeptionellen Exposition gegenüber paternalen Antigenen in den Spermien:

Benutzerinnen von Barrieremethoden haben ein 2 fach erhöhtes Präeklampsierisiko;
  - bei Partnerwechsel in nachfolgenden Schwanger-schaften;
  - nach heterologer Insemination;
  - Schwangerschaften nach Eizellspende: Prä-klampsieraten von bis zu 50 %.

➤ Grunderkrankungen: Ein erhöhtes Risiko für eine (Pfropf-)Präeklampsie besteht bei:
  - Diabetes mellitus: 14–21 %;
  - chronischer Hypertonie: 15–30 %;
  - systemischem Lupus erythematodes (ohne renale Beteiligung): 20–30 %;
  - Lupusnephropathie: 63–72 %;
  - Sklerodermie: 30 %;
  - Zustand nach Nierentransplantation: 30–40 %.

➤ Wiederholungsrisiko (Niesert 1996): Besonders wichtig bei HES in vorangegangenen Schwanger-schaften ist die Abschätzung des Wiederholungsrisi-kos (Beratungspraxis). Dieses ist besonders hoch, wenn die Präeklampsie/Eklampsie in der vorange-gangenen Schwangerschaft vor der 30. Schwanger-schaftswoche auftrat, der systolische Blutdruck >160 mmHg betrug und Hypertonie sowie Proteinu-rie noch 10 Tage post partum fortbestanden [generel-les Wiederholungsrisiko nach Präeklampsie/Eklamp-sie: zu 19,5 % leichte und zu 26 % schwere Präeklamp-sien; nach schwerer Präeklampsie im zweiten Trime-non: bis zu 65 %; nach HELLP-Syndrom (Rath u. Reister 1999) Gesamthäufigkeit für eine erneute HES von 27–48 %, für eine Präeklampsie von 19–22 %, für ein erneutes HELLP-Syndrom von 3–19 % (Thrombozyto-penie von <100000/μl) in den USA und von 14 % in Westeuropa/Deutschland (Jansen 2004)].

Früherkennungsmethoden

Siehe hierzu Tabelle 7.8 (Vetter u. Kilavuz 1999).
Trotz intensiver weltweiter Bemühungen und Über-prüfung von mehr als 100 Testverfahren ist es bisher nicht gelungen, eine HES noch vor deren klinischer Ma-nifestation sicher und zuverlässig vorherzusagen (Über-

Tabelle 7.8   Zusammenstellung unterschiedlicher Tests zur Vorhersage einer Präeklampsie (aus Vetter u. Kilavuz 1999)

Tests	Sensitivität (%)	Spezifität (%)	Relatives Risiko	Konfidenz-intervall
Roll-over-Test	62	85	3,1	2,7–3,6
Mittlerer arterieller Blutdruck von ≥90 mmHg	63	87	3,5	3,1–3,8
Mittlerer arterieller Blutdruck von ≥85 mmHg	67	79	4,9	4,1–5,8
Angiotensin-II-Sensitivitätstest	75	87	10,1	5,9–17,3
Isometrischer Übungstest	62	97	14,3	8,1–25,4
Urinkalziumausscheidung	70	84	5,5	2,9–10,2
Harnsäurespiegel im Serum	42	81	2,2	1,0–4,7
Fibronektinspiegel	57	94	2,9	2,1–3,9
Mikroalbuminurie	50	82	3,6	1,2–11,3
Thrombozytenzahl	33	72	3,1	0,8–2,1
Hämatokritwert	33	83	2,1	1,3–3,5
Dopplersonographie	58	73	4,0	3,2–5,0

sicht bei Grunewald 1997, Steinhard u. Klockenbusch 1999). Hinweise auf die spätere Entwicklung einer HES in der klinischen Praxis liefern allenfalls:

➤ das Ausbleiben des physiologischen Blutdruckabfalls im zweiten Trimenon (mittlerer arterieller Druck von >90 mmHg in der 16.–24. Schwangerschaftswoche);

➤ das Ausbleiben der physiologischen Hämoglobin- und Hämatokritwertverminderung im zweiten Trimenon um etwa 2 % (bei einem Hämoglobinspiegel im zweiten Trimenon von 13 g/Liter besteht eine Wahrscheinlichkeit einer Präeklampsie von 27 % versus 8 % bei einem Hämoglobinspiegel von <13 g/Liter);

➤ Dopplersonographie (Übersicht bei Vetter und Kilavuz 1999): Messung des Blutflusses in den Aa. uterinae zwischen der 16. und der 18. Schwangerschaftswoche, bei pathologischem Befund („Notch") nachfolgende Messung in der 24. Schwangerschaftswoche. Der persistierende bilaterale Notch in der 24. Schwangerschaftswoche soll mit einem 68 fach erhöhten Präeklampsierisiko assoziiert sein. Die Methode weist eine Sensitivität von im Mittel 58–68 % auf, bei einer Spezifität von im Mittel 69–73 % – negativer Vorhersagewert: 87–99,5 %; positiver Vorhersagewert: 28–42 %. Unter Einbeziehung verschiedener Dopplerindices in ein Scoring-System bei Schwangeren zwischen der 12. und der 16. Schwangerschaftswoche wurden eine Sensitivität von 93 % und eine Spezifität von 85 % erreicht, allerdings war der positiv-prädiktive Wert mit 24 % relativ gering. Insgesamt erlaubt die Dopplersonographie schon im zweiten Trimenon das Erkennen eines Risikokollektivs mit Störung der uteroplazentaren Perfusion, daher ist in diesen Fällen eine Intensivierung der Schwangerenvorsorge anzuraten; Gembruch et al. 2001.)

Vielversprechende, aber in der Klinik bisher nicht routinemäßig eingesetzte Methoden der Früherkennung sind die Bestimmung des Fibronektinspiegels im Plasma bzw. des zellulären Fibronektingehalts als Zeichen der Endotheldysfunktion sowie serielle Bestimmungen der Spiegel von Adhäsionsmolekülen (z. B. ICAM-1 und VCAM-1) als Hinweis auf eine Endothelzellaktivierung im zweiten Trimenon. Trotz unterschiedlicher Ergebnisse zu Sensitivität und Spezifität sollen erhöhte Fibronektinspiegel im Plasma bereits bis zu 9 Wochen vor dem Auftreten von Hypertonie und Proteinurie nachweisbar sein und das Ausmaß der Organmanifestation widerspiegeln (Östlund et al. 2001). Auch zeigten sich erhöhte Spiegel der Adhäsionsmoleküle bereits 3–15 Wochen vor Manifestation der Präeklampsie.

> Es gibt bisher keine zuverlässige Screening-Methode zur Vorhersage einer Präeklampsie. Bei belasteter Anamnese (z. B. HES in vorangegangener Schwangerschaft) und Risikofaktoren (siehe S. 80) ist die Durchführung der dopplersonographischen Untersuchung der Aa. uterinae in der 16.–20. Schwangerschaftswoche hilfreich, da bis zu 50 % der Schwangeren mit einem bilateralen Notch im weiteren Verlauf der Gravidität eine HES und/oder die Kinder intra-

uterine Wachstumsrestriktionen entwickeln. Bei diesen Patientinnen ist die präventive Gabe von niedrigdosierter Acetylsalicylsäure ab Diagnosestellung des pathologischen Dopplerbefunds zu erwägen (nicht Evidence-based-Medicine-gesichert; Bower et al. 1996).

Diagnostik in der Schwangerenvorsorge

Blutdruckmessung

Zu jeder Schwangerenvorsorgeuntersuchung gehört die standardisierte Blutdruckmessung, deren Prinzipien in Tabelle 7.**9** wiedergegeben sind. Da die mit automatischen Blutdruckmessgeräten ermittelten Werte erheblich unter den manuell gemessenen liegen können, gilt bisher die Messung des Blutdrucks in der Schwangerschaft mit einem Quecksilbermanometer als Standard (Brown et al. 2001).

Tabelle 7.**9**   Blutdruckmessung in der Schwangerschaft (Brown et al. 2001)

- sitzende Position für 2–3 Minuten (Füße unterstützt)
- geeignete Blutdruckmanschette wählen (Standard oder 15×33 cm)
- systolischen Blutdruck an Brachialarterie palpieren, dann Manschette um weitere 20 mmHg aufpumpen
- Ablassen des Manschettendrucks, etwa 2 mmHg/Sekunde
- zur Zeit Quecksilbermanometer verwenden (Diskussion)
- diastolischer Blutdruck als Korotkoff V messen; Korotkoff IV messen, wenn Korotkoff V etwa 0 (etwa 15 %)
- bei Erstuntersuchung Blutdruck an beiden Armen messen, bei geringer Differenz Messung am rechten Arm
- Empfehlung für automatische Blutdruckmessgeräte in Diskussion

Fehlerquellen. Neben Fehlerquellen, die sich aus der Nichtbeachtung der in Tabelle 7.**9** dargestellten Empfehlungen (Rath et al. 2002) ergeben, ist zu berücksichtigen, dass eine einmalige Blutdruckmessung in der Praxis in bis zu 20 % der Fälle zu falsch-positiven Ergebnissen führen kann („Praxishypertonie", „Weißkittelhypertonie"), falsch-negative Ergebnisse und damit eine Unterschätzung des tatsächlichen Blutdruckverhaltens finden sich bei 10–15 % der Schwangeren.

> Bei grenzwertigen oder einmalig erhöhten Blutdruckwerten in der Praxis erfolgt die ambulante 24-Stunden-Blutdruckmessung oder zumindest die Durchführung einer häuslichen Blutdruckselbstmessung. Damit ist die Vermeidung einer „Praxishypertonie" möglich sowie die Abschätzung des Krankheitsverlaufs und eine Therapiekontrolle. Eventuell ist eine stationäre 24-Stunden-Blutdruckmessung erforderlich.

24-Stunden-Blutdruckmessung. Diese ermöglicht eine realistische Beurteilung des 24-Stunden-Blutdruckverhaltens und eine korrekte Klassifizierung des Schweregrades der Hypertonie. Typische Befunde sind:
➤ erhöhtes Blutdruckniveau,
➤ Verminderung oder Ausbleiben des nächtlichen Blutdruckabfalls mit Aufhebung/Umkehr der Tag-Nacht-Rhythmik mit nächtlichen Blutdruckspitzen bei schweren Verlaufsformen (dies kann zu einem eklamptischen Anfall und zur vorzeitigen Plazentalösung führen); zum Teil noch bis zu 6 Wochen post partum nachweisbar.

Darüber hinaus gewährleistet die 24-Stunden-Blutdruckmessung eine effektive Therapiekontrolle bei Einstellung mit Antihypertensiva (Dosiserhöhung/Dosisverteilung über 24 Stunden).

Blutdruckselbstmessung. Die Akzeptanz der vollautomatischen 24-Stunden-Blutdruckregistrierung ist wegen des intermittierenden Aufpumpens/Ablassens (alle 15–30 Minuten) limitiert. Im Rahmen der ambulanten Überwachung bei grenzwertiger oder leichter Hypertonie kann daher die häusliche Blutdruckselbstmessung sinnvoll sein, und zwar morgens, mittags und spätabends. Die Protokollierung der Ergebnisse, eventuell in Verbindung mit einer täglichen Prüfung des Körpergewichts (latente Wassereinlagerungen, Ödeme), ist sinnvoll. Eine telemetrische Übermittlung von zu Hause gemessenen Blutdruckwerten ist heute grundsätzlich möglich.

Eiweißausscheidung im Urin (Teststreifen)

Zu jeder Schwangerenvorsorgeuntersuchung gehört die Untersuchung des Urins auf Eiweiß mittels eines Teststreifens. Der Nachweis von mehr als einer Spur (+) Eiweiß im Urinschnelltest ist als suspekt einzustufen und erfordert die Messung der quantitativen Eiweißausscheidung im 24-Stunden-Sammelurin. Fehlerquellen sind ausgeprägter Fluor, ein Harnwegsinfekt und Nierenerkrankungen.

Klinische Untersuchung auf Ödeme

Latente Wassereinlagerungen sind durch regelmäßige Messungen des Körpergewichts zur erkennen (siehe S. 75). In der Schwangerenvorsorge ist vor allem auf Anasarka zu achten!

> Bei ausgeprägten Fuß- und Beinödemen während der Schwangerenvorsorge können zur Verminderung einer zusätzlichen hydrostatischen Belastung physikalische Maßnahmen empfohlen werden (Hochlagerung, Kompressionsstrümpfe). Ein isothermes Wannenbad (37 °C) schafft oft Linderung; eine kochsalzfreie oder -arme Diät, der so genannte „Reistag" oder gar die Anwendung von Diuretika zur Ausschwemmung von Ödemen ist ungeeignet bzw. obsolet.

Hämatologische Untersuchungen

Im Rahmen der Schwangerenvorsorge sollte nicht nur die Bestimmung des Hämoglobinspiegels (Anämie), sondern immer auch die gleichzeitige Messung des Hämatokrits zur Früherkennung einer Hämokonzentration (Reduktion des Plasmavolumens) durchgeführt werden. Als pathologisch gilt eine Hämatokriterhöhung auf >38%; dabei führt ein erschwerter Stoffaustausch zwischen Mutter und Fet zur Entwicklung einer intrauterinen Mangelversorgung des Feten. Bei Präeklampsie/HELLP-Syndrom oder in einer vorangegangenen Schwangerschaft erfolgt die zusätzliche Messung der Thrombozytenzahl als früher Hinweis auf eine chronische Verbrauchsreaktion infolge einer intravasalen Gerinnungsaktivierung. Dabei ist eine Thrombozytopenie von <150 000/µl als Warnsymptom anzusehen, vor allem aber dynamisch abfallende Thrombozytenzahlen, besonders dann, wenn zusätzlich eine fetale Wachstumsrestriktion besteht (Rath u. Faridi 1999).

> Schwangere mit einer Gestationsthrombozytopenie (Häufigkeit: 5–7%) weisen im Vergleich zu Schwangeren mit normalen Thrombozytenzahlen ein 7,4fach höheres Risiko für die spätere Entwicklung eines HELLP-Syndroms auf (Minakami et al. 2002).

Darüber hinausgehende laborchemische Untersuchungen sollten nur dann veranlasst werden, wenn Prodromalsymptome bestehen oder der Verdacht auf ein HELLP-Syndrom (dann stationäre Einweisung).

Biophysikalische Untersuchungen

Ziel der biophysikalischen Untersuchungen im Rahmen der Schwangerenvorsorge ist die rechtzeitige Erkennung einer uterofetoplazentaren Minderperfusion und deren Folgen (intrauterine Wachstumsrestriktion, intrauteriner Fruchttod). Sie sind indiziert bei (Rath u. Faridi 1999, Vetter u. Kilavuz 1999):
➤ Manifestation einer HES,
➤ Verdacht auf intrauterine Wachstumsrestriktion,
➤ belasteter Anamnese (z. B. HES in vorangegangener Schwangerschaft),
➤ Vorliegen von Risikofaktoren (siehe S. 80),
➤ Verlaufskontrollen bei bilateralem „Notch" ab der 20. Schwangerschaftswoche.

> Schwangere mit intrauteriner Wachstumsrestriktion und fehlender klinischer Symptomatik entwickeln im weiteren Verlauf der Schwangerschaft in 22% der Fälle eine HES!

Das Untersuchungsprogramm umfasst:
➤ 10- bis 14-tägige Kontrollen des fetalen Wachstums;
➤ die Beurteilung der Fruchtwassermenge (**Cave:** Oligohydramnion als möglicher Hinweis auf eine Mangelversorgung des Feten) und der Plazenta: größere Infarktareale, vorzeitige Lösung auch leichten Grades bei unter Umständen unspezifischer klinischer Symptomatik (z. B. vorzeitige Wehen, unklare Abdominalschmerzen ohne Blutung);

➤ Dopplersonographie: Aa. uterinae, A. umbilicalis, A. cerebri media, Ductus venosus;
➤ Kardiotokographie: individuell festzulegende Intervalle ab Lebensfähigkeit des Kindes (24. Schwangerschaftswoche).

> Schwangere mit HES sind, sofern keine stationäre Behandlung erforderlich ist, in mindestens wöchentlichen Abständen zur Schwangerenvorsorge einzubestellen! Sie sind stets auf die Prodromalsymptome einer drohenden Eklampsie (siehe S. 79) hinzuweisen (in der Ambulanzkarte vermerken!), die zu einer sofortigen stationären Aufnahme zwingen.

Ambulante Betreuung/ Indikation zur Klinikeinweisung

Ambulante Betreuung. Bei adäquater Kooperationsfähigkeit der Schwangeren und Gewährleistung wöchentlicher Kontrollen können leichte Verlaufsformen unter folgenden Bedingungen ambulant betreut werden (Rath et al. 2002):
➤ Blutdruckwerte von <160/100 mmHg,
➤ keine Proteinurie,
➤ keine Prodromalsymptome,
➤ unauffälliges Kardiotokogramm (1–2/Woche) und unauffällige Dopplersonographie,
➤ Laborparameter im Normbereich (einmal pro Woche),
➤ normales fetales Wachstum.

Bei leichten Verlaufsformen stehen körperliche Schonung, Ruhepausen und die Ausschaltung von Stressfaktoren (Beruf, Familie) im Vordergrund. Zu empfehlen sind die tägliche Bestimmung des Körpergewichts, die Blutdruckselbstmessung (Protokoll) und eventuell die Überprüfung des Urins auf eine pathologische Eiweißausscheidung (Teststreifen).

Die Indikationen zur stationären Aufnahme gehen aus Tabelle 7.**10** hervor. Da auch leichte Verlaufsformen innerhalb von Tagen (z. B. rasche Gewichtszunahme von ≥ 1 kg pro Woche, Hinzutreten einer Proteinurie bei chronischer Hypertonie) in eine schwere Präeklampsie/Pfropfpräeklampsie übergehen können, sollte unter gleichzeitiger intensiver Fahndung nach zusätzlichen Risiken die Indikation zur stationären Behandlung großzügig gestellt werden. Die Einleitung einer medikamentösen Therapie sollte ausschließlich Aufgabe der Klinik sein!

Bei schweren Verlaufsformen und/oder Frühgeburtlichkeit (vor der 34. Schwangerschaftswoche) bzw. intrauteriner Wachstumsrestriktion hat die stationäre Zuweisung vorzugsweise in eine geburtshilfliche Schwerpunktklinik oder in ein Perinatalzentrum zu erfolgen!

Tabelle 7.10 Indikationen zur Klinikeinweisung bei Verdacht auf HES (AG Schwangerschaftshochdruck/Gestose der DGGG 2002)

- Hypertonie von ≥160 mmHg systolisch bzw. ≥100 (90) mmHg diastolisch
- Hypertonie von ≥140/90 mmHg und Proteinurie (>0,3 g/Liter)
- Proteinurie und rasche Ödementwicklung oder Gewichtszunahme von >1 kg/Woche
- Hinweis auf fetale Bedrohung in utero: suspektes/pathologisches Kardiotokogramm und/oder suspekte/pathologische Dopplersonographie
- Prodromalsymptome, unabhängig vom Schweregrad der Hypertonie/Proteinurie: zentrale Symptome (drohende Eklampsie), Oberbauchschmerzen (Verdacht auf HELLP-Syndrom)
- Hypertonie und/oder Proteinurie und Risikofaktoren, z. B. vorbestehende mütterliche Erkrankungen (z. B. Diabetes mellitus, Nierenerkrankungen), Mehrlingsgravidität, fetale Wachstumsrestriktion, frühes Gestationsalter (unterhalb der 34. Schwangerschaftswoche), mangelnde Kooperation der Mutter

■ Eklampsie

Definition. Die Eklampsie ist definiert als Auftreten tonisch-klonischer Krampfanfälle bei Schwangeren mit Präklampsie, die sich nicht auf andere Ursachen zurückführen lassen (z. B. Epilepsie).

Korrelate des eklamptischen Anfalls sind infolge Arteriolenspasmus entstehende petechiale und konfluierende Hirnblutungen, oft in Verbindung mit Fibrinthromben und lokalen Nekrosen, topographisch vor allem lokalisiert im Posteriorversorgungsgebiet, meist symmetrisch in bilateralen okzipitalen, posterioren parietalen und temporalen Hirnregionen.

> Diese pathomorphologischen Veränderungen – vom Hirnödem bis zu ausgedehnten Infarktzonen – lassen sich in 30–75 % der Fälle mittels Computertomographie oder Magnetresonanztomographie nachweisen (Bancher-Todesca et al. 1999). Daher ist bei allen Schwangeren mit schwerer Präklampsie und persistierenden zentralnervösen Symptomen sowie bei Eklampsie die Durchführung einer Computertomographie oder einer Magnetresonanztomographie sinnvoll. Die Magnetresonanztomographie eignet sich auch zur differenzialdiagnostischen Abklärung bei unklaren oder verdächtigen neurologischen Symptomen in der Schwangerschaft, insbesondere bei ungeklärten zerebralen Krampfanfällen (siehe unten, „Differenzialdiagnostik").

Möglicherweise lassen sich mit der transkraniellen CW-Dopplersonographie in der maternen A. cerebri media Risiken für spätere neurologische Komplikationen bei Präeklampsie vorhersagen (Belfort et al. 1999).

Klinik. Diese schwerste Komplikation hypertensiver Schwangerschaftserkrankungen tritt meist als Folge einer zu spät diagnostizierten und therapierten Präeklampsie auf, sie kann sich aber auch ohne Hypertonie bei Proteinurie und innerhalb von Tagen zunehmender, ausgeprägter Ödembildung/Gewichtszunahme entwickeln. In den meisten Fällen tritt ein eklamptischer Anfall unvorhergesehen und ohne Vorwarnung bei asymptomatischen Frauen mit einer milden Präeklampsie auf; 20 % der Schwangeren mit Eklampsie weisen einen Blutdruck von <140/90 mmHg auf. Eklamptische Anfälle manifestieren sich meist in den letzten Wochen vor der Geburt, intrapartum, aber auch bei bis zu 28 % der Betroffenen in den ersten Wochenbetttagen, in 10 % der Fälle kombiniert mit einem HELLP-Syndrom (besondere Gefahr der intrazerebralen Massenblutung). Hinweise auf einen bevorstehenden Krampfanfall sind: starre Blickrichtung, weite Pupillen und Zuckungen der Gesichtsmuskulatur, anschließend tonisch-klonische Krampfanfälle mit einer Dauer von 60–90 Sekunden, selten komatöses Zustandsbild, beginnend an den Extremitäten mit Ausbreitung über den Stamm kranialwärts. Wie beim epileptischen Anfall tritt oft Schaum vor den Mund, es kommt zu Zungen-/Lippenbissen und zu konjunktivalen Einblutungen. Nach einer tiefen und andauernden Inspiration tritt ein komatöser Zustand von wechselnder Dauer auf. Akute Lebensgefahr besteht durch Aspiration, Laryngospasmus und Atemstillstand. **Cave:** Bereits der erste Anfall kann tödlich sein (mütterliche Mortalität: 2–5 %, perinatale Mortalität: etwa 20 %).

Differenzialdiagnostik. Abzugrenzen ist vor allem der epileptische Anfall mit typischer Anamnese (eventuell Fremdanamnese) und fehlender Präeklampsie, seltener Subarachnoidalblutungen (zusätzlich Nackensteife), Sinusvenenthrombose, Hirnblutungen, Hirntumor und Phäochromozytom. Zur differenzialdiagnostischen Abklärung hat sich die Magnetresonanztomographie als frühe und gezielte Maßnahme bewährt (Bancher-Todesca et al. 1999).

> Im Zusammenhang mit der Einnahme von Bromocriptin wurde postpartal ein der Eklampsie ähnliches Syndrom beschrieben. Daher sollte bei einer Hypertonie in der Anamnese auf die Einnahme von Bromocriptin zum Abstillen verzichtet werden!

■ HELLP-Syndrom

Definition. Das HELLP-Syndrom ist definiert als schwere Verlaufsform der Präeklampsie mit typischer laborchemischer Trias aus Hämolyse (H = Hemolysis), pathologisch erhöhten Leberenzymwerten (EL = Elevated Liver Enzymes) und einer Thrombozytopenie von <100 000/µl (LP = Low Platelet Count).

Epidemiologie. Die Inzidenz der Erkrankung wird mit 0,17–0,8 % aller Lebendgeburten angegeben, 4–35 % aller Schwangeren mit Präeklampsie/Eklampsie entwickeln zusätzlich ein HELLP-Syndrom, der Anteil der Erstgebärenden liegt zwischen 52 % und 81 %, wobei Nulliparae keine höhere Rate an Gesamtkomplikationen aufweisen als Mehrparae (21 % versus 19 %). Die Erkrankung manifestiert sich im Median in der 32.–34. Schwangerschaftswoche, bei 7–10 % dieser Patientinnen noch vor

der 27. Schwangerschaftswoche und in bis zu 30 % der Fälle erst in den ersten Wochenbetttagen (postpartales HELLP-Syndrom).

Pathogenese. Infolge segmentaler Vasospasmen kommt es zu einer Obstruktion des Blutflusses in den Lebersinusoiden mit periportalen Fibrinablagerungen/Einblutungen, konsekutiv zu einer Dehnung der Glisson-Kapsel und demzufolge zu Oberbauchschmerzen. Periportale oder fokale Parenchymnekrosen bedingen den Anstieg der Transaminasenwerte. Auf dem Boden konfluierender hämorrhagischer Nekrosen können subkapsuläre Leberhämatome entstehen (2–2,5 %), mit der Gefahr der Leberruptur (1,5–1,8 %). Ein weiteres Symptom der Erkrankung ist die Mikroangiopathie mit Thrombozytopenie und Hämolyse infolge mechanisch-hypoxischer Schädigung der Erythrozyten (Fragmentozyten im peripheren Blutausstrich) in den obstruktiv veränderten Gefäßen (Rath 1994). Unklar ist, warum sich diese pathophysiologischen Veränderungen beim HELLP-Syndrom präferenziell in der Leber abspielen, diesbezüglich prädisponierende Risikofaktoren (z. B. Vorerkrankungen der Leber) sind bisher nicht bekannt. Interessant ist allerdings die Familienanamnese betroffener Frauen: So weisen 47,4 % der Eltern dieser Patientinnen kardiovaskuläre Erkrankungen oder einen Diabetes mellitus auf – ein Ergebnis, das sich hochsignifikant von einem Kontrollkollektiv (29,4 %) unterschied (Jansen 2004).

Klinik. Klinisches Leitsymptom der Erkrankung sind in 86–92 % der Fälle meist rechtsseitige Oberbauchschmerzen bzw. Schmerzen im Epigastrium, die bei 20–40 % dieser Patientinnen der laborchemischen Manifestation der Erkrankung um Tage vorausgehen können; in 45–86 % der Fälle treten Übelkeit und/oder Erbrechen auf, abgesehen von den klinischen Zeichen der Präeklampsie (Rath et al. 2000). Beschrieben wurden aber auch unspezifische Symptome, wie „grippeähnliche" Beschwerden und allgemeines Unwohlsein über Tage, die die Diagnosestellung erheblich verzögern können. Darüber hinaus wird die Diagnose des HELLP-Syndroms deswegen oft nicht gestellt, weil bis zu 20 % der Patientinnen keine hypertensiven Blutdruckwerte und 5–15 % der Schwangeren keine oder nur eine geringgradige Proteinurie aufweisen; immerhin 15 % der Patientinnen mit laborchemisch voll ausgeprägtem HELLP-Syndrom zeigen weder eine Hypertonie noch eine Proteinurie, das heißt die klinischen Zeichen der Präeklampsie können beim HELLP-Syndrom fehlen (HELLP-Syndrom sine preeclampsia). In diesen Fällen ist dann oft nur das Symptom „Oberbauchschmerz" klinisch richtungsweisend. Zwischen dem Schweregrad der Hypertonie bzw. Proteinurie und der laborchemischen Ausprägung des HELLP-Syndroms besteht keine Korrelation.

> Bei jeder Schwangeren mit Oberbauchschmerzen sollte unabhängig vom Schweregrad der Präeklampsie an ein HELLP-Syndrom gedacht werden. Oberbauchschmerzen können auch ohne das Vorliegen klassischer Präeklampsiezeichen auf ein HELLP-Syndrom hinweisen.

Besondere interdisziplinäre Probleme bereiten „seltene Erstmanifestationen" oder schwerwiegende Begleiterkrankungen des HELLP-Syndroms, die pathophysiologisch als Folge oder Komplikation der Grunderkrankung oder als Ausdruck des Multiorganversagens mit disseminierter intravaskulärer Gerinnung und Verbrauchskoagulopathie anzusehen sind, im Einzelfall aber das bekannte Erscheinungsbild des HELLP-Syndroms überlagern können, wie Ikterus, Nasenbluten, gastrointestinale Blutungen, Hämaturie und Schmerzen im Nieren-, Brust- oder Schulterbereich, Hypoglykämie mit Koma, kortikale Erblindung und Netzhautablösung, Glaskörpereinblutungen, Pleuraerguss/Aszites sowie akute Perikarditis (Rath 1998).

Verlauf. Der Verlauf ist unkalkulierbar. Die Erkrankung kann intermittierend und in Schüben auftreten, sich aus einer Präeklampsiesymptomatik plötzlich entwickeln und innerhalb weniger Stunden zu schwersten Komplikationen führen oder sich in bis zu 43% der Fälle unter konservativer Behandlung zurückbilden; allerdings kommt es in diesen Fällen meist innerhalb von 1–2 Wochen zu einem erneuten HELLP-Schub.

Diagnostik. Die definitive Diagnose „HELLP-Syndrom" und damit eine effektive Früherkennung der Erkrankung ist nur durch ein konsequentes laborchemisches Screening im Verdachtsfall zu stellen (Tabelle 7.**11**). Dabei folgt die entscheidende Weichenstellung häufig schon beim ersten Arztkontakt in der Praxis oder spätestens bei der stationären Aufnahme der Patientin (nicht selten außerhalb der Geburtshilfe). Die laborchemischen Untersuchungen sollten in 6- bis 8-stündlichen Intervallen wiederholt werden, vor allem dann, wenn sie in der Initialphase der Erkrankung nur diskret oder aber im Hinblick auf die klassische Trias nur inkomplett verändert sind. Diese unklaren Laborkonstellationen, die innerhalb von Stunden in das Vollbild eines HELLP-Syndroms münden können, führen ebenfalls zu Fehleinschätzungen/Fehldiagnosen oder zu verwirrenden Begriffen, wie inkomplettes, beginnendes oder echtes HELLP-Syndrom:

➤ Hämolyse: Erhöhung des Spiegels des (indirekten) Bilirubins in 47–62% der Fälle, Nachweis von Fragmentozyten im peripheren Blutausstrich in 54–88% der Fälle, Verminderung des Spiegels des Haptoglobins als Akute-Phase-Protein in 85–97% der Fälle (sensitivster Hämolyseparameter!). **Cave:** Normale Haptoglobinspiegel trotz Hämolyse sind zu erwarten, wenn durch das Vorliegen einer entzündlichen Erkrankung (z. B. Amnioninfektionssyndrom) die Synthese des Haptoglobins als Akute-Phase-Protein gesteigert ist; daher immer gleichzeitige Mitbestimmung des C-reaktiven Proteins.
➤ Pathologische Erhöhung der Leberenzymwerte um mindestens das 3fache der Standardabweichung vom Normwert: GPT-Aktivität im Serum im Allgemeinen höher als GOT-Aktivität im Serum (siehe Kapitel 9), Transaminasenwertanstieg meist geringer ausgeprägt als bei einer akuten Hepatitis, Grad der Leberfunktionsstörung korreliert mit dem Ausmaß der Oberbauchschmerzen.

> Bei insgesamt 3,2% aller Schwangeren muss mit einer Leberfunktionsstörung gerechnet werden, im Vordergrund stehen Präeklampsie, HELLP-Syndrom, Schwangerschaftscholestase und Hyperemesis gravidarum. Beim HELLP-Syndrom besteht keine Indikation zu einer Leberbiopsie (hohes Blutungsrisiko!).

➤ Thrombozytopenie: Grundsätzlich muss auch in der unkomplizierten Schwangerschaft in 4–8% der Fälle mit einer Thrombozytopenie (<150000/μl) gerechnet werden (**Cave:** falsche automatische Messung, Verklumpung, Autoimmunthrombozytopenie). Auch wenn sich die klassische Definition der Thrombozytopenie beim HELLP-Syndrom auf Werte von <100000/μl bezieht, kann eine Thrombozytenzahlverminderung auf <150000/μl bereits ein erstes Warnsignal darstellen (Hinweis auf eine chronische disseminierte intravaskuläre Gerinnung); der dynamische Abfall der Thrombozytenzahl innerhalb von Stunden spiegelt die Progredienz der Erkrankung mit erhöhtem mütterlichen Morbiditätsrisiko wider (Rath u. Reister 1999). In Abhängigkeit von der Ausprägung der Thrombozytopenie hat die Missisippi-3-Klasseneinteilung Eingang in die Literatur gefunden (Martin et al. 1990; Klasse I: <50000/μl; Klasse II: <100000/μl; Klasse III: <150000/μl); dabei gilt die niedrigste präpartale Thrombozytenzahl im mütterlichen Blut im Verlauf der Erkrankung als entscheidender Grenzwert. Das Ausmaß der Thrombozytopenie entsprechend der Mississippi-Klassifikation soll mit der Häufigkeit mütterlicher Komplikationen, mit der perinatalen Morbidität und Mortalität, mit dem Schweregrad postpartaler Verläufe und Blutungsstörungen sowie mit dem Wiederholungsrisiko für ein HELLP-Syndrom in nachfolgenden Schwangerschaften korrelieren (Magann u. Martin 1999).
➤ Gerinnungsstatus: Obligater Bestandteil der Diagnostik beim HELLP-Syndrom ist die Durchführung der Gerinnungsuntersuchungen unter Einschluss der Bestimmung von Antithrombin III, wenn möglich auch die sequenzielle Messung der D-Dimer-Spiegel. Die globalen Gerinnungsparameter (z. B. Quick-Wert, Thrombinzeit, Fibrinogenwert, Antithrombin-III-Spiegel) sind in Abhängigkeit vom Schweregrad nur in 10–42% der Fälle pathologisch verändert. Wegweisend für einen schweren Krankheitsverlauf sind der progrediente Abfall der Thrombozytenzahl, der dynamische Anstieg der D-Dimer-Konzentrationen und der Abfall des Spiegels von Antithrombin III!

Postpartaler Verlauf der Laborparameter. Es erfolgt eine Normalisierung der Haptoglobinspiegel im Allgemeinen innerhalb von 24–30 Stunden und der Transaminasenwerte innerhalb von 3–5 Tagen post partum. Der Thrombozytenzahlennadir ist erst 23–29 Stunden post partum feststellbar, ein fehlender Thrombozytenzahlenanstieg innerhalb von 96 Stunden nach der Geburt gilt als Hinweis auf einen schweren, nicht kompensierten Krankheitsverlauf mit der Gefahr des Multiorganversagens (Plasmapherese erwägen oder systemische Gabe von Glukokortikoiden); in 20–30% der Fälle

Tabelle 7.11 Laborchemisches Screening bei Verdacht auf HELLP-Syndrom

Hämolyse	• Haptoglobinspiegel vermindert: 95–97 % (sensitiv!) • Gesamtbilirubinspiegel erhöht: 47–62 % • peripherer Blutausstrich: Fragmentozyten: positiv zu 54–86 % • LDH-Wert-Erhöhung: wenig spezifisch
Leberfunktion	• GOT- und GPT-Wert: ≥3 fache Standardabweichung vom Normalwert • LDH-Wert-Erhöhung: LDH-5, LDH-6
Thrombozytopenie	• Thrombozytenzahlen von <100 000/µl; **Cave:** dynamischer Abfall auf <150 000/µl
Hämokonzentration	• Hämatokritwert von ≥38 %
Nierenfunktion	• Harnsäurespiegel im Serum von >5 mg/dl (tubuläre Sekretion vermindert)
Intravaskuläre Gerinnungsaktivierung: disseminierte intravaskuläre Gerinnung	• Thrombozytenzahlen vermindert • D-Dimer-Spiegel erhöht

Bei jeder Patientin mit Verdacht auf HELLP-Syndrom ist im Rahmen der Aufnahmeuntersuchung eine Oberbauchsonographie (höhere prognostische Treffsicherheit als Computertomographie der Leber) durchzuführen (Ausschluss eines Leberhämatoms). Sonographische Auffälligkeiten (Leberhypertrophie, periportaler Halo, hyperechogene Verdichtung der Glisson-Kapsel) lassen sich oft schon vor der laborchemischen Manifestation der Erkrankung nachweisen. Letale Verläufe einer Leberruptur können nur durch die umgehende operative Intervention eines erfahrenen Abdominalchirurgen vermieden werden, wobei das operative Spektrum vom „Leber-Packing" bis zur orthotopen Lebertransplantation bei ausgedehnter Leberschädigung reicht.

kommt es konsekutiv zu einer reaktiven Thrombozytose (nicht selten bis zu 1 Million/µl) mit erhöhter Thromboemboliegefährdung der Schwangeren im Wochenbett (Gabe von niedrigdosiertem Heparin und Acetylsalicylsäure)!

Komplikationen. Bisher gibt es keine prädiktiven Parameter, die den Verlauf und die Prognose der Erkrankung sicher abschätzen. Mit folgenden Komplikationen muss beim HELLP-Syndrom in 12,5–65 % der Fälle gerechnet werden (mütterliche Komplikationen häufiger als bei Präeklampsie):

➤ konkomitierende Eklampsie in bis zu 30 % der Fälle,
➤ Entwicklung einer disseminierten intravaskulären Gerinnung/Verbrauchskoagulopathie (4–38 %),
➤ vorzeitige Plazentalösung (bis zu 16 %),
➤ akutes Nierenversagen (bis zu 8 %),
➤ Lungenödem (bis zu 6 %).

In 8 % der Fälle findet sich begleitend ein ausgeprägter Aszites, zu 6 % Pleuraergüsse (Sibai et al. 1993). Die gefährlichste Komplikation des HELLP-Syndroms ist die Leberruptur (mütterliche Mortalität: bis zu 50 %), die zwischen der 16. Schwangerschaftswoche und bis zu 3 Tagen post partum vorkommen kann und vor allem den anterior-superioren Anteil des rechten Leberlappens betrifft. Besonders gefährdet sind offenbar Patientinnen mit anhaltenden Oberbauchschmerzen 24–48 Stunden post partum, bei denen vor der Geburt die Zeichen der Präeklampsie fehlten.

Gefährdung des Kindes. Die extreme Gefährdung des Kindes geht aus der Frequenz vorzeitiger Plazentalösungen sowie intrauteriner Hypoxien hervor, in 30–58 % der Fälle auf dem Boden einer chronischen Plazentainsuffizienz mit intrauteriner Wachstumsrestriktion. Die perinatale Mortalität liegt zwischen 7,7 % und 37 % (Rath et al. 2000). Der Anteil bereits intrauterin verstorbener Kinder an der perinatalen Mortalität beträgt bis zu 58 %. Zu diesen Problemen addieren sich die der Frühgeburtlichkeit, wobei vor allem der „iatrogen induzierten" Frühgeburtlichkeit vor der 34. Schwangerschaftswoche durch sofortige Schwangerschaftsbeendigung nach Diagnosestellung eine besondere Bedeutung zukommt. Das HELLP-Syndrom weist per se keinen negativen Einfluss auf die kindliche Morbidität auf, im Vordergrund stehen die generellen Probleme der Frühgeburtlichkeit und der intrauterinen Mangelentwicklung. In 11–28 % der Fälle liegt bei diesen Kindern eine Thrombozytopenie und zu 12–42 % eine Leukopenie vor, ohne dass jedoch eine Korrelation zu den hämatologischen Veränderungen bei der Mutter besteht (Harms et al. 1995).

Differenzialdiagnostik. Die häufigste Ursache für persistierende Oberbauchschmerzen in der Schwangerschaft ist das HELLP-Syndrom, allerdings müssen folgende Differenzialdiagnosen in Betracht gezogen werden: Cholezystitis, Cholelithiasis, Hiatushernie, Hepatitis, Gastritis und Pyelonephritis. Differenzialdiagnostisch richtungsweisend ist die laborchemische Trias des HELLP-Syndroms (Rath 1998). Das HELLP-Syndrom ist außerdem hinsichtlich der pathologischen Leberfunktion von der akuten Schwangerschaftsleber, der intrahepatischen Schwangerschaftscholestase und der Virushepatitis abzugrenzen (vgl. Kapitel 9; Tabelle 7.12). Erhebliche differenzialdiagnostische Probleme kann die Unterscheidung zwischen einem HELLP-Syndrom und verschiedenen thrombotisch-obstruktiven Mikroangiopathien bereiten, deren pathophysiologische Prozesse sich bei der thrombotisch-thrombozytopenischen Purpura (TTP) präferenziell am Zentralnervensystem, beim hämolytisch-urämischen Syndrom (HUS) an der Niere und beim HELLP-Syndrom mit Dominanz an der Leber manifestieren (Tabelle 7.13).

Tabelle **7.12**   Differenzialdiagnostik des HELLP-Syndroms: Lebererkrankungen (Rath 1998)

Kriterien	HELLP-Syndrom	Akute Schwanger-schaftsfettleber	Virushepatitis	Intrahepatische Schwangerschaft-scholestase
Hämolyse	++	(+)	–	–
Anstieg der Transaminasenwerte	++	++	+++	+
Thrombozytopenie	++	sekundär +	–	–
Hypertonie	++	+	–	–
Proteinurie	+++	+	–	–
Leukozytose	–	+++	++	–
Niereninsuffizienz	+ bis +++	sekundär +	–	–
Neurologische Symptome	+ bis +++	++	–	–
Ikterus	(+)	+	+++	++
Andere	disseminierte intravaskuläre Gerinnung	Hypoglykämie, disseminierte intravaskuläre Gerinnung (Folge: Blutungen)	Erhöhung des Bilirubinspiegels (Serologie!)	Pruritus, Cholestase

Die Kombination aus Hypertonie und Proteinurie kommt in 85–95 % aller Fälle eines HELLP-Syndroms vor sowie in 30–50 % aller Fälle einer akuten Schwangerschaftsfettleber.

Tabelle **7.13**   Differenzialdiagnostik des HELLP-Syndroms: thrombotische Mikroangiopathien (Rath 1998)

Kriterien	HELLP-Syndrom	Thrombozytopeni-sche Purpura	Hämolytisch-urämisches Syndrom
Hämolyse	++	+++	+++
Anstieg der Transaminasenwerte	++	(+)	(+)
Thrombozytopenie	++	+++	+++
Hypertonie	++	(+)	sekundär +
Proteinurie	+++	+	++
Fieber	–	+ (60 %)	+ (variabel)
Niereninsuffizienz	+ bis +++	+	+++
Neurologische Symptome	+ bis +++	+++	+ (variabel)
Ikterus	(+)	++	++
Andere	disseminierte intravaskuläre Gerinnung	große von-Willebrand-Multimere	(im Wochenbett)

Die Kombination aus Hypertonie und Proteinurie kommt in 85–95 % aller Fälle eines HELLP-Syndroms vor.

Das Wiederholungsrisiko für ein HELLP-Syndrom nach einem HELLP-Syndrom in einer vorangegangenen Schwangerschaft liegt in einem weiten Bereich (ethnische Faktoren) zwischen 2,1 % und 19 %, in einer eigenen bundesweiten Studie bei 14 % ohne Korrelation zum Gestationsalter bei Manifestation des HELLP-Syndroms in der Indexschwangerschaft (Jansen 2004). Insgesamt muss nach einem HELLP-Syndrom in 27–55 % der Fälle mit einer erneuten HES gerechnet werden. Nach einem HELLP-Syndrom ist eine orale Kontrazeption ohne Nachteile möglich.

■ Prävention

Bis heute stehen keine effektiven diätetischen und medikamentösen Maßnahmen zur Verfügung, die die Erkrankung selbst verhindern oder den Übergang einer chronischen Hypertonie in eine Pfropfpräeklampsie zuverlässig vermeiden. Im Folgenden sind die präventiven Maßnahmen zur raschen Übersicht stichwortartig zusammengefasst (Übersicht bei Norwitz et al. 1999, Sibai 1998):

➤ Kochsalzrestriktion: eher risikoreich, da Hypovolämie und Hämokonzentration mit Aktivierung des Renin-Angiotensin-Systems möglich;
➤ kochsalzreiche Ernährung: positive Effekte in Erfahrungsberichten betroffener Frauen, aber nicht durch kontrollierte Studien gesichert;
➤ Diuretika: obsolet zur Prävention, Verstärkung der Hämokonzentration und Verschlechterung der uteroplazentaren Perfusion, breites Nebenwirkungsprofil;
➤ Antihypertensiva: keine präventive Wirkung, keine Verbesserung des fetalen Outcome, unter Umständen sogar Wachstumsrestriktion und Verminderung des Geburtsgewichts (z. B. β-Blocker);
➤ Fisch- und Pflanzenöle, Vitamin E: keine präventive Wirkung in randomisierten und plazebokontrollierten Studien;
➤ Magnesium und Zink: kein präventiver Effekt in neuen plazebokontrollierten Studien;
➤ Kalzium: in epidemiologischen Untersuchungen ernährungsbedingter Kalziummangel mit Hochdruck und Präeklampsie/Eklampsie assoziiert; blutdruckregulierende Wirkung von Kalzium über Plasmareninaktivität und Parathormon; Metaanalysen: Senkung der Inzidenz an HES und tendenziell auch an Präeklampsien; größte Multizenterstudie (randomisiert, n = 4500): bei Nulliparae vor der 20. Schwangerschaftswoche (2 g Kalzium/Tag) keine Senkung der Rate an Präeklampsien und Gestationshypertonien, Kalziumsupplementation ohne Effekt auf Blutdruck in der Schwangerschaft;
➤ Acetylsalicylsäure (Wirkung: Hemmung der Thromboxan-AII-Synthese ohne signifikante Beeinflussung der vaskulären Prostazyklinproduktion): Unterschiedliche Dosierungen (50–150 mg/Tag), der unterschiedliche Beginn der Medikation (12.–32. Schwangerschaftswoche) und variierende Studienkollektive (Nulliparae ohne Risiko, Risikogruppen für HES) erklären die konträren Ergebnisse in der Literatur (Klockenbusch u. Rath 2002). Während bei Nulliparae ohne zusätzliche Risikofaktoren in früheren Studien eine Reduktion der Präeklampsiehäufigkeit um bis zu 26 % (ohne Einfluss auf Frühgeburt und Rate an intrauterinen Wachstumsrestriktionen) beobachtet wurde (Dosis: 60 mg/Tag), zeigte die bisher größte randomisierte Studie (ERASME) bei oraler Gabe von 100 mg/Tag ab der 14.–20. Schwangerschaftswoche keine Senkung der Häufigkeit an Präeklampsien, wohl aber eine erhöhte Frequenz an Blutungskomplikationen (nicht signifikant: Abruptio placentae, postoperative Blutungen, Epistaxis; Subtil et al. 2003). Daher ist die prophylaktische Anwendung von Acetylsalicylsäure bei Nulliparae ohne zusätzliche Risikofaktoren nicht gerechtfertigt. Zahlreiche weitere Studien beschäftigten sich mit der prophylaktischen Gabe von 50–60 mg Acetylsalicylsäure/pro Tag bei Risikopatientinnen (unter anderem Schwangere mit chronischem Hochdruck, anamnestischer Präeklampsie, Diabetes), ohne dass eindeutige Vorteile zugunsten der Einnahme von Acetylsalicylsäure nachweisbar waren. Die bisher größte Multizenterstudie (60 mg Acetylsalicylsäure/Tag) aus den USA kam zu vergleichbaren Ergebnissen, allerdings ohne Nachweis eines erhöhten Blutungsrisikos (Caritis et al. 1998). Die Zusammenfassung randomisierter Studien ergab eine 15 %ige Verminderung des Risikos für eine Präeklampsie und eine 14 %ige Verminderung der perinatalen Mortalität durch die prophylaktische Anwendung von Acetylsalicylsäure. Dabei war die Frequenz der auftretenden Präeklampsien umso niedriger, je früher in der Schwangerschaft mit der Medikation begonnen wurde (Duley et al. 2001).

Fazit. Nach den bisherigen klinischen Erfahrungen könnte die Gabe von Acetylsalicylsäure (60–80 mg/Tag) ab der 10.–12. Schwangerschaftswoche bei folgenden Konstellationen sinnvoll sein:
➤ schwere Präeklampsie, Eklampsie, HELLP-Syndrom vor der 32. Schwangerschaftswoche in vorangegangener Schwangerschaft (Early-Onset);
➤ schwere intrauterine Wachstumsrestriktion (<5. Perzentile) des Kindes mit und ohne Präeklampsie in vorangegangener Schwangerschaft;
➤ Nulliparae mit hohem familiären Risiko (Vorkommen bei Mutter und mindestens einer Schwester) oder anderen schwerwiegenden Risikofaktoren;
➤ Nachweis von Anti-Phospholipid-Antikörpern (A$_1$-Empfehlung): niedrigdosierte Acetylsalicylsäure und niedermolekulares Heparin ab Beginn der Schwangerschaft. Zu diskutieren ist auch die Gabe von Acetylsalicylsäure bei schwerer chronischer Hypertonie und/oder Nierenerkrankung, ein erhöhtes Blutungsrisiko (auch für den Feten) oder eine Beeinflussung der fetale Hämodynamik ist nicht zu befürchten.
➤ Bei bestehender Präeklampsie ist niedrigdosierte Acetylsalicylsäure ohne therapeutischen Wert, unter Umständen ist sogar eine Verstärkung mütterlicher Blutungskomplikationen möglich!

■ Therapie

Die kausale Therapie hypertensiver Schwangerschaftskomplikationen besteht in der Beendigung der Gravidität mit Entfernung der auslösenden Ursachen (Plazenta). Da es bisher keine kausal orientierten (am Endothel angreifenden) therapeutischen Maßnahmen gibt und zuverlässige Früherkennungs- und Präventionsstrategien nicht zur Verfügung stehen, bleibt dem Geburtshelfer nur eine **symptombezogene Behandlung** mit Stabilisierung des mütterlichen Zustands, das heißt:
➤ Prävention zerebrovaskulärer Komplikationen,
➤ Vermeidung der Progression einer chronischen Hypertonie in eine prognostisch ungünstigere Pfropfpräeklampsie,
➤ Schaffung kompensierter Bedingungen für die Mutter und das Kind, bis es zur Geburt kommt, oder Einleitung dieser nach Erreichen der fetalen Reife.

Medikamentöse Blutdrucksenkung. Der Nutzen einer hypertensiven Therapie bei leichter Präeklampsie, Gestationshypertonie und chronische Hypertonie ohne zusätzliche Risikofaktoren (z. B. Diabetes mellitus, chronische Nierenerkrankungen, Kollagenosen) ist bisher nicht belegt und daher auch nicht indiziert. Bei milder chronischer Hypertonie konnte durch die Gabe von z. B.

Tabelle 7.**14**   Antihypertensiva zur Langzeitanwendung in der Schwangerschaft (zusammengesetzt aus Bartz u. Kaulhausen 2002, Feurig et al. 1999)

Pharmakon	Handelsname	Initial-/ Maximaldosis	Wirkeintritt	Wirkdauer	Kommentar
α-Methyldopa	Presinol	3-mal 250 mg/Tag; bis 2 g/Tag	2–3 Stunden	etwa 10–12 Stunden	erste Wahl
Metoprolol	Beloc	2-mal 25–50 mg/Tag; bis 100 mg/Tag	30–60 Minuten	4–6 Stunden	zweite Wahl; **Cave:** IUGR
Nifedipin	Adalat	Retardform: 2-mal 20 mg/Tag; bis 120 mg/Tag	5–10–30 Minuten, je nach Präparat	je nach Präparat	zweite Wahl, im ersten Trimenon kontraindiziert
Dihydralazin	Nepresol	3-mal 12,5–50 mg/Tag	1,5–3 Stunden	4–6 Stunden	zweite Wahl, mütterliche Nebenwirkungen
Clonidin	Catapresan	0,1–0,3 mg in 2–3 Dosen	eher zur akuten Blutdrucksenkung, wenige kontrollierte Studien		zur Langzeittherapie nicht geeignet

IUGR = Intrauterine Wachstumsrestriktion

α-Methyldopa keine Verminderung der Rate an Pfropfpräeklampsien, vorzeitigen Plazentalösungen und Frühgeburten oder eine Verbesserung des „Perinatal Outcome" im Vergleich zu Placebo erreicht werden; das heißt bei chronischer Hypertonie verhindern Antihypertensiva die Entwicklung einer Pfropfpräeklampsie nicht (Fischer u. Langenfeld 2002, Sibai et al. 1990). **Cave:** Nach Metaanalysen besteht vor allem nach oraler Gabe von β-Blockern in diesen Fällen ein erhöhtes Risiko für eine intrauterine Wachstumsrestriktion und für eine Verminderung des Geburtsgewichts (Dadelszen et al. 2000, Magee et al. 2000). Im Hinblick auf diese potenzielle medikamenteninduzierte Verschlechterung der uteroplazentaren Perfusion wird mehrheitlich davon ausgegangen, erst bei anhaltenden Blutdruckwerten von ≥170 (160) mmHg systolisch und ≥110 mmHg diastolisch eine antihypertensive Therapie – Blutdrucksenkung unter stationären Bedingungen – einzuleiten. Die Definition dieser Zielblutdruckwerte bei Präeklampsie ist allerdings Gegenstand aktueller Diskussionen, da besonders Patientinnen mit einer bisher normotonen zerebralen Autoregulation, die nicht an hypertone Blutdruckwerte adaptiert sind, eine kritische Gefahrenzone erreichen können (Blutdruckwerte: 160–180/100–110 mmHg). Daher sind Blutdruckwerte von >160/100 mmHg nichtmedikamentös behandelt nur kurzfristig unter stationären Bedingungen zu tolerieren (Arbeitsgemeinschaft der Wissenschaftlichen Medizinischen Fachgesellschaften 2001). Bei chronischer Hypertonie mit High-Risk-Konstellation (Blutdruck von >160/110 mmHg vor der 20. Schwangerschaftswoche, mütterliches Alter von >40 Jahren, Diabetes, präexistente Nieren- oder Herzerkrankungen, belastete kardiovaskuläre Anamnese) sollte eine Blutdrucksenkung bereits ab Blutdruckwerten von >160/100 mmHg erfolgen, da z. B. bei Patientinnen mit bereits eingeschränkter Nierenfunktion diese auch durch kurzfristig moderat erhöhte Blutdruckwerte verschlechtert werden kann. Ziel der Therapie sollte ein mittlerer Blutdruck zwischen 105 mmHg und 126 mmHg oder diastolische Blutdruckwerte zwischen 90 mmHg und 100 mmHg sein (National High Blood Pressure Education Program Working Group on High Blood Pressure in Pregnancy 2002). Aufgrund des Fehlens eindeutiger Studien stellt derzeit die antihypertensive Therapie in der Schwangerschaft im Spannungsfeld zwischen der Vermeidung mütterlicher Komplikationen und der Vermeidung nachteiliger Wirkungen auf den Feten, dessen Prognose durch die medikamentöse Blutdrucksenkung nicht verbessert wird, immer noch einen Kompromiss zwischen beiden „Patienten" dar.

Antihypertensive Langzeittherapie in der Schwangerschaft – Behandlung der chronischen Hypertonie, allgemeine Maßnahmen. Ist eine ambulante Behandlung der Schwangeren möglich (vgl. S. 83), so kann eine Blutdrucksenkung schon durch folgende allgemeine Maßnahmen erzielt werden (Homuth et al. 1994):
➤ Blutdruckselbstmessung (vgl. S. 82),
➤ körperliche Schonung und Ausschaltung von Stressfaktoren (Arbeitserleichterungen/-befreiung, Ruhepausen usw.),
➤ Alkohol- und Nikotinverzicht,
➤ entspanntes psychosoziales Umfeld, eventuell psychotherapeutische Verfahren.

Blutdrucksenkung durch orale Antihypertensiva (Tabellen 7.**14**) (Übersichten bei Bartz u. Kaulhausen 2002, Feurig et al. 1999). Um die adäquate Dosis und Dosisverteilung über den Tag zu bestimmen, empfiehlt sich die medikamentöse Blutdrucksenkung nach Durchführung einer 24-Stunden-Blutdruckmessung unter stationären Bedingungen. Folgende Medikamente kommen infrage:
➤ **α-Methyldopa** (z. B. Presinol): Mit diesem zentralen α_2-Agonisten liegen weltweit die meisten Erfahrungen in der Schwangerschaft vor, insbesondere in der Behandlung der chronischen Hypertonie. Dosis: einschleichend dosieren, initial 3-mal 250 mg/Tag in Tagesgesamtdosen von 1–2 g, verteilt auf 3–4 Einzelgaben; reduziert den Blutdruck innerhalb von 2–3 Stunden (Maximum: 4–8 Stunden) bei einer Wirkungsdauer von etwa 10–12 Stunden. Nebenwirkungen: unter anderem Sedierung, Depression (selten), Mundtrockenheit, Autoimmunreaktionen, bei länge-

rer Anwendung: positiver Coombs-Test, Erhöhung der Aktivitäten der Transaminasen (**Cave:** HELLP-Syndrom), orthostatische Dysregulation. Wirkung auf den Fetus: keine negativen Auswirkungen auf uteroplazentare und fetale Hämodynamik, keine nachteiligen Wirkungen in der Neugeborenenperiode und bis zu einem Alter der Kinder von 7 Jahren bekannt. **Fazit: α-Methyldopa ist das Antihypertensivum der ersten Wahl zur oralen Langzeitmedikation.**

➤ **β-Blocker:** selektive kompetitive Hemmung der β_1-adrenergen Rezeptoren, Verminderung des Herzminutenvolumens! Metoprolol (z. B. Beloc): Tagesdosis von 50–100 mg, initial 50 mg; Wirkungseintritt nach 30–60 Minuten, Wirkungsdauer von 4–6 Stunden; Nebenwirkungen sind gering, gute Akzeptanz; Kontraindikationen sind unter anderem AV-Blockierungen und besonders das Asthma bronchiale; Wirkungen auf den Fetus: bei Neugeborenen können Bradykardien, Blutdruckabfall, Hypoglykämie und Atemdepression ausgelöst werden, daher möglichst 1–2 Tage vor der Geburt absetzen (!); es bestehen keine nachteiligen Effekte auf Kinder im Follow-up nach einem Jahr. **Cave:** Bei intrauteriner Wachstumsrestriktion kann der Fetus auf zusätzliche Hypoxie- und Stresssituationen unter Umständen nicht adäquat reagieren (Erhöhung der kindlichen Mortalität bei Neugeborenen mit einem Geburtsgewicht von <1500 g). Atenolol (z. B. Tenormin): nachteilige Wirkungen auf uteroplazentare und fetale Hämodynamik mit intrauteriner Wachstumsrestriktion vor allem bei leichter chronischer Hypertonie und Gestationshypertonie, daher in der Schwangerschaft nicht geeignet! **Fazit:** Aufgrund dieser Ergebnisse und als Folge der pharmakologischen Wirkungen (Herzminutenvolumen und uterine Durchblutung verringert) wird der Einsatz von β_1-Blockern in der Schwangerschaft zunehmend kritisch gesehen.

➤ **Dihydralazin (z. B. Nepresol):** Reduktion des peripheren Widerstands durch Vasodilatation, erhöhte Nierendurchblutung, reflektorische Steigerung des Herzzeitvolumens. Dosis: 3-mal 12,5–50 mg/Tag; Wirkungseintritt: nach 1,5–3 Stunden; Wirkdauer: 4–6 Stunden. Die Anwendung von Dihydralazin ist trotz primär günstiger pharmakologischer Eigenschaften durch zahlreiche Nebenwirkungen – wie Kopfschmerzen, Herzklopfen (Reflextachykardie), Schwindel, Flush und Parästhesien in den Extremitäten – belastet. **Cave:** Hartnäckige Kopfschmerzen unter Dihydralazin (auch intravenös) werden nicht selten als zentralnervöse Symptome einer drohenden Eklampsie fehlgedeutet! Wirkung auf den Fetus: kein Risiko bei Anwendung im ersten Trimenon, bei Langzeitanwendung Risiko der intrauterinen Wachstumsrestriktion, gelegentlich unklare neonatale Thrombozytopenie. **Fazit:** Aufgrund der maternalen Nebenwirkungen ist Dihydralazin nur eingeschränkt geeignet!

➤ **Kalziumkanalblocker, z. B. Nifedipin (Adalat):** Relaxation der glatten Gefäßmuskulatur durch Hemmung des intrazellulären Kalziumeinstroms. Dosis (z. B. retardiertes Nifedipin): 2-mal 20 mg/Tag (maximal 120 mg/Tag); Wirkungseintritt: je nach Präparat 10–30 Minuten; Nebenwirkungen: unter ande-

rem Kopfschmerzen, leichter Schwindel, Flush, Tachykardie, tokolytischer Effekt. **Cave:** Potenzierung hypotensiver Effekte bei gleichzeitiger Gabe von Magnesiumsulfat! Wirkung auf den Fetus: Teratogenität im Tierexperiment (beim Menschen bisher nicht dokumentiert), keine Beeinflussung der fetalen Herzfrequenzmuster, keine negativen Auswirkungen auf uterofetoplazentare Hämodynamik, keine ausreichenden Erfahrungen bei Langzeitanwendung in der Schwangerschaft, insbesondere hinsichtlich der Auswirkungen auf das Kind. **Cave:** Anwendung bei intrauteriner Wachstumsrestriktion und pathologischem Dopplerfluss. **Fazit:** Zur Langzeittherapie sind Kalziumkanalblocker eingeschränkt geeignet (akute Blutdrucksenkung, siehe S. 92).

Nicht geeignete Antihypertensiva sind:

➤ ACE-Hemmer (z. B. Captopril); diese sind in der Schwangerschaft kontraindiziert: erhöhte Fehlbildungsrate im Tierexperiment, fetale Hypotension und konsekutive Verminderung der Nierenperfusion, akutes Nierenversagen beim Neugeborenen; Anwendung im Wochenbett möglich!

➤ Reserpin: schlechte Steuerbarkeit, zahlreiche Nebenwirkungen, Schleimhautschwellungen beim Neugeborenen (Behinderung der Nasenatmung);

➤ Clonidin (Catapresan): initiale Blutdruckanstiege, Rebound-Effekt nach Beendigung der Therapie, keine negativen Auswirkungen auf den Feten bekannt, aber nur wenige Erfahrungen in der Schwangerschaft;

➤ AT_1-Antagonisten: teratogene Effekte im Tierexperiment, bisher in der Schwangerschaft kontraindiziert;

➤ Diuretika: Eine Metaanalyse kontrollierter Studien zeigte eine Reduktion der Präeklampsiehäufigkeit ohne Auswirkungen auf das fetale Outcome. In der Praxis sollten Diuretika auch bei ausgeprägten Ödemen nicht mehr verabreicht werden, da sie zu Elektrolytverschiebungen, vor allem aber zu einer weiteren Plasmavolumenreduktion mit Verstärkung der Hämokonzentration und konsekutiver Minderperfusion des uterofetoplazentaren Systems führen. Bei Frauen mit chronischer Hypertonie, die bereits vor der Schwangerschaft (>3 Monate) effektiv mit einem Thiaziddiuretikum eingestellt wurden, ist eine Fortsetzung dieser Medikation möglich. Schnell wirksame Diuretika, wie Furosemid (Lasix), sind nur beim Lungenödem und beim hypervolämischen Nierenversagen indiziert.

➤ Nicht in Deutschland verfügbar: Labetalol (Trandate; kombinierter α- und β-Rezeptoren-Blocker).

■ Therapie schwerer hypertensiver Schwangerschaftserkrankungen

Diese erfordern grundsätzlich eine sofortige Klinikseinweisung, eine intensivmedizinische Überwachung (vgl. Tabelle 7.**6**) und eine konsequente Stabilisierung des mütterlichen Zustands. Dabei ist immer in Abhängigkeit von der Stabilisierbarkeit des mütterlichen Zustands, dem Krankheitsverlauf und dem Befinden des Kindes in utero individuell zu entscheiden, ob nicht eine rasche Schwangerschaftsbeendigung (gegebenenfalls durch Sectio caesarea) indiziert ist (siehe unten).

Ein hypertensiver Notfall in der Schwangerschaft liegt vor, wenn stark erhöhte Blutdruckwerte mit Folgeerscheinungen. wie z. B. hypertensive Enzephalopathie (Sehstörungen, Schwindel, Kopfschmerzen, Krampfanfall, Bewusstseinsstörungen, neurologische Ausfälle) oder Lungenödem, einhergehen. Die initiale Behandlung – auch vor dem Transport von der Praxis in die Klinik – besteht in folgenden Maßnahmen:

➤ Blutdrucksenkung: intravenöse Bolusinjektion von 5 mg Dihydralazin (Nepresol) oder von 6,25–12,5 mg Urapidil (Ebrantil); alternativ: schnell resorbierbares Nifedipin in einer Dosierung von 5–10 mg oral oder in die Mundhöhle tropfen lassen (wirksame Blutdrucksenkung innerhalb von 10 Minuten);

➤ Sedierung durch langsame intravenöse Gabe von Diazepam oder bei zentralnervösen Symptomen intravenöse Applikation von 4 g Magnesiumsulfat; **Cave:** keine gleichzeitige Anwendung von Kalziumantagonisten und Magnesiumsulfat (abrupte schwere Hypotonie!);

➤ logistische Maßnahmen (in Außenpraxis): peripherer Venenzugang, Information an die Klinik, ärztliche Begleitperson bis zur Klinik!

Therapie und Management in der Klinik. Nach Diagnosestellung in der Klinik sollten die folgenden Maßnahmen möglichst unverzüglich nach der stationären Aufnahme eingeleitet werden (Tab. 7.**15**):

➤ **Antikonvulsive Prophylaxe/Therapie:** Bei schwerer Präeklampsie, vor allem aber bei Auftreten zentralnervöser Symptome, ist zur Vermeidung eines eklamptischen Anfalls die intravenöse Applikation von Magnesiumsulfat die Methode der ersten Wahl, sie ist der Anwendung von Diazepam und Phenytoin signifikant überlegen (zusätzliche vasorelaxierende Wirkung, Förderung der Hirndurchblutung mit Reduktion des Gefäßwiderstands in kleinen Hirngefäßen; The Eclampsia Trial Collaboration Group 1995).

Die Häufigkeit der Eklampsie bei antihypertensiv behandelten Schwangeren mit schwerer Präeklampsie liegt zwischen 1 % und 4 %, unabhängig vom Schweregrad der Präeklampsie ohne Magnesiumgabe bei allen betroffenen Schwangeren zwischen 0,18 % und 4,3 %. Nach einer Literaturübersicht liegt die Häufigkeit an Eklampsien bei schwerer Präeklampsie unter einer alleinigen antihypertensiven Therapie bei insgesamt 2,8 % und damit deutlich höher als nach kombinierter Anwendung von Antihypertensiva und Magnesiumsulfat mit 0,9 % (Witlin 1999); das heißt trotz signifikanter Reduktion können auch unter der intravenösen Gabe von Magnesiumsulfat eklamptische Anfälle oder Anfallrezidive auftreten (Literatur: 0–0,9 %; Coetzee et al. 1998). Möglicherweise kommt dabei einer inadäquaten Magnesiumdosis (z. B. Body-Mass-Index von >30) eine ursächliche Bedeutung zu; keine Korrelation soll zwischen dem im Plasma gemessenen Magnesiumspiegel und dem Auftreten eklamptischer Anfälle bestehen (Dadelszen et al. 2000). In jüngster Zeit wird die Anwendung von intravenös verabreichtem Magnesiumsulfat auch bei milder Präeklampsie (Blutdruck von >140/90 mmHg, Proteinurie von + im Teststreifen) diskutiert. So erbrachte eine randomisierte placebokontrollierte Studie (Magpie-Trial) unter Magnesiumsulfat zur Anfallsprophylaxe eine Reduktion der Eklampsie um 58 % (Magnesium: 0,8 %, Placebo: 1,9 %) mit Verminderung der mütterlichen Letalität und signifikanter Senkung der Frequenz vorzeitiger Plazentalösungen (The Magpie Trial Collaboration Group 2002). Die Therapie der Eklampsie mit Magnesiumsulfat zur Vermeidung weiterer Krampfanfälle ist zwingend geboten! **Praktisches Vorgehen:** Tritt unvorhergesehen ein eklamptischer Anfall auf, so ist als Initialmaßnahme die langsame intravenöse Gabe von 5–10 mg Diazepam indiziert, anschließend wird Magnesiumsulfat zur Anfallsprophylaxe/Therapie gegeben. Initialdosis von 4–6 g Magnesiumsulfat, appliziert in verdünnter Form über 15–20 Minuten mittels Perfusor oder Kurzinfusion, gefolgt von einer Erhaltungsdosis: Hier liegen die Empfehlungen zwi-

Tabelle 7.**15** Behandlung schwerer hypertensiver Schwangerschaftskomplikationen
- **Immer prüfen, ob eine sofortige Entbindung notwendig ist**
- **Stabilisierung des mütterlichen Zustands**

Antikonvulsive Therapie	• Magnesiumsulfat: 4–6 g intravenös über 15–20 Minuten; Erhaltungsdosis: 1–2,5 g/Stunde bis 24 (48) Stunden post partum
Antihypertensive Therapie	• Dihydralazin: 5–10 mg alle 20 Minuten intravenös (Wirkungseintritt nach 10–20 Minuten); perfusorgesteuerte Dauerapplikation: 2–20 mg/Stunde oder • Urapidil: 6,25–12,5 mg über 2 Minuten intravenös (Wirkungseintritt nach 10–20 Minuten); perfusorgesteuerte Dauerapplikation: 6–24 mg/Stunde oder • Nifedipin: 10 mg oral (Wirkungseintritt nach 5–10 Minuten); 10–20 mg alle 4–6 Stunden
Vorsichtige Volumengabe	• 500 ml HAES 10 % plus 500 ml Ringerlaktatlösung
Bei defizitärer Hämostase (z. B. Fibrinogenspiegel von <100 mg/dl)	• Gefrierplasma (Fresh frozen Plasma, FFP); kein Heparin, so lange es blutet oder eine erhöhte Blutungsgefahr besteht
Bei Lungenödem/Herzinsuffizienz	• Furosemid (Lasix) intravenös

schen 1 g und 2,5 g/Stunde bis zu 24 Stunden post partum (**Cave:** Späteklampsien) (Rath 1994). Klinische Überwachung: routinemäßige Messung der Serummagnesiumspiegel sind im Allgemeinen nicht erforderlich, allerdings folgende klinische Überwachungsmaßnahmen: Prüfung des Patellarsehnen-Reflexes (erlischt bei Spiegeln von 9–12 mg/dl) und der Urinausscheidung (Urimeter; mindestens 100 ml über 4 Stunden; **Cave:** Oligurie/Anurie), Beachtung der Atemfrequenz (nicht <12–14 Atemzüge/Minute; Atemdepression/Atemstillstand bei Spiegeln von 15–17 mg/dl), gegebenenfalls EKG-Überwachung (ab Spiegeln von 30 mg/dl Gefahr des Herzstillstands). Bei Überdosierungen/Intoxikationszeichen: 10 ml 10%ige Kalziumglukonatlösung über 3 Minuten intravenös applizieren! Flankierende Maßnahmen bei eklamptischem Anfall: Abschirmung der Schwangeren von optischen und akustischen Reizen, Bereitstellung eines Gummikeils oder eines Guedel-Tubus zur Vermeidung von Zungenbissen und zur Freihaltung der Atemwege, Seitenlagerung, jederzeitige Intubationsbereitschaft!

➤ **Antihypertensive Therapie:** Ziel der Behandlung ist die schonende Blutdrucksenkung auf Werte von 140–160/90–100 mmHg, wobei der mittlere arterielle Druck um nicht mehr als 20% des Ausgangswertes innerhalb einer Stunde nach Therapiebeginn gesenkt werden sollte. **Cave:** rapide Blutdrucksenkung: vor allem bei intrauteriner Wachstumsrestriktion Gefahr der akuten Minderperfusion mit intrauteriner Hypoxie; daher Blutdrucksenkung in der ersten Stunde unter kontinuierlicher Blutdruck- und Kardiotokographiekontrolle.

Dihydralazin (Nepresol): Nach den bisherigen Empfehlungen (Rath et al. 2002) steht die intravenöse Applikation von Dihydralazin im Vordergrund blutdrucksenkender Maßnahmen bei schweren HES; inzwischen werden diese Empfehlungen aber infrage gestellt. Vergleichende Untersuchungen mit anderen Antihypertensiva (Labetalol, Nifedipin) zeigten eine höhere Rate an mütterlichen Hypotensionen, vorzeitigen Plazentalösungen und Kaiserschnitten sowie ein schlechteres fetales Outcome nach Gabe von Dihydralazin. Eine jüngste Metaanalyse bei schweren HES bestätigte diese Befunde, insbesondere auch die erhöhte Frequenz mütterlicher Nebenwirkungen, die deshalb doppelt so hohe Rate an Therapieabbrüchen sowie die 2fach erhöhte Rate an Totgeburten im Vergleich zu anderen Antihypertensiva (Magee et al. 2003). Eine Änderung gängiger Leitlinien wird allerdings aufgrund dieser Metaanalyse (noch) nicht empfohlen. **Cave:** Vor allem bei unkontrollierter, nicht dosisangepasster Anwendung kann Dihydralazin durch extreme Vasodilatation zu einem „Versacken" des Blutes in der Peripherie führen (Steel-Effekt), mit der Folge einer Minderperfusion der Organe (z. B. Niere) und Verschlechterung der uteroplazentaren Perfusion (Kardiotokographiekontrolle). Vorsicht ist daher vor allem bei intrauteriner Wachstumsrestriktion geboten und bei gleichzeitiger Tokolyse mit β-Mimetika (Verstärkung der Vasodilatation). **Praktisches Vorgehen:** Vor oder spätestens gleichzeitig mit der Dihydralazintherapie sollte eine vorsichtige Volumengabe mit 500 ml kolloidaler Lösung (z. B. 10%ige Hydroxyethylstärke) oder Ringerlaktatlösung intravenös erfolgen. Zur akuten Blutdrucksenkung erfolgt die intravenöse Bolusinjektion von 5 (10) mg Dihydralazin (z. B. Nepresol, 50 mg in 50 ml physiologischer Kochsalzlösung, nicht Glukoselösung, davon 5–10 ml). Die intravenöse Bolusgabe kann alle 20 Minuten bis zu einer maximalen Dosis von 30 mg wiederholt werden (**Cave:** Kumulation bei kürzeren Applikationsintervallen). Alternativ wird nach initialer Bolusinjektion wirkungsabhängig eine perfusorgesteuerte Dihydralzinapplikation, beginnend mit 4,5 ml, in einem Dosisbereich – je nach Bedarf – von 2–20 mg/Stunde empfohlen (Rath et al. 2002). „Therapieversager" unter der intravenösen Dihydralazingabe werden in etwa 4% der Fälle beobachtet. Bei Versagen der Dihydralazinbehandlung oder bei schweren Nebenwirkungen (unter anderem Reflextachykardie, quälende Kopfschmerzen; Gesamtnebenwirkungsrate bis zu 50%) sollten andere Hypertensiva zum Einsatz kommen.

Urapidil (Ebrantin): selektiver α_1-Rezeptoren-Blocker mit zentraler agonistischer Wirkung auf Serotoninrezeptoren, dadurch Verminderung des peripheren Gefäßwiderstands ohne Beeinflussung der Herzfrequenz und ohne Steigerung der Hirnblutung; daher: signifikant weniger mütterliche Nebenwirkungen als bei Dihydralazin (Wacker et al. 1998). Aufgrund einer kürzeren Halbwertszeit ist Urapidil besser steuerbar. **Praktisches Vorgehen:** kontinuierliche, perfusorgesteuerte Applikation, beginnend mit 6 mg/Stunde (3 ml/Stunde), die maximal auf 25 mg/Stunde (12 ml/Stunde) gesteigert werden kann (2 Ampullen zu 50 mg pro 10 ml Urapidil-HCL mit 20 ml 0,9%iger NaCl-Lösung auffüllen = 100 mg pro 50 ml). Falls hierdurch keine ausreichende Blutdrucksenkung erreicht wird oder als Initialtherapie bei schwerer Hypertonie bietet sich die langsame intravenöse Injektion von 6,25–12, 5 mg Urapidil über 2 Minuten an. Auch wenn Urapidil für die Anwendung in der Schwangerschaft nicht explizit zugelassen ist, bestehen doch gute klinische Erfahrungen, die derzeit in einer deutschlandweiten Multizenterstudie validiert werden.

Kalziumkanalblocker: z. B. wird Nifedipin aufgrund der geringeren mütterlichen Nebenwirkungsrate zunehmend als Alternative zu Dihydralazin auch zur Behandlung schwerer HES eingesetzt, eine Beeinflussung der uteroplazentaren Perfusion muss nicht befürchtet werden. **Praktisches Vorgehen:** z. B. 10 mg Nifedipin oral, wiederholt in 30-minütigen Intervallen, dann 10–20 mg alle 4–6 Stunden (maximale Dosis: 120 mg/24 Stunden). **Cave:** In Einzelfällen wurden schwere mütterliche Hypotensionen mit Todesfällen nach Kombination von Nifedipin und Magnesiumsulfat beobachtet. Zusätzliche Effekte von Kalziumkanalblockern (z. B. Nimodipin, Nicardipin): Verbesserung der Nierenperfusion und der Urinausscheidung (vor allem post partum), Rückbildung von Prodromalsymptomen der drohenden Eklampsie und von HELLP-Syndromspezifischen Symptomen in Einzelfällen, Normalisierung der Erythrozytenaggregation und Senkung des rheologischen Widerstands, Senkung des Gefäßwiderstands in kleinen Hirnarterien (Übersicht bei Papatsonis et al. 2001). Andere Antihypertensiva zur Akutblutdrucksenkung, wie Diazoxid (Bolus von 30–50 mg intravenös) oder Natriumnitroprussid spielen in der Praxis hypertensiver Schwangerschaftskomplikationen keine klinisch relevante Rolle. Labetalol und Ketanserin (weniger mütterliche Nebenwirkungen als Dihydralazin) sind als Präparate zur Behandlung des Schwangerschaftshochdrucks in Deutschland nicht zugelassen.

➤ **Volumengabe:** Bei einer schweren Präeklampsie geht man von einem empirisch geschätzten Mindestdefizit an Volumen von bis zu 1000 ml aus (Australian Society for the Study of Hypertension in Pregnancy 1998). Die Volumengabe hat einen positiven Effekt auf den kardialen Füllungsdruck und führt zu einer Abnahme des systemischen Widerstands ohne signifikante Beeinflussung der uteroplazentaren Durchblutung. Indiziert ist eine Volumensubstitution vor allem bei (Heilmann et al. 1998) ausgeprägter Hämokonzentration (Hämatokrit von ≥40%), Auftreten einer Oligurie (Urimeterkontrolle!) und Durchführung einer Regionalanästhesie sowie in Begleitung oder vor einer parenteralen Dihydralazintherapie. Auch ohne invasive Kreislaufüberwachung – zentrales hämodynamisches Monitoring notwendig bei kongestivem Herzversagen und Lungenödem unklarer Genese – ist eine intravenöse Volumentherapie mit 500 ml kolloidaler Lösung (z. B. HAES 10%) und 500 ml Ringerlaktatlösung sinnvoll (80–125 ml/ Stunde). **Cave:** Bei unkontrollierter (unbilanzierter) Volumenzufuhr besteht die Gefahr von Lungen- und Hirnödem, besonders bei alleiniger Anwendung von kristalloiden Lösungen und bei inadäquater Zufuhr von Humanalbumin 20% (hohe Wasserbindungskapazität). Die Gefahr für ein Lungenödem besteht vor allem post partum, wenn z. B. bei reichlicher Volumengabe nach Sectio caesarea die extrazelluläre Flüssigkeit in den Intravasalraum zurückfließt und die Nierenfunktion noch vermindert ist. Daher: Im Zweifelsfall Überwachung durch Pulsoxymetrie, gegebenenfalls Durchführung einer Blutgasanalyse.

➤ **Korrektur einer Hämostasestörung:** Insgesamt muss beim HELLP-Syndrom in bis zu 21% der Fälle und bei der schweren Präeklampsie in bis zu 8% der Fälle mit der Entwicklung einer disseminierten intravaskulären Gerinnung (DIG) gerechnet werden. Die Gabe von niedrigdosiertem Heparin zum Zeitpunkt der beginnenden Mikrozirkulationsstörung erscheint auf den ersten Blick pathophysiologisch sinnvoll. Allerdings kann in der akuten geburtshilflichen Situation der Schweregrad der Verbrauchsreaktion laborchemisch kaum abgeschätzt werden, sodass aus der Gabe von Heparin die Auslösung und die Verstärkung lebensbedrohlicher Blutungen resultieren können. Dies ist von besonderer klinischer Bedeutung im Hinblick auf unvorhersehbare Komplikationen der schweren Präeklampsie und des HELLP-Syndroms, wie zerebrale Blutungen, Leberruptur und vorzeitige Plazentalösungen. Bei Eklampsie ist die Anwendung von Heparin kontraindiziert! *Hinweis für die Praxis:* Kein Heparin geben, solange es blutet oder eine erhöhte Blutungsgefahr besteht. **Vorgehen:** Bei defizienter Hämostase (z. B. Fibrinogenspiegel von <100 mg/dl) intravenöse Applikation von Gefrierplasma (Fresh frozen Plasma, FFP), welches alle Gerinnungsproteine, einschließlich Antithrombin III, in physiologischer Zusammensetzung enthält (Heilmann et al. 1998). Obwohl Spontanblutungen erst bei einer Thrombozytopenie von <20000/µl zu erwarten sind, sollte bei einer Thrombozytenzahl von <50000/µl – vor allem vor operativen Revisionen infolge von Blutungen – die Gabe von Thrombozytenkonzentraten erwogen werden. **Medikamentöse Thromboseprophylaxe:** Diese sollte vor allem nach Sectio caesarea mit niedermolekularen Heparinen erfolgen, allerdings erst zu einem Zeitpunkt begonnen werden, zu dem sich die Gerinnungssituation bereits konsolidiert hat (Fibrinogenspiegel von >200 mg/dl, Thrombozytenzahl von >100000/µl). Bei Schwangeren mit schwerer Präeklampsie/HELLP-Syndrom und Thrombophilie (angeboren/erworben) sollte die medikamentöse Thromboembolieprophylaxe mit Heparin bis 6 Wochen post partum weitergeführt werden (Heilmann et al. 2001).

➤ **Spezielle Maßnahmen bei HELLP-Syndrom:** Im Rahmen des konservativen Vorgehens beim HELLP-Syndrom wurden der präpartale Einsatz der Plasmapherese, die Gabe von NO-Donatoren und die systemische Applikation von Glukokortikoiden geprüft. Von diesen Therapieoptionen ist die Anwendung von Glukokortikoiden in den Mittelpunkt des Interesses gerückt (unter anderem Remission von HELLP-Syndromen in klinisch-empirischen Mitteilungen zur Lungenreifeinduktion, Beeinflussung der Thrombozytenfunktion, Suppression des Immunsystems durch Synthesehemmung verschiedener Zytokine, protektiver Effekt auf das Endothel). In wenigen randomisierten Studien konnte mit Betamethason (z. B. 2-mal 12 mg/Tag) und Dexamethason (20–40 mg/ Tag intravenös) zumindest eine kurzfristige Remission (2–3 Tage) beim HELLP-Syndrom erreicht werden, in einer Beobachtungsstudie mit 40 mg Methylprednisolon intravenös sogar von im Median 12 Tagen (Fischer u. Wildt 1999). Erfahrungen mit Glukokortikoiden bei schwerer Präeklampsie liegen noch nicht vor. Die postpartale Anwendung der Plasmapherese bei schweren Verlaufsformen des HELLP-Syndroms ist nach unserer Erfahrung nicht erforderlich, auch in diesen Fällen hat die systemische Gabe von Glukokortikoiden (z. B. 10 mg Dexamethason alle 12 Stunden) gute Ergebnisse geliefert.

■ Geburtshilfliches Vorgehen

Entscheidend für das geburtshilfliche Vorgehen – rasche Schwangerschaftsbeendigung versus expektatives Vorgehen – sind (Rath 1996):
➤ Schweregrad und Dynamik der Erkrankung,
➤ Stabilisierbarkeit des mütterlichen Zustands,
➤ Entwicklung einer disseminierten intravaskulären Gerinnung,
➤ Organreife des Kindes (Gestationsalter),
➤ aktuelles Befinden des Kindes in utero (Kardiotokographie, Dopplersonographie) sowie der Nachweis oder Ausschluss einer intrauterinen Wachstumsrestriktion.

Vorgehen nach der 34. Schwangerschaftswoche. Bei schwerer Präeklampsie und HELLP-Syndrom besteht die internationale Empfehlung, die Schwangerschaft möglichst rasch zu beenden (Coppage u. Sibai 2004, Rath 2001). Bei milden Verlaufsformen – einschließlich des Ausschlusses einer Hämostasestörung, guter therapeutischer Beeinflussbarkeit, Fehlen mütterlicher Komplikationen und unauffälligem Wehentest (Kardiotographie) – ist unter engmaschiger klinischer und laborchemischer Kontrolle die Geburtseinleitung vorzugsweise mit Prostaglandinen bei meist unreifer Zervix indiziert. Dabei ist zu berücksichtigen, dass die uterine (zervikale) Ansprechbarkeit auf Prostaglandine und Oxytocin vom Gestationsalter abhängt und daher der Erfolg und die Dauer der medikamentösen Geburtseinleitung bei unreifer Zervix und terminferner Schwangerschaft nur schwer abgeschätzt werden können. Ausreichende klinische Erfahrungen zur medikamentösen Geburtseinleitung vor allem mit Prostaglandinen bei terminferner Schwangerschaft mit schwerer Präeklampsie und HELLP-Syndrom liegen bisher nicht vor, bei Geburtseinleitung mit intravenösem Oxytocin zwischen der 30. und der 34. Schwangerschaftswoche betrug die Erfolgsrate 47,5 % (Magann et al. 1994). Bei Präeklampsie führte die Geburtseinleitung mit der 3-mg-PGE_2-Vaginaltablette im Vergleich zu der Geburtseinleitung bei nichtpräeklamptischen Schwangeren zu einer 4fach höheren Rate an Einleitungsversagern und zu einer 2fach höheren Sektiorate (Xenakis et al. 1997). Bei Vollbild des HELLP-Syndroms und unreifen Muttermundverhältnissen bevorzugen wir die Sectio caesarea, bei guter Wehentätigkeit mit progredienter Muttermunderöffnung und damit kalkulierbarem Zeitintervall zwischen Diagnosesicherung und Geburt ist die Entbindung auf vaginalem Wege möglich. Zur Analgesie unter der Geburt und zur Durchführung der Sectio caesarea ist eine Regionalanästhesie anzuraten (Spinal-/Periduralanästhesie). Wichtig in diesem Zusammenhang sind die ausreichende Erfahrung des Anästhesisten in der Durchführung von Regionalanästhesien bei Schwangeren, die Vermeidung einer akuten mütterlichen Hypotension (bei Periduralanästhesie Abfall des Blutdrucks um im Mittel 15 % mit Reduktion der uteroplazentaren Perfusion), keine ungezielte Volumenzufuhr sowie Ausschluss einer Hämostasestörung durch Anamnese und aktuelles Gerinnungslabor. Bei einer Thrombozytopenie von <80 000/µl gilt die Regionalanästhesie im Allgemeinen als kontraindiziert (**Cave:** HELLP-Syndrom).

Vorgehen vor der 34. Schwangerschaftswoche. Grundsätzlich ist bei unreifem Kind ein konservatives Vorgehen mit Induktion der fetalen Lungenreife (z. B. 2-mal 12 mg Betamethason) sowohl bei schwerer Präeklampsie als auch bei HELLP-Syndrom möglich. Ziel ist die Vermeidung einer „iatrogenen" Frühgeburt (bis zu 40 %) mit Reduktion der neonatalen Morbidität und Letalität, die allerdings nicht zu Lasten einer erhöhten mütterlichen Komplikationsrate gehen darf (siehe unten). Von besonderem Nutzen ist die Schwangerschaftsverlängerung für das Kind zwischen der 23. und der 26. Schwangerschaftswoche mit einer täglichen Steigerung der Überlebensrate von 3 %. Randomisierte Studien bei schwerer

Präeklampsie zeigten bei vergleichbarer mütterlicher Morbidität eindeutige Vorteile hinsichtlich der neonatalen Morbidität und Letalität zugunsten einer Prolongation der Schwangerschaft im Vergleich zu einer sofortigen Schwangerschaftsbeendigung (Übersicht bei Rath 1999). Beim HELLP-Syndrom fehlen bisher randomisierte Vergleichsstudien zwischen einer aktiven und einer expektativen Vorgehensweise. Allerdings sind folgende logistische Voraussetzungen für ein abwartendes Management unabdingbar (Rath 2001): optimale Infrastruktur der Klinik mit direkt vor Ort verfügbaren interdisziplinären Kooperationsmöglichkeiten (Neonatologie, Intensivmedizin, Transfusionsmedizin), Intensivüberwachung von Mutter und Kind sowie die rasche Verfügbarkeit engmaschiger Laborkontrollen, die Möglichkeit zur jederzeitigen sofortigen Schwangerschaftsbeendigung durch Sectio caesarea und schließlich umfangreiche eigene Erfahrungen in der Betreuung hypertensiver Schwangerschaftskomplikationen. Daher sollen Schwangere mit schwerer Präeklampsie/HELLP-Syndrom in einem **Perinatalzentrum** behandelt werden! Unabhängig vom Gestationsalter sollte bei schwerer Präeklampsie und HELLP-Syndrom auf ein abwartendes Vorgehen verzichtet oder dieses abgebrochen werden, und zwar aus *mütterlichen Indikationen* (Vorliegen von mindestens einem der folgenden Kriterien; Coppage u. Sibai 2004, Rath 1999):

➤ nach Auftreten eines eklamptischen Anfalls;
➤ bei schwerer therapierefraktärer Präeklampsie:
  – auf Volumengabe nicht ansprechende Anurie/Oligurie über >4–6 Stunden,
  – nicht beherrschbare schwere Hypertonie (refraktär auf 2 applizierte Antihypertensiva),
  – respiratorische Insuffizienz (Lungenödem);
➤ bei Hinweisen auf eine disseminierte intravaskuläre Gerinnung (unter anderem progrediente Thrombozytopenie von <100 000/µl);
➤ bei drohender Eklampsie: persistierende neurologische Symptome/Oberbauchschmerzen mit >2 fachem Anstieg der Transaminasenaktivitäten über dem Normwert;
➤ bei mütterlichen/kindlichen Komplikationen: z. B. vorzeitige Plazentalösung, Verdacht auf intrazerebrale Blutung, Leberhämatom/-ruptur.

Zudem bestehen folgende *kindliche Indikationen*:
➤ Hinweise auf eine fetale Hypoxie (wiederholte Spätdezelerationen oder schwere variable Dezelerationen im Kardiotokogramm),
➤ intrauterine Wachstumsrestriktion <5. Perzentile,
➤ ausgeprägtes Oligohydramnion (Amniotic Fluid Index von <2 cm),
➤ pathologische Dopplerbefunde, z. B. Reverse Flow in A.. umbilicalis.

Beim HELLP-Syndrom ist per se kein Längsschnitt zur Sectio caesarea erforderlich (keine verminderte Rate an Bauchdeckenhämatomen); bei erhöhter Blutungsneigung oder laborchemisch nachgewiesener Hämostasestörung sind immer Drainagen einzulegen! Die genannten mütterlichen Komplikationen als Indikation zur Schwangerschaftsbeendigung sollten auch unter sorgfältiger Risiko-Nutzen-Analyse durch einen erfahrenen Geburtshelfer in jedem Einzelfall bei Auftreten des HELLP-Syndroms vor Lebensfähigkeit des Kindes (<23./24. Schwangerschaftswoche) oder bei Vorliegen eines intrauterinen Fruchttodes berücksichtigt werden. Bei therapierefraktärer Exazerbation der Erkrankung mit der Gefahr schwerer mütterlicher Komplikationen ist nach unserer Erfahrung die Sectio parva einer zeitlich oft nicht kalkulierbaren Abortinduktion/Geburtseinleitung nach intrauterinem Fruchttod vorzuziehen.

■ Betreuung nach der Geburt

Die Betreuung nach der Geburt richtet sich nach folgenden Maßnahmen (Rath 2003):
➤ bei schwerer Präeklampsie und HELLP-Syndrom: intensivmedizinische Überwachung über mindestens 24–48 Stunden und Fortsetzung der antikonvulsiven Prophylaxe mit Magnesiumsulfat; **Cave:** Auftreten von Blutdruckspitzen erst post partum, postpartale Eklampsie/HELLP-Syndrom;
➤ schrittweise, ausschleichende Reduktion der Antihypertensivadosierung, am besten unter 24-Stunden-Blutdruck-Monitoring;
➤ laborchemische Kontrollen („HELLP-Labor"): in bis zu 30 % der Fälle kann das HELLP-Syndrom erst in den ersten Wochenbetttagen auftreten; dieses postpartale HELLP-Syndrom weist eine höhere Inzidenz an Lungenödemen und Nierenversagen auf als das präpartale, daher: Ausschluss einer beginnenden Niereninsuffizienz (Urinausscheidung messen, Kreatinin- und Harnsäurespiegelkontrolle) sowie bei Dyspnoe/Tachypnoe gegebenenfalls Blutgasanalyse zum Ausschluss eines Lungenödems;
➤ Abfluss aus Drainagen beachten: bei HELLP-Syndrom in bis zu 20 % der Fälle Bauchdeckenhämatome;
➤ medikamentöse Thromboseprophylaxe mit niedermolekularen Heparinen;
➤ bei persistierenden und unklaren neurologischen Symptomen und nach Krampfanfall: Magnetresonanztomographie veranlassen!

■ Hypertensive Schwangerschaftserkrankungen und Stillen

> Gegen das Stillen besteht in Abhängigkeit vom mütterlichen Zustand keine grundsätzlichen Bedenken.

Sämtliche Antihypertensiva gehen in unterschiedlichen Mengen in die Muttermilch über, und über die Langzeiteffekte dieser Medikation auf die Kinder stillender Mütter liegen nur unzureichende Informationen vor; daher sind die Mutter zu informieren und das Kind zu beobachten! Bei Schwangeren mit leichter Präeklampsie zeigt sich post partum oft eine Besserung des Hochdrucks innerhalb von Tagen (engmaschige Blutdruckkontrollen und eventuell Verzicht auf Antihypertensiva). Bei Patientinnen mit Pfropfkonstellation bleibt der Blutdruck im Allgemeinen erhöht. Folgende Medikamente kommen therapeutisch in Betracht:

➤ α-Methyldopa ist in der Stillzeit das Antihypertensivum der Wahl (Feurig et al. 1999); Übergang nur in Spuren (0,02 % der mütterlichen Dosis) in die Muttermilch, daher keine Symptome beim Neugeborenen;
➤ β-Blocker gehen in unterschiedlicher Konzentration in die Muttermilch über; kein Atenolol (Tenormin), da Akkumulationsgefahr in der Muttermilch bis zur 3 fachen Konzentration wie im mütterlichen Blut (Feurig et al. 1999); **Cave:** Blutdruckabfall und Herzfrequenzverminderung beim Kind, daher besser Metoprolol (z. B. Beloc; geringere Konzentration in Muttermilch!);
➤ Dihydralazin und Nifedipin: geringes Risiko für Neugeborenes, bei Nifedipin gehen etwa 5 % der mütterlichen Dosis in die Muttermilch über;
➤ ACE-Hemmer (z.B Captopril): geringer Übergang in Muttermilch, Anwendung grundsätzlich möglich;
➤ Diuretika (z. B. Hydrocholorothiazid): nur geringer Übergang in Muttermilch, kein Nachweis im Blut von Neugeborenen, aber diskrepante Empfehlungen; im Zweifelsfall Wiederbeginn nach Beendigung des Stillens, z. B. bei chronischer Hypertonie (Feurig et al. 1999).

■ Beratung nach hypertensiven Schwangerschaftserkrankungen und Prognose

Nachuntersuchung der Mutter. Grundsätzlich ist nach Ablauf von 6 Wochen post partum eine internistische (nephrologische) Nachuntersuchung erforderlich, um eine über die Schwangerschaft hinausgehende Hypertonie sowie schwangerschaftsunabhängige Nieren- und kardiovaskuläre Erkrankungen rechtzeitig zu erkennen (Übersicht bei Fischer u. Langenfeld 2002). Frauen mit Präeklampsie in der Schwangerschaft sind auch im späteren Leben regelmäßige allgemeinärztliche und internistische Vorsorgeuntersuchungen anzuraten, denn Primiparae mit Präeklampsie weisen mit einer Inzidenz von 51 % nach 10 Jahren ein deutlich höheres Risiko für eine arterielle Hypertonie auf als normotensive Schwangere mit 14 % (Sibai et al. 1986). Besonders hoch ist die Gefahr einer späteren Hypertonie, wenn die Präeklampsie vor der 30. Schwangerschaftswoche auftrat oder bei Wiederholung der Präeklampsie in nachfolgenden Schwangerschaften.

Nachuntersuchung des Kindes. Langzeituntersuchungen von Kindern nach HES der Mutter lassen keine krankheitsspezifischen Probleme erkennen. Die postnatalen Komplikationen der Neugeborenen nach Präeklampsie/HELLP-Syndrom sind nicht Ausdruck der Grunderkrankung der Mutter, sondern generelle Folgen der Frühgeburt sowie von intrauteriner Wachstumsrestriktion oder einer peripartalen Hypoxie (Harms et al. 1995).

Beratung. Von besonderer klinischer Bedeutung ist die Beratungspraxis für Frauen nach hypertensiven Schwangerschaftskomplikationen, da ihnen z. B. nach HELLP-Syndrom nicht selten von einer weiteren Gravidität abgeraten wird. Dabei ist Folgendes zu berücksichtigen (Rath 2002):

➤ bei chronischer Hypertonie: Umstellung bereits präkonzeptionell auf nicht embryo- oder fetotoxische Medikamente, bei milder chronischer Hypertonie Absetzen der Antihypertensiva und engmaschige Blutdruckkontrollen (im Allgemeinen Blutdruckabfall in der 18.–22. Schwangerschaftswoche);
➤ sorgfältige Anamneseerhebung zu Beginn einer erneuten Schwangerschaft;
➤ Abschätzung des Wiederholungsrisikos (siehe S. 80);
➤ Untersuchung auf angeborene und erworbene thrombophile Risikofaktoren (z. B. Patientinnen mit schwerer Early-Onset-Präeklampsie/HELLP-Syndrom, Verdacht auf Anti-Phospholipid-Antikörper-Syndrom);
➤ engmaschige Schwangerenvorsorge: präzise Erfassung von krankheitsrelevanten Symptomen, routinemäßige Bestimmungen des Hämoglobinwertes, des Hämatokrit und der Thrombozytenzahlen, großzügige Indikation zur 24-Stunden-Blutdruckmessung;
➤ dopplersonographische Untersuchungen der Aa. uterinae in der 16.–18.–24. Schwangerschaftswoche (regelmäßige sonographische Biometrie des Feten);
➤ in Abhängigkeit vom Risikoprofil: Gabe von niedrigdosiertem Heparin (niedermolekulare Heparine) und/oder niedrigdosierter Acetylsalicylsäure (siehe S. 88).

> Es besteht keine Veranlassung, Frauen nach HES (auch schwere Verlaufsformen) bei weiterhin bestehendem Kinderwunsch grundsätzlich von einer erneuten Schwangerschaft abzuraten, allerdings ist in einem ausführlichen Gespräch auf das erhöhte Risiko (Wiederholungsrisiko) und auf die Notwendigkeit einer engmaschigen Schwangerenvorsorge (Risikogravidität) hinzuweisen.

Literatur

1. ACOG Practice Bulletin. Diagnosis and management of preeclampsia and eclampsia. AOG Practice Bulletin No 33. Obstet Gynecol. 2002;99:159–67.
2. Alfirevic Z, Roberts D, Martlev V. How strong is the association between thrombophilia and adverse pregnancy outcome? A systemic review. Eur J Obstet Gynecol Reprod Biol. 2002;101:6–14.
3. Arbeitsgemeinschaft der Wissenschaftlich Medizinischen Fachgesellschaften. Leitlinien für die Prävention, Erkennung, Diagnostik und Therapie der arteriellen Hypertonie der Deutschen Hochdruckliga: Hochdruck in der Schwangerschaft und Stillperiode. 2001;Register Nr 046/001.
4. Australian Society for the Study of Hypertension in Pregnancy. Management of Hypertension in Pregnancy: executive summary. Med J Austr. 1998;158:700–2.
5. Bancher-Todesca D, Hohlagschwandtner M, Kreuzer S, Husslein P. Zerebrale bildgebende Verfahren bei eklamptischen Patientinnen mit HELLP-Syndrom. Geburtsh Frauenheilk. 1999;59:552–9.
6. Bartz C, Kaulhausen H. Medikamentöse Therapie des leichten und mittelgradigen Schwangerschaftshochdrucks. In: Heilmann L, Rath W, Hrsg. Schwangerschaftshochdruck: Stuttgart: Wissenschaftliche Verlagsgesellschaft; 2002:302–11.
7. Belfort MA, Saade GR, Grunewald C, et al. Effect of blood pressure on orbital and middle cerebral artery resistance in healthy pregnant women and women with preeclampsia. Am J Obstet Gynecol. 1999;180:601–5.
8. Bower SJ, Harrington KF, Schwokter K. Prediction of preeclampsia by abnormal uterine Doppler ultrasound and modification by aspirin. Br J Obstet Gynecol. 1996;103:599–602.
9. Brown MA, Hague WM, Higgins J, et al. The Detection, Investigation, and Management of Hypertension in Pregnancy. Aust N Z J Obstet Gynaecol. 2000;40:133–55.
10. Brown MA, Lindheimer MD, de Swiet M, et al. The classification and diagnosis of hypertensive disorders of Pregnancy. Statement from the International Society For the Study of Hypertension in Pregnancy (ISSHP). Hypertension in Pregnancy. 2001;20:20–30.
11. Caritis S, Sibai BM, Hauth J, et al. Low dose aspirin to prevent preeclampsia in women at high risk. N Engl Med J. 1998;338:701–8.
12. Coetzee EJ, Dommisse J, Anthony J. A randomised controlled trial of intravenous magnesium sulfate versus placebo in the management of women with severe pre-eclampsia. Brit J Obstet Gynaecol. 1998;105:300–3.
13. Coppage KH, Sibai BM. Management of preeclampsia remote from term. Geburtsh Frauenheilk. 2004;64:27–32.
14. Dadelszen von P, Ornstein MP, Bull SB. Fall in mean arterial pressure and fetal growth restriction in pregnancy hypertension: a metaanalysis. Lancet. 2000;355:87–92.
15. Dayiciogilu V, Schinoglu Z, Koi E, Kucubas M. The use of standard dose of magnesium sulfate in prophylaxis of eclampsic seizures: Do Body Mass Index alterations have any effect on success? Hypertension in Pregnancy. 2003;22:257–65.
16. Dekker GA, de Vries JP, Doelitsch PM, et al. Underlying disorders associated with severe early onset preeclampsia. Am J Obstet Gynecol. 1996;173:1042–8.
17. Dekker GA, Robillard PY, Hulsey TC. Immune maladaptation in the etiology of preeclampsia: a review of corroborative epidemiologic studies. Obstet Gynecol Surv. 1998;53:377–82.
18. Dekker GA, Sibai BM. Etiology and pathogenesis of preeclampsia: current concepts. Am J Obstet Gynecol. 1998;179:1359–75.
19. Duley L, Henderson-Smart D, Knight M, King J. Antiplatelet agents for prevention of preeclampsia and its consequences: systematic review. BMJ. 2001;322–33.
20. Feurig M, Melchert F, Wehling M. Pharmakologie der Hypertonie in der Schwangerschaft. Gynäkologe. 1999:32:443–9.
21. Fischer T, Langenfeld M. Nachbetreuung von Präklampsie-Patientinnen. In: Heilmann L, Rath W, Hrsg. Schwangerschaftshochdruck. Stuttgart: Wissenschaftliche Verlagsgesellschaft; 2002:279–96.
22. Fischer T, Wildt L. Glukokortikoide und HELLP-Syndrom: Eine Standortbestimmung. Gynäkologe. 1999;32:783–9.
23. Gembruch U, Baschet AA, Harman CR. Diagnostik und fetale Überwachung bei intrauteriner Wachstumsrestriktion. Gynäkologe. 2001;34:1128–37.
24. Grunewald C. Biochemical prediction of preclampsia. Acta Obstet Gynecol Scand. 1997;76:104–7.
25. Hahn S, Holzgreve W. Fetal cells and cell-free fetal DNA in maternal blood: new insight into preeclampsia. Human Reprod Update. 2002;8:501–8.
26. Harms K, Rath W, Hertig E, Kuhn W. Maternal hemolysis, elevated liver enzymes, low platelet count, and neonatal outcome. Am J Perinatol. 1995;12:1–6.
27. Heilmann L. Hämorrheologie und Hämostaseologie. In: Heilmann L, Rath W, Hrsg. Schwangerschaftshochdruck. Stuttgart: Wissenschaftliche Verlagsgesellschaft; 2002:84–101.
28. Heilmann L, Rath W, von Tempelhoff GF, et al. Die Anwendung von niedermolekularen Heparinen in der Schwangerschaft. Geburtsh Frauenheilk. 2001;61:355–63.

29. Heilmann L, Rath W, Wacker J. Diagnostik, Therapie und geburtshilfliches Vorgehen bei schweren hypertensiven Schwangerschaftserkrankungen. Frauenarzt. 1998;39:1706–16.

30. Heilmann L, von Tempelhoff F-G, Gerhold S, Rath W. Der Einfluß thrombophiler Faktoren auf thromboembolische und andere Schwangerschaftkomplikationen. Z Geburtsh Neonatol. 2001;205:128–36.

31. Hohmann M, Künzel W. Blutdruck- und Herzfrequenzveränderungen in der Schwangerschaft. Gynäkologe. 1999;32:426–31.

32. Homuth V, Düpner A, Busjahr A, et al. Untersuchungen zur Klinik und Differentialdiagnose der milden Hypertonie in der Schwangerschaft. Zentralbl Gynäkol. 1994;116:267–70.

33. Jansen P. Wiederholungsrisiko von hypertensiven Schwangerschaftserkrankungen. Dissertation. Aachen: Universität der RWTH Aachen; 2004.

34. Klockenbusch W, Rath W. Prävention der Präeklampsie mit Acetylsalicylsäure – eine kritische Analyse. Z Geburtsh Neonatol. 2002;206:125–30.

35. Magann EF, Martin JE. Twelve steps to optimal management of HELLP syndrome Clin Obstet Gynecol. 1999;42:532–42.

36. Magann EF, Roberts WE, Perry KG. Factors relevant to mode of preterm delivery with syndrome of HELLP. Am J Obstet Gynecol. 1994;170:1828–35.

37. Magee LA, Elran E, Bull SB, et al. Risk and benefits of β-blockers for pregnancy hypertension: overview of the randomized trials. Eur J Obstet Gynecol Reprod Biol. 2000;88:15–26.

38. Magee LA, Waterman CCE, Ohlsson A, von Dadelszen P. Hydralazine for treatment of severe hypertension in pregnancy: meta-analysis. BMJ. 2003;327:955–60.

39. Martin JN, Blake PG, Lowy SL, et al. Pregnancy complicated by preeclampsia-eclampsia with the syndrome of hemolysis, elevated liver enzymes and low platelet count. How rapid is postpartum recovery? Obstet Gynecol. 1990;76:737–44.

40. Minakami H, Yamada H, Suzuki S. Gestational thrombozytopenia and pregnancy-induced antithrombic-deficiency: progenitors to the development of the HELLP syndrome and acute fatty liver of pregnancy. Semin Thromb Hemost. 2002;28:515–8.

41. Morrison ER, Miecdzybrodzka ZH, Campbell DM, et al. Prothrombotic genotypes are not associated with pre-eclampsia and gestational hypertension: Results from a large population-based study and systematic review. Thromb Haemost. 2002;87:779–85.

42. National High Blood Pressure Education Program Working Group on High Blood Pressure in Pregnancy. Report. Am J Obstet Gynecol. 2002;183:1–22.

43. Neumaier-Wagner PM, Rath W. Familiare Disposition und Genetik bei hypertensiven Schwangerschaftserkrankungen. Nieren- und Hochdruckkrankheiten. 2001;30:174–83.

44. Niesert ST. Geburtshilfliche Prognose von Präeklampsie, Eklampsie und HELLP-Syndrom. Geburtsh Frauenheilk. 1996;56:93–9.

45. Norwitz ER, Robinson JN, Repke JT. Prevention of preeclampsia: Is it possible? Clin Obstet Gynecol. 1999;42:436–54.

46. Östlund E, Hansson L-O, Bremme K. Fibronectin is a marker for organ involvement and may reflect the severity of preeclampsia. Hypertension in Pregnancy. 2001;20:79–87.

47. Papatsonis DN, Lok CAR, Bos JM, van Geijn HP, Dekker GA. Calcium channel blockers in the management of preterm labor and hypertension in pregnancy. Eur J Obstet Gyncol Reprod Biol. 2001;97:122–40.

48. Rath W. Das HELLP-Syndrom. Zentralbl Gynäkol. 1994;116:195–201.

49. Rath W. Aggressives versus konservatives Vorgehen beim HELLP-Syndrom: eine Standortbestimmung. Geburtsh Frauenheilk. 1996;56:265–71.

50. Rath W. Das HELLP-Syndrom – Eine interdisziplinäre Herausforderung. Dtsch Ärztebl. 1998;95:2997–3002.

51. Rath W. Hypertensive Schwangerschaftserkrankungen. Gynäkologe. 1999;32:432–42.

52. Rath W. Aktuelles Management des HELLP-Syndroms. Frauenarzt. 2001;42:838–45.

53. Rath W. Hypertensive Schwangerschaftserkrankungen. In: Künzel W, Hrsg. Schwangerschaft II, Klinik der Frauenheilkunde und Geburtshilfe, 4. Aufl. München, Jena: Urban-Fischer; 2002:61–83.

54. Rath W. Präeklampsie, HELLP-Syndrom und Eklampsie unter der Geburt. In: Künzel W, Hrsg. Geburt II, Klinik der Frauenheilkunde und Geburtshilfe, 4. Aufl. München, Jena: Urban-Fischer; 2003:45–53.

55. Rath W, Faridi A. Schwangerschaftsinduzierte Hypertonie – Risikoverminderung durch rationale Diagnostik und Therapie. Gynäkologe. 1999;32:46–52.

56. Rath W, Faridi A, Dudenhausen JW. HELLP syndrome. J Perinat Med. 2000;28:249–60.

57. Rath W, Heilmann L, Faridi A, Wacker J, Klockenbusch W. Empfehlungen zur Diagnostik und Therapie des Bluthochdrucks in der Schwangerschaft. Frauenarzt. 2002;43:847–51.

58. Rath W, Reister F. Früherkennung des HELLP-Syndroms. Frauenarzt. 1999;40:914–21.

59. Reister F, Heyl W, Kaufmann P, Rath W. Die gestörte Trophoblastinvasion bei Präeklampsie: Eine Übersicht zu neuen Erkenntnissen in der Ätiologie. Geburtsh Frauenheilk. 1998;58:625–32.

60. Rieger L, Wessig C, Bussen S, et al. Reversibler Visusverlust bei schwerer Präeklampsie – Fallbericht und Literaturübersicht. Z Geburtsh Neonatol. 2003;207:228–31.

61. Schulz M. Wacker J. Epidemiologie der Präeklampsie. In: Heilmann L, Rath W, Hrsg. Schwangerschaftshochdruck. Stuttgart: Wissenschaftliche Verlagsgesellschaft; 2002:215–22.

62. Sibai BM. Prevention of preeclampsia – a big disappointment. Am J Obstet Gynecol. 1998;173:1275–8.

63. Sibai BM, El-Nazer A, Gonzales-Ruiz A. Severe preeclampsia-eclampsia in young primigravid women: subsequent pregnancy outcome and remote prognosis. Am J Obstet Gynecol. 1986;155:1011–6.

64. Sibai BM, Lindheimer M. Hauth J. Risk factors for preeclampsia, abruptio placentae, and adverse neonatal outcome among women with chronic hypertension. N Engl J Med. 1998;339:667–71.

65. Sibai BM, Mabie WC, Shamsa F, et al. A comparison of no medication versus methyldopa or labetalol in chronic hypertension during pregnancy. Am J Obstet Gynecol. 1990;1567.

66. Sibai BM, Ramadan MK, Usta J, et al. Maternal morbidity and mortality in 442 patients with HELLP syndrome. Am J Obstet Gynecol. 1993;169:1000–6.

67. Steinhard J, Klockenbusch W. Schwangerschafts-induzierte Hypertonie und Präeklampsie: Risikofaktoren und Vorhersagemöglichkeiten. Gynäkologe. 1999;32:753–64.

68. Subtil D, Goeusse P, Puech F, et al. Aspirin (100 mg) used for prevention of pre-eclampsia in nulliparous women: the Essai Régional Aspirine Mare-Enfant Study. Brit J Obstet Gynaecol. 2003;110:475–84.

69. The Eclampsia Trial Collaboration Group. Which anticonvulsant for women with eclampsia? Evidence from the Collaborative Eclamptic Trial. Lancet. 1995;345:1455–63.

70. The Magpie Trial Collaboration Group. Do women with preeclampsia, and their babies, benefit from magnesium sulfate? The Magpie Trial: a randomised placebo-controlled trial. Lancet. 2002;359:1877–90.

71. Vetter K, Kilavuz O. Dopplersonographie und Präeklampsie. Gynäkologe. 1999;32:761–7.

72. Wacker J, Werner P, Walter-Sack I, Bastert G. Treatment of hypertension in patients with preeclampsia: a prospective parallel-group study comparing dihydralazine with urapidil. Nephrol Dial Transplant. 1998;13:381–925.

73. Witlin AG. Prevention and treatment of eclamptic convulsions. Clin Obstet Gynecol. 1999;42:507–18.

74. Xenakis EMJ; Piper JM, Field N. Preeclampsia: Is induction of labor more successful? Obstet Gynecol. 1997;87:600–3.

8 Pneumologische Erkrankungen in der Schwangerschaft

J.C. Virchow

Atemphysiologie in der Schwangerschaft

Während der Schwangerschaft ändert sich die Physiologie der Atmung erheblich. In den Atemwegen kommt es durch Wirkung der Östrogene zu einer Hyperämie, einer Hypersekretion und einem Schleimhautödem, mit einem Maximum im dritten Trimenon. Die Zwerchfelle werden nach kranial verdrängt, und die abdominale Muskulatur wird schwächer. Kardiovaskuläre Veränderungen beeinflussen die oberen Atemwege durch nasale Obstruktion, Epistaxis, Niesattacken und Änderung der Stimme. Atopische Erkrankungen (allergische Rhinitis) oder Atemwegsinfekte verstärken diese Beschwerden. Eine Polyposis der Nase oder der Nasennebenhöhlen begünstigt die Mundatmung. Daher tolerieren Schwangere selten Gesichtsmasken und haben ein erhöhtes Risiko für eine Epistaxis bei Anlage von nasogastralen Sonden oder bei der nasalotrachealen Intubationen.

Thorakale Veränderungen. Die Zwerchfelle treten während der Schwangerschaft bis zu 4 cm höher; der Brustkasten steigert seinen transversalen Durchmesser um etwa 2 cm, während der sagittale Durchmesser unverändert bleibt. Der subkostale Winkel und der Umfang des Brustkastens nehmen zu. Die Herzspitze wird lateralisiert, die Herztaille verstreicht, und die Bronchialgefäßzeichnung wird bei gleichzeitiger Dilatation des rechten Vorhofs akzentuierter.

Kardiovaskuläre Veränderungen. Das Herzminutenvolumen steigert sich zunächst um 30–50% bis zum Geburtstermin und bei der Geburt um weitere 10–15%, und zwar durch Katecholaminausschüttung und venösen Rückfluss bei der Uteruskontraktion. Da Herzfrequenz und Schlagvolumen zunehmen, sinkt der systemische Widerstand. Das Blutvolumen ist während der Schwangerschaft um bis zu 35% erhöht, wobei mittleres korpuskuläres Volumen, Hämoglobinwert, Hämatokrit und Serumeiweißproteinkonzentration abnehmen. Auch das Volumen im Extrazellularraum wird um 1–2 Liter gesteigert, weshalb etwa 50–80% aller Schwangeren periphere Ödeme entwickeln, insbesondere bei Kompression der V. cava. Diese Zunahme der Flüssigkeitsmenge lässt das kardiovaskuläre System rascher dekompensieren, vor allem bei stenotischen Herzvitien oder Rechts-links-Shunts, weniger bei Klappeninsuffizienzen. Während der Schwangerschaft sinkt der diastolische Blutdruck, was eine lageabhängige Hypotonie begünstigt.

Atemphysiologische Veränderungen. Während der Schwangerschaft nimmt das Atemminutenvolumen um etwa 20–50% nach Ende des ersten Trimenons durch die Wirkung des Progesterons zu. Das Atemzugvolumen steigert sich von etwa 450 ml auf 600 ml bzw. um etwa 40%. Die Atemfrequenz erhöht sich nur geringgradig. Als Folge der Zwerchfellverlagerung sinkt das exspiratorische Reservevolumen um 8–40%, das Residualvolumen um 7–20% und die funktionelle Residualkapazität um 10–25%. Diese Veränderungen werden durch Liegen, Adipositas oder Erkrankungen der Mitralklappe weiter akzentuiert. So ist bei Patientinnen mit einem Mitralvitium die Vitalkapazität (VC) um durchschnittlich etwa 500 ml bzw. 16% vermindert. Durch Lungenfunktions-Monitoring lässt sich bei diesen Patientinnen eine pulmonale Stauung frühzeitig erkennen. Forcierte Vitalkapazität, Peak-Flow und MEF (Mean expiratory flow) bleiben unverändert. Änderungen dieser Parameter während der Schwangerschaft sind pathologisch. Schwangere haben im Liegen eine geringgradige Hypoxämie, und ihr O_2-Gradient nimmt um 5–10 mmHg zu. Ändert sich die Lage vom Sitzen zum Liegen, fällt der PaO_2 um durchschnittlich 13 mmHg, und der O_2-Gradient steigt um 6 mm an. Die Diffusionskapazität nimmt während der Schwangerschaft zunächst zu, um sich dann wieder zu normalisieren. Die klinische Bedeutung dieser Veränderung ist unklar. Sauerstoffsättigung und PaO_2 nehmen zu, der $PaCO_2$ ab. Die O_2-Aufnahme steigt um durchschnittlich 21%, der Grundumsatz um 16%. Die Minutenventilation bei Anstrengung können Schwangere um durchschnittlich 38% steigern, indem sie das Atemzugvolumen erhöhen. Während der Geburt kann das Atemminutenvolumen zwischen 7 und 90 l/min betragen, das Atemzugvolumen zwischen 350 und 2250 ml, was die physiologische Hyperventilation der Schwangeren bei der Geburt noch weiter verstärkt. Die O_2-Aufnahme verdoppelt sich während der Geburt und kann sich unter den Wehen bis auf 750 ml/min verdreifachen. Die resultierende respiratorische Alkalose der Mutter während der Geburt kann beim Neugeborenen eine paradoxe fetale Azidose auslösen.

Säure-Basen-Haushalt und Blutgasanalyse der Mutter und des Feten

Während der Schwangerschaft besteht eine renal kompensierte, chronische respiratorische Alkalose durch Hyperventilation. Folge dieser Hyperventilation ist z. B. ein rascheres An- bzw. Abfluten inhalativer Anästhetika.

Tabelle 8.1 Kardiopulmonale Symptome während einer normalen Schwangerschaft

Befund	Häufigkeit	Mechanismen	Klinische Besonderheiten
Hyperventilation, Dyspnoe	häufig	Progesteronwirkung	schnelle, flache Hyperventilation, nicht zunehmend
verminderte Leistungsfähigkeit	häufig	Anämie während der Schwangerschaft, Gewichtszunahme	–
Müdigkeit	häufig	Anämie während der Schwangerschaft, Gewichtszunahme	–
Orthopnoe	gelegentlich	mechanische Beeinträchtigung des Zwerchfells durch die Gebärmutter	–
nächtliche Atemnotanfälle	gelegentlich	mechanische Beeinträchtigung des Zwerchfells durch die Gebärmutter	–
Benommenheit	gelegentlich	V.-cava-Kompression durch Uterus	Positionshypotonie, „Supine hypotensive Syndrome"
Synkopen	gelegentlich	V.-cava-Kompression durch Uterus	Positionshypotonie, „Supine hypotensive Syndrome"
Thoraxbeschwerden	gelegentlich	mechanische Beeinträchtigung des Zwerchfells und des Thorax durch die Gebärmutter	wie pektangiöse Beschwerden

Andererseits führen respiratorischen Komplikationen, wie Hypoventilation oder Obstruktion, rascher zu einer Entgleisung. So fällt der PaO_2 selbst bei Intubation durch erfahrene Anästhesisten nach 30-sekündiger Apnoe bereits auf 50–60 mmHg ab. Der PaO_2 der Nabelschnur beträgt durchschnittlich 26–32 mmHg, die O_2-Sättigung 80–90%, der $PaCO_2$ 38–42 mmHg und der pH-Wert 7,30–7,35. Die hohe Affinität des fetalen Hämoglobins und die besseren Freisetzung von O_2 in der Peripherie, der erhöhte Hämoglobinwert (16–17 g/dl) und der hohe umbilikale Blutstrom sichern dennoch eine ausreichende Oxygenierung. Eine Blutdrucksenkung – z. B. durch Schock, α-adrenerge Vasokonstriktion (Adrenalin, Noradrenalin, Phenylephrin, Dopamin etc.) oder eine schwere respiratorische Alkalose –, die den Blutfluss beeinträchtigt, beeinträchtigt auch die Oxygenierung des Feten, denn der Gasaustausch über die Plazenta ist vor allem durch den Blutfluss und weniger durch die Diffusion limitiert.

Dyspnoe während der Schwangerschaft

Sechzig Prozent bis 70% aller Gravidae berichten über Dyspnoe, vor allem im ersten und zweiten Trimenon. Meist lässt sich für diese physiologische Hyperventilation der Schwangerschaft keine Ursache finden. Das Ausmaß der Dyspnoe korreliert mit dem schwangerschaftsbedingten Abfall des $PaCO_2$ bzw. mit der Empfindlichkeit des hyperkapnischen Atemantriebs. Dennoch ist zu berücksichtigen, dass 0,4–4,1% aller Schwangeren unter Herzkrankheiten leiden, die eine Dyspnoe auslösen oder verstärken können.

Kardiopulmonale Symptome während einer normalen Schwangerschaft

Eine Übersicht ist in Tabelle 8.1 dargestellt.

Asthma in der Schwangerschaft

Definition, Ätiologie, Klinik. Asthma ist eine chronisch-entzündliche Erkrankung der Atemwege. Die Mehrzahl der Erkrankten leiden während der Schwangerschaft an allergischem Asthma mit Sensibilisierung gegen ubiquitäre Inhalationsallergene, häufig begleitet von anderen allergischen Manifestationen, wie allergischer Rhinokonjunktivitis. Darunter kommt es zu wiederkehrenden, anfallsartigen, oft aber auch persistierenden Einschränkungen des Atemflusses durch Bronchokonstriktion, Schwellung der Atemwegsschleimhaut und Lungenüberblähung. Nach pathophysiologischem Verständnis kommt es beim Asthma durch allergische Sensibilisierung der Schleimhaut, gelegentlich durch unbekannte „intrinsische" Mechanismen, zu einer Infiltration der Bronchialschleimhaut mit eosinophilen Granulozyten, die sich auch im Blut nachweisen lassen. Die Erkrankung geht mit einer unspezifischen Hyperreagibilität auf unspezifische Atemwegsreize – wie Nebel, kalte Luft, Rauch etc. – einher, die Asthmaanfälle auslösen können und ist oft mit einer Allergie gegen inhalative Aeroallergene verbunden. Zu den klassischen Symptomen gehören nächtliche Atemnot, insbesondere in den frühen Morgenstunden, auskultatorisch obstruktive Phänomene – wie Giemen, Pfeifen und Brummen – und eine partielle oder komplette Reversibilität der lungenfunktionsanalytisch messbaren Atemwegsobstruktion nach Inhalation von β_2-Sympathomimetika. Klassischerweise geht Asthma mit einer schweren Unverträglichkeit gegenüber β-Blockern einher.

Epidemiologie. Asthma ist die häufigste chronische Erkrankungen der ersten Lebenshälfte; 7–10 % aller Frauen im gebärfähigen Alter leiden unter Asthma, weshalb Asthma auch bei Schwangeren häufig ist.

Diagnostik. Zur Diagnostik gehören eine lungenfunktionell nachweisbare, auf β_2-Agonisten reversible Bronchialobstruktion in der Spirometrie sowie die klassischen Angaben von anfallsartiger (nächtlicher) Atemnot mit zirkadianen Schwankungen bei Inhalation von Allergenen oder von unspezifischen Atemwegsreizen. Asthma verschlechtert sich bei respiratorischen Infekten. Eine Eosinophilie des peripheren Blutes ist charakteristisch. Seltener sind chronische Nasennebenhöhlenaffektionen mit Nasen- und Nasennebenhöhlenpolyposis mit der Erkrankung vergesellschaftet. Nur wenige Patienten mit Asthma leiden an einer Unverträglichkeit gegenüber nichtsteroidalen Antiphlogistika (Cyklooxygenase$_1$-Inhibitoren).

Differenzialdiagnostik. Differenzialdiagnostisch ist im Wesentlichen die chronisch-obstruktive Bronchitis mit Emphysem (Chronic obstructive pulmonary Disease, COPD) des langjährigen Zigarettenrauchers zu erwähnen. Diese Diagnose wird bei zunehmend früherem Rauchbeginn auch im jugendlichen Alter häufiger werden und ist durch eine fixierte, auf Bronchodilatatoren allenfalls geringgradig reversible Dauerobstruktion gekennzeichnet. Zudem sind differenzialdiagnostisch der Spontanpneumothorax, das Vocal-Cord-Dysfunction-Syndrom und eine Reihe seltener Erkrankungen der Atemwege zu nennen.

Asthma und Schwangerschaft. Der Fötus entwickelt sich in einer Umgebung niedriger Sauerstoffspannung und besitzt eingeschränkte Sauerstoffreserven. Eine arterielle Vasokonstriktion des Uterus durch Schwangerschaftshyperventilation und Hyperventilation im Asthmaanfall mit daraus resultierender Hypokapnie, vermindertem venösen Rückfluss bei gesteigertem intrathorakalen Druck (Pulsus paradoxus im Asthmaanfall) und Verschiebung der mütterlichen Oxyhämoglobindissoziationskurve nach links kann zu einer kritischen Unterversorgung des Feten mit Sauerstoff führen. Die ärztlichen Herausforderung, Asthma wirksam zu therapieren, ist bei Schwangeren noch weiter gesteigert, da Komplikation des Asthmas und Nebenwirkungen antiasthmatischer Medikation noch gravierendere Auswirkungen annehmen können. Das wichtigste Ziel des Asthma-Managements während der Schwangerschaft besteht darin, schwere Anfälle, Intubation und Hospitalisation zu vermeiden, die respiratorische Einschränkung der Schwangeren zu minimieren, um eine ausreichende Oxygenierung des Feten zu gewährleisten. Der Verlauf eines Asthmas während einer Schwangerschaft ist in Grenzen vorhersagbar. Der Schweregrad der Erkrankung vor der Schwangerschaft korreliert nach neuesten Untersuchungen mit der Asthmamorbidität, die während der Schwangerschaft zu erwarten ist. So erleiden 12,6 % der Schwangeren, deren Asthma vor der Schwangerschaft als leicht eingestuft wurde, während der Schwangerschaft Asthmaexazerbationen, im Gegensatz zu 25,7 % der Patientinnen bei mittelschwerem und 51,9 % bei schwerem Asthma. Bei 30 % der Schwangeren verschlechtert sich das Asthma während der Schwangerschaft, bei 23 % wird es besser, und bei knapp der Hälfte bleibt es unverändert. Nur 10 % der Gravidae haben symptomatisches Asthma während Wehen und Geburt. Hingegen kehrt Asthma in den ersten 3 Monaten post partum meist zu demjenigen Schweregrad zurück, mit dem es vor der Schwangerschaft bestand. Asthma kann sowohl das Leben der Schwangeren als auch das Überleben des Feten gefährden. Durch moderne Therapie hat sich die Prognose von Asthma während der Schwangerschaft aber durchaus derjenigen in der generellen Bevölkerung angenähert. Bei leichtem Asthma sind Frühgeburten, Säuglinge mit einem Geburtsgewicht von <2500 g, perinatale Mortalität, fetale Todesfälle sowie kongenitale Fehlbildungen nicht häufiger als in einer Kontrollgruppe. Etwa 1–2 % aller Schwangeren müssen wegen Asthma hospitalisiert werden, etwa 12 % suchen eine notfallmäßige Betreuung auf. Hingegen scheint das Risiko für Präeklampsien, die bei 15 % der Gravidae auftreten sollen, bei Asthma erhöht.

Betreuung während der Schwangerschaft. Die Prognose einer Schwangerschaft bei bekanntem Asthma hat sich in den vergangenen 30 Jahren erheblich gebessert. Dennoch kann ein unzureichend kontrolliertes Asthma auch heute noch erhebliche Komplikationen verursachen. Durch eine antiasthmatische Therapie, in erster Linie mit inhalativen Kortikosteroiden, lässt sich der Ausgang einer Schwangerschaft demjenigen in der Normalbevölkerung angleichen. Nur bei schwerem Asthma sollen Frühgeburten (vor der 37. Woche) und ein niedriges Geburtsgewicht (<2500 g) häufiger auftreten. Lassen sich durch eine optimale Asthmatherapie Hospitalisationen vermeiden, scheint der Ausgang einer Schwangerschaft auch bei schwerem Asthma weitgehend unbeeinträchtigt zu sein. Zu den supportiven Maßnahmen gehört es, Auslöser zu erkennen und zu meiden. Wie auch außerhalb der Schwangerschaft, muss das Zigarettenrauchen nicht nur wegen der negativen Wirkung auf das fetale Wachstum, sondern auch wegen seiner deletären Auswirkungen auf das Asthma gemieden werden. Die mögliche Beeinträchtigung der Atemwege durch Immunglobulin-E-vermittelte Triggerfaktoren – wie Tierallergene, Hausstaubmilbenallergene, Schimmelpilzsporen oder eine berufsbedingte Exposition – sollte analysiert und diese gegebenenfalls gemieden werden. Bei geeigneten Patientinnen kann eine Hyposensibilisierung indiziert sein (Beginn *nicht während* einer Schwangerschaft). Für jede Patientin ist ein Therapieplan zu erarbeiten, unter dem sich akute Episoden, Hospitalisationen oder starke zirkadiane Schwankungen vermeiden lassen und der genaue Anleitung für Handlungsweisen bei eventuellen Verschlechterungen beinhalten muss. Unterstützend können eine Asthmaschulung und physiotherapeutische Maßnahmen, wie Erlernen der Lippenbremse, hilfreich sein. Begleitende medizinische, psychologische, psychiatrische oder familiäre Probleme sollten erkannt und erforderlichenfalls entsprechende Fachdisziplinen hinzugezogen werden. Nach neuesten Richtlinien wird Asthma in inter-

Tabelle 8.**2**   Klassifikation von Asthma nach dem Schweregrad

	Symptome tagsüber	Symptome nachts	PEF bzw. FEV$_1$/PEF-Variabilität (%)
Schweregrad 1	Anfälle <1-mal/Woche, asymptomatisch und normale Lungenfunktion zwischen den Anfällen	bis 2-mal/Monat	>80 bzw. <20
Schweregrad 2	Anfälle >1-mal/Woche, aber <1-mal/Tag, Anfälle können tägliche Verrichtungen beeinflussen	>2-mal/Monat	=80 bzw. <20–30
Schweregrad 3	Anfälle täglich, Anfälle beeinflussen tägliche Verrichtungen	>1-mal/Woche	60–80 bzw. >30
Schweregrad 4	ständige Beschwerden, durch Asthma eingeschränkte Belastbarkeit im täglichen Leben	häufig	= 60 bzw. >30

PEF = Peak Expiratory Flow, FEV$_1$ = forcierte exspiratorische Einsekundenkapazität

mittierendes, leichtes persistierendes, mittelschweres oder schweres persistierendes Asthma eingeteilt (Tabelle 8.**2**), womit sich Gravidae mit potenziell lebensbedrohlichem Asthma frühzeitig erkennen lassen.

Medikamentöse Therapie. Schwangere mit Asthma können effektiv und ohne Gefährdung des Feten behandelt werden. Dies belegen langjährige, retrospektive und prospektive klinische Untersuchungen. Die Basistherapie des Asthmas mit bedarfsweiser Inhalation von β_2-Agonisten und regelmäßiger, vorbeugender Inhalation von Glukokortikosteroiden reicht für die meisten Schwangeren aus. Hinweise darauf, dass Beclometasondipropionat oder Budesonid ein teratogenes Risiko aufweist, liegen nicht vor. Gleiches gilt für Prednisolon oder andere orale oder systemische Kortikosteroide. Aufgrund ihrer ausgeprägten antientzündlich-antiasthmatischen Wirkung sind inhalative und/oder systemische Kortikosteroide daher Mittel der Wahl in der Schwangerschaft, auch wenn das diabetogene Risiko unter systemischer Therapie erhöht ist. Obwohl inhalative und systemische Kortikosteroide in der Asthmatherapie der Schwangeren als sicher und wirksam gelten, werden sie von vielen Patientinnen abgelehnt, was eine besondere Herausforderung in der Aufklärung und Führung dieser Patientinnen darstellt. β_2-Agonisten, wie Terbutalin oder Fenoterol, sind etablierte Tokolytika und gelten auch in der Therapie des Asthmas während der Schwangerschaft als sicher. Dennoch sollte ihr Einsatz, insbesondere im ersten Trimenon, zurückhaltend und nur bedarfsweise erfolgen, auch wenn Hinweise auf eine schädigende Wirkung fehlen. Der Gebrauch von Theophyllin während der Schwangerschaft ist umstritten. Es soll nicht teratogen wirken. Seine additive Wirkung in Verbindung mit β_2-Agonisten und inhalativen oder systemischen Kortikosteroiden ist jedoch gering, sein Nebenwirkungspotenzial aufgrund der schmalen therapeutischen Breite erheblich. Für Anticholinergika, wie Ipratropiumbromid, gibt es keine Daten, die dessen Einsatz befürworten oder verhindern. Die schlechte pulmonale Resorption von Ipatropiumbromid ist in der Schwangerschaft von Vorteil. Andererseits ist seine additive Wirkung in der Therapie des Asthmas eher gering. Antihistaminika und Leukotrienrezeptorantagonisten sind nach gegenwärtigem Kenntnisstand während der Schwangerschaft nicht indiziert. Für letztere ließen sich

zwar weder teratogene noch mutagene Effekte zeigen, hinreichende Erfahrungen im Umgang mit diesen Substanzen bei Schwangeren stehen aber aus. Subkutane Hyposensibilisierungsbehandlungen sind während der Schwangerschaft nicht kontraindiziert. Eine laufende, gut tolerierte Hyposensibilisierung kann während der Schwangerschaft fortgesetzt werden. Ihr einziges Risiko besteht in der seltenen Anaphylaxie, weshalb eine Hyposensibilisierung während der Schwangerschaft nicht eingeleitet werden darf. Die Asthmatherapie in Abhängigkeit vom Schweregrad ist in Tabelle 8.**3** dargestellt.

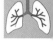

Therapie des akuten Asthmaanfalls. Insgesamt 0,4–1,3 % aller Schwangeren erleiden schwere Asthmaexazerbationen. Akute Asthmaepisoden müssen so rasch wie möglich behandelt und beseitigt werden. Zu den Symptomen gehören Schwitzen, Einnahme von aufrechter/sitzender Position, Unfähigkeit, ganze Sätze ohne Luftholen zu sprechen, Bewusstseinstrübung sowie respiratorische Erschöpfung, gekennzeichnet durch Hinlegen, Zyanose, „Silent Chest" und Atemstillstand. Die respiratorische Alkalose ist für den Feten wegen der arteriellen Vasokonstriktion des Uterus gefährlich.

Der PaCO$_2$ der Schwangeren ist in Bereichen um 32 mmHg erniedrigt, und eine „Normalisierung" weist auf ein drohendes Atemversagen hin. Die dann erforderlichen Maßnahmen sind:
- Sauerstoffgabe,
- β_2-Agonisten inhalativ (hochdosiert),
- systemische Kortikosteroidtherapie (z. B. Methylprednisolon, 40 mg alle 2 Stunden),
- Theophyllin intravenös,
- gegebenenfalls Magnesiumsulfatgabe intravenös,
- Intubation und Beatmung,
- Inhalationsanästhetika.

Inhalative β_2-Agonisten sind einer parenteralen Therapie immer vorzuziehen. Die subkutane Behandlung ist obsolet, sofern die Patientin noch inhalieren kann. Inwieweit die zusätzliche Gabe von parenteralem Theophyllin zu β_2-Agonisten und systemischen Glukokortikosteroiden eine weitere Verbesserung zu bewirken vermag, ist umstritten. Röntgenaufnahmen des Thorax

Tabelle 8.**3**   Asthmatherapie nach Schweregrad

Schwere-grad	Alle	Controller/Dauermedikation	Therapiealternativen
1	kurzwirksame β_2-Adrenergika (z. B. Salbutamol per inhalationem)	nicht erforderlich; eventuell inhalative Steroide (niedrige Dosis), z. B. Budesonid, Beclometason	nicht erforderlich
2	kurzwirksame β_2-Adrenergika (z. B. Salbutamol per inhalationem)	inhalative Steroide (niedrige Dosis)	(Theophyllin)
3	kurzwirksame β_2-Adrenergika (z. B. Salbutamol per inhalationem)	inhalative Steroide (mittlere Dosis) plus langwirksame β_2-Adrenergika (Salmeterol, Formoterol)	inhalative Steroide plus Theophyllin *oder* inhalative Steroide in höherer Dosierung, (inhalative Steroide plus Leukotrienrezeptorantagonist)
4	kurzwirksame β_2-Adrenergika (z. B. Salbutamol per inhalationem)	inhalative Steroide (hohe Dosis) plus Medikamente wie bei Stufe 3 plus orale Glukokortikoide	–

Tabelle 8.**4**   Ursachen restriktiver Lungenfunktionsstörungen

Interstitielle Lungenerkrankungen	Pleuraerkrankungen	Brustwanderkrankungen	Extrathorakale Veränderungen
• idiopathische Lungenfibrose • Sarkoidose • exogen-allergische Alveolitis • Pneumokoniosen • medikamenteninduzierte Lungenerkrankungen • Kollagenosen	• Pleuraerguss • Empyem • Pneumothorax • Hämatothorax • Fibrothorax	• Kyphoskoliose • neuromuskuläre Erkrankungen • Thorakoplastik • Verletzungen	• Adipositas • Peritonitis • Aszites • Schwangerschaft

bedürfen der strengen Indikationsstellung. Eine externe Flüssigkeitszufuhr muss wegen der Gefahr eines Lungenödems das erhöhte Gesamtkörperwasser der Schwangeren berücksichtigen.

Entbindung. Das Atemminutenvolumen steigt mit Beginn der Wehen erheblich. Eine normale Lungenfunktion ist dafür wichtige Voraussetzung, was sich durch β_2-Agonisten und systemische Kortikosteroide erreichen lässt. Dem Fortgang der Wehen scheint dabei weniger der inhalative Einsatz von β_2-Agonisten als vielmehr die Belastung der Schwangeren durch Asthma und Husten hinderlich zu sein, denn die Uteruskontraktionen starten im Allgemeinen wieder, sobald sich das Asthma unter Kontrolle bringen lässt. Eine stabile Gravida mit Asthma, die inhalative Kortikosteroide während der Schwangerschaft benutzte, kann peripartal durch die prophylaktische Gabe von Methylprednisolon, 20 mg alle 8 Stunden, einer Verschlechterung ihres Asthmas vorbeugen, bis sie wieder eine orale und inhalative Medikation zu sich nehmen kann.

Restriktive Lungenerkrankungen während der Schwangerschaft

Bei restriktiven Lungenerkrankungen sind im klassischen Fall alle Lungenvolumina reduziert. Das Verhältnis von FEV_1 (forcierte exspiratorische Einsekundenka-pazität) zur Vitalkapazität (VC) kann erhöht sein, wenn die Dehnbarkeit der Lunge durch Änderungen des Lungenparenchyms (Elastizitätszunahme durch Fibrose) oder Veränderungen der Pleura (Schwarte), des Brustkorbs (Kyphoskoliosen) oder des neuromuskulären Apparats (z. B. Muskeldystrophien) eingeschränkt ist – es sei denn, dass zusätzliche Atemwegserkrankungen, wie eine Bronchiolitis obliterans, eine endobronchiale Sarkoidose oder chronisch-obstruktive Atemwegserkrankungen, hinzukommen, die das FEV_1-VC-Verhältnis wieder im Sinne einer Obstruktion vermindern. Einige dieser Erkrankung beginnen üblicherweise erst nach der Menopause. Die Fertilität wird selten beeinflusst. Es gibt nur wenige Studien, die Schwangere mit definierten restriktiven Lungenerkrankungen untersucht haben. Restriktive Lungenerkrankungen sind nur eine relative Kontraindikation für eine Schwangerschaft, weil Fetus und Mutter mit wenigen Ausnahmen kein wesentlich erhöhtes Risiko einer gesteigerten Morbidität oder Mortalität haben. Dennoch sollte Patientinnen mit schweren restriktiven Einschränkungen (Vitalkapazität von <1 Liter) von einer Schwangerschaft abgeraten oder eine Interruptio nahegelegt werden. Andernfalls sind diese Patientinnen engmaschig interdisziplinär zu betreuen; eine Sectio caesarea ist dann zu empfehlen. Ursachen restriktiver Lungenfunktionsstörungen sind in Tabelle 8.4 dargestellt. Nachfolgend werden diejenigen restriktiven Lungenerkrankungen aufgeführt, die bei Frauen im gebärfähigen Alter auftreten können.

■ Sarkoidose

Definition, Ätiologie. Hierbei handelt es sich um eine Multisystemgranulomatose unklarer Ätiologie, die vorwiegend junge Erwachsene trifft.

Klinik. Die Granulome entstehen perivaskulär, vorwiegend in der Lunge, in peripheren Lymphknoten, in den Augen, in der Haut und in der Leber. In der Mehrzahl der Fälle hat die Sarkoidose eine gute Prognose, doch sind klinische Manifestation und Verlauf hochgradig variabel. Die Mehrzahl der Patienten wird durch ein pathologisches Thoraxröntgenbild auffällig. Atemnot oder Belastungsatemnot, unproduktiver Husten und unspezifische Thoraxschmerzen sind häufige Beschwerden. Spontane Remissionen sind häufig.

Diagnostik. Im Rahmen von Laboruntersuchungen können pathologische Leberfunktionstests, eine Hyperkalzämie, eine Hypergammaglobulinämie und erhöhte Spiegel des ACE (Angiotensin-converting-Enzym) auffallen, die aber für die Erkrankung nicht spezifisch sind. Das klassische Röntgenbild des Thorax bei Sarkoidose zeigt eine bihiläre Adenopathie, und die Befunde können über parenchymale, alveoläre Infiltrate bis zur Fibrose fortschreiten (Tabelle 8.**5**). Charakteristisch ist die Bevorzugung der Oberlappen. Intrapulmonal können noduläre Läsionen vorkommen. Lungenfunktionelle Veränderungen reichen von einer normalen Funktion bis zur schweren, kombiniert obstruktiv-restriktiven Ventilationsstörung mit verminderter Diffusionskapazität. Die Diagnose der Sarkoidose erfolgt histologisch, vorzugsweise per Bronchoskopie, da die Lunge bei >90 % aller Sarkoidosefälle beteiligt ist. Bei klassischen Formen hilft der immunzytologische Befund des CD4-CD8-Quotienten mit einem Wert von >3 in der bronchoalveolären Lavage.

Betreuung während der Schwangerschaft. Insgesamt 0,02–0,06 % aller Schwangeren leiden an einer Sarkoidose. In der Plazenta lassen sich keine Granulome nachweisen. Der klinische Verlauf von Sarkoidosen wird durch eine Schwangerschaft üblicherweise nicht beeinflusst. Allenfalls verbessert sich die Sarkoidose bei einigen Patientinnen während der Schwangerschaft sogar. Faktoren, die eine schlechte Prognose der Schwangerschaft bei Sarkoidose anzeigen, sind eine diffuse Lungenbeteiligung, fortgeschrittene radiologische Stadien, ein höheres Alter der Mutter, eine geringe Entzündungsaktivität und die Notwendigkeit einer immunsuppressiven Behandlung, außer mit Kortikosteroiden. Patienten mit symptomatischer pulmonaler Erkrankung oder Funktionseinschränkungen vitaler Organe (Uveitis, Neurosarkoidose, kardiale Sarkoidose) müssen behandelt werden. Hierzu sind initiale Dosen von 20–40 mg Methylprednisolon indiziert. Als Therapiedauer werden 6–12 Monate empfohlen. Engmaschige Nachbeobachtungen sind wegen der häufigen Rezidive indiziert, die meist 3–6 Monate nach der Entbindung auftreten.

Tabelle 8.**5** Radiologische Klassifikation der Sarkoidose

Stadium	Röntgenbefund
I	bihiläre Lymphadenopathie
II	bihiläre Lymphadenopathie und alveoläre Infiltrate
III	alveoläre Infiltrate ohne Adenopathie
IV	Fibrose

■ Exogen-allergische Alveolitis

Die Inhalation feinen organischen Staubes verursacht exogen-allergische Alveolitiden. Die Liste der Auslöser ist lang und umfasst Pilzsporen (Farmerlunge), Tierallergene (Vogelzüchterlunge) und viele andere. Pathogentisch kommt es zu diffusen interstitiellen oder alveolären pulmonalen Infiltraten mit einer CD8-Zell-dominierten Alveolitis. Wird das auslösende Agens rasch erkannt und gemieden, ist die Erkrankung reversibel. Bei der akuten Form kommt es klinisch 4–6 Stunden nach Exposition zu Fieber, Schüttelfrost, Unwohlsein, Übelkeit, Husten, thorakaler Enge und Atemnot, begleitet von Rasselgeräuschen, Hypoxämie und einer restriktiven Ventilationsstörung. Ohne weitere Exposition gehen die Beschwerden innerhalb von Stunden bis Tagen meist vollständig zurück. Radiologisch finden sich flüchtige, mikronoduläre, interstitielle Infiltrate, vor allem in den Unter- und Mittelgeschossen. Die subakute oder chronische Form der Erkrankung resultiert aus einer wiederholten oder kontinuierlichen Antigenexposition und kann zur Lungenfibrose führen, die mit einer gemischt obstruktiv-restriktiven Lungenfunktionsstörung mit verminderter Diffusionskapazität und Hypoxämie einhergeht. Die Diagnose erfolgt durch bronchoalveoläre Lavage (CD8⁺-Alveolitis) und transbronchiale oder offene Lungenbiopsie sowie den Nachweis präzipitierender Antikörper, z. B. gegen Mikropolyspora faeni oder thermophile Aktinomyzeten. Der serologische Nachweis dieser Antikörper allein erlaubt die Diagnose einer exogen-allergischen Alveolitis nicht! Frauen erkranken wesentlich häufiger an einer exogen-allergischen Alveolitis auf Vogelantigene als Männer. In einer Studie entwickelten knapp 20 % die Erkrankung innerhalb von 5 Tagen bis 6 Monaten nach einer Entbindung, wobei die Mehrzahl zuvor über Jahre symptomlos dem entsprechenden Antigen ausgesetzt waren. Bei postpartal auftretender Atemnot sollte daher immer auch die Exposition gegenüber Vögeln im Haushalt und in der nächsten Umgebung (Taubenschlag etc.) erfragt werden.

■ Idiopathische Lungenfibrose

Die idiopathische Lungenfibrose wird meist im 5.–6. Lebensjahrzehnt manifest, weshalb die Erkrankung im Zusammenhang mit Schwangerschaften extrem selten ist und meist nur bei Individuen auftritt, die eine familiäre Belastung aufweisen. Zu den Symptomen gehören Atemnot bei Belastung, unproduktiver Husten und trockene, inspiratorische Rasselgeräusche mit oder ohne Trommelschlägelfinger. Radiologisch finden sich basale

Tabelle 8.**6**　Idiopathische Lungenfibrosen

Name (Abkürzung)	Verlauf	Bemerkungen zur Schwangerschaft
Acute interstitial Pneumonia (AIP) (Hamman-Rich-Syndrom)	progredienter Verlauf mit hoher Mortalität innerhalb von Monaten	mit einer Schwangerschaft nicht vereinbar, keine Berichte in der Literatur
Usual interstitial Pneumonia (UIP)	progredienter Verlauf über wenige Jahre	Verschlechterung während der Schwangerschaft (ein Fallbericht)
Non-specific interstitial Pneumonia (NSIP)	progredienter Verlauf über Jahre, vergleichsweise gutes Ansprechen auf Glukokortikosteroide	Einfluss einer Schwangerschaft unbekannt

interstitielle Infiltrate. Lungenfunktionsanalytisch besteht eine schwere Restriktion mit Hypoxämie und eingeschränkter Diffusionsstörung. Die Pathogenese der Erkrankung ist unbekannt. Der klinische Verlauf ist variabel und vom histologischen Typ abhängig (Tabelle 8.**6**), aber insgesamt mit einer schlechten Prognose assoziiert. Da die Prognose der Erkrankungen insgesamt mit und ohne Therapie schlecht ist und die Patienten oft auch zytotoxische Medikamenten erhalten, ist bei diesen Krankheitsbildern von einer Schwangerschaft abzuraten.

Kollagenosen

Die meisten Kollagenosen verursachen Erkrankungen, die von einer idiopathischen Lungenfibrose nicht zu unterscheiden sind. Kollagenosen manifestieren sich selten zuerst pulmonal. Ihre Komplikationen – wie ösophageale Dysfunktion (Aspirationsgefahr), Schwäche der Atemmuskulatur (Atelektasen und sekundäre Infektion), therapeutische Komplikationen (nosokomiale Infektionen durch Immunsuppression) etc. – können eine Abgrenzung zwischen Erkrankung und sekundärer Komplikation erschweren. Schwangerschaften beeinflussen den Verlauf von Kollagenosen selten.

■ Rheumatoide Arthritis

Obwohl die rheumatoide Arthritis bei Frauen häufiger vorkommt als bei Männern, sind pulmonale Manifestationen bei Männern häufiger; 20 % der Betroffenen entwickeln eine interstitielle Lungenerkrankung, die langsam progressiv fortschreitet, sich aber rasch verschlechtern kann. Bei einem geringen Prozentsatz manifestiert sich die Erkrankung zuerst an der Lunge

Übersicht
Pulmonale Manifestationen bei rheumatoider Arthritis
• Pleuritis mit oder ohne Pleuraerguss
• interstitielle Lungenkrankheit
• nekrobiotischer Knoten mit oder ohne Kavernen
• rheumatoide Pneumokoniosen
• pulmonale Hypertonie
• Bronchiolitis obliterans mit oder ohne organisierende Pneumonie
• obere Atemwegsobstruktion durch Arytänoidarthritis

■ Progressive systemische Sklerose

Die progressive systemische Sklerose (PSS) ist durch verdickte Haut mit Ulzerationen, viszerale mikrovaskuläre Abnormitäten und eine ösophageale Dysfunktion charakterisiert. Eine pulmonale Beteiligung ist häufig. Eine restriktive Ventilationsstörung ist oft schon vor klinischen oder radiologischen Veränderungen nachweisbar. Pulmonalarterielle Hypertonie, Pleuritis und rezidivierende Aspirationspneumonien sind häufig. Die klinisch-symptomatische Lungenbeteiligung bei PSS hat eine eingeschränkte Prognose.

■ Systemischer Lupus erythematodes (SLE)

Bei dieser Erkrankung unklarer Ätiologie mit Multiorganbefall sind Pleuritis mit oder ohne Erguss, Atelektasen, Zwerchfelldysfunktion, urämisches Lungenödem, Pneumonien, Bronchiolitis obliterans und Lungenfibrose beschrieben. Der Verlauf ist variabel.

■ Sjögren-Syndrom

Hierbei handelt es sich um eine Erkrankung mit Keratokonjunctivitis sicca, Xerostomie und rezidivierenden Schwellungen der Glandula parotis, die mit einer Lungenfibrose einhergehen kann.

■ Dermatomyositis/Polymyositis

Lungenfibrosen treten bei etwa 10 % der Patientinnen mit Polymyositis/Dermatomyositis auf und sind von den Veränderungen bei idiopathischer Lungenfibrose oft schwer zu unterscheiden. Im Vergleich zu den anderen Erkrankungen scheint das Ansprechen auf eine Kortikosteroidtherapie bei Polymyositis/Dermatomyositis etwas besser zu sein.

■ Kollagenosen und Schwangerschaft

Bis heute ist unklar, ob die pulmonale Manifestation bei Kollagenosen durch eine Schwangerschaft beeinflusst oder ob umgekehrt eine Schwangerschaft durch eine Kollagenose negativ beeinflusst wird. Bei der progressiven systemischen Sklerose kann die renale Schädigung während einer Schwangerschaft exazerbieren. Eine Nierenbeteiligung bei progressiver systemischer Sklerose gilt daher wegen der schlechten fetalen Prognose und des Risikos des mütterlichen Todes als Kontraindikation für eine Schwangerschaft. Der systemische Lupus erythematodes verschlechtert sich während einer Schwangerschaft nur selten. Eine prophylaktische Kortisontherapie ist daher nicht notwendig. Schwangere mit SLE haben ein erhöhtes Risiko für Frühgeburten und intrauterinen Tod des Kindes, während spontane Aborte bei Sklerodermie, systemischer Sklerose und Mischkollagenosen vermehrt auftreten. Kommt es bei einer Sklerodermie zu kardiopulmonalen und/oder renalen Komplikationen, muss wegen der hohen Mortalität von Fetus und Mutter eine Beendigung der Schwangerschaft erwogen werden.

Lymphangioleiomyomatose (LAM)

Epidemiologie. An dieser seltene Erkrankung leiden junge Frauen im reproduktionsfähigen Alter.

Ätiologie. Die Pathogenese ist unbekannt. Pathologisch kommt es zur Proliferation von perivaskulären und perilymphatischen glatten Muskelzellen, die offenbar der Kontrolle durch Östrogen unterliegen, da sich nur in erkrankten Lungen Östrogen- und Progesteronrezeptoren nachweisen lassen.

Klinik. Die klinischen Befunde bei Lymphangioleyomyomatose sind der nachfolgenden Übersicht zu entnehmen.

▌ Übersicht ▌

Klinische Befunde bei Lymphangioleiomyomatose
- Belastungsdyspnoe
- Husten
- Thoraxschmerz
- Hämoptysen
- rezidivierender Pneumothorax
- chylöse Pleuraergüsse
- Chyloptysis
- seltener extrapulmonale Beteiligung: chylöser Aszites, Lymphödem der unteren Extremitäten, retroperitoneale Blutung, renale Angiolipome, Uterusbeteiligung, Chylurie

---

Diagnostik. Radiologisch findet sich ein retikuläres, interstitielles Muster. In der Computertomographie in Dünnschichttechnik (HR-CT) zeigen sich charakteristische, dünnwandige Zysten. Triglyzeridspiegel von >100 mg/dl im Pleuraerguss bestätigen die Diagnose eines chylösen Pneumothorax. Lungenfunktionsanalytisch finden sich obstruktive oder obstruktiv-restriktive Veränderungen, vor allem aber eine eingeschränkte Diffusionskapazität. Exazerbation oder Beginn einer Lymphangioleiomyomatose gehen oft mit Schwangerschaft oder Niederkunft einher.

Betreuung während der Schwangerschaft. Patientinnen mit diagnostizierter Lymphangioleiomyomatose

sollte von einer Schwangerschaft oder der Therapie mit Östrogen abgeraten werden. Die Überlebenszeit nach Diagnosestellung beträgt selten mehr als 10 Jahre. Dennoch sind Schwangerschaften bei Patientinnen mit Lymphangioleiomyomatose üblicherweise erfolgreich, auch wenn sich die pulmonale Situation der Mutter dadurch verschlechtern kann.

Tuberöse Sklerose

Bei der tuberösen Sklerose handelt es sich um eine autosomal-dominant vererbte Erkrankung mit einer Inzidenz von 1:15 000, die durch Epilepsie, geistige Retardierung und Adenoma sebaceum (dermale Angiofibrome) gekennzeichnet ist. Pulmonale Beteiligungen sind selten (etwa 1 von 100 Fällen mit tuberöser Sklerose) und gehen gelegentlich ohne das Vollbild der Erkrankung einher. Pathologisch kommt es zu renalen Angiomyolipofibromen sowie zerebralen und paraventrikulären Hamartomen, die kalzifizieren können, weiterhin zu kardialen Rhabdomyomen, Knochensklerosierungen und fibrovaskulären, subungualen Knoten. Der Tod tritt beim Vollbild der Erkrankung meist vor dem 20. Lebensjahr ein. Die pulmonale Beteiligung bei tuberöser Sklerose ist von der Lymphangioleiomyomatose nicht zu unterscheiden. In der Schwangerschaft kommt es gelegentlich zu schweren fetalen und maternalen Komplikationen, vor allem bei renaler Beteiligung. Hier sind rupturierte renale Tumoren, schwere Präeklampsie, Blutungen in renale Zysten, Nierenversagen mit Präeklampsie, intrauterine Wachstumsretardierungen, spontane Uterusrupturen, vorzeitiger Blasensprung und vorzeitige Wehen beschrieben. Aufgrund des Vererbungsmusters sind bei Schwangerschaftswunsch genetische Beratungen sowie eine Screening-Untersuchung zur Nierenbeteiligung indiziert.

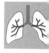

Langerhans-Zell-Granulomatose/ Histiozytosis X (PLHC)

Diese Erkrankung betrifft fast nur schwere Raucher zwischen dem 20. und 40. Lebensjahr. Die Ätiologie ist unklar. Klinisch kommt es zu Atemnot, Husten, Thoraxschmerz, Gewichtsverlust und Fieber. Etwa ein Sechstel der Patienten sind asymptomatisch, 25 % erleiden einen Pneumothorax, gelegentlich treten Hämoptoe und selten Diabetes insipitus auf. Überwiegend ist die Erkrankung auf die Lunge beschränkt, gelegentlich treten zudem zystische Knochenläsionen auf. Radiologisch finden sich diffuse noduläre Infiltrate, eine retikuläre interstitielle Zeichnung und irreguläre zystische Veränderungen, vor allen Dingen in den Oberfeldern, mit Aussparung der kostophrenischen Sulci. Diese im Dünnschichtcomputertomogramm sichtbaren Befunde gelten als pathognomonisch für die Histiozytosis X. Abhängig vom Schweregrad kann die Lungenfunktion normal oder restriktiv, obstruktiv oder kombiniert obstruktiv-restriktiv verändert sein. Eine Verminderung der Diffusionskapazität ist typisch. Histologisch finden sich histiozytäre Infiltrate mit elektronenmikroskopisch nachweisbaren intrazellulären Birbeck-Granula oder Positivität bei der S100-Färbung. Die Prognose ist, in Abhängigkeit vom Ausmaß der irreversiblen pulmonalen Schädigung, befriedigend bis gut, wenn es gelingt, das Inhalationsrauchen einzustellen. Sie ist schlecht bei fortgesetztem Rauchen, generalisierter Erkrankung und schweren radiologischen Veränderungen. Sichere Hinweise auf eine wesentliche Beeinträchtigung der Schwangerschaft oder des Feten durch eine PLHC bestehen nicht. Bei disseminierten Formen ist jedoch ein schlechter Verlauf möglich.

Kyphoskoliose

Mit einer Inzidenz von 1:1471 bis 1:12 000 Schwangeren sollen klinisch bedeutsame Kyphoskoliosen auftreten; 80% der Kyphoskoliosen – eine knöcherne Deformität der Wirbelsäule in sagittaler oder transversaler Richtung – sind idiopathisch. Bei Frauen beträgt die Prävalenz 10,7% und nimmt im Alter zu. Sekundäre Form nach Tuberkulose, Osteoporose, Polymyositis, Halbseitenlähmung, Marfan-Syndrom, Morquio-Syndrom, Ehlers-Danlos-Syndrom und anderen Erkrankungen sind beschrieben. Eine Kyphoskoliose steigert das Risiko für respiratorische Globalinsuffizienz und frühzeitigen Tod. Die Lungenvolumina der Betroffenen sind vermindert, die Neigung zu Atelektasen ist erhöht. Durch Ventilations-Perfusions-Inhomogenitäten kommt es zur Hypoxie, während eine Hypoventilation durch gesteigerte Atemarbeit und übermüdete Atemmuskulatur eine Hyperkapnie nach sich ziehen kann. Der Schweregrad der Gasaustauschstörung bei Kyphoskoliosen korreliert mit dem Grad der Wirbelsäulenverbiegung nur schlecht. Charakteristisches Frühsymptom ist die Belastungsintoleranz. Die Gasaustauschstörung ist nachts im Schlaf ausgeprägter als tagsüber. Eine erhöhte Rate an Frühgeburten und geburtshilflichen Komplikationen soll bei schweren Formen häufiger sein, was aber nicht alle Autoren bestätigen. Ob eine Skoliose durch eine Schwangerschaft fortschreitet, ist unklar. Die ohnehin eingeschränkte Belastungstoleranz kann zu verstärkter Atemnot während der Schwangerschaft und vor allem bei der Geburt führen. Kontrollierte Untersuchungen über den Einfluss einer nichtinvasiven Beatmung (Therapie der Wahl bei symptomatischer Hyperkapnie) liegen nicht vor, ein positiver Effekt ist jedoch anzunehmen. Zusammenfassend ist die Inzidenz von Kyphoskoliosen bei Schwangeren relativ hoch und frühzeitige Geburten häufiger als in der Normalpopulation. Das Risiko einer Progression der Skoliose während der Schwangerschaft ist gering. Auch wenn respiratorische Beeinträchtigungen während der Schwangerschaft berichtet wurden, sind diese gut beherrschbar.

Zystische Fibrose (CF)

Definition. Bei der zystischen Fibrose handelt es sich um eine autosomal-rezessiv vererbte Multisystemerkrankung, bei der vorwiegend Lunge und Pankreas betroffen sind.

Epidemiologie. Vier Prozent der Bevölkerung sind heterozytoge Träger, und die Inzidenz von Schwangeren, die homozygote Trägerinnen sind, beträgt 1:3000 bis 1:5000. Das Risiko für das Kind, ebenfalls an CF zu leiden, beträgt 1:60, wenn der genetische Status des Vaters unbekannt ist. Ist der Vater heterozygot, beträgt das Risiko 50%.

Ätiologie. Ursächlich ist eine große Anzahl unterschiedlicher Defekte eines Gens, das auf Chromosom 7 lokalisiert ist. Die häufigste Mutation ist ΔF508.

Klinik. Patienten im reproduktionsfähigen Alter fallen durch chronische Atemwegsinfekte, Bronchiektasen und Atemwegsobstruktion, oft mit polyvalenter Sensibilisierung gegen Umweltallergene, auf. Das mediane Überleben mit zystischer Fibrose betrug 1940 noch 1 Jahr, 1992 bereits 29 Jahre.

Zystische Fibrose und Schwangerschaft. Die Zahl der Patientinnen mit CF, die das reproduktionsfähige Alter erreichen und eine Schwangerschaften austragen können, nimmt jedes Jahr zu. Schwerere Erkrankungen sind mit einem erhöhten Risiko für Mutter und Fetus assoziiert. Männer mit CF sind wegen einer obstruktiven Azoospermie fast immer infertil; Frauen mit CF hingegen können erfolgreiche Schwangerschaften haben. Systematische Untersuchung zur Fertilität bei Frauen mit CF fehlen; bis zu 80% sollen wegen sekundärer Amenorrhö, anovulatorischen Zyklen und einem veränderten zervikalen Mukus unfruchtbar sein. Verlässliche Möglichkeiten, die potenzielle Fruchtbarkeit zu testen, gibt es nicht, weshalb Patientinnen mit CF eine effektive Kontrazeption zu empfehlen ist, wenn sie nicht schwanger werden wollen. Ovulationshemmer gelten wegen Nebenwirkungen auf Diabetes mellitus, Malabsorption, Cholelithiasis und Leberfunktion sowie Produktion und Viskosität von Mukus (Progesteronwirkung) als potenziell problematisch. Dennoch werden Ovulationshemmer von Patientinnen mit CF klinisch gut toleriert. Im Rahmen einer Schwangerschaft können pulmonale Dekompensation und Hypoxie augrund der eingeschränkten pulmonalen Reserven Mutter und Kind vital gefährden. Die chronische Hypoxie begünstigt zudem Frühgeburten. Bei latentem oder manifestem Cor pulmonale droht während/nach der Geburt die kardiale Dekompensation, da das Blutvolumen durch Uteruskontraktion und Entlastung der V. cava abrupt zunimmt, was nicht durch eine adäquate Steigerung des Herzminutenvolumens ausgeglichen werden kann. Patienten mit CF leiden an Malabsorption. Die erforderliche Kalorienzufuhr von zusätzlich etwa 300 kcal/Tag lässt sich während der Schwangerschaft oft nicht realisieren, was die für das normale Wachstum des Feten erforderliche Gewichtszunahme der Mutter problematisch macht. Hier sind vor allem Patientinnen gefährdet, deren Ernährungszustand schon vor der Schwangerschaft unzureichend war.

■ Schwangerschaftskomplikationen bei zystischer Fibrose

Schweregradeinschätzung. Bei bis zu 13 % der Betroffenen mit CF manifestiert sich während der Schwangerschaft eine Herzinsuffizienz. Eine unzureichende Gewichtszunahme ist bei bis zu 41 % der Betroffenen zu verzeichnen, 12 % versterben innerhalb von 6 Monaten post partum, insbesondere bei vorbestehender mittelgradiger bis schwerer Lungenfunktionseinschränkung oder weiterer Verschlechterung der Lungenfunktion während der Schwangerschaft. Exakte Kriterien zur Abschätzung des Risikos einer Schwangerschaft bei CF gibt es nicht. Manifeste Dyspnoe und Zyanose sagen eine erhöhte mütterliche Mortalität voraus. Der Schweregrad einer Mukoviszidose lässt sich mit Hilfe des Shwachman-Kulczycki-Scores bestimmen (Tabelle 8.7). Einzelne Autoren raten bei einem Score von <80 von einer Schwangerschaft ab. Für eine Schwangerschaft wird an anderer Stelle als prognostisch günstig angesehen, wenn der Shwachman-Kulczycki-Score >74 beträgt, das Gewicht 15 % unterhalb des Idealgewichts liegt, das Röntgenbild (fast) normal ist und nur eine geringe Atemwegsobstruktion ohne Verminderung der Vitalkapazität besteht. Mit einer schlechten Prognose assoziiert sind Shwachman-Kulczycki-Scores von <66, ein Gewicht von <85 % des Idealgewichts, radiologisch ausgedehnte Veränderungen und eine mittelgradige bis schwere Obstruktion mit Verminderung der Vitalkapazität. Frühgeburten und perinatale Mortalität des Feten sind bei CF der Mutter erhöht und mit der Schwere der Erkrankung assoziiert. Aufgrund pulmonaler Exazerbationen sind bei Schwangeren mit CF in bis zu 65 % der Fälle Antibiotikatherapien erforderlich, ohne dass gehäuft fetale Schäden beschrieben wurden.

Beratung. Etwa 22 % der Schwangeren mit CF unterziehen sich einem Schwangerschaftsabbruch. In etwa 25 % der Fälle kommt es zu Frühgeburten. Sichere Anhaltspunkte dafür, dass sich Mortalität oder Morbidität der CF durch eine Schwangerschaft ändern, bestehen nicht.

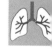

Tabelle 8.7   Shwachman-Kulczycki-Score zur Bestimmung des Schweregrades einer zystischen Fibrose

Punkte	Allgemeine Aktivitäten	Körperliche Untersuchung	Ernährung	Röntgenbefund
25	normale Aktivitäten, gute Leistungsfähigkeit, Sport möglich, Patient geht regelmäßigen Beschäftigungen nach	kein Husten, auskultatorisch normale Lungen, normaler Puls und Blutdruck, guter Allgemeinzustand	Gewicht und Größe oberhalb der 25. Perzentile, normaler Stuhl, gute Muskelmasse und guter Muskeltonus	normales Röntgenbild
20	wenig Ausdauer, Müdigkeit am Ende des Tages, regelmäßiger Schulbesuch/regelmäßige berufliche Tätigkeit	selten Husten, normaler Puls, geringe Überblähung der Lungen, auskultatorisch normale Lungen, keine Trommelschlägelfinger	Gewicht und Größe zwischen 15. und 20. Perzentile, Stuhl geringgradig pathologisch, ausreichende Muskelmasse und ausreichender Muskeltonus	geringe Akzentuierung der bronchovaskulären Zeichnung, beginnende Überblähung
15	Patient muss sich häufiger ausruhen, erschöpft rasch nach Anstrengung; ausreichender Schulbesuch/ausreichende berufliche Tätigkeit	gelegentlich Husten/Giemen, erhöhter Puls, leichte Überblähung der Lungen, beginnende Trommelschlägelfinger	Gewicht und Größe über 3. Perzentile, Stuhl häufig pathologisch, großvolumig und kaum geformt, gering geblähtes Abdomen, reduzierte Muskelmasse mit geringem Muskeltonus	leichte Überblähung, fleckförmige Infiltrate oder Atelektasen, irreguläre bronchovaskuläre Zeichnung
10	Atemnot nach kurzen Gehstrecken, Schulbesuch/berufliche Tätigkeit nicht möglich, Patient muss häufig ausruhen	Husten häufig, oft produktiv, Trommelschlägelfinger, thorakale Einziehungen/Deformierungen, mittelgradige Überblähung der Lungen, Giemen, inspiratorische Rasselgeräusche	Gewicht und Größe unter 3. Perzentile, Stuhl großvolumig und nicht geformt, geblähtes Abdomen, schwache Muskulatur ohne Tonus	mittelgradige Überblähung, ausgedehnte Infiltrate/Atelektasen, Zeichen der Infektion, minimale Bronchiektasie
5	Orthopnoe, Patient bettlägerig oder im Stuhl sitzend	Tachypnoe, Tachykardie, schwere Hustenanfälle, ausgedehnte Rasselgeräusche, Zyanose, Zeichen der Rechtsherzinsuffizienz, ausgeprägte Trommelschlägelfinger	ausgeprägte Mangelernährung, aufgetriebenes Abdomen, Rektumprolaps, große, häufige Fettstühle	schwere Überblähung, lobäre Atelektasen und Bronchiektasen, noduläre Veränderungen, Zysten, Pneumothorax, Herzvergrößerung

Auswertung des Shwachman-Kulczycki-Scores nach der Punktzahl:
- 86–100: exzellent
- 71–85: gut
- 56–70: leicht
- 41–55: mittelgradig
- <40: schwer

Die Beratung vor einer geplanten Schwangerschaft umfasst die Ermittlung des Shwachman-Kulczycki-Scores, eine ausführliche Lungenfunktionsuntersuchung, einschließlich Blutgasanalyse, und Maßnahmen, um ein ideales Körpergewicht zu erreichen. Bei nur leichter Einschränkung oder extrem schlechten Befunden fällt die Beratung leicht. Dennoch wurde auch bei Patientinnen mit einer FEV_1 von <50 % vom Sollwert über erfolgreiche Schwangerschaften berichtet, sodass selbst eine schlechte Lungenfunktion keine absolute Kontraindikation zur Schwangerschaft darstellt. Bei progredienter Verschlechterung der CF in den vorangegangenen Monaten und Jahren sollte von einer Schwangerschaft abgeraten werden. Ferner müssen die physischen und emotionalen Reserven angesprochen werden, die während und nach einer Schwangerschaft erforderlich sind und durch die CF oft schon ausgeschöpft werden. Schließlich müssen die limitierte Lebenserwartung der Mutter und die mögliche Verwaisung des Kindes thematisiert werden.

Betreuung während der Schwangerschaft. Die Therapie der CF ist auch während der Schwangerschaft ein interdisziplinäres Unterfangen. Geburtshelfer mit Erfahrung in Hochrisikoschwangerschaften, Pneumologen, Ernährungsberater und Physiotherapeuten sollten konsultiert werden. Die Routinebehandlung mit Physiotherapie, einschließlich Sekretdrainage und Bewegung, muss fortgesetzt werden. Die Therapie mit Steroiden gilt als hinlänglich sicher. Regelmäßige Lungenfunktionsuntersuchungen und Blutgasanalysen helfen, frühzeitige Verschlechterungen zu erkennen. Drohende Exazerbationen müssen frühzeitig antibiotisch behandelt werden, wozu die Patientinnen hospitalisiert werden sollten. Aminoglykoside sind zu meiden (fetale Ototoxizität), dergleichen Tetrazykline (Verfärbung und Dysplasie der Zähne, Knochenwachstumsstörungen), ferner Sulfamethoxazol/Trimethoprim (Teratogenität, Hyperbilirubinämie bei Neugeborenen). Die Rolle der Gyrasehemmer ist unklar. Bei progressiver Verschlechterung trotz optimaler Therapie ist ein Schwangerschaftsabbruch zu erwägen, vor allem, wenn Rechtsherzinsuffizienz, refraktäre Hypoxämie, die durch Sauerstoffinsufflation nicht beherrschbar ist, Hyperkapnie und respiratorische Azidose hinzutreten. Vor jeder Schwangerschaft sollte das Gewicht auf 85–90 % des Idealgewichts gesteigert werden, gegebenenfalls mit hochkalorischer Zusatzernährung, eventuell auch mit nächtlicher Magensonde, die gegen Ende der Schwangerschaft schlecht toleriert wird und das Risiko der Aspiration birgt. Kontinuierliche Infusion und Hochlagerung des Kopfes können hilfreich sein. Gegebenenfalls kommt auch eine parenterale Hyperalimentation infrage. Regelmäßige Diätberatung und bedarfsgerechte Pankreasenzymsubstitution sind zudem entscheidend. Die Malabsorption fettlöslicher Vitamine ist durch eine hochdosierte Substitution auszugleichen. Ein Vitamin-K-Mangel lässt sich mit Hilfe der Prothrombinzeit erkennen. Ein drohendes Rechtsherzversagen während der Geburt wird durch eine aggressive Diuretikatherapie behandelt und sollte mittels Rechtsherzkatheter überwacht werden. Eine Sauerstoffinsufflation kann eine hypoxiebedingte Vaso-konstriktion, die zum Rechtsherzversagen beiträgt, mildern. Inhalationsanästhetika, die den pulmonalarteriellen Druck steigern, sollten bei Sektio vermieden werden, dergleichen die präoperative Inhalation von Anticholinergika, und zwar wegen ihrer austrocknenden Wirkung auf Sekrete.

Obstruktives Schlafapnoesyndrom

Während die physiologischen Änderungen der Atmung während der Schwangerschaft normalgewichtige Gravidae vor schlafbezogenen Atemstörungen schützen, können bei Adipositas oder anderen Risikofaktoren, wie Retrogenie etc., Schnarchen und schlafbezogene Atemstörungen mit assoziierter Azidose, Herzfrequenzänderungen und Wachstumsretardierung des Feten auftreten. Leitsymptom ist die exzessive Tagesmüdigkeit mit gesteigerter Einschlafneigung. Therapeutisch gilt es, während der Schwangerschaft exzessive Gewichtszunahmen zu vermeiden sowie bei entsprechendem klinischen Bild und polysomnographischem Befund eine nichtinvasive Beatmung mittels CPAP (Continuous positive Airway Pressure) einzuleiten, gegebenenfalls unter zusätzlicher Sauerstoffgabe. Eine medikamentöse Therapie ist für ein obstruktives Schlafapnoesyndrom nicht indiziert.

Venöse Thromboembolien

Tiefe Beinvenenthrombosen und Lungenembolien treten oft gemeinsam auf und sind unterschiedliche Manifestationen einer Krankheit. Lungenembolien sind für bis zu 11 % aller Todesfälle in der Schwangerschaft verantwortlich. Ursächlich sind die Hyperkoagulabilität durch erhöhte Spiegel an Gerinnungsfaktoren, die verminderte fibrinolytische Aktivität, der reduzierte venöse Fluss aus den unteren Extremitäten und ein geringer venöser Tonus während der Schwangerschaft in Verbindung mit einer Kompression der V. cava inferior und der V. iliaca sinistra durch den Uterus.

Gerinnungsphysiologische Veränderungen. Die Spiegel von Fibrinogen, Faktor VIII, Faktor X, Faktor VIII:C und Faktor VIII:Ag sind während der Schwangerschaft erhöht, Prothrombinzeit und aPTT (aktivierte Plasmathrombinzeit) hingegen oft vermindert. Die Spiegel von totalem und freiem Protein S können während der Schwangerschaft abfallen. Als Zeichen einer vermehrten Thrombinbildung nehmen die Konzentrationen von Thrombin-Antithrombin-III-Komplex und Fibrinopeptid A zu. Diese Veränderungen normalisieren sich etwa 2 Wochen post partum. Während der Schwangerschaft nehmen ferner die Spiegel von Plasminogen und des Plasminogenaktivatorinhibitors PAI 1 zu, ferner findet sich PAI 2 nur während der Schwangerschaft.

Epidemiologie, Ätiologie. Die Epidemiologie venöser Thromboembolien während der Schwangerschaft ist unklar. Inzidenzen von <1:1000 pro Monat Schwangerschaft und von >0,6:1000 post partum wurden berich-

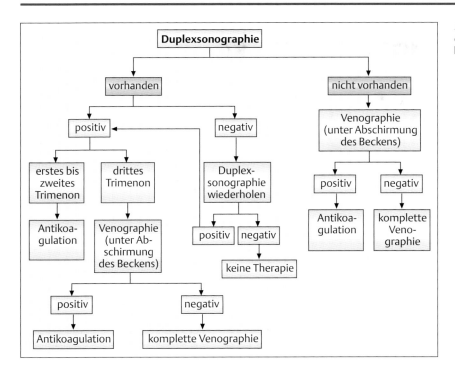

Abb. 8.**1**   Diagnostik bei Verdacht auf tiefe Beinvenenthrombose in der Schwangerschaft.

tet. Tiefe Beinvenenthrombosen betreffen fast immer das linke Bein, selten beide Beine. Ursache ist die Kompression der V. iliaca sinistra durch die rechte A. iliaca. Die Inzidenz tiefer Beinvenenthrombosen beträgt etwa 25 % im ersten Trimenon, etwa 50 % im zweiten Trimenon und etwa 30 % im dritten Trimenon. Die Ursache dafür ist unklar.

Diagnostik (Abb. 8.**1**, 8.**2**). Die Diagnose ist schwierig zu stellen, da Beinschmerzen und -schwellungen während der Schwangerschaft häufig auftreten und die radiologische Diagnostik problematisch ist. Die Venographie gilt als Golden Standard. Bei entsprechender abdomineller Abschirmung lassen sich die Iliakalvenen nicht darstellen. Eine Alternative ist die Impedanzplethysmographie der proximalen Venen. In der Schwangerschaft verursacht die extrinsische Kompression der V. iliaca sinistra häufig falsch-positive Ergebnisse, was sich durch laterale Lagerung bei der Untersuchung beheben lässt. Wiederholt negative Impedanzplethysmographien erlauben es, eine Antikoagulationstherapie abzusetzen. Die Doppler- bzw. Duplexsonographie ist eine gute Alternative, wenn auch von der Expertise des Untersuchers abhängig. Negative Ergebnisse erlauben es, von einer Antikoagulation abzusehen. Andererseits lassen sich auch mittels Duplex- oder Dopplersonographie die Iliakalvenen nicht beurteilen. Für den Nachweis der Lungenembolie gilt die Angiographie nach wie vor als Golden Standard. Sie ist invasiv und als Routinemaßnahme ungeeignet. Die Ventilations-Perfusions-Szintigraphie ergibt Untersuchungsergebnisse, die in 40–70 % der Fälle weder im normalen noch im eindeutig positiven Bereich liegen; von diesen Fällen haben wiederum 20–40 % relevante Lungenembolien. Lässt sich bei diesen Patienten mittels Duplexsonographie eine Beinvenenthrombose

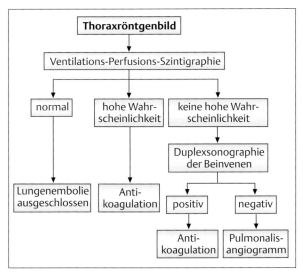

Abb. 8.**2**   Diagnostik bei Verdacht auf Lungenembolie in der Schwangerschaft.

nachweisen, ist eine Lungenembolie wahrscheinlich und eine Antikoagulation indiziert.

Therapie. Die Therapie der tiefen Beinvenenthrombose und der Lungenembolie besteht in der Gabe von 5000 IE Heparin und der anschließenden Dauerantikoagulation mit 24 000–32 000 IE Heparin über 24 Stunden. Intermittierende Heparingaben sind mit einem höheren Blutungsrisiko assoziiert. Nach 4–5 Tagen intravenöser Gabe kann auf die subkutane Therapie umgestellt werden. Die aPTT sollte 6 Stunden nach der Injektion 1,5- bis

2,5 fach erhöht sein. Heparin ist nicht plazentagängig, Vitamin-K-Antagonisten hingegen sind potenziell teratogen. Niedermolekulare Heparine sind ebenfalls nicht plazentagängig, weshalb diese Medikamente nach Zulassung ebenfalls zur Thromboseprophylaxe und zur Behandlung während der Schwangerschaft eingesetzt werden können. Als Komplikationen treten heparininduzierte Blutungen bei 2 % der Therapierten auf. Eine heparininduzierte Thrombozytopenie vom Typ II (HIT II) ist 6–12 Tage nach Beginn einer Heparintherapie zu erwarten und äußert sich durch eine gesteigerte Thromboseneigung mit katastrophalen Komplikationen, falls Heparin nicht als Ursache erkannt wird. Die Vorteile niedermolekularer Heparine sind ihre lange Halbwertszeit und die einmal tägliche Gabe sowie das deutlich seltenere Auftreten von heparininduzierten Thrombozytopenien. Während einer Cumarintherapie leiden etwa 25 % der Behandelten an Nebenwirkungen, wenn das Medikament während der Schwangerschaft angewendet wird.

> Bis zu 30 % der Feten, die in der 6. und der 12. Woche Vitamin-K-Antagonisten exponiert waren, leiden an Chondrodysplasia punctata, Telebrachydaktylie, fazialen Dysmorphien mit nasaler Hypoplasie, Katarakt und anderen Komplikationen.

Patientinnen, die *vor* einer Schwangerschaft antikoaguliert waren, sollen subkutan appliziertes Heparin während der gesamten Dauer der Schwangerschaft anwenden. Vorzugsweise sollte bei Kinderwunsch bereits vor der Konzeption von Vitamin-K-Antagonisten auf Heparin umgestellt werden. Alternativ kann durch regelmäßige Schwangerschaftstests sichergestellt werden, dass vor der 6. Schwangerschaftswoche auf Heparin oder Heparinoide umgestellt werden kann.

Nach einer venösen Thromboembolie wird empfohlen, die Gabe von Heparin und Heparinoiden bis zum Wehenbeginn fortzusetzen. Die Halbwertszeit von subkutanem Heparin ist während der Wehen deutlich verlängert, weshalb eine Einleitung der Geburt 24 Stunden nach der letzten Dosis empfohlen wird. Bei hohem Risiko venöser Thromboembolien kommt als Alternative die intravenöse Heparintherapie infrage, die kurzfristig abgesetzt werden und wieder aufgenommen werden kann, wenn nach der Geburt die Hämostase wieder etabliert ist. Anschließend kann noch am gleichen Tag auf Vitamin-K-Antagonisten umgestellt werden. Heparin wird abgesetzt, wenn die INR für mehr als 2 Tage bei Werten zwischen 2 und 3 liegt. Thrombolysen sind nur bei massiven Lungenembolien mit hämodynamischer Instabilität indiziert.

V.-cava-Filter sind nur bei absoluter Kontraindikation für eine Antikoagulation, ausgedehnten proximalen Thrombosen oder rezidivierenden Lungenembolien trotz Antikoagulation indiziert. Die Auswirkungen von hereditärem **AT-III-Mangel** sowie **Protein-C- und Protein-S-Mangel** während der Schwangerschaft sind unzureichend untersucht. Postpartal werden für diese Patientinnen Heparin oder Heparinoide empfohlen. Inwieweit diesen Erkrankungen (insbesondere bei Protein-S-Mangel, der kaum Probleme verursacht) eine Daueranti-koagulation während der Schwangerschaft erfordern, ist unbekannt. Neben einer Antikoagulation wird alternativ ein regelmäßiges Monitoring mittels Impedanzplethysmographie bzw. Duplexsonographie empfohlen.

Das **Anti-Phospholipid-Antikörper-Syndrom** erhöht das Risiko für Thrombosen und rezidivierende Aborte bzw. Verlust des Feten. Prophylaktische Heparingaben oder ein engmaschiges Monitoring mittels Impedanzplethysmographie oder Duplexsonographie werden im Management dieser Erkrankung empfohlen. Rezidivierende Aborte lassen sich durch eine Therapie mit Acetylsalicylsäure und/oder Prednison verhindern, was jedoch ein höheres Risiko an Präeklampsien und Frühgeburten birgt.

Lungenembolien im Rahmen einer Schwangerschaft können auch Folge einer **puerperalen Ovarialvenenthrombose** sein. Lokale Infektionen begünstigen deren Entwicklung. Die rechte Seite ist häufiger betroffen. Zu 3–30 % kommt es zu Lungenembolien. Als Therapie kommen Breitbandantibiotika und Heparin für 1–3 Wochen zum Einsatz. Die Diagnose ist schwierig und gelingt eventuell mittels Venographie, Computertomographie oder transabdomineller Uterusphlebographie.

Fruchtwasserembolie

Epidemiologie. Die Embolie von Fruchtwasser ist die einzige pulmonale Erkrankung, die nur während der Schwangerschaft auftreten kann. Die Inzidenz wird auf 1:8000 bis 1:80 000 Geburten beziffert. Die Mortalität ist hoch und liegt bei bis zu 90 %. Fruchtwasserembolien verursachen 10–20 % der peripartalen mütterlichen Todesfälle.

Ätiologie. Etwa 30 % der Fruchtwasserembolien sollen infolge ungestümer Wehen, etwa 20 % nach Gabe von Oxytozin auftreten. Die Größe des Fetus als Risikofaktor ist heute umstritten. Pathophysiologisch wird neben der Ruptur fetaler Membranen diejenige der Uterusvenen postuliert, wobei sich ein Druckgefälle vom Fruchtwasser in die Venen des Uterus entwickeln soll, die dann am Ort der Plazentaablösung bzw. bei Rissen in unterem Uterus und Endozervix Fruchtwasser aufnehmen. Inwieweit die mechanische Obstruktion des pulmonalkapillären Gefäßbettes das Fruchtwasseremboliesyndrom auslöst, ist umstritten, denn eine Steigerung des pulmonalarteriellen Drucks ist nicht obligat nachweisbar. Hingegen werden alveolokapilläre Leckagen als Folgen mikroembolischer Schädigung angenommen, weil sich beim Fruchtwasseremboliesyndrom post partum viel proteinhaltige Ödemflüssigkeit nachweisen lässt und das extrazelluläre Volumen erhöht und der kolloidosmotische Druck vermindert ist. Lungenödem und Linksherzinsuffizienz erscheinen als Ursachen wenig wahrscheinlich, da der PCWP (Pulmonary capillary Wedge Pressure) selten erhöht ist. Ferner kann eine Anaphylaxie durch eine immunologische Reaktion auf fetales Antigen als Ursache nicht ausgeschlossen werden.

Klinik. Zu den Symptomen gehört nach Steiner und Lushbough ein abrupter kardiopulmonaler Kollaps ohne Prodromi während oder kurz nach der Geburt. Zur Risikokonstellation gehören vorzeitiger Blasensprung, ältere Multipara, ein großer Fetus, Todgeburten und Mekonium im Fruchtwasser. Die klinischen Zeichen umfassen neben Schock, Dyspnoe, Zyanose, Erbrechen, Unruhe und Blutdruckabfall einen raschen, schwachen Puls sowie ein Lungenödem, ohne dass eine Herzinsuffizienz vorbestand. Zehn Prozent bis 15 % der Betroffenen erleiden Grand-Mal-Anfälle und im Verlauf eine disseminierte intravasale Gerinnung. Die Symptome können erst Stunden nach der Entbildung auftreten. Verwirrtheit, Lethargie, Tachypnoe, gelegentlich mit langsamem Beginn, Husten, subfebrile Temperaturen, alveoläre Infiltrate, Hypoxämie und Hypokapnie sowie Hämoptoe sind beschrieben.

Differenzialdiagnostik. Differenzialdiagnostisch kommen hämorrhagischer Schock bei Uterusruptur, Luftembolien, Linksherzinsuffizienz, Aspirationspneumonie und anaphylaktische Reaktionen auf Medikamente infrage.

Therapie. Die Patientinnen sind intensivmedizinisch zu behandeln, fast immer ist eine invasive Beatmung mit positivem endexspiratorischen Druck (PEEP) erforderlich, um die Oxygenierung sicherzustellen. Rechtsherzkatheter erlauben nicht nur, die Therapie zu steuern; durch den Katheter lassen sich zudem aus der Peripherie der Lunge Plattenepithelien, Muzin und Lanugohaare des Feten aspirieren (pulmonale Mikrovaskulaturzytologie in Wedge-Position), mit deren Hilfe eine Fruchtwasserembolie diagnostiziert werden kann. Die Therapie ist symptomatisch und umfasst maschinelle Beatmung und invasives Monitoring mittels Rechtsherzkatheter zur hämodynamischen Steuerung. Eine aggressive Diuretikatherapie wird empfohlen. Positive Effekte sind für Steroide, Antikoagulanzien und die empirische Antibiotikatherapie bislang nicht dokumentiert.

Luftembolien

Luftembolien können bei Wehen, Placenta praevia, kriminellen Abtreibungsversuchen, orogenitalem Geschlechtsverkehr, pneumatischer Dehnung der Scheide bei gynäkologischen Eingriffen oder iatrogen durch zentralvenöse Katheter entstehen. Symptomatisch kommt es zu plötzlichem Blutdruckabfall, Husten, Dyspnoe, Schwindel, Tachypnoe, Tachykardie, Schwitzen und auskultatorisch zu einem charakteristischen präkordialen Mühlradgeräusch. Mehr als 100 ml aspirierter Luft können tödlich sein. Pathogenetisch wird die Vorstellung favorisiert, dass das Gerinnungssystem durch intravasalen oder intrakardialen Blut-Luft-Kontakt aktiviert wird, was zu disseminierten Mikroembolien führt.

Pleurale Erkrankungen

Hierbei handelt es sich um eine heterogene Gruppe von Erkrankungen. Sekundär treten Pleuraergüsse nach Lungenembolie, Pneumonien, Fruchtwasserembolien, peripartaler Kardiomyopathie und nichtkardiogenem Lungenödem auf. Prinzipiell ist jeder Pleuraerguss abklärungswürdig und sollte einer Thorakozentese zugeführt werden. Andererseits legt eine Reihe von Untersuchungen nahe, dass es peripartal als Folge der Wehen zu asymptomatischen kleinen bis mittelgroßen Ergüssen kommt, die sich spontan zurückbilden. Als Ursache werden das hohe Blutvolumen, der geringe kolloidosmotische Druck und Valsalva-Mannöver während der Wehen angeführt. Bis zu 50 % dieser Ergüsse sind klein bis allenfalls mittelgroß; in etwa 50 % der Fälle treten sie beidseits auf. Bei Einseitigkeit besteht keine Seitenpräferenz. Die genaue Inzidenz ist unklar. Radiologisch ließen sich bei 23–97 % der Schwangeren derartige Ergüsse nachweisen, während sonographisch nur bei Präklampsie Ergüsse darstellbar waren, die dann auch Zeichen einer erhöhten perinatalen Mortalität waren.

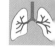

Chylothorax. Der Nachweis eines Chylothorax ist hoch verdächtig auf eine Lymphangioleiomyomatose; selten verursachen triviale Traumata, häufiger Tumoren oder schwere Traumata einen Chylothorax.

Chorionkarzinome metastasieren pulmonal durch vaskuläre Dissemination. Sie verursachen akute Atemnot und Thoraxschmerz durch Tumorembolien, Husten und Hämoptoe sowie eine langsam progrediente Atemnot durch pulmonale Metastasen oder Embolien. Pleurale Metastasen können pleuritische Beschwerden verursachen. Hämorrhagische Pleuraergüsse sind häufig. Risikopatientinnen sind Multipara mit bekannter Blasenmole. Radiologisch finden sich multiple pulmonale Raumforderungen. Die Antikoagulation ist kontraindiziert.

Neurofibromatose. Bei der Neurofibromatose kann es zu Blutungen aus infiltrierten Arterien kommen, die seltene Ursache eines Hämatothorax sein können.

Urinothorax. Beim Urinothorax entstehen Pleuraergüsse als Folge einer obstruktiven Uropathie. Ursachen sind Hydronephrose durch externe Kompression des Ureters und verminderte Ureterperistaltik. Pyelonephritiden treten als Folge bei 2 % aller Schwangerschaften auf. Zum Nierenversagen kommt es dennoch selten. Klassischerweise findet sich ein ipsilateraler Erguss, der nach Urin riecht und dessen Serum-Pleuraerguss-Kreatininkonzentrationsverhältnis >1 beträgt.

Anti-Phospholipid-Antikörper-Syndrom. Sehr selten kommt es beim Anti-Phospholipid-Antikörper-Syndrom zu Pleuraergüssen, die vor allem postpartal auftreten.

Zwerchfellruptur. Seltene Komplikation einer Schwangerschaft ist die Zwerchfellruptur als Folge abdomineller Anspannung bei Erbrechen oder bei der Entbindung.

Leitsymptome sind Abdominalschmerzen mit Dyspnoe, Erbrechen, gelegentlich auch Zyanose und Schock, wenn es zur Inkarzeration von Darm in der Bruchpforte kommt. Radiologisch finden sich ein „Zwerchfellhochstand" mit Gaseinschlüssen, eine Mediastinalverschiebung zur kontralateralen Seite und Plattenatelektasen des betroffenen Hemithorax. Mittels Bariumbreischluck oder Computertomographie lässt sich die Diagnose stellen. Bei ausreichender Latenz bis zum Geburtstermin ist eine chirurgische Versorgung anzustreben, sodass dann eine normale Geburt erfolgen kann.

Spontanes Pneumomediastinum (Hammann-Syndrom)

Hierbei handelt es sich um eine seltene Komplikation, meist bei Primigravidae mit einer schweren Geburt. Leitsymptom ist der substernale, ziehende Thoraxschmerz mit Ausstrahlung in die Arme und den Nacken, gepaart mit Husten und Dyspnoe unterschiedlicher Ausprägung. Die Patientinnen klagen über Tachykardie und Dysphagie, sie sind ängstlich und gelegentlich heiser. Ein Hautemphysem ist pathognomonisch. Gelegentlich kommt es zu Fieber und Leukozytose. Ätologisch handelt es sich um einen intraparenchymalen Pneumothorax mit Wanderung der Luft entlang der bronchovaskulären Scheiden. Selten kann es durch vorzeitigen Blasensprung zu einem Pneumoperitoneum mit Dissektion entlang der Aorta und des Ösophagus kommen. Spezifische Therapien sind für beide Ursachen nicht erforderlich, und Symptome wie auch radiologische Manifestationen klingen oft innerhalb von Tagen ab.

Pneumothorax

Diese Komplikation in der Schwangerschaft und peripartal wird oft übersehen. Betroffen sind vor allem Primagravidae mit Risikofaktoren, wie Zustand nach Tuberkulose, Asthma, Inhalationsrauchen und anamnestisch bekannte frühere Pneumothoraces. Fünfzig Prozent bis 60 % der Pneumothoraces in der Schwangerschaft entstehen peripartal, sonst zu jedem Zeitpunkt der Schwangerschaft. Leitsymptom ist der plötzliche Thoraxschmerz mit leichter bis mittelschwerer Dyspnoe, gelegentlich Husten und selten Ausbildung eines Spannungspneumothorax mit zunehmender Atemnot und Einflussstauung, die bis zum Kreislaufkollaps führen kann. Während der Wehen und der Geburt ist ein Pneumothorax oft schwierig zu diagnostizieren. Eine rasche Therapie ist indiziert, um eine Hypoxämie zu vermeiden. Spontanpneumothoraces während der Schwangerschaft sind mit einer hohen Rezidivrate assoziiert, weshalb eine videoassistierte thorakoskopische Versorgung (VATS mit apikaler Pleurektomie) oder eine chemische Pleurodese spätestens nach dem ersten Rezidiv empfohlen wird.

Pneumonien

Definition. Pneumonien sind seltene, aber potenziell schwere Komplikationen der Schwangerschaft, die bakteriell, viral oder durch Pilze verursacht sein können. Pneumonien sind für 1 % aller mütterlichen Todesfälle verantwortlich.

Epidemiologie, Komplikationen. Epidemiologisch leiden 1,5–3 pro 1000 Schwangere an einer Pneumonie; diese neigen dann zu Aborten und komplizierten Frühgeburten. Vorzeitige Wehen sind häufiger, wenn die Pneumonie zwischen der 20. und der 36. Schwangerschaftswoche auftritt. Pneumonien bergen ein erhöhtes Risiko mütterlicher und fetaler Mortalität sowie eines verminderten Geburtsgewichts.

Ätiologie. Alle Bakterien, die Pneumonien verursachen, können auch während der Schwangerschaft ursächlich in Betracht kommen. Nach absteigender Häufigkeit sind folgende Pneumonieerreger bzw. Ursachen zu nennen:
➤ Streptococcus pneumoniae,
➤ Haemophilus influenzae,
➤ unklare Erreger,
➤ Erreger „atypischer" Pneumonien,
➤ Legionellen,
➤ Mycoplasma pneumoniae,
➤ Chlamydia pneumoniae (Stamm TWAR),
➤ Viren,
➤ Erreger der Influenza A,
➤ Varizellen,
➤ Aspiration,
➤ Pilze.

Übersicht
Risikofaktoren für Pneumonien während der Schwangerschaft
• immunologisch verminderte Lymphozytenfunktion: verminderte T-Zell-Toxizität, verminderte Zahl CD4-positiver Zellen, verminderte Lymphokinantwort auf Alloantigene
• physiologisch: gesteigerter Sauerstoffverbrauch (geringere Hypoxietoleranz), gesteigerter Flüssigkeitsgehalt der Lunge, Aspirationsgefahr, hormonale (Progesteron, Human chorionic Gonadotropin, α-Fetoprotein, Kortisol) Hemmung der zellulären Immunabwehr; in vitro beschleunigen Östrogene, Progesteron und Testosteron das Wachstum von z. B. Candida
• Komplikationen/prädisponierende Erkrankungen: Inhalationsrauchen, Herz-Lungen-Erkrankungen, Anämie, Drogenkonsum, HIV-Infektion, immunsuppressive Therapie (vor allem Steroide)

Mumps, Mononukleosen, Influenza A, Varizellen, Kokzidioidomykose und andere Pilzerkrankungen können in der Schwangerschaft Pneumonien verursachen. Zwar bedingen Pneumonien kein spezifisches kongenitales Syndrom, dennoch können Fieber, Tachykardie und Hypoxämie den Feten schädigen und vorzeitige Wehen auslösen.

Klinik. Das Spektrum des Schweregrades und der Komplikationen ist weitreichend und umfasst die Ausbildung von Empyemen, Bakteriämie, die Notwendigkeit maschineller Beatmung, Pneumothorax, Perikardtamponade und Vorhofflimmern, wobei die Prognose auch von Vorerkrankungen und vom Erregertyp abhängig ist. Pneumonien während der Schwangerschaft sind mit Frühgeburten und periplazentaren Infektionen (z. B. HIV) assoziiert. Pneumonien durch Varizellen, Influenza und Pilze sind bei Schwangeren möglicherweise virulenter und mit einer höheren Mortalität assoziiert. Einige der Ursachen für Pneumonien während der Schwangerschaft sind durch geeignete Maßnahmen vermeidbar (z. B. Influenza, Impfung, Aspirationsprophylaxe). Die klinischen Symptome einer Pneumonie in der Schwangerschaft unterscheiden sich nicht von denjenigen bei Nichtschwangeren: Eine Infektion der oberen Atemwege geht häufig voraus, gefolgt von Husten, Fieber, Dyspnoe und Schüttelfrost. Radiologisch sind 75 % der Pneumonien während der Schwangerschaft unilobulär, 25 % multilobulär, etwa 2–3 % zeigen Pleuraergüsse. Die Diagnose wird oft spät gestellt oder übersehen. Postpartale Lungenabszesse sind oft durch aspirierte Anaerobier verursacht. Sekundäre bakterielle Pneumonien als Komplikation einer Influenza lassen an Staphylococcus aureus und gramnegative Erreger denken. Nosokomiale Pneumonien sind oft durch gramnegative Keime verursacht.

Therapie. Die Therapie ist empirisch und sollte bei schweren Pneumonien Streptococcus pneumoniae, Haemophilus influenzae und Legionellen berücksichtigen. Die zur Auswahl stehende antimikrobielle Therapie ist limitiert. Penicilline, Cephalosporin und Erythromycin (außer Erythromycinestolat!) gelten in der Schwangerschaft als sicher, wahrscheinlich auch Clindamycin. Tetrazykline können im dritten Trimenon bei der Schwangeren fulminante Hepatitiden auslösen und Schäden an Knochen und Zähnen des Feten verursachen. Sulfonamide können beim Fetus Kernikterus, Aminoglykoside Ototoxizität, Vancomycin renale und Ototoxizität verursachen. Sie sind während der Schwangerschaft zu meiden. Die supportive Therapie besteht aus Hydrierung sowie Antipyretika- und Sauerstoffgabe, wobei ein PaO_2 von >70 mmHg anzustreben ist.

■ Virale Pneumonien

Influenzapneumonien, meist vom Typ A, gehen mit hohem Fieber, Schnupfen, Kopfschmerzen, Unwohlsein und Husten einher und haben bei Schwangeren eine höhere Mortalität als bei Nichtschwangeren. Bei Grippeepidemien ist daher zu beachten, dass Schwangere leichter von einer Pneumonie betroffen sein können. Die Symptome klingen meist nach 3 Tagen ab. Persistieren sie länger, müssen Komplikationen, z. B. einer bakteriellen Superinfektion, ausgeschlossen werden. Eine fulminante respiratorische Insuffizienz, bilaterale Infiltrate und die Notwendigkeit einer langfristigen Beatmung können auftreten. Die radiologischen Veränderungen bilden sich nur langsam zurück. Eine Antibiotikaprophylaxe ist indiziert, gegebenenfalls auch die orale Therapie mit Amantadin und die Inhalation mit Ribavirin. Risikopatientinnen sollten vor der Schwangerschaft oder nach dem ersten Trimenon geimpft werden.

Varizellen. Etwa 7 % aller Schwangeren erleiden Infektionen mit Varizellen. Etwa 9 % dieser Schwangeren entwickeln eine Varizellenpneumonie, die sonst nur bei 0,3–1,8 % aller Infizierten auftritt. Rauchen gilt als Risikofaktor. Die Mortalität im dritten Trimenon beträgt 11–40 %. Fieber, Ausschlag, Unwohlsein, bei Varizellenpneumonie Husten, Dyspnoe, Pleuraschmerzen, Hämoptysen und orale Schleimhautläsionen sind die charakteristischen klinischen Zeichen. Radiologisch finden sich diffuse noduläre Infiltrate. Die Therapie besteht aus Aciclovir. Bei intrauterinen Infektionen kommt es im ersten Trimenon zu 10–26 % zum kongenitalen Varizellensyndrom mit Gliedmaßenhypoplasien, kortikaler Atrophie, Hautnarben, Chorioretinitis und anderen Defekten. Im zweiten und dritten Trimenon ist die Inzidenz dieses kongenitalen Syndroms geringer.

Masernpneumonien sind mit Frühgeburtlichkeit und Aborten assoziiert. Zwischen 3,5 % und 50 % der mit Masern infizierten Erwachsenen sollen eine Pneumonie entwickeln. Häufig kommt es dabei zu bakteriellen Superinfektionen.

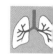

■ Pilzpneumonien

An Coccioides imitis, der im Südwesten der USA, in Mexiko und in Argentinien Infektionen verursacht, die in der Schwangerschaft offenbar häufiger sind, ist bei entsprechender Reiseanamnese zu denken. Ursächlich soll die beeinträchtigte zelluläre Immunität sein. Symptome des Desert- oder Valley-Fiebers sind Husten, Fieber, Thoraxschmerz, Kopfschmerzen und Halsschmerzen, bei Pneumonien kommen pulmonale Infiltrate, Gewichtsverlust, Kavernen und Hämoptoe hinzu. Vor allem im dritten Trimenon besteht die Gefahr der disseminierten Kokzidioidomykose (etwa 20 %) mit hoher Mortalität, die deutlich höher ist als im ersten und zweiten Trimenon. Die Diagnose wird durch den Nachweis des Pilzes gestellt; gelingt dies nicht, kann der Nachweis von Immunglobulin M hilfreich sein. Amphotericin B und Ketoconazol sind Therapie der Wahl. Gesicherte Hinweise auf eine Teratogenität dieser Therapie bestehen bislang nicht. Andere Pilzinfektionen oder Pilzpneumonien sind während der Schwangerschaft ebenfalls möglich, aber nur in Einzelfällen dokumentiert.

■ Aspirationspneumonie

Bei postpartaler respiratorischer Insuffizienz ist auch an eine Aspirationspneumonie zu denken. Der Begriff des „Mendelson-Syndroms" geht auf einen Bericht zurück, der erstmals die Aspiration von Magensaft während der Geburt beschrieb. Daneben können Bakterien aus dem Oropharynx und solide Partikel aus dem Magen aspiriert werden. Klassischerweise manifestiert sich die Pneumonie 24 Stunden nach Aspiration. Dieses Intervall ist wesentlich verkürzt, wenn größere Mengen Magensaft oder feste Partikel aspiriert wurden. Feste Partikeln können zudem Bronchospasmus, Husten und Zyanose auch unmittelbar verursachen. Maßnahmen zur Vorbeugung der Aspirationspneumonie sind wirksam und hilfreich: 24 Stunden vor einer geplanten Anästhesie sollte auf die orale Nahrungszufuhr verzichtet werden. H_2-Rezeptoren-Blocker oder Protonenpumpeninhibitoren sind angezeigt, um den pH-Wert des Magensaftes zu senken. Die Therapie besteht in Gabe von Sauerstoff, der Inhalation von Bronchodilatatoren und gegebenenfalls der maschinellen Beatmung. Kortikosteroide sind nicht indiziert. Antibiotika sind bei Infiltraten angezeigt.

Übersicht

Risikofaktoren für eine Aspiration bei der Geburt
- erhöhter intragastraler Druck durch Uteruskompression
- Entspannung des unteren Ösophagussphinkters durch Progesteron
- verzögerte Magenentleerung
- abdominelle Palpation durch medizinisches Personal
- verminderte Bewusstseinslage (medikamentös/iatrogen)

HIV-Infektion

Die Überlebenswahrscheinlichkeit der Mutter mit HIV-Infektion nahm in den vergangenen Jahren zu. Dennoch haben Schwangere mit HIV-Infektion ein erhöhtes Risiko opportunistischer Infektionen, und eine Schwangerschaft kann den Progress einer HIV-Infektion beschleunigen. Infektion des Feten durch die Mutter ist in utero, durch Blutkontakt peripartal und über die Muttermilch möglich. Das Risiko steigt, wenn die Mutter an einer manifesten AIDS-Erkrankung leidet. Eine HIV-Infektion in der Schwangerschaft ist mit vorzeitigen Wehen und einem geringeren Geburtsgewicht assoziiert. Opportunistische Infektionen einer HIV-Infektion sind während der Schwangerschaft virulenter. Pulmonale Infiltrate, erhöhte LDH- Werte und respiratorische Insuffizienz sprechen für eine Pneumonie durch Pneumocystis jiroveci (früher: Pneumocystis carinii). Die Prognose einer Pneumocystis-jiroveci-Pneumonie (PcP) ist bei Schwangeren schlechter als bei Nichtschwangeren, vor allem während der ersten beiden Trimena. Die Mortalität beträgt etwa 50%; nur 31% der Schwangeren mit PcP, die mechanisch beatmet werden müssen, überleben. Trotz toxikologischer Bedenken war die Therapie mit Sulfamethoxazol/Trimethoprim und Kortikosteroiden bei den wenigen gesunden Geburten von Schwangeren mit HIV-Infektion und PcP ohne Nebenwirkungen. Auch unter der antiretroviralen Therapie hat die PcP in der Schwangerschaft weiterhin eine schlechte Prognose. HIV-infizierte Schwangere sind entsprechend zu beraten: Auf die ernste Prognose und das Risiko der viralen Übertragung auf das Kind ist hinzuweisen und gegebenenfalls von einer Schwangerschaft abzuraten. Eine antivirale Therapie (z. B. mit Amprenavir) und orale Kon-

trazeptiva interagieren am Zytochrom-P_{450}-System; andere antivirale Therapien (z. B. Efavirenz) sind teratogen. Eine interdisziplinäre Betreuung dieser Patientinnen ist unumgänglich.

Tuberkulose in der Schwangerschaft

Epidemiologie. Die Tuberkulose ist heute eine seltene Infektion, die jedoch durch Migration auch in Mitteleuropa häufiger wird. Die Epidemiologie von Tuberkulose und Schwangerschaft in Mitteleuropa ist unbekannt.

Die **Prognose** einer Schwangeren mit Tuberkulose ist heute unter Therapie mit der Prognose einer Nichtschwangeren vergleichbar.

Ätiologie. Häufigster Erreger ist Mycobacterium tuberculosis. Eine Infektion, nicht gleichzusetzen mit Krankheit, ist durch einen positiven Hauttest sowie radiologisch eventuell durch eine kleine, inaktive thorakale Läsion ohne Symptome charakterisiert. Durch Inhalation von Mycobacterium-tuberculosis-haltigem Aerosol kommt es zu einer primären Infektion und zur Ausbildung eines Primäraffekts, der nach Jahren (bei eingeschränkter zellulärer Immunität) bei 5–10 % aller Infizierten reaktivieren kann, woraus sich eine Tuberkulose entwickelt. Als zweite Möglichkeit sind die direkte Primärinfektion und die Entwicklung einer aktiven Erkrankung durch inhalierte Mykobakterien möglich.

Zu den **Risikopatientinnen** mit Schwangerschaft gehören Ausländerinnen aus Endemiegebieten, Alkohol- und Drogensüchtige, Patientinnen mit manifestem Diabetes mellitus, Unterernährte sowie Personen mit Kontakt mit Risikogruppen in Pflegeheimen und Gefängnissen sowie mit Auslandsaufenthalten in Endemiegebieten.

Betreuung während der Schwangerschaft. Unter tuberkulostatischer Therapie haben Schwangere eine ebenso exzellente Prognose wie nichtschwangere Tuberkulosekranke. Hinweise dafür, dass eine Primärtuberkulose durch eine Schwangerschaft reaktiviert wird, bestehen nicht. Bakteriämien, postpartale Blutungen und schwierigere Geburten sollen hingegen bei Patientinnen mit aktiver Tuberkulose häufiger sein. Insgesamt gibt es aber mehr Daten dafür, dass die Prognose einer Schwangerschaft bei behandelter Tuberkulose normal ist. Therapeutische Aborte und Interruptio sind daher nicht indiziert. Von entscheidender Bedeutung zur Risikoeinschätzung und zur Diagnosestellung sind Screening-Maßnahmen. Hierbei sind exakte anamnestische Angaben zur Tuberkulose, zum Verlauf von Hauttests oder früheren Tuberkulosetherapien zu erheben. Zum Hauttest ist lediglich der Mendel-Mantoux-Test mit 5 E PPD (Purified Protein Derivative) intradermal geeignet. Die Ablesung erfolgt 48–72 Stunden später. Der Test gilt bei Patientinnen mit sehr hohem Risiko (Kontakt mit einem Erkrankten, positives Röntgenbild oder klinische Beschwerden einer Tuberkulose) als positiv, wenn die Größe der Induration 5 mm beträgt. Bei Patientinnen mit erhöhtem Risiko (Ausländerinnen aus Endemiegebieten, Obdachlose, Abhängige von intravenös verab-

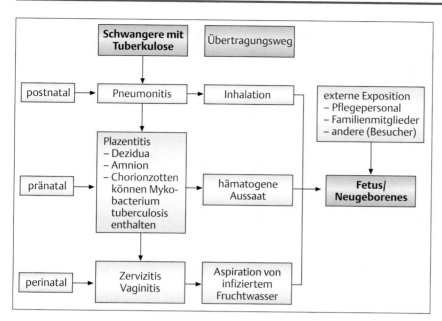

Abb. 8.**3** Pathogenese der Tuberkulose des Neugeborenen.

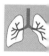

reichten Drogen, medizinisches Personal, HIV-Infizierte sowie Patientinnen mit Diabetes mellitus, Immunsuppression und Unterernährung) gilt der Test als positiv, wenn die Größe der Induration 10 mm beträgt, und bei allen anderen Personen ab einer Größe der Induration ab 15 mm. Ein negativer Test schließt eine Tuberkulose nie aus! Falsch-positive Tests können bei Sensibilisierung gegenüber atypischen Mykobakterien oder nach BCG-Impfung auftreten. Dennoch soll die Hauttestreaktion von mit BCG (Bacille Calmette-Guérin) Geimpften so wie bei Nichtgeimpften beurteilt werden. Die klinischen Symptome einer Tuberkulose sind bei Schwangeren nicht anders als bei Nichtschwangeren. Dazu zählen Husten (74 %), Gewichtsverlust (41 %), Fieber (30 %) und Schwäche/Unwohlsein/Müdigkeit (30 %); 20 % der Patientinnen sind ohne signifikante Beschwerden, 19 % berichten über Hämoptysen. Der Mendel-Mantoux-Test ist bei >90 % positiv, 5–10 % der Betroffenen haben extrapulmonale Manifestationen. Die (seltene) Tuberkulosemastitis kann mit einem Mammakarzinom verwechselt werden, da sie ebenfalls Orangenhautbildung, eingezogene Mamille und ipsilaterale Lymphknotenschwellung verursachen kann.

Infektion des Kindes. Die Aspiration von infiziertem Fruchtwasser oder die Inhalation von Tuberkelbakterien kann beim Feten bzw. Neugeborenen eine pulmonale Tuberkulose, eine Mittelohrtuberkulose oder eine gastrointestinale Tuberkulose verursachen, die Infektion über die Umbilikalvene einen Primäraffekt in der Leber. Die kongenitale Tuberkulose hat eine schlechte Prognose mit hoher Mortalität (etwa 50 %), weil die Diagnose zu spät oder erst bei der Autopsie gestellt wird und die Tuberkuloseerkrankung der Mutter nur in etwa 50 % der Fälle diagnostiziert war (Abb. 8.**3**). Bei Frühgeborenen ist die Prognose noch schlechter. Die Tuberkulose des Neugeborenen lässt sich klinisch an Atemnot (77 %), Fie-

ber (62 %), Hepatosplenomegalie (62 %), Gedeihstörung (19 %), schlechter Nahrungsaufnahme (46 %), Lethargie/Irritabilität (42 %), Lymphadenopathie (35 %), gespanntem Abdomen (25 %), Ausfluss aus den Ohren (15 %) und Hautläsionen (12 %) erkennen. Röntgenaufnahmen sind fast immer positiv, 50 % der Neugeborenen haben miliare Verschattungsmuster. Differenzialdiagnostisch kommen bakterielle Sepsis, Syphilis und Zytomegalieviruspneumonie infrage.

Die Therapie der Tuberkulose bei Schwangeren weist einige Besonderheiten auf: Die obligate Kombinationstherapie besteht aus Isoniazid (INH; 5 mg/kg Körpergewicht, maximale Tagesdosis von 300 mg) unter Zusatz von Pyridoxin (50 mg/Tag) und Rifampicin (10 mg/kg Körpergewicht, maximale Tagesdosis von 600 mg). INH, Pyridoxin und Rifampicin werden für 9 Monate gegeben. Initial wird Ethambutol (15–25 mg, maximal 2,5 g/Tag) addiert, das abgesetzt werden kann, wenn Sensibilitätstestungen ergeben, dass die Erreger auf INH und Rifampicin sensibel sind. Unter der Therapie mit Rifampicin sind mit einer Häufigkeit von 3 % fetale Missbildungen zu erwarten, deren Inzidenz ohne Tuberkulosetherapie, je nach Studie, auch zwischen 1 % und 6 % liegen. Es ist daher davon auszugehen, dass die Tuberkulose für Mutter und Kind ein wesentlich höheres Risiko darstellt als die erforderliche Therapie; Pyrazinamid, Streptomycin und Ethionamid sollten dennoch während der Schwangerschaft gemieden werden. Aufgrund der Zytochrom-P$_{450}$-Induktion durch Rifampicin sind Frauen nach der Entbindung darauf hinzuweisen, dass orale Kontrazeptiva wirkungslos werden können. Bei multiresistenter Tuberkulose, zu deren Behandlung verschiedene Kombinationstherapien mit 5 und mehr Tuberkulostatika eingesetzt werden, kann eine Interruptio indiziert sein. Diese Erkrankung sollte in jedem Fall unter Hinzuziehung pneumologisch-infektiologischer Ex-

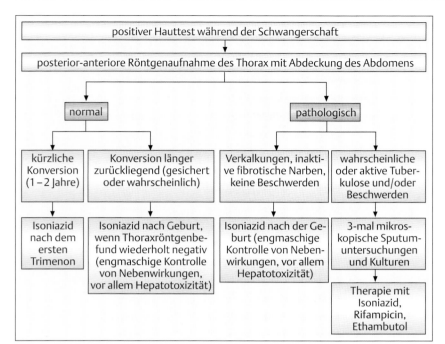

Abb. 8.**4**   Therapie einer Schwangeren mit positivem Mendel-Mantoux-Test.

pertise behandelt werden. Die postpartale Therapie mit INH bei positivem Tuberkulinhauttest ist nicht unumstritten, da ein erhöhtes Hepatotoxizitätsrisiko besteht. Wegen der Gefahr der plazentaren Infektion wird bei kürzlich zurückliegender PPD-Konversion eine INH-Therapie ab dem zweiten Trimenon empfohlen (Abb. 8.**4**); die mögliche INH-Toxizität ist gegen das Risiko der Mutter oder des Feten, an Tuberkulose zu erkranken, abzuwägen. Etwa 20 % des INH wird von Säuglingen mit der Muttermilch aufgenommen, was zu Pyridoxinmangel und Epilepsien führen kann. Bei diesen Kindern ist Pyridoxin zu substituieren. Die Therapie des Neugeborenen mit Kongenitaltuberkulose besteht in der Gabe von INH, Rifampicin und Pyrazinamid für 9–12 Monate, wobei für mindestens 2 Monate Pyrazinamid gegeben werden sollte. Die Therapiedauer ist wegen des unreifen Immunsystems verlängert.

Respiratorische Insuffizienz durch β-adrenerge Tokolyse

Durch eine tokolytische Therapie kann es zur akuten respiratorischen Insuffizienz kommen, die sich mit uncharakteristische Thoraxbeschwerden, Dyspnoe, Tachypnoe, Rasselgeräuschen, Lungenödem und unproduktivem Husten präsentiert. Ursächlich wird angenommen, dass die β-adrenerge Therapie die Sekretion von ADH (antidiuretisches Hormon) steigert und zu einer vermehrten Flüssigkeitsbelastung führt, zu der die myokardiale Toxizität der β_2-Mimetika, der verminderte kolloidosmotische Druck und die gesteigerte kapilläre Permeabiliät beitragen können. Dennoch ist die genaue Ursache der akuten Ateminsuffizienz durch eine β-adrenerge Tokolyse unklar.

Akute respiratorische Insuffizienz mit Acute respiratory Distress Syndrome (ARDS) in der Schwangerschaft

Thromboembolien, Fruchtwasserembolien und Luftembolien mit akuter respiratorischer Insuffizienz sind für etwa 20 % der Todesfälle bei Schwangeren verantwortlich. Hypoxämie und respiratorische Insuffizienz aus anderer Ursache bedingen weitere 10–15 % der mütterlichen Todesfälle. Das ARDS ist klinisch durch akuten Beginn, bilaterale pulmonale Infiltrate und eine schwere Hypoxämie (PaO_2-FiO_2-Ratio = 200; FiO_2 = Fraktion von O_2 in der Inspirationsluft) unter Ausschluss einer manifesten Herzinsuffizienz (PCWP = 18 mmHg) definiert. Zu seinen Ursachen im Rahmen einer Schwangerschaft gehören Sepsis und/oder Pneumonie, Fruchtwasserembolien, Aspiration von Magensaft, Luftembolien, tokolytische Therapie mit Ausbildung eines Lungenödems, Asthma bronchiale, Thromboembolien, Pneumomediastinum und Pneumothorax. Neben der Behandlung der zugrunde liegenden Erkrankung erfordert das ARDS neben mechanischer Beatmung eine hämodynamische Unterstützung und eine adäquate Ernährung unter Minimierung iatrogener Komplikationen. In der Schwangerschaft beachtenswert ist, dass eine Hypoxämie zur fetalen Wachstumsretardierung führt und der Sauerstoffgehalt (ausreichender Hämoglobinwert) bedeutsamer ist als der messbare PaO_2.

Beatmung bei ARDS und respiratorischer Insuffizienz. Die Kriterien zur Beatmung bei ARDS sind in der Schwangerschaft vergleichbar mit der Situation außerhalb der Schwangerschaft. Eine invasive Beatmung ist indiziert, wenn der PaO_2 trotz Sauerstoffgabe 65 mmHg nicht übersteigt sowie wenn eine respiratorische Azidose entsteht und die Schwangere unzureichende Schutzreflexe aufweist. Nichtinvasive Beatmungsverfahren sind bislang unzureichend geprüft. Bei der Intubation sind die Hyperämie der Atemwege bei Schwangerschaft (Gefahr nasaler Blutungen bei nasotrachealer Intubation) und die relative Enge der Atemwege zu berücksichtigen, weshalb kleine Tubusgrößen empfohlen werden. Die Sauerstoffreserven der Schwangeren und des Feten sind gering, weshalb die Intubation dem Erfahrenen vorbehalten sein sollte. Eine zu starke „Präoxygenierung" durch Maskenbeatmung kann den Blutfluss zum Uterus durch respiratorische Alkalose reduzieren. Die Intubation der Schwangeren ist mit einem erhöhten Risiko für eine Aspiration assoziiert. Ziel der invasiven Beatmung sind $PaCO_2$-Werte zwischen 30 und 32 mmHg bei ausreichender Oxygenierung. Ist eine permissive Hyperkapnie erforderlich, sollte die respiratorische Azidose durch Bikarbonat kompensiert werden. Als Sedativa bzw. Relaxanzien sind Morphinsulfat und Pancuronium bislang nicht mit teratogenen Änderungen assoziiert worden. Eine ausreichende Ernährung ist sicherzustellen, da der Gewichtsverlauf der Mutter mit dem Wachstum des Feten korreliert. Eine enterale Ernährung über Magensonde ist der parenteralen Ernährung, nicht zuletzt wegen eines geringeren Infektionsrisikos, vorzuziehen, wobei auf die Aspirationsgefahr durch eine nasoduodenale Sonde hinzuweisen ist.

Weiterführende Literatur

1. Pulmonary Disease in Pregnancy. Eds. Niederman M.S., Guest Editor. Clin Chest Med Dec 1992; Vol 13: No 4
2. Schatz M. Asthma and rhinitis during pregnancy. Band 2, Seite 1811–1826, In: Asthma and Rhinitis, Eds. Busse WW, Holgate ST. Blackwell Science, Oxford 2000
3. Schwarz MI, King TE. Interstitial Lung disease. BC Decker, Hamilton, London 1998
4. Matthys H, Seeger W. Hrsg. Klinische Pneumologie. 3. Auflage, Springer, Berlin 2001

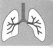

9 Erkrankungen der Leber

H. Huchzermeyer

Grundsätzlich kann jede Lebererkrankung, die Nicht-schwangere betrifft, auch in der Schwangerschaft vorkommen. Es handelt sich entweder um akute Erkrankungen, die sich zufällig zeitgleich mit der Schwangerschaft manifestieren, oder um chronische präexistente Lebererkrankungen. Von diesen schwangerschaftsunabhängigen sind die schwangerschaftsspezifischen Lebererkrankungen abzugrenzen, die ausschließlich durch die Schwangerschaft ausgelöst werden, wie intrahepatische Schwangerschaftscholestase, akute Schwangerschaftsfettleber und HELLP-Syndrom (Tabelle 9.1). Die Lebermitbeteiligung im Rahmen einer schweren Hyperemesis gravidarum stellt keine Lebererkrankung im engeren Sinne dar (siehe Kapitel 18). Diese Leberfunktionsstörungen als Folge von Mangelernährung, Störungen des Wasser- und Elektrolythaushalts und von metabolischer Ketoazidose bessern sich nach Sistieren des Erbrechens spontan innerhalb weniger Tage. Auf die früher gebräuchliche Klassifizierung hepatobiliärer Erkrankungen in der Schwangerschaft in einen Ikterus in graviditate und einen Ikterus e graviditate sollte heute verzichtet werden. Nicht das fakultative Symptom des Ikterus, sondern die Lebererkrankung selbst sollte in den Vordergrund gerückt werden. Verlässliche Aussagen über Prävalenz und Inzidenz von Lebererkrankungen in der Schwangerschaft liegen nicht vor. Mit einem Fall pro 500–5000 Schwangerschaften scheint ein derartiges Zusammentreffen relativ selten zu sein (Huchzermeyer 1978, 1986 und 2000).

Physiologische Veränderungen

Die erhöhten Anforderungen, die eine ungestörte Schwangerschaft an die Leber als zentrales Stoffwechselorgan stellt, werden von einer gesunden Leber ohne Einschränkung bewältigt, und auch bei hepatobiliären Erkrankungen ist die Leistungsreserve des Organs in den meisten Fällen noch groß genug, um der funktionellen Mehrbelastung zu genügen. Allerdings zeigen Struktur und Funktion der Leber in der normalen Schwangerschaft, bevorzugt zum Schwangerschaftsende, einige physiologische Veränderungen, deren Kenntnis Voraussetzung für die Erhebung krankhafter Zustände ist.

Leber- und Milzgröße bleiben während der Gravidität unverändert. Da die Leber gegen Schwangerschaftsende durch den Uterus nach oben, hinten und rechts verdrängt wird, ist sie zu diesem Zeitpunkt, ebenso wie die Milz, schwierig zu palpieren.

Hypervolämie. Ab der 10. Schwangerschaftswoche nehmen zirkulierendes Blutvolumen (30–50%), kardiales Schlagvolumen (30–35%) und zentralvenöser Druck zu, dagegen sinkt der periphere Gefäßwiderstand. Es vergrößert sich vor allem das Plasma-, weniger das Erythrozytenvolumen. Diese Hypervolämie ist nicht nur bei Herz-, sondern auch bei Lebererkrankungen von Bedeutung. Sie führt zu Veränderungen von Blutwerten (Erythrozytenzahl, Hämoglobinwert, Proteinkonzentration etc.), vor allem trägt sie aber im Zusammenhang mit der interstitiellen Flüssigkeitszunahme bei Leberzirrhose zur Aszitesbildung sowie bei portaler Hypertension zur Auslösung von Ösophagusvarizenblutungen bei.

Leberhautzeichen. Im Rahmen dieses hyperdynamen Syndroms bilden sich als Folge der vermehrten peripheren Zirkulation, weniger als Folge einer endokrin bedingten Vasodilatation, ab dem 2. Schwangerschaftsmonat bei über 60% der Frauen Leberhautzeichen (Teleangiektasien, Palmarerythem etc.) aus. Sie nehmen im Laufe der Schwangerschaft an Stärke zu und bilden sich nach der Entbindung zurück (Huchzermeyer 1978, 1986).

Leberdurchblutung. Trotz der zusätzlichen Belastung des Leberstoffwechsels durch die Schwangerschaft sowie trotz der Zunahme des Blutvolumens und des Herzzeitvolumens bleibt die Leberdurchblutung im Wesentlichen innerhalb der normalen Schwankungsbreite. Gemessen mit der BSP-Clearance erfährt die Leberdurchblutung in der gesamten Schwangerschaft keine Veränderung, dagegen zeigen Blutflussmessungen mit der Dopplersonographie ab der 28. Schwangerschaftswoche eine signifikante Zunahme des portalvenösen und des Gesamtblutflussvolumens, wohingegen das arterielle Flussvolumen unverändert bleibt (Nakai et al. 2002).

Tabelle 9.1 Lebererkrankungen während der Schwangerschaft

Von der Schwangerschaft unabhängige Lebererkrankungen	• akute Virushepatitiden A, B, C, D, E, G • autoimmune Hepatitis • akute toxische Leberschäden (durch Alkohol, Pharmaka) • chronische Hepatitis und Zirrhose (viral, toxisch, autoimmun) • funktionelle Hyperbilirubinämien • Stoffwechselerkrankungen (Morbus Wilson, Porphyrie)
Schwangerschaftsspezifische Erkrankungen	• intrahepatische Schwangerschaftscholestase • HELLP-Syndrom (Präeklampsie) • akute Schwangerschaftsfettleber

Histologisch bietet die Schwangerschaftsleber zwar ein normales Bild, elektronenoptisch finden sich jedoch bei 75 % der Schwangeren im letzten Trimenon mitochondriale Veränderungen in Form von Vergrößerungen, Verformungen und parakristallinen Einschlüssen. Es handelt sich um adaptive Veränderungen, bedingt durch die erhöhten Steroidhormonspiegel, denen kein Krankheitswert zukommt und die sich nach der Geburt vollständig zurückbilden (Huchzermeyer 1978, 1986).

Laborbefunde. Tabelle 9.**2** fasst die typischen laborchemischen Veränderungen während der Schwangerschaft zusammen. Die Bestimmung von Enzymaktivitäten im Serum ist auch in der Schwangerschaft für Diagnose und Differenzierung von hepatobiliären Erkrankungen von entscheidender Bedeutung. Während die Aktivitäten von GOT, GPT, GLDH, 5-Nukleotidase und LDH im Serum während der gesamten Schwangerschaft im Normbereich verbleiben, nimmt die Aktivität der CHE geringfügig ab und kann in der zweiten Schwangerschaftshälfte leicht verringerte Aktivitäten erreichen. Die Aktivität der γ-GT, die bereits bei gesunden jungen nichtschwangeren Frauen um etwa 20–30 % geringer ist als bei Männern, ist gerade in der Spätschwangerschaft geringer als bei gleichaltrigen nichtschwangeren Frauen. Damit verhält sich die γ-GT grundsätzlich anders als die übrigen cholestaseanzeigenden Enzyme AP und LAP, die in ihrer Aktivität während der Schwangerschaft progressiv ansteigen, und ist damit ungleich besser zur Diagnostik hepatobiliärer Erkrankungen geeignet als diese Enzyme. Der kontinuierliche Anstieg der Aktivität der AP auf das 2- bis 3fache der Norm ist durch das plazentare Isoenzym der AP bedingt; der ab dem 3. Monat nachzuweisende LAP-Konzentrationsanstieg auf das 3- bis 8fache ist durch die in der Plazenta gebildete Oxytocinase bedingt (Huchzermeyer 1978, 1986). Der Bilirubinspiegel bleibt im Normbereich, obwohl die mütterliche Leber ab dem 4. Monat das fetale Bilirubin zusätzlich zu eliminieren hat. Auch die Werte der Gesamtgallensäuren sind normal. α-Fetoprotein, das in der fetalen Leber synthetisiert und sezerniert wird, erreicht im letzten Trimenon Werte bis 400 ng/dl. Höhere Werte werden bei fetalen Fehlbildungen (Anenzephalie, Spina bifida) oder beim hepatozellulären Karzinom der Mutter gefunden. Die Zunahme der Triglyzerid- und Cholesterinkonzentrationen sowie der 3 Hauptlipoproteinfraktionen im Serum ist als physiologischer Regulationsvorgang sowohl für die adäquate Versorgung des Feten als auch für die Bereitstellung von Bausteinen für die plazentare Hormonsynthese von Bedeutung. Ebenso sind die Änderungen des Gerinnungs- und Fibrinolysesystems als Ausdruck einer Adaptation an die hämostatischen Anforderungen während der Geburt anzusehen (Riely 1999).

Mit Hilfe von Anamnese sowie klinischen, klinisch-chemischen, sonographischen und dopplersonographischen Untersuchungen, nur in ausgewählten Fällen ergänzt durch die Leberbiopsie, sollte es heute fast immer gelingen, die **Ätiologie einer hepatobiliären Erkrankung** während einer Schwangerschaft zu klären (Tabelle 9.**3**).

Tabelle 9.2 Physiologische Veränderungen klinisch-chemischer Parameter während der Schwangerschaft

Unverändert bis zum Geburtstermin	• Enzyme: GOT, GPT, GLDH, LDH • Bilirubin, Gallensäuren • Immunglobuline • Thrombozyten • C-reaktives Protein
Konzentrationsverringerung bis zum Geburtstermin	• Enzyme: CHE, γ-GT • Gesamteiweiß, Albumin, γ-Globuline • Haptoglobulin, Eisen • Hämoglobin, Hämatokrit
Konzentrationserhöhung bis zum Geburtstermin	• Enzyme: AP, LAP, α-Amylase, Lipase • Gerinnungsfaktoren: I, II, VII, VIII, IX, X • α- und β-Globuline, α-1-Antitrypsin • Coeruloplasmin, Kupfer, Transferrin • α-1-Fetoprotein (bis 400 ng/dl) • Cholesterin, Triglyzeride • Leukozyten, Retikulozyten • Blutkörperchensenkungsgeschwindigkeit (bis 10/30 mm n.W.)

Tabelle 9.3 Ursachen einer Leberfunktionsstörung während der verschiedenen Schwangerschaftsstadien

Erstes Trimenon	Zweites Trimenon	Drittes Trimenon
• akute Virushepatitis • Hyperemesis gravidarum • toxische Schäden durch Pharmaka	• akute Virushepatitis • chronische Hepatitis und Leberzirrhose • Cholelithiasis • akute Pyelonephritis	• intrahepatische Schwangerschaftscholestase • akute Virushepatitis • Präeklampsie (HELLP-Syndrom) • chronische Hepatitis und Leberzirrhose • Cholelithiasis • akute Schwangerschaftsfettleber • akute Pyelonephritis

Schwangerschaftsunabhängige Lebererkrankungen

■ Akute und chronische Virushepatitiden

Definition. Die akute Neuinfektion mit den Hepatitisviren A, B, C, D und E definiert die akute Virushepatitis. Der Infektion mit dem Hepatitis-G-Virus kommt wahrscheinlich nur eine geringe klinische Bedeutung zu. Für die akute Manifestation einer Virushepatitis kommen

Tabelle 9.**4**   Kindliche und mütterliche Prognose bei Lebererkrankungen während der Schwangerschaft

Erkrankung	Kindliche Prognose	Mütterliche Prognose
Intrahepatische Schwangerschafts-cholestase	Frühgeburtenrate ↑, perinatale Mortalität ↑	**Cave:** Blutung, Vitamin-K-Substitution
Akute Schwangerschaftsfettleber	Mortalität ↑ ↑	Mortalität ↑ ↑
HELLP-Syndrom	Morbidität und Mortalität ↑	Morbidität und Mortalität ↑
Akute Virushepatitis	Frühgeburtenrate ↑, perinatale Mortalität bei Hepatitis in der Spätschwangerschaft ↑	unbeeinflusst (Europa)
Chronisch-aggressive Hepatitis	Frühgeburtenrate ↑, perinatale Mortalität ↑	unbeeinflusst
Leberzirrhose, kompensiert	Frühgeburtenrate ↑, Totgeburtenrate ↑	unbeeinflusst
Leberzirrhose (Ikterus, Varizenblutung, Aszites)	Frühgeburtenrate ↑ ↑, Totgeburtenrate ↑ ↑	Mortalität ↑
Prähepatische portale Hypertension (Varizenblutung)	Totgeburtenrate ↑	Mortalität ↑
Budd-Chiari-Syndrom	Mortalität ↑	Mortalität ↑
Morbus Wilson (Penicillamintherapie)	Abortrate ↑	unbeeinflusst
Cholestatische Ikterusformen	Frühgeburtenrate ↑	unbeeinflusst
Maligne und benigne Lebertumoren	Morbidität und Mortalität ↑	Morbidität und Mortalität ↑

darüber hinaus andere, primär nicht hepatotrope Viren – wie Zytomegalievirus, Epstein-Barr-Virus und Herpessimplex-Virus – infrage.

Epidemiologie. Die Häufigkeit der akuten Hepatitisinfektionen in Deutschland liegt bei etwa 35 Infektionen pro 100 000 Einwohner und Jahr.

In der Schwangerschaft ist die akute Virushepatitis mit etwa 40 % die häufigste Ursache einer Lebererkrankung. Die Erkrankungszahlen sind mit der Häufigkeit der Hepatitis in der Allgemeinbevölkerung vergleichbar. Die Schwangerschaft birgt kein erhöhtes Risiko, an einer Virushepatitis zu erkranken, und auch die Suszeptibilität gegenüber Hepatitisviren ist in den verschiedenen Phasen der Schwangerschaft nicht unterschiedlich. Unabhängig von der Art des Erregers werden Verlauf, Krankheitsdauer und Ausheilung der Erkrankung – zumindest in Westeuropa – durch die Schwangerschaft nicht negativ beeinflusst. Es muss jedoch mit Rückwirkungen der Infektion auf die Frucht gerechnet werden. Die auf den gesamten Zeitraum der Schwangerschaft berechnete Frühgeburtenrate beträgt etwa 16 %, beim Auftreten der Virushepatitis in der Spätschwangerschaft erhöht sich diese auf 29 %, und gleichzeitig findet sich eine Totgeburtenrate von 10 %. Bisher ist keines der Hepatitisviren in einen ursächlichen Zusammenhang mit dem Auftreten von Fehlbildungen zu bringen (Tabelle 9.**4**) (Huchzermeyer 1986).

Infektion des Kindes. Als das wesentliche Problem einer Virushepatitis während der Schwangerschaft ist die Infektion des Kindes anzusehen. Insbesondere hat hier die **vertikale Transmission** des Hepatitis-B-Virus die größte Bedeutung, da 80–90 % der Kinder zu chronischen Virusträgern werden. Da die Infektion in der Regel unter der Geburt stattfindet, ist die passiv-aktive Imp-

fung aller Kinder HBs-Antigen-positiver Mütter unmittelbar post partum mit Auffrischimpfungen nach 4 Wochen und 6 Monaten erforderlich. Die Immunisierung verhindert in bis zu 95 % der Fälle eine Infektion, allerdings kann es bei sehr hohen HBV-DNA-Konzentrationen trotz Impfung zur vertikalen Transmission kommen (Huchzermeyer 1986 und 2000, Riely 1999). Möglicherweise ist es günstig, bei HBs-Antigen-positiven Müttern mit hoher Virämie diese durch eine Therapie mit Lamivudin im letzten Schwangerschaftsmonat zu reduzieren, um das Risiko eines Impfmisserfolgs beim Kind zu verringern (Zonneveld et al. 2003). Zur weiteren Evaluierung dieses Therapieansatzes sind größere kontrollierte Studien notwendig. Tabelle 9.**5** fasst das aktuelle Wissen über virale Hepatitiden in der Schwangerschaft kurz zusammen, ausführlicher wird auf diese Problematik in Kapitel 28 eingegangen.

Chronische Hepatitis. Persistiert die Virusinfektion über 6 Monate und weist die Leber der Patientin histologisch ein unterschiedlich ausgeprägtes entzündliches Infiltrat auf, liegt eine chronische Hepatitis vor. Die Infektion mit dem Hepatitis-B-Virus verläuft zu 5–10 %, die Hepatitis-C-Virus-Infektion in bis zu 80 % der Fälle chronisch. Als inkomplettes, defektes Virus tritt das Hepatitis-D-Virus nur gemeinsam mit dem Hepatitis-B-Virus auf. Während die Koinfektion in bis zu 90 % der Fälle ausheilt, verläuft die Superinfektion in der Regel chronisch. Hepatitis A und Hepatitis E führen nicht zu einer chronischen Verlaufsform. Die früher geltende histologische Klassifikation in eine chronisch-persistierende, eine chronisch-aktive und eine chronisch-lobuläre Hepatitis ist heute abgelöst worden durch das Konzept des Grading und Staging. Durch die Angabe der Grundkrankheit, der Stärke der entzündlichen Aktivität und des Ausmaßes des fibrotischen Umbaus ist es jetzt mög-

Tabelle 9.**5**   Hepatitisviren und Schwangerschaft

Hepatitis	A	B	C	D	E	G/GBV-C
Mutter	kein Trägerstatus	HBV-Trägerstatus	HCV-Trägerstatus	Trägerstatus nur mit HBV	kein Trägerstatus	HGV-Trägerstatus
Kind: Übertragungsrisiko	gering	erstes und zweites Trimenon <10 %; perinatal bis 90 %, abhängig von der Menge des zirkulierenden HBV	vertikale Transmission in bis zu 6 % der Fälle, abhängig vom HVC-RNA-Titer; Risiko höher bei gleichzeitiger HIV-Infektion (16 %)	vertikal wie bei HBV, Daten zu Risiken unzureichend	noch nicht sicher bekannt; epidemiologische Daten weisen auf höheres Risiko als bei HAV hin	vertikale Transmission wie bei HBV/HCV; bei Hochrisikopopulation (gleichzeitig HBV-, HCV- oder HIV-Infektion) Infektionsrate von <30 %
Krankheitsverlauf	selten akute Hepatitis (2.–4. Lebenswoche), kein Trägerstatus	selten akute Hepatitis, zu 80–90 % chronische Virusträger	Erkrankung an akuter Hepatitis C? chronischer Trägerstatus häufig	–	–	chronischer Trägerstatus wahrscheinlich häufig
Prophylaxe	Infektion der Mutter peri- oder postnatal; passiv: 0,2–0,5 ml Standardimmunoglobulin/kg Körpergewicht; aktiv: Havrix, aber noch keine ausreichende Erfahrung	aktiv-passive Simultanprophylaxe mit HB-Immunglobulin, 1 ml, Gen-HB-Vax oder Engerix B	zurzeit nicht möglich	wie bei HBV	zurzeit nicht möglich	zurzeit nicht möglich

HAV = Hepatitis-A-Virus, HBV = Hepatitis-B-Virus, HCV = Hepatitis-C-Virus, HGV = Hepatitis-G-Virus, HIV = humanes Immundefizienzvirus

lich, die Krankheitsprogression wie auch mögliche Therapieeffekte besser abzuschätzen.

Betreuung während der Schwangerschaft. Im Vergleich zur akuten Virushepatitis sind Berichte über Schwangerschaften bei chronischen Virushepatitiden selten. Schwangerschaften bei chronischer Hepatitis mit minimaler, milder oder mäßiggradiger Entzündungsaktivität bzw. Fibrose beeinflussen weder die Lebererkrankung noch sind Komplikationen für die Schwangerschaft zu erwarten, und selbst bei schweren chronischen Hepatitiden mit hoher Entzündungsaktivität und schwerer Fibrose wird in den meisten Fällen die Leberfunktion nicht negativ beeinflusst. Die kindliche Prognose ist dagegen bei einer chronischen Hepatitis schwerer Aktivität durch eine erhöhte Inzidenz von Frühgeburtlichkeit, fetaler Mangelentwicklung und perinataler Mortalität eingeschränkt (Tabelle 9.**4**). Bei den virusinduzierten chronischen Hepatitiden haben sich Interferone als therapeutisch wirksam erwiesen. Zwar konnten in Einzelfällen unter der Behandlung mit Interferon-α Schwangerschaften normal ausgetragen werden, doch reichen diese geringen Erfahrungen nicht aus, um die Monotherapie mit Interferon-α zur Behandlung der chronischen viralen Hepatitiden während der Schwangerschaft zu empfehlen. Auch von einer Gabe von Interferon-α bei der akuten Hepatitis C, wie es außerhalb der Schwangerschaft wegen der hohen Neigung zur Chroni-

zität diskutiert wird, ist während der Schwangerschaft abzuraten. Kontraindiziert ist die Interferon-Ribavirin-Kombinationstherapie bei chronischer Hepatitis C, da beim Nukleosidanalogon Ribavirin offensichtlich ein signifikantes teratogenes Risiko besteht. Ebenso kann Lamivudin außerhalb von Studien als Option zur Therapie der chronischen Hepatitis B nicht empfohlen werden, da auch bei diesem Nukleosidanalogon Studien über die Unbedenklichkeit während der Schwangerschaft nicht vorliegen. Wie bei der akuten Virushepatitis B sollten auch die Neugeborenen von Müttern mit einer chronischen Hepatitis B sofort nach der Geburt kombiniert passiv-aktiv immunisiert werden (Huchzermeyer 1986, Huchzermeyer u. Dormann 2002). Beim Vorliegen chronischer Virushepatitiden ist nicht nur das maternofetale Übertragungsrisiko, sondern auch die Möglichkeit einer paterno-fetalen Virustransmission zu berücksichtigen. Bei chronischer Hepatitis-B-Virus-Infektion des Vaters ist die Möglichkeit einer Virustransmission durch infizierte Spermien wahrscheinlich gegeben. Bei Vorliegen einer chronischen Hepatitis C des Vaters wird zur Risikoreduktion das Verfahren der assistierten Reproduktion mit aufbereiteten Spermien diskutiert (Weigel et al. 2000).

■ Medikamentöse und toxische Leberschäden

Chemisch-toxische Leberzellschädigung. Während der Schwangerschaft nehmen zwischen 30% und 80% aller schwangerer Frauen die verschiedensten Arten und Kombinationen von Pharmaka ein. Dies erfolgt aufgrund einer behandlungsbedürftigen Erkrankung, nicht selten werden aber auch Medikamente in Unkenntnis einer bereits bestehenden Schwangerschaft eingenommen. Zusätzliche Einflüsse können von chemischen Substanzen in der Ernährung, im Haushalt oder in der Industrie ausgehen. Bei derartigen Expositionen wird in erster Linie an Fehlbildungen und bleibende Schäden des Feten gedacht. Die zentrale Rolle der Leber in der Biotransformation von pharmakologischen oder chemischen Substanzen macht aber auch verständlich, dass die verschiedensten Substanzgruppen leberschädigende Wirkungen entfalten können. Man nimmt an, dass in Deutschland etwa 500–1000 Pharmaka potenziell hepatotoxisch sein können. Man unterscheidet im wesentlichen 2 Formen der chemisch-toxischen Leberzellschädigung: die direkt toxische und die idiosynkratische Form. Das Bild einer durch Medikamente und exogene Toxine hervorgerufenen Leberschädigung ist vielgestaltig, jede andere Lebererkrankung kann imitiert werden. Am häufigsten findet sich jedoch klinisch, klinisch-chemisch und histologisch das Bild einer intrahepatischen Cholestase, einer toxischen Hepatitis oder einer Mischform zwischen diesen beiden Reaktionsformen. Daher sollte bei vorliegender oder vermuteter Schwangerschaft bei der Anwendung von Arzneimitteln der zu erwartende Nutzen nicht nur gegen teratogene oder embryotoxische Schäden für die Frucht, sondern auch gegen mögliche Gefahren für die Mutter – das heißt hier besonders im Hinblick auf toxische Leberschäden – abgewogen werden. Das Auftreten einer Leberschädigung ist dabei jedoch nicht an die Schwangerschaft gebunden, und auch die Schwere des Schadens und der klinische Verlauf lassen während der Schwangerschaft keine Besonderheiten erkennen. Überwiegend werden arzneimittelinduzierte Cholestasen beobachtet, deren Schweregrad und Dauer erheblich variieren können. Hauptsächlich beobachtet wurde dieses Bild bei Patientinnen mit Hyperemesis gravidarum, die mit Chlorpromazinderivaten behandelt wurden. Sehr viel seltener als eine medikamentenbedingte Cholestase ist das Krankheitsbild einer schweren Hepatitis (Huchzermeyer 2000).

Alkoholische Lebererkrankungen. Das Spektrum alkoholischer Lebererkrankungen umfasst die asymptomatische bis symptomarme alkoholische Fettleber, das variantenreiche Krankheitsbild der Alkoholhepatitis und schließlich die alkoholtoxische Leberzirrhose. Eine Gefährdung von Mutter und Kind besteht beim Auftreten einer akuten, fulminant verlaufenden Alkoholhepatitis und bei fortgeschrittenen Zirrhosen mit rascher Progredienz und/oder der Verstärkung eines Pfortaderhochdrucks. Das Hauptproblem eines übermäßigen mütterlichen Alkoholkonsums in der Schwangerschaft besteht im Auftreten von Schäden bei Embryo und Feten in Form der fetalen Alkoholeffekte und des selteneren fetalen Alkoholsyndroms mit den typischen klinischen Veränderungen (vgl. Kapitel 4).

■ Metabolische Lebererkrankungen

Die metabolischen Lebererkrankungen werden in Kapitel 20 abgehandelt.

■ Benigne rekurrierende intrahepatische Cholestase (BRIC)

Zu den hereditären Formen der Cholestase zählt die BRIC (Summerskill-Walshe-Tygstrup-Syndrom).

Ätiologie. Wie bei der progressiven familiären intrahepatischen Cholestase (PFIC) vom Typ I (Byler Disease) werden auch bei diesem rezidivierenden, milden Cholestasesyndrom verschiedene Mutationen im FIC1-Gen verantwortlich gemacht. Die Funktion dieses FIC1-Proteins im Rahmen des Gallensäuretransports ist noch unbekannt.

Betreuung während der Schwangerschaft. Bisher wurden erst wenige Schwangerschaften bei diesem Syndrom berichtet, wobei beweisende molekulargenetische Untersuchungen auf entsprechende Mutationen fehlen. Fast immer löste die Schwangerschaft (wie auch orale Antikonzeptiva) frühzeitig einen Schub mit Pruritus (und Ikterus) aus, der nach der Entbindung abklang, jedoch auch über längere Zeit persistieren konnte. Therapeutisch sollten sowohl Colestyramin zur Linderung des Pruritus als auch UDC zur Minderung des fetalen Risikos gegeben werden. Charakteristisch sind normale Aktivitäten der γ-GT im Serum. Ist die Aktivität der γ-GT erhöht, müssen andere Mutationen, z. B. ein ABCB4-Defekt, in Betracht gezogen werden (Huchzermeyer 1986, Jacquemin 2001). Es ist zu vermuten, dass durch den vermehrten Einsatz molekularer Diagnostik weitere hereditäre Cholestaseformen in der Schwangerschaft charakterisiert werden. So dürfte dem Bericht über eine rekurrierende familiäre intrahepatische Schwangerschaftscholestase, assoziiert mit einer chronischen Lebererkrankung, bei 4 Schwestern wahrscheinlich eine eigene neue Krankheitsentität zugrunde liegen (Leevy et al. 1997).

■ Funktionelle Hyperbilirubinämien

Nicht zu den Cholestasesyndromen zählen die genetischen Hyperbilirubinämien, die autosomal-rezessiv vererbte Defekte des Transports, der Speicherung und des Metabolismus von Bilirubin aufweisen. Sie sind jedoch von differenzialdiagnostischer Relevanz.

Dem **Morbus Gilbert-Meulengracht** und dem **Crigler-Najjaar-Syndrom Typ II** liegt ein unterschiedlich ausgeprägter Mangel der Bilirubin-UGT-Aktivität zugrunde. Der Morbus Gilbert-Meulengracht wird in den meisten Fällen durch eine Schwangerschaft nicht beeinflusst. Die Hyperbilirubinämie kann sich aber auch in der Schwangerschaft manifestieren, verstärken oder sogar zurückbilden. Die Schwangerschaft verläuft ungestört. Über Schwangerschaften bei dem sehr seltenen Crigler-Najjar-Syndrom Typ II wurde bisher unseres Wissens nicht berichtet (Huchzermeyer 1986).

Dem **Dubin-Johnson-Syndrom** wie dem **Rotor-Syndrom** liegen Transportstörungen organischer Anionen an der kanalikulären Hepatozytenmembran zugrunde. Im Fall des Dubin-Johnson-Syndroms findet sich eine Mutation des MRP2-Proteins, beim Rotor-Syndrom besteht neben einer reduzierten biliären Exkretionskapazität zusätzlich eine deutliche Reduktion der hepatozellulären Bilirubinspeicherkapazität. Eine Schwangerschaft wie auch die Gabe östrogenhaltiger Antikonzeptiva verstärken beim Dubin-Johnson-Syndrom in den meisten Fällen den vorbestehenden Ikterus oder lassen bis dahin asymptomatische Fälle manifest werden. Der Ikterus kann zu jedem Zeitpunkt der Schwangerschaft akzentuiert werden oder sogar erst nach der Entbindung auftreten. Nach der Entbindung bildet sich der Ikterus allmählich innerhalb von 1–2 Wochen zurück. Ausreichende Erfahrungen über den Verlauf von Schwangerschaften beim Rotor-Syndrom liegen bisher nicht vor (Cohen et al. 1972, Huchzermeyer 1986 und 2000, Seligsohn u. Shani 1977).

Der Gallensäuretransport ist bei diesen genetischen Hyperbilirubinämien nicht gestört, ein Pruritus tritt nicht auf. Eine Therapie ist nicht verfügbar. Da nach bisherigem Kenntnisstand kein erhöhtes Risiko für Mutter oder Kind besteht, ist die Indikation zur Interruptio nicht gegeben.

■ Autoimmune Hepatitis (AIH)

Die autoimmune Hepatitis, die primär biliäre Zirrhose und vermutlich auch die primär sklerosierende Cholangitis werden den autoimmunen Lebererkrankungen zugeordnet. Von einem Überlappungssyndrom spricht man, wenn die AIH zusätzlich Symptome und Marker einer anderen autoimmunen Lebererkrankung aufweist.

Definition. Die AIH ist definiert als eine chronische, progrediente Hepatitis, die in der Regel mit Hypergammaglobulinämie und zirkulierenden Autoantikörpern einhergeht, mit hohem Risiko, langfristig in eine Zirrhose überzugehen.

Epidemiologie. Die Prävalenzraten betragen 3–17 pro 100 000 Einwohner.

Ätiologie und Pathogenese der AIH sind unbekannt. Neben Virusinfektionen als ursächlicher Faktor der Autoimmunität wird eine genetische Prädisposition vermutet.

Klinik. In etwa 25 % der Fälle imponiert die AIH zu Beginn der Erkrankung als akute Hepatitis, häufiger ist jedoch ein schleichender Beginn. In der Folge führen schubweise Verläufe zu einer wechselnden klinischen

Symptomatik entsprechend einer chronischen Hepatitis bzw. einer Zirrhose. Extrahepatische Autoimmunsyndrome – wie Autoimmunthyreopathie, Crest-Syndrom, rheumatoide Arthritis, thrombozytopenische Purpura, Colitis ulcerosa etc. – können assoziiert sein.

Diagnostik, Differenzialdiagnostik. Die AIH ist Bestandteil des Syndroms der chronischen Hepatitis. Vor einer definitiven Diagnose müssen daher virale, metabolische, hereditäre, medikamentös-toxische und cholestatische Leberkrankheiten differenzialdiagnostisch ausgeschlossen werden. Aufgrund des Autoantikörperprofils und des klinischen Bildes werden 3 Typen unterschieden:

➤ Die **AIH Typ I** ist mit 80 % die häufigste Form, 70 % der Erkrankten sind Frauen mit einem Altersmaximum zwischen 16 und 30 Jahren, 30 % weisen assoziierte immunologische Erkrankungen auf. Typisch ist das Auftreten von Antikörpern gegen Zellkerne (ANA) und/oder gegen glatte Muskulatur (SMA). In den meisten Fällen ist der klinische Verlauf schleichend, mit uncharakteristischen Symptomen, 25 % der Patienten haben aber bei Diagnosestellung bereits eine Zirrhose.

➤ Die **AIH Typ II** ist seltener als der Typ I (in Europa 20 %). Auch hier ist das weibliche Geschlecht bevorzugt, das Altersmaximum liegt im Kindesalter, und zwar um das 10. Lebensjahr. Im Vergleich zum Typ I ist der klinische Verlauf häufiger akut, zudem ist die Anzahl extrahepatischer Immunsyndrome höher. Immunserologisch finden sich Antikörper gegen Mikrosomen aus Leber und Nieren (Anti-LKM1).

➤ Der seltenste Typ ist die **AIH Typ III**. Über 90 % der Erkrankten sind Frauen, das Altersmaximum liegt zwischen dem 20. und dem 40. Lebensjahr. Dieser Typ wird im Serum gekennzeichnet durch Antikörper gegen lösliches Antigen aus Leber und Pankreas (Anti-SLA/-LP). Häufig finden sich zusätzliche andere Autoantikörper, wie SMA und AMA.

Therapie. Die Standardtherapie bei allen Formen der AIH besteht unabhängig vom klinischen Bild oder vom Autoantikörperprofil in der Gabe von Kortikosteroiden mit oder ohne Azathioprin. Die Monotherapie mit Kortikosteroiden und die Kombination aus Steroiden und Azathioprin sind gleich effektiv. Die Dauer der immunsuppressiven Therapie muss individuell bestimmt werden. Bei einem Teil der Patienten können nach 2–3 Jahren zunächst die Steroide, dann Azathioprin ausgeschlichen werden. Unter einer solchen Therapie liegt heute die 10-Jahres-Überlebensrate bei >90 %, die 20-Jahres-Überlebensrate bei >80 %, ohne Immunsuppression verlief die AIH dagegen früher häufiger tödlich.

Betreuung während der Schwangerschaft. Berichte über Schwangerschaften bei AIH sind bisher relativ selten, zudem stammen verlässlichere Daten erst aus den letzten Jahren. Denn vor etwa einem Jahrzehnt war es erstmals durch das Studium des vielschichtigen klinischen Bildes sowie der zellulären und molekularen Immunpathologie gelungen, die AIH als eigenständige Entität zu klassifizieren. In den vorangegangenen Jahrzehnten war die AIH in die ätiologisch heterogene Gruppe der chronischen Hepatitiden bzw. Leberzirrhosen subsummiert worden. Da die AIH vorwiegend das weibliche Geschlecht im gebärfähigen Alter betrifft, wird man zukünftig vermehrt mit dem Zusammentreffen dieses Krankheitsbildes mit einer Schwangerschaft rechnen müssen. Dies gilt umso mehr, da unter einer adäquaten immunsuppressiven Therapie bei nur gering entzündlicher Aktivität wieder regelmäßige Periodenblutungen und eine ungestörte Fertilität zu beobachten sind. Bei einer Kombinationstherapie mit Kortikosteroiden und Azathioprin sollte vor einer geplanten Schwangerschaft Azathioprin sicherheitshalber abgesetzt werden. Tritt jedoch die Gravidität unter einer derartigen Kombinationstherapie ein, sollte sie fortgeführt werden, da das Risiko für den Feten geringer einzuschätzen ist als das Risiko einer Exazerbation der AIH. Die Dosierung der Glukokortikoide ist wie vor der Schwangerschaft bei stabilem Krankheitsverlauf unverändert beizubehalten, bei entzündlichen Schüben sollte eine Dosissteigerung erfolgen. Eine derartige Therapie gilt für Mutter und Kind als relativ ungefährlich. Gleiches gilt für Azathioprin in der vorgeschriebenen täglichen Dosis von 50–100 mg, auch wenn dieses Immunsuppressivum selten zur fetalen Wachstumsverzögerung und zur Knochenmarkdepression bei Mutter und Kind führen kann (Buchel et al. 2002, Heneghan et al. 2001, Huchzermeyer u. Dormann 2002). Wie bei der PBC mehren sich mit der zunehmenden Anzahl von Beobachtungen auch bei der AIH die Hinweise darauf, dass die im Allgemeinen immunsuppressiv wirkende Schwangerschaft die Krankheitsaktivität ab dem 3.–4. Monat hemmt, mit einem Rebound nach der Entbindung. Entsprechend kann in solchen Fällen unter engmaschiger Kontrolle die immunsuppressive Therapie reduziert werden (z. B. die Azathioprindosis auf etwa 50 % der Ausgangsdosis), um postpartal die Ausgangsdosierung wieder aufzunehmen. Ein derartiger positiver Effekt ist auch bei einigen anderen Autoimmunkrankheiten zu beobachten, z. B. bei rheumatoider Arthritis, multipler Sklerose, Myasthenia gravis und bei chronisch-entzündlichen Darmerkrankungen, nicht jedoch beim systemischen Lupus erythematodes. Als Erklärung wird angenommen, dass in der Schwangerschaft im Rahmen der physiologischen Immunsuppression die Dominanz der Th1- über die Th2-Zellen abnimmt, sodass weniger die Schwangerschaft gefährdende proinflammatorische Zytokine gebildet werden. Östrogene, Progesteron, Androgene, Glukokortikoide, HCG und andere Faktoren unterstützen diese Immunsuppression (Buchel et al. 2002, Heneghan et al. 2001). Somit können Frauen mit AIH bei stabiler Leberfunktion und normalem Bilirubinspiegel – ein entsprechendes Monitoring der Krankheitsaktivität vorausgesetzt – in der Regel eine Schwangerschaft problemlos austragen. Liegt allerdings eine dekompensierte Zirrhose mit Ösophagusvarizen und/oder Aszites vor, ist das mütterliche und fetale Morbiditäts- und Mortalitätsrisiko deutlich erhöht (Tabelle 9.**4**).

■ Primär biliäre Zirrhose (PBC) und primär sklerosierende Cholangitis (PSC)

Diese beiden Krankheitsbilder sind in Kapitel 10 ausführlich beschrieben.

■ Leberzirrhose

Definition. Die Leberzirrhose ist definiert als irreversibler Endzustand von chronisch progredienten Lebererkrankungen verschiedenster Ätiologie. Sie ist charakterisiert durch Nekrosen, Entzündung, Regeneration und Bildung von Bindegewebssepten. Dieser chronische Umbau führt zu Funktionseinschränkungen und kann durch die Zerstörung des hepatischen Gefäßapparats einen Pfortaderhochdruck mit Ausbildung portosystemischer Kollateralen zur Folge haben.

Epidemiologie. Laut Autopsiestudien muss von einer Prävalenz von etwa 9,5 % ausgegangen werden. Männer sind von der Entwicklung einer Leberzirrhose häufiger betroffen als Frauen.

Ätiologie. Alkoholabusus und die Virushepatitiden B, C und D sind die häufigsten Ursachen einer Leberzirrhose in Westeuropa. Seltenere Ursachen sind autoimmune Erkrankungen, Stoffwechselerkrankungen und toxische Leberschäden (z. B. durch Medikamente).

Leberzirrhose und Schwangerschaft. Schwangerschaften sind bei Leberzirrhose unabhängig von den vielfältigen Ursachen selten (Huchzermeyer 1978, 1986 und 2000, Reyes et al. 1996, Riely 1999, Rustgi 1986). Als Ursache der herabgesetzten Fertilität werden Amenorrhöen sowie anovulatorische Zyklen als Folge eines gestörten Sexualhormonstoffwechsels angesehen. Allerdings zeigt die zugrunde liegende hypothalamisch-hypophysäre Dysfunktion keine strenge Korrelation zur Schwere der Lebererkrankung. Ein weiterer Grund für die erniedrigte Konzeptionsrate dürfte im höheren Lebensalter der zirrhosekranken Frau, zumindest in Westeuropa und in den USA, zu sehen sein. Eine verlässliche Aussage darüber, welchen Einfluss eine Schwangerschaft auf den Verlauf der Leberzirrhose nimmt, lässt sich naturgemäß, wie auch bei der chronischen Hepatitis, nicht treffen. Mit einer Aktivierung selbst eines beruhigten Prozesses muss jedoch – wie auch außerhalb der Gravidität – gerechnet werden. Gemessen an den Funktionsparametern wird in den meisten Fällen die chronisch entzündliche Lebererkrankung durch eine Schwangerschaft wenig beeinflusst. Die Ausgangslage, sei es ein aktives oder inaktives Stadium, wird meist beibehalten. Der häufig günstige Verlauf ist darauf zurückzuführen, dass die Konzeption überwiegend im kompensierten Stadium der Lebererkrankung erfolgt, die Schwangeren also eine positive Auslese darstellen. Im Wesentlichen wird die Prognose bei einer manifesten Leberzirrhose von dem Vorliegen einer portalen Hypertension und ihren Komplikationen (Aszites, Varizenblutung) bestimmt. Dass die Schwangerschaft in diesen

Fällen zunehmend ein belastendes Moment darstellt, zeigt sich daran, dass sich bei 20% aller Beobachtungen ein Aszites bildete, und zwar überwiegend zum Schwangerschaftsende hin und im Wochenbett. Pathogenetisch spielen in der Aszitesbildung Hypalbuminämie, Natriumretention und portale Hypertension die wesentlichen Rollen, wobei diese Faktoren in der Schwangerschaft mit den bereits physiologischen Alterationen im Eiweißstoffwechsel und der vermehrten Produktion von Aldosteron sowie mit dem Anstieg des zirkulierenden Plasmavolumens und des Körperwassers noch eine Verstärkung erfahren. Weitere schwangerschaftsbedingte Veränderungen, wie Kompressionswirkung des Uterus mit nachfolgender portaler Druckerhöhung sowie erhöhte Gefäßpermeabilität, tragen gleichfalls zur Aszitesgenese bei. Welche Bedeutung der Erhöhung des Pfortaderdrucks für die Aszitesbildung zukommt, lässt sich allein aus der Tatsache ableiten, dass bei einem Drittel der bisher beobachteten Schwangerschaften mit Aszites Ösophagusvarizen nachgewiesen wurden. Die Prognose ist in diesen Fällen deutlich eingeschränkt, fast die Hälfte der Patientinnen starb an einer Ösophagusvarizenblutung und/oder an einer Leberinsuffizienz (Tabelle 9.**4**) (Huchzermeyer 1978, 1986 und 2000). In 45% der bisher beschriebenen Fälle von Schwangerschaften bei Leberzirrhose bestanden Ösophagusvarizen als Folge eines intrahepatischen Blocks, die zu 64%, und zwar bevorzugt im zweiten und dritten Trimenon, bluteten, mit einer mütterlichen Letalität von 13%. Dieses vermehrte Auftreten von Ösophagusvarizenblutungen wird durch mehrere Faktoren begünstigt. Bereits in der normalen Schwangerschaft führen Hypervolämie und intraabdomineller Druckanstieg durch den wachsenden Uterus zu einer physiologischen portalen Hypertension. Bei der Leberzirrhose pfropfen sich diese physiologischen Veränderungen den vorbestehenden pathogenetischen Faktoren, der bereits erhöhten Druck- und Volumenbelastung im Pfortadersystem, auf (Abb. 9.**1**) (Huchzermeyer 1978, 1986 und 2000, Kaemmerer et al. 1985).

Betreuung während der Schwangerschaft. Chirurgische Therapieverfahren beim Pfortaderhochdruck werden heute, da sie technisch aufwändig und relativ risikoreich sind, nur noch selten eingesetzt. Wie frühere Untersuchungen zeigen, vermögen vor allem porto-systemische Shunt-Operationen auch in der Schwangerschaft effektiv den portalen Druck zu senken. Shunt-Operationen, deren Durchführung sogar noch in den ersten beiden Trimestern möglich ist, senkten die Blutungsfrequenz auf 7% und die mütterliche Letalität auf 2%. Als wirksamste Behandlungsmaßnahme bei akuter Varizenblutung wird heute auch in der Schwangerschaft die Ligatur und/oder die Sklerotherapie angesehen. Bei bekannter Leberzirrhose empfiehlt es sich, vor und während der Schwangerschaft Ösophagusvarizen prophylaktisch durch Injektion von Polidocanol oder durch Varizenligatur zu behandeln. Der endoskopischen Varizenligatur sollte heute der Vorzug gegeben werden, da über mögliche toxische Nebenwirkungen des Polidocanols an der Frucht wenig bekannt ist. Anzustreben ist, Ösophagusvarizen bereits vor Eintritt einer Konzeption

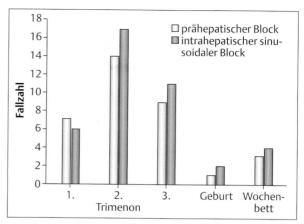

Abb. 9.**1** Häufigkeit von Ösophagusvarizenblutungen bei 29 Schwangeren mit prähepatischem Block und bei 34 Schwangeren mit intrahepatischem Block bei Leberzirrhose (aus Huchzermeyer 1986).

prophylaktisch zu sklerosieren. Vor oder adjuvant zur Ligatur- oder Sklerosierungstherapie bei blutenden Varizen kann auch in der Schwangerschaft eine medikamentöse Therapie mit β-Blockern (Propanolol) oder mit Octreotid, dem länger wirksamen Analog des Somatostatins, erfolgen. Ungeeignet sind Vasopressinanaloga, die bei Mutter und Kind verschiedene vasospastische Komplikationen verursachen sowie zur Plazentaablösung führen können. Systematische Untersuchungen zur Effektivität einer derartigen endoskopischen und medikamentösen Therapie in der Schwangerschaft fehlen allerdings bisher.

> Auf eine länger andauernde Ballontamponade (>24 Stunden) sollte – wie auch außerhalb der Schwangerschaft – wenn irgend möglich verzichtet werden, da die sich entwickelnden Wandläsionen deutlich das Komplikationsrisiko der endoskopischen Therapie erhöhen.

Zur Vermeidung der Aszitesbildung und zur Senkung des Plasmavolumens und somit auch zur Varizenblutungsprophylaxe empfehlen sich die Kochsalzrestriktion in der Nahrung und gegebenenfalls die behutsame diuretische Therapie. Beim Vorliegen eines Aszites ist ebenso vor einer forcierten medikamentösen Diurese zu warnen wie vor therapeutischen Aszitespunktionen. Eine Entlastung des Aszites ist nur unter der Geburt bei Eintritt einer Wehenschwäche zu vertreten, da in diesem Fall Bauchmuskulatur und Zwerchfell – durch den Aszites überdehnt – in ihrer Kontraktionsfähigkeit weitgehend eingeschränkt sind. Bei portaler Hypertension sollte zur Vermeidung einer weiteren Druckerhöhung die Austreibungsperiode durch assistierte operative Entbindung (Vakuumextraktion, Forceps) beendet werden. Besteht eine dekompensierte Leberzirrhose mit portaler Hypertension, kann im Einzelfall eine Interruptio durchaus erwogen werden. Die Schwangere ist nicht nur durch die Leberinsuffizienz, sondern auch durch die Auslösung einer Varizenblutung sowie durch einen As-

Tabelle 9.**6**   Kontraindikationen für eine Schwangerschaft und Indikationen zur Interruptio bzw. zur vorzeitigen Entbindung

Von Schwangerschaft abzuraten	Interruptio bzw. rasche Entbindung zu empfehlen
• dekompensierte Leberzirrhose • portale Hypertension (prä-, intra- und posthepatisch) • größere Lebertumoren (Adenom)	• akute Schwangerschaftsfettleber • subkapsuläres Leberhämatom, Leberruptur • HELLP-Syndrom • Budd-Chiari-Syndrom • dekompensierte Leberzirrhose, Ösophagusvarizen • größere maligne (und benigne) Lebertumoren

zites und dessen forcierte Therapie hochgradig gefährdet. Dieses Risiko wird durch die Interruptio vermindert, da der Eingriff die hämodynamische Situation unmittelbar entlastet. Aus diesen Ausführungen folgt, dass nicht die Leberinsuffizienz durch die Belastung des Organs in der Schwangerschaft die Hauptgefahr für die Leberzirrhotikerin darstellt, sondern die portale Hypertension. Ösophagusvarizenblutung und Ausbildung eines Aszites bestimmen weitgehend die Prognose und bedingen eine mütterliche Sterblichkeit von durchschnittlich 8 %. Auch die kindliche Prognose erfährt bei einer Leberzirrhose der Mutter mit einer erhöhten Zahl von Frühgeburten und perinatal Verstorbenen eine Einschränkung. Es zeigt sich, dass die Frühgeburten- und Totgeburtenrate umso mehr ansteigen, je florider bzw. fortgeschrittener der entzündliche Prozess ist, also besonders bei ikterischen Schüben. Besonders verschlechtert wird die Prognose des Kindes ebenfalls bei Ösophagusvarizenblutungen und bei Vorliegen von Aszites. Varizenblutungen führten in 32 % der Fälle zum Tod des Kindes und in 27 % der Fälle zur Frühgeburt; bei Bestehen eines Aszites starben 40 %, und 28 % der Kinder waren Frühgeburten (Tabellen 9.**4** und 9.**6**). Erforderlich ist auch bei Leberzirrhose die Bestimmung der virologischen Parameter, um bei einer Hepatitis-B-Virus-Infektion der Mutter die Infektion des Kindes durch eine passiv-aktive Simultanprophylaxe direkt nach der Geburt zu verhindern (Huchzermeyer 1978, 1986 und 2000, Huchzermeyer u. Dormann 2002).

■ Portale Hypertension

Ätiologie. Für die Entstehung des Pfortaderhochdrucks sind pathogenetisch 2 Komponenten von Bedeutung: zum einen eine Erhöhung des Strömungswiderstands im portalen Stromgebiet (durch mechanische Kompression oder Vasokonstriktion) und zum anderen eine Zunahme des splanchnischen und portalen Blutflusses.

Klinik. Es besteht eine komplexe hyperdyname Kreislaufsituation mit den klinischen Zeichen des erhöhten Herzminutenvolumens, der Tachykardie und der arteriellen Hypotonie. Die portale Druckerhöhung führt zur verminderten Leberdurchblutung und zur Bildung von

Kollateralen zwischen Pfortader und V. cava. Als Folgen können sich klinisch eine Leberfunktionsverschlechterung oder Komplikationen wie Ösophagusvarizenblutung, Aszites und Enzephalopathie einstellen.

Die Einteilung der portalen Hypertension erfolgt in der Regel nach der anatomischen Lokalisation der Widerstandserhöhung. Bei der **prähepatischen Widerstandserhöhung** (z. B. durch Pfortader- oder Milzvenenthrombose, arterio-portale Fisteln) ist die Leberfunktion nicht oder nur gering eingeschränkt, und auch ein Aszites ist sehr selten. Bei der **intrahepatischen portalen Hypertonie** werden eine präsinusoidale (z. B. Schistosomiasis), eine sinusoidale (z. B. Leberzirrhose, Fettleber) und eine postsinusoidale Form (z. B. Budd-Chiari-Syndrom) unterschieden. Ursachen des **posthepatischen Pfortaderblocks** sind Druckerhöhungen im rechten Herzvorhof (Pericarditis constrictiva, Rechtsherzinsuffizienz) bzw. Thrombose, Membranen oder Tumorinvasion der V. cava inferior.

Die Aszitesbildung ist im Wesentlichen auf den erhöhten Druck in den Sinusoiden bei der sinusoidalen und postsinusoidalen Lokalisation zurückzuführen. In den westlichen Industrieländern sind bei Erwachsenen die alkoholischen und viralen Leberzirrhosen die häufigsten Ursachen der portalen Hypertonie, bei Kindern ist die Pfortaderthrombose ätiologisch führend. Eine Splenomegalie kann bei allen Formen des Pfortaderhochdrucks gefunden werden.

Betreuung während der Schwangerschaft. Wie beim intrahepatischen Block der Leberzirrhose (siehe oben) sind auch Schwangerschaften beim prähepatischen Block, wie bei der intrahepatischen präsinusoidalen Hypertension, selten (Huchzermeyer 1978, 1986 und 2000, Reyes et al. 1996, Riely 1999, Rustgi 1986). Der Grund hierfür ist nicht bekannt, sind doch Leberfunktion und Sexualhormonstoffwechsel bei diesen Blockformen nicht gestört. Die Ausbildung von Ösophagusvarizen stellt auch hier die wichtigste Komplikation dar. Das Durchschnittsalter der bisher beobachteten Frauen mit prähepatischem Block beträgt 24 Jahre und liegt damit um 6 Jahre unter dem Durchschnittsalter der Frauen mit intrahepatischem sinusoidalem Block bei Leberzirrhose. Bei allen Patientinnen war der Block bereits vor der Schwangerschaft ausgebildet, und bei den meisten hatten bereits im Kindesalter schwere Intestinalblutungen eine chirurgische Intervention in Form von Palliativeingriffen und Shunt-Operationen erforderlich gemacht. Trotz dieser chirurgischen Eingriffe kam es während der Schwangerschaft in 40 % zu Ösophagusvarizenblutungen, und zwar in etwa dem gleichen Prozentsatz nach Shunt-Operationen wie nach alleinigen Palliativmaßnahmen. Dies ist darauf zurückzuführen, dass Shunts, die im Kindes- und Jugendalter angelegt wurden, meistens ineffektiv sind so wie auch Palliativoperationen keinen dauernden drucksenkenden Effekt haben. Es sind die gleichen Faktoren wie bei der Leberzirrhose, die hier in der Schwangerschaft eine Varizenblutung auslösen, und folglich sind das zweite und das dritte Trimenon der Zeitraum, in dem die Varizenblutung gehäuft auftritt (Abb. 9.**1**). Mit einer mütterlichen Letalität von 3 % und einer erhöhten Anzahl von Totgeburten erfahren die mütterliche und die kindliche Prognose ebenfalls eine Einschränkung, allerdings nicht in dem Maße wie bei Varizenblutungen infolge einer Leberzirrhose. Wie auch bei Leberzirrhose mit portaler Hypertension, gelten hier die gleichen therapeutischen Überlegungen. Bei weitgehend kompensiertem prähepatischen Pfortaderhochdruck, das heißt bei Ausbildung von effektiven spontanen oder operative Anastomosen, ist am ehesten ein komplikationsloser Schwangerschaftsverlauf zu erwarten. Beim Nachweis von Ösophagusvarizen sollte bereits vor der Schwangerschaft eine prophylaktische Varizeneradikation durch Gummibandligatur oder Sklerosierung erfolgen (Tabellen 9.**4** und 9.**6**) (Huchzermeyer 1978, 1986 und 2000).

Budd-Chiari-Syndrom. Ein partieller oder vollständiger thrombotisch bedingter Verschluss der Lebervenen (Budd-Chiari-Syndrom) ist eine seltene Schwangerschaftskomplikation, die sich weniger in der Spätschwangerschaft als vielmehr im Wochenbett und in der Beobachtungszeit bis zu 9 Monaten post partum manifestiert. Zahlreiche Ursachen werden als pathogenetische Faktoren diskutiert; in Schwangerschaft und postpartaler Phase liegen wahrscheinlich mehrere thrombogene Faktoren vor, wie erhöhte Östrogen- und Progesteronspiegel, angeborene und erworbene Gerinnungsstörungen, Blutvolumenvermehrung und Strömungsverlangsamung im Abdominalbereich. Das Vorliegen einer aktivierten Protein-C-Resistenz als Folge einer Mutation von Faktor V ist wahrscheinlich der wichtigste Risikofaktor für das Auftreten einer derartigen venösen Thrombose. Das klinische Bild kann über Wochen bis Monate schleichend beginnen oder akut einsetzen. Bei der häufigeren chronischen Verlaufsform finden sich als führende klinische Symptome Aszites, Hepatosplenomegalie, Ösophagusvarizen, Ikterus und obere Intestinalblutung. Auch wenn bisher nur wenige Fälle eines Budd-Chiari-Syndroms im Zusammenhang mit einer Schwangerschaft beobachtet wurden, lassen sich dennoch hieraus einige Schlüsse ziehen: Besteht bei einer jungen Frau der Verdacht auf ein Budd-Chiari-Syndrom, muss mit allen Mitteln die Diagnose gestellt oder ausgeschlossen werden (Farbdopplersonographie). Finden sich Hinweise auf eine solche Erkrankung, ist eine Schwangerschaft absolut kontraindiziert, ebenso eine orale Kontrazeption. Tritt die Thrombosierung der Lebervenen während der Schwangerschaft auf, besteht nach derzeitiger Auffassung die Indikation zur Interruptio, da die Erkrankung durch die Schwangerschaft richtunggebend verschlimmert wird (Tabellen 9.**4** und 9.**6**) (Fickert et al. 1996, Huchzermeyer 1978, 1986 und 2000, Riely 1999).

■ Zustand nach Lebertransplantation

Schwangerschaften nach orthotoper Lebertransplantation sind, nachdem 1978 die erste erfolgreiche Gravidität nach Lebertransplantation beschrieben wurde, insgesamt noch selten. Schwangerschaften nach Leber-,

Nieren- oder Herztransplantation gelten als Risikoschwangerschaften für Mutter und Fetus und machen eine intensive interdisziplinäre Betreuung notwendig. Die Risiken für die Mutter bestehen in einer erhöhten Inzidenz an Präklampsien, vermehrten bakteriellen, viralen und fungalen Infekten wie auch in Abstoßungsreaktionen. Dem Feten drohen Frühgeburt, intrauterine Wachstumsretardierung, pränatale Infektionen sowie Fehlbildungen. Zur immunsuppressiven Therapie bei Schwangerschaften nach Lebertransplantation stehen Kortikosteroide, Cyclosporin, Tacrolimus und Azathioprin zur Verfügung. Von besonderer Bedeutung sind dabei neben der Funktion der transplantierten Leber die möglichen Nebenwirkungen dieser Immunsuppressiva sowie die fetale Entwicklung. Auch wenn nach den bisherigen beschränkten Erfahrungen die Teratogenität dieser Medikamente als nicht erhöht anzunehmen ist, so ist es im Einzelfall doch nicht möglich – speziell bei verschiedenen Kombinationen –, eine sichere prognostische Aussage zu treffen (Huchzermeyer u. Dormann 2002, Raakow et al. 1999, Riely 1999, Wu et al. 1998).

Schwangerschaftsspezifische Lebererkrankungen

■ Intrahepatische Schwangerschaftscholestase (ICP)
Unter Mitarbeit von F. Lammert

Epidemiologie. Vergleichbar mit den Erkrankungszahlen bei der akuten Virushepatitis bildet die intrahepatische Schwangerschaftscholestase unter den schwangerschaftsspezifischen Lebererkrankungen die größte Gruppe.

Ätiologie und Pathogenese der ICP sind im Einzelnen nicht bekannt, von einem multifaktoriellen Geschehen ist auszugehen. Diskutiert werden hormonelle, genetische und noch zu definierende Umweltfaktoren.

Für die zentrale **Bedeutung der Steroidhormone** lassen sich mehrere Fakten anführen:
➤ Die Erkrankung beginnt bevorzugt im letzten Trimenon, der Periode mit den höchsten Östrogen- und Progesteronkonzentrationen.
➤ Die Cholestase bildet sich postpartal mit dem Abfall der Spiegel dieser Hormone zurück.
➤ Mehrlingsschwangerschaften erhöhen die Inzidenz der Cholestase.
➤ In bis zu 70% der Fälle rezidiviert die Erkrankung bei einer erneuten Schwangerschaft.
➤ Bei entsprechender Überempfindlichkeit führt die Gabe von Östrogenen (z.B. orale Kontrazeptiva) häufig zur Cholestase.

Tierexperimentelle Studien weisen daraufhin, dass Östrogene und deren Konjugate den Gallensäuretransport auf hepatozellulärer Ebene durch Down-Regulation der entsprechenden Transporter zu hemmen vermögen. Das betrifft sowohl die Aufnahme von Gallensäuren an der basolateralen Membran aus der Pfortader als auch den Export unkonjugierter und konjugierter Gallensäuren durch ATP-abhängige kanalikuläre Exportpumpen (Lammert et al. 2000).

Ebenso dürfte bei entsprechend prädisponierten Schwangeren dem **Progesteron** eine mitauslösende Bedeutung zukommen. Bei der Schwangerschaftscholestase findet sich ein erhöhter Anteil von sulfatierten Progesteronmetaboliten im Serum, möglicherweise als Folge einer gesteigerten Synthese und eines selektiven gestörten kanalikulären Transports (Arrese et al 2003, Howard u. Murphy 2003, Leuschner et al. 2002, Meng et al. 1997, Mullally u. Hansen 2001, Reyes et al. 1996, Riely 1999).

Die überzufällig häufige positive Familienanamnese und das vermehrte Vorkommen in bestimmten Populationen und Regionen (Südamerika, Nordeuropa) sprechen auch für eine **genetische Prädisposition** bei einem Teil der Schwangeren mit ICP (Lammert et al. 2000). In Mitteleuropa, Australien und Nordamerika liegt die Prävalenz bei 0,2–0,5 %, in Schweden und Finnland ist sie mit 1–2 % etwas höher. Die höchsten Prävalenzraten wurden in Chile und Bolivien mit 9–14 %, in bestimmten indianischen Populationen sogar mit bis zu 27 % beobachtet. Seit etwa 30 Jahren findet sich jedoch in Chile eine fallende Tendenz auf 4–6,5 %, wahrscheinlich als Folge von Umwelt-und Ernährungseinflüssen (Leuschner et al. 2002, Mullally u. Hansen 2001). Als Ursache dieser genetisch bedingten Cholestase werden Mutationen der kanalikulären Transportpumpen für Gallensäuren (ABCB11-Gen) und Phosphatidylcholin (ABCB4-Gen) sowie des FIC1-Gens vermutet (s. Tabelle 10.**1**). Eine Bestätigung dieser Hypothese ist der Nachweis von Mutationen im ABCB4-Gen bei einigen ICP-Patientinnen. Möglicherweise führen geringere Phospholipidkonzentrationen in der Galle zu einer Schädigung der Gallengänge durch die toxischen Effekte hydrophober Gallensäuren. Entsprechend sind die Aktivitäten der γ-GT im Serum wie auch bei dem pädiatrischen Krankheitsbild der progressiven familiären intrahepatischen Cholestase Typ 3 (PFIC3), die ebenfalls durch Mutationen im ABCB4-Gen verursacht wird, in der Regel erhöht. Allerdings stellt dies nur eine Variante dieses Cholestasesyndroms dar, da die meisten Patientinnen normale γ-GT-Werte aufweisen. Die gleichen ABCB4-Gen-Defekte wie bei ICP und PFIC3 sind auch über ein verändertes Cholesterin-Phospholipid-Verhältnis mit der Bildung von Cholesteringallensteinen assoziiert. Diese Mutationen gehen somit als weiterer pathogenetischer Faktor für die erhöhte Prävalenz einer Cholelithiasis bei Patientinnen mit ICP anzusehen (Jacquemin 2001, Leuschner et al. 2002, Mullally u. Hansen 2001, Savander et al. 2003). Die Mutationen gehen offensichtlich bei all diesen Erkrankungen mit einer reduzierten Funktion des ABCB4-Transporters einher. Es liegt die Beschreibung einer Patientin mit ABCB4-Mutation vor, die nacheinander an Gallensteinen, ICP und biliärer Zirrhose erkrankte (Lucena et al. 2003).

> Offensichtlich ist zur Manifestation der ICP ein Überlappen vererbter Ursachen (spezifische Mutationen hepatobiliärer Transportproteingene) und erworbener Kofaktoren (hormonelle Umstellung in der Schwangerschaft, Medikamente, Infekte, Selenmangel in der Nahrung etc.) notwendig.

Klinik. Das erste und klinisch führende Symptom, das bei zwei Dritteln der Graviden im letzten Trimenon beginnt, ist ein meist intensiver Pruritus, der den Stamm oder die Extremitäten oder beides zugleich befallen kann. Der Juckreiz nimmt in der Regel nachts an Intensität zu und kann bei längerer Dauer zu einer erheblichen Beeinträchtigung des Allgemeinbefindens führen. Über weitere Allgemeinsymptome, insbesondere gastrointestinale Beschwerden, klagen etwa 20–30 % der Patientinnen. Dem Pruritus kann nach 1–2 Wochen ein Ikterus folgen, der bei bis zu 20 % der Patientinnen deutlich sichtbar ist. Daher kann eine anikterische Verlaufsform, den Pruritus gravidarum, von einer ikterischen Verlaufsform unterschieden werden. Nach der Geburt verschwinden zunächst der Juckreiz und dann die Gelbsucht innerhalb kurzer Zeit, spätestens nach 4 Wochen (Huchzermeyer 1986, Leuschner et al. 2002, Mullally u. Hansen 2001, Reyes et al. 1996, Riely 1999).

Diagnostik. Das Leberpunktat zeigt histologisch eine unregelmäßig verteilte fokale Cholestase mit Gallethromben in erweiterten Gallenkapillaren und gelegentlich auch mit Gallepigment in benachbarten Leberzellen. Elektronenmikroskopisch lässt sich darüber hinaus zeigen, dass in den dilatierten Gallenkapillaren die Mikrovilli rarefiziert oder nicht mehr nachweisbar sind. Und auch die bereits für das letzte Schwangerschaftsdrittel einer normalen Schwangerschaft recht typischen mitochondrialen Alterationen – wie Größenzunahme, Verformung und kristalline Einschlüsse – können noch häufiger und ausgeprägter vorhanden sein. Nach der Schwangerschaft bilden sich diese Veränderungen innerhalb von 12 Wochen zurück (Huchzermeyer 1978 und 1986). In Übereinstimmung mit diesen morphologischen Befunden weisen die klinisch-chemischen Parameter die Konstellation einer Cholestase auf: Von den Retentionsparametern Bilirubin und Gallensäuren ist die Bestimmung der Gallensäuren im Serum der sensitivste Parameter. Ein Anstieg der Gallensäurespiegel kann in Einzelfällen der einzige pathologische Laborbefund sein. Daher sollte bei einem Pruritus in der Schwangerschaft und einem normalen Routinelaborbefund (z.B. normale γ-GT-Werte) eine Messung der Gallensäurespiegel im Serum erfolgen (Glantz et al. 2004). Ist das fakultative Symptom des Ikterus vorhanden, liegt der Bilirubinspiegel zumeist bei <6 mg/dl. Die Aktivität der γ-GT, die bereits in der normalen Schwangerschaft tiefnormale Werte aufweist, bleibt entweder normal oder zeigt nur einen geringfügigen (bis zum 3fachen der Norm) Anstieg. Liegen Mutationen im ABCB4-Gen vor, sind die γ-GT-Werte meist deutlicher erhöht. Aufgrund der Bildung plazentarer Isoenzyme sind Aktivitätserhöhungen von AP und LAP schwierig zu interpretieren. Die Aktivitäten von GOT und GPT sind normal oder leicht bis mäßig erhöht (bis zu 250 U/l), nur in Einzelfällen finden sich höhere Werte. Hier muss differenzialdiagnostisch das Vorliegen einer akuten Virushepatitis oder einer toxischen Leberschädigung erwogen werden. Bei länger bestehender Cholestase kann durch die mangelhafte Vitamin-K-Resorption die Prothrombinzeit verlängert sein (Huchzermeyer 1986, Leuschner et al. 2002, Mullally u. Hansen 2001).

Prognose. Die mütterliche Prognose ist trotz der hohen Rezidivneigung gut. Es besteht allein eine Gefährdung durch einen vermehrten uterinen Blutverlust bei Abfall der Spiegel der Vitamin-K-abhängigen Gerinnungsfaktoren. Dennoch muss man Patientinnen mit intrahepatischer Schwangerschaftscholestase in die Reihe der Risikograviditäten einordnen (Lammert et al. 2000). Für das Neugeborene besteht eine deutliche Verschiebung zu niedrigen Geburtsgewichten und zur Frühgeburt (durchschnittlich 20 %) sowie zu erhöhter perinataler Mortalität (bis zu 10 %). Das verminderte Geburtsgewicht bei der intrahepatischen Schwangerschaftscholestase ist im Wesentlichen die Folge einer verkürzten Schwangerschaftsdauer, die generell bei allen cholestatischen Ikterusformen zu beobachten ist (Huchzermeyer 1986). Das erhöhte Risiko einer Früh- oder Totgeburt ist möglicherweise Folge einer Akkumulation toxischer hydrophober Gallensäuren in Nabelschnurblut, Mekonium und Amnionflüssigkeit, da der Fetus diese Gallensäuren nicht über die Plazenta eliminieren kann. Besonders hohe Gallensäurekonzentrationen im mütterlichen Serum könnten demnach als Warnhinweise dienen (Howard u. Murphy 2003). Hieraus folgt, dass bis zur 36. Schwangerschaftswoche wöchentliche Kontrollen durch den Geburtshelfer erforderlich sind, ab der 37. Woche empfiehlt sich die stationäre Aufnahme und unter Umständen die Einleitung der Geburt (s. Tabelle 9.**4**).

Therapie. Bei Patientinnen mit länger andauernder Cholestase kann es notwendig werden, zur Blutungsprophylaxe, auch des Kindes, Vitamin K zu substituieren. Ein wichtiges Behandlungsziel ist die Linderung des Pruritus. Verschiedene Substanzen wurden therapeutisch eingesetzt, die meisten waren jedoch nicht oder nur unzureichend wirksam. Im Wesentlichen stehen derzeit Colestyramin und Ursodesoxycholsäure zur Verfügung. Colestyramin, in einer durchschnittlichen Dosierung von 4–8 g/Tag, bindet Gallensäuren und vermag bei etwa drei Vierteln der Graviden den Pruritus deutlich zu lindern. Hinzuweisen ist auf die Malabsorption von Fetten und fettlöslichen Vitaminen. Ursodesoxycholsäure vermindert die Konzentration der hydrophoben Gallensäuren im mütterlichen Serum und verbessert den Gallensäuretransport über die Plazenta mit der Folge einer verbesserten materno-fetalen Gallensäurebalance. In einer Dosis von 10–15 mg/kg/Tag ließen sich nicht nur eine deutliche Besserung des cholestatischen Pruritus, der Leberenzymaktivitäten und des Bilirubinspiegels, sondern auch weniger Schwangerschaftsprobleme und eine bessere Prognose für die Kinder objektivieren. Neuere Untersuchungen weisen darauf hin, dass möglicherweise eine erhöhte Dosis von 20–25 mg/kg/Tag einen zusätzlichen Nutzen hat. Offensichtlich stellt die ICP eine milde Verlaufsform hereditärer Cholestasen dar, sodass sich in der Regel die Gabe von Ursodesoxycholsäur auf die Restfunktion des Transporters günstig auswirkt (Howard u. Murphy 2003, Huchzermeyer u. Dormann 2002, Leuschner et al. 2002, Mullally u. Hansen 2001, Reyes et al. 1996, Riely 1999). Da Ursodesoxycholsäure nicht oder nur in geringen Mengen in der Muttermilch zu finden ist, scheint das Stillen unter der Einnahme von Ursodesoxycholsäure unbedenklich zu sein. Nach den bisherigen Erfahrungen dürfte zukünftig die Therapie mit Ursodesoxycholsäure bei intrahepatischer Schwangerschaftscholestase, wahrscheinlich auch bei anderen Cholestasesyndromen, an erster Stelle stehen. Allerdings besteht derzeit eine Zulassung bei Lebererkrankungen nur für die letzten beiden Trimena.

■ Präeklampsie/HELLP-Syndrom

Definition. Das Akronym HELLP steht für „Hemolysis", „Elevated Liver Enzymes" und „Low Platelets". Das Auftreten dieser charakteristischen klinisch-chemischen Änderungen in Kombination mit den Symptomen der Präeklampsie signalisiert eine besonders schwere Verlaufsform der Gestose.

Ätiologie. Als Folge mehrerer pathogenetischer Mechanismen, die im Einzelnen noch zu definieren sind, kommt es zu generalisierten Vasospasmen mit Erhöhung des peripheren Gefäßwiderstands und mit Endothelläsionen sowie zu einer gesteigerten intravaskulären Gerinnungsaktivierung. Die resultierende Mikroangiopathie hat eine Schädigung der Erythrozyten mit Hämolyse zur Folge sowie einen vermehrten Thrombozytenverbrauch bzw. -umsatz (Rath et al. 2000, Reyes et al. 1996, Riely 1999, Wolf et al. 2001).

Klinik. Bei milder Gestose können Mikrozirkulationsstörungen und eine subklinische chronische Verbrauchskoagulopathie vom mütterlichen Organismus voll kompensiert werden. Entwickeln sich jedoch ausgeprägte Zirkulationsstörungen und eine klinisch bedeutsame Verbrauchskoagulopathie, können manifeste Beeinträchtigungen zahlreicher Organsysteme (Gehirn, Nieren, Leber und andere) in wechselnder Ausprägung die Folge sein und das variable klinische Bild bedingen. In der Regel nimmt die Leber bei Gestose keine führende Stellung im Krankheitsverlauf ein, und es besteht auch keine sichere Korrelation zwischen dem Ausmaß der Leberbeteiligung und der Schwere der Gestose. Die Leber ist somit weder obligat noch adäquat bei der Gestose beteiligt. Die Gründe für diese unterschiedliche Leberbeteiligung, für eine „Prädisposition" bestimmter Schwangerer, speziell beim HELLP-Syndrom, sind unbekannt. Es handelt sich somit bei der Art der Leberschädigung beim HELLP-Syndrom – und die Leber steht im Mittelpunkt dieses Syndroms – um eine **akute Durchblutungsstörung** in sehr unterschiedlicher Ausprägung (Huchzermeyer 1986, 2000). Als Folge des obstruktiven intravasalen Gerinnungsprozesses kommt es zu einer Behinderung des Blutflusses und damit zur akuten Le-

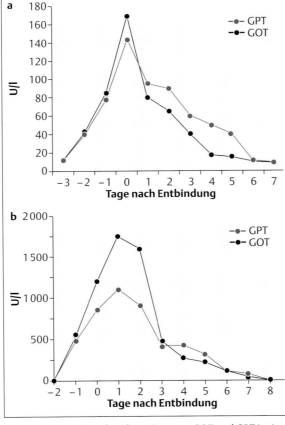

Abb. 9.**2**   Verhalten der Aktivitäten von GOT und GPT im Longitudinalschnitt bei HELLP-Syndrom. **a** leichte Zellschädigungen (n=26); **b** ausgeprägte Zellschädigungen (n=5).

berstauung. Entsprechend ist die Leber vergrößert und die Kapsel straff, was wiederum das klinische Leitsymptom mit Schmerzen im rechten Oberbauch, oft begleitet von Übelkeit und Erbrechen, erklärt.

Diagnostik. Bei rund 80% der Patientinnen mit Gestose findet man einen leichten bis mäßigen Anstieg der Transaminasenaktivitäten im Serum zwischen 10 und 200 U/l. Die höheren Werte der zytosolischen GPT gegenüber der bilokulären GOT und die rasche Normalisierung innerhalb von 1–2 Wochen post partum zeigen, dass die durchschnittliche Zellschädigung in der Regel verhältnismäßig leicht ist. Allerdings ist bei stärkeren Schäden der Aktivitätsanstieg der GOT höher als derjenige der GPT. Die engen zeitlichen Beziehungen zum Entbindungstermin werden daran deutlich, dass sich das HELLP-Syndrom bei drei Vierteln der Schwangeren präpartal manifestiert, das heißt die höchsten Aktivitäten der Transaminasen werden kurz vor und nach der Geburt gemessen. Bei den seltenen schweren Verlaufsformen und/oder Schockzuständen findet man im Serum einen steilen Anstieg der Aktivitäten von GOT, GPT, LDH und besonders der GLDH auf Werte von mehreren hundert bis zu einigen tausend U/l (Abb. 9.**2**) (Huchzermeyer 1986, 2000). **Histologisch** charakteristisch sind

Fibrinthromben in den Sinusioden vorwiegend der Läppchenperipherie. Bei stärkerer Schädigung kann es in diesen Arealen zu Blutungen kommen, und Zellen können einzeln oder in Gruppen nekrotisch werden. Bei noch schwereren Alterationen breiten sich die hämorrhagischen Nekrosen aus; sie können ganze Läppchen erfassen, bis hin zur Bildung ausgedehnter Hämatome. Kommt es bei der Patientin zu einem Schock, so pfropfen sich auf dieses Bild zusätzlich zentroazinäre Nekrosen auf. Bevorzugt liegen die Blutungen unter der Kapsel des rechen Leberlappens mit der ständig drohenden Gefahr der Ruptur. Unabhängig von der Ausprägung der Präeklampsiesymptomatik sollte bei der Schwangeren mit abdominellen Beschwerden auch an die Entwicklung eines HELLP-Syndroms gedacht werden. Mit einem Erkrankungsfall auf 150–300 Geburten ist die Inzidenz größer als noch vielfach angenommen wird. Im Rahmen einer intensiven geburtsmedizinischen Überwachung (sonographische Fetometrie, Dopplersonographie fetaler und mütterlicher Gefäße, Kardiotokographie) sollte in einem solchen Verdachtsfall das folgende **Laborscreening** konsequent durchgeführt werden:

➤ Hämoglobin, Hämatokrit, Haptoglobin, freies Hämoglobin, Fragmentozyten, Bilirubin, LDH;
➤ GPT, GOT, GLDH, γ-GT, alkalische Phosphatase, Cholinesterase;
➤ Harnsäure, Glukose;
➤ Thrombozyten;
➤ Quick-Wert, Fibrinogen, Thrombinzeit, partielle Thromboplastinzeit, Antithrombin III, Protein C, D-Dimere, Thrombin-Antithrombin-Komplex.

Darüber hinaus ist die **Sonographie** der Bauchorgane angezeigt. Gerade mit der Sonographie gelingt es, intrahepatische oder subkapsuläre Hämatome, aber auch die Entwicklung einer Fettleber, einer Pankreatitis, einer pathologischen Flüssigkeitsansammlung im Bauchraum oder eine Cholelithiasis sicher nachzuweisen oder auszuschließen.

Prognose. Bei unvorhersehbarem Verlauf kann das HELLP-Syndrom zu schweren Komplikationen führen. So wird die Müttersterblichkeit mit 3–5% (Blutungskomplikationen, Leberruptur) und die perinatale kindliche Sterblichkeit mit 12–37% (Frühgeburt, Plazentainsuffizienz) angegeben (s. Tabellen 9.**4** und 9.**6**) (Huchzermeyer u. Dormann 2002, Rath et al. 2000, Riely 1999, Wolf et al. 2001). Eine sichere **Prophylaxe** der Präeklampsie existiert ebenso wenig wie eine kausale **Therapie**. Eine eingehende Darstellung dieses Syndroms aus geburtshilflicher Sicht erfolgt in Kapitel 7.

■ Leberruptur

Seit der Erstbeschreibung im Jahre 1844 wurden bis heute etwa 200 Fälle von spontaner Leberruptur in der Schwangerschaft beschrieben. Diese schwere, lebensbedrohliche Komplikation ereignet sich überwiegend im letzten Trimenon, gelegentlich im Puerperium und nur ausnahmsweise in der frühen Schwangerschaft. Überwiegend betroffen waren ältere Mehrgebärende im Alter zwischen 35 und 45 Jahren, die in über 75 % der Fälle eine **Gestosesymptomatik** aufwiesen.

Ätiologisch werden verschiedene Faktoren diskutiert, die sich wahrscheinlich kombinieren: einmal der schwangerschaftsbedingte erhöhte intraabdominelle Druck, der eine zusätzliche Steigerung erfährt durch Erbrechen, Krämpfe und den Geburtsvorgang, und zum anderen die Gefäßläsionen sowie die Nekrosen in der Leber mit der sich ausbildenden hämorrhagischen Diathese. Nicht in jedem Fall liegt jedoch der Leberruptur eine schwangerschaftsspezifische Lebererkrankung zugrunde. In Einzelfällen bestand allein ein arterieller Bluthochdruck oder aber es fand sich keine auslösende Ursache. Aber auch so seltene Erkrankungen wie das **kavernöse Leberhämangiom**, der **Amöbenabszess**, das **primäre Leberkarzinom** und insbesondere das **Leberzelladenom** können in der Schwangerschaft rupturieren. Gerade die Leberzelladenome, die außerhalb der Schwangerschaft oft symptomlos sind, können im dritten Trimenon durch die vermehrte Vaskularisation eine Größenzunahme aufweisen, mit der ständigen Gefahr der Ruptur. Diese Gefahr und das erhöhte Malignitätsrisiko lassen es angebracht erscheinen, bei einer Patientin mit bekanntem Leberzelladenom dieses bereits vor einer Schwangerschaft zu exstirpieren (Tabellen 9.**4** und 9.**6**).

Klinik. Ein zunehmender Ikterus, eine sich vergrößernde Leber, eine Leukozytose und eine Anämie sollten den Verdacht auf eine intrahepatische oder subkapsuläre Hämatombildung lenken. Tritt eine Ruptur ein, ist das klinische Bild geprägt von akuten abdominellen Schmerzen, besonders im rechten Oberbauch, und einem sich rasch entwickelnden Schock.

> Entscheidend für das Überleben der Mutter sind die sofortige Diagnosestellung (bildgebende Verfahren, Arteriographie, Blutaspiration aus der Bauchhöhle) und die sich unmittelbar anschließende therapeutische Intervention.

Therapie. Wird im Rahmen des **HELLP-Syndroms** ein subkapsuläres Hämatom ohne Ruptur, bevorzugt lokalisiert im rechten Leberlappen, nachgewiesen, kann eine abwartende Haltung unter strenger klinischer Kontrolle eingenommen werden. Bei reifem Kind wird ein chirurgisches Eingreifen empfohlen, mit gleichzeitiger abdominaler Schnittentbindung. Dieses differenzierte Vorgehen in Verbindung mit Fortschritten in Diagnostik und Therapie hat dazu geführt, dass die mütterliche und die kindliche Mortalität auf etwa 30 % gesenkt werden konnten. Ausnahmsweise finden sich auch Einblutungen in die Leber und Leberrupturen in der Spätschwangerschaft bei Frauen mit **akuter Schwangerschaftsfettleber** (Huchzermeyer 1986).

Auch eine „Leberschwangerschaft" kann zum Ausgangspunkt einer **intraabdominellen Blutung** werden, wobei die Plazenta gewöhnlich auf der Unterfläche des rechten Leberlappens lokalisiert ist. Natürlich kommen bei plötzlichem Auftreten eines akuten Abdomens mit den Zeichen des hämorrhagischen Schocks auch andere,

nicht von der Leber ausgehende Blutungsursachen infrage. Aus dem Bereich des Oberbauchs seien noch genannt die Ruptur der Gallenblase, der Milz oder der A. bzw. V. lienalis. In der Regel vermag nur die sofortige Laparotomie das Leben der Patientin zu retten.

■ Akute Schwangerschaftsfettleber

Definition. Die akute Schwangerschaftsfettleber ist eine sehr seltene schwangerschaftsspezifische Komplikation, die erst 1940 als nosologische Entität charakterisiert und von nekrotisierenden Verlaufsformen verschiedener Lebererkrankungen abgegrenzt wurde. Sie wird in die Gruppe der Lebererkrankungen mit mikrovesikulärer Fettspeicherung eingeordnet und gehört, da der ätiopathogenetische Prozess noch nicht vollständig geklärt ist, zur idiopathischen Untergruppe (Tabelle 9.**7**). Bis 1994 wurden über 400 Erkrankungsfälle beschrieben, hiervon waren 325 Fälle histologisch eindeutig gesichert, und von diesen wiederum lagen bei 245 Patientinnen detaillierte klinische Angaben vor (Richter 1997).

Epidemiologie. Die Erkrankung tritt weltweit auf, verlässliche Angaben zur Inzidenz fehlen. Die bisher sicherste Berechnung stammt aus dem Jahre 1984, mit einer relativen Häufigkeit von einer Erkrankung auf 13 328 Schwangerschaften. Diese Angabe stützt sich auf die Beobachtung von ungefähr 120 000 Geburten in 10 Jahren in Los Angeles (Pockros et al. 1984). Die Erkrankung kommt in jedem Alter vor (Durchschnittsalter: 27 Jahre), wobei Erst- und Mehrgebärende gleich häufig erkranken.

Ätiologie und Pathogenese sind bisher nicht eindeutig geklärt. Diskutiert wird eine multifaktorielle Genese, wobei die im Vordergrund stehende mitochondriale Zytopathie mit gestörter β-Oxidation der Fettsäuren durch eine genetische Prädisposition (genetische Defekte der

Tabelle 9.**7**   Lebererkrankungen mit mikrovesikulärer Fettspeicherung

Idiopathisch	• akute Schwangerschaftsfettleber • Reye-Syndrom • nichtalkoholische Fettleberhepatitis • Präeklampsie
Genetisch bedingt	• Defekte der Fettsäureoxydation • Defekte des Harnstoffzyklus • Defekte der Atmungskette
Medikamentös-toxisch	• Tetrazyklin und Derivate • Valproinsäure • Pirprofen, Ibuprofen • Amineptin, Tianeptin • Amiodaron • Salicylsäure • Fialuridin
Nutritiv-toxisch	• Alkohol • Cholinmangel • totale parenterale Ernährung • Hypoglycin (Toxin der Jamaikanischen Brechkrankheit)

3-Hydroxy-Acyl-CoA-Dehydrogenase bei Mutter und Kind) sowie durch hormonelle, medikamentös-toxische und infektiös-toxische Einflüsse ausgelöst werden kann (Ibdah et al. 1999, Riely 1999, Rinaldo 2001, Treem et al. 1996).

Klinik. Der Erkrankungsbeginn liegt fast ausschließlich im dritten Trimenon, zwischen der 29. und der 40. Woche, im Durchschnitt in der 35. Woche. Ein früherer Beginn oder das Auftreten erst im Wochenbett sind seltene Ausnahmen. Die Erkrankung beginnt unvermutet bei einer meist bis dahin völlig gesunden Schwangeren mit zunächst recht unspezifischen Krankheitszeichen, wie Oberbauch- oder Rückenschmerzen, Appetitlosigkeit, Übelkeit, kaffeesatzartigem Erbrechen, Müdigkeit und Kopfschmerzen, die sich in den folgenden Tagen zunehmend verstärken. Gleichzeitig beobachtet man eine Tachykardie mit einer Frequenz von 100–160 pro Minute, ohne dass ein Schockzustand, eine Herzerkrankung, Fieber oder eine Anämie vorliegen. In der Regel entwickelt sich ein rasch zunehmender Ikterus. Die Kranke wird zunehmend komatös und weist die verschiedensten neurologisch-psychiatrischen Krankheitserscheinungen auf. In dieser Krankheitsphase können jedoch auch andere Symptome klinisch in den Vordergrund treten, die Ausdruck von Störungen weiterer Organe sind und die die akute Schwangerschaftsfettleber als Multisystemerkrankung ausweisen. In 25 % der Fälle kommt es zu Hämatemesis und Meläna, wobei akute Erosionen und/oder Ulzerationen von Ösophagus, Magen und Duodenum die Hauptblutungsquellen darstellen. In über der Hälfte der Fälle entwickelt sich eine akute Niereninsuffizienz. Komplizierend tritt weiterhin häufig eine hämorrhagische Diathese hinzu, die sich durch Blutungen in Haut und Schleimhäuten und besonders durch schwere genitale Blutungen unter der Geburt bemerkbar macht. Ursache ist weniger eine verminderte Synthese der Gerinnungsfaktoren in der Leber als vielmehr eine disseminierte intravasale Gerinnung. Weitere schwere Komplikationen sind das Auftreten von Hypoglykämien, Hypokaliämien, Hyponatriämien und Hypoproteinämien. Letztlich kann sich auch noch eine akute hämorrhagisch-nekrotisierende Pankreatitis entwickeln. Infolge der Gerinnungsstörungen können sich Leberhämatome ausbilden, sogar über eine Leberruptur wurde berichtet. Aufgrund des Leber- und auch des Nierenversagens als Folge der Hypoglykämie entwickeln fast alle Patientinnen ein Koma, das alle Schweregrade aufweisen kann. Letztlich kann die Kranke in tiefer Bewusstlosigkeit und unter hohen Temperaturen ad exitum kommen. Das vorherige Auftreten von Krampfanfällen muss dabei als Signum mali ominis angesehen werden. In diesen letal verlaufenden Fällen erfolgt durchschnittlich 3–4 Tage vor dem Tod noch die vorzeitige Spontangeburt eines meist intrauterin bereits abgestorbenen Kindes. Bei den foudroyanten Verläufen dauert die gesamte Krankheitsdauer vom ersten Einsetzen der Symptome bis zum Tod der Mutter im Durchschnitt etwa 11 Tage. Der kürzeste Verlauf betrug 3 Tage, der längste 6 Wochen. Dagegen variierte die Krankheitsdauer bei überlebenden Müttern zwischen 2 und 8 Wochen und lag im Mittel bei 4 Wochen. Das akute Leberversagen (charakterisiert durch Ikterus, Eiweiß-synthesestörung, Hypoglykämie sowie portale Hypertension mit Aszites, Ödemen und gastrointestinaler Blutung) ist bedingt durch die massive feintropfige Leberzellverfettung, die ohne Leberzellnekrosen einhergeht (Huchzermeyer 1978, 1986 und 2000, Richter 1997, Reyes et al. 1996, Riely 1999).

Diagnostik. Entsprechend der Beteiligung auch anderer Organe als der Leber spiegeln die **klinisch-chemischen Parameter** bei der akuten Schwangerschaftsfettleber vor allem die Leber- und Nierenschädigung sowie auch eine begleitende Pankreatitis wider. Der Ikterus, oft erst relativ spät bei Geburtsbeginn auftretend, weist in den meisten Fällen Bilirubinwerte von <15 mg/dl auf, nur selten werden Werte zwischen 20 und 30 mg/dl erreicht. Tritt eine Hämolyse in den Vordergrund, sind die Aktivitäten der LDH und der HBDH im Serum erhöht. Die Aktivitäten der beiden Transaminasen sind entsprechend den fehlenden nekrotisierenden Prozessen nur gering bis mäßig erhöht und liegen meist bei <100 U/l, meist sogar bei <50 U/l. Nur in Ausnahmefällen (als Schockfolge) werden Werte von 900 U/l oder höher erreicht. Die Aktivitäten der GLDH und der γ-GT im Serum bleiben normal und sind nur selten leicht erhöht. Die Aktivität der CHE kann auf extrem niedrige Werte von <500 U/l absinken. Der Ammoniakspiegel im Serum ist deutlich erhöht, die Blutzuckerwerte können sehr stark erniedrigt sein (Huchzermeyer 1986 und 2000, Richter 1997). Als Folge des Nierenversagens sind die Spiegel von Harnstoff, Kreatinin und Harnsäure im Serum erhöht, der Grad der metabolischen Azidose wird durch die erniedrigten pH- und Bikarbonatwerte wiedergegeben. Als reaktive Veränderung kommt es zu einer weiteren Zunahme der bereits physiologisch angestiegenen Leukozytenzahl, die starke Ausmaße annehmen kann, mit Leukozytenzahlen von >15 G/l. Die hämorrhagische Diathese wird erkennbar an den Störungen der plasmatischen Gerinnungsfaktoren. Da sich die mikrovesikuläre Verfettung der Leber mit bildgebenden Verfahren nicht sicher erfassen lässt, ist die **histologisch** nachweisbare zentroazinär betonte feintropfige Verfettung der diagnostisch entscheidende Befund. Die Leberzellkerne sind stets zentral gelegen. Die Läppchenarchitektur ist erhalten, nur selten finden sich Einzelzellnekrosen, Gallethromben und kleine portale oder intralobuläre Rundzellinfiltrate. Lag jedoch längere Zeit ein schwerer Schockzustand vor, so können die Läppchen vermehrt mit Einzelzellnekrosen, aber auch mit Gruppennekrosen bis hin zu azinozentralen Massennekrosen durchsetzt sein. Elektronenoptisch zeigen sich neben den feinen Fetttropfen in einem erweiterten endoplasmatischen Retikulum Veränderungen der Mitochondrienstrukturen mit pseudokristallinen Einschlüssen, wie sie bereits in der normalen Schwangerschaft, insbesondere aber auch bei Vorliegen einer intrahepatischen Schwangerschaftscholestase, beschrieben wurden.

Differenzialdiagnostik. Die akute Schwangerschaftsfettleber bietet das klinische Bild einer akuten Lebernekrose. Sie muss daher differenzialdiagnostisch vor allem von akut nekrotisierenden Hepatiden (Hepatiden A–E, Herpes-simplex-Virus-Hepatitis, akuter Morbus

Tabelle 9.**8**   Differenzialdiagnose akuter ikterischer Krankheiten mit generalisierter Organbeteiligung in der Schwangerschaft

	Akute Schwanger- schafts- fettleber	HELLP- Syndrom	Akute fulmi- nante Hepatitis (viral, toxisch)	Akuter Morbus Wilson	Hämolytisch- urämisches Syndrom	Thrombotisch thrombozyto- penische Purpura
Aktivitätsanstieg von GOT, GPT, GLDH	+	++	+++	++	–/(+)	–/(+)
Ikterus	++	+	++	++	++	++
Hämolyse	–/++	++	–	++	++	++
Verbrauchs- koagulopathie	–/+	++	sekundär	sekundär	++	(+)
Thrombozytopenie	–/+	++	sekundär	+	++	++
Hypertonus/Proteinurie	–/+	++	–/+	–	–/+	–/(+)
Niereninsuffizienz	(+)	–/+	sekundär	sekundär	++	+
Symptome des Zentralnervensystems	+	–/+	+	+	+	++
Aszites	+	(+)	(+)	(+)	–	–
Polydipsie	+	(+)	–	–	–	–

Wilson, medikamentös-toxische Hepatitis) abgegrenzt werden (Tabelle 9.**8**). Dies gelingt zumindest in der Anfangsphase der Erkrankung durch den Nachweis von normalen oder nur leicht erhöhten Aktivitäten von GOT, GPT und GLDH im Serum. Besonders schwierig ist dagegen die Differenzialdiagnose zu anderen, mit Ikterus einhergehenden Krankheiten am Ende der Schwangerschaft, wie HELLP-Syndrom (die Kombination beider Erkrankungen ist möglich), hämolytisch-urämisches Syndrom oder thrombotisch-thrombozytopenische Purpura. Die in diesen Fällen die Erkrankung definitiv klärende Leberbiopsie verbietet sich meist wegen der gestörten Hämostase, und auch die transjuguläre Leberbiopsie als Alternativmethode wird nicht immer verfügbar sein. Da die Schwangerschaft bei diesen Multisystemerkrankungen mit großer Wahrscheinlichkeit einen krankheitsauslösenden oder krankheitserhaltenden Faktor darstellt, sollte sie durch sofortige Geburtseinleitung oder besser Kaiserschnitt unterbrochen werden (Tabelle 9.**6**) (Hamid et al 1996, Huchzermeyer 1986 und 2000).

Therapie. Solange die Ätiologie der akuten Schwangerschaftsfettleber unklar ist, muss die Therapie symptomatisch bleiben. Sie beruht bisher auf 2 Prinzipien: auf der Beendigung der Schwangerschaft und auf der symptomatischen Behandlung der Komplikationen. Die **Prognose** hängt entscheidend davon ab, ob die vielfältigen Störungen sofort erkannt und unter intensivmedizinischen Bedingungen adäquat behandelt werden. Besondere Beachtung verdienen Kontrolle und Korrektur des Glukose-, Flüssigkeits-, Elektrolyt-, Eiweiß- und Säure-Basen-Haushalts sowie die Therapie der vorliegenden Blutgerinnungsstörungen. Falls sich ein akutes Nierenversagen unter Substitution von Plasmaeiweiß, adäquater Flüssigkeits- und Elektrolytzufuhr sowie hochdosierter Gabe von Furosemid nicht in die polyuri-

sche Phase überleiten lässt, ist die Hämodialyse angezeigt. Kortikosteroide bleiben ohne Effekt und sollten nicht verabreicht werden. Ausnahmsweise kann eine Lebertransplantation indiziert sein. Durch die sofortige Beendigung der Schwangerschaft und durch die Verbesserung der intensivmedizinischen Bedingungen konnten die mütterliche und die kindliche Letalität in den vergangenen Jahrzehnten deutlich gesenkt werden. Die mütterliche Letalität liegt jetzt bei <20 % und die des Feten bei 30 % (Tabelle 9.**4**) (Huchzermeyer 1986, Huchzermeyer u. Dormann 2002, Reyes et al. 1996, Richter 1997, Riely 1999).

Literatur

1. Arrese M, Trauner M, Ananthaanarayanan M, et al. Down-regulation of the Na/taurocholate cotransporting polypeptide during pregnancy in the rat. J Hepatol. 2003;38:148–55.
2. Buchel E, Steenbergen WV, Nevens F, Fevery J. Improvement of autoimmune hepatitis during pregnancy followed by flare-up after delivery. Am J Gastroenterol. 2002;97:3160–5.
3. Cohen L, Lewis C, Arias IM. Pregnancy, oral contraceptives and chronic familial jaundice with predominantly conjugated hyperbilirubinaemia (Dubin-Johnson syndrome). Gastroenterology. 1972;62:1182–90.
4. Fickert P, Ramschak H, Kenner L, et al. Acute Budd-Chiari-syndrome with fulminant hepatic failure in a pregnant woman with factor V Leiden mutation. Gastroenterology. 1996;111:1670–73.
5. Glantz A, Marschall HU, Mattsson LA. Intrahepatic cholestasis of pregnancy: relationships between bile acid levels and fetal complication rates. Hepatology 2004;40:467–74
6. Gossard AA, Lindor KD. Pregnancy in a patient with primary sclerosing cholangitis. J Clin Gastroenterol. 2002;35:353–5.
7. Hamid SS, Jafri SMW, Khan H, et al. Fulminant hepatic failure in pregnant women: acute fatty liver or acute viral hepatitis? J Hepatol. 1996;25:20–7.

8. Heneghan MA, Norris SM, O'Grady IG, Harrison PM, McFarlane IG. Management and outcome of pregnancy autoimmune hepatitis. Gut. 2001;48:97–102.

9. Howard PI, Murphy GM. Bile acid stress in the mother and baby unit. Eur J Gastroenterol Hepatol. 2003;15:317–21.

10. Huchzermeyer H. Leber und Schwangerschaft. Bern, Stuttgart, Wien: Huber; 1978.

11. Huchzermeyer H. Erkrankungen der Leber und Gallenwege. In: Huchzermeyer H., Hrsg. Internistische Erkrankungen und Schwangerschaft. Stuttgart: Kohlhammer; 1986:57–122.

12. Huchzermeyer H. Lebererkrankungen in der Schwangerschaft. In: Schmidt E, Schmidt FW, Manns MP, Hrsg. Lebererkrankungen. Pathophysiologie – Diagnostik – Therapie. Stuttgart: Wissenschaftliche Verlagsgesellschaft; 2000:764–84.

13. Huchzermeyer H, Dormann AJ. Pharmakotherapie internistischer Erkrankungen während der Schwangerschaft. In: Friese K, Melchert F, Hrsg. Arzneimitteltherapie in der Frauenheilkunde. Stuttgart: Wissenschaftliche Verlagsgesellschaft; 2002:95–171.

14. Ibdah JA, Bennet MJ, Rinaldo P, et al. A fetal fatty-acid oxidation disorder as a cause of liver disease in pregnant women. N Engl J Med. 1999;340:1723–31.

15. Jacquemin E. Role of multidrug resistance 3 deficiency in pediatric and adult liver disease: one gene for three diseases. Sem Liver Dis 2001;21:551–62.

16. Jones DE. Fetal microchimerism: an aetiological factor in primary biliary cirrhosis? J Hepatol. 2000;33:834–7.

17. Kaemmerer H, Rapp K, Wagner HH. Ultraschalluntersuchung des Pfortaderstromgebietes im Puerperium. Röntgen-Bl. 1985;38:244–7.

18. Kanaan C, Veille IC, Lakin M. Pregnancy and acute intermittent porphyria. Obstet Gynecol Surv. 1989;44:244–9.

19. Lammert F, Marschall HU, Glantz A, Matern S. Intrahepatic cholestasis of pregnancy: molecular pathogenesis, diagnosis and therapeutic management. J Hepatol 2000;33:1012-21.

20. Leevy CB, Koneru B, Klein KM. Recurrent familial prolonged intrahepatic cholestasis of pregnancy associated with chronic liver disease. Gastroenterology. 1997;113:966–72.

21. Leuschner U, Berg PA, Holtmeier I, Hrsg. Bile acids and pregnancy. Dordrecht: Kluwer Academic Publishers; 2002.

22. Lucena JF, Herrero JI, Quiroga J, et al. A multidrug resistance 3 gene mutation causing cholelithiasis, cholestasis of pregnancy, and adulthood biliary cirrhosis. Gastroenterology. 2003;124:1037–42.

23. Meng LJ, Reyes H, Palma I, et al. Effects of ursodeoxycholic acid on conjugated bile acids and progesteron metabolites in serum and urine of patients with intrahepatic cholestasis of pregnancy. J Hepatol 1997;27:1029–40.

24. Messner U, Günter HH, Niesert ST. Morbus Wilson und Schwangerschaft – Literaturübersicht. Z Geburtshilfe Neonatol. 1998;202:77–9.

25. Mullally BA, Hansen WF. Intrahepatic cholestasis of pregnancy: review of the literature. Obstet Gynecol Survey. 2001;57:47–52.

26. Nakai A, Sekiya I, Oya A, Araki T. Assessment of the hepatic arterial and portal venous blood flows during pregnancy with Doppler ultrasonography. Arch Gynecol Obstet. 2002;266:25–9.

27. Pockros PJ, Peters RL, Reynolds TB. Idiopathic fatty liver of pregnancy: finding in ten cases. Medicine. 1984;63:1–10.

28. Raakow R, Rayes N, Büscher K, Neuhaus R, Neuhaus P. Mutter- und Vaterschaften nach Lebertransplantation. Dtsch Med Wschr. 1999;124:715–20.

29. Rabinovitz M, Appasamy R, Finkelstein S. Primary biliary cirrhosis diagnosed during pregnancy. Does it have a different outcome? Dig Dis Sci. 1995;40:571–4.

30. Rath W, Faridi A, Dudenhausen JW. HELLP-Syndrome. J Perinat Med. 2000;28:249–60.

31. Reyes HB, Leuschner U, Arias IM, Hrsg. Pregnancy , sex hormones and the liver. Dordrecht: Kluwer Academic Publishers; 1996.

32. Richter W. Zum Syndrom und zur Differentialdiagnose der akuten Schwangerschaftsfettleber. Med. Diss. Hannover; 1997.

33. Riely CA, ed. Pregnancy and liver disease. Philadelphia: Saunders; 1999.

34. Rinaldo P. Fatty acid transport and mitochondrial oxidation disorders. Sem Liver Dis. 2001;21:489–500.

35. Rudi I, Schönig T, Stremmel W. Therapie mit Ursodesoxycholsäure bei primär biliärer Zirrhose während der Schwangerschaft. Z Gastroenterol. 1996;34:188–91.

36. Rustgi VK. Cirrhosis and pregnancy. In: Rustgi VK, Cooper JN, eds. Gastrointestinal and hepatic complications in pregnancy. New York: John Wiley & Sons; 1986:200–15.

37. Savander M, Ropponen A, Avela K, et al. Genetic evidence of heterogeneity in intrahepatic cholestasis of pregnancy. Gut. 2003;52:1025–9.

38. Seligsohn U, Shani M. The Dubin Johnson syndrome and pregnancy. Acta Hepato-Gastroenterol. 1977;24:167–9.

39. Treem WR, Shoup ME, Hale DE, et al. Acute fatty liver of pregnancy, hemolysis, elevated liver enzymes, and low platelets syndrome, and long chain 3-Hydroxyacyl-Coenzyme A dehydrogenase deficiency. Am J Gastroenterol. 1996;91:2293–300.

40. van Zonneveld M, van Nunen AB, Niesters HGM, Man de RA, Schalm SW, Janssen HLA. Lamivudine treatment during pregnancy to prevent perinatal transmission of hepatitis B virus infection. J Viral Hepatitis. 2003;10:294–7.

41. Walshe JM. The management of pregnancy in Wilson's diseases treated with trientine. Quart J Med. 1986;55:81–5.

42. Weigel M, Beichert M, Buchholz B, Rossol S. Reproduktionsmedizinische Aspekte chronischer Infektionen mit Hepatitsviren. Reproduktionsmedizin. 2000;16:319–25.

43. Wolf G, Wenzel U, Stahl RAK, Hüneke B. Hypertensive Erkrankungen in der Schwangerschaft. Med. Klin. 2001;96:78–86.

44. Wu A, Nashan B, Messner U, et al. Outcome of 22 successful pregnancies after liver transplantation. Clin Transplantation. 1998;12:454–64.

10 Erkrankungen der Gallenwege

F. Lammert, S. Matern

Cholezystolithiasis

■ Definition

Die Cholelithiasis ist auch in der Schwangerschaft die häufigste Erkrankung der Gallenwege. Unter Cholezystolithiasis versteht man die Ausbildung von soliden Konkrementen in der Gallenblase. Gallengangsteine können in den Gallenwegen entstehen oder aus der Gallenblase einwandern (primäre bzw. sekundäre Choledocholithiasis).

Übersicht

Klassifikation
- **Cholesterinsteine:** 75 %, Cholesterinmonohydrat, gelb, röntgennegativ (gemischte Steine wegen der höheren Kalziumphosphat- und Kalziumkarbonatanteile oft röntgenpositiv), reine Cholesterinsteine häufig Solitärsteine
- **schwarze Pigmentsteine:** 5 %, polymerisiertes Kalziumbilirubinat, zu 50 % röntgenpositiv
- **braune Pigmentsteine:** 20 %, primäre Gallengangsteine (bei Infektionen), Kalziumsalze langkettiger Fettsäuren (Palmitat, Stearat) und Cholesterin, röntgennegativ

---

■ Epidemiologie

Frauen erkranken 2- bis 5-mal häufiger an Gallensteinen als Männer, wobei die Erkrankungskurve vom 20. bis zum 30. Lebensjahr steil ansteigt. Vor allem Patientinnen mit mehr als 4 vorangegangenen Schwangerschaften weisen ein deutlich erhöhtes Risiko für eine Cholelithiasis auf (Cooper 1986). Bei 2–12 % aller Schwangeren muss mit Gallensteinen gerechnet werden (Cooper 1986, Valdivieso et al. 1993). Klinisch manifeste Erkrankungen der Gallenwege sind allerdings während der Gravidität nicht häufiger als bei Nichtschwangeren vergleichbaren Alters. So wird eine Schwangerschaft nur selten durch Gallenwegserkrankungen kompliziert, und die Häufigkeit einer akuten Cholezystitis wurde mit 0,8 Fällen pro 1000–10 000 Geburten angegeben (Landers et al. 1987). Sechs Prozent der Ikterusfälle in der Schwangerschaft sind durch Gallensteine bedingt (Lammert et al. 2000).

■ Ätiologie, Pathogenese, Pathophysiologie

Drei Pathomechanismen sind an der Bildung von Gallenblasensteinen beteiligt:
- ➤ Übersättigung der Galle mit Cholesterin oder Bilirubin,
- ➤ Ungleichgewicht kinetischer Proteinfaktoren,
- ➤ Störung der Gallenblasenmotilität.

Cholesterin wird von der Leber zusammen mit Phosphatidylcholin in Form unilamellarer Vesikel in die Galle abgegeben, die metastabil sind und in den Gallenwegen von Gallensäuren in gemischte Mizellen transformiert werden. Sind in der Galle mehr Cholesterinmoleküle vorhanden als in den gemischten Mizellen im thermodynamischen Gleichgewicht gelöst werden können, liegt eine Cholesterinübersättigung der Galle vor, und es kommt zur Bildung cholesterinreicher multilamellarer Vesikel (Flüssigkristalle), deren Fusion und Aggregation der Nukleation von Cholesterinkristallen vorausgeht. Als Maß der Cholesterinübersättigung der Galle wird der Cholesterinsättigungsindex (CSI) angegeben. Der CSI ist definiert als das molare Verhältnis der Cholesterinkonzentration einer Gallenprobe zu der Konzentration, die in einer Modellgalle mit gleicher Gallensäuren- und Phosphatidylcholinkonzentration im thermodynamischen Gleichgewicht maximal mizellar gelöst werden kann. Der Cholesterinübersättigung liegt in der Regel eine gesteigerte hepatische Cholesterinsekretion zugrunde, die durch das Heterodimer der ATP-abhängigen Transportproteine ABCG5/G8 erfolgt; eine Hyposekretion von Gallensäuren, z. B. in Folge eines enteralen Gallensäurenverlusts, ist selten. Als möglicher genetischer Risikofaktor gilt das ABCB4-Gen des ebenfalls ATP-abhängigen Transportproteins für Phosphatidylcholin (Multidrug Resistance Gene 3, MDR3) (Rosmorduc et al. 2003). Die bei ABCB4-Mutationen resultierende biliäre Phospholipiddefizienz erhöht nicht nur das Risiko für Cholesteringallensteine, sondern auch für die intrahepatische Schwangerschaftscholestase (Dixon et al. 2000, Jacquemin et al. 2001, Lucena et al. 2003).

■ Klinik

Die Symptome der Gallenwegserkrankungen bei Schwangeren entsprechen denen Nichtgravider. Sie werden am häufigsten nach dem ersten Schwangerschaftsdrittel manifest. Charakteristische Symptome für Gallenblasensteine sind Schmerzattacken von mehr als 15-minütiger Dauer im Epigastrium oder im rechten Oberbauch (Gallenkoliken), die durch einen Verschluss

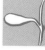

des Ductus cysticus verursacht werden und in deren Verlauf es als Komplikation zur **akuten Cholezystitis** kommen kann. Typisch für die akute Cholezystitis sind Schmerzen im rechten Oberbauch, Fieber, Inappetenz, Übelkeit und Erbrechen. Ein weitgehender Steinverschluss des Ductus hepatocholedochus bei Choledocholithiasis führt in der Regel zu fluktuierenden Koliken und zu einer Cholestase mit Pruritus und Ikterus. Die sekundäre Infektion der Gallenwege, am häufigsten durch E. coli, verursacht eine **akute Cholangitis**, deren klassische Symptome Fieber, Ikterus und rechtsseitige Oberbauchschmerzen sind (Charcot-Trias) und die mit der Gefahr einer Cholangiosepsis oder einer akuten Pankreatitis einhergeht.

■ Diagnostik

Sonographie. Bei belastender Anamnese – in immerhin 50% der Fälle sind Gallenkoliken vor der Schwangerschaft bekannt – und entsprechender klinischer Symptomatik mit und ohne Ikterus sollte unverzüglich eine Oberbauchsonographie durchgeführt werden. Die Sonographie weist eine Sensitivität von 84–97% und eine Spezifität von 95–99% für das Erkennen von Gallenblasensteinen auf (Neubrand et al. 2000). Auf eine Choledocholithiasis mit extrahepatischer Obstruktion weisen sonographisch erkennbare Erweiterungen der intrahepatischen Gallengänge hin.

Labordiagnostisch findet sich zu Beginn der Cholezystitis ein passagerer Anstieg der Aktivität der Aminotransferasen mit Tendenz zu einer raschen Normalisierung, bei Cholestase ein Anstieg des Serumbilirubinwertes sowie der Aktivität der alkalischen Phosphatase (AP) und der γ-Glutamyltransferase (γ-GT). Der oft milden Verlaufsform der Cholezystitis in der Schwangerschaft stehen schwere Krankheitsverläufe mit gehäuften Koliken im Puerperium gegenüber (Landers et al. 1987).

Bei der therapeutischen **endoskopisch-retrograden Cholangiographie** ist wegen der erforderlichen Röntgendurchleuchtung in der Schwangerschaft eine strenge Indikationsstellung zu beachten (Tham et al. 2003).

■ Differenzialdiagnostik

Bei rechtsseitigen Oberbauchschmerzen kann infolge schwangerschaftsbedingter Verlagerung der Abdominalorgane die Abgrenzung einer entzündlichen Gallenwegerkrankung von der 10-mal häufigeren Appendizitis schwierig sein. In die differenzialdiagnostischen Überlegungen sollten die Anamnese (vorangegangene Gallenkoliken), das klinische Bild (Ikterus), der Sonographiebefund (Steinnachweis) und die laborchemische Konstellation (Cholestase) einbezogen werden. Darüber hinaus sind differenzialdiagnostisch abzugrenzen:
➤ rechtsseitige Nierenkolik (sonographischer Steinnachweis),
➤ Begleitpankreatitis (Anstieg der Lipaseaktivität),
➤ Virushepatitis (Serologie),

➤ intrahepatische Schwangerschaftscholestase (Pruritus, laborchemische Befunde),
➤ HELLP-Syndrom (anhaltende Erhöhung der Aktivität der Transaminasen bei fehlendem Anstieg der Aktivität der AP, Hämolyse, Thrombozytopenie, Zeichen der Präeklampsie in 85% der Fälle).

■ Therapie

Konservative Therapie. Mit Bettruhe, Nahrungskarenz, parenteraler Flüssigkeitszufuhr, Spasmolyse (z.B. Butylscopolamin), Analgetika (z.B. Pethidin) und der intravenösen Applikation von Antibiotika (z.B. Ampicillin) ist die akute Cholezystitis bei 55–85% der Schwangeren konservativ gut beherrschbar (Landers et al. 1987, van Dyke 2002). Bei Auftreten der Erkrankung im ersten Trimenon kann durch die genannten therapeutischen Maßnahmen in den meisten Fällen ein Aufschub der operativen Intervention bis in das zweite Trimenon, unter Umständen sogar bis nach Beendigung der Schwangerschaft, erreicht werden.

Operatives Vorgehen. Nach einer Übersicht von Cooper (1986) beträgt die Häufigkeit einer Cholezystektomie in graviditate 0,03–0,08%. Damit ist die akute Cholezystitis nach der Appendizitis die zweithäufigste Ursache nichtgeburtshilflicher chirurgischer Eingriffe in der Schwangerschaft. Dabei machen folgende klinische Situationen bzw. Komplikationen ein operatives Vorgehen in der Schwangerschaft erforderlich (Cooper 1986, Teichmann et al. 1985):
➤ therapierefraktäre Cholezystitis mit septischem Verlauf oder ohne Rückgang der akuten Symptomatik innerhalb von 48 Stunden,
➤ Gallenblasenempyem und -perforation,
➤ rezidivierende, für die Patientin unerträgliche Gallensteinkoliken.

Technisch wird heute die **laparoskopische Cholezystektomie** favorisiert, für die in Übersichten keine maternale Mortalität sowie lediglich zu 1,7% Spontanaborte und zu 3,9% Frühgeburten berichtet wurden (van Dyke 2002). Optimale Ergebnisse werden im zweiten Trimenon erzielt. Im ersten und im dritten Trimenon sollte die Indikation sehr streng gestellt werden, und zwar wegen der Gefahr eines Spontanaborts und einer eventuellen Schädigung des Embryos oder der Auslösung vorzeitiger Wehen im ersten Trimenon sowie der beengten anatomischen Verhältnisse im dritten Trimenon (Neubrand et al. 2000). Um die Risiken bei laparoskopischen Eingriffen zu minimieren, sollte ein Monitoring des Pneumoperitonealdrucks und der maternalen Blutgase erfolgen. Ob bei Notwendigkeit zur Cholezystektomie im dritten Trimenon gleichzeitig eine abdominale Schnittentbindung vorgenommen werden soll, richtet sich nach der geburtshilflichen Gesamtsituation, vor allem nach der fetalen Reife.

Endoskopisches Vorgehen. Extrahepatische Gallengangverschlüsse durch Choledochuskonkremente werden auch in der Gravidität primär durch eine endoskopische Papillotomie und Steinextraktion therapiert. Die hierbei erforderliche Verwendung von Röntgenstrahlen stellt bei Beachtung der entsprechenden Strahlenschutzrichtlinien auch im ersten Trimenon keine Kontraindikation dar (Baillie et al. 1990). Nach der Entbindung sollte dann die Cholezystektomie nachgeholt werden.

Die Anwendung von Gallensäuren zur Steinauflösung ist in der Schwangerschaft nicht indiziert.

■ Betreuung während der Schwangerschaft

Bedeutung der Erkrankung für die Schwangerschaft. Die unkomplizierte Cholelithiasis und die unkomplizierte Cholezystitis haben keinen Einfluss auf den Verlauf der Schwangerschaft, führen nicht zu einer erhöhten Gefährdung für Mutter und Kind und sind keine Indikationen zur Interruptio oder zu einer vorzeitigen Geburtseinleitung (Friley u. Douglas 1972, Hill et al. 1975). Sie stellen keine Indikation zur Operation in der Schwangerschaft dar.

Bedeutung der Schwangerschaft für die Erkrankung. Die Gravidität hat einen fördernden Einfluss auf die Entstehung von Gallensteinen. Unter den steigenden Östrogenkonzentrationen kommt es zu einer gesteigerten hepatischen Cholesterinsekretion. Dieser liegen eine gesteigerte Cholesterinsynthese, eine vermehrte Cholesterinaufnahme durch Stimulation der hepatischen LDL-Rezeptoren und eine verminderte Synthese von Gallensäuren aus Cholesterin zugrunde (Braverman et al. 1980, Everson 1993). Die Gallensteinbildung in der Schwangerschaft wird zudem durch Veränderungen der Gallenblasenmotilität, die die Folge einer gestageninduzierten Relaxation der glatten Muskulatur in der Schwangerschaft sind, begünstigt (Everson 1991). In Übereinstimmung mit früheren röntgenologischen Untersuchungen zeigen sonographische Studien bei Schwangeren im zweiten und dritten Trimenon eine Zunahme des Nüchtern- und des Residualvolumens der Gallenblase nach Reizmahlzeit oder Cholezystokiningabe (Braverman et al. 1980, Kirkinen et al. 1984). Eine besondere pathogenetische Bedeutung besitzt der Gallenblasen-Sludge, der aus Mucingel und Mikrokristallen besteht, die Nukleation der Cholesterinkristalle und das Steinwachstum begünstigt und bei bis zu 26% der Schwangeren sonographisch nachgewiesen wird (Everson 1991).

Primär biliäre Zirrhose (PBC)

■ Definition

Die PBC ist eine chronische cholestatische Lebererkrankung unbekannter Ätiologie, die durch eine nichteitrige, destruierende Entzündung der interlobulären und septalen Gallengänge gekennzeichnet ist.

■ Epidemiologie

Die Erkrankung tritt weltweit familiär gehäuft auf, wobei Frauen 9-mal häufiger betroffen sind als Männer und der Altersgipfel zwischen 40 und 60 Jahren liegt. Die Prävalenz beträgt 25:100 000.

■ Ätiologie, Pathogenese, Pathophysiologie

Pathogenetisch spielen sowohl genetische als auch exogene Faktoren eine Rolle. Kreuzreaktionen zwischen mitochondrialen und bakteriellen Antigenen und Autoimmunmechanismen sowie Antigenmodifikationen durch Xenobiotika tragen möglicherweise zur Zerstörung der Gallengänge bei, deren Epithel eine aberrante Expression von HLA-Klasse-II-Antigenen zeigt. Diese werden von T-Helferzellen erkannt, woraufhin zytotoxische T-Lymphozyten das Epithel infiltrieren, während Zahl und Funktion der T-Suppressorzellen lokal vermindert sind. Zudem werden eine vermehrte Bildung von Immunkomplexen und eine Aktivierung des Komplementsystems beobachtet. Es bestehen Assoziationen mit zahlreichen anderen Autoimmunerkrankungen (Sjögren-Syndrom, rheumatoide Arthritis, Lupus erythematodes, Sklerodermie, Dermatomyositis).

> **┃ Übersicht ┃**
>
> **Scheuer-Klassifikation**
> - **Stadium I:** entzündliche Infiltration der Portalfelder mit Granulombildung
> - **Stadium II:** Gallengangproliferation und beginnende Fibrose
> - **Stadium III:** Mottenfraßnekrosen und Fibrose
> - **Stadium IV:** Leberzirrhose

■ Klinik

Die Symptome im Frühstadium sind uncharakteristisch. Am häufigsten klagen die Patienten über Müdigkeit und einen oft quälenden Pruritus, der anderen Symptomen – wie Oberbauchschmerzen, Xanthomen, Ikterus und Hepatosplenomegalie – um Monate bis Jahre vorausgehen kann. Die Erkrankung verläuft individuell sehr unterschiedlich. Im weiteren Verlauf kommt es durch die verminderte Gallesekretion häufig zu Symptomen der Malabsorption und des Mangels fettlöslicher Vitamine. Im Spätstadium werden die klassischen Zeichen der Leberzirrhose mit portaler Hypertension beobachtet.

■ Diagnostik

Da die Laborwerte in den Frühstadien noch wenig und uncharakteristisch verändert sein können, ist die Autoantikörperdiagnostik von besonderer Bedeutung. Die bei fast allen Patienten nachweisbaren spezifischen Antikörper gegen mitochondriale Antigene (AMA) sind gegen die E2-Untereinheit der in der inneren Mitochondrienmembran lokalisierten Pyruvatdehydrogenase ge-

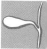

richtet (AMA-Subtyp M2 a). Neben erhöhten Immunglobulin-M-Konzentrationen fallen im Verlauf der Erkrankung insbesondere erhöhte Cholestaseparameter (γ-GT, AP, Bilirubin, Gallensäuren) auf. Ein hoher Bilirubinspiegel ist ein ungünstiger prognostischer Faktor.

> Steigt der Bilirubinwert bei der PBC auf >6 mg/dl an, liegt die mediane Überlebenszeit ohne Lebertransplantation unter 2 Jahren.

■ Differenzialdiagnostik

Im Gegensatz zur intrahepatischen Schwangerschaftscholestase mit kontinuierlichem deutlichen Anstieg der Aktivität der AP kommt es bei der PBC zu einem Abfall der Aktivität dieses Enzyms, während die Bilirubinkonzentration nach der Geburt im Gegensatz zur Schwangerschaftscholestase ansteigt (Holtmeier et al. 2002). Cholestatisch verlaufende Virushepatitiden sind differenzialdiagnostisch von der PBC abzugrenzen, ebenso die primär sklerosierende Cholangitis.

■ Therapie

Eine kausale Behandlung der PBC gibt es nicht. Therapie der Wahl ist die medikamentöse Behandlung mit Ursodeoxycholsäure (UDCA), einer hydrophilen, nichttoxischen Gallensäure (Beuers et al. 1997). Die Wirkungsmechanismen der UDCA umfassen den Schutz der Cholangiozyten gegenüber der Zytotoxizität hydrophober Gallensäuren, den Schutz der Hepatozyten gegenüber gallensäurenvermittelter Apoptose sowie die Induktion der Expression und des Targeting hepatobiliärer Transportproteine und deren phosphorylierungsabhängige Aktivierung (Paumgartner u. Beuers 2002). UDCA (10–15 mg/kg Körpergewicht/Tag) führt zu einer Besserung der klinischen Symptomatik (Pruritus) sowie laborchemischer und histologischer Parameter und zu einer Verlängerung des transplantatfreien Überlebens bei sehr guter Verträglichkeit, ohne jedoch einen Stillstand des Krankheitsprozesses zu bewirken (Beuers et al. 1997). Zur kombinierten Gabe von UDCA mit Steroiden (z. B. Budesonid) oder Azathioprin liegen bisher nur wenige Studien vor.

Die symptomatische Therapie der PBC besteht in der Behandlung der weiteren Symptome, die durch die Cholestase verursacht werden, wie Fettassimilationsstörungen, Vitaminmangel und Osteoporose.

■ Betreuung während der Schwangerschaft

Wechselwirkungen zwischen Schwangerschaft und Erkrankung. Die Erkrankung bleibt durch die Schwangerschaft im Verlauf häufig unbeeinflusst, ihr Verlauf kann aber während der Schwangerschaft individuell sehr unterschiedlich sein. In den vergangenen Jahren wurden 9 Fallberichte über komplikationslose Schwangerschaften bei 12 Patientinnen mit PBC in den Stadien I–III veröffentlicht (Goh et al. 2001, Holtmeier et al. 2002).

Interruptioindikation. Es besteht keine absolute Indikation zum Schwangerschaftsabbruch.

Therapeutisches Vorgehen. Die Behandlung mit UDCA während der Schwangerschaft ist vertretbar, aber noch nicht zugelassen (Beuers et al. 1997). Teratogene Wirkungen von UDCA wurden nicht beschrieben, zur Therapie in der ersten Hälfte der Schwangerschaft liegen jedoch nur wenige Daten vor (Beuers et al. 1997). Bisher wurden nur 5 Fälle publiziert, bei denen PBC-Patientinnen während der gesamten Schwangerschaft mit UDCA behandelt wurden, da es nach Absetzen der UDCA-Therapie zu einem Anstieg der Leberparameter kam; Komplikationen wurden nicht berichtet (Holtmeier et al. 2002). Zur symptomatischen Therapie des Pruritus wurden auch in der Schwangerschaft Colestyramin, Antihistaminika, Ondansetron (3-mal 4–8 mg/Tag), Naloxon (2- bis 3-mal 0,4 mg/Tag), Phenobarbital (2–5 mg/kg Körpergewicht/Tag) und Rifampicin (2-mal 150–300 mg/Tag) eingesetzt, wobei medikamentenspezifische Nebenwirkungen und Einnahmehinweise zu beachten sind (Lammert et al. 2003). Colestyramin (Quantalan) ist ein nichtresorbierbares Anionenaustauscherharz, das Gallensäuren im Darm bindet und die Absorption von Fett und fettlöslichen Vitaminen beeinflusst. Unter der wegen der gastrointestinalen Nebenwirkungen (Obstipation) einschleichend zu beginnenden Therapie (1- bis 2-mal 4–8 g Colestyramin/Tag) müssen die INR kontrolliert und gegebenenfalls Vitamin K (10 mg/Woche) parenteral substituiert werden. Zu beachten ist auch, dass die Resorption anderer Medikamente (fettlösliche Vitamine, UDCA, Schilddrüsenhormone, Diuretika) durch Colestyramin beeinträchtigt wird und daher eine um 4 h zeitversetzte Einnahme erforderlich ist.

Primär sklerosierende Cholangitis (PSC)

■ Definition

Die PSC ist eine chronische cholestatische Lebererkrankung mit fibrosierender und obliterierender Entzündung der intra- und/oder extrahepatischen Gallenwege.

■ Epidemiologie

Die PSC ist mit einer Prävalenz von 1–6:100000 selten. Männer sind doppelt so häufig betroffen wie Frauen. Die Erstmanifestation liegt meist zwischen dem 25. und dem 45. Lebensjahr.

■ Ätiologie, Pathogenese, Pathophysiologie

Wegen der bei 75 % der Patienten auftretenden Assoziation mit chronisch entzündlichen Darmerkrankungen, insbesondere der Colitis ulcerosa, wurden portalvenös eingeschwemmte Bakterien oder ihre Toxine als Auslöser vermutet. Bis zu 5% der Patienten mit Colitis ulcerosa haben eine PSC. Für die Immunpathogenese sprechen nicht nur das familiäre Auftreten und eine deutliche immungenetische Assoziation (HLA-B8 und -DR3), sondern auch die Assoziation mit Autoantikörpern und weiteren Autoimmunerkrankungen.

◼ Klinik

Die PSC wird durch die Ausbildung von Gallengangstenosen und -strikturen kompliziert, die zur Entstehung von Gallengangsteinen und Cholangitiden führen können. Viele Patienten sind zunächst asymptomatisch. Im Verlauf treten Pruritus, Müdigkeit, Ikterus, Oberbauchschmerzen, Gewichtsverlust, Hepatosplenomegalie und Fieber auf. Schließlich können die Patienten nach unterschiedlich langer Zeit eine biliäre Leberzirrhose und ein Leberversagen entwickeln.

◼ Diagnostik

Im Gegensatz zur PBC lassen sich bei der PSC in der Regel keine antimitochondrialen Antikörper, sondern häufig nur unspezifische, atypische antineutrophile zytoplasmatische Antikörper (ANCA) nachweisen. Cholestaseparameter und Transaminasenaktivitäten sind mäßig bis stark erhöht. Für die Diagnosestellung einer PSC ist die endoskopische retrograde Cholangiographie (ERC) das Verfahren der Wahl.

◼ Therapie

Die Behandlung der PSC besteht in der Gabe von UDCA, der endoskopischen Dilatation von hochgradigen Gallengangstenosen und schließlich der Lebertransplantation. Die symptomatische Behandlung des Pruritus und die Substitution fettlöslicher Vitamine erfolgen wie bei der PBC.

◼ Betreuung während der Schwangerschaft

Wechselwirkungen zwischen Schwangerschaft und Erkrankung. Bisher wurden 3 Fallberichte mit 12 Patientinnen publiziert, bei denen die Schwangerschaften zur Geburt gesunder Kinder führten; lediglich bei Patientinnen, die sich im Stadium IV befanden und unter starkem Pruritus litten, wurde einmal eine Sektio und in einem anderen Fall eine Geburtseinleitung erforderlich (Holtmeier et al. 2002, Janczewska et al. 1996). Die PSC wird durch eine Schwangerschaft in der Regel nicht beeinflusst.

Therapeutisches Vorgehen. Aufgrund der unsicheren Wirksamkeit von UDCA bei PSC und der nicht sicher ausgeschlossenen teratogenen Wirkungen von UDCA im ersten Trimenon wird die UDCA-Therapie bei PSC meist vor Beginn der Schwangerschaft abgesetzt.

Familiäre Cholestasen

◼ Definition

Die Cholestase stellt ein wichtiges klinisches Leitsyndrom akuter und chronischer Lebererkrankungen dar, das durch die Retention von Substanzen entsteht, die normalerweise durch die Leber in die Gallenflüssigkeit ausgeschieden werden. Die Cholestase ist als Abnahme des Galleflusses der Leber definiert, wobei jede Stufe der Gallesekretion – angefangen von der Gallbildung an der kanalikulären Membran der Hepatozyten (intrahepatische, nichtobstruktive Cholestase) bis zum Austritt der Galle durch die Papille in das Duodenum (extrahepatische, obstruktive Cholestase) – betroffen sein kann. Die Cholestase kann weiterhin in hereditäre und erworbene sowie akute und chronische Verlaufsformen eingeteilt werden.

◼ Ätiologie, Pathogenese, Pathophysiologie, Klinik und Diagnostik

Beispiele für hereditäre Formen der Cholestase, wie das **Alagille-Syndrom** und die **progressiven familiären intrahepatischen Cholestasen** (PFIC), sind in Tabelle 10.**1** zusammengefasst. Das beim Alagille-Syndrom defekte Gen Jagged 1 (JAG1) kodiert einen Liganden für den Notch-Rezeptor, der als Signalvermittler eine wichtige Rolle in der Zellinteraktion und -differenzierung spielt, was die Beteiligung zahlreicher Organe (Pulmonalstenose, Herz- und Wirbelsäulenmissbildungen) sowie die charakteristische Gesichtsdysmorphie erklärt. Bei den verschiedenen Typen der PFIC sind meist hepatobiliäre Transportproteine der Leber betroffen. Das **Byler-Syndrom (PFIC Typ 1)** ist durch Mutationen im ATP8B1-Gen der P-Typ-ATPase FIC1 bedingt, die als Transmembranprotein in der apikalen Membran von Epithelzellen des Ileums und der Cholangiozyten lokalisiert ist sowie die Funktion einer Aminophospholipidtranslokase besitzt und eine wichtige Rolle im enterohepatischen Gallensäurenkreislauf spielen könnte. Die **benigne rekurrierende intrahepatische Cholestase** (BRIC), auch als **Summerskill-Walshe-Tygstrup-Syndrom** bezeichnet, ist durch episodisch auftretenden Ikterus und Pruritus gekennzeichnet, ohne dass es zur Fibroseprogression kommt, und wird ebenfalls durch FIC1-Mutationen hervorgerufen, die jedoch nur zu einer partiellen Inaktivierung des Transportproteins führen. Orale Kontrazeptiva

Tabelle 10.**1**   Familiäre Cholestasen

Erkrankung	Defektes Gen	Chromo-som	Vererbungs-modus	Aktivität der γ-Glu-tamyl-transferase	Gallen-säuren-konzen-tration	Histologie	Phänotyp und Prognose
Alagille-Syndrom (Watson-Miller-Syndrom)	JAG1	20p12	dominant	↑	↑	intrahepatische Gallengang-hypo-plasie	neonatale Cholestase, Ano-malien von Gesicht, Augen, Herz und Skelett, einge-schränkte Resorption fett-löslicher Vitamine, häufig gering beeinträchtigte Leberfunktion, zu 15% Zir-rhose
Byler-Syndrom (PFIC Typ 1)	ATP8B1 (FIC1)	18q21–22	rezessiv	normal	↑	intrakanaliku-läre Choles-tase, lobuläre Fibrose, mä-ßige portale Entzündung	neonatal zunächst intermit-tierende, dann progressive blande Cholestase, Zirrhose im 2.–9. Lebensjahr, extra-hepatische Manifestationen (Diarrhöen, Malabsorption), Lebertransplantation erfor-derlich
BRIC (Summerskill-Walshe-Tygstrup-Syndrom)	ATP8B1 (FIC1)	18q21–22	rezessiv (par-tielle Inakti-vierung)	normal	↑	im Intervall normal	intermittierende blande Cholestase und Episoden mit schwerem Pruritus, keine Zirrhose
PFIC Typ 2	ABCB11 (BSEP)	2q24	rezessiv	normal	↑	Riesenzellen, lobuläre Ent-zündungsinfil-trate	neonatale Riesenzellhepati-tis, progressive cholestati-sche Entzündung, rascher Übergang in Zirrhose, Le-bertransplantation erforder-lich
PFIC Typ 3	ABCB4 (MDR3)	7q21	rezessiv	↑	(↑)	portale Entzün-dung und Fib-rose, ausge-prägte Gallen-gangprolifera-tion	progressive Cholestase, spä-terer Beginn und langsame-rer Verlauf als PFIC der Ty-pen 1 und 2, charakteristi-sche duktuläre Proliferation in der Leberbiopsie, meist Lebertransplantation im Er-wachsenenalter erforderlich
Gallensäurensyn-these-defekte (PFIC Typ 4)	• CYP7B1 • AKR1D1 • HSD3B7	• 8q21 • 7q32–33 • 16p12–11	rezessiv	normal	normal	variabel	Neugeborenencholestase, kein Pruritus, Gallensäuren-therapie, selten Lebertrans-plantation erforderlich
Intrahepatische Schwanger-schaftscholestase	ABCB4 (MDR3)	7q21	Prädisposi-tion bei Hete-rozygotie	normal	↑	intrakanaliku-läre Cholesta-se	im letzten Schwanger-schaftsdrittel Pruritus, auch Ikterus, erhöhtes Risiko für intrauterinen Fruchttod, As-soziation mit Cholelithiasis

BRIC = benigne rekurrierende intrahepatische Cholestase, PFIC = progressive familiäre intrahepatische Cholestase

und Schwangerschaft können frühzeitig einen Schub mit Pruritus und Ikterus auslösen. Im Fall von Summers-kill und Walshe (1959) traten Pruritus und Ikterus im 2. Monat auf, die nach der Interruptio lange Zeit bestehen blieben. Der ähnlich wie PFIC Typ 1 verlaufenden **PFIC Typ 2** liegen Mutationen im ABCB11-Gen des hepatoka-nalikulären Transportproteins für Gallensäuren (Bile Salt Export Pump, BSEP) zugrunde. Bei PFIC der Typen 1 und 2 ist die γ-GT-Aktivität charakteristischerweise nor-mal. Bei PFIC-Patienten mit erhöhter γ-GT-Aktivität und hohen Serumkonzentrationen an (unverestertem) Cho-lesterin liegt dagegen eine Mutation des ABCB4-Gens vor, das das Phosphatidylcholintransportprotein der ka-nalikulären Hepatozytenmembran (Multidrug Resis-

tance Gene 3, MDR3) kodiert. Dies hat eine Schädigung der luminalen Membran der hepatobiliären Epithelien zur Folge, da Phosphatidylcholin in der Galle normaler-weise die toxische Wirkung hydrophober Gallensäuren durch Bildung gemischter Mizellen antagonisiert. ABCB4-Mutationen prädisponieren nicht nur zu **PFIC Typ 3**, sondern auch zur Bildung von Cholesteringallen-steinen und zur intrahepatischen Schwangerschafts-cholestase (Dixon et al. 2000, Jacquemin et al. 2001, Lu-cena et al. 2003, Rosmorduc et al. 2003). Genetische Untersuchungen auf Genmutationen der genannten Transportproteine werden derzeit nur in Forschungsla-boratorien durchgeführt.

Literatur

1. Bacq Y. Intrahepatic cholestasis of pregnancy. Clin Liver Dis. 1999;3:1–13
2. Baillie J, Cairns SR, Putman WS, Cotton PB. Endoscopic management of choledocholithiasis during pregnancy. Surg Gyn Obstet. 1990;171:1–4.
3. Beuers U, Wiedmann KH, Kleber G, Fleig WE. Therapie der autoimmunen Hepatitis, primär biliären Zirrhose und primär sklerosierenden Cholangitis. Konsensus der Deutschen Gesellschaft für Verdauungs- und Stoffwechselkrankheiten. Z Gastroenterol. 1997;35:1041–9
4. Braverman DZ, Johnson ML, Kern F. Effects of pregnancy and contraceptive steroids on gallbladder function. N Engl J Med. 1980;302:362–4.
5. Brites D. Intrahepatic cholestasis of pregnancy: changes in maternal-fetal bile acid balance and improvement by ursodeoxycholic acid therapy in cholestasis of pregnancy. Ann Hepatol. 2002;1:20–8.
6. Cooper AD. Cholelithiasis and biliary tract disease in pregnancy. In: Rustgi VK, Cooper JH, eds. Gastrointestinal and hepatic complications in pregnancy. Wiley: New York; 1986.
7. Dixon PH, Weerasekera N, Linton KJ, et al. Heterozygous MDR3 missense mutation associated with intrahepatic cholestasis of pregnancy: evidence for a defect in protein trafficking. Hum Mol Genet. 2000;9:1209–17.
8. Everson GT. Gallbladder function in gallstone disease. Gastroenterol Clin North Am. 1991;20:85–110.
9. Everson GT. Pregnancy and gallstones. Hepatology. 1993;17:159–61.
10. Friley MD, Douglas G. Acute cholecystitis in pregnancy and the puerperium. Am Surg. 1972;38:314–7
11. Goh SK, Gull SE, Alexander GJ. Pregnancy in primary biliary cirrhosis complicated by portal hypertension: report of a case and review of the literature. Br J Obstet Gynaecol. 2001;108:760–2.
12. Hill LM, Johnson CE, Lee RA. Cholecystectomy in pregnancy. Obstet Gynecol. 1975;46:291–3.
13. Holtermüller KH, Weis HJ. Gastroenterologische Erkrankungen in der Schwangerschaft. Gynäkologe. 1979;12:35–51.
14. Holtmeier J, Leuschner M, Stiehl A, Klein R, Leuschner U. Ursodeoxycholic acid in the treatment of primary biliary cirrhosis and primary sclerosing cholangitis in pregnancy. In: Leuschner U, Berg PA, Holtmeier J, eds. Bile acids and pregnancy. Dordrecht: Kluwer Academic Publishers; 2002:70–4.
15. Jacquemin E, de Vree J, Cresteil D, et al. The wide spectrum of multidrug resistance 3 deficiency: from neonatal cholestasis to cirrhosis of adulthood. Gastroenterology. 2001;120:1448–58.
16. Janczewska I, Olsson R, Hultcrantz R, Broome U. Pregnancy in patients with primary sclerosing cholangitis. Liver. 1996;16:326–30.
17. Jenkins JK, Boothby LA. Treatment of itching associated with intrahepatic cholestasis of pregannncy. Ann Pharmacother. 2002;36:1462–5.
18. Kern F, Everson GT, DeMark B, et al. Biliary lipids, bile acids, and gallbladder function in the human female. Effects of pregnancy and the ovulatory cycle. J Clin Invest. 1981;68:1229–42.
19. Kirkinen P, Ylostalo P, Heikkinen J, Maentausta O. Gallbladder function and maternal bile acids in intrahepatic cholestasis of pregnancy. Eur J Obstet Gynecol Reprod Biol. 1984;18:29–34.
20. Lammert F, Marschall HU, Glantz A, Matern S. Intrahepatic cholestasis of pregnancy: molecular pathogenesis, diagnosis and therapeutic management. J Hepatol. 2000;33:1012–21.
21. Lammert F, Marschall HU, Matern S. Intrahepatic cholestasis of pregnancy. Curr Treat Options Gastroenterol. 2003;6:123–32.
22. Landers D, Carmona R, Crombleholme W, Lim R. Acute cholecystitis in pregnancy. Obstet Gynecol. 1987;69:131–3.
23. Lanzafame RJ. Laparoscopic cholecystectomy during pregnancy. Surgery. 1995;118:627–33.
24. Lucena JF, Herrero JI, Quiroga J, et al. A multidrug resistance 3 gene mutation causing cholelithiasis, cholestasis of pregnancy, and adulthood biliary cirrhosis. Gastroenterology. 2003;124:1037–42.
25. Milkiewicz P, Elias E, Williamson C, Weaver J. Obstetric cholestasis. BMJ. 2002;324:123–4.
26. Neubrand M, Sackmann M, Caspary WF, et al. Leitlinien der Deutschen Gesellschaft für Verdauungs- und Stoffwechselkrankheiten zur Behandlung von Gallensteinen. Z Gastroenterol. 2000;6:449–68.
27. Paumgartner G, Beuers U. Ursodeoxycholic acid in cholestatic liver disease: mechanisms of action and therapeutic use revisited. Hepatology. 2002;36:525–31.
28. Rosmorduc O, Hermelin B, Boelle PY, Parc R, Taboury J, Poupon R. ABCB4 gene mutation-associated cholelithiasis in adults. Gastroenterology. 2003;125:452–9.
29. Sjövall J, Reyes H. Bile acids and progesterone metabolites in intrahepatic cholestasis of pregancy. Ann Med. 2000;32:94–106.
30. Summerskill WH, Walshe JM. Benign recurrent intrahepatic „obstructive" jaundice. Lancet. 1959;2:686–90.
31. Teichmann W, Hauzeur F, During R. Lebererkrankungen und Schwangerschaft. Teil II: Leberaffektionen ohne ursächlichen Zusammenhang mit der Schwangerschaft – Allgemeines zur Behandlung leberkranker Schwangerer. Zentralbl Gynäkol. 1985;107:1153–64.
32. Tham TC, Vandervoort J, Wong RC, et al. Safety of ERCP during pregnancy. Am J Gastroenterol. 2003;98:308–11.
33. Valdivieso V, Corarrubias C, Siegel F, Cruz F. Pregnancy and cholelithiasis: pathogenesis and natural course of gallstones diagnosed in early puerperium. Hepatology. 1993;17:1–4.
34. Van Dyke RW. The liver in pregnancy. In: Zakim D, Boyer TD, eds. Hepatology. A textbook of liver disease. Philadelphia: Saunders; 2002:1591–616.

11 Erkrankungen des Pankreas

S. Liebe

Erkrankungen des Pankreas während der Schwangerschaft sind selten. Systematische Untersuchungen zur Häufigkeit gibt es in geringem Umfang für die akute Pankreatitis, nicht aber für die chronische Pankreatitis oder das Pankreaskarzinom. Eine Schwangerschaft beeinflusst das Pankreas nur wenig, und die nachgewiesenen Veränderungen sind nur von geringem Krankheitswert (Herrera et al. 1987, Holst et al. 1989, Scott 1992). Der akuten Pankreatitis als häufigster Form einer Pankreaserkrankung während der Schwangerschaft muss wegen des potenziell schweren Verlaufs die größte Aufmerksamkeit gewidmet werden.

Akute Pankreatitis

■ Definition

Die akute Pankreatitis ist eine Entzündung der Bauchspeicheldrüse, die mit akut auftretenden Bauchschmerzen und erhöhten Pankreasenzymkonzentrationen im Serum einhergeht. Die milde Verlaufsform ist durch ein interstitielles Ödem und peripankreatische Fettgewebsnekrosen charakterisiert. Die schwere Verlaufsform geht mit intrapankreatischen Nekrosen und Hämorrhagien einher. Dazu können systemische Komplikationen, wie pulmonales oder renales Organversagen, kommen. Je nach Schwere der Erkrankung kommt es zur Aus- oder Defektheilung.

■ Epidemiologie

Die Inzidenz der akuten Pankreatitis beträgt 5–40 Erkrankungen auf 100 000 Einwohner und Jahr. Die häufigsten Ursachen sind Gallensteine und Alkohol. Daneben gibt es eine Reihe seltener Ursachen. Die biliäre Pankreatitis hat den Altersgipfel zwischen dem 50. und dem 70. Lebensjahr. Das weibliche Geschlecht ist bevorzugt betroffen. Die alkoholische Pankreatitis hat den Altersgipfel zwischen dem 30. und dem 45. Lebensjahr, und das männliche Geschlecht ist bevorzugt betroffen. Der Altersgipfel während der Schwangerschaft liegt deutlich niedriger. Die Inzidenz der akuten Pankreatitis in der Schwangerschaft wird etwa zwischen 10 und 70 auf 100 000 Schwangerschaften angegeben (Chang et al. 1998, Karbach u. Müller-Lissner 1992, Legro u. Laifer 1995, Ramin et al. 1995, Swisher et al. 1994). Die Zahlen unterscheiden sich also nicht zwischen Schwangeren und Nichtschwangeren. Allerdings liegt das Alter der Schwangeren mit akuter Pankreatitis bei etwa 25 Jahren, und damit ergibt sich ein etwa 10fach höheres Ri-

siko. Das erste und dritte Trimenon sind am häufigsten betroffen. Auch im Wochenbett treten vermehrt akute Pankreatitiden auf (Maringhini et al. 2000).

■ Ätiologie, Pathogenese, Pathophysiologie

Selbstverdauung des Pankreas. Im Mittelpunkt der Erkrankung steht die Selbstverdauung der Drüse durch intrapankreatische Aktivierung der Verdauungsenzyme. Das Pankreas hat 3 Schutzmechanismen, um einer Selbstverdauung entgegenzuwirken: Die Verdauungsenzyme werden als inaktive Vorstufen gebildet, durch Membranen vom Zellplasma abgegrenzt und durch eine Reihe von Proteaseinhibitoren geschützt. Bisher ist nicht vollständig geklärt, wie diese Schutzmechanismen überwunden werden. Als Ursachen für eine akute Pankreatitis kommen als häufige die Gallensteine und der Alkohol sowie eine Reihe seltener Ursachen – wie Hyperlipoproteinämie, Hyperkalzämie oder Medikamente – in Betracht.

Gallensteine. Hauptursache einer akuten Pankreatitis in der Schwangerschaft sind Gallensteine. Mit Abstand folgen Hyperlipoproteinämie, Medikamente und Alkohol. Eine biliäre Ursache wird in mehr als zwei Drittel aller Fälle gefunden (Chang et al. 1998, Legro u. Laifer 1995, Ramin et al. 1995, Swisher et al. 1994). Der biliären Pankreatitis liegt eine mechanische Ursache zugrunde. Wahrscheinlich führen bereits kurzzeitige Einklemmungen von Steinen zu einer Pankreatitis. Das relativ häufigere Auftreten der biliären Pankreatitis in der Schwangerschaft wird mit einer Erhöhung der Lithogenität der Galle und mit einer Änderung der Motilität von Gallenblase und Gallenwegen erklärt.

Hyperlipoproteinämie. Bei durch Hyperlipoproteinämie induzierter Pankreatits liegt meist ein Typ IV oder V vor, mit Serumtriglyzeridwerten von 22 mval/l und mehr. In der Schwangerschaft steigen die Serumtriglyzeridwerte normalerweise an und erreichen im dritten Trimenon ihren Höhepunkt. Die erreichten Spiegel sind jedoch fast nie so hoch, dass sie Ursache einer akuten Pankreatitis sind. Bei Patientinnen mit familiärer Hypertriglyzeridämie kann die Schwangerschaft die Hyperlipoproteinämie deutlich verstärken und dann verantwortlich für eine akute Pankreatitis sein. Veränderungen der Triglyzerid-Clearance, des Apoproteinstoffwechsels oder der Lipoproteinlipase in der Schwangerschaft werden als Ursachen diskutiert (Dominguez-Munoz et al. 1995, Herrera et al. 1987). Die rechtzeitige Diagnose und Therapie einer familiären Hypertriglyzeridämie kann möglicherweise Komplikationen während der Schwangerschaft verhindern (De Chalain et al. 1988).

Medikamente. Etwa 1,4 % aller Pankreatitiden werden durch Medikamente ausgelöst (Lankisch et al. 1995). Es kommen eine Vielzahl von Medikamenten in Betracht (Tabelle 11.**1**), von denen ein sicherer oder wahrscheinlicher Zusammenhang bekannt ist (Rünzi u. Layer 1996). In alten Sammelstatistiken gingen in der Schwangerschaft 20–30 % der akuten Pankreatitiden auf die Einnahme von Medikamenten zurück (überwiegend Tetrazykline und Thiazide). Beide Medikamente sind heute ungebräuchlich, sodass diese Form der Pankreatitis seltener geworden ist.

Die hereditäre Form der akuten Pankreatitis ist sehr selten. Sie wird im jugendlichen Alter beobachtet und geht in eine chronische Pankreatitis über.

■ Klinik

Symptomatik. Die akute Pankreatitis beginnt typischerweise mit plötzlich auftretenden, sehr heftigen Oberbauchschmerzen, die nach links und in den Rücken ausstrahlen. Der Oberbauch ist gespannt, ohne typische Abwehrspannung (Gummibauch). Die Darmgeräusche sind spärlich. Meteorismus, Übelkeit, Erbrechen und Temperatur um 38,5 °C treten auf.

Die Atlanta-Klassifikation (Bradley 1993) unterscheidet zwischen **leichter und schwerer Form**. Die leichte Pankreatitis geht mit klinischen Symptomen, Pankreasödem, kleinen fokalen Nekrosen, milden Organdysfunktionen und einem komplikationslosen Verlauf einher, die schwere Verlaufsform mit Organkomplikationen, wie ausgedehnte Organnekrosen, Hämorrhagien, Abszesse und Pseudozysten. Man unterscheidet deshalb auch eine **ödematöse** von einer **hämorrhagisch-nekrotisierenden Form**. Etwa 80 % aller Pankreatitiden verlaufen mild, 15–20 % schwer. Systeme zur Schweregradbeurteilung sind für Studien wichtig, aber in der Praxis wenig gebräuchlich. Die klinische Symptomatik und die laborchemischen Untersuchungen sind zu Beginn der Erkrankung nicht geeignet, die Schwere des Verlaufs vorherzusagen. Die meisten Pankreatitiden in der Schwangerschaft verlaufen leicht und haben eine gute Prognose hinsichtlich der Sterblichkeit von Mutter und Kind (Chang et al. 1998, Legro u. Laifer 1995, Ramin et al. 1995, Swisher et al. 1994).

■ Diagnostik

Laborchemische Diagnostik. Sie dient der Diagnosestellung, der Klärung der Ätiologie, der Differenzialdiagnose, der Therapieführung, der Erkennung von Komplikationen und der Prognosebeurteilung. Für die Diagnosestellung sind die Serumamylase oder die Lipase und das C-reaktive Protein (CRP) ausreichend. Für die Differenzialdiagnose sind CK, GOT, Bilirubin und alkalische Phosphatase notwendig. Für die Erkennung von

Tabelle 11.1 Medikamente, die eine akute Pankreatitis auslösen können (modifiziert nach DiMagno u. Chari 2002, Rünzi u. Layer 1996)

Medikamentengruppe	Sicherer Zusammenhang	Wahrscheinlicher Zusammenhang
Analgetika, Antipyretika	–	• Paracetamol
Antibiotika/ Antiinfektiva	• Didanosin • Nitrofurantoin • Pentamidin • Sulfonamide • Tetrazykline	• Metronidazol
Antiepileptika	• Valporinsäure	–
Antihypertonika	• ACE-Hemmer	–
Antituberkulostatika	–	• Rifampicin
Diuretika	• Furosemid • Benzothiadiazide	• Etacrynsäure • Chlortalidon
Immunsppressiva, Zytostatika	• L-Asparaginase • Azathioprin • Vincaalkaloide (Vinblastin, Vincristin)	• 6-Mecaptopurin • Cyclosporin A • FK 506
Hormone, Hormonantagonisten	• Östrogene • Tamoxifen	• Prednison
Magen-Darm-Mittel	• Sulfasalazin • 5-Aminosalicylsäure	–
Mineralstoffe	• Kalzium	–

Komplikationen sowie für die Therapieführung ist anfangs täglich die Untersuchung von Elektrolyten, Kreatinin, Blutzucker, Blutgasen, Laktat, Blutbild, Quick und Urinstatus erforderlich. Amylase und Lipase sind einfach zu bestimmen und für die Diagnosestellung sehr verlässlich. Allerdings besteht kein Zusammenhang zwischen Enzymwerterhöhung und Schweregrad bzw. Prognose. Für die Beurteilung der Schwere der Erkrankung erfolgt ein CRP-Monitoring während der ersten 3–5 Tage. Ein Anstieg auf über 120 mg/l ist ein Hinweis auf eine schwere Verlaufsform. Die GOT ist der treffsicherste Marker für eine biliäre Pankreatitis und sensitiver als das Bilirubin oder die alkalische Phosphatase (Tenner et al. 1994). Dies trifft insbesondere für die ohnehin in der Schwangerschaft in ihrer Konzentration leicht erhöhte alkalische Phosphatase zu. Zur Diagnosesicherung wird ein 3facher Anstieg der GOT-Aktivität gefordert. Natrium, Kalium und Kreatinin sind für die Erkennung eines Nierenversagens wichtig, aber auch neben dem zentralen Venendruck für die Führung der Infusionstherapie. Erniedrigte Werte für Serumkalzium, Blutzucker- und LDH-Erhöhungen werden besonders bei schwerer Pankreatitis gefunden. Für die Erkennung einer pulmonalen Insuffizienz wird die Blutgasanalyse gefordert. Der Hämatokritwert ist für die Einschätzung der Flüssigkeitssubstitution und die Erkennung von Blutungen wertvoll.

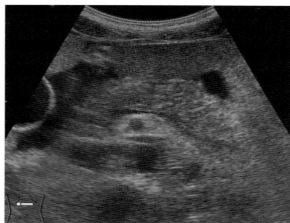

a

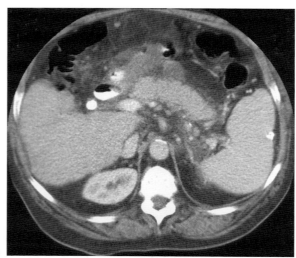

b

Abb. 11.1 Akute ödematöse Pankreatitis.
a Die Sonographie zeigt in der Mitte des Bildes ein ödematös geschwollenes Pankreas mit weitgehend homogener Echostruktur.
b Das Computertomogramm zeigt ein ödematös geschwollenes Pankreas mit umgebenden Exsudationen bis um Milz und rechte Niere.

 Thrombopenie und erniedrigter Quick-Wert können Ausdruck einer Verbrauchskoagulopathie sein.

Bildgebende Diagnostik. Die Sonographie ist von den bildgebenden Verfahren die erste durchzuführende Untersuchung. Sie ist für Diagnostik, Differenzialdiagnostik und Verlaufsbeobachtung die wichtigste Untersuchung. Typischerweise findet man eine echoarme Schwellung des Pankreas, die nach 2–5 Tagen am deutlichsten ist (Abb. 11.1 a). Man erkennt gleichzeitig Exsudat im Bauchraum, Aszites, Pleuraerguss, Zeichen einer vorbestehenden chronischen Pankreatitis, eine Cholezysto- oder Choledocholithiasis und die Weite des Ductus choledochus als Hinweis auf eine Gallenwegsstauung. Das Computertomogramm (Abb. 11.1 b) mit intravenös verabreichtem Kontrastmittel dient insbesondere dem Nachweis von Parenchymnekrosen als

Hinweis auf eine schwere Verlaufsform. Mit dem Nachweis von Nekrosen ist zwischen dem 3. und dem 10. Tag zu rechnen. Wenn nach 3-tägiger Behandlung eine Besserung eingetreten ist, wird auf ein Computertomogramm verzichtet. Der Einsatz in der Schwangerschaft muss besonders streng indiziert sein. Indikationen für diese Untersuchung sind diagnostische Unsicherheit, schweres Krankheitsbild oder fehlende Besserung, klinische Verschlechterung und die Verlaufskontrolle von Komplikationen.

■ Differenzialdiagnostik

Übelkeit, Erbrechen und epigastrische Schmerzen sind im ersten Trimenon häufig und meist einer Hyperemesis gravidarum zuzuschreiben. Die akute Pankreatitis bietet meist ein schwereres klinisches Bild. Differenzialdiagnostisch in unmittelbarem Zusammenhang mit der Schwangerschaft stehen neben der Hyperemesis die Präeklampsie und die extrauterine Gravidität. Weitere Differenzialdiagnosen sind akute Cholezystitis, Appendizitis, Duodenalulkus und Lungenembolie (Scott 1992).

■ Therapie

Die Behandlung erfolgt stationär. Schwangere sollten auf einer spezialisierten Station mit den Möglichkeiten einer Intensivtherapie aufgenommen werden.

Infusionstherapie. Die Infusionstherapie ist die wichtigste Maßnahme. In den ersten Tagen ist eine tägliche Substitution von 4–6 l oder mehr erforderlich. Sie erfolgt unter Kontrolle des zentralen Venendrucks mit isotonischen Elektrolytlösungen und 5%iger Glukoselösung. Bei großem Volumenverlust kann Humanalbumin erforderlich sein.

Schmerztherapie. Bewährt haben sich intravenöse Lokalanästhetika (Procainhydrochlorid, 2 g/Tag). Opiate (Tramadol, Buprenorhpin) können gegeben werden. Eventuell kann die Schmerztherapie über einen Periduralkatheter erfolgen.

Stressulkusprophylaxe. Sie ist indiziert bei Ulkusanamnese und schweren Verlaufsformen. Verwendet werden Protonenpumpenhemmer in therapeutischer Dosierung.

Magenablaufsonde. Diese ist nur bei schwerer Pankreatitis zur Behandlung der Darmparalyse sinnvoll.

Ernährung. Eine frühe enterale Ernährung wirkt sich günstig aus, da die Barrierefunktion des Darmepithels gestärkt wird. Sie wird über eine Jejunalsonde durchgeführt, sofern keine Ileuszeichen bestehen. Die Beschickung sollte mit Flüssigkeit beginnen, gefolgt von einer enteralen Sondenkost (Kalfarentzos et al. 1997). Die parenterale Ernährung ist indiziert, wenn eine enterale Ernährung nicht gelingt. Sie beginnt mit Zucker- und Aminosäurelösungen. Fettlösungen werden erst später zugegeben. Über die konsequente und erfolgreiche Anwendung einer parenteralen Ernährung nach erfolgloser oraler Diät bei durch Hyperlipoproteinämie induzierter akuter Pankreatitis in der Schwangerschaft wurde vereinzelt berichtet (Bar-David et al. 1996, Weinberg et al. 1982).

Antibiotika. Sie sind bei milder Pankreatitis nicht erforderlich. Klare Indikationen sind infizierte Nekrose, infizierte Pseudozyste, Abszess, Cholangitis und andere extrapankreatische Infektionen. Eine generelle prophylaktische Gabe wird nicht empfohlen. Indikationen für die Prophylaxe können die nekrotisierende Verlaufsform, extrapankreatische Nekrosen und die schwere Verlaufsform sein (Beger et al. 2002, Ho u. Frey 1997, Pederzoli et al. 1993, Sainio et al. 1995). Geeignet sind Imipenem oder ein Gyrasehemmer (z. B. Ciprofloxacin) in Kombination mit Metronidazol. Auch wenn die Diskussion insgesamt kontrovers ist, wird man sich bei schwerer akuter Pankreatitis für die Gabe von Antibiotika entscheiden.

Behandlung von Komplikationen. Pulmonale, renale, hämodynamische und metabolische (Hypokalzämie, Hyperglykämie, Hyperlipidämie, Koagulopahtie) Komplikationen müssen erkannt und therapiert werden. Als Richtwert für eine rechtzeitige Beatmung gilt ein Abfall des p_{O_2}-Wertes auf <60 mmHg. Bei Niereninsuffizienz wird Dopamin in Nierendosis empfohlen, zudem eventuell Schleifendiuretika.

Endoskopisch-retrograde Cholangiopankreatikographie und Sphinkterotomie. Bei biliärer Pankreatitis und Nachweis eines Konkrements in den Gallenwegen gilt die endoskopische Sphinkterotomie als die Behandlungsmethode der Wahl (Fogel u. Sherman 2003). Sie ist sicher indiziert bei septischen Komplikationen der Gallenwege. Bei biliärer Pankreatitis ohne Komplikationen ist die Indikation nicht dringlich. Allerdings dürfen Gangsteine nicht über längere Zeit belassen werden. Die endoskopische Sphinkterotomie ist die bessere Alternative und der Operation oder dem Abwarten vorzuziehen (Uomo et al. 1994). Über die Durchführung der endoskopischen Papillotomie während der Schwangerschaft ist mehrfach berichtet worden. Sie hat sich als eine effektive und sichere Methode erwiesen, mit einem Minimum an Röntgenstrahlenbelastung. (Baillie et al. 1990, Jamidar et al. 1995).

Plasmaaustausch, Immunapherese. Kasuistisch wurde über die Behandlung einer Patientin in der 24. Schwangerschaftswoche berichtet, die bei nachgewiesener Hyperlipoproteinämie Typ V und akuter Pankreatitis erfolgreich mit einer Kombination von Plasmaaustausch und Apherese behandelt wurde (Swoboda et al. 1993). Die Symptome verschwanden innerhalb von 24 Stunden nach der ersten Behandlung, mit der Triglyzeride und Cholesterol entfernt wurden (Roberts 1993, Swoboda et al. 1993).

Operative Therapie. Ein operatives Vorgehen wird bei Komplikationen, wie Infektion der Nekrosen, erwogen. Nach biliärer Pankreatitis ist die Cholezystektomie indi-

ziert. Wenn möglich, sollte sie erst nach der Geburt erfolgen. Insbesondere, wenn im Rahmen einer biliären Pankreatitis eine Sphinkterotomie mit Steinentfernung erfolgte, kann eine Operation nach der Geburt vertreten werden.

■ Betreuung während der Schwangerschaft, Prophylaxe

Bei bekannter Hyperlipoproteinämie sollte eine Behandlungsführung in einer speziellen Sprechstunde erfolgen. Die Rezidivrate einer akuten biliären Pankreatitis ist während der Schwangerschaft hoch, weshalb immer von neuem entschieden werden muss, ob eine Cholezystektomie nicht schon vor der Entbindung durchgeführt werden muss.

Chronische Pankreatitis

■ Definition

Die chronische Pankreatitis ist eine in Schüben oder kontinuierlich verlaufende fortschreitende Entzündung mit abdominellen Schmerzen und zunehmender Zerstörung sowie Funktionsverlust des exogenen und endogenen Teils des Pankreas. Morphologisch finden sich fokale Nekrosen, Fibrosen und Kalzifikationen. Das Bild kann durch Pseudozysten kompliziert sein.

■ Epidemiologie

Die Inzidenz hat in den vergangenen Jahren zugenommen und liegt bei etwa 2–10 Erkrankungen pro 100 000 Einwohner und Jahr; 70–85 % der Erkrankungen sind in Europa alkoholischer Genese. Als Risikofaktoren neben einer genetischen Disposition gelten Nikotin, fettreiche Nahrung und Mangel an Spurenelementen (Zink, Kupfer, Selen).

■ Ätiologie, Pathogenese, Pathophysiologie

Die chronische Pankreatitis ist durch chronischen Alkoholkonsum, durch Obstruktion des Gangsystems oder hereditär bedingt. Sie kann Folge rezidivierender akuter Pankreatitiden sein aber auch, besonders bei Alkoholabusus, schleichend ohne klinisch manifeste Schübe entstehen und erst durch Schmerzen, Pankreasinsuffizienz oder Diabetes mellitus auffallen. Die Schwangerschaft selbst steht in keinem kausalen Zusammenhang mit der chronischen Pankreatitis. Wird in der Schwangerschaft bei jüngeren Patientinnen eine chronische Pankreatitis diagnostiziert und bleibt die Ursache unklar, sollte an eine hereditäre Form gedacht werden. Die hereditäre Form der chronischen Pankreatitis ist durch rezidivierende Pankreatitisschübe mit Beginn in der Kindheit oder dem jugendlichen Alter, eine positive Familienanamnese, das frühzeitige Auftreten eines Pankreaskarzinoms und durch das Fehlen anderer Risikofaktoren, wie Alkohol, charakterisiert. Sie neigt zu Kalzifikationen und führt bei jungen Erwachsenen rasch zu endokriner und exokriner Insuffizienz. Bisher wurde die erblich bedingte Entzündung als selten angesehen. Unter den Patienten mit idiopathischer Pankreatitis finden sich aber gehäuft Mutationen, die als Ursache angesehen werden (Keim 2002, Witt et al. 2001).

■ Klinik

Typisch sind Abdominalschmerzen, die dumpf oder bohrend im mittleren Bauchraum lokalisiert sind und mit einer Ausstrahlung in den Rücken und in die linke Schulter einhergehen. Ein exokriner Funktionsverlust geht mit Gewichtsabnahme, Durchfällen und Steatorrhö einher. Diabetes mellitus, Ikterus, Fieber, Cholangitis und Erbrechen deuten auf Komplikationen, wie Duodenalstenose oder biliäre Obstruktion, hin. Es werden ein Frühstadium und ein Spätstadium unterschieden. Das Frühstadium kann durch rezidivierende Schmerzattacken charakterisiert sein, aber auch mit Dauerschmerzen einhergehen oder von Beginn an unbemerkt schmerzfrei verlaufen. Es finden sich noch keine Kalzifikationen und keine Zeichen der exokrinen Funktionseinschränkung. Im Spätstadium nehmen die exokrinen und endokrinen Funktionseinschränkungen zu. Verkalkungen treten auf.

■ Diagnostik

Die Diagnose einer Pankreaserkrankung wird aus der Kombination von Schmerzen und erhöhten Pankreasenzymwerten im Serum gestellt. Allerdings erfordert die Diagnose einer chronischen Pankreatitis weitere bildgebende Verfahren, wie Sonographie, Computertomographie und eventuell Endosonographie oder endoskopisch-retrograde Cholangiopankreatikographie (ERCP). Für den Nachweis einer Pankreasinsuffizienz haben sich sondenlose Tests, wie die Bestimmung der Elastase 1 im Stuhl, bewährt.

■ Differenzialdiagnostik

Differenzialdiagnostisch kommen Durchfallerkrankungen und Malassimilationssyndrome in Betracht. Stehen die Schmerzen im Vordergrund, muss an alle Erkrankungen gedacht werden, die zu einem akuten Abdomen führen (Ulkuskrankheit, Gallensteinleiden, akute Pankreatitis und andere).

■ Therapie

Eine dauerhafte Alkoholkarenz ist wichtig. Eine Schmerztherapie kann nach einem Stufenschema erforderlich sein. Die Therapie der exokrinen Insuffizienz erfolgt durch eine ausreichende Enzymsubstitution (3-

mal 40 000 IE), und bei endokriner Insuffizienz ist eine Insulintherapie erforderlich. Die Behandlung der exokrinen Insuffizienz wird unterstützt durch die Gabe kleiner Mahlzeiten.

■ Betreuung während der Schwangerschaft

Bei alkoholinduzierter chronischer Pankreatitis in der Schwangerschaft ist auf Alkoholabstinenz hinzuwirken. Auf eine ausreichende Substitution mit Enzympräparaten ist zu achten, sofern eine Pankreasinsuffizienz besteht, um die Entwicklung des Kindes nicht zu gefährden.

Pankreastumoren

■ Definition

Unter den malignen Tumoren ist das duktale Adenokarzinom das häufigste (>90%). Sein Altersgipfel liegt zwischen dem 60. und dem 80. Lebensjahr. Benigne Tumoren machen nur etwa 2% aller Pankreastumoren aus und sind oft von zystischer Natur (Klöppel 1984).

■ Epidemiologie

Das Auftreten von Pankreastumoren in der Schwangerschaft ist ein ausgesprochen seltenes Ereignis (Blackbourne et al. 1997). Ein Zusammenhang mit der Schwangerschaft ist nicht bekannt.

■ Ätiologie, Pathogenese, Pathophysiologie

Die Schritte in der Pathogenese des Pankreaskarzinoms sind bisher nicht eindeutig geklärt. Als Risikofaktor gilt Nikotinkonsum, und in der Diskussion sind hoher Fleisch- und Fettkonsum, die chronische Pankreatitis und genetische Faktoren. Einen protektiven Effekt sollen frisches Gemüse, Obst und Vitamin C haben. Das Pankreaskarzinom hat eine ausgesprochen ungünstige Prognose. Die 5-Jahres-Überlebensrate liegt bei <5%. Einzige kurative Behandlung ist die Operation.

■ Klinik

Das klinische Bild wird durch den Sitz des Tumors entweder im Kopf oder im Korpus/Schwanz beeinflusst. Die auftretenden Symptome sind unspezifisch. Es gibt keine Frühsymptome (Liebe 2000). Gewichtsverlust, Appetitlosigkeit, Erbrechen, Diarrhöen und Leistungsabfall sind Spätsymptome des Tumors. Ikterus, acholischer Stuhl und Pruritus sind Ausdruck des Gallenwegsverschlusses. Eine Erhöhung der Serumamylasekonzentration oder eine Pankreatitis können Ausdruck der Pankreasgangstauung sein. Häufig geht das Pankreaskarzinom mit Venenthrombosen einher. Schmerzen, besonders Rückenschmerzen, sind Ausdruck eines fortgeschrittenen Leidens mit Infiltration des Retroperitoneums.

■ Diagnostik

Für die Diagnostik stehen Sonographie, Spiralcomputertomographie, Magnetresonanztomographie, Magnet-Resonanz-Cholangio-Pankreatikographie (MRCP), Endosonographie, perkutane oder endosonographisch gesteuerte Punktion, Positronenemissionstomographie (Adamek et al. 2000, Mertz et al. 2000) und die endoskopisch-retrograde Cholangiopankreatikographie (ERCP) zur Verfügung. Keines der Verfahren hat eine optimale Treffsicherheit, sodass meist mehrere Verfahren eingesetzt werden müssen. Sonographie und Spiralcomputertomographie stehen meist am Anfang und sind für das Staging des Tumors wichtig. Die Endosonographie hat für das lokale Staging die höchste Aussagekraft. MRCP und ERCP klären die Gangverhältnisse, und letztere kann auch zu einer zytologischen Diagnosesicherung beitragen. Bei dem prognostisch sehr ungünstigen Leiden sollte die Diagnostik zu einem klaren Staging des Tumors führen, um eine korrekte therapeutische Entscheidung treffen zu können. Kein Tumormarker zeigt früh und verlässlich ein Pankreaskarzinom an. Die höchste Aussagekraft hat CA 19-9.

■ Differenzialdiagnostik

Wichtigste Differenzialdiagnose ist die chronische Pankreatitis, die oft alle Register der Diagnostik erfordert.

■ Therapie

Einziger kurativer Ansatz ist die chirurgische Resektion.

■ Betreuung während der Schwangerschaft

Die Diagnose eines Pankreaskarzinoms während der Schwangerschaft wird in der Regel zum Abbruch der Schwangerschaft führen. In der Spätschwangerschaft kann man diskutieren, ob man bis zur Geburt des Kindes mit der Therapie abwarten kann. Erfahrungen aus der Literatur gibt es wegen der Seltenheit des Zusammentreffens nicht. Die Entscheidung wird im Einzelfall in einem Zentrum getroffen werden müssen.

Mukoviszidose

Die Mukoviszidose wird ausführlich in Kapitel 19 abgehandelt. Sofern eine exkretorische Pankreasinsuffizienz besteht, ist auf eine ausreichende Substitution mit Enzympräparaten zu achten.

Literatur

1. Adamek HE, Albert J, Breer H, Weitz M, Schilling D, Riemann JF. Pancreatic cancer detection with magnetic resonance cholangiopancreatography and endoscopic retrograde cholangiopancreatography: a prospective controlled study. Lancet. 2000;356:190–3.
2. Baillie J, Cairns SR, Cotton PB. Endoscopic management of choledocholithiasis during pregnancy. Surg Gynecol Obstet. 1990;171:1–4.
3. Bar-David J, Mazor M, Leiberman JR, Ielig I, Maislos M. Gestational diabetes complicated by severe hypertriglyceridemia and acute pancreatitis. Arch Gynecol Obstet. 1996;258:101–4.
4. Beger, HG, Rau B, Rünzi M, Isenmann R. Therapie mit Antibiotika bei schwerer akuter Pankreatitis. Dtsch Ärztebl. 2002;99:A116–22.
5. Blackbourne LH, Jones RS, Catalano CJ, Iezzoni JC, Bourgeois FJ. Pancreatic adenocarcinoma in the pregnant patient: case report and review of the literature. Cancer. 1997;79:1776–9.
6. Bradley EL. A clinically based classification system for acute pancreatitis. Arch Surg. 1993;128:586–90.
7. Chang CC, Hsieh YY, Tsai HD, Yang TC, Yeh LS, Hsu TY. Acute pancreatitis in pregnancy. Zhonghua Yi Xue Za Zhi. 1998;61:85–92.
8. De Chalain TMB, Michell WL, Berger GMB. Hyperlipidemia, pregnancy and pancreatitis. Surg Gynecol Obstet. 1988;167:469–73.
9. DiMagno EP, Chari S. Acute pancreatitis. In: Feldman M, Friedman LS, Sleisenger MH, eds. Gastrointestinal and Liver Disease. Philadelphia: WB Saunders; 2002:913–41.
10. Dominguez-Munoz JE, Jünemann F, Malfertheiner P. Hyperlipidemia in acute pancreatitis. Int J Pancreatol. 1995;18:101–6.
11. Fogel EL, Sherman S. Acute biliary pancreatitis: when should the endoscopist intervene? Gastroenterology. 2003;125:229–35.
12. Herrera E, Gomez-Coronado D, Lasuncion MA. Lipid metabolism in pregnancy. Biol Neonate. 1987;51:70–7.
13. Ho HS, Frey CF. The role of antibiotic prophylaxis in severe acute pancreatitis. Arch Surg. 1997;132:487–93.
14. Holst N, Jenssen TG, Burhol PG, Maltau JM. Plasma secretin concentrations during normal human pregnancy, delivery, and postpartum. Brit J Obstet Gynaecol. 1989;96:424–7.
15. Jamidar PA, Beck GJ, Hoffman BJ, et al. Endoscopic retrograde cholangiopancreatography in pregnancy. Am J Gastroenterol. 1995;90:1263–7.
16. Kalfarentzos F, Kehagias J, Mead N, Kokkinis K, Gogos CA. Enteral nutrition is superior to parenteral nutrition in severe acute pancreatitis: results of a randomized prospective trial. Br J Surg. 1997;84:1665–9.
17. Karbach U, Müller-Lissner S. Gastroenterologische Erkrankungen in der Schwangerschaft. Internist. 1992;33:480–7.
18. Keim V. Genetische Risikofaktoren bei Pankreaserkrankungen – Bedeutung für die Praxis. Med Klin. 2002;97:278–84.
19. Klöppel G. Pancreatic, non-endocrine tumors. In: Klöppel G, Heitz PH, eds. Pancreatic pathology. New York: Churchill Livingstone; 1984:79–113.
20. Lankisch PG, Dröge M, Gettesleben F. Drug induced acute pancreatitis: incidence and severity. Gut. 1995;37:565–7.
21. Legro RS, Laifer SA. First-trimester pancreatitis. Maternal and neonatal outcome. J Reprod Med. 1995;40:689–95.
22. Liebe S. Diagnostik des Pankreaskarzinoms unter besonderer Berücksichtigung der ERCP und Pankreassekretzytologie. In: Hopt UT, Brinkmann W, Hrsg. Pankreas-Karzinom. Aktueller Stand von Diagnostik und Therapie. Neckargemünd: Weller; 2000:1–8.
23. Maringhini A, Lankisch MR, Zinsmeister AR, Melton LJ, DiMagno EP. Acute pancreatitis in the postpartum period: A population-based case-control study. Mayo Clin Proc. 2000;75:361–4.
24. Mertz HR, Sechopoulos P, Delbeke D, Leach SD. EUS, PET, and CT scanning for evaluation of pancreatic adenocarcinoma. Gastrointest Endosc. 2000;52:367–71.
25. Pederzoli P, Bassi C, Vesentini S, Campedelli A. A randomized multicenter clinical trial of antibiotic prophylaxis of septic complications in acute necrotizing pancreatitis with imipenem. Surg Gynecol Obstet. 1993;176:480–3.

26. Ramin KD, Ramin SM, Richey SD, Cunningham FG. Acute pancreatitis in pregnancy. Am J Obstet Gynecol. 1995;173:187–91.
27. Roberts IM: Hyperlipidemic gestational pancreatitis. Gastroenterology. 1993;104:1560–2.
28. Rünzi M, Layer P. Drug-associated pancreatits. Facts and review of the literature. Pancreas. 1996;33:100–9.
29. Sainio V, Kemppainen E, Puolakkainen P, et al. Early antibiotic treatment in acute necrotising pancreatitis. Lancet. 1995;364:663–7.
30. Scott LD. Gallstone disease and pancreatitis in pregnancy. Gastroenterol Clin North Am. 1992;21:803–15
31. Swisher SG, Hunt KK, Schmit PJ, Hiyama DT, Bennion RS, Thompson JE. Management of pancreatitis complicating pregnancy. Am Surg. 1994;60:759–62.
32. Swoboda K, Derfler K, Koppensteiner R, et al. Extracorporeal lipid elimination for treatment of gestational hyperlipidemic pancreatitis. Gastroenterology. 1993;104:1527–31.
33. Tenner S, Dubner H, Steinberg W. Predicting gallstone pancreatitis with laboratory parameters: a meta-analysis. Am J Gastroenterol. 1994;89:1863–6.
34. Uomo G, Manes G, Picciotto FP, Rabitti PG. Endoscopic treatment of acute biliary pancreatitis in pregnancy. J Clin Gastroenterol. 1994;18:250–2.
35. Weinberg RB, Sitrin MD, Adkins GM, Lin CC. Treatment of hyperlipidemic pancreatitis in pregnancy with total parenteral nutrition. Gastroenterology. 1982;83:1300–5.
36. Witt H, Simon P, Lerch MM. Genetische Aspekte der chronischen Pankreatitis. Dtsch Med Wschr. 2001;126:988–93.

12 Erkrankungen des Magen-Darm-Traktes

H. Huchzermeyer

Erkrankungen des Periodonts und der Zähne

■ Gingivitis und Periodontitis

Definition. Die Gingivitis in der Schwangerschaft ist eine nichtspezifische Entzündung der den Zähnen benachbarten Mundschleimhaut mit einem unterschiedlich ausgeprägten entzündlichen Infiltrat und einer Proliferation der Kapillaren. Das klinische Bild wird durch die hormonellen Effekte auf die oralen Gewebe wesentlich modifiziert. Auf dem Boden eines vorgeschädigten Zahnbetts kann sich eine Periodontitis entwickeln, das heißt eine Entzündung des Zahnhalteapparats, einschließlich der angrenzenden Gewebe.

Epidemiologie. Entzündungen der Gingiva sind während der Schwangerschaft unter den Periodontalerkrankungen am häufigsten zu beobachten. In zahlreichen Studien ist die Prävalenz mit 30–100 % höher als bei Nichtgraviden.

Ätiologie. Die hormonell bedingten Adaptationsvorgänge in der Schwangerschaft nehmen auch den oralen Bereich nicht aus. Im Wesentlichen ist dies auf die steigende Produktion von Östrogen und Progesteron zurückzuführen. Die oralen Gewebe, speziell die Gingiva, werden zunehmend auf dem Blutweg, aber auch durch den Speichel, diesen Steroidhormonen exponiert. Darüber hinaus finden sich spezifische Rezeptoren und auch eine Metabolisierung dieser Hormone in der Gingiva. Die Folgen sind Veränderungen im Bindegewebsstoffwechsel, im lokalen Immunsystem und in der subgingivalen Flora mit einer Zunahme der Anzahl der gramnegativen Keime sowie der gingivalen Gefäße. Besonders ausgeprägt sind die gesteigerte Vaskularisierung und Durchblutung (Laine 2002). Die Gingivitis ist aber nicht allein auf diese Alterationen zurückzuführen, sondern lokal irritierende Faktoren, vor allem aber die Plaquebildungen in unterschiedlicher Zusammensetzung, sind ursächlich beteiligt. Somit induziert die Schwangerschaft nicht die Gingivitis, sie vermag aber präexistente Erkrankungen zu aggravieren.

Klinik. Erste klinische Symptome einer akuten Gingivitis sind Rötung und Schwellung der marginalen und papillären Gingiva infolge hormonell bedingter Hyperämie und Permeabilitätssteigerung mit konsekutivem Ödem und Extravasaten von Erythrozyten. Die entzündlichen Veränderungen, lokalisiert oder generalisiert auftretend, zeichnen sich durch eine vermehrte Verletzlichkeit und Blutungsneigung sowie durch eine Neigung zur Pseudotaschenbildung aus. Als Komplikationen sind Periodontitiden sowie Nekrosen des Zahnfleisches zu beobachten.

Diagnostik. Bei der akuten Gingivitis ist histologisch das entzündliche Infiltrat überwiegend durch Granulozyten gekennzeichnet, bei der chronischen Verlaufsform dominieren Lymphozyten und Makrophagen.

Betreuung während der Schwangerschaft. Die Gingivitis beginnt meist im 2. Schwangerschaftsmonat und ist besonders ausgeprägt im 3. und 8. Monat, um sich dann im 9. Monat allmählich zurückzubilden. Die komplette Restitution kann bis zu einem Jahr post partum dauern (Sponholz 1990). Der Schweregrad der Entzündung ist von mehreren Faktoren abhängig. Das Ausmaß der Entzündung nimmt zu mit dem Alter der Schwangeren und der Anzahl der Schwangerschaften, besonders aber vorbestehende, eventuell unbehandelte Gingivitiden und Parodontitiden verschlechtern den Verlauf. Eine besondere Risikogruppe stellen Schwangere mit Typ-1-Diabetes dar, die im Vergleich zu nichtgraviden Diabetikerinnen in der Regel stärkere gingivale Entzündungen und periodontale Destruktionen sowie größere Plaque-Scores aufweisen. Als Erklärung für diese verstärkt auftretenden Periodontalerkrankungen bei graviden Typ-1-Diabetikerinnen werden das Vorliegen von diabetesassoziierten mikrovaskulären Schäden, eine reduzierte Infektabwehr durch Störungen der Leukozytenfunktion – wie Stimulation des Immunsystems –, Alterationen im Kollagenstoffwechsel und eine vermehrte Bildung proinflammatorischer Zytokine ursächlich diskutiert (Guthmiller et al. 2001). Generell besteht bei Infektionen in der Geburtshilfe ein erhöhtes fetales Morbiditäts- und Mortalitätsrisiko. Dieses Faktum gilt auch für die Periodontitis, deren Bedeutung als unabhängiger Risikofaktor für Frühgeburten mit vermindertem Geburtsgewicht und fetaler Wachstumsretardierung zunehmend diskutiert wird. Speziell den unbehandelten mittelschweren bis schweren generalisierten Periodontitiden wird eine auslösende Rolle zugeschrieben. Als pathogenetischer Mechanismus wird die hämatogene Translokation von periodontalen gramnegativen Bakterien oder deren Bestandteilen (wie Endotoxin), von inflammatorischen Zytokinen (wie Interleukin-1, Interleukin-6, Tumornekrosefaktor-α) sowie von Prostaglandinen und Leukotrienen als aktiven Metaboliten der Arachidonsäure zum Feten bzw. zur Dezidua vermutet (Armitage 2001, Laine 2002, Offenbacher et al. 1998).

■ Schwangerschaftsgranulom

Definition. Das Schwangerschaftsgranulom (Epulis gravidarum bzw. angiomatosa) ist eine spezielle, lokalisierte Form der Gingivitis. Da diese Läsion klinisch und histologisch identisch ist mit den pyogenen Granulomen bei Männern und Nichtgraviden, wird auch die Bezeichnung „pyogenes Granulom" in der Schwangerschaft verwendet.

Epidemiologie. Diese gutartige Reizwucherung findet sich relativ selten (bei bis zu 5 % der Graviden) und entsteht überwiegend im ersten oder zweiten Trimenon, zumeist der ersten Schwangerschaft.

Ätiologie. Die Ätiologie dieser Läsion ist unbekannt. Belagsbildungen oder Traumata sowie die Hormonumstellung dürften an der Entstehung des Schwangerschaftsgranuloms wesentlich beteiligt sein (Armitage 2001, Laine 2002).

Klinik. Diese ödematöse lokale Hyperplasie sitzt der Gingiva oder der Gaumenschleimhaut gestielt oder sessil auf, häufig bukkal an den oberen Schneidezähnen. Sie wächst rasch, ist sehr kapillarreich und neigt daher leicht zu Blutungen. Ebenso ist sie meist schmerzlos, falls nicht eine Traumatisierung durch den Kauakt erfolgt.

Diagnostik. Histologisch finden sich gleichzeitig akute und chronische Entzündungsinfiltrate in einem exzessiv vaskularisierten hyperplastischen Granulationsgewebe. Ein spezieller Erregernachweis konnte bisher nicht geführt werden.

■ Karies

Epidemiologie. Es liegen bisher keine Belege dafür vor, dass die Zahnkaries, die irreversible Schädigung der Hartsubstanzen durch säurebildende und proteolytische Bakterien, durch die Schwangerschaft mit ihrer veränderten hormonellen Lage häufiger auftritt und rascher fortschreitet.

Ätiologie. Es können mehrere Faktoren zu einer kariesfördernden Konstellation beitragen. Zu nennen sind:
➤ häufigere Mahlzeiten und eine veränderte Komposition der Nahrung bei unveränderter Zahn- und Mundpflege,
➤ weniger Mundpflege bei Neigung zu Übelkeit und Erbrechen bei oralen Manipulationen (z. B. Zähneputzen),
➤ Bildung von Zahnerosionen durch Magensäure beim Erbrechen,
➤ Verminderung der Speichelsekretion,
➤ Erniedrigung des pH-Wertes und der Pufferkapazität,
➤ Abnahme der Kalzium- und Phosphatkonzentrationen im Speichel,
➤ Modifikation der kariogenen Flora im Speichel mit vermehrtem Nachweis von Streptococcus mutans im dritten Trimenon und während der Laktation.

Bedeutung der Erkrankung für den Feten. Es wird diskutiert, dass Streptococcus mutans durch den mütterlichen Speichel in den kindlichen Mund gelangen kann, mit der Gefahr einer Kolonisation der kindlichen Zähne mit diesem kariogenen Keim. Die frühere Annahme, es komme analog zum Knochen auf dem Blutweg zum Mineralentzug aus den Zähnen, konnte nicht belegt werden (Laine 2002, Sponholz 1990).

■ Prophylaxe und Therapie

Prophylaxe. Um die oben genannten Komplikationen zu vermeiden, sollten konsequent Prophylaxemaßnahmen (häusliche Zahnpflege, professionelle Zahnreinigung und Zahnsteinentfernung) bereits vor Beginn einer Schwangerschaft durchgeführt werden. Gleiches gilt für bereits bestehende Periodontopathien oder eine Karies, die unverzüglich behandelt werden müssen. Dies hat insbesondere auch im Interesse des Feten zu erfolgen, um das erhöhte Risiko für Frühgeburt und Mangelernährung sowie für eine spätere Kariesentwicklung zu minimieren. Auch können zu diesem Zeitpunkt noch Medikamente verordnet werden, die in der Schwangerschaft eventuell als potenziell teratogen einzustufen sind.

Therapie. Beim Auftreten einer plaqueassoziierten Gingivitis oder einer leichten Parodontitis während der Schwangerschaft erfolgt therapeutisch die mechanische Belagentfernung bei gleichzeitiger Beseitigung anderer irritierender Faktoren. Gleichzeitig kann zur Unterstützung eine antiseptische Therapie mit Chlorhexidin erfolgen. Grundsätzlich ist eine konsequente Mundhygiene erforderlich (Sponholz 1990). Bei der mittelschweren bis schweren akuten und chronischen Parodontitis, bei der nekrotisierenden Gingivitis oder Parodontitis bzw. beim Parodontalabszess mit ausgeprägter Allgemeinsymptomatik sollten zur Unterstützung direkt im Anschluss an das supra- und subgingivale Débridement systemisch Antibiotika gegeben werden, unter Beachtung der Besonderheiten in der Schwangerschaft (Armitage 2001, Laine 2002). Leichte Formen des pyogenen Schwangerschaftsgranuloms bilden sich nach der Entbindung entweder spontan zurück oder müssen exzidiert werden. Größere, funktionell störende oder blutende Läsionen müssen auch in der Schwangerschaft in Lokalanästhesie entfernt werden. Hinzuweisen ist auf die hohe Rezidivneigung. Die Defekte bei Karies werden in üblicher Weise behandelt. Gleiches gilt für die Kariesfolgen, wie Zahntrepanation, endodontische Behandlung, Abszessinzision und Zahnextraktion.

> Ab dem 6. Monat sollten zahnärztliche Manipulationen in Kopftieflage wegen der Gefahr des V.-cava-Kompressionssyndroms vermieden werden.

Die kritische Phase für Fehlbildungen ist das erste Trimenon. In dieser Phase dürfen die Gabe von einigen Medikamenten und zahnärztliche Röntgenaufnahmen nur bei zwingender Indikation erfolgen. Die Strahlenbelastung für den Feten ist unter Beachtung der Strahlenschutzbestimmungen extrem gering und entspricht etwa der täglichen natürlichen Hintergrundbelastung. Informationen über die Anwendung der in der Zahnmedizin gebräuchlichen Pharmaka in Schwangerschaft und Stillperiode finden sich in der entsprechenden Spezialliteratur.

Erkrankungen des Ösophagus

■ Gastroösophageale Refluxkrankheit

Definition. Unter einer gastroösophagealen Refluxkrankheit versteht man ein klinisches Bild mit Sodbrennen, Luftaufstoßen, Schluckbeschwerden oder epigastrischen Schmerzen, das durch den Reflux von Magensäure in die Speiseröhre ausgelöst wird. Bei einem Teil der Patienten besteht zusätzlich eine Refluxösophagitis, definiert durch den endoskopischen Nachweis von Mukosaläsionen. Gelegentliche Refluxbeschwerden sind physiologisch. Krankheitswert kommt den Beschwerden erst zu, wenn sie subjektiv als gravierend empfunden werden. Hauptursache ist ein insuffizienter Verschluss des gastroösophagealen Übergangs. Man unterscheidet eine primäre idiopathische Refluxkrankheit mit multifaktorieller Pathogenese von sekundären Formen als Folge einer definierten Grunderkrankung (z. B. Zustand nach Magenoperation, Magenausgangsstenose etc.). Die gastroösophageale Refluxkrankheit im Rahmen der Schwangerschaft gehört ebenfalls zu den sekundären Formen. Refluxbeschwerden gehören zu den häufigsten gastrointestinalen Symptomen.

Epidemiologie. Sodbrennen als das Kardinalsymptom der Refluxkrankheit ist das Symptom, über das vonseiten des Gastrointestinaltrakts auch in der Schwangerschaft am häufigsten geklagt wird. Über die Hälfte aller Schwangeren in den westlichen Industrieländern klagt über Sodbrennen, wobei die Prävalenz mit zunehmender Schwangerschaft – 20 % im ersten Trimenon, 40 % im zweiten Trimenon, >70 % im dritten Trimenon – stetig zunimmt. Ein Viertel der Schwangeren leidet täglich unter Sodbrennen von unterschiedlicher Intensität.

Pathogenese. Die Pathogenese der Refluxkrankheit ist multifaktoriell, zudem ist sie in der Früh- und Spätschwangerschaft unterschiedlich. Für die in der Frühgravidität auftretenden Beschwerden dürften nicht nur organische, sondern insbesondere auch psychische Komponenten gleichermaßen eine wesentliche Rolle spielen. Ein gesicherter Faktor ist die Schädigung des Plattenepithels beim Brechakt im Rahmen von Emesis oder Hyperemesis gravidarum. Weiterhin konnte gezeigt werden, dass bei noch normalem Ruhedruck des unteren Ösophagussphinkters bereits eine herabgesetzte Stimulierbarkeit des Sphinkters gegenüber hormonalen, physiologischen und pharmakologischen Reizen besteht. Offensichtlich geschieht dies bereits unter dem Einfluss der ansteigenden Progesteron- und Östrogenspiegel.

Mit Fortschreiten der Schwangerschaft nimmt der **Ruhedruck des Ösophagussphinkters**, dem Hauptga-

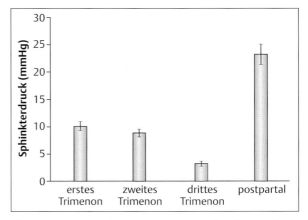

Abb. 12.**1** Druckänderungen im unteren Ösophagussphinkter (Mittelwert ± Standardabweichung) während der Schwangerschaft und im Wochenbett (Thiel et al. 1977).

ranten für einen intakten Verschlussmechanismus, kontinuierlich und deutlich ab (Abb. 12.**1**). Dies wird dem relaxierenden Effekt der Gestagene und Östrogene zugeschrieben, analog wurde eine Ruhedruckverminderung des Sphinkters unter kombinierter Gabe von Östrogenen und Gestagenen (orale Kontrazeptiva) beobachtet. Besonders bei Schwangeren mit Sodbrennen vermag der untere Ösophagussphinkter die chronische intraabdominelle Druckerhöhung wie auch akute Drucksteigerungen nicht mehr mit einer adäquaten Tonuserhöhung zu beantworten. Zur Schwächung des Verschlussmechanismus tragen auch Alterationen der den Sphinkter umgebenden anatomischen Strukturen bei.

Übersicht
Schutzmechanismen der Ösophagusschleimhaut (in der Reihenfolge der Bedeutung) und ihre Schwächung während der Schwangerschaft
• unterer Ösophagussphinkter
• Ösophagusperistaltik
• intraabdominelle Lage des Ösophagus
• Pyloruskompetenz
• phrenoösophageale Membran
• Zwerchfellzwinge
• His-Winkel
• angiomuskulärer Dehnverschluss

Von besonderer Bedeutung scheint das Vorliegen einer **axialen Hiatushernie** zu sein. Bei der Hiatushernie fallen Antirefluxmechanismen – wie die intraabdominelle Lage des Sphinkters, der His-Winkel und die Zwerchfellzwinge – aus, darüber hinaus wird die Clearance-Funktion des Ösophagus beeinträchtigt. Röntgenologische und manometrische Untersuchungen haben gezeigt, dass Schwangere nun im Vergleich zu gleichaltrigen Nichtschwangeren eindeutig häufiger eine axiale Hiatushernie aufweisen; die Inzidenz liegt zwischen 13 % und 62 %. Besonders betroffen sind ältere Schwangere und Mehrgebärende sowie der Zeitraum der letzten Schwangerschaftsmonate. Der intraabdominelle Druckanstieg, die Verlagerung des Magens nach links oben unter die Zwerchfellkuppe sowie die hormonell bedingte Schwächung fast sämtlicher mechanischer Antirefluxmechanismen bedingen diese häufige Manifestation axialer Hiatushernien bei Schwangeren.

Ebenfalls in manometrischen Untersuchungen konnte gezeigt werden, dass bei Schwangeren im Gegensatz zu nichtschwangeren Frauen der intragastrische Druck erhöht, der intraösophageale Druck aber erniedrigt ist. Diese **gestörten Druckverhältnisse** begünstigen gleichfalls bei Vorliegen eines inkompetenten Sphinkters den Reflux von Mageninhalt in den Ösophagus. Zur Aggravation tragen sowohl die häufig vorliegende verzögerte Magenentleerung als auch ein pathologischer duodenogastraler Reflux infolge Pyloruskompetenz bei. Normalerweise befördert der Ösophagus das refluierte Material mit Hilfe der Peristaltik in den Magen zurück. Diese Selbstreinigungsfunktion erleidet offenbar in der Schwangerschaft gleichfalls eine Einbuße durch eine gestörte Peristaltik im tubulären Ösophagus.

Zusammenfassend ist somit die gerade in der Spätschwangerschaft gehäuft auftretende Refluxkrankheit mit dem Leitsymptom des Sodbrennens das Ergebnis einer **komplexen Schwächung des gastroösophagealen Verschlussventils**. Pathogenetisch sind dabei nicht nur eine Funktionsstörung des unteren Ösophagussphinkters, sondern auch Alterationen der ihn umgebenden anatomischen Strukturen wie auch Funktionsstörungen der angrenzenden Organe Ösophagus und Magen von Bedeutung. Für diese „Fehlregulierung" sind wesentlich die weiblichen Sexualhormone verantwortlich zu machen, wobei dem Progesteron die führende Rolle zukommt (Huchzermeyer 1986, Katz u. Castell 1998)

Klinik. Als Leitsymptom der Refluxkrankheit gilt das Sodbrennen, das wahrscheinlich durch die direkte Mukosairritation der Speiseröhre durch Säure ausgelöst wird. Es handelt sich um einen unangenehm heißen oder brennenden retrosternalen oder im Epigastrium lokalisierten Schmerz, der mit saurem Geschmack in den Rachen aufsteigen kann. Manchmal können chronischer Husten, Laryngitis und asthmaähnliche Symptome Hinweise auf einen nächtlichen pathologischen Reflux sein. Weitere Symptome der Refluxkrankheit sind Aufstoßen von Luft, Regurgitation von Mageninhalt, Singultus, Nausea und Erbrechen. Wie ausgeführt, setzen die Symptome bei einigen Schwangeren bereits in der Frühschwangerschaft ein, häufig mit einer Besserung während des zweiten Trimenons. Bei den weitaus meisten Schwangeren beginnt das Sodbrennen zu Beginn des zweiten oder erst im letzten Schwangerschaftsdrittel, um nicht selten bis zum Entbindungstermin an Häufigkeit und Schwere zuzunehmen. Die frühere Auffassung, dass sich die Beschwerden in den letzten 4 Wochen der Schwangerschaft mit dem Senken des Fundus uteri bessern, trifft nur selten zu. Die Symptome treten am häufigsten im Liegen, beim Bücken, beim Pressen und nach reichlicher Nahrungsaufnahme auf und können durch psychischen Stress, Süßigkeiten, Rauchen und Kaffee- oder Alkoholgenuss verstärkt werden.

Fakultative Folge eines gehäuften Refluxes ist die **Ösophagitis**. Es wird angenommen, dass sich bei 1–2 %

der Schwangeren eine erosive und ulzeröse Ösophagitis ausbildet. Systematische endoskopische Untersuchungen zu dieser Frage existieren bisher nicht. Bevorzugt betroffen sind ältere Mehrgebärende, wobei nicht nur der pathologische Reflux, sondern auch ein gehäuftes Erbrechen pathogenetisch von Bedeutung ist. Die Symptomatik der erosiven Ösophagitis unterscheidet sich nicht von derjenigen der Refluxkrankheit ohne Ösophagitis. Selbst eine ausgeprägte Ösophagitis kann relativ symptomarm verlaufen (Huchzermeyer 1986, Katz u. Castell 1998).

Blutungen aus Defekten treten besonders zum Schwangerschaftsende hin auf, sie stehen unter den Ursachen einer oberen Intestinalblutung in der Schwangerschaft an erster Stelle. In der Regel sind die Blutungen leicht (**Cave:** Fehldeutung der Blutungsanämie als Schwangerschaftsanämie), nur in Ausnahmefällen massiv.

▌ Übersicht ▌

Ursachen der oberen Intestinalblutung in der Schwangerschaft (in der Reihenfolge der Häufigkeit)
- erosive und ulzeröse Ösophagitis
- Mallory-Weiss-Syndrom
- gastroduodenale Ulzera, akute Magenerosionen
- Ösophagusvarizen: intrahepatischer Block, extrahepatischer Block, physiologische Schwangerschaftsvarizen (Ausnahme!)
- seltene Ursachen, wie Magentumoren, Morbus Osler, Koagulopathien, Grönblad-Strandberg-Syndrom und andere

---

In Einzelfällen kann es komplizierend zur Ausbildung eines **Ösophagusulkus** und/oder einer **peptischen Stenose** kommen. Das Ösophagusulkus verursacht brennende Retrosternalschmerzen, die in Rücken und Nacken ausstrahlen und durch den Schluckakt verstärkt werden. Peptische Stenosen, am Übergang vom Zylinderepithel zum Plattenepithel entstehend, geben sich mit dem Leitsymptom der Dysphagie in der Regel erst nach der Entbindung zu erkennen. Sie können aber auch schon während der Schwangerschaft und so früh wie im 6. Monat beobachtet werden (Abb. 12.**2**). Anamnestisch findet sich meist die Angabe einer Hyperemesis gravidarum, wahrscheinlich handelt es sich häufig aber auch um die Verschlechterung einer präexistenten relativ symptomarmen Refluxerkrankung.

Übelkeit und Erbrechen als relativ häufige Symptome der Refluxkrankheit werden am ehesten als Emesis bzw. Hyperemesis gravidarum fehlgedeutet.

> Zahlreiche andere, von der Schwangerschaft abhängige oder unabhängige Erkrankungen müssen, insbesondere nach der 12. Schwangerschaftswoche, in die differenzialdiagnostischen Überlegungen mit einbezogen werden.

Differenzialdiagnose von Übelkeit und Erbrechen während der Schwangerschaft
schwangerschaftsabhängig: Nausea, Emesis gravidarum, Hyperemesis gravidarum, Blasenmole, Mehrlingsschwangerschaft, Hydramnion, Präeklampsie/HELLP-Syndrom, Refluxkrankheit der Speiseröhre, intrahepatische Schwangerschaftscholestase, akute Schwangerschaftsfettleber
schwangerschaftsunabhängig: Reizmagen, akute Gastroenteritis, Gallenwegserkrankungen, akute Hepatitis, akute Pankreatitis, Gastroduodenalulkus, Appendizitis, Pyelonephritis, Urämie, Ileus, Hirntumor, Meningitis, Hyperthyreose, diabetische Ketoazidose

Bedrohliche, aber seltene **Komplikationen** sind die akute Inkarzeration der Hiatushernie, im Gefolge von Übelkeit und Erbrechen die Ruptur des Ösophagus, Blutungen aus Mallory-Weiss-Rissen und die Aspiration von Mageninhalt.

Diagnostik. Die Diagnose der Refluxkrankheit lässt sich in der Schwangerschaft aufgrund des Beschwerdebildes relativ sicher vermuten. Eine Sicherung der Diagnose durch Endoskopie oder pH-Metrie ist zunächst nicht erforderlich. Vielmehr muss eine Schwangere, die über Refluxsymptome klagt, unverzüglich adäquat behandelt werden. Ein Abweichen von diesem pragmatischen Vorgehen ist angezeigt, wenn nach 2- bis 3-tägiger konsequenter Behandlung der Therapieeffekt ungenügend bleibt oder wenn Komplikationen (Hämatemesis, Meläna, Dysphagie etc.) auftreten oder vermutet werden.

Therapie. Beim Auftreten von Refluxbeschwerden, falls sie nicht nur gelegentlich oder in milder Form auftreten, sollte eine konsequente konservative Therapie einsetzen. Zu den allgemeinen Maßnahmen gehören das Schlafen mit erhöhtem Oberkörper (Erhöhung des Kopfendes um 30° durch Unterschieben von Holzklötzen unter das Bett), das Tragen weiter, nicht beengender Kleider sowie das Vermeiden des Bückens und der Horizontallage nach dem Essen.

Diätetisch ist eine eiweißreiche, fettarme Nahrung zu bevorzugen, die in 5–6 kleinen Portionen über den Tag verteilt gegessen wird und wobei die letzte Mahlzeit spätestens 2 Stunden vor dem Zubettgehen eingenommen werden darf. Weiterhin sind alle Faktoren zu vermeiden, die den Sphinkter weiter schwächen oder die Refluxsymptomatik begünstigen (reichlicher Verzehr von süßen Kohlenhydraten, Nikotin, Alkohol, Karminativa, Kaffee, Anticholinergika, aber auch Stresssituationen) oder den intraabdominellen Druck zusätzlich erhöhen (Obstipation, große Mahlzeiten).

Im Rahmen der Basistherapie sollten zusätzlich zu diesen allgemeinen Maßnahmen **Antazida** in normalen Dosen jeweils eine Stunde nach jeder Mahlzeit sowie bei Auftreten von Beschwerden gegeben werden. Zu bevorzugen sind Kombinationspräparate aus Aluminium-, Magnesium- und Kalziumsalzen mit hoher Neutralisationskapazität. Weiterhin können auch Filmbildner (Gaviscon) sowie Sucralfat (Ulcogant) empfohlen werden. Antazida sind keine inerten Substanzen, vielmehr lösen

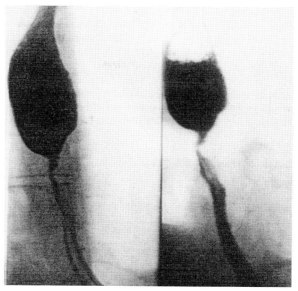

Abb. 12.**2** Peptische Ösophagusstenose im unteren Drittel mit prästenotischer Erweiterung. Die Aufnahme erfolgte nach Beendigung der zweiten Schwangerschaft einer 25-jährigen Patientin (rezidivierendes Erbrechen seit dem 2. Monat; im 8. Monat bereits endoskopische Sicherung der Stenose 30 cm aboral).

sie spezifische Reaktionen im Gastrointestinaltrakt und im Mineralhaushalt aus. Die meisten dieser Reaktionen sind Folgen einer systemischen Wirkung, abhängig von der jeweiligen chemischen Zusammensetzung des Antazidums wie auch von der verwendeten Dosierung. In der Regel ist in der Schwangerschaft jedoch eine risikofreie Therapie mit den oben genannten Präparaten möglich, ausgenommen Schwangere mit einer Niereninsuffizienz. Die häufigsten Nebenwirkungen der Antazida sind Stuhlunregelmäßigkeiten (Obstipation bei aluminiumhaltigen Antazida, Diarrhöen bei magnesiumhydroxydhaltigen Antazida) sowie Interaktionen mit anderen Substanzen.

Einen guten therapeutischen Effekt, insbesondere bei begleitender Übelkeit, haben auch **motilitätswirksame Substanzen**, wie Metoclopramid, Bromoprid und Domperidon. Diese Pharmaka supprimieren das Brechzentrum im Hirnstamm, erhöhen selektiv den Druck des unteren Ösophagussphinkters und steigern die Motilität von Ösophagus, Magen und Dünndarm. Obwohl bei diesen Substanzen, von denen mit Metoclopramid die meisten Erfahrungen vorliegen, bisher weder im Tierversuch noch für den Menschen embryotoxische, teratogene und mutagene Wirkungen nachgewiesen werden konnten, empfiehlt es sich dennoch, sie im ersten Trimenon nur unter strengen Gesichtspunkten zu verabreichen.

Dasselbe gilt für die Gabe von **H$_2$-Rezeptor-Antagonisten** und von **Protonenpumpenhemmern**. Auch in der Schwangerschaft sind diese potenten Inhibitoren der Magensäuresekretion am wirksamsten. Da jedoch bisher nur begrenzte Erfahrungen in der Schwangerschaft vorliegen und keine systematischen Studien existieren, sollten diese Substanzen nur in schweren und sonst therapierefraktären Problemfällen verordnet werden. Alle Substanzen passieren die Plazenta und sind auch in Spuren in der Muttermilch nachzuweisen, jedoch haben sich embryotoxische oder teratogene Wirkungen in der Schwangerschaft bisher nicht erkennen lassen. Grundsätzlich sollten bei gegebener Indikation diejenigen Substanzen bevorzugt werden, die am längsten eingeführt sind und bei denen deshalb Nebenwirkungen am ehesten erkannt worden wären (z. B. Cimetidin, Ranitidin und Omeprazol) (Huchzermeyer 1986, Huchzermeyer u. Dormann 2002, Katz 1998). Außerhalb der Schwangerschaft sind Protonenpumpenhemmer (PPI) Mittel der Wahl, da nur sie einen Anstieg des intraösophagealen pH-Wertes über 4 über mindestens 16 Stunden als Voraussetzung für eine Abheilung der Läsionen garantieren. Entsprechend wurde die früher propagierte Step-up-Therapie, bei der mit weniger wirksamen Medikamenten beginnend die Säurehemmung stufenweise verstärkt wurde (Antazida, Prokinetika, Sucralfat, H_2-Blocker, PPI), zugunsten der Step-down-Therapie verlassen. Hier beginnt die Therapie mit einer hohen Dosis von PPI. Dadurch werden Symptome rascher beseitigt und Läsionen schneller zur Abheilung gebracht als bei der umgekehrten Strategie. Anschließend muss die individuelle Erhaltungsdosis ermittelt werden. In der Schwangerschaft ist allerdings eine solche Vorgehensweise nicht erlaubt, hier hat nach wie vor das Step-up-Prinzip Gültigkeit.

Die Refluxkrankheit in der Schwangerschaft, ob mit oder ohne Ösophagitis, lässt sich mit den oben beschriebenen konservativen Maßnahmen in fast allen Fällen gut beherrschen. Nur bei lebensbedrohenden Zwischenfällen (massive Blutung, Perforation, hochgradige Stenose) ist eine **endoskopische oder operative Intervention** zu erwägen. Nur in Einzelfällen kann in der Spätschwangerschaft bei lebensfähigem Kind bei Vorliegen heftigster Refluxbeschwerden trotz Therapie die Geburtseinleitung gerechtfertigt sein. Insgesamt beeinflusst die unkompliziert verlaufende Refluxkrankheit den Schwangerschaftsverlauf oder die kindliche Prognose nicht. Nach Beendigung der Schwangerschaft pflegen die Refluxbeschwerden mit dem Sistieren der hormonellen Schwächung der Antirefluxmechanismen und dem Wegfall der intraabdominellen Drucksteigerung in der Regel spontan zu verschwinden. Insgesamt ist die Langzeitprognose der Refluxkrankheit, die sich während der Schwangerschaft manifestiert, als günstig anzusehen.

■ Sonstige Ösophaguserkrankungen

Auf einige Komplikationen vonseiten der Speiseröhre – wie Blutungen aus erosiven und ulzerösen Läsionen, Mallory-Weiss-Syndrom, peptische Ösophagusstenose, emetogene Ruptur des Ösophagus und Inkarzeration einer Hiatushernie – wurde oben bereits hingewiesen. Das Syndrom der portalen Hypertension und die Blutung aus Ösophagusvarizen werden in Kapitel 9 besprochen.

Tumoren, Infektionen, Divertikel, Verätzungen, primäre Ösophagusmotilitätsstörungen (wie diffuser Ösophagusspasmus oder hyperkontraktiler Ösophagus) und **Multisystemerkrankungen** mit Beteiligung der glatten Muskulatur bzw. des autonomen Nervensystems (z. B. Sklerodermie, Diabetes mellitus) spielen in der Schwangerschaft keine besondere Rolle, sodass hier auf die entsprechende Fachliteratur verwiesen werden kann. Leitsymptome einer jeden organischen und funktionellen Speiseröhrenerkrankung sind Sodbrennen, Dysphagie und Thoraxschmerzen, wobei diese Symptome isoliert oder auch kombiniert auftreten können.

Abschließend sei auf 2 Krankheitsbilder hingewiesen, die auch in der Schwangerschaft klinische Aktualität gewinnen können.

„Pillenösophagitis". Eine ganze Reihe von Medikamenten können, wenn sie mit zuwenig Wasser eingenommen werden, im Ösophagus stecken bleiben und Schleimhautläsionen bis hin zu akuten Ulzera mit der Gefahr von Perforation und Striktur induzieren. Überwiegend handelt es sich um Antibiotika, aber auch nichtsteroidale Antiphlogistika, Kaliumchlorid, Eisensulfat, Ascorbinsäure und Theophyllin können zu diesen Schäden führen. Zur Verhütung der „Pillenösophagitis" sollten Tabletten in aufrechter Position mit mindestens 140 ml Wasser eingenommen werden. Medikamentös induzierte Ösophagusulzera heilen ohne spezielle Therapie innerhalb weniger Wochen ab.

Die **Achalasie** ist eine primäre Motilitätsstörung des Ösophagus unklarer Ätiologie, die sich durch einen Verlust der geordneten Peristaltik in der tubulären Speiseröhre und eine Relaxationsstörung des unteren Ösophagussphinkters auszeichnet. Diese seltene Erkrankung kann in jedem Lebensalter auftreten, mit einem Häufigkeitsgipfel zwischen dem 30. und dem 60. Lebensjahr. Beide Geschlechter sind gleich häufig betroffen. Leitsymptom und meist auch Erstsymptom ist die Dysphagie bei festen, aber auch flüssigen Speisen, aktive und nachfolgend passive Regurgitation treten später hinzu. Hand in Hand mit der Dysphagie und der Regurgitation geht eine Gewichtsabnahme, die in kurzer Zeit durchaus stärkere Ausmaße annehmen und die insbesondere das Leben von Mutter und Kind gefährden kann. In wie außerhalb der Schwangerschaft können diese Beschwerden kontinuierlich, aber auch intermittierend vorhanden sein. Im Einzelfall ist daher nicht vorhersehbar, ob die Erkrankung in der Schwangerschaft relativ symptomlos verläuft oder ob es zur Zunahme der Symptomatik und zur Verschlechterung des mütterlichen Gesundheitszustands kommt. Die Diagnose lässt sich auch in der Schwangerschaft mit Hilfe von Anamnese und Endoskopie, nur in Zweifelsfällen ergänzt durch Röntgenuntersuchungen und Manometrie, relativ sicher stellen. In der Behandlung sollte auf medikamentöse Therapieversuche verzichtet werden. Die Therapie der Wahl stellt die pneumatische Dilatation dar. Aspiration und Pneumonie sind eine wichtige Komplikation der Regurgitation, die besonders unter der Geburt, vor allem bei schmerzlindernden und sedierenden Maßnahmen, gegeben ist. Es empfiehlt sich daher, bei Beginn der Wehentätigkeit den Ösophagus über einen dicken Magenschlauch zu entleeren (Huchzermeyer 1986).

Erkrankungen des Magens

Von den Erkrankungen des Magens sollen hier nur jene besprochen werden, deren klinisches Bild im Verlauf der Schwangerschaft eine Änderung erfahren kann. Dies trifft insbesondere für die Ulkuskrankheit und nur in geringem Maße für das Magenkarzinom zu. Damit wird natürlich nicht ausgeschlossen, dass auch andere Magenerkrankungen mit einer Schwangerschaft zusammentreffen können. So wurden einzelne Fälle von akuter Magenatonie, Volvulus und spontaner Ruptur des Magens beobachtet, und ebenso wurde über komplikationslose Schwangerschaftsverläufe nach Magenresektionen oder Gastrektomie berichtet.

■ Physiologische Veränderungen

Lageveränderung, Druckanstieg, Tonus- und Motilitätsminderung. Während der Schwangerschaft kommt es zunehmend zur Verdrängung des Magens nach links oben unter das Zwerchfell und zur Drehung um seine Achse um 45°. Der vergrößerte Uterus erhöht den intraabdominellen Druck und komprimiert den Magen, sodass es zum intragastralen Druckanstieg kommen kann. Minderung von Tonus und Motilität sind die Folge einer hormonell bedingten generellen Relaxation der glatten Muskulatur. Allerdings erfährt die Magenentleerung durch diese Veränderungen keine Verzögerung, wie früher anhand von röntgenologischen Untersuchungen angenommen wurde. Auch in der Lutealphase des normalen Zyklus findet sich keine Änderung der Magenentleerung. Eine solche zeigt sich jedoch häufig bei Schwangeren mit Sodbrennen und zählt damit zu den pathogenetischen Mechanismen der Refluxerkrankung. Eine verzögerte Magenentleerung besteht regelmäßig unter der Geburt, wobei ursächlich eine stressinduzierte Hemmung von Tonus und Motilität sowie eventuell ein zusätzlicher Einfluss von Analgetika und Narkotika diskutiert werden. Dieser Befund erklärt zum Teil das erhöhte Aspirationsrisiko von flüssigem Mageninhalt unter der Geburt (Mendelson-Syndrom).

Magensekretion. Seit über 60 Jahren ist das Verhalten der Magensekretion während Zyklus, Schwangerschaft und Laktation sowie nach exogener Zufuhr von Sexualhormonen Gegenstand von Studien an verschiedenen Tierspezies unter den unterschiedlichsten Bedingungen wie auch beim Menschen. Die am Tier erhobenen Befunde divergieren als Hinweis auf speziesbedingte Unterschiede deutlich und können nicht auf den Menschen übertragen werden. Aber auch bei Schwangeren ergab die Überprüfung der Magensekretion mit unterschiedlicher Methodik bisher widersprüchliche Ergebnisse: Einerseits fand sich keine Änderung der Säure- und Pepsinsekretion, andererseits wurde eine Sekretionsminderung beobachtet. Als mögliche Ursachen für eine herabgesetzte Säuresekretion in der Schwangerschaft werden verschiedene Faktoren diskutiert, wie die erhöhten Spiegel der weiblichen Sexualhormone, eine Verminderung der Gastrinspiegel, eine vermehrte Bildung von EGF (Epidermal Growth Factor) sowie ein Anstieg der Plasmaspiegel der in der Plazenta synthetisierten Histaminase. Letztere könnte eine gesteigerte Metabolisierung des mütterlichen Histamins zur Folge haben. Den weiblichen Sexualhormonen wird darüber hinaus eine Stimulierung der Schleimproduktion der Magenschleimhaut zugeschrieben. Es gibt wenige Hinweise, dass sich im letzten Schwangerschaftsdrittel die Säuresekretion wieder normalisiert, ja sogar während der Laktationsphase erhöht sein kann. Analog erreichen auch die Pepsinspiegel im Serum in diesem Zeitraum die Werte wie bei Nichtschwangeren, und ebenso steigt der Gastrinspiegel im dritten Trimenon bis zu einem Peak kurz nach der Entbindung an. Da sich jedoch auch hohe Gastrinspiegel im Nabelschnurblut finden, könnte fetales Gastrin, in den mütterlichen Organismus übertretend, zu dieser Erhöhung beitragen. Als weitere Ursache für die Normalisierung oder sogar Erhöhung der Säuresekretion in der fortgeschrittenen Schwangerschaft bzw. im Wochenbett ließ sich eine Histaminkonzentrationszunahme durch eine fetale Histaminsekretion bzw. eine erhöhte Kalziumresorption während der Laktation anführen. Tierexperimentell fanden sich zumindest derartige Hinweise.

Die **Sekretion des Intrinsic Faktor** im Magen scheint während der Schwangerschaft ungestört zu sein, was sich aus einer normalen Resorption des Vitamin-B$_{12}$-Intrinsic-Faktor-Komplexes im unteren Ileum schließen lässt (Cappel u. Garcia 1998, Huchzermeyer 1986).

■ Ulkuskrankheit

Definition. Das peptische Ulkus des Magens und des Duodenums ist ein umschriebener Substanzdefekt, der die Muscularis mucosae durchbricht. Im Gegensatz dazu sind akute Erosionen auf die Mukosa beschränkt.

Epidemiologie. Nach einer Häufung zu Beginn des 20. Jahrhunderts nimmt die Ulkuskrankheit seit den 1960er Jahren wieder an Häufigkeit ab. Etwa jeder 10. Erwachsene entwickelt im Laufe seines Lebens ein Magen- oder Duodenalgeschwür. Das Zwölffingerdarmgeschwür ist mit einer Prävalenz von etwa 1,4% häufiger als das Magengeschwür mit 0,3%. Männer und Frauen sind beim Magengeschwür gleichermaßen betroffen, das Alter liegt meist zwischen 50 und 60 Jahren. Dagegen sind beim Ulcus duodeni die Patienten bis zu 20 Jahre jünger, und Männer sind häufiger betroffen als Frauen.

Ätiologie, Pathogenese. Die Ulkuspathogenese ist multifaktoriell, von Bedeutung ist ein gestörtes Gleichgewicht zwischen defensiven (Bikarbonatsekretion, Schleimproduktion, Prostaglandinsynthese, epitheliale Regeneration, ungestörte Durchblutung) und aggressiven Faktoren (Helicobacter-pylori-Infektion, Salzsäure etc.). Die wichtigsten Faktoren in der Pathogenese sind die gastrale Infektion mit Helicobacter pylori und die Einnahme von nichtsteroidalen Antiphlogistika. Die Magensäure spielt eine zentrale Rolle bei der Zerstörung der Schleimhaut.

Die Prävalenz peptischer Ulzera, speziell des Duodenalulkus, ist nicht nur bei Frauen zurzeit der Geschlechtsreife niedriger als bei Männern, sondern es ist auch weithin akzeptiert, dass während der Schwangerschaft die Prävalenz einer Ulkuserkrankung verringert ist. Dies basiert auf Fallberichten, retrospektiven klinischen Serien und mehreren epidemiologischen Studien, aber auch auf einigen wenigen endoskopischen Untersuchungen, die einen Rückgang der peptischen Ulkuskrankheit und eine Zunahme der gastroösophagealen Refluxkrankheit belegen. Die Faktoren, die im einzelnen die Aktivität des Ulkusleidens in der Gravidität hemmen, sind noch nicht ausreichend bekannt. Die oben beschriebenen Befunde einer Hemmung der Säuresekretion und/oder einer Steigerung der Mukussekretion sind widersprüchlich, sodass diese Effekte allein nicht zur Erklärung ausreichen. Das Vermeiden ulzerogener Noxen – wie Nikotin, Alkohol und Medikamente –, aber auch verminderter psychologischer Stress, vermehrte körperliche Ruhe und eine ausgewogenere Kost während der Schwangerschaft werden als weitere **protektive Faktoren** diskutiert.

Welche Bedeutung eine gastrale **Infektion mit Helicobacter pylori** in der Pathogenese peptischer Läsionen bei Schwangeren hat, ist nicht bekannt. Fast immer ist eine derartige Infektion mit einer chronischen Gastritis vergesellschaftet, allerdings entwickeln nur 10–15 % der infizierten Individuen eine peptische Ulkuskrankheit. Die Infektion mit Helicobacter pylori ist zusammen mit der Karies die weltweit häufigste chronische Infektion des Menschen. Die Prävalenz zeigt erhebliche regionale Unterschiede und hängt in hohem Maße von den sozioökonomischen Bedingungen ab. Daher finden sich Durchseuchungsraten in den Entwicklungsländern von zum Teil von >90 % bereits im Kindesalter. In den westlichen Industriestaaten ist die Seroprävalenz altersabhängig; 20–30 % der 20-Jährigen und 50–60 % der über 50-Jährigen sind infiziert. Vergleichbare Infektionsraten finden sich auch bei Schwangeren in Australien und in Westeuropa mit durchschnittlich 20 % bzw. 23 %. In einer belgischen Studie betrug die Prävalenz bei Schwangeren zwischen 26 und 30 Jahren etwa 20 %, bei Schwangeren zwischen 36 und 40 Jahren 31 %. Ähnliche Raten zeigten sich bei der vergleichbaren männlichen Bevölkerung. Die Seroprävalenz scheint durch eine Schwangerschaft nicht beeinflusst zu werden. Obwohl Männer häufiger als Frauen ein peptisches Ulkus entwickeln, sind sie, wie epidemiologische Studien zeigen, nicht häufiger infiziert als Frauen. Der Übertragungsmodus ist bislang unklar. Der Nachweis von Helicobacter pylori im Trinkwasser weist auf einen fäkal-oralen Übertragungsweg hin, der Nachweis in Zahnplaques auf den oral-oralen Weg. Innerhalb von Familien sind sowohl horizontale als auch vertikale Übertragungswege möglich, wobei die Kinder im Zentrum der Infektionskette stehen. Die Produktion von Virulenzfaktoren erlaubt es den Helicobacter-pylori-Stämmen, die Magenschleimhaut zu kolonisieren und eine Gastritis zu induzieren, wobei gleichzeitig die Abwehrmechanismen des Wirtes umgangen werden. Der histologische Nachweis einer chronisch aktiven Gastritis ist der zelluläre Ausdruck der Immunantwort. Ein Mechanismus, der das Überleben des Feten im mütterlichen Organismus erklärt, ist die Entwicklung einer immunologischen Toleranz der Mutter gegenüber dem werdenden Kind. Um diese Toleranz zu gewährleisten, sind Schwangere wie auch der Fetus in der Lage, Immunreaktionen zu verhindern oder zu modulieren. Den weiblichen Geschlechtshormonen kommt dabei eine gewichtige Rolle als Immunmodulatoren zu. Eine attraktive, bisher aber nicht untersuchte Hypothese besagt, dass es im Rahmen der verschiedenen Immunreaktionen, die das Überleben des Embryos ermöglichen, zu einer Suppression der Helicobacter-pylori-Infektion kommen kann. Dies wäre dann ein weiterer transienter protektiver Mechanismus (Blecker et al. 1994, Cappell u. Garcia 1998, Eslick et al. 2002, Perri et al. 1997).

Klinik. Wie ausgeführt, ist auf der Basis klinischer Erfahrungen seit langem bekannt, dass die Gravidität keinen Risikofaktor darstellt, sondern vielmehr günstige Wirkungen auf die Ulkuskrankheit hat. Vorbestehende Ulzera werden symptomlos und heilen ab, neu entstehende werden nur sehr selten beobachtet, und die Inzidenz an Komplikationen wird geringer. Gegen Ende der Schwangerschaft schwindet allerdings dieser protektive Effekt: Ulkusbeschwerden, die nicht vollständig abgeklungen waren, verstärken sich im letzten Trimenon, insbesondere kurz vor oder nach der Entbindung. Die günstige Wirkung auf die Ulkuskrankheit endet mit der Geburt, innerhalb von 2 Jahren post partum ist bei der überwiegenden Zahl der Ulkuspatientinnen wieder mit einem Rezidiv zu rechnen. Allerdings bietet die Schwangerschaft keinen absoluten Schutz vor dem Auftreten einer peptischen Läsion. Das gilt sowohl für die chronische Ulkuskrankheit als auch insbesondere für akute Stressläsionen, die zu jedem Zeitpunkt der Schwangerschaft bei schweren Erkrankungen (z. B. Sepsis, Präeklampsie, akute Schwangerschaftsfettleber) auftreten können.

> Häufig kommt es ohne lokale Vorbeschwerden zu akuten Blutungen aus derartigen akuten Erosionen und akuten Ulzera, aber auch Perforationen können sich entwickeln.

Für den protektiven Effekt der Schwangerschaft sprechen auch Beobachtungen an 2 Graviden mit Zollinger-Ellison-Syndrom (gastrinproduzierende Tumoren mit multiplen Ulzera), bei denen die Erkrankung wenige Tage nach der Entbindung exazerbierte. Die **Symptomatologie des Ulkusleidens** entspricht der bei Nichtschwangeren. Aber auch hier dürften Ulzera mit uncharakteristischen oder sogar ohne Beschwerden einhergehen, sodass sich Diagnose und Differenzialdiagnose des Ulkus gerade in der Schwangerschaft, in der epigastrische Beschwerden und Schmerzen auch ohne Magenerkrankung nicht gerade selten sind, schwierig gestalten. Dyspeptische Beschwerden werden meist als Emesis oder Hyperemesis gravidarum, als Reizmagen-Reizdarm-Syndrom, als gastroösophageale Refluxkrankheit oder auch bei nicht erkannter Blutung als Schwangerschaftsanämie interpretiert, ein Ulkus jedoch nicht in Betracht gezogen.

Diagnostik. Bei persistierenden dyspeptischen Beschwerden, Übelkeit, Erbrechen (zur Differenzialdiagnose der Hämatemesis siehe oben, Übersicht „Ursachen der oberen Intestinalblutung in der Schwangerschaft"), Rückenschmerzen oder ausgeprägter Anämie kann die zeitgerechte Diagnose eines peptischen Ulkus zu jedem Zeitpunkt der Schwangerschaft komplikationslos mittels Endoskopie, auch ohne Prämedikation und Sedierung, durchgeführt werden. Zahlreiche Studien belegen, dass endoskopische Verfahren für Mutter und Feten ein sicheres Vorgehen sind (Cappell 1998 a). Differenzialdiagnostisch zu erwägende Erkrankungen der Nachbarorgane, wie Cholelithiasis und akute Pankreatitis, sind durch Labor- und sonographische Untersuchungen auszuschließen. Röntgenuntersuchungen sind in der Regel verzichtbar. Besonders schwierig ist das Erkennen von Blutungen, Perforationen und Penetrationen als Komplikationen der peptischen Läsionen kurz vor Ende der Schwangerschaft, unter der Geburt und im Wochenbett. Dies ist bedingt durch die bis dahin oft leere Anamnese sowie die plötzlich einsetzende Symptomatik, die durch die topographisch-anatomischen Besonderheiten in der Schwangerschaft Änderungen erfahren und die unter der Geburt durch die Wehentätigkeit maskiert werden kann. Entsprechend hoch ist die Zahl der Fehldiagnosen (wie Placenta praevia, akute Pankreatitis, Nephrolithiasis, stielgedrehte Ovarialzyste, Präeklampsie, Mesenterialthrombose, vaginale statt rektale Blutung, Puerperalsepsis bei peritonitischen Erscheinungen im Wochenbett) und damit auch die Zahl der mütterlichen und kindlichen Todesfälle.

Beim **Auftreten von Komplikationen**, eventuell im Rahmen von Zweiterkrankungen, hängt somit die Prognose für Mutter und Kind entscheidend vom raschen Erkennen und der adäquaten Behandlung ab. In keinem Fall stellt aber die Ulkuskrankheit eine Indikation zur Interruptio dar.

In den vergangenen Jahren fanden sich aus verschiedenen Regionen mehrere Hinweise auf einen möglichen Einfluss einer **Helicobacter-pylori-Infektion** auf das körperliche Wachstum im Kindesalter. Es wird über eine Wachstumsverzögerung bei infizierten Kindern im Alter von bis zu 16 Jahren berichtet. Möglicherweise ist dieses Problem in Entwicklungsländern von größerer Bedeutung, da die Infektion hier aufgrund des hohen Durchseuchungsgrades schon sehr früh im Kleinkindesalter erworben wird, während dies in den Industrienationen später stattfindet (Perri et al. 1997). Pathogenetisch könnten sowohl verschiedene Virulenzfaktoren der Helicobacter-pylori-Stämme als auch wirtsspezifische Faktoren eine Rolle spielen. Darüber hinaus könnte die chronische Helicobacter-pylori-Gastritis über eine Hypo- und Achlorhydrie eine bakterielle Überbesiedlung des Dünndarms begünstigen, was zum klinischen Bild der Malassimilation führen kann. Anämie, chronische Durchfälle und Gewichtsverlust bewirken letztlich eine Wachstumsverzögerung. Aufgrund dieses möglichen Zusammenhangs zwischen Infektion einerseits und körperlicher Entwicklung andererseits stellt sich die Frage, ob ebenfalls eine Assoziation zwischen Helicobacter-pylori-Infektion und intrauteriner Wachstumsretardierung besteht, zumal die verschiedenen bakteriellen oder viralen Infektionen zu den Ursachen einer derartigen Komplikation zählen. Die erste prospektive Studie zu diesem Thema aus Australien scheint diesen Zusammenhang zu bestätigen: Eine intrauterine Wachstumsverzögerung war häufiger bei Helicobacter-pylori-seropositiven Schwangeren als bei seronegativen zu beobachten (13,5 % versus 6 %). Sowohl diese Helicobacter-pylori-Seropositivität als auch mütterliche Größe und Nikotinabusus waren unabhängige Risikofaktoren für eine intrauterine Wachstumsretardierung. Die Autoren vermuten als pathogenetische Mechanismen eine mangelhafte Ernährung der Schwangeren durch vermehrtes Auftreten von dyspeptischen Beschwerden, Übelkeit oder Erbrechen infolge der Helicobacter-pylori-Infektion oder auch eine bakteriell induzierte Schädigung der plazentaren Gefäße (Eslick et al. 2002).

Betreuung während der Schwangerschaft. Beim Nachweis eines Ulkus in der Schwangerschaft ist es auch hier das Ziel, die Beschwerden zu beseitigen, die Heilung zu beschleunigen und damit Komplikationen zu verhindern. Die Behandlung des unkomplizierten Ulkus besteht aus Allgemeinmaßnahmen und einer medikamentösen Therapie. Zu den allgemeinen Maßnahmen zählen das Aufgeben des Zigarettenrauchens, die Vermeidung von Säurelockern (Verzicht auf Alkohol, Bohnenkaffee, starken Tee) und das Absetzen von Medikamenten mit schleimhautschädigender Wirkung (nichtsteroidale Antiphlogistika). Eine spezifische Ulkusdiät gibt es nicht, vielmehr ist unter Berücksichtigung von Nahrungsmittelunverträglichkeiten eine gemischte, vollwertige, leichtverdauliche Kost anzubieten. Gelegentlich wird es als angenehm empfunden, die Gesamtkalorienmenge auf 6–8 kleine Mahlzeiten über den Tag zu verteilen. Eine stationäre Behandlung ist in der Regel nur beim Auftreten von Komplikationen gerechtfertigt.

> Es wird empfohlen, in der Laktationsphase bei Ulkusanamnese oder bestehendem Ulkus vom Stillen des Kindes Abstand zu nehmen, um keine Aktivierung der Erkrankung zu riskieren.

Zur **Pharmakotherapie** werden, wie bei der gastroösophagealen Refluxkrankheit, im Wesentlichen säurehemmende Medikamente eingesetzt. Antazida in der üblichen Dosierung für die Dauer von 4–6 Wochen sind Therapeutika der ersten Wahl. Eine Alternative stellt Sucralfat dar. Die Gabe von H_2-Rezeptor-Antagonisten und Protonenpumpenhemmern sollte auch hier auf Fälle mit kompliziertem und/oder antazidarefraktärem Ulkus beschränkt bleiben. Dies gilt insbesondere bei Vorliegen eines Zollinger-Ellison-Syndroms, hier ist eine Dauermedikation mit Protonenpumpenhemmern während der gesamten Schwangerschaft indiziert. Prostaglandin-Derivate (Misoprostol) werden außerhalb der Schwangerschaft zur Therapie bei medikamentös-toxischen Magenschleimhautschäden bzw. zu deren Prophylaxe eingesetzt. In der Schwangerschaft sind diese Substanzen jedoch kontraindiziert, da sie Kontraktionen des Uterus bzw. Aborte hervorrufen können (Cappell u. Garcia 1998, Huchzermeyer u. Dormann 2002).

Bei **Nachweis von Helicobacter pylori** sollte die Eradikationsbehandlung, insbesondere in den westlichen Industrienationen mit hohem Lebens- und Hygienestandard, erst nach Beendigung der Schwangerschaft durchgeführt werden, zumal die Monotherapie mit einem Säureblocker ausreichend effektiv ist. Die heute empfohlene Eradikationstherapie besteht aus einem Säurehemmer und 2 Antibiotika, verabreicht für die Dauer von einer Woche. Aufgrund fehlender Erfahrungen mit den verschiedenen Kombinationen zur Eradikationstherapie in den ersten 4 Monaten der Schwangerschaft sind teratogene Nebenwirkungen nicht sicher auszuschließen. Bei der oben beschriebenen möglichen Assoziation von Helicobacter-pylori-Infektion und intrauteriner Wachstumsverzögerung, die in weiteren Studien gesichert werden muss, stellt sich vielmehr die Frage, ob bei Frauen im gebärfähigen Alter eine Helicobacter-pylori-Infektion erfasst werden sollte, um eine Eradikationstherapie noch vor dem Eintreten einer Schwangerschaft einzuleiten.

Bei einer **intestinalen Blutung** sollte nach endoskopischer Sicherung der Blutungsquelle immer der Versuch der endoskopischen Blutstillung (Unterspritzung mit verdünnter Adrenalinlösung und/oder Fibrinkleber) unternommen werden. Die endoskopisch unstillbare Blutung und das perforierte Ulkus – bereits der dringende Verdacht auf ein solches Geschehen – sind Indikationen für eine sofortige chirurgische Intervention.

■ Magenkarzinom

Unter den malignen Magentumoren haben die Adenokarzinome die größte klinische Relevanz. Selten sind maligne Lymphome, Sarkome und Magenmetastasen. Beim Magenfrühkarzinom ist die Ausdehnung auf die Mukosa und Submukosa beschränkt, beim fortgeschrittenen Magenkarzinom infiltriert der Tumor die Muscularis propria.

Epidemiologie. Die Inzidenz zeigt beträchtliche regionale Unterschiede, wobei weltweit die Inzidenz- und Sterberaten in den vergangenen Jahrzehnten deutlich zurückgegangen sind. Wie in den USA dürfte die Inzidenzrate bei uns derzeit bei etwa 10 Fällen pro 100 000 Menschen liegen. Männer erkranken etwa doppelt so häufig wie Frauen im höheren Lebensalter (über 60 Jahre), der Anteil unter 40-Jähriger beträgt <5%. Diese Daten machen verständlich, dass ein Zusammentreffen von Magenkarzinom und Schwangerschaft äußerst selten ist. In der Literatur existieren einige 100 Fälle einer derartigen Kombination, die teilweise jedoch nur kursorisch aufgeführt werden.

Ätiologie, Pathogenese. Die Pathogenese ist multifaktoriell. Genetische und diätetische Faktoren, aber auch die Infektion mit Helicobacter pylori als unabhängiger Risikofaktor, spielen eine Rolle.

Klinik, Diagnostik. Da es keine zuverlässigen Früh- und Warnsymptome des Magenkarzinoms gibt, wird die überwiegende Zahl erst in fortgeschritteneren Stadien diagnostisch erfasst. Diese späte Diagnosestellung kann in der Schwangerschaft leicht eine weitere Verzögerung erfahren, da die beim primär fortgeschrittenen wie auch beim Magenfrühkarzinom fast immer vorhandenen Oberbauchbeschwerden unterschiedlicher Art und unterschiedlichen Ausmaßes (Schmerzen, Inappetenz, Erbrechen und andere) als „Schwangerschaftsbeschwerden" fehlgedeutet werden. Es kommt hinzu, dass die Möglichkeit eines Magenkarzinoms in der Schwangerschaft überhaupt zu selten in Betracht gezogen wird. Bei einer eigenen Beobachtung einer 40-jährigen Patientin kam es in der 5. Schwangerschaft nach unauffälligem Verlauf in der 38. Woche zu einer akuten oberen intestinalen Blutung, als deren Ursache erst durch die sofort durchgeführte Endoskopie unerwartet ein ausgedehntes Magenkarzinom gefunden wurde. In den bisherigen kasuistischen Mitteilungen wurde die Diagnose überwiegend in der 2. Schwangerschaftshälfte und nach der Geburt gestellt, nur selten war das Karzinom bereits vor der Schwangerschaft nachgewiesen worden.

Die **Prognose** des Magenkarzinoms hängt nicht von der Phase der Schwangerschaft ab, in der das Karzinom festgestellt und einer Therapie zugeleitet wird, sondern therapieunabhängig spielen verschiedene andere Faktoren eine Rolle, wobei das Verhalten des Tumors (Tumorsitz, Tumorausbreitung, histologische Klassifikation) und dessen Trägers bzw. eine Interaktion zwischen beiden im Vordergrund steht. Den Haupteinfluss hat dabei die Tumorausbreitung, das heißt lokale Infiltration des Tumors und metastatischer Lymphknotenbefall bzw. Fernmetastasierung.

Betreuung während der Schwangerschaft. Auch in der Schwangerschaft ist das chirurgische Vorgehen als Primärtherapie beim Magenkarzinom anzusehen. Da eine Interruptio keinen günstigen Einfluss auf den Krankheitsverlauf erkennen lässt, sollte bei Ausschöpfung der chirurgischen Therapiemöglichkeiten die Schwangerschaft belassen bzw. bei reifem Kind die Geburtseinleitung oder die Schnittentbindung mit der Magenoperation kombiniert werden (Huchzermeyer 1986). Bisher sind mütterliche und kindliche Prognose als schlecht einzustufen, bedingt durch die verzögerte Diagnostik und möglicherweise durch ein aggressiveres Tumorverhalten. Bei 61 Schwangeren in Japan betrug die 3-Jahres-Überlebensrate nur 21% (Ueo et al. 1991) Eine Verbesserung dieser schlechten Langzeitergebnisse kann nur von einer früheren Diagnose erwartet werden. Aus diesem Grund sollte jede Schwangere mit länger als 14 Tage persistierenden Oberbauchbeschwerden oder bei unzureichendem Therapieerfolg der endoskopischen Untersuchung zugeführt werden. Jede umschriebene Schleimhautveränderung, speziell jedes Ulkus, muss biopsiert und histologisch untersucht werden. Da bis zu 5% aller makroskopisch als gutartig klassifizierten Ulzera Karzinome sind, meist sogar Frühkarzinome, ist die gründliche bioptische Untersuchung jeder Läsion absolut erforderlich.

Erkrankungen des Darmes

■ Enterale Ernährung bei Malnutrition

Veränderungen während der Schwangerschaft. Wie die bisher wenigen Untersuchungen bei Tier und Mensch zeigen, erfahren Struktur und Funktion des Darmes während der normalen Schwangerschaft keine wesentlichen Veränderungen, sodass dem Feten stets sämtliche notwendigen Aufbaustoffe zur Verfügung stehen. Im Bedarfsfall kann es sogar zur Steigerung der Resorptionskapazität kommen. Die duodenale Resorption von Kalzium ist während Schwangerschaft und Stillzeit, die von Eisen in der Spätschwangerschaft erhöht, möglicherweise als Folge einer Hypertrophie der Zotten. Voraussetzung für einen ungestörten Schwangerschaftsverlauf und eine normale Entwicklung des Feten ist allerdings eine qualitativ und quantitativ ausgewogene Kost, die den steigenden Kalorienbedarf in der Schwangerschaft deckt.

Mangelernährung. Besteht bei einer Schwangeren eine Störung der oralen Nahrungsaufnahme aus den verschiedensten Gründen, ist sie von einer Mangelernährung bedroht, die unter Umständen eine klinische Ernährungstherapie erforderlich macht. Hierbei ist die Ernährungstherapie sowohl enteral über Sondensysteme als auch parenteral über zentral- oder periphervenöse Katheter möglich. Eine kurzfristige derartige Ernährung bietet in der Schwangerschaft keine besonderen Probleme. Anders stellt sich die Situation bei Schwangeren dar, die bei unterschiedlichen Grunderkrankungen langfristig exklusiv oder ergänzend zur Prävention oder Therapie einer Malnutrition ernährt werden müssen. Beide Formen der Ernährung sind auch in dieser Situation möglich, jedoch sollte der enteralen Ernährung als der physiologischeren Form bei funktionstüchtigem Magen-Darm-Trakt grundsätzlich der Vorzug gegeben werden.

PEG, JET-PEG. Erfolgt die Ernährung über 2–4 Wochen bis zu mehreren Monaten und Jahren, hat heute anstelle der transnasalen gastralen oder jejunalen Sonden die Methodik der perkutanen endoskopischen Gastrostomie (PEG) weite Verbreitung gefunden. Bei Problemen der gastralen Nahrungsmittelapplikation kann der Einsatz einer PEG mit jejunaler Sondenlage (JET-PEG) hilfreich sein (Abb. 12.**3**). Die enterale Langzeiternährung von Schwangeren mittels Sonde oder PEG wurde bisher nur in wenigen Fällen mitgeteilt. So wurde die erfolgreiche enterale Ernährung über eine PEG bei Patientinnen mit Hyperemesis gravidarum, Anorexia nervosa, chronisch-intestinaler Pseudoobstruktion und Malnutrition infolge ösophagealer Atresie beschrieben. Von den bisher berichteten 7 Fällen mit enteraler Ernährung komatöser Schwangerer überlebten in nur 4 Fällen sowohl Mutter als auch Kind. Eine eigene Beobachtung einer Schwangeren mit apallischem Syndrom, bei der erstmals eine JET-PEG erfolgreich zum Einsatz kam und ein Monitoring durch wiederholte bioelektrische Impedanzanalysen (BIA) zur Steuerung der enteralen Ernährung erfolgte, sei hier beispielhaft dargestellt: Die 41-jährige

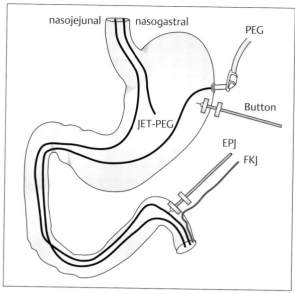

Abb. 12.**3** Sonden zur parenteralen Ernährung. PEG = perkutane endoskopische Gastrostomie, JET-PEG = PEG mit jejunaler Sondenlage, EPJ = endoskopische perkutane Jejunostomie, FKJ = Feinnadelkatheterjejunostomie.

Mutter von 5 Kindern wurde in der 8. Schwangerschaftswoche infolge eines linksseitigen Mediainfarkts stationär aufgenommen. Zuvor hatte sie bei Zustand nach alloprothetischem Aortenklappenersatz die Antikoagulationsbehandlung eigenständig beendet. Nach anfänglicher klinischer Stabilisierung kam es 3 Wochen nach Aufnahme zu einem erneuten Insultereignis mit rechtsseitigem Mediatotalinfarkt. Der weitere Verlauf erforderte zunächst eine Respiratortherapie. Nach anfänglicher enteraler Ernährungstherapie über eine nasogastrale Sonde wurde die Ernährung über eine PEG fortgeführt. Aufgrund rezidivierenden Erbrechens ab der 24. Schwangerschaftswoche wurde die PEG in eine JET-PEG umgewandelt. Mit diesem Zugang gelang dann unter gleichzeitiger Kontrolle per BIA die weitere Ernährungstherapie problemlos. In der 27. Schwangerschaftswoche erfolgte die Entbindung eines weiblichen Neugeborenen (Geburtsgewicht: 820 g) als Sectio caesarea bei Präeklampsie. Die kindliche Entwicklung war zeitgerecht und im weiteren Verlauf unkompliziert. Die Mutter konnte unter Beibehaltung der enteralen Ernährungstherapie in die ambulante Pflege entlassen werden (Wejda et al. 2003).

BIA-Messung. Einheitliche Richtlinien über die enterale Ernährung Schwangerer liegen bisher nicht vor. Wir wählten eine vollbilanzierte, ballaststoffhaltige Standardsondennahrung und passten im Schwangerschaftsverlauf Energiegehalt, Eiweißmenge und Vitamingehalt bedarfsgerecht an. Die per BIA-Messung bestimmten Werte für Körperzellmasse, Extrazellulärmasse und Körperfett im Verlauf zeigt Abb. 12.**4**. Der Verlauf der Albuminspiegel im Serum (Abb. 12.**5**) mit dem physiologischen leichten Abfall im zweiten Drittel der Schwangerschaft kennzeichnet eine normale Ernährungssituation.

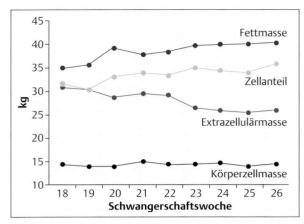

Abb. 12.**4** Bioelektrische Impedanzanalysen (BIA-Messungen) bei mittels JET-PEG (siehe Abb. 12.**3**) langzeiternährter Schwangerer mit apallischem Syndrom.

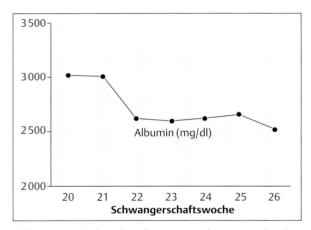

Abb. 12.**5** Verhalten der Albuminspiegel im Serum bei derselben Patientin wie in Abb. 12.**4**.

Das nichtinvasive Verfahren der BIA-Messung wird zum Monitoring langzeiternährter Patienten erfolgreich angewandt. Es lässt Aussagen über Körpermasse, extrazelluläre Masse, Körperfett und Körperzellmasse als Parameter des Ernährungszustands zu. Allerdings ist dieses Verfahren nur bei Gesunden und Patienten mit isolierter Störung des Ernährungszustands hinreichend validiert, nicht dagegen bei Patienten mit deutlicher Hyperhydratation (Dialysepatienten, Patienten mit Aszites) wie auch in der Schwangerschaft. Hier sind das zusätzliche Kompartiment des Feten mit eigenem Zellanteil und der Fruchtwassergehalt zu berücksichtigen. Die zeitgerechte Entwicklung des Feten bis zur vorzeitigen Entbindung, einhergehend mit einer stabilen Körperzellmasse und einer leicht ansteigenden Fettmasse der Mutter, zeigt auf, dass die BIA-Messung zur Verlaufsbeurteilung der fetalen und maternalen Ernährungssituation offensichtlich geeignet ist. Ob eine regelmäßige BIA-Kontrolle bei Ernährungsstörungen in der Schwangerschaft sinnvoll und prognoseverbessernd ist, muss in weiteren Untersuchungen evaluiert werden.

■ Malassimilation, Diarrhö

Maldigestion, Malabsorption, Malassimilation. Unter „Maldigestion" versteht man eine Einschränkung der intraluminalen Verdauung. Ätiologisch finden sich Störungen in der pankreatischen (z. B. exokrine Pankreasinsuffizienz) oder biliären Verdauungsphase (Mangel an Gallensäuren). Die Malabsorption ist gekennzeichnet durch gestörte Resorption und gestörten Abtransport digestiver Nahrungsendprodukte. Es können sehr heterogene Entstehungsursachen vorliegen, wie Schleimhauterkrankungen (z. B. Laktasemangel, Sprue, Morbus Crohn) oder Reduzierung der Resorptionsfläche (z. B. Darmresektion, Ausschaltungsoperationen). Beide Funktionsstörungen fasst man unter dem Oberbegriff „Malassimilation" zusammen. Leitbefunde sind chronische Diarrhöen, Gewichtsverlust und Mangelsymptome.

Diarrhö. Die Diarrhö ist Haupt- oder Begleitsymptom zahlreicher intestinaler, aber auch extraintestinaler Krankheiten. Verschiedene Definitionen werden benutzt, am häufigsten ist folgende: Absetzen von mehr als 3 flüssigen oder breiigen Stühlen pro Tag mit einem Gewicht von >200 g/Tag. Dauert die Diarrhö länger als 2 Wochen an, spricht man von einer chronischen Diarrhö.

Auswirkungen auf den Feten. Eine normale Funktion des Darms mit ungestörter Aufnahme von Eiweiß, Fetten, Kohlenhydraten, Vitaminen, Elektrolyten, Spurenelementen und Wasser gewährleistet das regelrechte Wachstum des Feten. Erkrankungen der Leber und Gallenwege, des Pankreas und des Magen-Darm-Kanals können jedoch zu einer Störung des Transports, der Digestion und der Absorption dieser Nahrungsbestandteile führen und bei schweren Verlaufsformen den Feten gefährden. Die Symptomatik der Malassimilation wird dabei von der zugrunde liegenden Erkrankung bestimmt, häufiges Symptom ist die chronische Diarrhö.

Die **chronisch entzündlichen Darmerkrankungen**, Morbus Crohn und Colitis ulcerosa, sind wegen der Vielfalt möglicher Störungen von besonderer Bedeutung für unser Thema. Sie werden deshalb gesondert besprochen.

Die **einheimische Sprue (Zöliakie, glutensensitive Enteropathie)** weist stärkere Wechselbeziehungen zur Gravidität auf. Die Sprue ist charakterisiert durch eine lebenslängliche Unverträglichkeit gegenüber dem Getreidebestandteil Gluten. Morphologisch finden sich eine Zottenreduktion und eine Kryptenhyperplasie der Dünndarmschleimhaut. Hieraus resultieren bei der manifesten Sprue eine Malabsorption und chronische Diarrhöen. Bei den häufigeren mono- oder oligosymptomatischen Formen können lediglich eine chronische Anämie oder die Beschwerdekonstellation eines Reizdarmsyndroms vorliegen. Mit dem Beginn einer glutenhaltigen Nahrung im Säuglings- und Kleinkindesalter kann sich die Erkrankung erstmals manifestieren. Ein erster Altersgipfel liegt im Kindesalter zwischen 9 Monaten und 3 Jahren, ein zweiter im 4. Lebensjahrzehnt. Die Prävalenz zeigt auch in Europa große Unterschiede, in Deutschland dürfte die Prävalenz bei Erwachsenen bei 1:5000 liegen. Die Fertilität ist bei aktiven Krankheitsprozessen reduziert. Die Schwangerschaft selbst kann die Symptomatik der Sprue verstärken oder zur Manifestation einer bislang asymptomatischen Erkrankung führen. Dies trifft vor allem für die Spätschwangerschaft und das Wochenbett zu. Beim unbehandelten Vollbild der Sprue ist sowohl die Zahl der Totgeburten als auch die Zahl der Aborte erhöht. Diese erhöhte Inzidenz spontaner Aborte wird auf einen Folsäuremangel zurückgeführt. Aborte bei mikro- oder makrozytären Schwangerschaftsanämien sind, wenn keine andere Ursache gefunden wird, verdächtig auf das Vorliegen einer latenten Sprue, die deshalb differenzialdiagnostisch ausgeschlossen werden muss. Das geburtshilfliche Hauptproblem ist allerdings im Rahmen der Sprue eine erhöhte fetale Wachstumsretardierung und möglicherweise auch eine gesteigerte Frühgeburtlichkeit. Ein entsprechendes pränatales Monitoring dieser Risikoschwangerschaften ist deshalb angezeigt (Huchzermeyer 1986). Die kausale Therapie besteht in der Elimination der toxischen glutenhaltigen Nahrungsprodukte. Mangelzustände (z. B. Vitamin B_{12}, Folsäure, Zink, fettlösliche Vitamine) müssen ausgeglichen werden. Vor einer geplanten Schwangerschaft bei bekannter Sprue sollte angestrebt werden, dass sich die flache Dünndarmmukosa unter einer strikten glutenfreien Diät normalisiert und dass die Folgezustände der Malabsorption beseitigt worden sind. Aus einer kürzlich publizierten schwedischen Studie ergeben sich erste Hinweise darauf, dass auch die behandelte einheimische Sprue negative Effekte auf Geburtsgewicht und Schwangerschaftsdauer ausüben kann. Es konnte gezeigt werden, dass nicht nur die Malnutrition als Risikofaktor anzusehen ist, sondern dass auch mit der Sprue assoziierte genetische Faktoren die fetale Prognose beeinflussen können. Bisher war bekannt, dass die gonadale Funktion des männlichen Spruepatienten reduziert ist. In dieser Studie konnte jetzt gezeigt werden, dass auch die ausschließliche Erkrankung des Vaters zu niedrigen Geburtsgewichten und eventuell auch zu einer Verkürzung der Schwangerschaftsdauer führen kann (Ludvigsson u. Ludvigsson 2001).

Zustand nach intestinaler Bypassoperation. Eine teilweise Ausschaltung des Dünndarms und damit die Verringerung der Absorptionsfläche ist die Folge von intestinalen Bypassoperationen, die zur Behandlung einer extremen Adipositas durchgeführt wurden. Obwohl gehäuft bei derartig behandelten Patientinnen Nebenwirkungen und Komplikationen auftreten, werden auch in Einzelfällen komplikationslose Schwangerschaften und Geburten beobachtet. Insgesamt muss jedoch aufgrund der sich entwickelnden Malabsorption gehäuft mit niedrigeren Geburtsgewichten, verkürzten Tragzeiten und intrauterinen Mangelentwicklungen gerechnet werden. Dies gilt insbesondere für die jejunoilealen Bypassoperationen, weniger für den gastralen Bypass.

Die **exsudative Gastroenteropathie** ist durch einen verstärkten Verlust von Plasmaproteinen in den Intestinaltrakt mit nachfolgender Ausbildung von Ödemen sowie durch Gewichtsverlust und Infektionsneigung gekennzeichnet. Dieses polyätiologische Syndrom kann bei den verschiedensten Erkrankungen des Magen-Darm-Kanals, z. B. bei Sprue und bei Morbus Crohn und Colitis ulcerosa, auftreten und den Verlauf der Grunderkrankung komplizieren. Auch bei schwangerschaftsspezifischen Erkrankungen wie der Präeklampsie und der akuten Schwangerschaftsfettleber kann ein solcher pathologischer intestinaler Eiweißverlust auftreten.

Das **Reizdarmsyndrom** ist charakterisiert durch eine typische, über Wochen bis Monate bis Jahre rezidivierende Beschwerdekonstellation mit diffusen Bauchschmerzen und Veränderungen der Defäkation (Diarrhöen, oft im Wechsel mit Obstipation) ohne fassbare organische Ursache. Gehäuft assoziiert sind funktionelle Störungen des oberen Magen-Darm-Trakts (funktionelle Dyspepsie, Reizmagensyndrom). Beide Syndrome können sich überlagern bzw. abwechseln. Frauen sind mehr als Männer von dieser häufigen funktionellen Darmstörung betroffen, zumeist im 3. und 4. Lebensjahrzehnt. Es existieren keine spezifischen Studien zur Prävalenz des Reizkolons während der Schwangerschaft. Wahrscheinlich ist die Symptomatik gleich häufig wie außerhalb der Schwangerschaft. Den in der Schwangerschaft erhöhten Prostaglandinkonzentrationen wird eine wesentliche pathogenetische Rolle bei der Auslösung der Diarrhöen im Rahmen des Reizdarmsyndroms zugeschrieben, indem sie die propulsiven Kontraktionen stimulieren und die Sekretion von Wasser und Elektrolyten steigern. Gleiche Effekte werden bei der exogenen Zufuhr von Prostaglandinen (z. B. Misoprostol) gesehen. Erhöhte Prostaglandinspiegel werden auch für die während der Menstruation zu beobachtenden Symptome – wie Diarrhö, Übelkeit, Erbrechen und abdominelle Beschwerden – verantwortlich gemacht.

Ein **Laktasemangel**, der sich bei etwa 15 % der weißen Bevölkerung findet, ist häufige Ursache von Diarrhöen, Meteorismus und Bauchkrämpfen, insbesondere nach Genuss größerer Mengen an Milch. Die Laktosemalabsorption hat sowohl primär wie sekundär infolge diffuser Dünndarmerkrankungen (hier bestimmt die Schwere der Grunderkrankung die Prognose) keine größere Bedeutung für die Gravidität. Weniger bekannt, aber heute praktisch ebenso wichtig wie die Laktoseintoleranz, sind Unverträglichkeiten von Fruktose, Xylit und Sorbit, die als Süßstoffe Verwendung finden und ebenfalls Diarrhöen verursachen können. Zu Diarrhöen kann es auch bei Zufuhr von hohen Mengen an Vitamin C (>3–4 g/Tag) wie auch bei Gabe von Magnesiumpräparaten kommen.

Akute Diarrhöen werden auch in der Schwangerschaft meist durch Endotoxine sowie durch virale und bakterielle Infektionen hervorgerufen. Diese Diarrhöen heilen unter symptomatischer Therapie mit Flüssigkeitsersatz und Korrektur des Elektrolythaushalts meist innerhalb weniger Tage ab. Aufgrund langjähriger Erfahrung ist die Gabe von Loperamid in der Schwangerschaft als relativ sicher anzusehen. Embryotoxische und teratogene Hinweise haben sich bisher nicht ergeben. Loperamid wird kaum resorbiert, ist stärker wirksam als Diphenoxylat und besitzt auch nicht dessen opiatartige zentrale Nebenwirkungen. Bei schweren bakteriellen Darmerkrankungen wird auch in der Schwangerschaft die gezielte antibiotische Behandlung des Erregers durchgeführt (Huchzermeyer u. Dormann 2002).

■ Obstipation

Definition. Die Obstipation ist ein Leitsymptom zahlreicher intestinaler und extraintestinaler Grunderkrankungen, keine Krankheit per se. Wenn eine Defäkationsfrequenz von 3–21 Entleerungen pro Woche als normal angesehen wird, kann die Obstipation folgendermaßen definiert werden:
➤ Bei der akuten Obstipation haben die Betroffenen weniger als 6 Monate 2 oder weniger Darmentleerungen pro Woche und klagen über Schwierigkeiten, die Entleerung einzuleiten.
➤ Bei der chronischen Obstipation (länger als 6 Monate andauernd) liegen 2 oder mehr der folgenden Symptome vor: weniger als 2 Stühle pro Woche, harter Stuhl, starkes Pressen beim Stuhlgang, Gefühl der inkompletten Entleerung.

Epidemiologie. Die idiopathische Obstipation ist eine der häufigsten gastrointestinalen Funktionsstörungen. Die Prävalenzrate beträgt 2 %, mit einer deutlichen Zunahme im Alter (bis zu 20 %).

Ätiologie. Es überwiegen funktionelle Ursachen, selten sind organische. Pathophysiologisch kann eine verzögerte Passage im Dickdarm oder eine Entleerungsstörung des Enddarms vorliegen. Bei der Darmträgheit stehen Beschwerden wie zu harter und zu seltener Stuhlgang, bei der Entleerungsstörung die Notwendigkeit starken Pressens und das Gefühl der unvollständigen Darmentleerung im Vordergrund.

Betreuung während der Schwangerschaft. Es ist eine weit verbreitete Ansicht, dass für die Schwangerschaft die Obstipation geradezu typisch sei, die zudem mit Fortschreiten der Schwangerschaft zunehme und eine präexistente Obstipation verstärke. Im Gegensatz zu diesem mehr klinischen Eindruck sind wissenschaftliche Daten zur Prävalenz der schwangerschaftsassoziierten Obstipation relativ begrenzt, nicht zuletzt aufgrund des Fehlens allgemein akzeptierter Definitionen. Die Prävalenzen reichen von 11 % in Israel bis zu >30 % in England im ersten, vor allem aber im letzten Trimenon. Diese Unterschiede lassen sich zum Teil auf Ernährungs- und Umgebungsfaktoren in den verschiedenen Kulturbereichen zurückführen (Bonapace u. Fisher 1998, Huchzermeyer 1986). Vermutlich ist in Deutschland die Obstipation wie auch Übelkeit und Erbrechen sowie gastroösophageale Refluxbeschwerden eine relativ häufige Begleiterscheinung der Schwangerschaft. Zudem ist die Obstipation häufig Bestandteil des Reizdarmsyndroms. Ebenso begünstigt sie das Auftreten von dyspeptischen und Refluxsymptomen.

Die **Pathophysiologie der schwangerschaftsbedingten Obstipation** ist multifaktoriell. Eine ungenügende Flüssigkeitsaufnahme, speziell bei Nausea und Emesis, die Ausbildung peripherer Ödeme sowie eine verlängerte Dünn- und Dickdarmtransitzeit mit konsekutiv vermehrter Absorption von Wasser und Elektrolyten können zur Eindickung des Stuhles führen, ein verringerter Ballaststoffverzehr, Einnahme von Eisenpräparaten wie auch von kalzium- und aluminiumhaltigen Antazida, mangelnde körperliche Bewegung, mechanische Effekte des wachsenden Uterus auf den Darm sowie eine Schwäche der Bauchmuskulatur und des Beckenbodens, gerade bei Mehrgebärenden, werden als weitere begünstigende Faktoren einer Obstipation angesehen. Ursachen von Defäkationsstörungen können unter anderem ein Hämorrhoidalleiden, eine Analfissur oder eine perianale Thrombose sein. Bei der schwangerschaftsassoziierten Obstipation handelt es sich im Wesentlichen um eine Verzögerung des intestinalen Transits, wobei ursächlich den ansteigenden Serumkonzentrationen von Östrogen und Progesteron und den abfallenden Spiegeln von Motilin (Progesteron soll die Freisetzung von Motilin hemmen) eine dominierende Rolle zukommt. Ob das in Plazenta und Corpus luteum synthetisierte inhibitorische Polypeptid Relaxin ebenfalls eine, nach der Geburt reversible, allgemeine Tonusminderung der glatten Muskulatur hervorruft wie die anderen hormonellen Veränderungen, ist unklar. Tierexperimentelle Studien weisen auf die besondere Bedeutung des Progesterons bei der Reduktion der muskulären Kontraktilität des gesamten Intestinaltrakts hin, mit der Folge eines langsamen Transits. Ursächlich wird eine Änderung des transepithelialen Kalziumfluxes und/oder der intrazellulären Kalziumkompartimentierung diskutiert (Bonapace u. Fisher 1998). Transitzeitmessungen durch das Kolon (z. B. mit röntgendichten Markern) liegen aus verständlichen Gründen für die menschliche Schwangerschaft nicht vor. Es existieren lediglich Daten über die Transportgeschwindigkeit im Dünndarm mit Hilfe des Laktulose-H_2-Atemtests. Hier zeigte sich eine verlängerte orozökale Dünndarmtransitzeit speziell im dritten Trimenon. Da dieser relativ unphysiologische Atemtest eine erhebliche intra- und interindividuelle Varianz aufweist, wird verständlich, dass andere Untersucher diesen Befund nicht bestätigen konnten.

Inkorrekt ist es, jede Obstipation als physiologische Begleiterscheinung der Schwangerschaft anzusehen. Gerade eine plötzlich aufgetretene Obstipation oder eine deutliche Symptomänderung bei chronischer Obstipation lässt es angebracht erscheinen, **organische Ursachen** (stenosierende Darmprozesse, anorektale Prozesse, endokrine und metabolische Ursachen, Erkrankungen der Nachbarorgane) durch entsprechende Untersuchungen (Endoskopie, Sonographie, Laboruntersuchung) auszuschließen.

Eine seltene Komplikation in Schwangerschaft und Wochenbett ist die **intestinale Pseudoobstruktion** in der akuten oder chronischen Form. Es handelt sich um eine schwere Störung der Darmmotilität, die zum Auftreten ileusartiger Symptome („Ileus e graviditate") führt, ohne dass ein mechanischer Verschluss vorliegt.

Bei Vorliegen von organischen Ursachen der Obstipation muss, soweit möglich, kausal behandelt werden. Bei der funktionellen Form der Obstipation in der Schwangerschaft ist zu versuchen, **therapeutisch** mit den einfachsten Mitteln auszukommen. Dazu gehören

Veränderungen der Lebensweise und der Nahrung (schlackenreiche Kost). Zu empfehlen sind gutbekömmliche Vollkorngetreidearten, frische und getrocknete Früchte sowie rohe und gekochte Gemüse und Salate, unterstützt durch eine reichliche Flüssigkeitszufuhr von 1,5–2 Litern Flüssigkeit. Bei Bedarf können Ballaststoffkonzentrate, wie Füll- und Quellstoffe, in einer Dosis von bis zu 15 g/Tag hinzugefügt werden. Bei diesen Substanzen handelt es sich um natürlich vorkommende oder synthetisch abgewandelte, quellfähige, nichtverdaubare Polysaccharide. Hierzu gehören z. B. Leinsamen, Weizenkleie und indischer Flohsamen. Bei ungenügender Wirkung dieser milden Laxanzien sind osmotisch wirksame Laxanzien, speziell Laktulose als osmotisch wirksamer Zucker, angezeigt, aber auch die Gabe von Antrachinonderivaten (Sennoside) oder von Diphenylmethanderivaten (Bisacodyl, Natriumpicosulfat) ist gerechtfertigt. Weder bei Schwangeren noch aus Tierexperimenten sind embryotoxische oder fetotoxische Effekte dieser Substanzen bekannt geworden. Verboten sind dagegen aloehaltige Abführmittel, die Aborte auslösen können. Zum Erreichen einer rektalen Entleerung sind CO_2-produzierende Suppositorien oder Bisacodylsuppositorien als sicher anzusehen (Huchzermeyer u. Dormann 2002).

■ Anorektale Erkrankungen

Definition von Hämorrhoiden. Von den verschiedenen anorektalen Erkrankungen haben während der Schwangerschaft besonders die Hämorrhoiden und ihre Folgeerscheinungen klinische Bedeutung. Entsprechend den zuführenden arteriellen Gefäßen entwickeln sich die Hauptknoten des hypertrophierten Corpus cavernosum recti in Steinschnittlage bei 3, 7 und 11 Uhr. Bei Hämorrhoiden ersten Grades ist die Hypertrophie des Hämorrhoidalorgans proktoskopisch oberhalb der Linea dentata sichtbar. Bei Hämorrhoiden zweiten Grades prolabieren die Knoten bei Bauchpresse und bei der Defäkation in den Analkanal, um sich dann spontan zu retrahieren. Bei den Hämorrhoiden dritten Grades sind die fibrosierten Knoten bereits von außen sichtbar, lassen sich aber noch digital reponieren, bei Hämorrhoiden vierten Grades dagegen besteht ein permanenter, nichtreponibler Hämorrhoidalprolaps.

Epidemiologie von Hämorrhoiden. Etwa die Hälfte der Schwangeren entwickelt mit zunehmender Schwangerschaft innere Hämorrhoiden, wobei es sich überwiegend um die Schweregrade 1 und 2, nur selten um Grad 3 handelt. Besonders betroffen sind ältere Schwangere und Mehrgebärende. Etwa 65–85 % der Frauen mit Hämorrhoidalbeschwerden geben an, dass sich die Symptomatik erstmals während der Schwangerschaft entwickelt habe. Bei vorbestehenden Hämorrhoiden kommt es etwa in 85 % der Fälle während Schwangerschaft und Entbindungsphase zur Verschlechterung.

Ätiologie von Hämorrhoiden. Als begünstigende pathogenetische Faktoren werden die hormonell bedingte Steigerung des arteriellen Zuflusses und die Hemmung des venösen Abflusses durch den erhöhten Druck im kleinen Becken gegen Ende der Schwangerschaft, durch den vergrößerten Uterus und durch verstärktes Pressen infolge einer zunehmenden schwangerschaftsassoziierten Obstipation diskutiert.

Klinik von Hämorrhoiden. Leitsymptom des Hämorrhoidalleidens, vor allem bei Schweregrad 1, ist die hellrote Blutung. Auch wenn die Hämorrhoidalregion die häufigste Ursache peranaler Blutungen ist, müssen auch in der Schwangerschaft differenzialdiagnostisch chronisch-entzündliche Darmerkrankungen, Karzinome und Polypen endoskopisch ausgeschlossen werden. Weitere Symptome wie Juckreiz, Schmerzen, Brennen und Stechen in der Analregion, Fremdkörper- und Druckgefühl, Sekretion aus dem After, akutes und chronisches Analekzem, Prolaps und akute äußere perianale Thrombosen sind mehrheitlich Zeichen der fortgeschrittenen Erkrankung oder von Sekundärkomplikationen. Besonders schmerzhaft sind die akuten perianalen Thrombosen, die vor allem im Wochenbett auftreten. Nicht mit Hämorrhoiden verwechselt werden dürfen Analläppchen (Mariske), die während Schwangerschaft und postpartal durch eine lokale Entzündung ein ausgeprägtes Ödem entwickeln können. Bei Pruritus ani muss auch an das Vorliegen eines Diabetes mellitus oder einer Oxyuren-, Soor- oder Trichomonadeninfektion gedacht werden.

Therapie von Hämorrhoiden. Die Therapie des unkomplizierten Hämorrhoidalleidens ist primär konservativ. Sie besteht in der Durchführung von allgemeinen Maßnahmen (ballaststoffreiche Kost, ausreichend Flüssigkeit, körperliche Bewegung) sowie einer lokalen symptomatischen Behandlung mit antiphlogistischen, adstringierenden und anästhesierenden Salben und Suppositorien. Die perianale Thrombose kann in den ersten Tagen durch Stichinzision und Expression der Thromben – häufig ohne Lokalanästhesie möglich – oder durch eine ovaläre Exzision des Knotens in Lokalanästhesie behandelt werden. Bei ausgedehnten perianalen Thrombophlebitiden, bei denen es nicht gelingen dürfte, alle Thromben nach der Inzision zu entfernen, oder bei bereits in Organisation übergegangenen Thrombosen empfehlen sich abschwellende Maßnahmen, wie Kochsalzumschläge oder lokale Anwendung von Heparinoiden und Lokalanästhetika, in schweren Fällen ist auch die Gabe von Antiphlogistika, wie Diclofenac, gerechtfertigt. Mit den bisher aufgeführten Maßnahmen lässt sich das Hämorrhoidalleiden während der Schwangerschaft und im Wochenbett in den meisten Fällen gut beherrschen. Die Indikation zur kausalen Therapie, auch noch im Wochenbett, ist sehr zurückhaltend zu stellen, da selbst ausgeprägte Veränderungen oft eine überraschend gute Rückbildungstendenz zeigen. Über eine gezielte Behandlung sollte frühestens 2 Monate post partum entschieden werden. Nur schwerere Blutungen, Prolaps und rezidivierende Thrombosen lassen eine sofortige kausale Therapie nach den bekannten Richtlinien angebracht erscheinen. Nur in Ausnahmefällen, bei massivem Anal- und Hämorrhoidalprolaps oder beim Rektumprolaps, ist eine chirurgische Korrektur erforderlich, die ebenfalls vorzugsweise nach dem Wochenbett durchgeführt werden sollte.

Analfissuren. In der Schwangerschaft auftretende akute Analfissuren, für deren Entstehen innere Hämorrhoiden als Teilursache angesehen werden, die fast immer – häufig mit einer Vorpostenfalte – an der hinteren Kommissur lokalisiert sind und die sich durch einen außerordentlich heftigen, mit der Defäkation beginnenden Schmerz auszeichnen, werden therapeutisch durch Unterspritzung mit Lokalanästhetika angegangen. Nur chronische Fissuren sollten in Lokalanästhesie exzidiert werden (Huchzermeyer 1986).

■ Chronisch-entzündliche Darmerkrankungen

Definition. Morbus Crohn (MC) und Colitis ulcerosa (CU) sind die Hauptformen der idiopathischen chronisch-entzündlichen Darmerkrankungen (CED). Sie weisen eine Reihe von Gemeinsamkeiten auf, Unterschiede bestehen vor allem in makroskopischem und histologischem Befund sowie dem Befallsmuster. Der Begriff „Colitis indeterminata" kennzeichnet diejenigen Fälle, deren exakte Zuordnung nicht möglich ist (etwa 10 % der Patienten).

Epidemiologie. Die Inzidenz der CED zeigt in den verschiedenen geografischen Regionen große Unterschiede. In Westeuropa beträgt die Inzidenz derzeit 1–6/100 000 Einwohner/Jahr bei einer Prävalenz von 10–100. Beide CED manifestieren sich überwiegend im Jugend- und frühen Erwachsenenalter, zwischen dem 15. und 30. Lebensjahr, das Geschlechtsverhältnis ist in etwa ausgeglichen. Somit ist bei vielen der erkrankten Frauen während der gesamten Zeit der Geschlechtsreife die Möglichkeit einer wechselseitigen Beeinflussung der CED mit Fertilität und Schwangerschaft gegeben. Zu fragen ist aber auch, ob die männliche Fertilität durch die Erkrankung selbst, aber auch durch Medikamente und operative Eingriffe beeinflusst werden kann.

Ätiologie und Pathogenese der CED sind weiterhin noch nicht völlig geklärt. Eine genetische Prädisposition, noch nicht eindeutig identifizierte Umwelteinflüsse (z. B. Rauchen, Ernährung, Infektionen etc.) und Wirtsfaktoren (z. B. gestörte intestinale Barrierefunktion) werden als Faktoren diskutiert, die an der Fehlregulation und der pathologischen Steigerung der Immunantwort der mukosaassoziierten Immunzellen ursächlich beteiligt sind. Die Häufung von MC und CU in einzelnen Familien sowie Untersuchungen an ein- und zweieiigen Zwillingen weisen auf einen genetischen Einfluss auf die Entwicklung dieser CED hin. Das Lebenszeitrisiko für Kinder von Patienten mit CED, selbst zu erkranken, ist relativ gering. Ist ein Elternteil an einer CED erkrankt, liegt das relative Risiko für die Kinder weit unter 10 % (1–7 %). Leiden hingegen beide Eltern an einer CED, ist das Risiko für die Kinder überproportional hoch (bis 36 %). Bei einem erkrankten Kind liegt das relative Risiko für weitere Geschwister, ebenfalls zu erkranken, bei

2–6 %. Insgesamt scheint die genetische Prädisposition bei MC deutlich höher zu sein als bei CU. Trotz dieser erblichen Belastung wird erkrankten Eltern nicht von der Realisierung des Kinderwunsches abgeraten. Wenn die CED frühzeitig erkannt und adäquat behandelt werden, unterscheidet sich die Lebenserwartung Erkrankter heute nicht signifikant von der Lebenserwartung Gesunder (Huchzermeyer 1986, Kane 2003, Keller u. Layer 2002).

Klinik. Der MC kann diskontinuierlich den gesamten Magen-Darm-Trakt befallen. Alle Wandschichten sind vom Entzündungsprozess betroffen, mit der Folge des komplizierenden Auftretens von Stenosen, Fisteln und Abszessen. Prädilektionsorte sind Ileum, Kolon und Perianalregion. Die CU zeigt in der Regel einen kontinuierlichen Befall ausschließlich der Kolonmukosa. Überwiegend betroffen sind die distalen Kolonabschnitte. Ausgehend vom Rektum kann die Entzündung aber auch unterschiedlich weit das gesamte Kolon, gelegentlich das terminale Ileum, erfassen. In etwa 10 % der Fälle findet sich eine totale CU. In der Regel wechseln sich akut entzündliche Schübe mit Remissionsphasen ab. Das klinische Bild bei MC ist sehr variabel, abhängig von Lokalisation und Ausmaß der Entzündung. Häufige Symptome sind Durchfälle (meist ohne Blut), Gewichtsverlust, Bauchschmerzen und Fieber. Führende Symptome bei der CU sind die blutig-eitrig-schleimigen Durchfälle; Gewichtsabnahme und Fieber treten je nach Aktivität der Erkrankung hinzu. Als Hinweis für den systemisch-immunologischen Charakter der CED finden sich gehäuft extraintestinale Manifestationen an Haut, Gelenken, Augen, Leber, Gallenwegen und anderen Organen.

Differenzialdiagnostik. Differenzialdiagnostisch müssen die CED von infektiösen Darmerkrankungen abgegrenzt werden.

Fertilität. Die Fertilität von Frauen mit CED ist in der Regel nicht beeinträchtigt, dies gilt insbesondere für Patientinnen mit geringer Krankheitsaktivität und fehlenden Komplikationen. In Phasen mit hoher entzündlicher Aktivität, nach größeren operativen Eingriffen oder ausgeprägten Gewichtsverlusten kann jedoch – aus biologischer Sicht durchaus sinnvoll – die Konzeptionsfähigkeit vorübergehend oder dauerhaft herabgesetzt sein, z. B. bei sekundärer Amenorrhoe. Eine Sonderstellung nehmen Frauen mit CU ein, bei denen eine Proktokolektomie mit ileoanaler Pouch-Anlage durchgeführt wurde. In einer umfangreichen dänisch-schwedischen Studie mit 290 Patientinnen, die im Alter von 10–40 Jahren operiert wurden, nahm die Fertilität verglichen mit einem Kontrollkollektiv von 661 Frauen ohne CED um 80 % ab. Vor dem operativen Eingriff entsprach die Fertilität der einer gesunden Kontrollpopulation. Die Gründe für diese deutliche Reduktion der Fertilität sind unklar, auf adhäsive Veränderungen im kleinen Becken als eine mögliche Ursache wird hingewiesen (Olsen et al. 2002). Beim Vorliegen eines aktiven MC scheint die Fertilität insgesamt vermindert zu sein. Dyspareunie, unregelmäßig Ovulationszyklen, verminderte Libido sowie chronische Entzündungsprozesse, Abszesse und Fisteln im Becken, die die Funktion von Tuben, Ovarien, Uterus und Vagina beeinträchtigen, können verantwortlich gemacht werden. Bei Männern können Salazosulfapyridinpräparate zu einer reversiblen Infertilität führen. Ursache sind Oligospermie und Alterationen der Spermienmorphologie und -motilität. Nach Absetzen von Sulfasalazin oder beim Wechsel auf 5-Aminosalicylsäure-Präparate bildet sich die Infertilität nach etwa 2 Monaten zurück. Während die Proktokolektomie im Allgemeinen die Fertilität nicht beeinflusst, können Fisteln und Abszesse im kleinen Becken zu Erektions- und Ejakulationsstörungen führen (Kane 2003, Keller u. Layer 2002).

Wechselwirkungen zwischen Schwangerschaft und Erkrankung. Alle Studien, die die Wechselwirkungen zwischen CED und Schwangerschaft behandeln, stellen in der Regel retrospektive Studien, häufig mit relativ kleiner Fallzahl, dar. Dass teils Angaben über die genauen Krankheitslokalisationen fehlen, unterschiedliche therapeutische Maßnahmen zur Anwendung kamen und Verlaufsbeobachtungen an Kontrollgruppen gleichaltriger nichtgravider CED-Patientinnen nicht durchgeführt wurden, erschwert die Beurteilung der Zusammenhänge. Basierend auf Sammelstatistiken und Metaanalysen wird heute – im Gegensatz zu früheren Auffassungen, eine Gravidität beeinflusse den Verlauf der CED negativ – angenommen, dass der Verlauf der CED weitgehend unabhängig von der Schwangerschaft ist und dass der Schwangerschaftsverlauf bei MC und CU zu 70–80 % unkompliziert ist. Letztendlich bestimmen Art, Ausdehnung und Schwere der zugrunde liegenden CED, die Aktivität zum Zeitpunkt der Konzeption, aber auch psychologische Faktoren den Krankheitsverlauf während der Gravidität. Erfolgt die Konzeption bei CU und MC in der Remissionsphase, verläuft die Schwangerschaft in der Regel ungestört, 75 % der Schwangeren erleiden keine Exazerbation. Etwa zwei Drittel der Patientinnen, die während einer aktiven Phase der Erkrankung schwanger werden, müssen damit rechnen, dass die Aktivität gleich schlecht bleibt oder sogar schlechter wird und dass nur ein Drittel auch bei adäquater Behandlung eine Remission erreicht. Entzündliche Schübe treten bevorzugt im ersten Trimenon und im Wochenbett auf, also in Phasen hormoneller Umstellung, in denen gerade auch psychosomatische Einflüsse wirksam werden können.

> Der Einfluss psychischer Faktoren wird auch an der Beobachtung deutlich, dass ungewollte Schwangerschaften gegenüber gewünschten Schwangerschaften mit 39 % vs. 12 % eine höhere Rezidivrate aufweisen.

Es ist ungeklärt, ob bei **medikamentös induzierten Remissionen** oder bei den wiederholt gesehenen **Spontanremissionen** der Anstieg des Kortisolspiegels während der Schwangerschaft oder der Einfluss des Epidermal Growth Factor (EGF) eine Rolle spielen. In einer präliminären Studie finden sich Hinweise, dass lokal applizierter epithelialer Wachstumsfaktor zusammen mit Mesalazin eine neue Therapieoption für die linksseitige CU sein könnte. Es besteht die Frage, ob die geringe endogene Produktion von EGF in Dünn- und Dickdarm, die bei den CED wahrscheinlich keine Änderung erfährt, während der Schwangerschaft stimuliert wird.

Nach **Proktokolektomie und Anlage eines Ileostomas** ist das Austragen einer Schwangerschaft ungestört möglich, sodass kein Grund besteht, in einem solchen Fall von einer Schwangerschaft abzuraten. Die Funktion des Stomas bleibt in den meisten Fällen unbeeinflusst, mögliche Komplikationen sind in der zweiten Schwangerschaftshälfte ein Prolaps des Ileums durch das Stoma, eine intestinale Obstruktion durch das Wachstum des Uterus und die intraabdominelle Druckerhöhung sowie Blutungen aus Einrissen des Ileostomas. Nach **ileoanaler Pouch-Anlage** kann es während der Schwangerschaft gehäuft zu Problemen mit dem Pouch kommen. Die zu beobachtenden erhöhten Stuhlentleerungsfrequenzen und Inkontinenz sind post partum meist reversibel. Bei MC-Patientinnen mit **aktiver perianaler Beteiligung** wird die Entbindung per Kaiserschnitt empfohlen, um Komplikationen wie verzögerte Wundheilung und Ausbildung von Fisteln oder Abszessen zu vermeiden. Bei Patientinnen mit ileoanalem Pouch ist in der Regel eine vaginale Entbindung möglich.

Bei beiden CED liegt die Chance, ein lebendes und gesundes Kind zu gebären, im Mittel bei >80 % (71–97 % in individuellen Untersuchungen) und ist damit normal. Auch die Raten an **Spontanaborten** (etwa 7,5–10 %), **Missbildungen** (im Mittel 1 %) und **Totgeburten** (etwa 1–2 %) unterscheiden sich in Remissionsphasen nicht von denen bei gesunden Schwangeren. Je höher allerdings die Krankheitsaktivität ist, desto größer wird die Wahrscheinlichkeit eines Aborts oder einer Totgeburt. Ebenfalls mit der Aktivität korreliert ist die **Rate an Früh- und Mangelgeburten**. Insgesamt wird das relative Risiko einer Frühgeburt als 3 fach erhöht angesehen.

Betreuung während der Schwangerschaft. Vor einer geplanten Schwangerschaft sollten bereits die Artdiagnose der CED festgelegt sowie Aktivität und Ausdehnung bestimmt sein. Ebenso müssen Komplikationen wie Stenosen, Fisteln, Abszesse und Konglomerattumoren ausgeschlossen werden, um eine in der Schwangerschaft erforderliche chirurgische Intervention möglichst zu vermeiden. Zu jedem Zeitpunkt der Schwangerschaft können jedoch die meisten diagnostischen Verfahren (Laboruntersuchungen, Ultraschall, Endoskopie) – z. B. bei Erstmanifestation, beim Auftreten von Komplikationen oder bei notwendig werdender Verlaufskontrolle – eingesetzt werden. Wenn möglich, ist der Sigmoidoskopie der Vorzug zu geben, z. B. bei der CU. Eine Ileokoloskopie sollte auf die Fälle beschränkt bleiben, in denen der Befund Auswirkungen auf das therapeutische Vorgehen erwarten lässt, wie bei massiver Blutung oder endoskopischer Dilatation von Stenosen.

Charakteristisch für die CED ist, dass sich **Remissionsphasen** mit **Phasen erhöhter entzündlicher Aktivität** abwechseln. Ziel jeder Therapie muss es daher sein, möglichst lange Remissionsphasen zu erzielen. Auch eine Schwangerschaft sollte möglichst in der Remissionsphase geplant werden, um insbesondere die

Rate von Früh- und Fehlgeburten zu senken. Besteht zum Zeitpunkt der Konzeption oder in der Frühphase der Schwangerschaft eine stabile Remission, kann sogar versucht werden, auf Medikamente zur Rezidivprophylaxe zu verzichten.

Beim rezidivierenden Verlauf mit akuten Schüben ist jedoch auch in der Schwangerschaft die **Pharmakotherapie** indiziert. Grundsätzlich werden Schwangerschaftsverlauf und Fet durch eine hohe Krankheitsaktivität mehr gefährdet als durch die Standardmedikation. Aufgrund der noch nicht ausreichend bekannten Ätiopathogenese existiert derzeit keine kausale Therapie. Kortikosteroide und Aminosalicylate (5-Aminosalicylsäure) als Standardsubstanzen hemmen unspezifisch die Entzündungsreaktionen in der Mukosa. In besonderen klinischen Situationen ist der Einsatz von Medikamenten mit spezifischeren Angriffspunkten (Immunsuppressiva und Immunmodulatoren) zu erwägen. Bei den zur Verfügung stehenden vielfältigen Therapieoptionen werden auch bei den CED Step-up- und Step-down-Prinzip als stufenweise eskalierende oder als möglichst frühe aggressive Therapieansätze diskutiert. Für die Schwangerschaft gilt ausschließlich das Step-up-Prinzip, wobei auch hier Kortikosteroide und Aminosalicylate in üblicher Dosierung als sichere Standardsubstanzen gelten, die gegebenenfalls von der Konzeption bis zum Wochenbett kontinuierlich gegeben werden können. Das therapeutische Vorgehen richtet sich ebenfalls einerseits nach der Lokalisation und vor allem nach der Aktivität der Erkrankung, andererseits nach dem Krankheitsverlauf. Die Gabe von Kortikosteroiden und Aminosalicylaten hat weder auf den Verlauf der Schwangerschaft noch auf die Inzidenz fetaler Komplikationen – wie Spontanabort, Totgeburt, Frühgeburt und kongenitale Missbildungen – einen nachteiligen Einfluss. Sulfasalazin, das ausschließlich im Kolon wirkt, hemmt Transport und Metabolismus von Folsäure. Um Neuralrohrdefekte zu vermeiden, muss daher Folsäure (2 mg/Tag) substituiert werden. Metronidazol gilt in höheren Dosen und bei längerer Anwendung als potenziell teratogen und karzinogen. Aufgrund der begrenzten Erfahrungen beim Menschen sollte ein langfristiger Einsatz nur in streng indizierten Ausnahmefällen erwogen werden. Die meisten klinischen Erfahrungen mit einer Immunsuppression durch Azathioprin oder dem Metaboliten 6-Mercaptopurin in der Schwangerschaft liegen aus Transplantationsmedizin und Rheumatologie, weniger bei den CED, vor. Bisher wurden keine negativen Auswirkungen auf Mutter oder Kind beobachtet. Die Medikation sollte daher auch während der Schwangerschaft nicht unterbrochen werden. Wahrscheinlich bedeutet das Absetzen der remissionserhaltenden Therapie ein höheres Risiko als die Fortführung der Medikation. Da geringe Mengen von Azathioprin in die Muttermilch übertreten, wird vom Stillen abgeraten. In die Diskussion über Vor- und Nachteile einer derartigen Therapie sollten die Eltern entscheidend einbezogen werden.

> Auch wenn es immer wieder Mitteilungen über normalentwickelte Feten gibt, sollten bei der limitierten Datenlage andere Therapeutika – wie Infliximab, Methotrexat, Cyclosporin, Tacrolimus etc. – derzeit generell in der Schwangerschaft nicht zum Einsatz kommen (Armenti et al. 2002, Francella et al. 2003, Kane 2003, Subhani u. Hamilton 1998).

In der Regel sprechen nahezu alle CED auch in der Schwangerschaft auf eine konsequent durchgeführte Therapie mit Kortikosteroiden und 5-Aminosalicylsäure-Präparaten als Standardmedikamente an. CED stellen keine Kontraindikation für eine Schwangerschaft dar, und ebenso besteht keine medizinische Indikation für eine Interruptio. Nur in absoluten Notfällen – z. B. bei schwerer Blutung, bei Perforation, bei komplettem Ileus oder bei therapieresistentem toxischen Megakolon – ist die **Operationsindikation** gegeben.

■ Intestinale Tumoren

Benigne wie maligne Tumoren des Dünn- und Dickdarms treffen nur in seltenen Ausnahmefällen mit einer Schwangerschaft zusammen. So liegen Einzelberichte vor von Karzinomen und Sarkomen des Jejunums, von Karzinoiden der Appendix und des Rektums sowie von **familiärer adenomatöser Polyposis** (FAP) des Kolons. Die FAP weist einen genetischen Defekt auf dem Chromosom 5 auf, der mehrere Neoplasien auslösen kann, vor allem kolorektale Karzinome und Desmoide. Bei den Desmoiden gehören auch hormonelle Einflüsse zu den Wachstumsfaktoren. Entsprechend wurden Desmoide bei Frauen im zeitlichen Zusammenhang mit einer Gravidität beobachtet. Die umfassende Therapie der Desmoide kann erst nach der Schwangerschaft erfolgen. Das Entartungsrisiko der FAP soll durch eine Schwangerschaft beschleunigt werden.

Insgesamt sind die **kolorektalen Karzinome**, von denen einige 100 Fälle publiziert sind, die häufigste Tumorart während der Schwangerschaft. Dabei handelt es sich überwiegend um Rektumkarzinome, seltener um Kolonkarzinome. Es sind vorwiegend ältere Schwangere betroffen, aber auch bei jüngeren muss mit der Möglichkeit gerade eines Rektumkarzinoms gerechnet werden. Bei den bisherigen Beobachtungen wurde die Diagnose fast immer sehr spät gestellt, da uncharakteristische Frühsymptome häufig fehlgedeutet und da Blutungen und Stuhlverhaltung als Hämorrhoidalblutungen oder Schwangerschaftsobstipation angesehen wurden. Da eine digital-rektale Untersuchung häufig nicht ausreicht, sollte heute die Koloskopie integraler Bestandteil der Untersuchung sein.

Die Schwangerschaft beeinflusst nicht den Verlauf der Karzinomerkrankung, die **Prognose** der Schwangeren wird vom Ausbreitungsgrad des Karzinoms bestimmt. Mit der Diagnose des Karzinoms ist unabhängig vom Zeitpunkt der Schwangerschaft die Indikation zum chirurgischen Eingriff gegeben, wobei auch hier die Kriterien der Tumorchirurgie gelten. In den letzten beiden Schwangerschaftsmonaten kann die operative Therapie mit einer Sektio verbunden werden. Bei inoperablem Tumor wird ein Palliativeingriff durchgeführt und die Gravidität erhalten. Da Diagnose und Therapie oft erst im fortgeschrittenen Stadium erfolgen, ist die mütterliche Prognose entsprechend schlecht (Cappell 1998 b, Huchzermeyer 1986).

Literatur

1. Armenti VT, Moritz MJ, Cardonick EH, Davison JM. Immunosuppression in pregnancy. Drugs. 2002;62:2361–75.
2. Armitage GC. Periodontal disease and pregnancy: discussion, conclusions, and recommendations. Ann Periodontol. 2001;6:189–92.
3. Blecker U, Lanciers S, Hauser B, et al. The prevalence of Helicobacter pylori positivity in a symptom-free population, aged 1 to 40 years. J Clin Epidemiol. 1994;47:1095–8.
4. Bonapace ES, Fisher RS. Constipation and diarrhea in pregnancy. In: Cappell MS, ed. Pregnancy and gastrointestinal disorders. Gastroenterol Clin North Am. 1998;27:197–211.
5. Cappell MS. The safety and efficacy of gastrointestinal endoscopy during pregnancy. In: Cappell MS, ed. Pregnancy and gastrointestinal disorders. Gastroenterol Clin North Am. 1998 a;27:37–71.
6. Cappell MS. Colon cancer during pregnancy. In: Cappell MS, ed. Pregnancy and gastrointestinal disorders. Gastroenterol Clin North Am. 1998 b;27:225–56.
7. Cappell MS, Garcia A. Gastric and duodenal ulcers during pregnancy. In: Cappell MS, ed. Pregnancy and gastrointestinal disorders. Gastroenterol Clin North Am. 1998;27:169–95.
8. Eslick GD, Yan P, Xia HHX, Murray H, Spurrett B, Talley NJ. Foetal intrauterin growth restrictions with Helicobacter pylori infection. Aliment Pharmacol Ther. 2002;16:1677–82.
9. Francella A, Dyan A, Bodian C, Rubin P, Chapman M, Present DH. The safety of 6-mercaptopurine for childbearing patients with inflammatory bowel disease: a retrospective cohort study. Gastroenterology. 2003;124:9–17.
10. Guthmiller JM, Hassebroek-Johnson JR, Weenig DR, et al. Periodontal disease in pregnancy complicated by type 1 diabetes mellitus. J Periodontol. 2001;72:1485–90.
11. Huchzermeyer H. Erkrankungen des Intestinaltraktes und des Pankreas. In: Huchzermeyer H, Hrsg. Internistische Erkrankungen und Schwangerschaft. Stuttgart: Kohlhammer; 1986:15–56.
12. Huchzermeyer H, Dormann AJ. Pharmakotherapie internistischer Erkrankungen während der Schwangerschaft. In: Friese K, Melchert F, Hrsg. Arzneimitteltherapie in der Frauenheilkunde. Stuttgart: Wissenschaftliche Verlagsgesellschaft; 2002:95–171.
13. Kane S. Inflammatory bowel disease in pregnancy. Gastroenterol Clin North Am. 2003;32:323–40.
14. Katz PO, Castell DO. Gastrooesophageal reflux disease during pregnancy. In: Cappell MS, ed. Pregnancy and gastrointestinal disorders. Gastroenterol Clin North Am. 1998;27:153–67.
15. Keller I, Layer P. Einfluß chronisch entzündlicher Darmerkrankungen auf Fertilität und Schwangerschaft. Internist. 2002;43:1407–11.
16. Laine MA. Effect of pregnancy on periodontal and dental health. Acta Odontol Scand. 2002;60:257–64.
17. Ludvigsson JF, Ludvigsson J. Coeliac disease in the father affects the newborn. Gut. 2001;49:169–75.
18. Offenbacher S, Jared HL, O'Reilly PG, et al. Potential pathogenic mechanisms of periodontitis-associated pregnancy complications. Ann Periodontol. 1998;3:233–50.
19. Olsen KO, Juul S, Berndtsson I, Oeresland T, Laurberg S. Ulcerative colitis: female fecundity before diagnosis, during disease, and after surgery compared with a population sample. Gastroenterology. 2002;122:15–9.
20. Perri F, Pastore M, Leandro G, et al. Helicobacter pylori infection and growth delay in older children. Arch Dis Child. 1997;77:46–9.
21. Sponholz H. Zähne und Mundhöhle. In: Beller FK, Kyank H, Hrsg. Erkrankungen während der Schwangerschaft. Stuttgart: Thieme; 1990:286–92.
22. Subhani JM, Hamilton MI. Review article: the management of inflammatory bowel disease during pregnancy. Aliment Pharmacol Ther. 1998;12:1039–53.
23. Thiel DH van, Gavaler SN, Joshi SN, Sara RK, Stremple J. Heartburn of pregnancy. Gastroenterology 1977;72:666–668.
24. Ueo H, Matsuoka H, Tamura S, et al. Prognosis in gastric cancer associated with pregnancy. World J Surg. 1991;1: 293–7.
25. Wejda BUJ, Soennichsen B, Huchzermeyer H, Mayr B, Cirkel U, Dormann AJ. Successful jejunal nutrition therapy in a pregnant patient with apallic syndrome. Clin Nutr. 2003;22:209–1.

13 Erkrankungen des Magen-Darm-Trakts aus chirurgischer Sicht

B. Dreuw, V. Schumpelick

Einleitung

Die Indikation zu chirurgischen Eingriffen wegen Erkrankungen des Magen-Darm-Trakts während einer Schwangerschaft ist nur bei etwa 0,2% aller Schwangeren gegeben. Grundsätzlich gelten in der Gravidität die üblichen chirurgischen Prinzipien für Indikation und Verfahrenswahl einer Operation. Darüber hinaus muss bedacht werden, dass neben der Mutter auch das ungeborene Kind durch mögliche Komplikationen verschleppter abdomineller Krankheitsbilder – wie Blutung, Sepsis, Schock, Endotoxinwirkung – mehr gefährdet wird als durch die Operation selbst oder die Narkose.

Besonderheiten während der Schwangerschaft. Sind operative Eingriffe unumgänglich, müssen vielfältige Besonderheiten beachtet werden, um die Schwangere und das Kind nicht zu gefährden. Die Diagnostik ist erschwert, weil schwangerschaftstypische Beschwerden die Symptome der Erkrankung überlagern oder zu diagnostischen Fehldeutungen führen können (Merger u. Scholmerich 1999). Die in der Schwangerschaft physiologisch erhöhte Leukozytenzahl (Normwerte bis 16000/nl, bei Wehentätigkeit Anstieg auf bis zu 30000/nl) erschwert die Labordiagnostik. Der physiologisch erhöhte Serumspiegel der Glukokortikoide supprimiert die schützende Gewebereaktion gegen bakterielle Entzündungen und trägt so zu einer Abschwächung der Symptomatik bei. Die in ihrem Grundtonus verminderte Bauchdeckenmuskulatur kann einen peritonealen Reiz nur ungenügend mit dem Alarmzeichen der muskulären Abwehrspannung beantworten. Durch eine Operation können Wehen ausgelöst werden. Daher muss ein Eingriff immer interdisziplinär mit dem Geburtshelfer und gegebenenfalls dem Kinderarzt abgesprochen werden. Es ist zu entscheiden, ob eine Tokolyse notwendig ist oder ob das Ungeborene von einer gleichzeitigen Schnittentbindung profitiert. Dabei muss die Möglichkeit einer Lungenreifeinduktion vor der 34. Schwangerschaftswoche geprüft werden, wenn ausreichend Zeit zu präoperativer Planung besteht. Insgesamt muss das Risiko einer Frühgeburt einer intrauterinen Gefährdung durch Plazentaminderperfusion und vorzeitiger Wehentätigkeit gegenübergestellt werden.

Die Prognose für das Kind hängt maßgeblich vom Gestationsalter bzw. von der fetalen Reife ab. Eine Sepsis mit konsekutiver Bakteriämie, plazentarer Minderperfusion und Ausschwemmung einer Vielzahl von Mediatoren wirkt sich zusätzlich negativ auf die Prognose des Neugeborenen aus.

> Die Indikation zur Schnittentbindung bei Peritonitis wird zurückhaltend gestellt, da die Infektion des eröffneten Uterus durch einen Eiterherd in der Bauchhöhle zu einer lebensbedrohlichen Komplikation führen kann.

Antibiotische Therapie. Prä-, peri- und postoperativ kann eine antibiotische Therapie notwendig sein, die selten zu Problemen beim Ungeborenen führt (Williamson 2001). Außer Tetrazyklinen während der gesamten Schwangerschaft und Metronidazol im ersten Trimenon gibt es indikationsbezogen wenige problematische Antibiotika. Indikation und Wahl des Antibiotikums sollten sich sowohl nach der individuellen Situation als auch nach den bekannten Erregerspektren bzw. Resistenzen im jeweiligen Krankenhaus richten.

Akutes Abdomen

Definition. Unter einem akuten Abdomen versteht man eine plötzlich einsetzende oder rasch zunehmende abdominelle Beschwerdesymptomatik, die durch unterschiedliche intraabdominelle oder extraabdominelle Erkrankungen verursacht wird.

Diagnostik. Bei der Untersuchung findet man ausgeprägte Druckschmerzen mit lokalisierter und generalisierter Abwehrspannung. Diagnostische Schwierigkeiten bestehen, weil Uteruskontraktionen peritoneale Schmerzen verursachen können. Leukozytose oder Erhöhung der Blutkörperchensenkungsgeschwindigkeit sind von schwangerschaftstypischen Veränderungen nur ungenau abgrenzbar. Die Bauchdeckenspannung ist bei Mehrgebärenden trotz Peritonitis oft wenig ausgeprägt (Sivanesaratnam 2000). Diagnostisch ist die Sonographie unverzichtbar. Pathologische Veränderungen im Abdomen können erkannt und oft auch einem Organ zugeordnet werden. Freie Flüssigkeit kann sonographisch gesteuert punktiert und beurteilt werden. Bei unklarem Untersuchungs- und Ultraschallbefund sollte man auf die Röntgenaufnahme des Abdomens im Stehen mit Abbildung beider Zwerchfelle nicht verzichten! Subphrenische Luftsicheln beweisen die Perforation eines Hohlorgans, Spiegelbildungen einen Ileus.

Differenzialdiagnostik. Differenzialdiagnostisch kommen in der Schwangerschaft eine Reihe verschiedener Erkrankungen für ein akutes Abdomen in Betracht, insbesondere zu spät erkannte entzündliche oder hämorrhagische Erkrankungen (Tabelle 13.**1**).

Wenn sich die Indikation zur **Laparotomie** ergibt, sollte eine Schnittführung gewählt werden, die eine Revision der gesamten Bauchhöhle erlaubt. Dafür ist auch in der Schwangerschaft der Mittelschnitt am besten geeignet, da er je nach Befund verlängert werden kann.

Entzündliche Erkankungen des Abdomens

■ Appendizitis

Definition. Bei der Appendizitis handelt es sich um eine meist enterogene, sehr selten hämatogene Entzündung der Appendix vermifornis des Zökums.

Epidemiologie. Die Appendizitis ist die häufigste gastrointestinale Erkrankung während der Gravidität, mit einer Frequenz von 1:1000 bis 1:2000 (Angelini 2003). Sie kommt in allen Schwangerschaftstrimestern gleich häufig vor wie bei Nichtgraviden.

Ätiologie, Pathogenese, Pathophysiologie. Die Appendix vermiformis des Menschen ist ein rudimentäres Organ mit einer speziellen Myoarchitektur. Das quergestellte Kollagenfasernetz der Appendix erlaubt nur eine geringgradige passive Lumenerweiterung (Schumpelick et al. 2000). Die Appendix hat ein durchschnittliches Volumen von 0,9 ml bei einer Länge von 7–8 cm (1–30 cm) und einer Lichtung von 0,2–0,6 cm (0,1–1,0 cm). Die tägliche Produktion von 2–3 ml Mukus führt bei kompletter Lumenobstruktion bereits nach Stunden zu einer intraluminalen Druckerhöhung. Die Perforation der gangränösen, nicht dehnungsfähigen Wand ist die unausweichliche Folge. Unbekannt ist, welche Bedeutung dem Reichtum an lymphatischem Gewebe für den Entzündungsablauf zukommt. Bei etwa 60 % der entzündeten Wurmfortsätze findet man eine Hyperplasie der submukösen Lymphfollikel, bei 35 % eine Koprostase oder Kotsteine, zu 4 % Fremdkörper und zu 1 % Strikturen oder Tumoren im Bereich von Appendix oder Zökum. Auf der anderen Seite haben weder obstipierte Patienten noch Schwangere mit lokalen Kompressionsproblemen des Kolon eine erhöhte Appendizitisinzidenz. Neuerdings werden allergisch-immunologische Phänomene diskutiert. Auslösend wirken vielfach allgemeine und intestinale Infekte.

Die Erkrankung durchläuft verschiedene **patho-logisch-anatomische Erscheinungsformen**. Das katarrhalische Stadium mit Rötung und Schwellung ist reversibel. Das seropurulente Stadium markiert den Übergang zur destruktiven Entzündung mit den Stufen „Appendicitis ulcerophlegmonosa", „Appendicitis empyematosa" und „Appendicitis gangraenosa". Mit zunehmender Zerstörung wird die Wand durchlässig für Bakterien und führt zu Periappendizitis und lokaler Peritonitis bis hin zur Perforation. Kann diese durch Peritonealverklebungen eingegrenzt werden, entwickelt sich ein **perityphlitischer Abszess**, andernfalls eine **diffuse Peritonitis**. Die den Entzündungsraum abschottenden Strukturen – wie Zökumpol, Netz, Dünndarmschlingen

Tabelle 13.**1**   Differenzialdiagnose abdomineller Erkrankungen in der Schwangerschaft

Gastro-intestinale Ursachen	• Appendizitis • Komplikationen eines Meckel-Divertikels • Morbus Crohn • Enterokolitis • Cholezystitis, Cholezystolithiasis • Divertikulitis • Pankreatitis • Obstipation • Colon irritabile (Caecocolon dolorosum) • Ulcus ventriculi und Ulcus duodeni • innere Hernien • Ileus • Karzinoide • abdominelle Tuberkulose • verschluckte passierende Fremdkörper
Gynäko-logische Ursachen	• Frühgeburtsbestrebungen • schmerzhafte Frühschwangerschaft • Tubargravidität • Plazentaablösung mit Einblutung • Ovarialzyste (eventuell Stieldrehung) • Nekrose eines Uterusmyoms • Uterusruptur
Allgemeine Ursachen	• Harnwegsinfekte • Urolithiasis • Typhus und Paratyphus • Porphyrie • Intoxikation (Arzneimittel, Blei) • Betäubungsmittelentzug • Psychose

und Uterus – verkleben zu einem Konglomerattumor. Bei Eiterbildung finden sich Abszesse im Douglas-Raum, interenterisch, subphrenisch und subhepatisch.

> Die schwangerschaftsbedingte Gewebeauflockerung, die vermehrte Vaskularisierung und die unzureichende Abkapselung des Entzündungsprozesses können bei verdrängtem Netz und verlagerten Dünndarmschlingen den Ablauf der Appendizitis beschleunigen.

Klinik. Zu Beginn der Erkrankung stehen oft allgemeine intestinale Beschwerden im Oberbauch oder periumbilikal, die sich innerhalb weniger Stunden in den rechten Unterbauch verlagern (viszeraler somatischer Schmerz). Fünfzig Prozent bis 60 % aller Patientinnen klagen über Inappetenz, Übelkeit, Erbrechen und seltener über Durchfälle oder Obstipation. Übelkeit, Erbrechen, Schmerzen im Unterbauch und Stuhlunregelmäßigkeiten treten bei Schwangeren auch häufig ohne pathologische Ursache auf. Nach Perforation wird unter Umständen eine kurzzeitige Erleichterung angegeben, dann eine rasch zunehmende Verschlechterung mit den Zeichen des akuten Abdomens und Schmerzausbreitung vom Unterbauch über die gesamte Bauchhöhle.

Diagnostik. Leitbefund der klinischen Untersuchung ist der Druckschmerz im rechten Unterbauch. Weitere

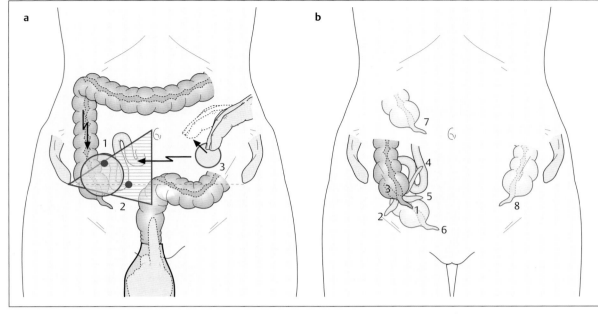

Abb. 13.**1** Typische Druckpunkte bei Appendizitis und Lageanomalien der Appendix (aus Schumpelick V, Bleese N, Mommsen U, Hrsg. Kurzlehrbuch Chirurgie. Stuttgart: Thieme; 2003: 516).
a typische Druckpunkte bei Appendizitis:
1 McBurney-Punkt
2 Lanz-Punkt
3 Blumberg-Zeichen
grau schraffiert: Sherren-Dreieck

b Lageanomalien der Appendix:
1 regulär
2 parazökal
3 retrozökal
4 paraileal fixiert
5 im kleinen Becken
6 Zökumtiefstand
7 Zökumhochstand oder Spätschwangerschaft
8 Situs inversus

wichtige Zeichen sind der kontralaterale Loslassschmerz (Blumberg) und der Ausstreichschmerz (Rovsing). Von großer Bedeutung ist der Perkussionsschmerz im Sherren-Dreieck zwischen Nabel, Symphyse und rechter Spina iliaca anterior (Abb. 13.**1 a**). Zur Abwehrspannung kommt es erst bei Beteiligung des parietalen Peritoneums.

Darmgeräusche sind anfangs oft lebhaft infolge einer begleitenden Enteritis, später abgeschwächt und sistierend bei diffuser Peritonitis mit paralytischem Ileus. Rektal findet sich inkonstant ein rechtsseitiger Druckschmerz oder Douglas-Schmerz, dieser weist auf ein **Exsudat im kleinen Becken** hin. Die **Zunge** ist meist belegt, später auch trocken.

Die Diagnosefindung wird durch häufige **Lageanomalien der Appendix** erschwert (Abb. 13.**1 b**). Besonders häufig führt die retrozökale Lage (etwa 25 %) zur Diagnoseverschleppung, da das Entzündungsfeld gut abgedeckt ist. Deutlicher tritt bei diesen Fällen das Psoaszeichen hervor: Die schmerzhafte Reizung der Psoasfaszie führt zur Entlastungshaltung des Muskels und zur Beugung des rechten Beines im Hüftgelenk. Bei Streckung des Beines wird ein Dehnungsschmerz empfunden. Weitere klinische Zeichen sind das Chapman-Zeichen (Schmerzen beim Aufrichten) und der Baldwin-Test (Flankenschmerz bei Beugung des rechten Beines).

Ein diagnostisches Problem ist die durch die Schwangerschaft **veränderte Anatomie** (Fallon et al. 1995). Die Appendix wird durch den Uterus vom parietalen Peritoneum entfernt, wodurch die schmerzhafte peritoneale Reizung unterbleibt. Eine gedeckte Perforation mit lokaler Peritonitis kann durch den überlagernden Uterus verdeckt werden. Somit kann selbst im fortgeschrittenen Stadium ein klinisch wenig eindrucksvoller Befund vorliegen. Durch die Nähe von retroperitonealem Ureter und Appendix sind Hämaturie und Pyurie im Rahmen einer Appendizitis nicht selten und können einen Harnwegsinfekt vortäuschen.

Durch die in der zweiten Schwangerschaftshälfte ausgeprägte Größenzunahme des Uterus kommt es bei langem Mesenterium und mobilem Zökum zur **Kranialverlagerung der Appendix**. Der Punkt des stärksten Druckschmerzes wird in den rechten Oberbauch verlagert. Diese klassische Organverlagerung lässt sich jedoch in vielen Fällen nicht finden. Ein kurzes Mesenterium des distalen Ileums, ein primär fixiertes Zökum oder ein nach entzündlichem Prozess fixierter Zökumpol verhindern die Verschiebung nach oben und außen. Der wachsende, anteflektierte Uterus schiebt sich vor das fixierte Zökum, sodass die palpatorische Beurteilung erschwert wird. In diesen Fällen helfen der Flanken- und der Psoasschmerz sowie die rektale Untersuchung weiter. Diese Phänomene nehmen im Verlauf der Schwangerschaft zu und

Abb. 13.**2**   Sonographischer Befund einer ulzerophlegmonösen Appendizitis im Real-Time-Ultraschallbild.

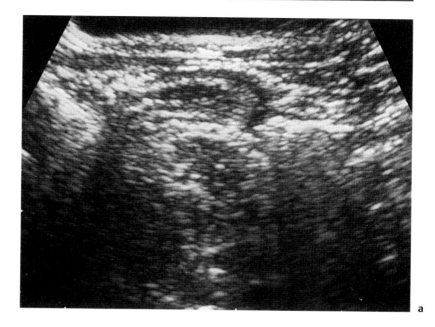

a

bedingen neben der schwierigeren operativen Situation die höhere Komplikations- und Letalitätsrate für Frau und Kind im dritten Trimenon.

Fieber übersteigt selten subfebrile Werte. Pathognomonisch ist eine axillär-rektale Temperaturdifferenz von >0,8 °C in etwa 50 % der Fälle. Höheres Fieber tritt erst bei perityphlitischem Infiltrat, Abszess oder Peritonitis auf. Eine mäßige Leukozytose ist nicht verwertbar.

In den vergangenen Jahren hat sich die **Sonographie** als wegweisendes Diagnostikum für eine akute Appendizitis erwiesen. Bei ulzerophlegmonöser Appendizitis hat die Sonographie eine Trefferquote von bis zu 85 %. Eine katarrhalische Appendizitis lässt sich nur selten darstellen. Der entzündete Wurmfortsatz stellt sich im Querschnitt als druckdolente pathologische Kokarde dar. Im Längsschnitt lässt sich das blinde Ende ohne peristaltische Bewegungen darstellen (Abb. 13.**2**). Bei Vergrößerung des Wurmfortsatzes auf >7 mm im Querschnitt mit fehlender Komprimierbarkeit ist dies hochverdächtig auf eine akute Entzündung. Für eine perforierte Appendix spricht der zusätzliche Nachweis von freier Flüssigkeit in Form einer echofreien Raumforderung um den Wurmfortsatz herum. Daneben stellt auch der Nachweis eines Appendixsteins unabhängig von der Größe des Organs einen Mosaikstein in der Appendizitisdiagnostik dar.

 Ein negativer sonographischer Befund schließt jedoch eine akute Appendizitis nicht aus.

Im Rahmen differenzialdiagnostischer Abwägungen können andere Erkrankungen ausgeschlossen bzw. unwahrscheinlich gemacht werden (rupturierte Ovarialzyste, Nierenstauung, Gallensteine usw.). Insbesondere können auch Adnextumoren (Differenzialdiagnose: Torsion) und freie Flüssigkeit erkannt werden.

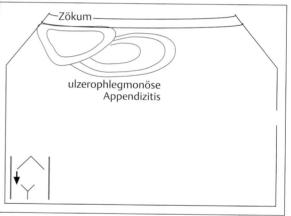

Zökum

ulzerophlegmonöse Appendizitis

b

Im Ausnahmefall steht mit der **Computertomographie**, die in der Schwangerschaft nur unter strengster Indikationsstellung eingesetzt werden sollte, eine weitere diagnostische Option zur Verfügung.

Differenzialdiagnostik. Auch in der Schwangerschaft müssen eine Vielzahl verschiedener Erkrankungen gegenüber einer Appendizitis abgegrenzt werden (Tabelle 13.**1**). Pyelonephritis, ektope Nidation (Extrauteringravidität) und schmerzhafte Frühschwangerschaft sind die wichtigsten Erkrankungen, die von der Appendizitis während der Schwangerschaft abgegrenzt werden müssen. Gestielte Ovarialzysten oder ernährungsgestörte Uterusmyome sind in zweiter Linie zu berücksichtigen.

Therapie. Die einzig kausale und erfolgreiche Therapie der akuten Appendizitis ist die Appendektomie (Edwards et al. 2001). Die Operation bedeutet Diagnosesicherung und Therapie.

Betreuung während der Schwangerschaft. Aufgrund der erschwerten Diagnosefindung einer Appendizitis in der Schwangerschaft sollten in Zweifelsfallen engmaschige interdisziplinäre Konsultationen erfolgen. Die Indikation zur Operation muss bei Verschlechterung der klinischen Situation zügig gestellt werden. Bei entsprechendem Verdacht sollte man sich großzügig für die Durchführung einer diagnostischen Laparoskopie entscheiden. Der Eingriff im Frühstadium schadet Mutter und Kind wenig. Verhängnisvoll kann sich aber die verzögerte Operation auswirken (Erylimaz et al. 2002).

Ein Wechselschnitt oder Pararektalschnitt lässt im ersten Trimenon eine ausreichende Übersicht zu. In späteren Schwangerschaftsstadien ist ein Querschnitt in Höhe des Nabels oder über dem maximalen Schmerzpunkt besser. Durch leichte Drehung der Patientin nach links sinkt der Uterus auf die Gegenseite und erleichtert den **Zugang zum Operationsgebiet**. Der rechtsseitige Pararektalschnitt bietet die Möglichkeit der anatomiegerechten Schnittverlängerung bei unklarem oder unvorhergesehenem Befund. Auch eine Schnittentbindung kurz vor dem errechneten Geburtstermin ist bei perforierter Appendizitis und Peritonitis von diesem Zugang aus möglich. Am Ende einer Schwangerschaft und bei geplanter Sektio kann bei hinzutretendem Appendizitisverdacht der Aponeurosenquerschnitt oder der Unterbauchmittelschnitt (mit der besseren Übersicht) gewählt werden, durch den nach der operativen Entbindung die Appendektomie durchgeführt wird.

Der untere Dünndarm ist bei blander Appendix nach einem **Meckel-Divertikel** abzusuchen. Die Eitersammelstellen (Zökumlager, Douglas-Raum, subhepatischer oder subphrenischer Raum) sind ausgiebig zu spülen. Findet sich Eiter, wird eine Drainage eingelegt. Stößt man auf einen **perityphlitischen Abszess** und ist die Appendix nicht ohne weiteres zu entfernen, genügt die alleinige Drainage.

Bei störungsfreiem Verlauf erfolgt anfangs eine kurzfristige Infusionstherapie mit Flüssigkeitskarenz für 12 Stunden und Nahrungsaufbau nach 24 Stunden. Bei komplizierten Fällen ist eine individuelle Therapie entsprechend dem Abdominalbefund erforderlich. Bei Peritonitis werden zunächst Breitbandantibiotika in hoher Dosierung angewendet. Eine frühzeitige Darmstimulation ist in dieser Situation ebenso sinnvoll wie eine Dekompression über eine nasoenterale Sonde.

Makroskopisch unauffällige Appendix. Wird bei der Operation ein makroskopisch unauffälliger Wurmfortsatz gefunden, sollte bei fehlenden Abdominalerkrankungen auch während der Schwangerschaft appendektomiert werden. Postoperative Beschwerdefreiheit und häufige histologische Entzündungszeichen rechtfertigen dieses Vorgehen, da sich kein höheres Risiko ergibt.

Perforierte Appendizitis. Die Perforationsrate während der Schwangerschaft ist deutlich höher als bei nichtschwangeren Patientinnen, insbesondere im letzten Trimenon der Schwangerschaft (bis zu 38 %). Wenn möglich, sollte bei perforierter Appendix eine Sektioentbindung vor der Appendektomie erfolgen, da es perioperativ nicht selten (zu etwa 17 %) zum Verlust des Fetus

kommt. Andernfalls sollten prophylaktische Maßnahmen wie Tokolyse und bei perioperativer Antibiose auch eine simultane vaginale Infektionsprophylaxe, z. B. mit lokalen pH-Wert-Stabilisatoren (Milchsäure, Vitamin C), bedacht werden. Zur großzügigen Drainage der Bauchhöhle werden in der Schwangerschaft weiche Drainagen, z. B. Penrose-Drains oder Easy-Flow-Drainagen, die einige Tage in Uterusnähe belassen werden können, angewandt.

Perityphlitischer Abszess. Der in der Schwangerschaft sehr seltene perityphlitische Abszess wird drainiert, die Appendix, falls noch anatomisch fassbar, entfernt. Auch wenn die Uteruswand in den Abszess einbezogen ist, sollte die Schwangerschaft erhalten werden. Bei präoperativ eindeutiger Diagnose mit gut abgrenzbarem Lokalbefund kann (wegen der Gefahr der operativen Keimverschleppung beim Lösen der Verklebungen) unter stationären Bedingungen unter konservativer Therapie (Nulldiät, parenterale Ernährung, Eisblase, Antibiotika) das Abklingen der Entzündungsreaktion abgewartet werden. Die Appendektomie erfolgt im Intervall nach der Entbindung. Je nach Selektion des Krankenguts liegt die Operationsrate bei 35–80 %.

Appendizitis und Morbus Crohn. Bei Vorliegen eines Morbus Crohn wird wegen der Gefahr einer Crohn-Fistelbildung nur dann auf eine Appendektomie verzichtet, wenn die Appendix vom Morbus Crohn betroffen und nicht eitrig entzündet ist. Die an Morbus Crohn erkrankten Darmabschnitte werden nur angegangen, wenn vital bedrohliche Komplikationen vorliegen (Perforation, Ileus).

Laparoskopische Appendektomie. Die laparoskopische Appendektomie hat sich auch in der Schwangerschaft bewährt, und sie kann mit geringer Komplikationsrate im ersten und zweiten Trimenon durchgeführt werden. Über einen infraumbilikalen Optiktrokar (10 mm) und 2 Arbeitstrokare (5,5 und 10 mm) wird die Appendix aufgesucht, skelettiert, zwischen Roeder-Schlingen abgetragen und entfernt.

Komplikationen und Prognose. Die Prognose der Appendizitis in der Schwangerschaft hat sich dank der verbesserten anästhesiologischen, chirurgischen und geburtshilflichen Möglichkeiten sowie einer deswegen aggressiveren Einstellung zur Frühoperation gewandelt. Eine Gefährdung der Schwangeren ist vor allem im letzten Schwangerschaftsdrittel durch eine verspätete Operation mit einer Letalität von bis zu 10 % gegeben. Die kindliche Letalität bei nichtperforierter mütterlicher Appendizitis liegt bei <10 %, bei Perforation und Peritonitis jedoch deutlich höher.

Übersicht

Postoperative Komplikationen bei akuter Appendizitis
- Wundinfektionen: 10–30 %
- intraabdominelle Abszesse: 2–5 %
- protrahierte postoperative Darmparalyse
- Frühileus (5.–10. postoperativer Tag) durch Verklebungen

- Spätileus durch Briden: 1–4 %
- Kotfistel durch Stumpfinsuffizienz: 0,5–2 %
- mütterliche Letalität bei unkomplizierten Appendizitis: 0,2 %
- mütterliche Letalität bei diffuser Peritonitis: 2–6 %
- kindliche Letalität bei diffuser Peritonitis: >10 %

Wochenbett. Wird eine Appendizitis im Verlauf der Geburt manifest, richtet sich das Vorgehen nach dem geburtshilflichen Befund: Appendektomie bei geschlossenem Muttermund und Verschiebung des Eingriffs bis unmittelbar nach der Geburt, wenn das Kind voraussichtlich innerhalb weniger Stunden geboren sein wird. In den ersten Tagen und Wochen nach der Entbindung kann durch die noch bestehenden Organverschiebungen die typische Symptomatik verändert sein. Bei Unterbauchbeschwerden während dieser Zeit wird man eher an uterusassoziierte Erkrankungen denken als an eine Appendizitis. Wenn eine antibiotische Therapie notwendig wird, müssen die verwendeten Medikamente hinsichtlich der Toxizität für den Säugling überprüft werden. Im Zweifel muss die Muttermilch bis zum Absetzen der Antibiose verworfen werden.

■ Gastritis

Eine Gastritis ist eine Entzündungsreaktion der Magenschleimhaut. Unterschieden werden spezifische und unspezifische Formen. Spezifische Formen treten bei Tuberkulose, Lues, Aktinomykose, Histoplasmose und Morbus Crohn auf. Das klinische Bild besteht aus Schmerzen, Blutung, Stenose, Ulzeration oder Fistelung. Diagnostisch wird eine Gastroskopie mit Biopsieentnahme durchgeführt. Die Therapie ist konservativ.

■ Gastroduodenalulkus

Definition. Unterschieden werden verschiedene Ausprägungen. Eine Erosion ist eine Nekrose ausschließlich der Mukosa mit intakter Muscularis mucosae. Beim Ulkus findet sich eine Nekrose von Mukosa, Submukosa und Muscularis mucosae.

Epidemiologie. Von einem Ulcus ventriculi betroffen sind etwa 0,4 % der Bevölkerung, von einem Ulcus duodeni bis zu 2 %, Frauen 4-mal seltener als Männer. Die Prävalenz dieser Erkrankung ging mit der Entdeckung und Eradikation des Helicobacter pylori deutlich zurück. Häufigkeit, Symptomatik und Komplikationsrate der peptischen Ulkuskrankheit scheinen während der Schwangerschaft abzunehmen (Cappell 2003 a). Eine Inzidenzzunahme bei älteren Frauen ist mit der Einnahme nichtsteroidaler Antirheumatika korreliert. Operationsbedürftige Komplikationen von Magen- und Zwölffingerdarmgeschwüren (Blutung, Perforation, Stenose) in der Schwangerschaft sind selten (Cappell 2003 a).

Ätiologie, Pathogenese, Pathophysiologie. Ein Ulcus Dieulafoy ist eine oberflächliche Schleimhautläsion im proximalen Magen mit einer submukös gelegenen Arterie an der Ulkusbasis, deren Arrosion die charakteristische lebensbedrohliche Blutung bedingt. Das Arzneimittelulkus ist eine akute Magenschleimhautschädigung durch ulzerogene Medikamente. Hierzu gehören die Mehrzahl der Antirheumatika – wie Acetylsalicylsäure, Phenylbutazon, Indometacin –, aber auch hochprozentiger Alkohol. Neben der Helicobactertheorie ist für alle Formen des Gastroduodenalulkus immer noch das Diktum „ohne Säure kein Ulkus" gültig. Allerdings hat die Salzsäure bei den einzelnen Geschwürlokalisationen unterschiedliche Bedeutung.

Klinik. Symptomatisch stehen Oberbauchschmerz, Inappetenz, Völlegefühl und gelegentlich Erbrechen und Gewichtsabnahme im Vordergrund. Häufig ist ein nahrungsabhängiger Schmerz. Tiefe Ulzera führen schließlich zum Durchbruch der Serosa mit akutem, stechendem Schmerz und regionaler Abwehrspannung im Oberbauch. Bei der gedeckten Perforation durch Verkleben des Defekts mit Netz, Kolon oder Gallenblase kann die Symptomatik dezent sein, bei freier Perforation entwickelt sich eine diffuse Peritonitis.

Diagnostik. Die Ösophagogastroduodenoskopie mit Biopsie und Helicobacter-pylori-Schnelltest sichert die Diagnose. Die endoskopische Biopsie ist beim Ulcus ventriculi unabdingbar. Nur histologisch gesicherte, gutartige Magengeschwüre sollten konservativ mit Eradikation von Helicobacter pylori, Protonenpumpenblockern, Prostaglandinanaloga (z. B. Misoprostol) oder anderen Protektiva behandelt werden. Eine endoskopische Verlaufskontrolle des medikamentös behandelten Ulcus ventriculi ist bis zur vollständigen Abheilung erforderlich. Bei Verdacht auf Ulkusperforation ist die Röntgenabdomenübersicht im Stehen mit Darstellung des Zwerchfells richtungweisend. Hier findet sich in 80 % der Fälle der Nachweis freier Luft unter dem Zwerchfell.

Therapie, Betreuung während der Schwangerschaft (vgl. Kapitel 12). Das unkomplizierte Ulkus ist Domäne der medikamentösen Therapie. Behandlung der Wahl in der Schwangerschaft sind diätetische Einschränkungen (Meiden von Alkohol, Kaffee, Nikotin, scharfen Gewürzen) und magnesium- oder aluminiumhaltige Antazida, eventuell kombiniert mit Sucralfat. Bei Versagen dieser Maßnahmen können H_2-Rezeptor-Antagonisten, insbesondere Ranitidin, als relativ unbedenkliche Medikamente zusätzlich eingenommen werden (Cappell 2003 a). Der Nachweis von Helicobacter pylori erfordert eine Eradikationstherapie, z. B. mit Ionenpumpenhemmern (Omeprazol) und Antibiotika (z. B. Clarithromycin und Metronidazol oder Ampicillin) als Triple-Therapie. Wenn möglich, sollte diese Behandlung nach dem ersten Trimenon durchgeführt werden. Für Omeprazol (Weusten et al. 2003), Clarithromycin (Drinkard et al. 2000) und Metronidazol (Moskovitz et al. 2004) wird eine fetale Schädigung oder ein negativer Einfluss auf die Schwangerschaft bisher als unwahrscheinlich erachtet. Die Behandlung der Stressblutung richtet sich nach den Prinzipien der Therapie gastrointestinaler Blutungen (siehe unten).

> Eine absolute Operationsindikation besteht beim perforierten Ulkus. Operativ wird ein Verschluss der Perforationsöffnung mit Einzelknopfnähten und Spülung des Bauchraums durchgeführt. Beim Ulcus ventriculi ist die Exzision des Ulkus zum histologischen Ausschluss von Malignität obligatorisch.

Prognose. Ohne Langzeitprophylaxe oder Eradikation von Helicobacter pylori erfolgt innerhalb eines Jahres in 50–90 % der Fälle die Entwicklung eines Rezidivs, mit medikamentöser Therapie zu 10–20 %, nach 3 Jahren in bis zu 50 % der Fälle. Die Letalität der Geschwürperforation steigt direkt proportional mit dem Lebensalter und der Perforationszeit. Sie liegt im Durchschnitt bei 10–15 %. Nach einfacher Übernähung ist etwa ein Drittel der Patienten zeitlebens beschwerdefrei, ein Drittel ist konservativ therapiepflichtig, und ein Drittel bedarf der Nachoperation. Ein gesicherter Zusammenhang zwischen Schwangerschaft und Prognose der Ulkuskrankheit besteht nicht.

■ Divertikulitis

Definition. Bei der Divertikulose handelt es sich um eine erworbene Ausstülpung der Darmschleimhaut (falsche Divertikel) durch Lücken in der Muskelschicht. Entzündungen der Divertikel führen zur Divertikulitis.

Epidemiologie. Die Kolondivertikulose betrifft am häufigsten das Sigma (90 %), kann aber überall im Dickdarm vorkommen. Als Erkrankung überwiegend älterer Menschen ist sie bei geschlechtsreifen Frauen selten. Nur 10 % der Fälle sind behandlungsbedürftig.

Ätiologie, Pathogenese, Pathophysiologie. Ursächlich ist eine vermehrte Spastik (myostatische Muskelkontraktur) bei zu geringer Ballaststoffzufuhr. Die gesteigerte motorische Aktivität ist dabei vornehmlich an die Längsmuskulatur (Tänien) gebunden. Durch den segmental erhöhten intrakolischen Druck kommt es zum Schleimhautprolaps entlang der intramuralen Kolonarterien. Begünstigend wirken Adipositas (Aufweitung der Gefäßkanäle durch Fetteinlagerungen), fortgeschrittenes Alter und faserarme Kost. Es besteht eine Syntropie mit der Cholelithiasis und der Hiatushernie (Saint-Trias). Pathogenetisch liegt der Divertikulitis eine intradivertikuläre Drucknekrose mit nachfolgender peridivertikulitischer Entzündung und Mukosaabszedierung zugrunde. Aufgrund der Seltenheit einer Divertikulitis in der Schwangerschaft ist eine wechselseitige Beeinflussung bisher nicht ausreichend untersucht (Sherer et al. 2001).

Klinik. Die Divertikulose ist meist symptomlos. Leitsymptom der Divertikulitis ist der linksseitige Unterbauchschmerz („Linksappendizitis"). Häufig ist eine gedeckte Perforation (36 %) oder ein Abszess (39 %), vielfach nach retroperitoneal. Bei Einbruch in abdeckende Nachbarorgane kommt es zur Fistelbildung (3 %) zu Harnblase, Scheide oder seltener Dünndarm mit entsprechender Sekretion. Bei freier Perforation kommt es

zur kotigen Peritonitis mit akutem Abdomen. Sekundär entstehen Stenosen (14 %) bei chronifizierter Entzündung durch Wandverdickung, narbige Erstarrung und fixierte Abknickung des Sigmas mit Obstipation. Die Abgrenzung gegen ein Karzinom ist häufig auch intraoperativ schwierig. Bei Ausbreitung der Entzündung auf den Retroperitonealraum sind Dysurie und Ureterstenosen möglich. Unabhängig von Entzündungen können Gefäßarrosionen am Divertikelhals zu heftigen Blutungen führen (8 %).

Diagnostik. Bei der Untersuchung tastet man im linken Unterbauch eine dem Sigma entsprechende schmerzhafte, walzenförmige Resistenz. Im Laborbefund zeigen sich eine Leukozytose sowie eine Erhöhung der Konzentration des C-reaktiven Proteins und der Blutkörperchensenkungsgeschwindigkeit. Die Sonographie zeigt häufig eine pathologische Kokarde mit Druckschmerz oder einen peridivertikulitischen Abszess. Die Ausdehnung der Entzündung ist im Kolonkontrasteinlauf mit Gastrografin oder einem Abdomencomputertomogramm darstellbar. Der Nachweis freier Luft bei der Perforation ist nur zu 50 % positiv. Radiologische Untersuchungen sind jedoch in der Schwangerschaft nicht indiziert und entbehrlich. Im unkomplizierten Fall sind Labordiagnostik und Sonographie ausreichend, bei Komplikationen kann neuerdings die Magnetresonanztomographie zusätzliche Informationen liefern (Sherer et al. 2001), wenn nicht ein klinisch akutes Abdomen ohnehin die explorative Laparotomie erfordert. Die Endoskopie ist zur Abklärung der Dignität einer Stenose sinnvoll.

Therapie. Bei akuter Divertikulitis ohne Peritonitis wird eine konservative stationäre Therapie durchgeführt (Bettruhe, anfangs Infusionstherapie, später vollresorbierbare Diät, systemisch wirksame Antibiotika, Eisblase). Eine Indikation für einen operativen Eingriff stellt sich bei entzündlicher Stenose, Ileus, gedeckter Perforation mit Abszess oder freier Perforation mit Peritonitis. Wenn möglich, erfolgt eine Resektion des erkrankten Darmabschnitts, insbesondere bei Perforation, sonst die Ausschaltung über eine Transversostomie. Bei chronisch-komplizierter Divertikulitis (gedeckte Perforation, Fisteln, Stenose) ist die einzeitige Resektion im freien Intervall anzustreben. Bei Beschwerden im jüngeren Alter (<45 Jahre) wird wegen der hohen Komplikationsrate und Rezidiven die Empfehlung zur Elektivoperation gegeben.

Betreuung während der Schwangerschaft. In der Schwangerschaft sollte initial eine konservative Therapie mit Elektivoperation nach der Entbindung angestrebt werden, sofern nicht ein akutes Abdomen oder ein Versagen der konservativen Therapie zur Akutoperation zwingt. Bei Divertikelblutung erfolgt nach Identifikation der Blutungsquelle eine endoskopische Blutstillung. Nur bei wiederholter Blutung besteht in der Schwangerschaft die Indikation zur elektiven Resektion.

Prognose. Bei Elektivoperation beträgt die Operationsletalität <1 %, bei Peritonitis >20 % und bei kotiger Peritonitis >50 %.

■ Enterocolitis regionalis Crohn

Epidemiologie. Epidemiologisch zeigt sich eine zwei-gipfelige Kurve (20.–30. und 50.–60. Lebensjahr) mit Bevorzugung des jüngeren Erwachsenenalters. Bei späterer Manifestationen besteht oft ein abgeschwächter Verlauf. Während die Häufigkeit der Colitis ulcerosa stagniert, nimmt die Häufigkeit des Morbus Crohn des Kolons zu („Colonic Shift"). Die inaktive Enteritis regionalis zeigt kein erhöhtes Exazerbationsrisiko während der Schwangerschaft. Die unkomplizierte Enteritis regionalis hat während der Schwangerschaft auch kein erhöhtes Risiko hinsichtlich Fehlbildungsrate sowie Fehl- oder Frühgeburt. Dagegen geht die durch enterale Fistelbildung, Stenose, ausgedehnten Kolonbefall und in seltenen Fällen toxische Dilatation komplizierte Enteritis regionalis Crohn zu etwa 35 % mit kindlichen Fehlbildungen, Fehl- oder Frühgeburt einher.

Ätiologie, Pathogenese, Pathophysiologie. Diese transmurale Entzündung kann den Gastrointestinaltrakt in seinem gesamten Verlauf befallen. Bevorzugte Lokalisation ist das terminale Ileum, am häufigsten im Rahmen einer Ileokolitis (50 %). Die isolierte Ileitis bzw. Kolitis findet man bei 30 % bzw. 20 % der Patienten. Gastroduodenale Manifestationen sind mit 5 % im Gegensatz zum perianalen Befall mit Fisteln und Fissuren (20–25 %) eher selten. Die Ätiologie ist unbekannt. Angeschuldigt werden Umwelt- und Nahrungseinflüsse, wie hochraffinierte Zucker- und Getreideprodukte, Konservierungsstoffe, chemisch aufbereitete Nahrungsfette (wie Margarine), polygenetische Komponenten und immunologische Phänomene. Auch eine virale Genese sowie die Mitbeteiligung von Anaerobiern wird diskutiert. Eine zentrale Rolle spielen T-Helferzellen mit Produktion von Interferon-γ, Tumornekrosefaktor-α und Interleukin. Pathologisch-anatomisch lassen sich **4 Stadien** unterscheiden:
➤ akutes Stadium mit ödematös-phlegmonöser Entzündung („Hot Crohn"),
➤ subakutes Stadium mit von der Submukosa ausgehender Geschwürbildung,
➤ Narbenstadium mit Stenosierungen,
➤ Stadium der Fistelbildung.

Klinik. Leitsymptom ist die Diarrhö mit wenig ausgeprägten Blut- und Schleimstühlen. Häufig sind auch Schmerzen infolge Stenose, Passagestörung oder des Entzündungsprozesses selbst. Es besteht eine ausgeprägte Neigung zu schleichender Perforation, Abszessen und sekundären Fistelbildungen zu Haut und Nachbarorganen (Dünndarm, Harnblase, Harnleiter, Scheide). Anale Manifestationen zeigen häufig einen atypischen Verlauf. Extraintestinale Manifestationen sind Gelenkschmerz, Arthritis, Uveitis, Iridozyklitis, Erythema nodosum oder eine Purpura. Der Verlauf ist schubweise, mit weniger ausgeprägten Remissionen als bei der Colitis ulcerosa. Bei der akuten Verlaufsform finden sich rechtsseitiger Unterbauchschmerz, Fieber, Erbrechen, Durchfälle und eine palpable Resistenz. Anamnestisch bestehen seit Tagen bis Wochen Leibschmerzen (im Gegensatz zur Appendizitis). Die hochakute Verlaufsform des Morbus Crohn („Hot Crohn") kann bei Manifestation im Kolon zu einem toxischen Megakolon führen. Bei der chronischen Verlaufsform mit Stenosierung bestehen anhaltende Leibschmerzen mit rezidivierenden inkompletten Ileuszuständen. Gelegentlich kommt es zur kompletten Dünn- oder Dickdarmstenose mit mechanischem Ileus. Weitere Symptome sind intermittierende septische Temperaturzacken, entero-kutane Fistelbildungen, Malassimilation durch entero-enterale Fistelungen, retroperitoneale Abszesse oder Beckenphlegmone durch Perforation ins Retroperitoneum (Psoaszeichen!) sowie eine Thrombose der V. cava inferior.

Diagnostik. Koloskopie und Gastroskopie mit tiefen Stufenbiopsien sind beweisend beim Nachweis epitheloidzelliger Granulome. Die Rektoskopie dient zum Nachweis analer Manifestationen (Katz 2002). Die radiologische Diagnostik wird auf die Zeit nach der Entbindung verschoben. Die Röntgendünndarmpassage, gegebenenfalls mittels Bilbao-Sonde, zeigt dann typische fadenförmige Stenosen („String Sign") oder ein Pflastersteinrelief. Im Computertomogramm gelingt der Nachweis von „Creeping"-Fett. Intraoperativ (z. B. Appendektomie) kann die Diagnose durch mesenteriale Lymphknotenentnahme gesichert werden.

Therapie. Im akuten Stadium erfolgt die Behandlung konservativ, mit Glukokortikoiden und Azathioprin (Kane 2003), bei Kolonbefall mit Salazosulfapyridin, 5-Aminosalicylsäure und Disalicylsäure. Eine Anwendung dieser Medikamente ist auch in der Schwangerschaft ohne negativen Einfluss auf die Schwangerschaft möglich (Moskovitz et al. 2004). Zusätzlich wird eine vollständige parenterale Ernährung durchgeführt oder voll resorbierbare Sondenkost verabreicht. Eine Operation ist während einer Gravidität nur bei Komplikationen angezeigt, wobei auch die besondere Gefährdung des Kindes durch chronische Ernährungsstörungen, Anämie und Entzündungsherde der Mutter zu berücksichtigen ist. Kaiserschnitte werden bei Frauen mit Morbus Crohn häufiger durchgeführt, vor allem bei akuter perianaler Entzündung, die zu Schwierigkeiten bei der vaginalen Entbindung führen kann. Eine entero-vaginale Fistel bedeutet bei der Geburt ein erhöhtes Infektionsrisiko für das Neugeborene. Das Prinzip jeglicher Operation beim Morbus Crohn ist, so viel Darm wie nötig und so wenig wie möglich zu entfernen, da kein Zusammenhang zwischen dem Resektionsausmaß und der Rezidiverwartung besteht. Bei Resektionsbehandlung sollte sparsam im makroskopisch Gesunden (2–3 cm) reseziert werden. Bei multiplen Stenosen (<10 cm) wird eine Strikturoplastik durchgeführt, vor allem bei Kurzdarmsyndrom. Bei gesundem Rektum ist die Erhaltung der anorektalen Kontinenz immer anzustreben. Bei Rektumbefall und komplizierten Fisteln kann eine passagere Ileostomie zur Abheilung der lokalen Entzündungszeichen führen (Deviationsstoma). Die kumulative Rezidivquote nach Ileorektostomie beträgt nach 10 Jahren etwa 70 %. Eine Proktokolektomie mit endständiger Ileostomie ist nur bei schwerer rektaler Manifestation, zerstörtem analen Sphinkterapparat und konsekutiver Inkontinenz indiziert. Die Bildung eines Dünndarmreservoirs anal oder prästomal verbietet sich, da dieses die Rezidivmanifestation begünstigt. Anale Manifestationen sind kein Anlass zu exstirpierenden Eingriffen. Sie sollten lokal saniert oder drainiert werden, schränken jedoch die Chancen der Kontinenzerhaltung ein. Temporär hilfreich können Fadendrainagen sein. Entzündliche Komplikationen – wie Abszesse, schlecht drainierte Fisteln und Abszessresthöhlen – sind ausreichend zu entlasten.

Prognose. Nach Langzeitvorbereitung lassen sich postoperative septische Komplikationen weitgehend vermeiden (Risiko: 10 %), trotz vorbestehender septischer Herde bei annähernd 50 % aller Operierten. Damit sinkt auch das Operationsrisiko auf nahezu 0 % ab. Nach Proktolektomie ist das Risiko eines Übergreifens auf den Dünndarm geringer als nach Teilentfernung (20 % versus 50 % bei Kolonteilerhaltung). Die Lebensqualität nach kontinenzerhaltenden Eingriffen (z. B. Ileorektostomie) ist wesentlich besser als nach Proktokolektomie. Eine postoperative Rezidivprophylaxe mit 5-Aminosalicylsäure-Präparaten erscheint sinnvoll.

Betreuung während der Schwangerschaft. Die Schwangerschaft an sich scheint keinen Einfluss auf den Verlauf der Erkrankung zu nehmen.

■ Colitis ulcerosa

Epidemiologie. Die Inzidenz der Colitis ulcerosa wird mit 5–8 Neuerkrankungen pro 100 000 Einwohner und Jahr angegeben. Die Erkrankung bevorzugt Frauen zwischen dem 20. und 40. Lebensjahr und ist daher während einer Schwangerschaft durchaus zu erwarten. Die Fertilität ist nicht herabgesetzt, und Frühgeburten und Spontanaborte sind nicht häufiger als bei Schwangeren ohne Colitis ulcerosa. Ebenso muss man nicht damit rechnen, dass die Krankheit besonders schwer verläuft, wenn der erste Entzündungsschub während einer Schwangerschaft einsetzt.

Ätiologie, Pathogenese, Pathophysiologie. Diskutiert werden genetische Faktoren, Umwelteinflüsse und immunologische Vorgänge, ebenso psychosomatische Zusammenhänge.

Klinik. Die Colitis ulcerosa ist eine chronisch-entzündliche Darmerkrankung, die sich primär auf die Schleimhaut des Kolons beschränkt. Sie breitet sich kontinuierlich von aboral nach oral aus, bis zur totalen Kolitis. Eine sekundäre Beteiligung des terminalen Ileums ist in 10 % der Fälle zu erwarten ("Back-wash-Ileitis"). Zu 30–40 % beschränkt sich die Erkrankung auf das Rektum (Proktosigmoiditis). Akut fulminante Verläufe greifen auf die gesamte Darmwand über. Bei chronischen Prozessen kommt es zum narbigen Umbau der Kolonwand mit Verlust der Haustrierung. Die chronische Irritation begünstigt eine Fehlregeneration, die über eine schwere Dysplasie zur malignen Transformation führt. Die Colitis ulcerosa kann diskret mit blutig-schleimigen Durchfällen ohne Schmerzen oder aber auch als akut fulminantes Geschehen mit hohem Fieber und Sepsis beginnen. Stuhlfrequenz und Krankheitsintensität korrelieren eng. Tenesmen, Gewichtsverlust bis zu anorexieartigen Zuständen, Anämie, Eiweißmangel, Abwehrschwäche und Allgemeinintoxikation können bei schweren Verläufen vorkommen. Überwiegend nimmt die Krankheit einen schubweisen Verlauf, mit längerfristigen spontanen Remissionen. Diese chronisch-rezidivierende Verlaufsform kann in eine chronisch-kontinuierliche Form mit Symptomverlauf über viele Monate übergehen. Extraintestinale Manifestationen oder Komplikationen bestehen in Arthritis, Erythema nodosum, Augenentzündungen, Thrombophlebitis, Pankreatitis, Cholelithiasis, primär sklerosierender Cholangitis, Nephrolithiasis, Hydronephrose oder Amyloidose. Das **toxische Megakolon** mit plötzlichem Sistieren des Stuhlabgangs, schmerzhaft geblähtem, akutem Abdomen, Erbrechen, Perforation und schwerer allgemeiner Intoxikation ist diejenige gefürchtete Komplikation, die auch in der Schwangerschaft auftreten kann (Ooi et al. 2003). Die Diagnose des **toxischen Megakolons** wird durch eine Abdomenleeraufnahme gestellt, die ein maximal geblähtes Kolon und Wandkonturveränderungen zeigt. Nur wenig dramatisch ist die Verlaufsform der **Colitis gravis**. Hierbei können vor allem profuse, therapierefraktäre Blutungen auftreten. Anale Komplikationen bestehen in inneren Fisteln. Stenosen sind selten (im Gegensatz zum Morbus Crohn). Das kumulative Risiko eines kolitisassoziierten Karzinoms steigt abhängig von Krankheitsdauer, Kolitisausdehnung, Alter bei Krankheitsbeginn und Dysplasien. Es liegt nach 30 Jahren zwischen 5 % und 22 %. Die Prognose des Kolitiskarzinoms ist wegen Symptomarmut, später Diagnose, hohem malignen Potenzial und früher Metastasierung schlecht. Nicht selten entstehen diese Karzinome polytop.

Diagnostik. Es erfolgen Rektoskopie und Koloskopie mit Stufenbiopsien. Makroskopisch findet sich in Frühformen eine kontaktvulnerable, hyperämische, leicht granuläre Schleimhaut mit gleichmäßig verteilten, punktförmigen Erosionen. Bei ausgeprägten entzündlichen Schüben dominieren tiefe Ulzerationen mit Pseudopolypen. Histologisch finden sich typischerweise Kryptenabszesse mit Verlust der Becherzellen.

Therapie. Die Behandlung der Colitis ulcerosa im unkomplizierten akuten Stadium erfolgt konservativ. Der akute Schub einer Colitis ulcerosa, der nur durch hohe Dosen von Immunsuppressiva beherrscht wird, kann Indikation zur alleinigen Anlage einer Enterostomie sein, um die teratogene Medikation durch eine lokal wirksame Spülbehandlung ersetzen zu können. Absolute Indikationen zur Enterostomie sind toxisches Megakolon, freie Perforation, unstillbare Blutungen, therapierefraktärer Verlauf bei Colitis gravis und Karzinomentwicklung.

> Ein toxisches Megakolon, das nicht innerhalb von 48 Stunden eine eindeutige Besserung zeigt, muss operiert werden.

Das Standardverfahren ist eine **subtotale Kolektomie** mit Ileostomie und Blindverschluss des Rektums oder Anlage einer Sigmafistel. Alternativ kommt die Methode nach Turnbull zur Anwendung, mit Anlage einer doppelläufigen Ileostomie sowie Darmdekompression über Transversumfistel und retrograde Intubation bzw. Sigmafistel („Blow-Hole") (Ooi et al. 2003). Hierbei muss bedacht werden, dass der erkrankte Darm im Abdomen verbleibt und die mögliche Schädigung des Feten durch Toxine weiter besteht. Wenn möglich, ist daher eine Resektion des erkrankten Dickdarms anzustreben. Nach Stabilisierung des Zustands ist eine **Proktokolektomie** im Intervall sinnvoll. Das Risiko einer primären (Prokto-)Kolektomie liegt wegen der Größe des Eingriffs und der Gefahr des Aufbrechens des wandgeschädigten Kolons wesentlich höher. Auch bei der schweren Kolitis, die sich nicht in einer Woche unter intensiver konservativer Therapie bessert, ist ein zweizeitiges Vorgehen mit Kolektomie und endständiger Ileostomie sowie Blindverschluss des Rektums nach Hartmann empfehlenswert. Die Elektivoperation ist heutzutage eine **sphinktererhaltende Proktokolektomie** mit Konstruktion eines J- oder S-förmigen Dünndarm-Pouch und Ileum-Pouch-analer Anastomose (IPAA). Eine dauerhafte Kontinenzerhaltung ist zu 90 % möglich. Die häufigsten Komplikationen sind Pouchitis (35 %) und postoperativer Ileus (15 %). Alternativ kommt eine Proktokolektomie mit endständigem Ileostoma prominens oder kontinenter Ileostomie nach Kock infrage. Normale vaginale Entbindungen sind nach IPAA durchaus möglich, auch wenn die Indikation zum Kaiserschnitt häufiger gestellt wird als bei Frauen mit Ileostomie (Wax et al. 2003). Erhöhte Stuhlfrequenz und Kontinenzverschlechterung bilden sich nach der Entbindung wieder zurück.

Prognose. Mit der Kolonentfernung ist die Krankheit somatisch geheilt. Das früher hohe Operationsrisiko (15–20 %) ließ sich durch konsequente Langzeitvorbereitung auf <0,5 % senken. Die postoperative lokale Komplikationsrate liegt bei 5 %. Bei toxischem Megakolon haben die Frühindikation, neue Operationstechniken und ein optimales perioperatives Management eine drastische Reduktion der Letalität von 30–80 % auf 1–3 % erbracht.

Gallenblase und Gallenwege

Siehe zu diesem Thema auch Kapitel 10.

■ Cholelithiasis

Epidemiologie, Ätiologie, Klinik, Diagnostik. Siehe Kapitel 10.

Therapie, Prognose. Die unkomplizierte Cholelithiasis stellt keine Indikation zur Operation in der Schwangerschaft dar. Eine konservative Therapie mit Spasmolytika und gallengängigen Antibiotika ist gerechtfertigt. Bei gehäuften Beschwerden kann auch in der Schwangerschaft die Cholezystektomie empfohlen werden, da ein aktives Vorgehen kein erhöhtes Risiko aufweist (Ramin u. Ramsey 2001). Als günstigster Operationstermin wird

das zweite Trimenon angesehen (Sungler et al. 2000). Die Cholezystektomie ist weiter geboten, wenn Komplikationen auftreten, wie Gallenblasenhydrops, Empyem, Begleitpankreatitis, Stauungsikterus oder Gallensteinileus. Das Risiko einer Cholezystektomie für das Kind liegt bei <5 %. Die fetale Sterblichkeit steigt auf über 50 % an, wenn sich unter abwartender Strategie eine biliäre Pankreatitis entwickelt.

■ Verschlussikterus

Epidemiologie. Choledochussteine sind nur zu etwa 10 % für einen in der Gravidität auftretenden Ikterus verantwortlich.

Diagnostik. Bei mechanischem Verschluss im Bereich des Gallengangsystems kann die Sonographie eine extra- oder intrahepatische Cholestase nachweisen. Typisch für die intrahepatische Staung sind die intrahepatischen Gangerweiterungen mit echoarmer Schlängelung nach peripher (Bild eines „knorrigen Baumes"). Bei Staung des Ductus choledochus ist das Lumen auf >9 mm verbreitert.

Betreuung während der Schwangerschaft. Choledochussteine können auch in der Gravidität nach endoskopischer Papillotomie instrumentell extrahiert werden (Cappell 2003 b). Nach der Entbindung sollte die Cholezystektomie nachgeholt werden. Die nicht immer vorhersehbare Untersuchungszeit der endoskopischen Papillotomie bringt eine variable Strahlenbelastung mit sich, die dem Operationsrisiko gegenübergestellt werden muss.

■ Cholezystitis

Siehe zu diesem Thema auch Kapitel 10.

Diagnostik. Die Diagnose der akuten Cholezystitis ist aus dem klinischen Bild mit rechtseitigem Oberbauchschmerz, laborchemischen Entzündungszeichen und dem sonographischen Befund zu stellen. Sonographische Kriterien sind eine Verdickung der Gallenblasenwand auf >4 mm, ein echoarmer Saum um die Gallenblase herum (perivesikales Ödem) und Druckdolenz bei der Untersuchung. Konkremente oder eine Gallenblasenvergrößerung sind fakultative Befunde. Beim Gallenblasenempyem findet man reflexreiches Material in der Gallenblase.

Betreuung während der Schwangerschaft. Die Abgrenzung der akuten Cholezystitis und der Appendizitis kann wegen der Lageveränderungen in der zweiten Schwangerschaftshälfte schwierig sein. Nur bei gesicherter Diagnose ist ein konservativer Behandlungsversuch der akuten Cholezystitis gerechtfertigt. Dabei unterscheidet sich die konservative Therapie der Cholezystitis bei Schwangeren nicht von derjenigen bei Nichtschwangeren. Zeigt sich innerhalb von 2 Tagen kein Rückgang der akuten Symptomatik, erfolgt die Cholezystektomie, am besten von einem Rippenbogenrandschnitt aus (Ghumman et al. 1997).

Akute Pankreatitis

Definition. Bei der akuten Pankreatitis handelt es sich um eine akute Entzündung der Bauchspeicheldrüse, die in 2 Formen vorkommt: die serös-interstitielle Pankreatitis mit Hyperfermentie und die hämorrhagisch-nekrotisierende Form mit akuter Pankreasnekrose (Pankreasapoplexie).

Epidemiologie. Die chronische Pankreatitis spielt während der Gravidität kaum eine Rolle. Auch die meist biliär bedingte akute Pankreatitis ist selten (Gosnell et al. 2001). Sie kann jedoch bei Schwangeren jeden Alters und in allen Schwangerschaftsstadien auftreten.

Ätiologie. Es wurde spekuliert, dass hormonelle und metabolische Veränderungen während einer Gravidität die akute Pankreatitis verursachen können. Die **Gestationspankreatitis** kann aber nicht als gesichert gelten.

Klinik. Das typische klinische Bild besteht in gürtelförmigen Schmerzen mit Ausstrahlung nach links und in den Rücken.

Diagnostik. Die Diagnose ergibt sich aus den typischen Beschwerden und der Aktivitätssteigerung von Lipase und Amylase im Serum. Die Serumkalziumkonzentration ist oft verringert. Mit der Sonographie lassen sich die Größe der Bauchspeicheldrüse, ein Pankreasödem, peripankreatische Abszesse und Pseudozysten erkennen. Im Stadium I der akuten Pankreatitis findet man eine diffuse, umschriebene Größenzunahme des Pankreas. Im Stadium II zeigt sich eine partielle Nekrosenbildung mit umschriebenen, echoarmen Bezirken innerhalb des Pankreas. Im Stadium III stellen sich in der Pankreasloge echoarme, aber auch binnenechoreflexreiche Bezirke durch Pankreasreste dar. Eine zusätzliche Magnetresonanztomographie kann sinnvoll sein.

Therapie, Betreuung während der Schwangerschaft. Die Behandlung der Begleitpankreatitis eines Gallensteinleidens ist meist unproblematisch. Sie klingt unter vorübergehender Nahrungskarenz und parenteraler Ernährung rasch ab. Um Rezidive zu vermeiden, muss die Cholezystektomie trotz der Schwangerschaft ernsthaft erwogen werden. Die Behandlung der akuten Pankreatitis ist primär konservativ. Die schwere hämorrhagische Pankreatitis erfordert eine konsequente intensivmedizinische Betreuung. Sekundärfolgen – wie Niereninsuffizienz, Sepsis und respiratorische Störungen – sind für die hohe mütterliche Letalität und für die extreme Gefährdung des Kindes verantwortlich. Häufig wird ein Abort oder eine vorzeitige Wehentätigkeit ausgelöst. Eine operative Intervention ist indiziert, wenn sich der Zustand trotz adäquater Behandlung verschlechtert oder eine infizierte Pankreasnekrose vorliegt. Akute Komplikationen, wie rupturierte Pseudozysten oder intraabdominelle Blutungen, erfordern die Laparotomie.

Dabei werden Nekrosen und Abszesse ausgeräumt und der Oberbauch ausgiebig gespült und drainiert. Anastomosen zwischen Pseudozyste und Dünndarm als innere Drainage wird man auf die Zeit nach der Schwangerschaft verschieben. Für einen Schwangerschaftsabbruch besteht keine Notwendigkeit.

Prognose. Die Letalität der hämorrhagisch-nekrotisierenden Pankreatitis liegt unter konservativer Therapie zischen 40 % und 100 %. Ein zeitgerechtes chirurgisches Vorgehen nach 24–48 Stunden erfolgloser konservativer Therapie kann die Letalität auf 30–40 % senken.

Ileus

Definition. Es handelt sich um eine gestörte Passage des Darminhalts durch mechanische (Obturations-, Okklusions-, Strangulationsileus) oder allgemeine (paralytischer, spastischer Ileus) Ursachen.

Epidemiologie. Ein Darmverschluss während der Gravidität ist mit 0,0015–0,08 % selten.

Ätiologie, Pathogenese, Pathophysiologie. In >90 % der Fälle handelt es sich um einen **Ileus in graviditate** infolge mechanischer Ursachen. Adhäsionen und Briden nach Voroperationen sind in etwa zwei Drittel der Fälle der auslösende Faktor, seltener kongenitale Strangbildungen, Volvuli, Invaginationen, stenosierende Karzinome oder inkarzerierte Hernien. Die Obstruktion wird oft im dritten Trimenon der ersten Schwangerschaft manifest, wenn wegen der Vergrößerung des Uterus die Darmschlingen in ihrer Lage verändert werden. In etwa 10 % der Fälle handelt es sich beim Schwangerschaftsileus um einen paralytischen Ileus. Die Darmlähmung ist hierbei Symptom einer anderen, meist entzündlichen Erkrankung. Auch eine akute Pyelonephritis und eingeklemmte Uretersteine müssen berücksichtigt werden. Entscheidend sind das Erkennen und das Behandeln der Grundkrankheit. Der **Ileus e graviditate** als paralytischer Ileus ohne anatomisch sichtbare Ursache ist extrem selten. Er impliziert eine kausale Beziehung zwischen Schwangerschaft und Darmverschluss. Mechanischer Druck des vergrößerten Uterus auf Rektum und Sigma, eine Eskalation der physiologischen Darmatonie bis zur kompletten Darmparalyse sowie Elektrolytstörungen durch Schwangerschaftserbrechen und Albuminmangel mit Darmwandödem werden diskutiert. Der gezielte Einsatz bilanzierender Elektrolytlösungen, onkotisch wirksamer Albuminlösungen und motilitätssteigernder Parasympathomimetika kann sein Auftreten verhindern. Die akute Pseudoobstruktion des Kolons (Ogilvie-Syndrom) mit Dilatation des Kolonrahmens ohne anatomisches Hindernis scheint diesem Ileuszustand in der Schwangerschaft zu entsprechen. Neben mechanischer Entlastung durch endoskopische Darmdekompression kann gelegentlich das chirurgische Vorgehen mit einer Zöko- oder Transversostomie erforderlich sein. Eine Indikation zum Schwangerschaftsabbruch ist nur selten gegeben.

Klinik. Führendes Symptom des mechanischen Ileus ist die schmerzhafte Obstipation mit Blähungen, gefolgt von Erbrechen bis zum Miserere. Abdominalschmerz, Stuhlverhaltung und Erbrechen können in der Schwangerschaft als Folge des wachsenden Uterus oder als schmerzhafte Senkwehen fehlgedeutet werden. Obstipation und Meteorismus können als hormonell ausgelöste Darmatonie erklärt oder als Hyperemesis gravidarum unterschätzt werden. Bei Schmerzen und Erbrechen nach der 20. Schwangerschaftswoche ist zunächst an eine organische Ursache zu denken.

Diagnostik. Auskultatorisch können oft die typischen akustischen Phänomene eines mechanisches Hindernisses mit spritzenden und plätschernden Geräuschen nachgewiesen werden. Der paralytische Ileus ist durch das Fehlen der Darmperistaltik gekennzeichnet (Totenstille). Die Bauchdecken sind gebläht, mit tympanitischem Klopfschall außerhalb der Uterusgrenzen. Bei Störung der Darmmotilität kann mit Hilfe der Sonographie die Art der Motilitätsstörung (paralytisch oder mechanisch) differenziert werden. Im Frühstadium des mechanischen Ileus findet man dilatierte, flüssigkeits- und luftgefüllte Darmschlingen sowie eine Pendelperistaltik. In der Übergangsphase werden die Kontraktionen seltener. Die Spätphase des mechanischen Ileus ist sonographisch nicht von einer Paralyse zu trennen. Die extrem dilatierten Darmschlingen erscheinen als nebeneinander aufgereihte echoarme Kugeln ohne Peristaltik. Ein den Verschluss verursachender Tumor kann oft zusätzlich als Kokardenstruktur dargestellt werden, ebenso freie Flüssigkeit im Abdomen. Zur Präzision der Operationsindikation kann trotz der Gravidität eine Abdomenübersichtsaufnahme im Stehen bzw. in Linksseitenlage angezeigt sein. Die Gefahr der Strahlenbelastung ist geringer einzuschätzen als der Schaden einer späten Diagnose. Die radiologische Diagnostik im Sinne einer Verlaufskontrolle oder Untersuchungen mit Kontrastmittel verbieten sich jedoch während der Schwangerschaft.

Therapie, Betreuung während der Schwangerschaft. Aus der Trias „Abdominalschmerz, Stuhlverhalt und Erbrechen" lässt sich die Indikation zur Laparotomie ableiten. Die Wahl des operativen Zugangs richtet sich nach dem Alter der Schwangerschaft und der Ileussymptomatik. Eine mediane Oberbauchlaparotomie gewährleistet mit zunehmendem Schwangerschaftsalter den besten Zugang zum Darm. Das Vorgehen richtet sich nach der Ileusursache. Nach der 35. Schwangerschaftswoche kann gleichzeitig eine Schnittentbindung vorgenommen werden, vorher ist sie im Allgemeinen nicht erforderlich. Tumorbedingte Stenosen sind zu 3% Ursache des Ileus bei Schwangeren. In der ersten Hälfte der Schwangerschaft behindert der geburtshilfliche Befund die Tumorexstirpation im Allgemeinen nicht. Zwischen der 25. und der 35. Schwangerschaftswoche kommt das mehrzeitige Vorgehen infrage. Nach der 35. Schwangerschaftswoche werden Schnittentbindung und Tumoroperation kombiniert oder in einem zeitlichen Abstand von wenigen Wochen ausgeführt. Die Indikation zum Schwangerschaftsabbruch beim Ileus ist zurückhaltend zu stellen. Nur beim Darmverschluss durch ein malignes Wachstum ist in Abhängigkeit vom Schwangerschaftsalter und vom Ausbreitungsgrad des Tumors der Schwangerschaftsabbruch in Übereinstimmung mit der Patientin und deren Angehörigen zu erwägen.

Prognose. Eine Ileussymptomatik von mehreren Tagen Dauer bis zur endgültigen Diagnose und Therapie bedingt die hohe Gefährdung von Mutter und Kind. Die mütterliche Letalität des Schwangerschaftsileus wird mit 20–30% angegeben, die kindliche mit 25–60%.

Blutungen

■ Akute extragenitale Blutungen

Akute gastrointestinale und intraabdominelle Blutungen zählen zu den seltenen Komplikationen in der Schwangerschaft. Wegen des raschen Blutverlusts mit Beeinträchtigung der uteroplazentaren Perfusion erfordern sie jedoch unverzügliches Handeln.

■ Gastrointestinale Blutungen

Die Ulkusblutung ist die gefährlichste Komplikation des Geschwürleidens und betrifft etwa 30% aller Ulzera.

Ätiologie. Ursache ist die Arrosion eines größeren arteriellen Gefäßes, meist der A. gastroduodenalis.

Klinik. Je nach Ausmaß der Blutung kann eine okkulte Blutung mit chronischer Anämie und Teerstuhl bzw. Hämatemesis oder eine akute Massenblutung mit hämorrhagischem Schock vorliegen.

Therapie, Betreuung während der Schwangerschaft. Die wichtigste Erstmaßnahme ist die Schockbehandlung mit Volumensubstitution, gefolgt von der Notfallendoskopie. Eine akute Ulkusblutung kann durch Unterspritzung mit Suprarenin, Laserbehandlung, Elektrokoagulation oder Setzen von Endoclips häufig definitiv zum Stillstand gebracht werden. Die Notwendigkeit einer operativen Blutstillung durch Quadrantenumstechung sowie die extraluminäre Ligatur der A. gastroduodenalis, der A. pancreaticoduodenalis superior und der A. gastroepiploica dextra, eventuell kombiniert mit einer Pyloroplastik bzw. resezierenden Verfahren, ist heutzutage nur noch selten erforderlich. Eine eventuell notwendige definitive ulkuschirurgische Versorgung sollte auf einen Zeitpunkt nach der Entbindung verschoben werden. Beim Ulcus Dieulafoy sowie beim Mallory-Weiss-Syndrom reicht eine Gastrotomie mit Umstechung aus. Seltene Indikationen zur Magenresektion während der Schwangerschaft stellen die konservativ nicht beherrschbare Blutung aus Magenschleimhauterosionen, das blutende, kallöse Magenulkus, die Rezidivblutung, die hochgradige Magenausgangsstenose und das Malignom dar. In der Schwangerschaft seltene **Blutungen aus Ösophagusvarizen** können endoskopisch mittels paravariköser Injektion sklerosierender Substanzen gestillt werden. Nach erfolgreicher endoskopischer Blutstillung ist durch eine konservative Therapie mit Protonenpumpenblockern und Eradikationstherapie eine Ulkusabheilung zu erzielen.

Prognose. Die Ergebnisse der Behandlung von Ulkuskomplikationen in der Schwangerschaft zeigen bei rechtzeitiger Diagnose und Therapie keine erhöhte mütterliche oder fetale Letalität an. Die Prognose korreliert mit dem Blutverlust, dem Alter sowie etwaigen Begleiterkrankungen. Die durchschnittliche Letalität liegt bei 10 %.

■ Intraabdominelle Blutungen

Epidemiologie, Ätiologie. Den sehr seltenen, vor allem am Ende der Schwangerschaft auftretenden Spontanblutungen liegen meist rupturierte subkapsuläre Hämatome der Leber (vor allem HELLP-Syndrom: etwa 1 %), oberflächliche Hämangiome oder Hepatome zugrunde (Sandhu u. Sanyal 2003). **Leberhämatome** können auf dem Boden einer arteriellen Hypertonie durch die Zunahme des Blutvolumens während der Schwangerschaft bei Patientinnen mit Eklampsie/Präeklampsie, vor allem aber beim HELLP-Syndrom, entstehen (Häufigkeit: 1–2 %; vgl. Kapitel 7). Es ist davon auszugehen, dass sich Fibrin in den Lebersinusoiden und -arteriolen ablagert und zu deren Obstruktion führt, mit Ausbildung einer periportalen hämorrhagischen Nekrose. Eine disseminierte intravasale Gerinnung im Rahmen einer Präeklampsie kann diesen Pathomechanismus verstärken. Eine erhöhte Bauchdeckenspannung durch Erbrechen und Pressen, vor allem aber durch unsachgemäße Anwendung der Kristeller-Hilfe mit Anstieg des intraabdominellen Drucks und Volumenvermehrung im prähepatischen Raum während der Geburt können die Ruptur auslösen. Eine **Blutung aus der Milz** und den Milzgefäßen stellt eine weitere, klinisch wichtige Ursache intraabdomineller Blutungen dar, die in der Schwangerschaft spontan auftritt.

Klinik. Plötzlich eintretende Bauchschmerzen sind oft das erste Symptom. Das klinische Bild der massiven intraabdominellen Blutung ist gekennzeichnet durch Peritonismus, leichte Abwehrspannung, Zeichen des Volumenmangels und eventuell Schulterschmerzen. Eine Proteinurie als Ausdruck einer Präeklampsie sowie Pleuraergüsse werden zusätzlich beobachtet.

Diagnostik. Die Sonographie des Abdomens ist mit hoher Treffsicherheit in der Lage, freie intraabdominelle Flüssigkeit nachzuweisen. Durch Aspiration der Flüssigkeit kann deren Natur zweifelsfrei nachgewiesen werden.

Therapie. Die sofortige Notfalloperation ist die einzig sinnvolle therapeutische Konsequenz. Der Zugang zum Abdomen erfolgt durch einen Oberbauchmittelschnitt oder Oberbauchquerschnitt. Eine vorübergehende Verringerung der Blutung erreicht man durch digitale Kompression oder Abklemmen des Lig. hepatoduode-

nale. Wenn möglich, ist die durchgreifende Naht zu empfehlen. Tamponaden mit Bauchtüchern sind unbefriedigend, oft aber der einzige Ausweg. Blutungen aus benignen Lebertumoren werden durch Entfernung des Tumors mittels atypischer Resektion behandelt. Eine Ligatur der Leberarterie ist bei vorgeschädigter Leber gefährlich und wegen des Pfortaderzuflusses oft ineffektiv.

Betreuung während der Schwangerschaft. Die Schwangerschaft sollte bei schweren transfusionsbedürftigen Blutungen beendet werden, da mit ischämiebedingten Schäden des Feten zu rechnen ist.

Prognose. Die mütterliche Letalität liegt zwischen 10 % und 70 %, die Chance des Fetus, ein mütterliches Schockereignis zu überstehen, ist noch geringer.

■ Arterielle Aneurysmen

Epidemiologie. Mehr als die Hälfte aller rupturierten arteriellen Aneurysmen bei Frauen unter 40 Jahren treten während einer Schwangerschaft oder im Wochenbett auf. Für die Aorta, die intrakraniellen Gefäße, die Milzarterie, die Nierenarterien, die Koronarien und die Ovarialgefäße sind Fallzahlen von jeweils bis zu 100 rupturierten Aneurysmen bekannt. Die Seltenheit arteriell bedingter Komplikationen in der Schwangerschaft und ihre im Anfangsstadium unspezifische Symptomatik verzögern die Diagnose und die rechtzeitige Therapie.

Ätiologie. Die hämodynamischen und endokrinen Veränderungen – erhöhtes Herzminutenvolumen, Intimahyperplasie, Mediaauflockerung –, die zur Ausbildung und Ruptur von Aneurysmen führen können, sind in ihren pathogenetischen Mechanismen bisher nur partiell gesichert.

Therapie, Betreuung während der Schwangerschaft. Im Bereich der Hirngefäße kommt die Katheterembolisierung des Aneurysmas zur Anwendung. Aneurysmen der Koronarien und der herznahen Aorta, zumeist dissezierende Aneurysmen, erfordern das gesamte kardiochirurgische Spektrum. Trotzdem stellt das Überleben der Patienten die Ausnahme dar. Dissezierende Aneurysmen der thorakalen und abdominalen Aorta sowie der Iliakalgefäße werden durch synthetischen Gefäßersatz behandelt. Der Versuch, eine Schwangerschaft zum Zeitpunkt einer aortalen Aneurysmadissektion zu erhalten, erscheint nicht sinnvoll. Organerhaltende Operationen kommen beim relativ häufigen Milzarterienaneurysma und beim Aneurysma der Ovarialarterien nicht in Betracht. Das rupturierte Nierenarterienaneurysma erfordert vielfach eine Nephrektomie, wenn die gegenseitige Niere intakt ist. Im Zweifel ist eine Organerhaltung durchzuführen, wenn die aufwändige Gefäßoperation keine Gefährdung für die Patientin darstellt.

Hiatusgleithernie

Definition. Die Hiatushernie ist die häufigste Form der Zwerchfellhernie (90 %), mit Bruchpforte am Hiatus oesophageus. Unterschieden werden 3 Formen: die axiale Gleithernie (80 %), die paraösophageale Hernie und Mischformen.

Klinik. Das klinische Bild ist zu 70 % asymptomatisch. Zehn Prozent der Erkrankungen verursachen eine mechanische Reizung mit retrosternalem Schmerz und Druckgefühl, 20 % führen zur typischen Refluxkrankheit. Auffällig ist ein gleichzeitiges Auftreten von Hiatushernie, Gallensteinen und Divertikulose in 30–40 % der Fälle (Saint-Trias).

Therapie, Betreuung während der Schwangerschaft. Eine Therapie asymptomatischer Hernien ist nicht erforderlich. Bei mechanischer Irritation mit Verdacht auf rezidivierende Inkarzeration oder kardiorespiratorischer Beeinträchtigung sind eine operative Reposition, Fixation und Sicherung mit Fundoplikatio oder Hiatoplastik und Fundopexie indiziert. Bei der **paraösophagealen Hernie** stehen klinisch kardiorespiratorische Symptome, Dysphagie, Völlegefühl und Übelkeit im Vordergrund. Bei Abknickung, Strangulation oder Inkarzeration von Darmanteilen entsteht eine Ileussymptomatik. Es besteht wegen Komplikationsgefahr eine absolute Operationsindikation. Nach transabdomineller Reposition der Eingeweide werden ein Verschluss der Bruchlücke sowie eine Fixation des Magens durch ventrale Fundopexie vorgenommen. Der Bruchsack verbleibt in situ und atrophiert. Das Operationsrisiko liegt bei <5 % bei 20 %iger Rezidivgefahr. Hiatushernien entwickeln sich bei etwa 13 % der schwangeren Frauen infolge des erhöhten intraabdominellen Drucks und des verringerten Zwerchfelltonus. Sie bilden sich nach der Entbindung wieder zurück und bedürfen selten einer operativen Behandlung. Refluxbeschwerden, wie Sodbrennen und retrosternale Schmerzen, sind häufig und werden konservativ behandelt. Da vor allem adipöse Frauen betroffen sind, ist eine Gewichtsreduktion anzustreben, zumindest eine weitere Zunahme des Körpergewichts zu vermeiden. Zusätzliche Maßnahmen sind Alkohol- und Nikotinverbot, Verzicht auf beengende Kleidung, Vermeidung der Nahrungsaufnahme vor dem Schlafengehen, Hochstellen des Bettkopfendes, H₂-Rezeptor-Antagonisten, Protonenpumpeninhibitoren, Antazida und Schleimhautprotektiva. Bei konservativer Therapieresistenz steht als Alternative zur lebenslangen Medikamenteneinnahme die operative Behandlung mit laparoskopischer Fundoplikatio, das heißt Faltung einer Fundusmanschette um die terminale Speiseröhre, zur Verfügung. Eine Fundoplikatio ist während einer Schwangerschaft nur bei konservativ nicht beeinflussbarem Volumenreflux und hohem Leidensdruck indiziert. Ein Abbruch der Gravidität ist nicht notwendig.

Ileostomie und Kolostomie

> Die wichtigste Maßnahme für eine korrekte Stomaversorgung ist die sorgfältige präoperative Planung der Stomaposition mit der Patientin.

Anstelle einer doppelläufigen Transversumkolostomie wird heute vielfach eine doppelläufige Ileostomie bevorzugt. Die früheren Versorgungsnachteile einer Ileostomie sind heute nicht mehr gegeben. Der Vorzug der Ileostomie ist ihre geringere Komplikationsanfälligkeit, sodass Behandlungszwänge wegen Stomakomplikationen (obligater Prolaps der Transversostomie, peristomale Hernie) seltener auftreten. Diätvorschriften sind entbehrlich, ein Berufswechsel nur bei schwerer körperlicher Arbeit erforderlich. Für die Stomaträgerin sollte eine möglichst normale Lebensführung angestrebt werden. Für Sport und Freizeit besteht keine Einschränkung. Bei Ileostomieträgerinnen ist auf ausreichende Trinkmengen zu achten (Gefahr von Nierensteinen). Gallensäureverluste begünstigen eine Gallensteinbildung. Sexualprobleme sind lösbar. Die Zahl der Schwangerschaften bei verheirateten Ileostomieträgerinnen entspricht der ihrer Altersgenossinnen. Die Geburt ist auf vaginalem Wege möglich. Patientinnen mit einem Ileostoma nach Kolektomie mit blind verschlossenem Rektumstumpf oder nach Proktokolektomie haben nach Ausheilung ihrer entzündlichen Darmerkrankung meist eine wiederhergestellte normale Fertilität. Der Schwangerschaftsverlauf einer Ileostomapatientin kann durch lokale Komplikationen, wie Ileostomaprolaps oder -retraktion, erschwert sein. Die anatomischen Veränderungen führen bei der Ileostomaversorgung zu vorübergehenden Hautproblemen, eine operative Revision kann jedoch fast immer vermieden werden. Bei einer kontinenten Ileostomie (Kock-Pouch) können Entleerungsschwierigkeiten auftreten, die sogar die vorübergehende Stent-Versorgung des Ileostomieventils erforderlich machen.

Hernien

Leisten- oder Schenkelhernien mit Einklemmung als Ileusursache in der Schwangerschaft sind selten, da der wachsende Uterus den Dünndarm nach kranial verdrängt und die Bruchpforten abdeckt. Hernienoperationen sind in der Schwangerschaft grundsätzlich möglich, sollten aber den Patientinnen mit anhaltenden Beschwerden vorbehalten bleiben. Bei einer Darmeinklemmung besteht eine dringliche Operationsindikation.

Hämorrhoiden

Definition. Als Hämorrhoidalleiden wird eine Vergrößerung des arteriellen Plexus haemorrhoidalis bezeichnet. Die größten Knoten sind an den Gefäßzuflüssen bei 3, 7 und 11 Uhr entwickelt. Es werden **3 Stadien** unterschieden:

➤ Stadium I entspricht einer nichtschmerzenden, voll reversiblen Vergrößerung des Gefäßplexus.

➤ Im Stadium II liegt eine spontan nicht mehr rückbildungsfähige Vergrößerung mit Knotenbildung vor.
➤ Stadium III bezeichnet einen vollständigen Vorfall der Knoten durch Pressen, eine spontane Inkarzeration ist möglich.

Ätiologie. Begünstigende Faktoren sind eine sitzende Lebensweise, Adipositas, starkes Pressen bei der Defäkation und die Gravidität.

Klinik. Die klinische Symptomatik besteht in schmerzlosen, hellroten Defäkationsblutungen, meist als Stuhlauflagerungen. Gelegentlich treten massive Blutungen auf. Weitere Symptome sind Brennen, Jucken, Nässen und Prolaps. Bei Inkarzeration bestehen heftigste Schmerzen und eine dunkelrote Stauungsblutung. Bei Vorfall der gesamten Hämorrhoidalzone und des Anoderms besteht ein so genannter Analprolaps.

Diagnostik. Die Diagnostik besteht aus Inspektion und Palpation sowie Proktoskopie, Rektoskopie und Koloskopie zum Ausschluss höhergelegener Läsionen.

Therapie, Betreuung während der Schwangerschaft. Die Therapie besteht in den Stadien I und II in der Sklerosierungsbehandlung. Alternativen sind Infrarotkoagulation, Gummibandligatur nach Barron und neuerdings die dopplersonographisch gesteuerte Ligatur der zuführenden Hämorrhoidalgefäße (Hetzer et al. 2003). Ergänzende Maßnahmen sind Analduschen und Sitzbäder. Im Stadium III sind befriedigende Resultate nur mit der Operation zu erzielen, die jedoch auf die Zeit nach der Entbindung verschoben werden sollte. Am weitesten verbreitet sind die Resektion nach Milligan-Morgan und die submuköse Hämorrhoidektomie nach Parks. Allerdings bilden sich 90 % der Hämorrhoiden nach dem Wochenbett spontan zurück, so dass eine chirurgische Therapie nur selten erforderlich wird. Das Wirkprinzip der medikamentösen Therapie ist antiphlogistisch-adstringierend, mit Präparaten auf Kortikoidbasis, meist mit Lokalanästhetikazusätzen.

Perianale Thrombose

Hierbei handelt es sich um eine akut aufschießende, äußerst schmerzhafte, livide Knotenbildung am äußeren Afterrand. Die Ursache ist eine Thrombosierung in perianalen Gefäßgeflechten. Sie entsteht meist nach forciertem Pressakt (auch postpartal). Die Therapie besteht in einer Entleerung der Gerinnsel durch Stichinzision oder besser Exzision.

Laparoskopische Eingriffe bei schwangeren Frauen

Da für videoendoskopische Eingriffe der Bauchhöhle auch bei schwangeren Frauen ein Gas (CO_2) insuffliert wird, müssen mögliche Gefahren für den Embryo berücksichtigt werden (Azidose, Tachykardie) (Holthausen et al. 1999). Trotzdem etablierte sich die laparoskopische Technik auch in der Gravidität (Lachman et al. 1999). Eingriffe im zweiten und frühen dritten Trimenon gefährden das ungeborene Kind am wenigsten. In der ersten Phase der Schwangerschaft könnte die Organogenese ungünstig beeinflusst werden. Operationen im letzten Drittel der Schwangerschaft erhöhen die Gefahr einer Frühgeburt und sind wegen des großen Uterus technisch schwierig. Für die Indikationsstellung gelten die gleichen Regeln wie für jede Laparotomie. Als mögliche Vorteile des laparoskopischen Vorgehens gelten der geringere Schmerzmittelverbrauch, die geringere postoperative Hypoventilation der Mutter, die frühere Normalisierung der Nahrungsaufnahme und die kürzere Verweildauer im Krankenhaus. Als Nachteil wird, neben den Risiken der CO_2-Insufflation, der erhöhte intraabdominelle Druck genannt, der bei Werten von >12 mm Hg den uterinen Blutfluss negativ beeinflussen könnte und daher möglichst niedriger einreguliert werden sollte. Um das Risiko für Mutter und Kind zu minimieren, werden der intraabdominelle Druck und die Blutgase fortlaufend gemessen und eine Kompression der V. cava durch entsprechende intraoperative Lagerung (15° Linksseitenlage) vermieden.

Maligne Tumoren

Malignome des Gastrointestinaltrakts sind während der Gravidität selten.

Magenkarzinome entstehen zu etwa 10 % bei jungen Menschen unter 40 Jahren und sie sind daher auch in der Gravidität zu erwarten (Jaspers et al. 1999). Die Symptome – wie Übelkeit, Druckgefühl im Oberbauch oder Appetitlosigkeit – werden fast regelmäßig als schwangerschaftsbedingte Störungen verkannt und die Diagnose dadurch verzögert. Die Prognose ist für Mutter und Kind gleich schlecht. Einzige sinnvolle Maßnahme ist die Operation. Allerdings ist eine Gastrektomie wegen des fortgeschrittenen Tumorleidens in weniger als der Hälfte der Fälle möglich.

Die Frequenz **kolorektaler Karzinome** nimmt insgesamt zu. Da aber überwiegend höhere Altersklassen betroffen sind, kommen Dickdarmkarzinome bei Graviden selten vor (Balloni et al. 2000). Die Tumoren verteilen sich auf alle Schwangerschaftsstadien und können auch bei sehr jungen Frauen auftreten. Die Prognose ist schlecht (Walsh u. Fazio 1998).

Nur 8 Fälle von **Pankreaskarzinomen** bei Schwangeren wurden bisher beschrieben und in Einzelfällen sogar erfolgreich operiert.

Gelegentlich werden während Schwangerschaft und Geburt **Tumoren im kleinen Becken**, wie Sarkome oder Teratome, entdeckt.

Die Frage, ob eine Gravidität die Wachstumstendenz eines Malignoms steigert und die Gefahr einer Metastasierung erhöht, ist nicht entschieden. Obwohl viele Autoren diese Möglichkeit ablehnen, halten andere eine Stimulierung der Proliferation für durchaus möglich. Eine Metastasierung in Plazenta und Fetus wurde bisher nicht beobachtet.

Literatur

1. Angelini DJ. Obstetric triage revisited: update on non-obstetric surgical conditions in pregnancy. J Midwifery Womens Health. 2003;48(2):111–8.
2. Balloni L, Pugliese P, Ferrari S, Danova M, Porta C. Colon cancer in pregnancy: report of a case and review of the literature. Tumori. 2000;86(1):95–7.
3. Cappell MS. Gastric and duodenal ulcers during pregnancy. Gastroenterol Clin North Am. 200 a;32(1):263–308.
4. Cappell MS. The fetal safety and clinical efficacy of gastrointestinal endoscopy during pregnancy. Gastroenterol Clin North Am. 2003 b;32(1):123–79.
5. Drinkard CR, Shatin D, Clouse J. Postmarketing surveillance of medications and pregnancy outcomes: clarithromycin and birth malformations. Pharmacoepidemiol Drug Saf. 2000;9(7):549–56.
6. Edwards RK, Ripley DL, Davis JD, et al. Surgery in the pregnant patient. Curr Probl Surg. 2001;38(4):213–90.
7. Eryilmaz R, Sahin M, Bas G, Alimoglu O, Kaya B. Acute appendicitis during pregnancy. Dig Surg. 2002;19(1):40–4.
8. Fallon WF Jr, Newman JS, Fallon GL, Malangoni MA. The surgical management of intra-abdominal inflammatory conditions during pregnancy. Surg Clin North Am. 1995;75(1):15–31.
9. Ghumman E, Barry M, Grace PA. Management of gallstones in pregnancy. Br J Surg. 1997;84(12):1646–50.
10. Gosnell FE, O'Neill BB, Harris HW. Necrotizing pancreatitis during pregnancy: a rare cause and review of the literature. J Gastrointest Surg. 2001;5(4):371–6.
11. Hetzer FH, Wildi S, Demartines N. [New modalities and concepts in the treatment of hemorrhoids]. Schweiz Rundsch Med Prax. 2003;92(38):1579–83.
12. Holthausen UH, Mettler L, Troidl H. Pregnancy: A contraindication? World J Surg. 1999;23(8):856–62.
13. Jaspers VK, Gillessen A, Quakernack K. Gastric cancer in pregnancy: do pregnancy, age or female sex alter the prognosis? Case reports and review. Eur J Obstet Gynecol Reprod Biol. 1999;87(1):13–22.
14. Kane S. Inflammatory bowel disease in pregnancy. Gastroenterol Clin North Am. 2003;32(1):323–40.
15. Katz JA. Endoscopy in the pregnant patient with inflammatory bowel disease. Gastrointest Endosc Clin North Am. 2002;12(3):635–46.
16. Lachman E, Schienfeld A, Voss E, et al. Pregnancy and laparoscopic surgery. J Am Assoc Gynecol Laparosc. 1999;6(3):347–51.
17. Merger M, Scholmerich J. [Gastrointestinal diseases in pregnancy]. Ther Umsch. 1999;56(10):597–601.
18. Moskovitz DN, Bodian C, Chapman ML, et al. The effect on the fetus of medications used to treat pregnant inflammatory bowel-disease patients. Am J Gastroenterol. 2004;99(4):656–61.
19. Ooi BS, Remzi FH, Fazio VW. Turnbull-Blowhole colostomy for toxic ulcerative colitis in pregnancy: report of two cases. Dis Colon Rectum. 2003 Jan;46(1):111–5. PMID: 12544530 [PubMed – indexed for MEDLINE].
20. Ramin KD, Ramsey PS. Disease of the gallbladder and pancreas in pregnancy. Obstet Gynecol Clin North Am. 2001;28(3):571–80.
21. Sandhu BS, Sanyal AJ. Pregnancy and liver disease. Gastroenterol Clin North Am. 2003;32(1):407–36.
22. Schumpelick V, Dreuw B, Ophoff K, Prescher A. Appendix and cecum. Embryology, anatomy, and surgical applications. Surg Clin North Am. 2000;80(1):295–318.
23. Sherer DM, Frager D, Eliakim R. An unusual case of diverticulitis complicating pregnancy at 33 weeks' gestation. Am J Perinatol. 2001;18(2):107–11.
24. Sivanesaratnam V. The acute abdomen and the obstetrician. Baillieres Best Pract Res Clin Obstet Gynaecol. 2000;14(1):89–102.
25. Sungler P, Heinerman PM, Steiner H, et al. Laparoscopic cholecystectomy and interventional endoscopy for gallstone complications during pregnancy. Surg Endosc. 2000;14(3):267–71.
26. Walsh C, Fazio VW. Cancer of the colon, rectum, and anus during pregnancy. The surgeon's perspective. Gastroenterol Clin North Am. 1998;27(1):257–67.
27. Wax JR, Pinette MG, Cartin A, Blackstone J. Female reproductive health after ileal pouch anal anastomosis for ulcerative colitis. Obstet Gynecol Surv. 2003;58(4):270–4.
28. Weusten BL, Exalto N, Otten MH. [Drug treatment of gastroesophageal reflux disease in pregnant women: consensus guidelines of gastroenterologists and gynaecologists]. Ned Tijdschr Geneeskd. 2003;147(50):2471–4.
29. Williamson C. Drugs in pregnancy. Gastrointestinal disease. Best Pract Res Clin Obstet Gynaecol. 2001;15(6):937–52.

14 Erkrankungen der Nieren und der Harnwege

M. Mohaupt

Niere und normale Schwangerschaft

■ Physiologische Adaptationen während der Schwangerschaft

Anatomische Veränderungen. Während einer Schwangerschaft nimmt die Nierengröße um etwa 1 cm zu. Die ableitenden Harnwege, die Nierenkelche sowie das Nierenbecken und der Ureter dilatieren. Diese Dilatation ist regelmäßig auf der rechten Seite im Vergleich zu links ausgeprägter und kann bereits ab dem ersten Trimenon vorhanden sein. Dabei spielen hormonale Einflüsse und mechanische Obstruktion eine Rolle (Tabelle 14.1).

Renale Hämodynamik. Das Herzzeitvolumen nimmt im Verlauf der Schwangerschaft bis zum Ende des 4. Monats um etwa 50 % zu, um nach Beendigung der Schwangerschaft rasch den Ausgangswert zu erreichen (Hunter u. Robson 1992). Ein wesentlicher Faktor hierfür ist die Zunahme des Gesamtkörperwassers, die durch die Nettoretention von 950 mmol Natrium bis zum Schwangerschaftsende zustande kommt. Bereits bei Frauen, die keine peripheren Ödeme entwickeln, trägt die vermehrte Körperflüssigkeit etwa 8 Liter zur Zunahme des Körpergewichts um durchschnittlich 12,5 kg bei. Hiervon werden 6 Liter extrazellulär eingelagert, und das Plasmavolumen wird um bis zu 2 Liter gesteigert. Die meisten Frauen entwickeln während der Schwangerschaft periphere Ödeme. Werden periphere Ödeme sichtbar, weisen die Schwangeren eine durchschnittliche Gewichtszunahme von 14,5 kg auf. Auch haben 15 % aller Frauen ohne sonstige Krankheitszeichen Ödeme nicht nur in den abhängigen Partien, sondern auch an anderen Lokalisationen (Hände, präsakral). Begünstigt durch die Plasmavolumenexpansion steigen der effektive renale Plasmafluss und die glomeruläre Filtrationsrate (GFR) bis zum Ende des ersten Trimenons um etwa

50 % an. Der effektive renale Plasmafluss nimmt bis zum Ende des zweiten Trimenons um 60–80 % zu, um dann im weiteren Verlauf langsam wieder abzufallen. Die Erhöhung der GFR bleibt über den gesamten Zeitraum in etwa unverändert erhalten. Diese Gestationshyperfiltration führt auch bei mehreren Schwangerschaften nicht zu erhöhten intraglomerulären Drücken oder zu funktionellen und strukturellen Nierenveränderungen. Häufig resultiert daraus eine Schwangerschaftspolyurie ohne Krankheitswert.

Die während der Schwangerschaft zu verzeichnenden Veränderungen renaler Funktionsparameter sind zusammenfassend in Abb. 14.1 dargestellt, und Abb. 14.2 zeigt eine Übersicht der Auswirkungen der Schwangerschaft auf nierenphysiologische Parameter.

Erkrankungen der Nieren

■ Definition

Es handelt es sich um eine Störung, die „de novo" in der Schwangerschaft entstanden oder bereits vorbestehend hormonelle und/oder homöostatische Funktionen der Niere beeinträchtigt. Die Störung kann akut auftreten, sich reversibel darstellen oder chronisch progredient irreversibel verlaufen. Nierenfunktionsbeeinträchtigungen treten primär idiopathisch oder sekundär, z. B. im Rahmen einer hämodynamischen, metabolischen oder immunologischen Systemerkrankung, auf.

■ Epidemiologie

Akute Nierenfunktionsverschlechterung. In westlichen Industrieländern liegt in der Gesamtgruppe aller Patienten mit akutem Nierenversagen (ANV) in etwa 4 %

Tabelle 14.1 Gradeinteilung der Dilatation des Nierenbeckenkelchsystems

Grad	Nierenkelche	Papillenform	Form des Kelchhalses	Procedere
0	<5 mm	konkav	variabel	Zuwarten
I	6–10 mm (leichte Dilatation)	beginnend konvex	überwiegend offen	Zuwarten
II	11–15 mm (mittelgradige Stauung)	konvex	erweitert	Verlaufskontrolle; bei Infektzeichen oder Einzelniere mit verminderter Nierenfunktion relevant
III	>15 mm (hochgradige Stauung)	Konvex/deformiert	sehr weit	Verlaufskontrolle; bei rascher Progredienz oder Infektzeichen oder Einzelniere mit verminderter Nierenfunktion relevant

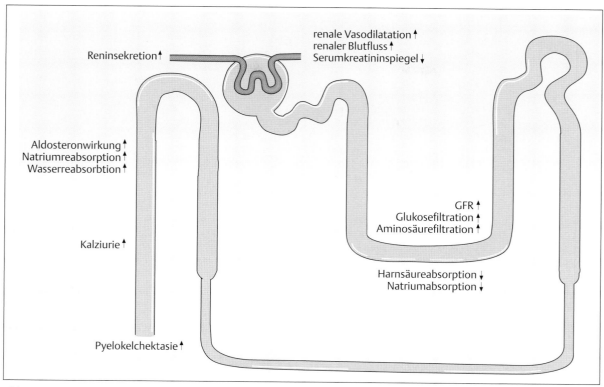

Abb. 14.**1**   Veränderung renaler Funktionsparameter während der Schwangerschaft. GFR = glomeruläre Filtrationsrate.

der Fälle eine Schwangerschaft als Ursache vor. Schwere Verläufe sind selten (<0,01 % dialysepflichtig). Somit beträgt die Mortalität <5 %. Während der ersten zwei Drittel einer Schwangerschaft sind septische Aborte mit gramnegativen Erregern und Hypovolämien (z. B. nach akuten Blutungen oder Traumata, sehr selten bei Hyperemesis gravidarum) die häufigsten Ursachen für ein ANV. Irreversible Schädigungen, die früher bei peri- oder postpartaler, bilateraler Nierenrindennekrose zu sehen waren, sind sehr selten geworden (Häufigkeit von 1:50 000 Schwangerschaften). Die Erstmanifestation einer akuten Glomerulonephritis (GN) in der Schwangerschaft ist ebenfalls sehr selten (Häufigkeit von 1:40 000).

Chronische Nierenerkrankung. Es finden sich nur wenige Schwangerschaften bei höhergradiger Nierenfunktionseinschränkung. Bei primär renalen Erkrankungen zeigen Daten aus Serien mit meist weniger als 100 Schwangeren, dass der Verlauf einer Schwangerschaft nur vom Ausmaß der Nierenfunktionsverschlechterung, jedoch nicht von der zugrunde liegenden Ätiologie abhängig ist. Ein Serumkreatininwert von >2,6 mg/dl vor der Schwangerschaft führt bei 46 % der Schwangeren zu einer Nierenfunktionsverschlechterung und in bis zu 81 % der Fälle zu einer Präeklampsie. Diese Zahlen sind in mehreren Querschnittsuntersuchungen in etwa gleichem Ausmaß zu erkennen. Eine Nierenbeteiligung bei einer präexistenten Systemerkrankung, z. B. einem systemischen Lupus erythematodes, verkompliziert den Verlauf einer Schwangerschaft für Mutter und Kind.

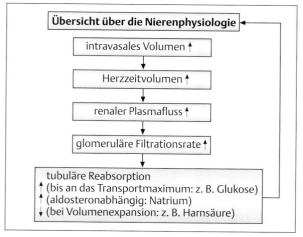

Abb. 14.**2**   Veränderung nierenphysiologischer Parameter während der Schwangerschaft.

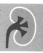

Zwischen 9 % und 60 % der betroffenen Frauen haben mit einem Rezidiv der Grunderkrankung zu rechnen, bei 19 % kommt es zu einer reversiblen, sehr selten (<1 %) zu einer irreversiblen Nierenfunktionsverschlechterung. Eine diabetische Nephropathie liegt bei <2 % aller Schwangerschaften vor und führt selten zu einer reversiblen Einschränkung der GFR, häufiger zu einer teils nephrotischen Proteinurie (69 %), einer arteriellen Hypertonie (73 %) und einer Präeklampsie (35 %) (Kitzmiller et al. 1981). Eine Schwangerschaft bei autosomal-dominanter polyzystischer Nierenerkrankung (ADPKD), der häufigsten hereditären Nierenerkrankung bei 0,25–0,1 % der Lebendgeburten, beeinflusst den Verlauf der renalen Erkrankung bei meist erhaltener Nierenfunktion nicht (Rizk u. Chapman 2003).

Dialyse. Schwangerschaften bei bestehendem Hämodialyseverfahren als Nierenersatzbehandlung sind mit etwa 0,4 % bis maximal 1,4 % der Frauen im reproduktiven Alter, die auf eine Hämodialyse angewiesen sind (52 % erfolgreich gegenüber 8 % vor 20 Jahren), sehr selten. Ein nicht unerheblicher Anteil schwangerer Dialysepatientinnen rekrutiert sich aus Patientinnen mit einer bislang sehr kurzen Therapiedauer mit einem maschinellen Nierenersatzverfahren bzw. aus Frauen, deren Zustand sich im Verlauf der Schwangerschaft von einer prädialytischen Funktionseinschränkung zur dialysepflichtigen Niereninsuffizienz verschlechtert (etwa 20 %). Die Konzeptionsrate unter kontinuierlicher ambulanter Peritonealdialyse (CAPD) ist mit 0,2 % ebenfalls sehr gering (Okundaye u. Hou 1996).

Transplantation. Nierentransplantierte Frauen wurden dagegen in 2–23 % der Fälle schwanger, wobei 82–97 % dieser Schwangerschaften nach dem ersten Trimenon bei einer Nierenfunktion mit einem Serumkreatininwert von <1,4 mg/dl erfolgreich waren.

■ Ätiologie, Pathogenese, Pathophysiologie

Verschiedene Verläufe einer Nierenerkrankung können unterschieden werden: ANV (z. B. akute Tubulusnekrose), chronisch stabile oder progrediente Nierenerkrankungen (z. B. ADPKD) oder akute Schädigung bei vorbestehender Niereninsuffizienz (z. B. hämodynamisch bedingtes ANV bei vorbestehender diabetischer Nephropathie). Die Nierenfunktionseinschränkung kann reversibel (z. B. obstruktive Nephropathie), partiell reversibel (z. B. länger bestehende Nierenarterienstenose mit struktureller Nierenalteration) oder irreversibel (z. B. diabetische Nephropathie) sein.

Akutes Nierenversagen. Ein ANV kann prärenal, renal oder postrenal ausgelöst werden. Eine typische prärenale Ursache in der Schwangerschaft ist die Hyperemesis gravidarum, eine charakteristische renale Ursache ist die akute Tubulusnekrose bei Fruchtwasserembolie, vorzeitiger Plazentalösung, septischem Geschehen oder Blutungsschock. Mikroangiopathisch ausgelöste Geschehen finden sich bei Präeklampsie und deren schwerer Verlaufsform, dem HELLP-Syndrom, bei hämolytisch-urämischem Syndrom (HUS) sowie bei thrombotisch-thrombozytopenischer Purpura (TTP). Die Endothelschädigung bei diesen Erkrankungen führt zur Aktivierung prokoagulatorischer Prozesse, die schlussendlich in einer Obstruktion der Gefäßstrombahn enden. Diese Prozesse können in eine Nierenrindennekrose einmünden, die sich auch nach Abruptio placentae, puerperaler Sepsis oder postpartaler Blutung findet. Ursächlich behandelbare Grunderkrankungen (z. B. ANCA-

positive Vaskulitis) oder reversible Faktoren (z. B. Nierenarterienstenose, obstruktive Nephropathie) müssen gesucht und korrigiert werden. Zumeist ist das Vorhandensein einer chronisch verlaufenden Nierenerkrankung vor der Schwangerschaft bekannt, und auslösende Faktoren (z. B. Infekte, Xenobiotika, Immunphänomene) sind bereits ausgeschlossen worden. Tritt eine Nierenerkrankung „de novo" während einer Schwangerschaft auf, müssen die genannten Auslöser ausgeschlossen und möglichst eliminiert werden. Eine an die Ätiologie der Nierenerkrankung angelehnte pathogenetische Beurteilung ist jedoch häufig schwierig, wenn klare Auslöser (z. B. humorale Faktoren, postrenale Obstruktion bei der Ultraschalluntersuchung; s. nachfolgende Übersicht) fehlen, da die diagnostische Nierenbiopsie während der Schwangerschaft nur in Ausnahmefällen indiziert ist. Relativ sicher ist die Ätiologie, wenn im Rahmen eines Infekts eine Rhabdomyolyse mit Myoglobinnachweis im Urin (Hämoglobinsignal im Urinstatus ohne Erythrozyten im Sediment) besteht oder wenn mit abortifazienten Xenobiotika eine Hämolyse induziert wird. Eine akute Niereninsuffizienz kann in eine chronische Niereninsuffizienz (z. B. selten bei akuter Tubulusnekrose, häufig bei Nierenrindennekrose) einmünden. Nicht auf die Nieren beschränkte Erkrankung haben eine sehr heterogene Pathogenese (z. B. hereditär, Systemerkrankung, Volumenmangel, Infekt). Diese können ihre Ursache in einem akuten Geschehen haben und zu einer Nierenfunktionseinschränkung führen. Bei einem Serumkreatininspiegelanstieg von >50 % spricht man von ANV, welches oligurisch (<500 ml Urinausscheidung/Tag) oder anurisch (<200 ml Urinausscheidung/Tag) verlaufen kann. Bluthochdruck, eine vorbestehende Nierenerkrankung und Systemerkrankungen (z. B. Diabetes mellitus) prädestinieren für ein ANV. Die Ursache kann prärenal zirkulatorisch sein (z. B. Volumenmangel bei Blutungsschock) und zu einer akuten Tubulusnekrose führen. Aggravierte Verläufe einer Präeklampsie können peri- und postpartal zu einem häufig protrahierten bis irreversiblen Nierenversagen führen.

Übersicht
Ursachen einer Nierenerkrankung in der Schwangerschaft
• **häufigste Ursachen für eine „de novo" in der Schwangerschaft aufgetretene Nierenerkrankung:** Glomerulonephritis, interstitielle Nephritis, obstruktive Uropathie, Lupusnephritis, akutes Nierenversagen (durch Tubulusnekrose, interstitielle Nephritis, Schwangerschaftsfettleber, Präeklampsie/HELLP-Syndrom, mikroangiopathische Nephropathie oder Nierenrindennekrose)
• **häufigste Ursachen für eine chronische Nierenerkrankung in der Schwangerschaft:** Glomerulonephritis, interstitielle Nephritis, Zystennierenerkrankung, Malformationen

Chronische oder „de novo" aufgetretene Nierenerkrankungen. Ätiologisch sind primär renale Erkrankungen von einer Nierenbeteiligung im Rahmen einer Zweit- oder Systemerkrankung abzugrenzen (s. unten,

„Differenzialdiagnostik"). Diese Erkrankungen können chronisch persistieren oder während der Schwangerschaft „de novo" auftreten. Die Niere ist bei primären Glomerulonephritiden, idiopathischen tubulo-interstitiellen Nephritiden oder auf die Niere beschränkten hereditären Erkrankungen (z. B. hereditäre Nephritis) definitionsgemäß betroffen, ohne dass eine sonstige auslösende Erkrankung nachgewiesen werden kann. Systemerkrankungen können auch zu einer chronisch progredienten Nierenfunktionsverschlechterung führen. Eine maligne Erkrankung der Niere ist im gebärfähigen Alter eine Rarität. Wird ein Nierenzellkarzinom diagnostiziert, muss eine genetische Prädisposition, z. B. eine von-Hippel-Lindau-Erkrankung, bedacht werden.

Nierenersatzverfahren. Die niedrige Reproduktionsrate bei Patientinnen, die mittels Hämodialyse und CAPD behandelt werden, liegt einerseits an dem geringen Anteil von Patientinnen im reproduktiven Alter, andererseits liegen bei diesen Frauen Zyklusunregelmäßigkeiten bis zur sekundären Amenorrhö bei Hyperprolaktinämie und andere Hormonstörungen mit konsekutiv anovulatorischen Zyklen vor.

■ Klinik

Anamnese. Bei der Erstkonsultation – im besten Fall vor einer geplanten Schwangerschaft – sollte bei nierengesunden Patientinnen ein Minimaluntersuchungsprogramm durchgeführt werden, welches eine aktuelle Standortbestimmung erlaubt, aber auch hilft, spätere Probleme während der Schwangerschaft zu erkennen. Eine sorgfältige Anamnese (s. nachfolgende Übersicht) sollte schwangerschaftsbedingte Beeinträchtigungen der Nierenfunktion oder eine schwangerschaftsinduzierte Hypertonie/Proteinurie in der Familie erfragen. Ein verringertes eigenes Geburtsgewicht erhöht das Risiko für eine Hypertonie oder eine metabolische Erkrankung. Auch Nierenfunktionseinschränkungen, Bluthochdochdruck oder andere eigene oder familiäre renale Erkrankungen außerhalb einer Schwangerschaft sollten erfasst werden. Fassbare Symptome einer Nierenerkrankung können Dysurie, Pollakisurie, Nykturie oder schäumender Urin als Ausdruck einer Proteinurie sein. Eine häufig vorhandene Schwangerschaftspolyurie, die nach Senkung des Leibes nach der 36. Schwangerschaftswoche durch den Druck des vorangehenden Kindsteiles auf die Harnblase auch zu einer Pollakisurie führen kann, besitzt jedoch keinen darüber hinausgehenden Krankheitswert. Makrohämaturieepisoden können ebenfalls anamnestisch erfragt und klinisch beobachtet werden, sind jedoch von einer gynäkologischen Ursache zu unterscheiden. Ödeme sind in der Schwangerschaft kein sicheres Zeichen einer pathologischen Flüssigkeitsretention, sollten aber dennoch zusammen mit dem Gewichtsverlauf erfasst werden, da sie indirekte Hinweise auf den Beginn einer renalen Pathologie liefern können. Systemerkrankungen, wie z. B. ein Diabetes mellitus, oder Symptome einer solchen – wie Hautveränderungen, Gelenk- oder Muskelschmerzen bei immunologischen Systemerkrankungen – werden ebenfalls erfragt. Flankenschmerzen können Symptom einer Pyelonephritis sein. Eine Hämolyse bereitet häufig abdominelle Schmerzen, sodass an eine mikroangiopathische Erkrankung gedacht werden muss.

▮▮▮ Übersicht ▮▮▮

Anamnestische Hinweise auf eine vorbestehende Nierenerkrankung

- Veränderungen des Blutdrucks und der Nierenfunktion sowie Auftreten einer Proteinurie in einer vorangegangenen Schwangerschaft oder in der Familie
- bekannte Nierenfunktionseinschränkungen, Bluthochdruck oder andere eigene oder familiäre renale Erkrankungen außerhalb einer Schwangerschaft
- vorbestehende Miktionsauffälligkeiten: Dysurie, Pollakisurie, Nykturie, Polyurie, Hämaturie oder schäumender Urin als Ausdruck einer Proteinurie
- Makrohämaturieepisoden, insbesondere nach viralen oder bakteriellen Infekten
- Ödeme vor der Schwangerschaft (abendlich, morgendliche Lidödeme)
- Gewichtsverlauf vor und während der Schwangerschaft
- Zeichen einer Systemerkrankung (z. B. immunologisch): Hautveränderungen, Gelenk- oder Muskelschmerzen
- Flankenschmerzen
- abdominelle Schmerzen
- Urämiesymptome (Erbrechen, Leistungsintoleranz, Schlaflosigkeit, Schwäche, Parästhesien)
- Dyspnoe ohne/bei Belastung
- Fieber

Klinik. Die klinische Beurteilung von Schwangeren ist mit der von Nichtschwangeren vergleichbar. Die Vitalzeichen helfen bereits, eine mögliche renale Erkrankung zu vermuten. So kann eine Tachypnoe bzw. eine vertiefte Atmung auf eine renal bedingte metabolische Azidose hinweisen. Der Blutdruck ist das Produkt aus Herzzeitvolumen und Gefäßwiderstand. Da das Herzzeitvolumen steigt, muss der Gefäßwiderstand durch eine beträchtliche Vasodilatation tief sein. Dies lässt sich klinisch anhand einer palmaren Hyperämie verifizieren. Dies bedeutet auch, dass der Blutdruck – bereits im ersten Trimenon – absinkt (McGillivray et al. 1969). Sinkt er nicht ab oder steigt er sogar an, handelt es sich um eine sicher pathologische Situation, die abklärungsbedürftig ist. Etwa 80 % der Schwangeren haben im ersten Trimenon einen systolischen Blutdruck von <124 mm Hg (Ohkuchi et al. 2003). Während des Verlaufs der Schwangerschaft sind wieder steigende Blutdruckwerte zu erwarten, die jedoch erst zum Schwangerschaftsende hin wieder Ausgangswerte erreichen. Ein erhöhter Blutdruck kann Ausdruck einer Nierenerkrankung sein, da bei einer vorbestehenden Einschränkung der Nierenfunktion häufig (zu etwa 50 %) eine fassbare arterielle Hypertonie vorliegt. Ein Anstieg des Blutdrucks findet sich sowohl bei einer oft progredienten Nierenfunktionseinschränkung im Verlauf der Schwangerschaft, aber auch bei einer Präeklampsie und ist nicht als diskriminierendes klinisches Symptom zu werten. Da die Präeklampsie bei moderater bis schwerer Nierenfunktionseinschränkung sehr häufig ist (79–86 %), muss diese bei einer Verschlechterung der Blutdruckeinstellung sicher ausgeschlossen werden. In der Schwangerschaft kommt es zu einer durchschnittlichen Gewichtszunahme von 12,5 kg, vor allem ab der 20. Schwangerschaftswoche, wenn die Schwangeren keine Ödeme entwickeln. Bei 15 % der Schwangeren kommt es zu generalisierten Ödemen. Dann beträgt die durchschnittliche Gewichtszunahme 14,5 kg. Diese Ödeme können nicht als Ausdruck einer renalen Pathologie gewertet werden. Da Schwangere, insbesondere im ersten Trimenon, zu Nausea neigen, sollte bei der klinischen Untersuchung der Volumenstatus beachtet werden, um eine Dehydratation auszuschließen. Neurologische Symptome – wie Zephalgien, Somnolenz, Krämpfe oder Koma als Ausdruck einer zerebralen Beteiligung bei Eklampsie oder HUS/TTP – deuten einen schweren Krankheitsverlauf an. Sowohl eine akute als auch eine chronische oder „de novo" aufgetretene Nierenerkrankung kann sich in der Schwangerschaft durch unspezifische Symptome – wie reduzierte Belastbarkeit, später Inappetenz, Vomitus, Blässe, arterielle Hypertonie, Ödeme, Pruritus, Myopathie und Osteopathie – äußern. Diese sind häufig schwierig von schwangerschaftsbedingten Symptomen zu unterscheiden. Letztere (Übelkeit, Vomitus, Leistungsminderung) sind auch bei einem maschinellen Nierenersatzverfahren häufig schwierig von therapiebedingten Beeinträchtigungen zu differenzieren.

Tabelle 14.2 Übersicht über relevante Nierenfunktionsparameter und Urinbefunde in der Schwangerschaft

Parameter	Normwerte in der Schwangerschaft
Urinstatus	keine Leukozyturie, keine Proteinurie, keine Hämaturie
Urinsediment	0–4 Erythrozyten/Gesichtsfeld, 0–3 Leukozyten/Gesichtsfeld
Urinkultur	$<10^5$ Keime pro Gesichtsfeld
glomeruläre Filtrationsrate (ml/min)	122–170
Serumkreatininspiegel (mg/dl)	0,33–0,80
Serumharnstoffspiegel (mg/dl)	7,2–10,2
Serumharnsäurespiegel (mg/dl)	2,5–4,0
Serumalbuminkonzentration (g/l)	30–35
Serumbikarbonatkonzentration (mmol/l)	18–22
Serum-pH-Wert	7,42–7,44
Plasmaosmolalität (mosm/kg)	271–287

■ Diagnostik

Physiologische Auswirkungen der Schwangerschaft auf die renale Hämodynamik, den Säure-Basen-Haushalt und die Osmoregulation wirken sich auf die Retentionsparameter (Serumkreatininwert, Serumharnstoffspiegel), Indikatoren des Plasmavolumens (Serumharnsäurespiegel) sowie Parameter des Säure-Basen-Haushalts (Serumbikarbonatspiegel, Blut-pH-Wert und pCO_2-Spannung), die Serumelektrolyte und die Serumosmolarität aus (s. Tabelle 14.2).

Urinstatus und Beurteilung des Urinsediments

Der Urinstatus mittels Schnellteststreifen ist ein exzellenter Screeningtest für verschiedene Nierenpathologien, zudem billig und schnell überall durchführbar. Das spezifische Gewicht hilft, den Volumenstatus sowie die Trinkmengenverteilung zu beurteilen. Ein geringes spezifisches Gewicht (<1,010) kann auf eine eingeschränkte Konzentrationsfähigkeit hinweisen, dagegen kann bei einem hohen spezifischen Gewicht (>1,030) eine prärenale Funktionseinschränkung vorliegen. Ein positiver Nachweis von Leukozytenesterase mit oder ohne Nitritpositivität kann auf einen Harnwegsinfekt hindeuten. Ein positiver Albuminnachweis zeigt eine glomeruläre Proteinurie an. Es ist jedoch zu beachten, dass die Ausscheidung von Nichtalbuminprotein, z. B. Paraproteinen, verpasst wird. Eine höhergradige Ketonurie kann auf eine Ketoazidose, z. B. bei Diabeteserstmanifestation, hinweisen, eine geringe Ketonurie deutet auf einen Fastenzustand, aber auch auf relevante geburtshilfliche Krankheitsbilder (z. B. Hyperemesis gravidarum) hin. Eine posthepatische Cholestase oder eine

Hämolyse kann zu einem erhöhten Urobilinogenspiegel führen und eine relevante Hämolyse mit Hämoglobinurie (aber auch eine Rhabdomyolyse) zu einem mit einer Mikrohämaturie vergleichbaren Hämoglobinsignal. Unter anderem deswegen sollte stets eine Beurteilung des frisch gewonnenen Urinsediments durchgeführt werden. Leukozyten können ein Hinweis auf eine bakterielle Entzündung der Nieren, einschließlich des harnableitenden Systems, sein. Finden sich begleitend keine Bakterien, sollte an atypische Erkrankungen (Chlamydieninfektion, Urogenitaltuberkulose) gedacht werden, die sich einem einfachen kulturellen Nachweis entziehen können. Finden sich Leukozyten in Kombination mit einer Proteinurie und einer Mikrohämaturie, sollte auch an eine renoparenchymatöse nichtinfektiöse Erkrankung (z. B. tubulo-interstitielle Nephritis bei Hypersensitivitätsreaktion auf Penicilline) gedacht werden. Eine Mikrohämaturie in Verbindung mit einer Proteinurie wird als nephritisches Sediment bezeichnet und findet sich bei vielen Glomerulonephritiden (z. B. mesangioproliferative GN bei Morbus Schönlein-Henoch). Erythrozytenzylinder sind pathognomonisch, jedoch nicht immer nachweisbar. Fettkörnchenzylinder kommen bei ausgeprägter Proteinurie im Rahmen eines nephrotischen Syndroms vor. Die pathologischen Sedimentbefunde müssen vom normalen Sediment einer nichtschwangeren bzw. schwangeren Frau abgegrenzt werden, das 0–4 Erythrozyten und bis zu 3 Leukozyten pro Gesichtsfeld aufweist. Im letzten Trimenon kann eine Leukozyturie nur begrenzt bewertet werden. Die korrekte Sammlung lässt sich durch den fehlenden Nachweis von Plattenepithelien überprüfen, die eine

Kontamination anzeigen. Im Zweifelsfall sollte Einmalkatheterurin untersucht werden. Bei Beschwerden, mindestens jedoch einmal pro Trimenon, ist eine Urinkultivierung mit Antibiogramm durchzuführen, die bei Keimzahlen von $\geq 10^5$/ml als pathologisch zu werten ist. Das Antibiogramm erlaubt den gerichteten Einsatz einer antibiotischen Therapie.

Nierenfunktionsdiagnostik

Serumkreatininspiegel. Wie bereits zuvor erwähnt, kommt es durch die Zunahme des renalen Plasmaflusses bei gleichzeitiger Reduktion der Anzahl korpuskulärer Bestandteile („Schwangerschaftsanämie") auch zu einer Zunahme der GFR (122 ± 24 bis 170 ± 23 ml/Minute zwischen der 8. und der 32. Schwangerschaftswoche). Um die GFR approximieren zu können, messen wir im nichtschwangeren Zustand den Serumkreatininwert. Dessen Aussagekraft ist jedoch eingeschränkt, da die Höhe des Serumkreatininspiegels neben der Nierenfunktion von der Muskelmasse sowie vom Hydratationszustand abhängig ist. In der Schwangerschaft ändert sich die Produktion von Kreatinin wenig. Damit sinkt der Serumkreatininspiegel um etwa 30 % ($0,46 \pm 0,13$ mg/dl; ein Wert von $> 0,8$ mg/dl ist sicher pathologisch) und parallel der Serumharnstoffwert um 25 % ($8,7 \pm 1,5$ mg/dl). Eine geringe Nierenfunktionseinschränkung liegt bei einem Serumkreatininwert zwischen 0,8 mg/dl und 1,5 mg/dl vor. Diese muss abgeklärt werden, zeigt aber bezüglich vieler Faktoren einen günstigeren Verlauf der Schwangerschaft als höhergradige Funktionseinschränkungen. Die Zunahme der GFR und ein Absinken des Serumkreatininspiegels werden in aller Regel bei einem Serumkreatininwert von $>1,5$ mg/dl und bei einer beginnenden Allograftnephropathie nicht beobachtet.

Clearance. Komplizierte Clearance-Verfahren (Inulin-Clearance zur Bestimmung der Filtrationsfraktion sowie Paraaminohippursäure-Clearance zur Bestimmung des renalen Plasmaflusses) haben in der klinischen Praxis keinen Stellenwert. Die endogene Kreatinin-Clearance kann als hinreichend genaues Verfahren zur Bestimmung der GFR genutzt werden. Dabei ist jedoch die Schwangere sorgfältig zu instruieren, und die Sammlung muss anhand der 24-Stunden-Gesamtkreatininausscheidung validiert werden. Dieses Verfahren eignet sich insbesondere für Verlaufsuntersuchungen. Ein Abfall der GFR im so genannten Normbereich des Serumkreatininspiegels kann ohne Bestimmung der Kreatinin-Clearance unbemerkt bleiben. Der Verlauf der GFR kann auch beobachtet werden, wenn der aus der Clearance-Formel (Clearance$_{Kreatinin}$ = Urin$_{Kreatinin}$/Serum$_{Kreatinin}$ × Urinvolumen) abgeleitete Wert (1/Serum$_{Kreatinin}$ α Clearance$_{Kreatinin}$) aufgetragen wird. Im Verlauf eines akuten Nierenversagens muss jedoch auch die Urinmenge beachtet und dokumentiert werden.

Serumharnsäurespiegel. Die Expansion des Plasmavolumens in der Schwangerschaft kann anhand des Serumharnsäurespiegels besonders gut verfolgt werden, der durchschnittlich um 25 % ($2,5-4$ mg/dl) absinkt.

Wenn das intravasale Blutvolumen absinkt, steigt die proximale tubuläre Harnsäurereabsorption begleitend mit der verstärkten Natriumretention an; der Serumharnsäurespiegel steigt. Da häufige renale Erkrankungen in der Schwangerschaft, z. B. die Präklampsie, bereits frühzeitig mit einer Verminderung des intravasalen Blutvolumens einhergehen, kann der Serumharnsäurespiegel als Hinweis auf diese Erkrankungen genutzt werden. Auch bei vorbestehenden Erkrankungen der Niere mit Funktionseinschränkung steigt das Plasmavolumen in der Schwangerschaft nicht adäquat an.

Natrium, Albumin, Hämatokrit. Ein weiterer wichtiger Parameter, um eine prärenale Volumenverknappung zu erkennen, ist die fraktionelle Exkretion (FE) von Natrium – FE$_{Na}^+$ = [(Urin$_{Na}^+$/Serum$_{Na}^+$)/(Urin$_{Kreatinin}$/Serum$_{Kreatinin}$)], welche dann <1 ist. Ein akutes Nierenversagen renaler Ätiologie weist dagegen eine FE$_{Na}^+$ von >1 auf. Die Serumalbuminkonzentration findet sich im Rahmen der Plasmavolumenexpansion ebenfalls verringert, und zwar auf etwa $30-35$ g/l, sie ist jedoch insbesondere beim Vorliegen einer Proteinurie ein ungünstiger Parameter. In der Schwangerschaft findet sich aufgrund der Plasmavolumenexpansion und eines subproportionalen Anstiegs der Erythrozytenmasse physiologischerweise eine Verminderung des Hämatokritwertes. Nimmt das Plasmavolumen ab, kommt es zu einem relativen Anstieg des Hämatokritwerte. Verkompliziert wird die Situation allerdings dadurch, dass der Hämatokritwert durch Erythropoetinmangel bei Niereninsuffizienz ebenfalls erniedrigt ist und somit ein vorhandenes Volumendefizit verschleiert wird.

Alkalose. Physiologischerweise findet sich bei Schwangeren eine metabolisch teilkompensierte respiratorische Alkalose. Der CO_2-Partialdruck (pCO$_2$) ist mit 31 mm Hg deutlich erniedrigt, der Serumbikarbonatspiegel beträgt $18-22$ mmol/l, und der pH-Wert ist leicht erhöht ($7,42-7,44$). Begünstigt durch kaliuretisch wirksame Hormone sinkt der Serumkaliumspiegel um $0,2-0,4$ mmol/l ab.

Wasserhaushalt. Die Plasmaosmolalität vermindert sich ebenfalls um etwa $8-10$ mosm/kg auf $271-287$ mosm/kg, wobei die ADH-Sekretion bei etwa $276-278$ mosm/kg und das Durstgefühl bei 288 mosm/kg beginnt.

Glukosurie, Proteinurie. Die erhöhte Menge von glomerulär filtrierten und tubulär reabsorbierten Substanzen, wie Glukose und Aminosäuren, kann das tubuläre Transportmaximum überschreiten und somit als Glukosurie bzw. Aminoazidurie nachgewiesen werden. Eine Proteinurie von $>0,3$ g/Tag sollte jedoch auch in der Schwangerschaft als erhöht beurteilt werden. Etwa 5 % der gesunden Erwachsenen und Jugendlichen weisen eine orthostatische Proteinurie auf, die sich auch in der Schwangerschaft erstmanifestieren kann. Mit zunehmender zeitlicher Nähe zum Entbindungstermin begünstigt die verstärkte Lordose zusätzlich eine vermehrte Proteinurie. Eine Proteinurie von $>0,5$ g/Tag muss als eindeutig pathologisch beurteilt werden. Eine schwere Proteinurie von >3 g/Tag definiert vergleichbar

nephrotisches Syndrom (Hypercholesterinämie, Hypo-albuminämie, Ödeme) bestehen kann; diese ist bei na-hezu allen Parenchymerkrankungen zu beobachten, wobei sie sich jedoch bei interstiellen Nephritiden we-niger häufig zeigt.

> Ammoniumbelastungstests, die außerhalb einer Schwangerschaft nur zur Bestätigung einer vermin-derten Protonensekretion bei normalem Blut-pH-Wert angewendet werden sollen, sind in der Schwangerschaft nicht indiziert, da Ammonium-chlorid bei Schwangeren eine besonders ausge-prägte Übelkeit erzeugt. Zudem sind verschiedene tubuläre Partialfunktionen verändert.
> Die Feststellung einer Schwangerschaft bei beste-hendem Nierenersatzverfahren (Hämo- oder Perito-nealdialyse) ist zum Teil schwierig, da die β-HCG-Be-stimmung im Urin nicht möglich ist und der Serum-β-HCG-Wert falsch hoch sein kann.

Übersicht

Kontrolluntersuchungen bei chronischer Nierenerkran-kung
- Blutdruck
- Körpergewichtsverlauf
- Ödeme (Ausprägung und Lokalisation)
- klinische Beurteilung des Volumenhaushalts (Halsve-nenfüllung, hepatojugulärer Reflux, Pleuraerguss, pul-monale Stauung – auskultatorische Beurteilung)
- bei fortgeschrittener Nierenfunktionseinschränkung auch eine Perikarditis (Perikardreiben) ausschließen
- paraklinische Parameter (Hämatokrit; im Serum: Kreati-nin-, Harnsäure-, Natrium-, Kalium-, Kalzium-, Phosphat-, Albumin-, Bikarbonatkonzentration; Urinstatus; 24-Stun-den-Proteinausscheidung im Urin und Kreatinin-Clea-rance)
- Sonographie: ableitende Harnwege (Obstruktion), Volu-menstatus (Füllung der V. cava in Linksseitenlage, Pleura-ergüsse, Perikarderguss)

Gerinnungsstörungen/Systembeteiligung

Bei ANV in der Schwangerschaft sind Gerinnungsstö-rungen (Bestimmung der Spiegel von Prothrombin, Fi-brinogen, Antithrombin III und Fibrinspaltprodukten sowie der Thromboplastinzeit) und pathologische hepa-tische Veränderungen (Bestimmung der Aktivität der Enzyme ALAT, ASAT und γ-GT sowie des Bilirubinspie-gels) auszuschließen. Eine Mikroangiopathie kann durch eine Thrombozytopenie, eine hyperregenerative Anämie sowie eine LDH-Wert-Erhöhung mit erhöhtem Spiegel an α-HBDH und erniedrigtem Haptoglobinwert als Hämolyseparameter sowie durch den Nachweis von Fragmentozyten charakterisiert sein. Ebenso sollten hu-morale Faktoren, die eine Systembeteiligung erkennen lassen, analysiert werden. Dazu gehören Komplement C3 und C4, ANA, ANCA, ds-DNA- und Anti-Histon-, Anti-basalmembranantikörper, Hepatitis-B-/-C- und HIV-Diagnostik, gegebenenfalls Bestimmung von Kryoglo-bulinen sowie eine Immunelektrophorese.

Bildgebende Verfahren

Die Anwendung ionisierender Strahlung sollte in der Schwangerschaft wegen der nachgewiesenen fetalen Schädigung vermieden werden. Ultraschalluntersu-chungen haben bei normaler Schallintensität keinen signifikanten Einfluss auf den Feten und dienen bei ma-schinellen Nierenersatzverfahren (Hämodialyse, Perito-nealdialyse) dem Schwangerschaftsnachweis. Bei ent-sprechendem Verdacht sollte diese Methode eingesetzt werden. Ebenso konnte keine Schädigung durch den Einsatz der Magnetresonanztomographie nachgewie-sen werden. Da die beiden letztgenannten Untersu-chungstechniken nahezu vollständig den Bedarf an bild-gebenden Verfahren abdecken, bedarf es praktisch nie ionisierender Strahlung. Ausnahmen können lebensbe-drohliche Situationen der Mutter, z. B. ein vermutetes Lungenödem bei schwerer Präeklampsie, darstellen, in denen eine Röntgenuntersuchung des Thorax benötigt wird. Eine Ureterstentplatzierung bei ureteralen Ab-flussbehinderungen sollte möglichst – wie bei Nephro-stomien – sonographisch gesteuert durchgeführt wer-den. Bei Verdacht auf eine Perfusionsstörung der Nie-rengefäße – extra-, aber auch intrarenal – hat die Mag-netresonanzangiographie alle Verfahren abgelöst, die mit einer Exposition gegenüber ionisierenden Strahlen verknüpft sind.

Histologische Abklärung

Die Durchführung einer Nierenbiopsie in der Schwan-gerschaft ist umstritten. Obwohl diese keine erhöhte Komplikationsrate hat, sollte sie 2 besonderen Situatio-nen vorbehalten bleiben:
➤ einer plötzlichen Verschlechterung der Nierenfunk-tion ohne offensichtliche Ursache, um rapid-progres-sive Formen einer GN einer adäquaten Therapie zu-führen zu können,
➤ um symptomatische nephrotische Syndrome, die sich deutlich vor der 32. Schwangerschaftswoche manifestieren, ätiologisch zu beurteilen.

Symptomatisch bedeutsam sind hierbei eine bedrohli-che Hypalbuminämie und/oder therapierefraktäre Ödeme erheblichen Ausmaßes. Die Hypalbuminämie dient auch als indirekter Marker für einen Antithrom-bin-III-Verlust, der mit einem erhöhten Risiko für eine Nierenvenenthrombose einhergeht. Die Alternative ei-ner „Ex-juvantibus"-Therapie mit Steroidhormonen mit begleitender Exposition des Feten wird von vielen Auto-ren als nicht akzeptabel beurteilt. Nach der 32. Schwan-gerschaftswoche sollte vor einer Biopsie entsprechend der kindlichen Reife möglichst die Beendigung der Schwangerschaft angestrebt werden (Lindheimer u. Katz 1992). Eine Biopsie in der Frühschwangerschaft wurde früher von einigen Autoren befürwortet, wobei diese Einschätzung heute nicht mehr geteilt wird (Kin-caid-Smith u. Fairley 1976). Eine Biopsie sollte nach Ein-nahme nichtsteroidaler Antiphlogistika erst nach Ende der thrombozytenaggregationshemmenden Wirkung durchgeführt werden, z. B. nach Einnahme von Acetyl-salicylsäure nicht vor Ablauf von 7 Tagen (irreversible Hemmung der Thrombozytenfunktion).

Weitere diagnostische Maßnahmen

Ein EKG hilft bei einer Nierenfunktionseinschränkung, Herzrhythmusstörungen aufgrund von Elektrolytverschiebungen, aber auch urämische Komplikationen, wie eine Perikarditis, zu erkennen. Eine invasive Messung des zentralen Venedrucks bzw. des Drucks in der A. pulmonalis bleibt lebensbedrohlichen Situationen (z. B. Lungenödem bei schwerer Verlaufsform einer Präeklampsie) vorbehalten.

■ Differenzialdiagnostik

Akutes Nierenversagen. Folgende Ursachen eines akuten Nierenversagens müssen differenzialdiagnostisch erwogen werden:
- ➤ Sepsis (z. B. gramnegativ bei septischen Aborten),
- ➤ hypovolämisch-zirkulatorisch (bei Blutung, Hyperemesis gravidarum),
- ➤ toxisch (bei induzierten Aborten),
- ➤ Rhabdomyolyse (bei Infekten),
- ➤ Hämolyse (bei induzierten Aborten),
- ➤ schwere Verlaufsformen einer Präeklampsie/eines HELLP-Syndroms,
- ➤ akute Schwangerschaftsfettleber,
- ➤ postpartales idiopathisches Nierenversagen (HUS/TTP).

Chronisches Nierenversagen. Es sind differenzialdiagnostisch in Erwägung zu ziehen:
- ➤ idiopathische GN (Minimal-Change-GN, fokal-segmental sklerosierende GN, mesangioproliferative GN, IgA-Nephropathie, membranöse GN, membranoproliferative GN, diffus proliferative GN),
- ➤ immunologische Systemerkrankung mit Glomerulonephritis (z. B. ANCA-Vaskulitis, systemischer Lupus erythematodes; s. Tabelle 14.**3**),
- ➤ nichtimmunologische Systemerkrankung (z. B. Diabetes mellitus mit diabetischer Nephropathie),
- ➤ hypertensive Nephropathie/Nephroangiosklerose,
- ➤ genetisch determinierte Erkrankung (autosomal-dominante polyzystische Nierenerkrankung, Alport-Syndrom etc.).

Weiterhin sind zu bedenken:
- ➤ akute Verschlechterung einer chronischen Nierenfunktionseinschränkung (Verschlechterung einer vorbestehenden Nierenerkrankung),
- ➤ Kombination verschiedener Nierenschädigungen.

■ Therapie

Akute Nierenfunktionseinschränkung. Akute Nierenfunktionsverschlechterungen in der Schwangerschaft und insbesondere nach der 32. Schwangerschaftswoche und bei fetaler Reife müssen möglichst frühzeitig erkannt werden, da einer zum Teil irreversiblen Nierenfunktionseinbuße (z. B. bei rapid progressiver GN) gegebenenfalls vorgebeugt werden kann. Neben der Entbindung als therapeutische Maßnahme müssen vorhandene spezifische Ursachen behandelt werden. Dazu zählt ein Volumenmangel, der aggressiv ausgeglichen werden

Tabelle 14.**3** Differenzialdiagnostik zwischen einem Schub eines systemischen Lupus erythematodes, einer Präeklampsie und einer chronischen Nierenerkrankung

Parameter	Schub eines systemischen Lupus erythematodes	Präeklampsie	Chronische Nierenerkrankung
Anamnestische Hinweise	+	+/–	+/–
Erhöhter Harnsäurespiegel	–	+	+/–
Erhöhter Kreatininspiegel	+/–	(+)/–	+
Proteinurie	+	+	+/–
Hypertonie	+	+	+
Nephritisches Sediment	+	–	+/–
Urämie	+	+/–	+
Erniedrigte Spiegel der Komplementfaktoren C3 und C4	+	–	+/–
Hepatopathie	(+)/–	+/–	–
Thrombozytopenie	+	+/–	(+)/–
Leukozytopenie	+	–	–
Nachweis spezifischer Antikörper	+	–	+/–

muss. Bei einem HUS ist der Nutzen einer Standardtherapie mit Fresh frozen Plasma – aus Volumengründen von einer Plasmapherese bzw. einer Hämodialyse begleitet – sowie von hochdosierten Steroiden für Einzelfälle beschrieben worden. Ist die Schwangere blutungsgefährdet, können alle extrakorporalen Eliminationsverfahren auch mit einer heparinfreien regionalen natriumzitratbasierten Antikoagulation durchgeführt werden. Während sich nach Behandlung einer prärenalen Ursache die Funktion rasch normalisiert, sofern noch keine strukturellen Schäden (z. B. akute Tubulusnekrose) aufgetreten sind, bedürfen renoparenchymatöse Erkrankungen häufig einer spezifischen nephrologischen Therapie. Diese Erkrankungen können auch progredient in eine dialysepflichtige Niereninsuffizienz fortschreiten (zu den klinischen Zeichen der Dialysepflichtigkeit s. nachfolgende Übersicht). Die Behandlung eines peripartalen akuten Nierenversagens bedarf besonders frühzeitig einer Hämodialysebehandlung, um den Volumen- und Elektrolytstatus zu kontrollieren. Da physiologischerweise nach einer Entbindung das zusätzliche Flüssigkeitsvolumen rasch eliminiert wird, muss diesem Umstand bei Einsatz eines Nierenersatzverfahrens Rechnung getragen werden. Bei ANV sollte eine ausreichende Kalorienzufuhr, möglichst enteral, sichergestellt werden, das heißt mindestens 30–45 kcal/kg/Tag (=130–230 kJ/kg/Tag) mit einem Eiweißgehalt von 1,0–1,2 g/kg/Tag. Bei längeren Verläufen sollte stets auf eine ausgeglichene Stickstoffbilanz geachtet werden. Falls eine parenterale Ernährung notwendig ist, wird die Volumenkontrolle bei Einsatz eines

Nierenersatzverfahrens erschwert. Eigene Untersuchungen zeigen jedoch, dass der intermittierende Einsatz von Hämodialyseverfahren auch in diesen Fällen den wesentlich aufwändigeren kontinuierlichen Verfahren (z. B. kontinuierliche venovenöse Hämofiltration) gleichwertig ist.

Übersicht

Klinische und paraklinische Untersuchungsbefunde zur Indikationsstellung einer Nierenersatztherapie
- Urämiezeichen: Perikardreiben als Zeichen einer Perikarditis, therapierefraktärer Pruritus, Vomitus, Gastritis mit Oberbauchbeschwerden, Foetor
- konservativ nicht beherrschbare Elektrolytstörung (Hyperkaliämie): Herzrhythmusstörungen, Parese
- konservativ nicht beherrschbare Störung des Säure-Basen-Haushalts: Kussmaul-Atmung
- konservativ nicht beherrschbare Überwässerung: Pleuraerguss, pulmonale Überwässerungszeichen, Jugularvenenstauung, Aszites, mehr als schwangerschaftsübliche Ödeme, Hepato- und Kardiomegalie, kardialer Galopprhythmus

---

Chronische Nierenerkrankung. Nephroprotektive und antihypertensiv/antiproteinurisch wirksame Medikamente, wie ACE-Hemmer und AT-1-Rezeptor-Blocker, sind in der Schwangerschaft kontraindiziert. Bei einer Nierenerkrankung dürfen nichtsteroidale Antiphlogistika sowie andere potenziell nephrotoxische Substanzen (Röntgenkontrastmittel) grundsätzlich nur nach Absprache mit einem Nephrologen eingesetzt werden, um eine akute Nierenfunktionsverschlechterung zu vermeiden. Ein systemischer Lupus erythematodes bedarf einer Fortsetzung der Behandlung in der Schwangerschaft, wobei Prednison, Azathioprin und Cyclosporin A eingesetzt werden können. Die Immunsuppression muss hierbei individuell so gewählt werden, dass die Krankheitsaktivität kontrolliert ist. Falls dies mit Prednisondosen von ≤ 10 mg/Tag gelingt, ist die Inzidenz von Lippen-Kiefer-Gaumen-Spalten beim Feten verringert. Während der Entbindung und unmittelbar postpartal werden Stressdosen bei vorangegangener Therapie mit Glukokortikoiden benötigt, unter anderem, um eine Exazerbation nach der Geburt zu vermeiden. Um die relative Eisenverwertungsstörung bei fortgeschrittener Nierenfunktionseinschränkung auszugleichen, sollte Eisen supplementiert werden (Ziel: Transferrinsättigung von >20 %). Erythropoetin wird wie bei der Hämodialysebehandlung angewandt, wobei hohe Dosierungen eine Hypertonie auslösen oder unterhalten können. Diuretika sollten maternalen Notfallsituationen vorbehalten bleiben. Bei rapid progressiven Nierenerkrankungen muss immunsuppressiv behandelt werden, da das Leben der Mutter bedroht ist. Die fetale Situation braucht eine an diese maternale Notlage angepasste Beurteilung.

Dialyse. Sowohl bei Hämodialyse- als auch bei CAPD-Behandlung soll auf einen adäquaten Erythropoetinersatz geachtet werden. Trotz ausreichender Eisenverfügbarkeit (Transferrinsättigung von >20 %) bleibt der Erythropoetinbedarf selten stabil. Häufig benötigt man im Verlauf der Schwangerschaft für einen Zielhämatokrit-

wert von 30 % eine Dosiserhöhung (Maruyama et al. 1998). Bisherige Ergebnisse zeigen keine fetopathische Wirkung, jedoch fehlen kontrollierte Studien. Angesichts tierexperimenteller Beobachtungen mit fetaler Beeinträchtigung bei gegenüber der klinischen Praxis deutlich erhöhten Dosierungen von Epoetin-α, jedoch fehlenden Fetopathiezeichen bei tierexperimentellen Studien mit Epoetin-β, sollte letzteres bevorzugt gegeben werden, jedoch nur, um deutlich riskantere Transfusionen zu vermeiden. Eisen ist hinreichend zu supplementieren, da hierdurch häufig der Erythropoetinbedarf reduziert werden kann. Ein sekundärer Hyperparathyreoidismus entwickelt sich und sollte durch die Gabe von 1,25-OH-Vitamin D$_3$ kontrolliert werden. Trinkmengen- und diätetische (kalium- und phosphatarm, keine Protein- oder kalorische Limitierung, Supplementation wasserlöslicher Vitamine) Beschränkungen bestehen, wobei das Dialyseendgewicht dem Fortschritt der Schwangerschaft angepasst werden muss. Im Gegensatz zur Dialyse außerhalb der Schwangerschaft darf das zirkulierende Blutvolumen nicht am unteren Limit verbleiben. Eine intensivierte Hämodialyse mit bis zu 6 Behandlungen/Woche (Harnstoffspiegel von <17 mmol/l, Dauer von >20 Stunden/Woche) hat sich bewährt, um ein Polyhydramnion, dessen Ursache in einer osmotischen Diurese der fetalen Nieren bei erhöhten mütterlichen Harnstoffwerten gesehen wird, zu kontrollieren. Magnesiumgaben aus verschiedenen Indikationen sollten bei Niereninsuffizienz nicht als Dauerinfusion und ausschließlich unter Spiegelkontrolle erfolgen, da zumeist eine Hypermagnesiämie präexistent ist und dieses Kation renal eliminiert wird. Der erhöhten effektiven Clearance oder Zufuhr verschiedener Substanzen (z. B. Phosphat, Kalzium, Bikarbonat) muss bei einer intensivierten Dialysebehandlung Rechnung getragen werden. Die niedrigsttolerable Antikoagulation mit Heparin ist anzustreben, um das Blutungsrisiko gering zu halten; niedermolekulare Heparine stellen aufgrund der bei Niereninsuffizienz verlängerten Halbwertszeit, die selten routinemäßig zuverlässig bestimmt werden kann (Faktor-Xa-Aktivität), ein unkalkulierbares Blutungsrisiko dar. Die CAPD bietet die Vorteile eines kontinuierlichen Verfahrens, jedoch ist im Verlauf der Schwangerschaft die verabreichbare Dialysemenge und somit die Dialyseeffizienz limitiert (toleriertes Dialysatvolumen intraabdominell). Alternativ bietet sich hier die Kombination mit einer nächtlichen Cycler-Peritonealdialyse an. Eine Peritonitis muss stationär behandelt werden. Bei chronischer Nierenfunktionseinschränkung oder bei einem maschinellen Nierenersatzverfahren ist die Diagnose einer Präklampsie nur erschwert zu stellen, bei letzterem häufig sogar nur durch die nicht mehr kontrollierbare arterielle Hypertonie oder die fetale Situation. Insgesamt sollten Betreuung und Entbindung in einem Perinatalzentrum erfolgen, da auch sehr geringe Geburtsgewichte möglich sind. Eine elektive Beendigung der Schwangerschaft ab der 34. Schwangerschaftswoche wird diskutiert, eine Prolongation über die 38. Schwangerschaftswoche hinaus nur selten praktiziert.

Transplantation. Dieds Nierentransplantation stellt das beste Nierenersatzverfahren für junge Frauen dar. Eine

Lebendnierenspende hat in dieser Situation vielfältige Vorteile, insbesondere besteht keine Wartezeit auf ein Organ. Abstoßungen können auch während einer Schwangerschaft stattfinden. Die Transplantation kann durch verschiedene opportunistische Infekte verkompliziert werden, die eine Bedeutung für das Kind haben. Dazu gehören eine Reaktivierung einer Zytomegalievirusinfektion bzw. ein „de novo" aufgetretener Infekt, eine Toxoplasmose sowie replizierende Hepatitis-C- bzw. -B-Erkrankungen, wobei Letztere kein Problem für eine vaginale Entbindung mit entsprechenden Prophylaxen für das Kind darstellt. Während eine aktive Zytomegalievirus- bzw. Toxoplasmoseinfektion ein hohes fetales Fehlbildungsrisiko aufweist, ist die vertikale Übertragung bei der Hepatitis-C-Erkrankung mit etwa 7 % gering, sofern keine Kombination mit einer HIV-Infektion vorliegt. Hämodialysepatientinnen und damit auch Transplantatträgerinnen haben heute ein deutlich geringeres Risiko, an einer infektiösen Hepatitis zu erkranken. Während einer Schwangerschaft muss die Immunsuppression an die veränderten maternalen Gegebenheiten (größeres Verteilungsvolumen, veränderte Bioverfügbarkeit und veränderter Metabolismus) angepasst, das heißt in aller Regel die eingenommene Quantität gesteigert werden, um einen vergleichbaren Effekt zu erzielen. Glukokortikoide haben in Dosierungen von <20 mg Prednisonäquivalent/Tag ein relativ geringes teratogenes Risiko, allerdings ist das Risiko für eine Lippen-Kiefer-Gaumen-Spalte bei einer Dosis von >10 mg Prednisonäquivalent/Tag deutlich erhöht. Azathioprin, im Tiermodell teratogen, hat sich ebenfalls als relativ sicheres Medikament erwiesen, zumal der aktive Metabolit vom Feten erst im Verlauf der Leberreifung synthetisiert wird. Die Azathioprindosierung braucht nicht adaptiert zu werden und beträgt in der Regel 1–2 mg/kg Körpergewicht vor der Schwangerschaft/Tag, sollte 2 mg/kg/Tag jedoch nicht überschreiten. Die therapierelevanteste Nebenwirkung ist eine Anämie bzw. Leukozytopenie, die auch in der Schwangerschaft kontrolliert werden muss und insbesondere bei einer ausgeprägten Anämie Anlass zur Dosisreduktion geben muss. Die Toxizität von Cyclosporin A wirkt sich im Wesentlichen hinsichtlich des Geburtsgewichts, häufigerer maternaler Hypertonien oder einer Präeklampsie aus, wobei der Schwangerschaftserfolg insgesamt mit dem bei einer Azathioprinbehandlung vergleichbar ist. Aufgrund der oben beschriebenen pharmakologischen Veränderungen in der Schwangerschaft muss die Cyclosporin-A-Dosierung schrittweise um etwa 35 % angehoben werden. Da die therapeutische Breite jedoch gering ist, müssen häufige Spiegelkontrollen erfolgen. Sehr wenige Daten zu Tacrolimus lassen dessen Gebrauch nicht empfehlen, noch schlechter ist die Datenlage zu MMF und Sirolimus, sodass diese Medikamente während einer Schwangerschaft derzeit vermieden werden sollten (European Best Practice Guidelines for Renal Transplantation 2002).

■ Betreuung während der Schwangerschaft

Chronische Nierenerkrankung. Die Schwangerschaft bei bestehender Nierenerkrankung sollte multidiszipli-

när von einem Geburtshelfer und einem Nephrologen betreut werden. Eine Schwangerschaft bei stabiler Nierenerkrankung oder einer stabilen transplantierten Niere wird normalerweise dann gut toleriert, wenn die Nierenfunktion erhalten oder nur geringgradig eingeschränkt ist. Sicher bei einer Nierenfunktion mit einem Serumkreatininwert von >2,0 mg/dl, wahrscheinlich auch schon bei einem Wert von >1,7 mg/dl ist mit einer deutlichen Häufung von Komplikationen zu rechnen. Allerdings treten Präeklampsien bei diesen Patientinnen verglichen mit einem Normalkollektiv mit vergleichbarer Nierenfunktion häufiger auf. Es wird spekuliert, ob die immunsuppressive Begleitmedikation, die wie z. B. Cyclosporin A blutdrucksteigernd wirkt, einen Anteil daran haben könnte. Alle Schwangeren mit einer renalen Erkrankung benötigen eine engmaschige pränatale Überwachung. Der Abstand der nephrologischen Kontrolluntersuchungen sollte in einer stabilen Situation 4 Wochen nicht überschreiten und bei aufkommenden Problemen auf 2 Wochen verkürzt werden. Bei systemischem Lupus erythematodes sind Kontrollintervalle von 2 Wochen zu bevorzugen. Zur Kontrolle gehören die in der Übersicht „Kontrolluntersuchungen bei chronischer Nierenerkrankung" (s. oben) genannten Untersuchungen. Wenn sich die Nierenfunktion zu irgendeinem Zeitpunkt der Schwangerschaft verschlechtert, sollten reversible Ursachen gesucht werden, insbesondere ein Harnwegsinfekt, eine Obstruktion oder eine Dehydratation. Falls die Verschlechterung der Nierenfunktion von einer progredienten Hypertonie begleitet wird, ist die Chance, eine reversible Ursache zu finden, eher eingeschränkt. Nach der 32. Schwangerschaftswoche sollte bei Reife des Kindes dann eine Beendigung der Schwangerschaft in Betracht gezogen werden.

Übersicht

Kontrolluntersuchungen bei nierenkranken Schwangeren
- **vor der Schwangerschaft:** Ausgangsserumwerte für Kreatinin, Harnstoff, Harnsäure, Kalium, Natrium, Kalzium, Phosphat und Leberfunktionsparameter; Kreatinin-Clearance; 24-Stunden-Proteinausscheidung im Urin; venöse Blutgasanalyse; hämatologische Parameter; Urinstatus, -sediment und -kultur; Status von Hepatitis B/C, Herpes-simplex-Virus-Infektion, Zytomegalievirusinfektion, Toxoplasmose und Röteln; Blutzuckerspiegelbestimmung; Beendigung der Gabe von ACEI/ARB
- **während der Schwangerschaft:** *täglich:* Blutdruckselbstmessungen; *2-wöchentlich:* ärztliche Kontrollen (Nephrologe und Geburtshelfer im Wechsel); Bestimmung hämatologischer und von Serumretentionsparametern sowie der Elektrolyte und des Harnsäurespiegels; Bestimmung der 24-Stunden-Proteinausscheidung im Urin; Urinstatus, -sediment und -kultur; *jedes Trimenon:* Bestimmung von Zytomegalievirus- und Toxoplasmose-IgM bei Seronegativen; Ultraschalluntersuchung der Nieren; *letztes Trimenon:* Suche nach Herpes-simplex-Virus-IgM bei Seronegativen; *während der gesamten Schwangerschaft:* 2-wöchentliche Überwachung des Kindes; sorgfältige Blutdrucküberwachung

Dialyse. Da die Betreuung während eines maschinellen Nierenersatzverfahrens kontinuierlich ist, kann auf die

Veränderungen im Rahmen der Schwangerschaft intensiv Rücksicht genommen werden. Es ist jedoch zu beachten, dass die Hämodialyseintervalle verkürzt sind und die Wochenhämodialysedauer verlängert werden muss. Ebenso kann bei einer CAPD der Bedarf für eine Therapieintensivierung mittels nächtlichen Cycler-Einsatzes bestehen. Da die Konfrontation mit dieser intensivierten Form der Hämodialyse eine psychische Belastung für die Patientin darstellen kann, muss diese Notwendigkeit möglichst schon vor bzw. früh in der Schwangerschaft besprochen werden.

Transplantation. In der Vorbereitung der Schwangerschaft sollten relevante Infekte untersucht werden (Zytomegalievirus- und Herpes-simplex-Virus-Infektion, Hepatitis B und C; Vorliegen von Toxoplasmose- und Rötelnantikörpern). Eine mögliche erworbene Rhesusinkompatibilität (rhesusnegative Patientin mit rhesuspositivem Spender) ist auszuschließen. Blutdruckveränderungen müssen durch Selbstmessungen der Patientin gut verfolgbar sein. Während der Betreuung in der Schwangerschaft sollten sonographische Verlaufskontrollen der Transplantatniere erfolgen, da diese sehr exponiert im kleinen Becken liegt und durch das Gestationsprodukt komprimiert und z. B. obstruiert werden kann. Anlässlich der Kontrollen sollte auch stets ein Harnwegsinfekt mittels Urinstatus und Urikult ausgeschlossen werden. Die Trinkmenge sollte nicht zu knapp bemessen sein und die Blase häufig entleert werden, um die Antirefluxmechanismen zu entlasten. Ein Abstoßungsverdacht – zum Teil schwierig von einer Präeklampsie abzugrenzen – wird histologisch mittels Nierenbiopsie gesichert. Die Empfehlungen für Monitoring und Management in der Schwangerschaft sind in der nachfolgenden Übersicht zusammengestellt.

Übersicht

Kontrolluntersuchungen und Management bei nierentransplantierten Schwangeren (European Best Practice Guidelines for Renal Transplantation 2002)
vor der Transplantation: Feststellung des Röteln-Titers bzw. Rötelnimpfung
vor der Schwangerschaft: Feststellung der Rhesusfaktorkompatibilität zwischen Transplantat und Patientin; Status von Hepatitis B/C, Herpes-simplex-Virus-Infektion, Zytomegalievirusinfektion, Toxoplasmose und Röteln; Blutzuckerspiegelmessung; Beendigung der Gabe von ACEI/ARB; Gabe von MMF und Sirolimus 6 Wochen vor geplanter Schwangerschaft beenden und durch alternative Immunsuppression ersetzen
während der Schwangerschaft: *täglich:* Blutdruckselbstmessungen; *2-wöchentlich:* ärztliche Kontrolle (Nephrologe und Geburtshelfer im Wechsel) und Überwachung hämatologischer Parameter sowie von Serumretentionsparametern, Elektrolyten und Harnsäurespiegel; Messung der 24-Stunden-Urinausscheidung im Urin; Bestimmung des Cyclosporin-A-Spiegels; Beurteilung von Urinstatus, -sediment und -kultur; *monatlich:* Ultraschalluntersuchung der Niere; *jedes Trimenon:* Suche nach Zytomegalievirus- und Toxoplasmose-IgM bei Seronegativen; *letztes Trimestenon:* Suche nach Herpes-simplex-Virus-IgM bei Seronegativen; *während der gesamten Schwangerschaft:* 2-wöchentliche Überwachung des Kindes, sorgfältige Blutdrucküberwachung

---

Wechselwirkungen zwischen Schwangerschaft und Erkrankung

Erkrankungen, die durch ein akutes Nierenversagen gekennzeichnet sind, werden als teilweise hormonell in der Schwangerschaft, im Wochenbett oder durch exogene Östrogene ausgelöst interpretiert (HUS/TTP). Akute prärenale Nierenfunktionsverschlechterungen können durch die schwangerschaftsspezifischen Ursachen (Hyperemesis, Fruchtwasserembolie, vorzeitige Plazentalösung, intrauterinen Fruchttod, puerperale Sepsis, septischen Abort oder schockierende Blutungen) ausgelöst werden. Ebenso kann ein Lupus erythematodes während, insbesondere aber nach Beendigung der Schwangerschaft aktiv werden. Bei einer nur geringen Einschränkung der Nierenfunktion bei sonst stabilem Verlauf einer Nierenerkrankung oder nach Nierentransplantation wird der natürliche Verlauf in aller Regel nicht wesentlich beeinträchtigt. Die Situation ist jedoch deutlich schlechter, falls eine nicht einfach kontrollierbare arterielle Hypertonie, ein gleichzeitig bestehender Diabetes mellitus bzw. eine Nierenfunktionseinschränkung mit einem Serumkreatininwert von >1,7–2,0 mg/dl nach Nierentransplantation vorliegen und eine relative Kontraindikation für eine Schwangerschaft darstellen. Bei bestehendem Nierenersatzverfahren verstärkt die Schwangerschaft die renale Anämie, häufig kommt es auch zu einer therapiebedürftigen Hypertonie, da das Dialyseendgewicht eher hoch gehalten wird.

Übersicht

Einfluss der Schwangerschaft auf die Nierenerkrankung
- hämodynamische Veränderungen: Hyperfiltration
- vermehrte Proteinurie
- erhöhter Blutdruck
- schwangerschaftsassoziierte Erkrankungen: Präeklampsie
- interkurrente reversible Nierenfunktionsverschlechterung
- irreversible Nierenfunktionsverschlechterung

Einfluss der Nierenerkrankung auf die Schwangerschaft
- erhöhtes Präeklampsierisiko
- erhöhtes Risiko für Frühgeburt
- erhöhtes Risiko für intrauterine Wachstumsretardierung
- erhöhtes Risiko für Fruchttod
- erhöhte maternale Morbidität und Mortalität

Abruptioindikation, präkonzeptionelle Beratung

Ein chronisch angewandtes Nierenersatzverfahren stellt keine generelle Kontraindikation für eine Schwangerschaft dar. Jedoch ist eine ausführliche präkonzeptionelle Beratung bei allen nierenkranken Patientinnen erforderlich. Dabei sollte auf folgende Schwerpunkte eingegangen werden:
➤ Ist die Nierenerkrankung der Mutter genetisch determiniert, und welche Konsequenzen hat diese Erkrankung für die Kinder?
➤ Wie ist das Risiko einer Nierenfunktionsverschlechterung bei einer Nierenfunktion mit einem Serumkreatininwert von >1,7 mg/dl bis hin zur Notwendigkeit eines Nierenersatzverfahrens?

➤ Hat die Ursache der Nierenerkrankung einen Einfluss auf den Verlauf in der Schwangerschaft (z. B. unabhängig von der histologischen Diagnose einer idiopathischen GN)?

➤ Wann ist bei Systemerkrankungen, z. B. bei einem systemischen Lupus erythematodes in einer stabilen maternalen Situation, das Risiko eines peri- oder postpartalen Schubes vorhanden?

➤ Ist eine Schwangerschaft zu einem späteren Zeitpunkt mit einem geringeren Risiko belastet? (Dies gilt für renale Erkrankungen, bei denen nicht zu erwarten ist, dass dauerhaft eine immunsuppressive Therapie notwendig ist, z. B. Minimal-Change-GN unter Cyclosporin-A-Therapie, bei der nach einem Auslassversuch der immunsuppressiven Therapie eine weiterhin stabile Situation herrscht und so die Schwangerschaft in einem absehbaren Zeitraum auch ohne immunsuppressive Therapie möglich wäre.)

➤ Wann und unter welchen Begleitumständen kann nach einer Nierentransplantation eine Schwangerschaft geplant werden? (Abgeraten werden sollte bei einer klinisch instabilen Situation – Rejektionen, unbehandelter höhergradiger vesikoureteraler Reflux in die Transplantatniere, unkontrollierte arterielle Hypertonie, nephrotisches Syndrom und Proteinurie von >0,5 g/Tag, Serumkreatininwert von >1,7 mg/dl, Zeit seit Transplantation von <2 Jahren –, in der entweder die Nierenfunktion vorübergehend deutlich eingeschränkt oder eine intensivere kombinierte Immunsuppression notwendig ist.)

Wahl des Entbindungsverfahrens

Chronische Nierenerkrankung. Gibt es keine geburtshilfliche Differenzialindikation, sollten folgende Aspekte bezüglich des Entbindungsverfahrens und der renalen Erkrankung berücksichtigt werden: Liegt eine arterielle Hypertonie begleitend zu einer Nierenerkrankung vor, ist eine Sectio zu bevorzugen, falls der Blutdruck schlecht kontrolliert ist. Ebenso sollten zerebrale Aneurysmen vor einer vaginalen Entbindung bei einer Patientin mit Zystennierenerkrankung ausgeschlossen sein. Der Zeitpunkt der letzten Aktualisierung der Bildgebung ist umstritten, ein Zeitintervall von 2 bis zu 5 Jahren wird in Analogie zur Situation außerhalb einer Schwangerschaft diskutiert. Aufgrund des wenig invasiven Charakters der heute möglichen Magnetresonanztomographieuntersuchung mit Gadoliniumkontrastmittelgabe und der möglichen fatalen Konsequenzen eines übersehenen zerebralen Aneurysmas sollte die letzte Untersuchung möglichst nicht länger als 2 Jahre vor einer geplanten vaginalen Entbindung zurückliegen und kann auch in der Schwangerschaft durchgeführt werden. Dies trifft insbesondere für Familien mit gehäuftem Auftreten zerebraler Aneurysmen zu.

Dialyse. Meist ist aus kindlicher oder mütterlicher Indikation eine Sectio erforderlich. Vaginale Entbindungen bei Patientinnen mit einer langjährigen renalen Anamnese und renaler Osteopathie können durch eine Einengung des knöchernen Geburtskanals kompliziert sein.

Eine Sectio bei Peritonealdialyse wird mit Leerbauch extraperitoneal durchgeführt. Falls keine peritonealen Leckagen bestehen, kann die Peritonealdialyse nach 24 Stunden wieder aufgenommen werden. Bei einem Leck oder bei nicht beherrschbaren Volumenproblemen wird für 1–2 Wochen eine Hämodialysebehandlung durchgeführt.

Transplantation. Obwohl gemeinhin auch bei nierentransplantierten Patientinnen die allgemeinen geburtshilflichen Indikationsstellungen bezüglich der Wahl des Entbindungsverfahrens bestehen, bevorzugen wir aufgrund der besonderen anatomischen Situation der Transplantatniere in der rechten oder linken Fossa iliaca sowie bei zusätzlich bestehendem renalen Minderwuchs oder renaler Osteopathie die elektive Sectio. Allerdings ist eine vaginale Entbindung nicht kontraindiziert, kann aber nur in <50 % der Fälle durchgeführt werden. Kleine akzessorische Nierenarterien werden zum Teil an die A. epigastrica inferior anastomosiert, sodass bei chirurgischem Vorgehen die Gefäßsituation der Transplantatniere berücksichtigt werden sollte. Besonders schwierig ist die Abschätzung bei atypisch gelegenen Transplantatnieren, z. B. anastomosiert an die abdominelle Aorta, wobei die Situation möglichst interdisziplinär beurteilt werden sollte, oder nach Ureterozystoneostomie. Während der Entbindung sollte eine Therapie mit Kortikosteroiden an die damit verbundene Stresssituation angepasst sein. Unserer Erfahrung nach haben sich hierbei Prednisonäquivalenzdosen von etwa 0,5 mg/kg/Tag bewährt. Falls eine Therapie mit Cyclosporin A begleitend besteht, reduzieren wir die Glukokortikoiddosis auf die Hälfte der Stressdosis, sobald eine ausreichende enterale Resorption anhand eines suffizienten, für die Patientin individuell im Rahmen der chronischen Behandlung festgelegten C_0- oder C_2-Cyclosporin-A-Spiegels (zumeist C_0-Spiegel von 80–150 ng Cyclosporin A/ml Vollblut) sichergestellt ist. Am Folgetag kann die reguläre Immunsuppression fortgesetzt werden.

Besonderheiten im Wochenbett

Nierenerkrankungen. Die Nutzen-Risiko-Bewertung einer medikamentösen Therapie mit z. B. Antihypertensiva und Immunsuppressiva muss an die individuelle Situation angepasst werden (s. unten, „Transplantation"). Ebenso sind andere Medikamente hinsichtlich ihrer Muttermilchkonzentrationen zu überprüfen, sodass insbesondere bei einer immunsuppressiven Therapie die potenziellen Nachteile eines Medikamentenübertritts auf das Kind die Vorteile überwiegen. Es ist dabei zu berücksichtigen, dass die Plasma-Milch-Konstante für die gängigen Immunsuppressiva etwa 1 beträgt, also eine Übertragung auf das Kind durch die Muttermilch erfolgt. Grundsätzlich sollte einerseits die Übertrittsrate in die Muttermilch und andererseits die kindliche gastrointestinale Resorption kalkuliert werden, um die kindliche Exposition abzuschätzen. Grundsätzlich sind alle Medikamenteneinnahmen der Mutter von einer sorgfältigen Überwachung des Kindes zu begleiten. Die niedrigstmögliche Dosierung sollte während der Stillzeit zur Anwendung kommen. Bei der Kontrolle des renalen sekundären Hyperparathyreoidismus ist bezüglich des Stillens zu beachten, dass aluminumhaltige Phosphatbinder eingesetzt werden können, ohne dass eine Gefährdung des Kindes zu erwarten ist. Allerdings darf die Mutter nicht zeitgleich Substanzen einnehmen, welche die Aluminiumresorption begünstigen (z. B. zitrathaltige Medikamente). Kalziumhaltige Phosphatbinder sowie das in die Muttermilch übertretende 1,25-OH-Vitamin D dürfen nur unter Kontrolle der mütterlichen und kindlichen Kalzium-, Phosphat- und 1,25-OH-Vitamin-D-Spiegel verwendet werden. Erythropoetin ist in der Muttermilch vorhanden. Wegen der unzureichenden Datenlage wird Stillen während der Gabe rekombinanter Erythropoetine nicht empfohlen. Typische Analgetika, die bei nierenkranken Patientinnen angewendet werden, sind Paracetamol und Tramadol. Während Ersteres in die Muttermilch übertritt, aber keine beschriebenen Beeinträchtigungen des Kindes mit sich bringt, findet sich Letzteres in einer Menge von bis zu 0,1 % der mütterlichen Konzentration in der Milch und kann zu Atemdepressionen unterschiedlichen Ausmaßes führen. Unter strenger Überwachung des Kindes kann dieses Analgetikum jedoch angewendet werden.

Dialyse. Postpartal entwickeln die Kinder aufgrund der hohen Harnstoffkonzentrationen eine osmotische Diurese, sodass Volumen- und Elektrolythaushalt einer sorgfältigen Überwachung bedürfen. Bei hohen mütterlichen Kalziumspiegeln kann die endogene Nebenschilddrüsenaktivität noch supprimiert sein. Die Hämodialyse sollte möglichst heparinarm oder -frei als regionale Antikoagulation mittels Kalziumzitrat durchgeführt werden. Das Dialyseendgewicht muss rasch gesenkt und der Volumenüberschuss eliminiert werden. Während der Dialyse gegebenenfalls appliziertes Heparin stellt kein Problem für das Kind dar, da es nicht in die Muttermilch übertritt, jedoch sind erhöhte Harnstoffkonzentrationen als Ausdruck einer schlecht kontrollierten Urämie der Mutter eine relative Kontraindikation für das Stillen.

Transplantation. Nierentransplantierte Patientinnen müssen sorgfältig bezüglich ihrer Nierenfunktion, des Blutdrucks, der Proteinurie sowie des Volumen- und Elektrolythaushalts überwacht werden. Die Kortikosteroiddosierung wird wieder auf dem normalen Niveau weitergeführt. Ebenso muss die Cyclosporin-A-Dosierung unter Spiegelkontrolle wieder meist um etwa 25 % reduziert werden. Die sonstige Risikoeinschätzung entspricht derjenigen bei Nierenerkrankungen. Prednison oder äquivalente Glukokortikoide werden in die Muttermilch sezerniert; eine niedrigdosierte Gabe mit einem Dosierungs-Still-Abstand von >4 Stunden scheint unter Überwachung des Kindes tolerabel. Cyclosporin A und Azathioprin werden ebenfalls in der Muttermilch gefunden. Da die immunsuppressive Wirkung das Kind gefährden und zusätzlich bei Azathioprin eine relevante Neutropenie resultieren kann, sollte von transplantierten Patientinnen auf das Stillen verzichtet werden.

Bedeutung der Erkrankung für den Feten

> Die fetale Prognose bei einem sehr seltenen ANV ist von der Ätiologie der Schädigung abhängig, jedoch im Vergleich zur Prognose der Mutter deutlich schlechter.

Prädiktoren. Eine Erkrankung der Niere spielt für das Wohlbefinden des Feten, aber auch des Kindes in seinem späteren Leben, eine wichtige Rolle. Wichtige Prädiktoren für das kindliche Wohlergehen sind der diastolische Blutdruck, eine bestehende Proteinurie und das Ausmaß der Nierenfunktionseinschränkung (Friedman 1976). Damit sind 2 Kollektive unterscheidbar:
➤ Patientinnen mit Erkrankungen der Nieren mit normaler bis nahezu normaler Nierenfunktion ohne bzw. mit gut kontrolliertem Bluthochdruck;
➤ Patientinnen mit Erkrankungen der Nieren mit einer um >50 % eingeschränkten Nierenfunktion, einer Proteinurie und/oder einem erhöhten Blutdruck.

Glomerulonephritis. Bei normaler/nahezu normaler Nierenfunktion haben idiopathische Glomerulonephritiden keinen spezifischen Einfluss auf das fetale Überleben, insbesondere wenn keine Krankheitsaktivität mehr vorhanden ist. Eine sichere Zuordnung zu einer bestimmten Nierenpathologie ist hierbei nicht möglich. Eine beständige Situation bei geringer Nierenfunktionseinschränkung oder nach Nierentransplantation mit stabiler Nierenfunktion scheint für den Feten nur ein geringes Risiko darzustellen.

Nephropathie. Dagegen zeigt eine große Beobachtungsstudie, dass bei Patientinnen bei Vorhandensein der Zeichen einer diabetischen Nephropathie, das heißt insbesondere einer Proteinurie, die fetale Mortalität deutlich auf 6 % ansteigt (Garner et al. 1990). In einer früheren Studie erreichten sogar nur etwa 74 % der Schwangerschaften die 24. Schwangerschaftswoche (Kitzmiller et al. 1981). Besteht eine manifeste Nierenerkrankung, steigt die perinatale Sterblichkeit auf 9–13 % und die Frühgeburtlichkeit auf 19–41 %, wobei das kindliche Überleben in der jüngsten Vergangenheit etwas besser zu werden scheint (Jones u. Hayslett 1996). Die histologische Diagnose idiopathischer Glomerulonephritiden spielt bei gleicher Nierenfunktion keine Rolle (Imbasciati u. Ponticelli 1991). Eine interstitielle Nephropathie erhöht die perinatale Sterblichkeit in Kombination mit einer arteriellen Hypertonie oder einer Präeklampsie, ansonsten gemäß der zugrunde liegenden Ursache der Nephritis.

Systemerkrankungen. Kinder von Patientinnen mit systemischem Lupus haben aufgrund der renalen Situation kein anderes Risiko als Kinder von Müttern mit einer vergleichbaren Nierenfunktionseinschränkung, falls eine Remission in den letzten 6 Monaten vor Eintritt der Schwangerschaft vorlag. Bei einer Remission seit 12 Monaten wurden Erfolgsraten von 80–90 % beobachtet. Jedoch müssen spezifische verkomplizierende Faktoren, wie Anti-SS-A-/-B- oder Antikardiolipinantikörperpositivität der Mutter, für das Kind berücksichtigt werden;

bei Ersterem beträgt die fetale Sterblichkeit bis zu 50 % im zweiten und dritten Trimenon, bei Letzterer ist die Abortrate vor allem im ersten Trimenon hoch. Die Erstmanifestation eines systemischen Lupus erythematodes in der Schwangerschaft hat eine schlechte fetale Prognose. Die Prognose anderer, insgesamt sehr seltener Systemerkrankungen (Sklerodermie, Plasmozytom etc.) wird durch die Aktivität der Grunderkrankung bestimmt.

Präeklampsie. Ein großes Problem stellt die häufige Entwicklung einer Präeklampsie dar. Diese Erkrankung tritt bei bis zu 81 % der Patientinnen mit einer Nierenfunktionseinschränkung mit einem Serumkreatininwert von >1,4 mg/dl auf (Cunningham et al. 1990), und das Risiko für das Kind sowie die begleitende fetale Wachstumsretardierung steigen proportional zur Abnahme der Nierenfunktion.

Hämodialyse. Bei einer Hämodialyse als Nierenersatzverfahren hat sich das fetale Überleben mit einem modernen Management deutlich erhöht. Für das Kind besteht dennoch ein sehr hohes Risiko, und nur 52 % der Schwangerschaften können erfolgreich abgeschlossen werden (Armenti et al. 2003). Zwei Drittel der Schwangerschaften bei laufender CAPD-Behandlung waren durch eine arterielle Hypertonie verkompliziert, ein Drittel davon verlief schwer. Mit dem Dialyseverfahren assoziierte Komplikationen traten in der Schwangerschaft nicht gehäuft auf, sodass 84 % der Schwangerschaften erfolgreich verliefen (Okundaye u. Hou 1996). Das Auftreten einer Peritonitis ist eine schwerwiegende Komplikation, die stationär behandelt werden muss.

Transplantation. Die Fertilität bessert sich nach einer Nierentransplantation deutlich. Nach Daten des nationalen US-amerikanischen Transplantationsschwangerschaftsregisters (Armenti et al. 2003) gehen im ersten Trimenon 13 % der Kinder durch Spontanaborte, 9 % durch induzierte Aborte und 0,5 % durch ektope Schwangerschaften verloren. Die 77 % verbleibenden Schwangerschaften werden dann jedoch zu 97 % erfolgreich beendet. Bei etwa 50 % der Kinder ist eine intrauterine Wachstumsretardierung zu beobachten. Entwicklungsverzögerungen finden sich bei etwa 16 % der Kinder im Vergleich zu 11 % in der gleichaltrigen Kontrollgruppe (Willis et al. 2000). Die meisten Daten zur Inzidenz fetaler Fehlbildungen liegen zu Azathioprin und Cyclosporin A vor, bei denen keine signifikante Erhöhung der Fehlbildungsrate nachzuweisen war. Es fanden sich hauptsächlich kindliche Probleme durch Frühgeburt und intrauterine Wachstumsretardierung, adrenale Insuffizienz durch maternale Glukokortikoideinnahme, immunologische Defizienz und Hyperkaliämie (unter Tacrolimus). Jedoch sind die Langzeiterfahrungen bei Cyclosporin A, noch mehr jedoch bei Tacrolimus, begrenzt. Die Datenlage für Sirolimus ist ungenügend, aufgrund des antiproliferativen Effekts und der beobachteten Fetopathie bei Ratten ist derzeit der Gebrauch nicht zu empfehlen.

Bedeutung der Erkrankung für die Mutter

Akute Schädigung. Die Prognose bei einem sehr seltenen ANV in der Schwangerschaft ist von der Ätiologie der Schädigung abhängig, jedoch im Allgemeinen besser als außerhalb einer Schwangerschaft. Gibt es eine reversible Ursache für eine akute Nierenfunktionseinschränkung, z. B. einen hypovolämischen Schock, hängen Dauer und Prognose der Erkrankung vom raschen und entschiedenen Vorgehen (z. B. Volumenersatz) ab. Allerdings bedingt auch die Art der Schädigung, ob die Nierenfunktion reversibel ist: Während eine akute Tubulusnekrose eine etwa 90 %ige Chance bietet, die Ausgangsnierenfunktion wieder zu erreichen, ist eine glomeruläre Schädigung, die bis zur Destruktion reichen kann, prognostisch schlechter. Eine Nierenrindennekrose mit Destruktion dieser renalen Funktionseinheiten sowie ein HUS, welches häufig mit einer progredienten Nierenfunktionseinschränkung einhergeht, sind Beispiele für diesen glomerulären Schädigungstyp. Es ist gelungen, die Prognose eines HUS mittels postpartaler Plasmapherese deutlich zu verbessern (zu 79 % Erholung). Bei günstigem Verlauf muss der Mutter nicht zwingend von einer erneuten Schwangerschaft abgeraten werden, da Registerdaten zeigen, dass das Rezidivrisiko gering ist (etwa 13 % bezogen auf alle nachfolgenden Schwangerschaften) (Vesely et al. 2004). Allerdings sollte eine genetisch determinierte TTP ausgeschlossen sein. Die Prognose der Mutter ist deutlich besser, falls weitere internistische Komplikationen fehlen.

Chronische Nierenerkrankung. Entsprechend der fetalen Risikoverteilung müssen folgende maternale Kollektive hinsichtlich einer chronischen Nierenerkrankung unterschieden werden:
➤ Patientinnen mit Erkrankungen der Nieren mit normaler bis nahezu normaler Nierenfunktion ohne bzw. mit gut kontrolliertem Bluthochdruck;
➤ Patientinnen mit Erkrankungen der Nieren mit einer um >50 % eingeschränkten Nierenfunktion, einer Proteinurie und/oder einem erhöhten Blutdruck.

Die weitere Einschränkung einer vorbestehenden Nierenfunktionseinschränkung wird im Wesentlichen auch von diesen beiden Risikofaktoren – Proteinurie und arterielle Hypertonie – bestimmt. Chronische Nierenerkrankungen können bereits histologisch nachweisbar sein, obwohl die Nierenfunktion nicht oder nur gering eingeschränkt ist. In solchen Situationen kommt es nur selten (16 %; Katz et al. 1980) und auch nur zu einer reversiblen Nierenfunktionseinschränkung. Im Langzeitverlauf entwickeln dann jedoch etwa 5 % der Patientinnen eine relevante Niereninsuffizienz, wobei dies dem natürlichen Verlauf der Grunderkrankung entsprechen könnte. Sobald die Nierenfunktion deutlicher eingeschränkt ist, verschlechtert sich die renale Prognose der Mutter. Einige Autoren haben einen Serumkreatininwert von 1,4 mg/dl als Untergrenze gewählt und damit bis zu einer Obergrenze von 4,6 mg/dl eine Nierenfunktionsverschlechterung um mehr als 25 % bei 19–30 % der Patientinnen beobachtet. Die Untersuchung von Cunningham et al. (1990) belegt jedoch, dass Patientinnen mit einer fortgeschrittenen Nierenfunktionseinschränkung (Serumkreatininwert von >2,6 mg/dl) ein deutlich höheres Risiko für eine weitere Nierenfunktionsverschlechterung haben als Patientinnen mit einer nur mäßigen Nierenfunktionseinschränkung (Serumkreatininwert von <2,6 mg/dl). Eine neuere Untersuchung zeigt sogar bereits bei einem Serumkreatininwert von >1,1 mg/dl eine Verschlechterung der Nierenfunktion, wobei die bestehenden Daten eher auf ein kontinuierlich ansteigendes Risiko hindeuten. Dies bedeutet, dass jede bekannte Nierenerkrankung zu einer intensiven Überwachung der Schwangerschaft Anlass geben sollte. Aus diesen Untersuchungen muss man ableiten, dass Patientinnen mit einem Serumkreatininwert von > 2,6 mg/dl von einer Schwangerschaft abgeraten werden muss. Auch die Analyse spezifischer Nierenerkrankungen ergibt, dass die Schwere der Nierenfunktionseinschränkung die Progredienz bestimmt: Bei chronischen Glomerulonephritiden akzelerierte die Erkrankung unabhängig von der histologischen Diagnose bei den Patientinnen mit einem Serumkreatininwert von >1,8 mg/dl, bei Refluxnephropathie bei 5 Patientinnen mit einem Serumkreatininwert von >2,0 mg/dl (Jungers et al. 1991). Dies steht im Gegensatz zu einer früheren Untersuchung bei einer nur sehr begrenzten Anzahl von Patientinnen mit Refluxnephropathie, in der von einem sehr hohen Risiko eines Nierenfunktionsverlusts im Vergleich zu nichtschwangeren Patientinnen berichtet wurde. Eine interstitielle Nephritis per se stellt kein Risiko für die Schwangere dar. Die genetisch determinierte ADPKD stellt ebenfalls für sich genommen keine besondere maternale Risikosituation aus renaler Sicht dar, sofern die arterielle Hypertonie nicht eine Präeklampsie begünstigt. Das Vorhandensein einer immunologischen Systemerkrankung, insbesondere eines systemischen Lupus erythematodes, stellt für die Mutter eine besondere Risikosituation dar, wobei die renale Prognose bei nur geringer vorbestehender Nierenfunktionseinschränkung relativ günstig ist (zu 19 % reversible, zu <1 % irreversible Nierenfunktionseinschränkung, jedoch zu 48 % Proteinurie, davon zu 5 % irreversibel) (Packham et al. 1992); die mütterliche Prognose ist bei Erstmanifestation in der Schwangerschaft eingeschränkt. Die Prognose bei anderen Systemerkrankungen (Sklerodermie, Plasmozytom etc.), die insgesamt sehr selten sind, wird durch die Aktivität der Grunderkrankung bestimmt. Dagegen hat eine diabetische Nephropathie für die Mutter Konsequenzen, zumal als komplizierender Faktor einer diabetischen Nephropathie nahezu immer auch eine Proteinurie vorhanden ist. Ist die Nierenfunktion eingeschränkt (Serumkreatininwert von <1,4 mg/dl), blieb die Nierenfunktion bei nur 27 % der Frauen stabil; sie verschlechterte sich bei weiteren 27 % vorübergehend und bei 45 % irreversibel (Purdy et al. 1996).

Dialyse. Bei einer Hämodialyse als Nierenersatzverfahren tritt eine Schwangerschaft wegen der häufigen anovulatorischen Zyklen/sekundären Amenorrö nur selten ein. Die Situation wird für die Schwangere durch nichtkontrollierte Volumenverschiebungen, Volumenhypertonie, Abruptio placentae und Hyperkoagulabilität verkompliziert. Aus mütterlicher Indikation müssen etwa 3 % der Schwangerschaften, insbesondere bei unkon-

trollierter arterieller Hypertonie, vorzeitig beendet werden.

Übersicht

Nierenersatzverfahren und Schwangerschaft
- niedrige Konzeptionsrate
- erfolgreicher Abschluss der Schwangerschaft zu etwa 50 % (zunehmend)
- hohe Frühgeburtenrate
- renale Restfunktion und Zeit während des Einsatzes von Nierenersatzverfahren positiv prädiktiv für Outcome
- adäquates Anämiemanagement erforderlich
- Trinkmengenbeschränkung notwendig
- Gewichts- und Volumenzunahme tolerieren, soweit kardiovaskulär und hämodynamisch möglich
- hochkalorische Ernährung und Supplementation wasserlöslicher Vitamine
- intensivierte Dialyse (Hämodialyse: Dauer von >20 Stunden, möglichst 5- bis 6-mal wöchentlich, dabei Harnstoffspiegel niedrig halten und niedrige peridialytische Heparinisierung anwenden; Peritonealdialyse: limitiert durch intraabdominelles Volumen, Ergänzung durch nächtliche Cycler-Dialyse)
- Auftreten einer Präeklampsie bei unkontrollierbarer Hypertonie nicht verpassen
- Entbindung zumeist in der 34.–38. Schwangerschaftswoche

Nierentransplantation. Die Fertilität bessert sich nach einer Nierentransplantation deutlich. Bei diesen Schwangerschaften fand sich keine spezifische Nierenfunktionsverschlechterung oder eine vermehrte Abstoßungsrate im Vergleich zu einem Kontrollkollektiv, falls eine stabile Situation mit einem Abstand von 2 Jahren zur Transplantation vorlag. Die Grunderkrankung (z. B. systemischer Lupus erythematodes, Diabetes mellitus) muss berücksichtigt werden, eine unkontrollierte arterielle Hypertonie oder eine Proteinurie im nephrotischen Bereich stellen eine Kontraindikation dar.

Übersicht

Nierentransplantation und Schwangerschaft
- Eintreten einer Schwangerschaft bei 2–23 % der transplantierten Frauen
- **fetale Aspekte:** erfolgreicher Schwangerschaftsabschluss in bis zu 97 % der Fälle nach dem ersten Trimenon; Infektion mit opportunistischen Erregern (Zytomegalievirusinfektion, Toxoplasmose), aber auch Erkrankung an Hepatitis B/C, Herpes-simplex-Virus-Infektion oder Röteln; Fetotoxizität der Immunsuppression mit geringerem Geburtsgewicht
- **maternale Aspekte:** Anpassung der Immunsuppression; maternale Hypertonie und Präeklampsie; schlechtere Prognose bei Serumkreatininspiegeln von > 1,7 mg/dl und arteriellem Bluthochdruck; bestehende Proteinurie von >0,5 g/Tag als Risikofaktor; Transplantatüberleben bei normaler Nierenfunktion und normalem Blutdruck nicht verschlechtert; vermehrt bestehende Risiken, falls eine Schwangerschaft in einer instabilen Situation besteht oder <2 Jahre nach Transplantation eintritt

Kontrazeption

Eine Schwangerschaft bei bekannter Nierenerkrankung sollte nur nach sorgfältiger Beratung und Planung eintreten. Grundsätzlich ist eine wirksame Antikonzeption anzustreben, um den Eintritt einer Schwangerschaft gut planen zu können. Dabei sollten folgende Aspekte beachtet werden:

➤ Es besteht eine erhöhte Thromboseneigung bei einer Proteinurie im nephrotischen Bereich, sodass der Einsatz östrogenhaltiger oraler Antikonzeptiva dieses Risiko erhöhen kann.

➤ Es besteht eine östrogenabhängige Akzeleration des Wachstums von Leberzysten bei ADPKD, und der Einsatz östrogenhaltiger oraler Antikonzeptiva kann zu diesem Risiko beitragen.

➤ Therapeutisch relevante antihypertensiv-nephroprotektiv wirksame Xenobiotika (ACE-Hemmer, AT-1-Rezeptoren-Blocker) sind fetopathisch. Neben der Information der betroffenen Patientinnen muss Frauen im gebärfähigen Alter eine sichere Antikonzeption nahe gelegt werden. Diese Medikation ist rechtzeitig vor einer geplanten Schwangerschaft abzusetzen.

➤ Bei unklarem Hepatitis-B- oder -C-Status sollte im Zweifelsfall (z. B. bis zu einer Hepatitis-B-Prophylaxe des Sexualpartners) eine Barrieremethode benutzt werden. Das Risiko einer Hepatitis-B- und -C-Infektion ist im Rahmen einer Nierenersatztherapie erhöht, gleichzeitig ist das Ansprechen auf eine aktive Hepatitis-B-Prophylaxe bei eingeschränkter oder bereits dialysepflichtiger Nierenfunktion deutlich eingeschränkt.

➤ Ein Intrauterinpessar stellt bei einer immunsuppressiven Therapie ein erhöhtes Infektionsrisiko dar und sollte daher nicht benutzt werden.

➤ Es besteht ein klarer Zusammenhang zwischen einer Östrogeneinnahme und der Auslösung eines Lupuserythematodes-Schubes, sodass beim Vorliegen dieser Erkrankung auf eine östrogenhaltige Antikonzeption verzichtet werden sollte.

Erkrankungen der Harnwege

■ Definition

Diese Erkrankungen können bei Mutter und Kind auftreten, wobei in der nachfolgenden Übersicht nur auf die Situation der Mutter eingegangen wird. Die Erkrankung kann akut einzeitig oder chronisch rezidivierend, symptomatisch, aber auch a- bis oligosymptomatisch auftreten. Neben obstruktiven Formen (Nephro-/Urolithiasis, nichtlithogene angeborene Harnableitungsstörung), die es von der physiologischen Dilatation der Harnwege abzugrenzen gilt, kommen besonders bakteriell entzündliche Erkrankungen (Zystitis, Pyelonephritis) vor.

■ Epidemiologie

Bei zwei Dritteln aller Schwangerschaften findet sich eine physiologische rechtsbetonte Abflussbehinderung unterschiedlichen Ausmaßes, die von pathologischen Veränderungen abzugrenzen ist, welche zumeist ab dem zweiten Trimenon relevant werden. Bei 20 % der Schwangeren reicht die Distanzierung des zentralen Nierenbeckenkelchsystems bis in den Kelchbereich (s. Tabelle 14.1). Eine Dilatation von >Grad I (s. Tabelle 14.1) kann pathologisch sein und muss kontrolliert werden. Immer noch selten, aber in Zunahme begriffen, finden sich Schwangerschaften bei Patientinnen mit modifizierter Harnableitung in die Harnblase oder häufiger ein Ileumkonduit. Harnsteine treten trotz potenziell höherer Lithogenität in der Schwangerschaft nicht gehäuft auf, sie werden nur bei <1 % (0,03–0,8 %) aller Schwangerschaften gefunden und führen bei 0,1 % aller Geburten zu Komplikationen. Die häufigste präformierte Obstruktion stellt die Ureterabgangsstenose bei etwa 0,1 % der Schwangeren dar. Harnwegsinfekte in der Schwangerschaft stellen bis zu 70 % der gynäkologisch-geburtshilflichen Infektionen dar und sind zumeist aszendierend. Asymptomatische Bakteriurien werden bei bis zu 10 % (2–10 %) der Schwangeren, und damit gleich häufig wie bei Nichtschwangeren, gefunden. Bei bis zu 1,5 % aller Schwangerschaften entwickelt sich ohne Behandlung eine Zystitis (häufig klinisch nicht von einer Pyelonephritis oder der jedoch seltenen Urethritis zu differenzieren), bei 1–2,5 % eine Pyelonephritis (bei bis zu 40 % aller unbehandelten asymptomatischen Bakteriurien). Diese hohe Manifestationsrate kann unter geeigneter antibiotischer Therapie auf 5 % gesenkt werden. Besonders häufig ist eine chronische Keimbesiedlung (bis zu 80 %) mit entsprechendem Risiko für eine Pyelonephritis bei künstlicher Harnableitung. Da nur ein geringer Anteil (etwa 1,5 %) der in der Frühschwangerschaft kulturnegativen Patientinnen im Verlauf der Schwangerschaft kulturpositiv wird, kann die Mehrzahl der Risikopatientinnen mit einer Keimbesiedlung frühzeitig detektiert und intensiv betreut werden. Die positive Anamnese von Harnwegsinfekten erhöht das Risiko für eine symptomatische Erkrankung um das 10 fache (Davison et al. 1984). Infektionen der ableitenden Harnwege steigern das Risiko für eine Präklampsie sowie für eine intrauterine Wachstumsretardierung des Feten.

■ Ätiologie, Pathogenese, Pathophysiologie

Ätiologisch werden die Erkrankungen der ableitenden Harnwege durch 2 führende Faktoren begünstigt:
➤ physiologischerweise vorhandene Dilatation der ableitenden Harnwege,
➤ Nährstoffreichtum des Urins, der durch die erhöhte glomeruläre Filtration kleinmolekularer Substanzen (Glukose, Aminosäuren) und die gleichzeitige Überschreitung des tubulären Reabsorptionsmaximums unterhalten wird.

Dilatation. Die physiologische Dilatation der Harnwege ist oberhalb der Beckeneingangsebene, insbesondere bei Mehrlingsschwangerschaften frühzeitiger beginnend, rechtsseitig stärker ausgeprägt als linksseitig. Die Kompression durch das Gestationsprodukt wird verstärkt durch die stark gefüllten Ovarialvenen. Die ureterale Kapazität nimmt zu, und die Entleerungszeit verlängert sich auf das 4- bis 5fache, um bei einer manifesten Infektion nochmals protrahierter zu werden. Ein vesikoureteraler Reflux trägt im Allgemeinen nicht zu den pathophysiologischen Abläufen bei. Die Harnentleerungsfunktion der Harnblase kann durch die Entbindung beeinträchtigt werden, sodass in deren Rahmen über einige Tage eine Restharnbildung beobachtet werden kann. Zwölf Wochen postpartal sollte keine Dilatation der Harnwege mehr persistieren. Die dilatationsbedingte Urinstase begünstigt ebenso bakterielle Infektionen wie ein Urethrakatheterismus, wie er bei operativen Entbindungen angewendet wird, eine Urethra- oder sogar eine vesikale Verletzung nach traumatischen Entbindungen. Die physiologischen Veränderungen im vesikourethralen Abschnitt führen gegen Ende der Schwangerschaft zu einer vermehrten Prädisposition zu unwillkürlichem Harnverlust – ein Symptom, dessen Sistieren nach Ende der Schwangerschaft kontrolliert werden muss. Eine bestehende Diabetes-mellitus-Erkrankung, wie auch ein Zustand nach operativer Modifikation der Harnableitung über z. B. ein Ileumkonduit, erhöht das Risiko von Bakteriurien, die intermittierend oder chronisch persistierend sein und zu Harnwegsinfekten bis hin zu Pyelonephritiden führen können.

Nephrolithiasis. Theoretisch könnten Veränderungen der Kalziumausscheidung und des Urinabflusses sowie gehäufte Harnwegsinfektionen eine Nephrolithiasishäufung unterhalten, was jedoch nur sehr selten der Fall ist.

Keimspektrum. Der häufigste Keim stellt Escherichia coli mit fäkal-urethralem, rezidivierend aszendierendem Infektionsweg dar. Eine Konzeption, aber auch eine orale Antikonzeption, begünstigt periurethral das Auftreten von Escherichia coli, β-hämolysierenden Streptokokken, Streptococcus faecalis und koagulasenegativen Staphylokokken, wobei erstgenannter Keim pathogenetisch eine führende Rolle zu spielen scheint. Gramnegative Bakterien – wie Enterobacter spp., Serratia spp., Klebsiella spp. und Pseudomonas spp. – werden nach Manipulationen am Harntrakt sowie bei Restharnbildung und nach inadäquaten antibiotischen Therapien gefunden, wobei insbesondere letztgenannte resistent gegen eine konventionelle antibiotische Therapie sind. Proteusinfektionen sind gehäuft bei Infektsteinen mit Ureaseaktivität nachweisbar. Mykobaterielle Infektionen erfolgen hämatogen, Pilzerkrankungen bei Abwehrschwächung unterschiedlicher Genese. Ureaplasma- und Mycoplasmareinfektionen können durch den nicht behandelten Partner getriggert werden, sodass eine Partnertherapie erforderlich ist. Adenoviren können Zystitiden unterhalten. Bei isolierter Urethritis sollten neben einer Chlamydien- und einer Mykoplasmeninfektion eine Trichomonadenerkrankung und eine Gonorrhö ausgeschlossen werden.

Malignome. Maligne Erkrankungen der ableitenden Harnwege sind im reproduktiven Lebensabschnitt eine Rarität. Beim Auftreten einer Mikro- oder Makrohämaturie sollten hierfür bevorzugt andere Ursachen gesucht

werden. Es besteht jedoch ein Risiko für das Auftreten eines Urothelkarzinoms, z. B. bei einer höheren Cyclophosphamidexposition im Rahmen der Behandlung eines systemischen Lupus erythematodes, sodass bei einer derartigen Anamnese diese Pathophysiologie berücksichtigt werden sollte.

■ Klinik

Bei Obstruktion des Harntrakts (z. B. Nephrolithiasis) treten Fieber (bei einem begleitenden Infekt), Appetitlosigkeit, arterielle Hypertonie, Flankenschmerz (zum Teil in Richtung der Lendenwirbelsäule ausstrahlend), ein dolentes Nierenlager, Übelkeit, Erbrechen und/oder kolikartige Schmerzen auf – Symptome, die bei einem subchronischen bis chronischen Verlauf fehlen können. Bei schon physiologischerweise dilatierten Harnwegen finden Konkremente ihren Weg in tiefere Ureterabschnitte, und die Schmerzen können dann in die Labien ausstrahlen. Der Verlauf einer bakteriellen Infektion im Bereich der ableitenden Harnwege ist klinisch häufig schwierig zu erfassen, da symptomarme oder atypische Verläufe vorkommen. Polyurie, Dysurie, Pollakisurie, Nykturie, Rücken- und Flankenschmerzen sowie Fieber sind invariabel (Davison et al. 1984). Die asymptomatische Bakteriurie mit Keimzahlen von >10^5 Keime/ml Urin im Mittelstrahl- oder Katheterurin *ohne* Nachweis weiterer klinischer oder paraklinischer Symptome (einschließlich erhöhte Konzentration des C-reaktiven Proteins, Leukozyturie etc.) ist ebenso wie die symptomatische Infektion mit Keimzahlen von >10^5 Keime/ml Urin im Mittelstrahl- oder Katheterurin *mit* Nachweis weiterer klinischer oder paraklinischer Symptome (Leukozyturie, Pyurie, Nachweis von Leukozytenzylindern, Anstieg der Konzentration des C-reaktiven Proteins) zu erfassen. Die Zystitis ist in aller Regel eine symptomatische Infektion mit zum Teil erheblichen Blasen- und Unterbauchbeschwerden sowie Dysurie. Weitergehende systemische Zeichen sind diagnostisch unzuverlässig. Der Urinbefund beweist den Infekt. Eine Pyelonephritis kann mit sehr intensiven klinischen Symptomen – wie Fieber, Schüttelfrost, Flankenschmerzen, schmerzhafte Nierenlager, Pollakisurie, Dysurie, Übelkeit und Emesis –, aber auch relativ oligosymptomatisch verlaufen.

■ Diagnostik

Harnabflussbehinderungen können optimal mittels Sonographie hinsichtlich ihres Ausmaßes, ihrer Lokalisation und gegebenenfalls sogar hinsichtlich ihrer Genese beurteilt werden. Eine progrediente oder hochgradige Stauung der Kelche mit Weiten von >15 mm, klinische Symptome und/oder eine Bakteriurie bedürfen der weiteren Abklärung. Ein Nierenstein kann eventuell ab einer Größe von 3 mm, relativ sicher ab einer Größe von 6 mm, diagnostiziert werden. Ebenso lässt sich eine fortgeschrittene Nephrokalzinose bereits sonographisch vermuten. Eine steinpathogenetische Abklärung kann nach Beendigung der Schwangerschaft durchgeführt werden, wenn wichtige Abnormalien, z. B. ein primärer Hyperparathyreoidismus, ausgeschlossen wurden.

Infektion. In der Schwangerenvorsorge muss der Ausschluss einer Infektion der Harnwege einen hohen Stellenwert haben. Der Urinstatus sollte durch eine lichtmikroskopische Beurteilung des Urinsediments komplettiert werden. Besteht hierbei der Verdacht auf einen Harnwegsinfekt, sollte sich eine Urinkultur anschließen, um eine erregergerechte Behandlung durchführen zu können. Ist der Urinstatus bzw. der Sedimentbefund ersichtlich kontaminiert (Plattenepithelien im Sediment), sollte – insbesondere bei klinischem Verdacht auf einen Harnwegsinfekt – die Untersuchung des Urinstatus und des Urinsediments durch Anlage einer Urinkultur mittels Uringewinnung durch Einmalkatheterismus ergänzt werden. Die Mittelstrahluringewinnung ist bei etwa zwei Dritteln der Schwangeren nicht möglich. Die suprapubische Blasenpunktion, die allenfalls nur bis zur 32.–34. Schwangerschaftswoche durchgeführt werden sollte, hat gegenüber dem atraumatisch durchgeführten sterilen Einmalkatheterismus an Stellenwert verloren. Im Wochenbett ist die Diagnostik eines Harnwegsinfekts nochmals erschwert (Lochialfluss, perineale Verletzung, abdominelle Wunden), sodass gerade hier der diagnostische Einmalkatheterismus Bedeutung hat. Zur Untersuchung sollte Morgenurin auf einem Transportnährboden (z. B. Uricult) verwendet werden, wobei sorgfältig eine urethrale und vulvale Kontamination auszuschließen ist (zu 40 %; Campbell-Brown u. MacFadyen 1983). Eine Ausnahme von der Verwendung des Morgenurins kann gemacht werden, wenn eine akute Infektsymptomatik eine sofortige antibiotische Behandlung erforderlich macht. Insbesondere in einer solchen, von einem klinischen Symptom gezeichneten Situation ist auch das Anlegen von Blutkulturen indiziert. Vor Beginn der Behandlung detektierte Keime ermöglichen dann eine gezielte Anpassung der antibiotischen Therapie. Erschwert wird die Diagnostik eines Infekts durch antibiotisch wirksame Substanzen, die – z. B. als perioperative Prophylaxe gegeben – das Keimwachstum in vitro beeinträchtigen. Nichtkulturelle Verfahren zum Nachweis bakterieller Stoffwechselprodukte sind in der Schwangerschaft und nach Entbindung wenig geeignet. Besondere Beachtung sollten schwierig zu kultivierende Keime – wie Mykobakterien, Ureaplasma spp. und Mycoplasma hominis – dann erhalten, wenn eine „sterile" Leukozyturie nicht anderweitig erklärt werden kann und gleichzeitig eine Hämaturie oder sonstige Infektzeichen bestehen. Zur Kultivierung dieser Keime müssen besondere Nährböden eingesetzt werden. Pilzerkrankungen zeigen sich zumeist schon im Sedimentbefund, sind aber insbesondere nach prolongierter antibiotischer Therapie sowie bei immunsuppressiv behandelten Patientinnen oder Diabetikerinnen zu beachten. Eine Differenzierung zwischen einer Infektion der oberen und der unteren Harnwege ist aufgrund der Urindiagnostik nicht möglich. Invasivere Verfahren (Nierenbiopsie, Ureterenkatheterismus) sind in der Schwangerschaft nicht indiziert.

Bei Verdacht auf eine **Zystitis** kann der Versuch einer sonographischen Untermauerung der Verdachtsdiagnose durchgeführt werden. Intravesikale diffuse Binnenreflexe oder eine Blasenwandverdickung bei gefüllter Harnblase machen eine Zystitis wahrscheinlicher, das Fehlen dieser Zeichen schließt diese jedoch nicht aus.

Der Urinbefund bestätigt in der Regel die **Pyelonephritis** (zum Teil finden sich Leukozytenzylinder und renale Epithelien), jedoch können abszedierende Verlaufsformen verpasst werden. Zwingend ist eine sonographische Bildgebung, um eine obstruktive Nephropathie auszuschließen. Eine Nierenfunktionsverschlechterung sowie die Entwicklung einer Proteinurie müssen durch Verlaufskontrollen ausgeschlossen werden. Neben der Anlage von Kulturen (Urin, Blut) vor Beginn einer antibiotischen Therapie, ohne diese jedoch zu verzögern, sollten die systemischen Auswirkungen der Infektion anhand eines Differenzialblutbildes und der Konzentration des C-reaktiven Proteins erfasst werden. Spricht das klinische Bild für einen septischen Verlauf, sind weitere Organsysteme (Leber etc.) zu beurteilen. Eine sonographische Untersuchung der Niere sowie der ableitenden Harnwege ist unbedingt erforderlich. Da das Risiko für eine Präeklampsie steigt, sollte eine Verlaufsbeobachtung des Protein-Kreatinin-Quotienten erfolgen. Dieser sinkt in der Regel während der Behandlung, eine Proteinurie im nephrotischen Bereich ist ungewöhnlich. Etwa 2 Wochen nach dem akuten Infekt sollte nach einer Pyelonephritis außerhalb der Schwangerschaft eine Refluxerkrankung einmalig ausgeschlossen werden. Dies ist in der Schwangerschaft aufgrund der hiermit verbundenen Strahlenbelastung nicht möglich, jedoch nach Abschluss der Schwangerschaft nachzuholen.

Bestehen Keimzahlen zwischen 10^2 und 10^5 Keime/Gesichtsfeld mit klinischer Symptomatik, handelt es sich sehr wahrscheinlich um ein **akutes Urethralsyndrom**, welches ebenfalls antibiotisch behandelt werden sollte.

Relevante Nierenfunktionsparameter sowie Urinbefunde in der Schwangerschaft sind in Tabelle 14.**2** dargestellt.

■ Differenzialdiagnostik

Folgende Befunde sind in Betracht zu ziehen:
➤ **Harnentleerungsstörungen:** physiologische Dilatation des Nierenbeckenkelchsystems, Erstmanifestation einer vorbestehenden Abflussbehinderung (z. B. Stenose des pyeloureteralen Übergangs), Urolithiasis.
➤ **Asymptomatische Bakteriurie**.
➤ **Zystitis**: Bei unkomplizierten Zystitiden sollte ein rasches Ansprechen auf eine antibiotische Therapie erfolgen, sofern mittels Kultur und Antibiogramm resistente Erreger ausgeschlossen werden konnten. Bei therapierefraktärer Zystitis müssen folgende differenzialdiagnostische Erwägungen in Betracht gezogen werden: Urogenitaltuberkulose, „Ping-pong"-Infektion durch den Geschlechtspartner und bei entsprechender Reiseanamnese Filarien bzw. Schistosomen.
➤ **Akuter Harnwegsinfekt/Pyelonephritis:** Das sensitivste bildgebende Verfahren zur Diagnose einer Pye-

lonephritis stellt die Isotopennephrographie dar, die lokoregionale Perfusionsunterschiede aufzeigen kann. Diese Untersuchung ist jedoch in der Schwangerschaft nicht indiziert, sodass im Zweifelsfall von einer Pyelonephritis ausgegangen werden sollte. Bei Symptomen einer Pyelonephritis muss jedoch bedacht werden, dass andere relevante Erkrankungen vorliegen könnten. Dazu gehören: Cholezystitis, Pyeloureterolithiasis, Ovarialvenenthrombose, Pleuritis im Rahmen diverser Erkrankungen, z. B. bei einer Pneumonie, oder verschiedene entzündliche gastrointestinale Affektionen, z. B. eine Appendizitis. An die in entwickelten Ländern seltene Urogenitaltuberkulose sollte bei therapierefraktären Infekten dennoch gedacht werden, sofern eine sterile Pyurie und eine Mikrohämaturie vorliegen. Der Nachweis mykobakterieller DNA (Feststellung mittels Polymerasekettenreaktion) oder der kulturelle Nachweis der Erreger sowie der histologische Nachweis epitheloidzelliger Granulome lassen an diese Diagnose denken.

➤ **Chronische Pyelonephritis:** Die Diagnose einer chronischen Pyelonephritis ist grundsätzlich schwierig, da akute Exazerbationen nicht von primär akuten Pyelonephritiden differenziert werden können. Zum Teil helfen bereits bestehende morphologische Alterationen der Nieren (z. B. sonographisch erkennbare breitbasige Oberflächeneinziehungen im Gegensatz zu eher schmalbasigen Einziehungen bei vaskulärer Ätiologie). Zusätzlich findet sich als Indiz einer renalen Schädigung eventuell bereits eine tubuläre Proteinurie, welche selten >2 g/Tag beträgt. Dies bedeutet, dass bei einer Proteinurie von >2 g/Tag und bei einer ausgeprägten Albuminurie (im Gegensatz zur tubulären Proteinurie Ausdruck einer glomerulären Schädigung) eine weitergehende Abklärung notwendig ist.

■ Therapie

Abflussbehinderung. Neben der Beobachtung und des Ausschlusses eines Infekts bedarf eine Abflussbehinderung bei normaler Nierenfunktion während der Schwangerschaft keiner spezifischen Therapie. Bei Auftreten klinischer Symptome, wie z. B. eines bilateralen Spannungsgefühls, ist der Versuch einer Reduktion der Abflussbehinderung gerechtfertigt. Dabei wird versucht, durch Lagerung der Schwangeren eine Entlastung der ableitenden Harnwege vom Druck des Gestationsprodukts zu erreichen. Der Erfolg sollte jedoch sonographisch dokumentiert werden, da dies gleichzeitig die Diagnose einer physiologischen Obstruktion sichern hilft. Gelingt dies nicht, muss bei Verschlechterung der Nierenfunktion (um >20 %) eine externe Ableitung bzw. eine Schienung durchgeführt werden. Kleinere Nierensteine können bei hinreichender Diurese spontan abgehen sowie ostiumnahe oder intravesikale Konkremente zystoskopisch geborgen werden. Bei Nierenfunktionsverschlechterung und bei persistierendem Infekt unter resistenzgerechter antibiotischer Therapie und fehlender Option zu einer Beendigung der Schwangerschaft ergeben sich folgende Optionen zur Entlastung der Obstruktion:
➤ perkutane Nephrostomie (bevorzugt),
➤ retrograde Ureterensondierung einschließlich Stentplazierung,
➤ Doppel-J-Einlage.

Die Anwendung ionisierender Strahlen sollte möglichst vermieden werden und die Entlastung bei reversiblem Geschehen, z. B. bei Nephrolithiasis, möglichst nur temporär, bei nahezu allen anderen Indikationen jedoch auch prolongiert bis zur Beendigung der Schwangerschaft verbleiben. Eine ureteroskopische desintegrierende Manipulation oder eine Stoßwellenlithotripsie ist wegen der Komplikationsraten sowie der traumatisierenden Wirkung der Stoßwellen und der Strahlenbelastung nicht indiziert. Die frühzeitige Einbeziehung eines Urologen und eines Nephrologen empfiehlt sich in einer solchen Situation.

Asymptomatischer Harnwegsinfekt. Ist der Harnwegsinfekt nicht klinisch symptomatisch und bestehen keine systemischen Zeichen eines Infekts, sollte die bakterielle Sensitivitätstestung abgewartet werden. Allgemeinmaßnahmen, das heißt hohe Flüssigkeitszufuhr und wiederholte Blasenentleerung, sind auszuschöpfen. Als hinreichend sicher zur Gabe in der Schwangerschaft können Penicillinderivate sowie Cephalosporine bewertet werden. Ziel ist eine Eradikation des bakteriellen Erregers mittels einer 3-tägigen Therapie. Um einer vaginalen Candidiasis entgegenzuwirken, sollte das vaginale Keimspektrum wiederhergestellt werden (z. B. durch Vagiflor). Bei einem Rezidiv wird eine erneute Eradikation mit einer prolongierten Therapie über 2 Wochen angestrebt. Gelingt keine persistierende Eradikation, muss eine antibiotische Dauerprophylaxe für den Zeitraum der Schwangerschaft diskutiert werden. Bei Blasenersatzverfahren mit entsprechend häufiger bakterieller Besiedlung empfiehlt sich eine Antibiotikaprophylaxe für die Dauer der Schwangerschaft mit allen genannten Antibiotika einschließlich Cotrimoxazol (2 Wochen vor Entbindung kontraindiziert, im dritten Trimenon meiden).

Zystitis. Bei einer symptomatischen Zystitis wird eine Therapie nicht protrahiert, sondern es wird mit einem oralen Pencillin (Amoxycillin, Ampicillin) oder einem oralen Cephalosporin behandelt. Da bei einer Therapie mit den genannten Penicillinen, insbesondere bei Vorliegen einer Harnretention, das Wachstum von Klebsiellen begünstigt wird, sollte schon primär die Kombination mit Clavulansäure (Augmentan, 3-mal 625 mg/Tag bei normaler Nierenfunktion) erwogen werden. Nach Erhalt des Kulturergebnisses wird dann gegebenenfalls die Behandlung adaptiert. Eine 7- bis 14-tägige Therapie, jedoch nicht eine Einmalgabe, ist indiziert. Eine Abflussbehinderung ist möglichst kausal (Steinextraktion, Entfernung obstruierender Koagel mittels Spülkatheter) bzw. mittels einer suprapubischen Ableitung bei Blasentleerungsstörungen zu behandeln. Anhand einer großen Metaanalyse kann derzeit keine Empfehlung zugunsten eines bestimmten Antibiotikums ausgesprochen werden (Vazquez u. Villar 2004).

Pyelonephritis. Die akute Pyelonephritis einer Eigenniere, insbesondere aber von Transplantatnieren, bei

Tabelle 14.**4** Diagnostik und Therapie bei Harnwegsinfekten in der Schwangerschaft

Erkrankung	Notwendige Diagnostik	Therapie
Asymptomatischer Harnwegsinfekt	• Urinkultur mit Antibiogramm vor Beginn der Therapie • monatliche Kontrolle von Urinstatus, -sediment und -kultur	• Flüssigkeitszufuhr steigern • häufige Blasenentleerung • Amoxicillin, 3-mal 500 mg/Tag für 3 Tage per os • Cefuroxim, 2-mal 250 mg/Tag für 3 Tage per os
Zystitis	• Urinkultur mit Antibiogramm vor Beginn der Therapie • Ausschluss einer Restharnbildung • monatliche Kontrolle von Urinstatus, -sediment und -kultur	• Amoxicillin plus Clavulansäure, 3-mal 625 mg/Tag für 7 Tage per os • Cefuroxim, 2-mal 250–500 mg/Tag für 7 Tage per os • Cotrimoxazol, 3-mal 1 g/Tag für 7 Tage als Reservemedikament per os (nicht letzte 2 Wochen vor Entbindung)
Pyelonephritis (ohne septischen Verlauf)	• Urinkultur mit Antibiogramm vor Beginn der Therapie • Ausschluss einer Restharnbildung/einer Obstruktion der Harnwege sowie eines Aufstaus • Kontrolle während der Behandlung und am Ende mittels Urinstatus, nach 3 und 7 Tagen sowie monatlich mittels Urinstatus, -sediment und -kultur	• Amoxicillin plus Clavulansäure, 3-mal 1000 mg/Tag für 14 Tage per os • Cefuroxim, 2-mal 500 mg/Tag für 14 Tage per os • Cotrimoxazol, 3-mal 1 g/Tag für 14 Tage als Reservemedikament per os (nicht letzte 2 Wochen vor Entbindung) • Cefotaxim, 3-mal 2 g/Tag intravenös

denen aus verschiedenen Gründen (Immunsuppression, häufig zumindest mäßiggradiger Reflux) eine erhöhte Gefährdung besteht, sollte stationär behandelt werden, bis eine klare Milderung der Infektzeichen zu beobachten ist. Aufgrund der Kontraindikationen gegenüber vielen gebräuchlichen Antibiotika werden vorwiegend Amoxycillin, Ampicillin plus Clavulansäure, orale Cephalosporine sowie parenteral verabreichbare Cephalosporine benutzt. Eine Hilfestellung zur Therapieauswahl bietet die klinische Situation (Erregerspektrum und Empfindlichkeit bei vorangegangenen Infekten, bekannte Erreger im Rahmen einer chronischen Pyelonephritis können Resistenzen entwickelt haben, abszedierender Verlauf bei korrekter Antibiotikaauswahl). Kontraindiziert sind während der gesamten Schwangerschaft Tetrazykline, Aminoglykoside sowie Chinolone. Cotrimoxazol und Sulfonamide sind im dritten Trimenon bzw. mindestens 2 Wochen präpartal kontraindiziert. Die Therapie muss ungezielt und sofort einsetzen, bei Übelkeit, Emesis oder paralytischem Ileus ist eine parenterale Behandlung vorzuziehen. Beeinträchtigt eine leichtere obstruktive Komponente den Harnabfluss, sollten unbedingt Spasmolytika erwogen werden. Bei schweren Verläufen ist eine Nephrostomie, zumindest diagnostisch, eventuell noch vor Beginn der Antibiose zu erwägen, um die kulturelle Charakterisierung der beteiligten Erreger zu ermöglichen. Unter den angegebenen Maßnahmen und mit Hilfe auch der neueren β-Laktam-Antibiotika wird der Einsatz potenziell fetotoxischer Antibiotika (Aminoglykoside, Doxycyclin, Cotrimoxazol, Nitrofurantoin, Chinolone) zumeist zu vermeiden sein, falls die Therapie konsequent und frühzeitig einsetzt. Die Behandlung sollte sich möglichst über 14 Tage erstrecken und eine konsequente Nachbetreuung beinhalten. Das Urinsediment und Kontrollkulturen sollten 3 Tage nach Beginn der Behandlung ein Ansprechen beweisen, falls die anhand der initialen Kulturen nachgewiesenen Erreger auf die begonnene Therapie

sensibel waren. Keimfreiheit muss durch einen unauffälligen Urinstatus zum Zeitpunkt des Abschlusses der Behandlung mittels Urinsediment und nach Beendigung der Antibiotikawirkung etwa 3 und 7 Tage nach Ende der Infektion kulturell gezeigt werden. Abszedierungen, die einer prolongierten Behandlung bedürfen, sollten bei schweren oder rezidivierenden Verläufen mittels Magnetresonanztomographie sicher ausgeschlossen werden. Besteht ein positiver kultureller Befund auch zum Zeitpunkt des geplanten Abschlusses der Behandlung, muss gegebenenfalls eine Ausdehnung der Behandlung im Sinne einer sekundären Prophylaxe über die gesamte Schwangerschaft erfolgen. Während der gesamten Therapie einer Pyelonephritis sowie eines Harnwegsinfekts ist auf eine reichliche Flüssigkeitszufuhr zu achten.

Eine Übersicht zu Diagnostik und (Antibiotika-)Therapie bei Harnwegsinfektionen in der Schwangerschaft ist in den Tabellen 14.**4** und 14.**5** dargestellt.

■ Betreuung während der Schwangerschaft

Abflussbehinderung. Der Verlauf einer Obstruktion muss während der Schwangerschaft sonographisch verfolgt werden. Infektzeichen sowie eine Nierenfunktionsverschlechterung sind auszuschließen.

Infekt. Ist im Verlauf der Schwangerschaft ein asymptomatischer oder symptomatischer Infekt der ableitenden Harnwege oder eine Pyelonephritis aufgetreten, muss nach Abschluss der Behandlung in 2- bis 4-wöchentlichen Abständen oder bei Wiederauftreten klinischer Symptome ein Rezidiv ausgeschlossen werden. Das wiederholte Auftreten einer Zystitis sollte an seltenere infektiöse Ursachen denken lassen. Da eine akute Pyelonephritis selbst nach einer adäquaten Behandlung eine Rezidivrate von bis zu 25 % aufweist, muss hier eine be-

Tabelle 14.**5** Einsatz verschiedener Antibiotika bei Harnwegsinfekten in der Schwangerschaft

Substanz (Kategorie)	Erstes Trimenon	Zweites Trimenon	Drittes Trimenon
Aminoglykoside (D)	– (nur kurzzeitig bei lebens- bedrohlichem Infekt; **Cave:** Fetopathie)	–	–
Aminopenicilline mit oder ohne Clavulansäure (B)	+	+	+
Carbapeneme (B)	+	+	+
Cephalosporine (B)	+	+	+
Chinolone (C)	– (fetotoxischer Effekt möglich)	–	–
Cotrimoxazol (C)	+ (in hohen Dosen fetotoxisch; **Cave:** Folsäuresubstitution)	+	– (Kernikterus!)
Monobactame (B)	+	+	+
Nitrofurantoin (B)	+ (in hohen Dosen fetotoxischer Effekt möglich)	+	– (hämolytische Anämie möglich)
Tetrazykline (D)	– (embryotoxischer Effekt gesichert)	–	–

sonders sorgfältige Nachbetreuung in 2-wöchentlichen Abständen bis zur Entbindung stattfinden. Postpartal sollte nochmals mittels Urinstatus, -sediment und -kultur sichergestellt werden, dass keine persistierende Bakteriurie vorliegt, die auf eine chronische pyelonephritische Verlaufsform hinweisen könnte.

Wechselwirkungen zwischen Schwangerschaft und Erkrankung

Abflussbehinderung. Die Schwangerschaft kann einerseits zu einer physiologischen Obstruktion der ableitenden Harnwege führen, andererseits jedoch auch präformierte Abflusshindernisse aggravieren.

Infekt. Wie bereits erwähnt, kommt es durch eine vermehrte Glukosurie und Aminoazidurie zu einer Begünstigung des Bakterienwachstums im Urin der Schwangeren, unterstützt zusätzlich durch die physiologische Abflussbehinderung des Urins bei der Mehrzahl der Schwangeren. Da bestimmte bakterielle Erreger Phospholipase A_2 exprimieren, kann die vermehrte Prostaglandinsynthese zu einer vorzeitigen Wehentätigkeit führen.

Abruptioindikation

Die hier besprochenen Erkrankungen sollten durch die beschriebenen therapeutischen Ansätze keine Abruptioindikation definieren.

Wahl des Entbindungsverfahrens

In Abhängigkeit von der urologischen Situation kann eine vaginale Entbindung bei etwa 50 % der Schwange-

ren mit einer sanierten ektopen Uretermündung durchgeführt werden, allerdings ist eine Sectio in aller Regel nur in Anwesenheit eines Urologen durchzuführen. Eine Ureterozystoneostomie allein ist keine primäre Sectioindikation. Auch bei Urogenitaltuberkulose ist eine vaginale Entbindung möglich, jedoch sollte die Entbindung zeitlich limitiert verlaufen.

Besonderheiten im Wochenbett

Abflussbehinderung. Bei obstruktiven Uropathien muss postpartal sonographisch kontrolliert werden, ob der Urinabfluss hinreichend gewährleistet ist. Bei fehlender kompletter Rückbildungstendenz innerhalb von 12 Wochen postpartal ist bei noch unklarer Ätiologie eine urologische Ursachendiagnostik mittels Bildgebung anzuschließen. Dafür bietet sich insbesondere bei eingeschränkter Nierenfunktion eine Magnetresonanztomographie mit Gadoliniumgabe zur Rekonstruktion einer Ausscheidungsurographie an.

Infekte. Die Isolation von Patientinnen mit florider Urogenitaltuberkulose mit hoher Infektiösität des Urins ist erforderlich, solange nicht eine mindestens 3-wöchige Behandlungsphase voranging.

Bedeutung der Erkrankung für den Feten

Bei mütterlichen Harnwegsinfekten finden sich eine gehäufte Abortrate im zweiten Trimenon, eine deutliche erhöhte perinatale Mortalität (die nochmals erhöht sein kann, falls eine chronische Nierenbeteiligung mit arterieller Hypertonie und Proteinurie vorliegt), ein gesteigertes Risiko für intrauterine Wachstumsretardierung sowie eine deutlich erhöhte Präklampsierate.

Prognose

Eine ausgeprägte physiologische Obstruktion der ableitenden Harnwege bildet sich komplett zurück. Obstruktionen durch eine Lithiasis haben eine gute Prognose, treten jedoch in der Schwangerschaft nicht gehäuft auf, sodass eine Steinabklärung bei früher Manifestation einer Steinerkrankung diskutiert werden sollte. Die Prognose anderer Abflussbehinderungen ergibt sich aus der Ätiologie und einer gegebenenfalls bereits bestehenden Nephropathie. Die konsequente Behandlung einer asymptomatischen Bakteriurie geht mit einer deutlich reduzierten Pyelonephritisrate einher (Smaill 2003). Ist die Behandlung einer Pyelonephritis in der Schwangerschaft möglich und besteht keine sekundäre Ursache für diese Prädisposition, so ist die maternale Prognose gut. Eine sorgfältige Ursachensuche sollte sich nach der Entbindung anschließen.

Kontrazeption

Bei rezidivierender Nephrolithiasis sollten vor einer Konzeption die Ursache (z. B. primärer Hyperparathyreoidismus) geklärt und eventuell vorhandene Konkremente behandelt sein. Während einer prolongierten Behandlung einer Pyelonephritis mit potenziell fetopathischen Xenobiotika ist eine sichere Kontrazeption einzuhalten.

Literatur

1. Armenti VT, Radomski JS, Moritz MJ, Gaughan WJ, McGrory CH, Coscia LA. Report from the National Transplantation Pregnancy Registry (NTPR): outcomes of pregnancy after transplantation. Clin Transpl. 2003;131–41.
2. Campbell-Brown M, McFadyen IR. Bacteriuria in pregnancy treated with a single dose of cephalexin. Br J Obstet Gynaecol. 1983;90:1054–9.
3. Cunningham FG, Cox SM, Harstad TW, Mason RA, Pritchard JA. Chronic renal disease and pregnancy outcome. Am J Obstet Gynecol. 1990;163:453–9.
4. Davison JM, Sprott MS, Selkon JB. The effect of covert bacteriuria in schoolgirls on renal function at 18 years and during pregnancy. Lancet. 1984;2:651–5.
5. European Best Practice Guidelines for Renal Transplantation. Section IV: Long-term management of the transplant recipient. IV.10. Pregnancy in renal transplant recipients. Nephrol Dial Transplant. 2002;17(Suppl 4):50–5.
6. Friedman EA. Blood pressure, edema and proteinuria in pregnancy. 4. Blood pressure relationships. Prog Clin Biol Res. 1976;7:123–53.
7. Garner PR, D'Alton ME, Dudley DK, Huard P, Hardie M. Preeclampsia in diabetic pregnancies. Am J Obstet Gynecol. 1990;163:505–8.
8. Hunter S, Robson SC. Adaptation of the maternal heart in pregnancy. Br Heart J. 1992;68:540–3.
9. Imbasciati E, Ponticelli C. Pregnancy and renal disease: predictors for fetal and maternal outcome. Am J Nephrol. 1991;11:353–62.
10. Jones DC, Hayslett JP. Outcome of pregnancy in women with moderate or severe renal insufficiency. N Engl J Med. 1996;335:226–32.
11. Jungers P, Houillier P, Forget D, Henry-Amar M. Specific controversies concerning the natural history of renal disease in pregnancy. Am J Kidney Dis. 1991;17:116–22.
12. Katz AI, Davison JM, Hayslett JP, Singson E, Lindheimer MD. Pregnancy in women with kidney disease. Kidney Int. 1980;18:192–206.
13. Kincaid-Smith P, Fairley KF. The differential diagnosis between preeclamptic toxemia and glomerulonephritis in patients with proteinuria during pregnancy. Perspect Nephrol Hypertens. 1976;5:157–67.
14. Kitzmiller JL, Brown ER, Phillippe M, et al. Diabetic nephropathy and perinatal outcome. Am J Obstet Gynecol. 1981;141:741–51.
15. Lindheimer MD and Katz AI. Renal physiology and desease in pregnancy. In: The Kidney: Physiology and Pathophysiology (2nd ed.), edited by Seldin DW and Giebisch G. New York: Raven Press, Ltd., 1992, p. 3371–3433.
16. MacGillivray I, Rose GA, Rowe B. Blood pressure survey in pregnancy. Clin Sci. 1969;37:395–407.
17. Maruyama H, Shimada H, Obayashi H, et al. Requiring higher doses of erythropoietin suggests pregnancy in hemodialysis patients. Nephron. 1998;79:413–9.
18. Ohkuchi A, Iwasaki R, Ojima T, et al. Increase in systolic blood pressure of > or =30 mmHg and/or diastolic blood pressure of > or =15 mmHg during pregnancy: is it pathologic? Hypertens Pregnancy. 2003;22:275–85.
19. Okundaye I, Hou S. Management of pregnancy in women undergoing continuous ambulatory peritoneal dialysis. Adv Perit Dial. 1996;12:151–5.
20. Packham DK, Lam SS, Nicholls K, Fairley KF, Kincaid-Smith PS. Lupus nephritis and pregnancy. Q J Med. 1992;83:315–24.
21. Purdy LP, Hantsch CE, Molitch ME, et al. Effect of pregnancy on renal function in patients with moderate-to-severe diabetic renal insufficiency. Diabetes Care. 1996;19:1067–74.
22. Rizk D, Chapman AB. Cystic and inherited kidney diseases. Am J Kidney Dis. 2003;42:1305–17.
23. Smaill F. Antibiotics for asymptomatic bacteriuria in pregnancy. Cochrane Database of Systematic Reviews. 2003.
24. Vazquez JC, Villar J. Treatments for symptomatic urinary tract infections during pregnancy. Cochrane Database of Systematic Reviews. 2004;4.
25. Vesely SK, Li X, McMinn JR, Terrell DR, George JN. Pregnancy outcomes after recovery from thrombotic thrombocytopenic purpura-hemolytic uremic syndrome. Transfusion. 2004;44:1149–58.
26. Willis FR, Findlay CA, Gorrie MJ, Watson MA, Wilkinson AG, Beattie TJ. Children of renal transplant recipient mothers. J Paediatr Child Health. 2000;36:230–5.

15 Gut- und bösartige gynäkologische Erkrankungen in der Schwangerschaft

J. Baltzer

Gutartige Erkrankungen

■ Entzündliche Veränderungen

Screening. Entzündliche Veränderungen im Bereich von Vulva und Vagina sind in der Schwangerschaft in ähnlicher Häufigkeit wie außerhalb der Schwangerschaft zu beobachten. Charakteristisch ist allerdings das in der Schwangerschaft veränderte Keimspektrum bzw. mögliche Gefährdungen von Mutter und Kind unter der Geburt. Um derartige Komplikationen zu vermeiden, kommen Screening-Untersuchungen zum Einsatz. Nicht alle Screening-Untersuchungen haben sich bewährt, so wurde z. B. ein früher vorgeschlagenes Pilz-Screening wieder verlassen. Andere Screening-Untersuchungen sind bewährter Bestandteil der Mutterschaftsvorsorge, z. B. das Chlamydien-Screening.

pH-Wert-Verschiebung. Bedeutungsvoll für das Angehen einer bakteriellen Infektion ist die nicht selten zu beobachtende pH-Wert-Verschiebung des Vaginalsekrets. Diese kann z. B. durch die einfach praktikable Selbstuntersuchung durch die Schwangere mit Testung des Vaginalsekrets durch pH-Papier festgestellt werden. Eine entsprechende Ansäuerung bzw. medikamentöse Lokalbehandlung kann dazu beitragen, eine durch Entzündung bedingte vorzeitige Wehentätigkeit zu vermeiden (Hoyme et al. 2000, Saling et al. 1994).

Typische Keime, die eine bakterielle Infektion der Vulva verursachen können, sind Escherichia coli, Enterokokken, Staphylococcus epidermidis und B-Streptokokken. Allerdings gilt es zu bedenken, dass Bakterien häufig im Vulvabereich nachweisbar sind. In der Schwangerschaft haben diese Kolonisationskeime jedoch eine andere Bedeutung, da sie an der Frühgeburtlichkeit beteiligt sein können (Friese u. Kirschner 2003, Petersen 2001).

Die A-Streptokokken-Vulvitis ist typisch für das kleine Mädchen. Zunehmend findet sich diese bakterielle Infektion allerdings auch bei geschlechtsreifen Frauen bzw. in graviditate. Typisch sind schmerzhafte diffuse Rötung und Epithelabschilferung, differenzialdiagnostisch nicht zu verwechseln mit einer Pilzinfektion. Die histologische Sicherung erfolgt durch den Erregernachweis. Der Übertragungsweg ist in einer Schmierinfektion zu sehen. Therapie: Penicillin (Amoxicillin oral oder Cefotiam intravenös, 4-mal 1 g).

Die B-Streptokokken-Infektion ist ein möglicher Auslöser von vorzeitigen Wehen, Infektion und Gefährdung des Neugeborenen. Klinisch manifestiert sie sich als

Early-Onset-Form mit schwerer Sepsis wenige Stunden postpartal mit Ateminsuffizienz, Meningitis und schwerer Pneumonie (Letalität: 60–70 %) bzw. als **Late-Onset-Form** mit 1–8 Wochen postpartal einsetzenden Symptomen (geringere Letalität von 10–20 %, allerdings nicht selten neurologische Restschäden). Ein Screening ist im im dritten Trimenon wegen der Möglichkeit einer Prophylaxe sinnvoll (Friese 2000). Therapie: Amoxicillin oral oder Cefotiam intravenös (4-mal 1 g), bei positivem Abstrichbefund kurz vor der Entbindung 2 g Ampicillin intravenös, dann alle 4 Stunden 1 g bis zur Geburt. Eine prophylaktische Impfung von mit B-Streptokokken besiedelten Schwangeren ohne Antikörper mit entsprechenden Polysaccharidantigenen ist derzeit nicht möglich. Eine intrapartale antibiotische Behandlung ist sinnvoll bei Vorliegen von Risikofaktoren, z. B. Zustand nach Geburt eines Kindes mit B-Streptokokken-Infektion, vorzeitige Wehen mit vorzeitigem Blasensprung mehr als 18 Stunden vor der Geburt oder maternales Fieber unter der Geburt. Bei Vorliegen einer solchen Konstellation ist eine selektive intrapartale Behandlung indiziert. Die Rate der Infektionen des Kindes kann signifikant gesenkt werden, wenn mindestens 2 Dosen eines Antibiotikums an die Schwangere verabreicht wurden. Gesichert ist dies für Ampicillin (3-mal 2 g/Tag) wie auch für Cefotaxim (3-mal 2 g/Tag) (Friese 2000).

Der Erreger von **Follikulitis, Vulvaabszess bzw. Bartholin-Abszess** ist zu >90 % Staphylococcus aureus (Petersen 2001). Klinisch ist die Lokalisation von Bedeutung. Nicht selten besteht eine extrem schmerzhafte Schwellung. Da zumeist eine Einschmelzung erfolgt ist, wird die Inzision mit Marsupialisation in Narkose vorgenommen. Eine orale antibiotische Therapie kommt dann infrage, wenn ausgedehntere entzündliche Infiltrate vorhanden bzw. multiple Lokalisationen betroffen sind.

Bei bakteriellen Infektionen des Perianalbereichs ist differenzialdiagnostisch auch an Tuberkulose, Gonorrhö, Syphilis, Ulcus molle, Granuloma inguinale und Lymphogranuloma inguinale zu denken (Faridi u. Rath 2001).

Charakteristisch für die **vulvovaginale Candidiasis** ist Juckreiz mit weißlich-bröckeligem Fluor. Im Nativpräparat unter dem Phasenkontrastmikroskop ist die Identifikation von Pseudohyphen bzw. Pilzsporen möglich. Die Besiedlungsrate in der Schwangerschaft liegt bei 10–20 %. Therapie:
➤ lokal Clotrimazolcreme 1 %, intravaginal für 7 Tage;
➤ Miconazolcreme 2 %, 5 g intravaginal für 7 Tage;
➤ Econezonazolcreme 0,4 %, 5 g intravaginal für 7 Tage (Ahr u. Scharl 2003).

Bei rezidivierender Pilzinfektion gilt es, einen Diabetes mellitus auszuschließen.

Bei den typischen **viralen Infektionen der Vulva** handelt es sich um Condylomata acuminata und Herpes genitalis.

Als Erreger der **Condylomata acuminata** kommen in typischer Weise humane Papillomaviren (HPV) der Typen 6 und 11 infrage. Auch mit den onkogenen HPV-Typen 16, 18, 31, 33 und 35 ist gelegentlich zu rechnen. Die typischen spitzen Kondylome finden sich überwiegend vulvär, perianal und anal, darüber hinaus, wenn auch seltener, vaginal und an der Portiooberfläche. Das klinische Bild ist typisch, eine bioptische Sicherung ist nur in seltenen Fällen notwendig. Bei ausgedehnteren Befunden ist eine Lasertherapie indiziert, da in seltenen Fällen eine Infektion des Neugeborenen bei vaginaler Entbindung (Stimmritzenpapillom) beobachtet wurde. Die Rezidivrate liegt im Mittel bei 30% (Ahr u. Scharl 2003). Die zur Senkung der Rezidivrate empfohlene Imiquimodnachbehandlung kommt in der Schwangerschaft nicht infrage.

Die Herpes-genitalis-Infektion wird überwiegend durch das Herpes-simplex-Virus (HSV) Typ 2 (HSV 2) ausgelöst. Typisch ist, dass nach einem Primärinfekt eine lebenslange latente Infektion besteht, die jederzeit zu einem Rezidiv führen kann. Durch virale und möglicherweise andere Triggerreize wird die rekurrierende Infektion ausgelöst. Es besteht ein sexueller Übertragungsweg. Nach einer Inkubationszeit von 4–5 Tagen treten Papeln bzw. kleine Bläschenbildungen auf, die dann in sehr schmerzhafte Ulzerationen übergehen. Eine bakterielle Superinfektion ist möglich. In der Schwangerschaft wird eine rezidivierende HSV-Infektion wegen der geringen klinischen Symptomatik nicht selten übersehen (Friese 2000). Die Diagnose lässt sich anhand der Schmerzsymptomatik und der typischen Effloreszenzen klinisch stellen. Bei diagnostischer Unsicherheit wird das Herpesantigen durch effloreszierende Antikörper nachgewiesen bzw. eine Diagnostik mittels Polymerasekettenreaktion durchgeführt. Die Herpesserologie ist bei der Primärdiagnostik von Bedeutung. Sie verliert ihren Stellenwert bei der rezidivierenden Infektion, da die rezidivierende Herpesinfektion nicht mit Antikörpertiterveränderungen verbunden sein muss. Die primäre Infektion kann zu einem erhöhten Abort- und Frühgeburtenrisiko führen. Typisch ist jedoch das Risiko der neonatal erworbenen Infektion, und zwar durch direkten Kontakt mit dem infizierten mütterlichen Geburtsweg. Mit einer neonatalen Infektionsrate von 40–50%, einer Morbidität von 20% und einer Mortalität von 40% muss gerechnet werden (Friese 2000). Im Gegensatz zur Erstinfektion führt ein rekurrierender genitaler Herpes zum Zeitpunkt der Geburt nur in 1–5% der Fälle zu einer neonatalen Infektion. Aufgrund der typischen Gefährdung des Neugeborenen bei vaginaler Entbindung mit möglichem letalen Ausgang ist bei Primärinfektion die Indikation zur Sektio gegeben, unabhängig von der zusätzlichen medikamentösen Therapie (siehe unten), und zwar vor Eintreten eines Blasensprungs bzw. spätestens innerhalb ei-

nes Zeitraums von 4–6 Stunden nach Blasensprung, da sonst keine Vorteile für das Neugeborene zu erwarten sind (Friese 2000). Medikamentöse Behandlung: Aciclovir oral (3-mal 400 mg) für 10 Tage oder Aciclovir oral (5-mal 200 mg) für 10 Tage oder Famciclovir oral (3-mal 250 mg für 10 Tage bzw. Valaciclovir oral (2-mal 1 g) für 10 Tage. Diese Medikation führt zur Abschwächung des Krankheitsverlaufs, sie stellt jedoch keine kausale Behandlung dar. Die lokale Aciclovircreme (0,5%ig, 2-mal täglich für 2 Wochen) ist der systemischen Therapie unterlegen. In der Frühschwangerschaft sollte aufgrund der noch unsicheren Datenlage auf eine Aciclovirbehandlung verzichtet werden. Die Therapie des neonatalen Herpes erfolgt ebenfalls mit Aciclovir (10 mg/kg Körpergewicht alle 8 Stunden für 10 Tage), wobei das Kind in jedem Fall klinisch behandelt werden muss. Eine orale oder topische Therapie des neonatalen Herpes ist obsolet. Der Einsatz einer antiviralen Therapie in der Schwangerschaft ist für die Routineanwendung bis zum heutigen Zeitpunkt nicht etabliert. Im Rahmen klinischer Studien bei Schwangeren konnte jedoch gezeigt werden, dass eine Aciclovirtherapie in der fortgeschrittenen Schwangerschaft empfohlen werden kann, da bei den angegebenen Dosen eine hohe Sicherheit für den Fetus besteht (Friese 2000).

Zu den typischen Infektionen der Vagina zählen **bakterielle Kolpitis** und **Trichomoniasis**.

Bakterielle Kolpitis

Klinik, Diagnostik. Es bestehen vermehrter wässriger, übelriechender Ausfluss (Fischgeruch), ein basischer pH-Wert des Vaginalsekrets und ein positiver Amintest (10%ige KOH-Lösung mit dem Vaginalsekret in Verbindung gebracht verstärkt den Fischgeruch). Im phasenkontrastmikroskopischen Bild nach Zugabe von Methylenblau ist der typische Nachweis von Clue-Cells (Schlüsselzellen) bei Vorhandensein von Haemophilus vaginalis möglich (Aminkolpitis). Eine Kultur erübrigt sich bei dem typischen mikroskopischen Bild.

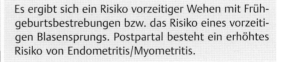
Es ergibt sich ein Risiko vorzeitiger Wehen mit Frühgeburtsbestrebungen bzw. das Risiko eines vorzeitigen Blasensprungs. Postpartal besteht ein erhöhtes Risiko von Endometritis/Myometritis.

Therapie. Metronidazol oral (3-mal 250 g über 7 Tage), als Alternative Metronidazol als Einmaltherapie (2 g), obwohl die therapeutische Effizienz gegenüber der 7-tägigen Therapie geringer ist. Als Alternative Clindamycin oral (3-mal 300 mg über 7 Tage). Metronidazolgel 0,75%, 2-mal täglich intravaginal, für 5 Tage. Bisherige Ansichten hinsichtlich Metronidazol in graviditate im Hinblick auf humane Teratogenität wurden in Metaanalysen nicht bestätigt (Ahr u. Scharl 2003).

Trichomoniasis

Klinik. Es besteht ein typischer schaumiger, gelblich grünlicher Ausfluss mit erheblicher Rötung der Scheidenhaut. Infektionen des Uterus in graviditate sind im

Bereich der Zervix als Folge einer Chlamydienzervizitis möglich. Weitere entzündliche Veränderungen von Corpus uteri bzw. Adnexen und parametranem Gewebe sind in graviditate extrem selten, es sei denn, es ist zu einem Blasensprung mit Amnioninfektsyndrom und typischer sekundärer Infektion gekommen.

Diagnostik. Der Nachweis der Trichomonaden gelingt phasenkontrastmikroskopisch im Nativpräparat.

> Auch bei Vorliegen einer Trichomonadeninfektion besteht das Risiko einer vorzeitigen Wehentätigkeit bzw. eines vorzeitigen Blasensprungs.

Therapie. Metronidazol oral (2-mal 500 mg über 7 Tage), alternativ Metronidazol als Einmaldosis (2 g oral). Partnerbehandlung notwendig.

Chlamydienzervizitis

Diagnostik. Ein Screening zu Beginn der Schwangerschaft mit endozervikalem Abstrich ist Bestandteil der Mutterschaftsrichtlinien. Entsprechend den Mutterschaftsrichtlinien wird die Untersuchung des Zervixabstrichs mittels eines zugelassenen Antigennachweises (EIA), eines Immunfluoreszenztests (IFT) oder der Polymerasekettenreaktion (PCR) empfohlen. Besonders aussagekräftig ist die PCR-Amplifikation.

Differenzialdiagnostik. Bei Vorliegen von Symptomen mit vermehrtem zervikalen Sekret muss differenzialdiagnostisch an eine Infektion durch Neisseria gonorrhoeae gedacht werden. Bei entzündlichen Genitalveränderungen ist im Hinblick auf die Zunahme der sexuell übertragbaren Erkrankungen differenzialdiagnostisch auch an Gonorrhö und Lues zu denken (Petzold u. Gross 2001).

> Bei Chlamydieninfektion ist gehäuft das Auftreten von Abort bzw. Frühgeburt bzw. im späteren Schwangerschaftsverlauf die Infektion des Neugeborenen mit sekundärer Konjunktivitis und Pneumonie zu beobachten.

Therapie. Erythromycin oral (4-mal 500 mg über 7 Tage), alternativ Amoxicillin oral (3-mal 500 mg über 7 Tage). Kontrolluntersuchung nach erfolgter Behandlung empfohlen. An die typische Rezidivhäufigkeit muss gedacht werden. Partnerbehandlung notwendig. Eine zusätzliche Testung des Partners erübrigt sich, da nahezu 70 % der Partner chlamydienpositiver Frauen ebenfalls ein positives Testergebnis aufweisen (Viehweg 2000).

Gonorrhö

Klinik. Es besteht eine typische Symptomatik der unteren Gonorrhö mit grünlich eitrigem Ausfluss, Vulvitis und Dysurie bzw. Pollakisurie. Nicht selten liegt eine gleichzeitige Chlamydieninfektion vor.

Diagnostik. Die Diagnostik erfolgt über die Kultur. Erste Hinweise ermöglicht das Gram-Präparat mit Nachweis von intrazellulären Diplokokken.

Therapie. Cefoxim oral (400 mg als Einmaldosis), alternativ Ceftriaxon (Rocephine; 125 mg intramuskulär als Einmaldosis). Partnertherapie notwendig. Handelt es sich um die in der Schwangerschaft seltene obere Gonorrhö, das heißt eine disseminierte Gonokokkeninfektion, ist zunächst eine intravenöse Therapie mit den folgenden Antibiotika notwendig, die nach 24–48 Stunden auf eine orale Gabe umgestellt werden kann:
➤ Cefoxim, 2-mal 400 mg über 7 Tage;
➤ Ciprofloxacin, 2-mal 500 mg über 7 Tage, oder Ofloxacin, 2-mal 400 mg über 7 Tage.

Syphilis (Lues)

Diagnostik. Entsprechend den Mutterschaftsrichtlinien ist ein generelles Screening mittels des Treponema-pallidum-Hämagglutinationshemmtests (TPHA) als Luessuchreaktion festgelegt. Bei positiver Luessuchreaktion folgen aus der gleichen Blutprobe die zusätzlichen serologischen Untersuchungen (Fluoreszenz, Treponema-pallidum-Antikörper, Absorptionstest).

> Bei bestehender mütterlicher Infektion besteht die Gefahr der transplazentaren kindlichen Infektion mit möglichem intrauterinem Fruchttod, Frühgeburtsgefährdung, perinatalem Tod oder Lues connata.

Therapie. Als Therapie muss die antibiotische Behandlung umgehend nach Feststellung der Infektion erfolgen. Benzathinpenicillin G, 2.400000 IE für 14 Tage intramuskulär. Bei Vorliegen einer Penicillinallergie kommt als Alternative Ceftriaxon (einmal 2 g intravenös über 14 Tage) bzw. Erythromycin (4-mal 500 mg oral über 21 Tage) infrage. Therapieversagen ist möglich. Die klinische bzw. serologische Nachuntersuchung nach 6 bzw. 12 Monaten ist ratsam. Bei Vorliegen persistierender Symptome oder Titeranstieg besteht Verdacht auf Therapieversagen bzw. Reinfektion.

> Die serologisch gesicherte Syphilis ist eine meldepflichtige Geschlechtskrankheit.

HIV-Infektion

Auf die HIV-Infektion wird im Rahmen der Infektionskrankheiten (Kapitel 28) eingegangen.

Entzündliche Veränderungen der Mamma

Entzündliche Veränderungen der Mamma sind in graviditate selten (entsprechend einer Übersicht Häufigkeit von 1 %; Peters 2001). Klinisch fällt gegenüber der Mastitis puerperalis eine weitgehend symptomlose, typische, peri- oder retroareoläre Entzündung der Brustdrüse auf. Die antibiotische Behandlung entspricht derjenigen der Mastitis puerperalis mit penicillinaseresistenten Penicillinen bzw. Cephalosporin. Differenzialdiagnostisch muss bei wenig schmerzhaften entzündlich imponierenden Veränderungen der Brust in graviditate auch an das nicht selten zu spät erkannte Mammakarzinom gedacht werden (siehe S. 216).

Gutartige Tumoren

Bei den gutartigen Tumoren kann zwischen epithelialen und mesenchymalen Tumorbildungen unterschieden werden. Tumoren des äußeren Genitale werden von der Patientin zumeist rasch bemerkt. Benigne Tumoren des inneren Genitale verursachen in der Schwangerschaft erst ab einer Mindestgröße Symptome, wie Schmerzen, gelegentliche Blutungen oder Druck auf Nachbarorgane. Zu den gutartigen epithelialen Tumoren zählen **Papillom, Kondylom, Polyp und Adenom.** In die Gruppe der mesenchymalen Tumoren gehören **Fibrom, Lipom, Myxom, Hämangiom und Lymphangiom.** Eine Mischung von epithelialen und mesenchymalen Tumoren ist möglich. Bei den zystischen Genitaltumoren in graviditate ist zwischen echten zystischen Tumoren und funktionellen Zystenbildungen zu unterscheiden.

■ Condylomata acuminata im Bereich von Vulva und Vagina

Auf das klinische Bild, die Diagnostik und die Behandlung dieser während der Schwangerschaft häufigsten gutartigen Tumoren von Vulva und Vagina wurde schon eingegangen. Von Bedeutung ist, dass sich die für diese Tumoren typischen HPV-Infektionen bei schwangeren Patientinnen doppelt so häufig finden wie bei Nichtschwangeren (Schneider et al. 1987). Wie schon ausgeführt, ist das Risiko einer Infektion des Neugeborenen trotz der hohen Transmissionsrate gering und beträgt etwa 1:1500 (Ferenczy 1989). Hieraus leitet sich keine dringende Notwendigkeit der primären Schnittentbindung bei Vorliegen von Condylomata acuminata in der Schwangerschaft ab (Menton et al. 1993).

Zu den **zystischen Tumoren im Bereich von Vulva und Vagina** zählen dysontogenetische Zysten, wie Gartner-Gang-Zysten, bzw. Zysten der Bartholin-Drüse. Während Gartner-Gang-Zysten zumeist lateral introituswärts reichen, liegt die Zystenbildung der Bartholin-Drüse in der unteren Hälfte des Introitus. Von einer operativen Revision sollte in der Schwangerschaft Abstand genommen werden, die Zysten stellen zumeist kein Geburtshindernis dar. Gleiches gilt für Punktionsversuche, zumal der Inhalt zähflüssiges Sekret ist, das sich nicht problemlos aspirieren lässt. Hingegen ist das Risiko sekundärer entzündlicher Veränderungen nach einem derartigen Eingriff hoch. Bei Vorliegen eines typischen Bartholin-Abszesses ist die Indikation zur Abszessspaltung mit Marsupialisation gegeben.

Zu den seltenen **gutartigen gemischtepithelial-mesenchymalen Tumoren** zählen fibroepitheliale Polypen, die im Bereich der Vagina vorkommen. Sie müssen differenzialdiagnostisch vom Sarcoma botryoides abgegrenzt werden, ein für das Kindesalter typischer, maligner, mesenchymaler Tumor, der bei geschlechtsreifen Frauen extrem selten beobachtet wird.

Zu den **gutartigen epithelialen Tumoren der Zervix** zählen Polypen, die sich aus dem Zervikalkanal bis in die Scheide hinein entwickeln können. Eine Abtragung eines solchen Polyps ist nur selten erforderlich. Die vermehrte Blutungsbereitschaft in graviditate ist zu bedenken. Differenzialdiagnostisch sind diese Zervixpolypen von Deziduapolypen abzugrenzen, die sich von dezidual umgewandelten Schleimhautarealen ableiten. Nur bei nicht eindeutigem kolposkopisch-zytologischem Befund sollte eine histologische Klärung erfolgen, da auch hier mit Blutungskomplikationen zu rechnen ist.

Uterusmyome stellen die weitaus häufigsten gutartigen mesenchymalen Tumoren des weiblichen Genitale dar. Bei 20% aller Frauen jenseits des 30. Lebensjahres sollen Myome vorhanden sein. Unter dem schwangerschaftsspezifischen hormonellen Stimulus kommt es nicht selten zur Größenzunahme der Myome, insbesondere bedingt durch das sekundäre Ödem. Infolge der Größenzunahme kann es zu Durchblutungsstörungen mit sekundärer Einblutung und Nekrose kommen. Die Folge sind akut eintretende Schmerzen. Entsprechend der Lokalisation und der Größe des Myoms sind in der Schwangerschaft Komplikationen möglich. So ist bei Vorliegen von Myomen häufiger mit Abort und Tubargravidität zu rechnen (Grab u. Kreienberg 2002). Auch die Auslösung einer vorzeitigen Wehentätigkeit ist möglich. Myome können in Abhängigkeit von Lokalisation und Größe gelegentlich ein Geburtshindernis darstellen. Bei dem aufgelockerten uterinen Gewebe verlagert sich das primär im Bereich des unteren Uterinsegments gelegene Myom im Verlauf der weiteren Schwangerschaft zumeist nach kranial, sodass nur selten ein Geburtshindernis besteht. Allerdings sind Einstellungsanomalien, z.B. gehäufte Querlagen, typisch. In der Nachgeburtsperiode kann die Lösung der Plazenta bei großem intramuralem Myom verzögert und mit größerem Blutverlust verbunden sein. Im Wochenbett ist die verzögerte Rückbildung des Uterus bei großem Myom zu beachten. Myomnekrosen sind im Wochenbett infolge uteriner Minderperfusion häufiger als in der Schwangerschaft. Diagnostisch richtungsweisend sind Schmerzen, Fieber, lokale Abwehrspannung und Druckdolenz, der sonographische Befund sowie erhöhte Infektionsparameter (Anstieg der Leukozytenzahlen und der Konzentration des C-reaktiven Proteins). Differenzialdiagnostisch muss in der Frühschwangerschaft an eine zervikale Gravidität gedacht werden. Für diese Fälle ist typisch, dass die aufgeweitete Zervix als Corpus uteri gedeutet und das kleine anhängende Corpus uteri als Myom diagnostiziert wird. Im Vordergrund der Diagnostik steht die Ultraschalluntersuchung, sowohl von vaginal als auch von abdominal. Bei unklaren Befunden kommt gelegentlich die Magnetresonanztomographie infrage. Bei der Untersuchung ist auf typische Sekundärveränderungen, wie Nekrose und Einblutung, zu achten. Nur selten ist in graviditate eine Myomenukleation notwendig. Zu den Indikationen zählt der in das kleine Becken eingeklemmte Uterus bei Vorliegen eines großen Myoms im Bereich der Uterushinterwand bei bestehender Endometriose. In 2 eigenen beobachteten Fällen konnte der durch das Myom und die Endometriose gefesselte Uterus aus dem kleinen Becken nicht aufsteigen. Es traten akut massivste Schmerzen ein, die die umgehende operative Revision erforderlich machten. Beide Schwangerschaften (14. und 15. Schwangerschaftswoche) verliefen nach der notwendigen Operation komplikationslos. Im Hinblick auf die große intramurale Narbenbildung mit Rupturgefährdung unter der Geburt wurde die Schwangerschaft in beiden Fällen in der 38. Schwangerschaftswoche vor Eintreten von Wehen durch primäre Schnittentbindung beendet. Bei fehlenden Symptomen sollte in graviditate eine Myomenukleation unterbleiben. Gleiches gilt auch bei Myomen, die anlässlich der Sektio entdeckt werden – es sei denn, das Myom verhindert einen problemlosen Wundverschluss des Uterus. In jedem Fall muss mit einer verstärkten Blutung aus dem Wundbett gerechnet werden. Die Mehrzahl auch größerer Myome bildet sich spontan so weit zurück, dass sie späteren hysteroskopischen oder laparoskopischen Eingriffen zugänglich sind.

Gutartige epitheliale Ovarialtumoren liegen in etwa 3 % der Fälle vor (Bernhard et al. 1999). Am häufigsten handelt es sich um funktionelle Zystenbildungen, und zwar Corpus-luteum-Zysten. Seltener sind Thekaluteinzysten und Schokoladenzysten in Zusammenhang mit einer bestehenden Endometriose. Beschwerden treten erst bei Sekundärkomplikationen – z. B. Stieldrehung mit akuten Abdominalbeschwerden, Zystenruptur, Blutung sowie sekundäre Infektion – ein. Diese genannten Komplikationen sind, bezogen auf die Häufigkeit derartiger Zysten, äußerst selten. Zumeist wird die Diagnose bei asymptomatischen Frauen durch die Ultraschalluntersuchungen im ersten Trimenon gestellt. Jeder Adnextumor in graviditate, dessen Durchmesser >6–8 cm beträgt und der jenseits der 14. Schwangerschaftswoche fortbesteht und im Ultraschall neben zystischen auch überwiegend solide Anteile erkennen lässt, sollte möglichst bald durch Zusatzuntersuchungen, wie Laparoskopie bzw. Laparotomie, bezüglich seiner Dignität abgeklärt werden (siehe S. 215). Zu beachten ist, dass Thekaluteinzysten vermehrt bei Stimulationsbehandlung im Rahmen der In-vitro-Fertilisation zur Beobachtung kommen. In diesen Fällen liegen zumeist beidseitige Zysten, nicht selten mit einer Größe von bis zu 10 cm, vor. Da sich nahezu 75 % aller in der Schwangerschaft diagnostizierten Adnexprozesse spontan zurückbilden (Bernhard et al 1999), kann in der Mehrzahl aller Fälle auf therapeutische Maßnahmen verzichtet werden. Bei Persistenz der Befunde bzw. Größenzunahme verbietet sich eine abdominale oder transvaginale Punktion (Hermans et al. 2003), da die Möglichkeit eines malignen Prozesses mit punktionsbedingter Verschleppung von Zell- bzw. Tumormaterial möglich ist. Zur weiteren Klärung erfolgt die Laparoskopie bzw. Laparotomie, die vorzugsweise im frühen zweiten Trimenon durchgeführt werden sollte, wobei im Hinblick auf eine mögliche operationsbedingte Wehenauslösung der Eingriff unter tokolytischem Schutz erfolgt.

Beim **schwangerschaftsbedingten Luteom** handelt es sich um eine gutartige hyperplastische Veränderung mit Stromahyperplasie. Infolge der hormonellen Aktivität dieser Tumoren (erhöhte Testosteron-, Androstendion- und Dehydroepiandrosteronwerte) kommt es zu typischen Veränderungen weiblicher Feten bzw. auch zu Virilisierungserscheinungen bei der Mutter, mit vermehrter Behaarung und Stimmveränderung (Robboy et al. 2002). Diese Ovarialveränderungen sind im ersten und zweiten Trimenon selten, meistens werden sie erst im dritten Trimenon insbesondere bei erhöhter HCG-Stimulation beobachtet. Die Therapie ist konservativ. Die Symptome bilden sich zurück. Eine bleibende Stimmveränderung mit tieferer Stimmlage, die anhand einer eigenen Beobachtung feststellbar war, ist möglich.

Ein besonderes Problem in graviditate stellt die Bewertung **pigmentierter Veränderungen** im Bereich des äußeren Genitale dar. Obwohl Melanome selten sind, werden sie relativ häufig bei Frauen im gebärfähigen Alter diagnostiziert. Für die Schwangerschaft ist typisch, dass unter dem Einfluss des melanozytenstimulierenden Hormons eine vermehrte Pigmentierung der Haut an den typischen Prädilektionsstellen einsetzt. Vorbestehende Nävi werden dunkler. Verdächtig gelten über den Nävus hinausgehende Hautpigmentierungen, Satellitenbildungen, Ulzerationen oder auch Blutungen. Diese Symptome bzw. Befunde machen eine umgehende histologische Klärung durch eine Exzisionsbiopsie notwendig (Baltzer et al. 2000).

Kongenitale Anomalien der Mamma können im Rahmen der Schwangerschaft zu Beschwerden bzw. differenzialdiagnostischen Problemen führen. Bei der aberrierenden Mamma ist ein subkutan gelegener weicher Drüsenkörper, zumeist in Richtung der Achselhöhle, tastbar. Während der Gravidität besteht eine schmerzhafte Anschwellung, gelegentlich kommt es bei dieser Polymastieform zur Sekretion bzw. sekundären Infektion, die eine antibiotische Behandlung entsprechend der Mastitis (siehe S. 208) erforderlich macht.

Zu den häufigsten **gutartigen mesenchymalen Tumoren der Brust** zählt das Fibroadenom – eine gutartige Tumorbildung, die überwiegend bei jungen Frauen zwischen dem 20. und dem 30. Lebensjahr auftritt. In der Schwangerschaft kann es unter dem typischen hormonellen Stimulus zur Größenzunahme kommen, sodass zum eindeutigen Ausschluss maligner Veränderungen die histologische Klärung erforderlich wird (siehe S. 216). Auch für den Phylloidestumor, das so genannte Riesenfibroadenom, ist eine Größenzunahme in der Schwangerschaft charakteristisch. Der Übergang in ein Fibrosarkom ist selten. Auch diese Tumoren machen bei Größenzunahme eine eindeutige histologische Klärung notwendig, auch wenn im Ultraschall bzw. Magnetresonanztomogramm das typische Bild eines Phylloidestumors nachweisbar ist. Die Frequenz maligner und metastasierender Zystosarkome beträgt 12–19 %. Bei Berücksichtigung aller Formen der phylloiden Tumoren wurden Metastasen im Mittel in 5–10 % der Fälle nachgewiesen (Bässler 1997).

Maligne Tumoren

Bei der Diagnostik und Behandlung von schwangeren Frauen mit Karzinom verdienen die folgenden Aspekte besondere Beachtung:

➤ Beeinflusst die Schwangerschaft die Prognose des Karzinoms?
➤ Welchen Einfluss hat das Karzinom auf den Feten?
➤ In welchem Ausmaß beeinträchtigt die Behandlung des Karzinoms die Entwicklung des Feten?
➤ Ist infolge der Karzinombehandlung eine Beendigung der Schwangerschaft unumgänglich?
➤ Muss einer jungen Frau nach der Behandlung eines malignen Tumors von einer Schwangerschaft abgeraten werden?
➤ Welche kontrazeptiven Maßnahmen stehen im speziellen Fall zur Verfügung?

Unter Berücksichtigung der genannten Aspekte erfolgt im Weiteren die Darstellung der diagnostisch-therapeutischen Maßnahmen.

■ Vulva

Epidemiologie. HPV-assoziierte vulväre intraepitheliale Neoplasien (VIN 1–3) werden bei jüngeren Frauen zunehmend häufiger beobachtet. Dennoch ist ein Zusammentreffen von Vulvakarzinom und Schwangerschaft selten. Einer älteren Zusammenstellung der zurückliegenden Literatur ist zu entnehmen, dass bei 31 Frauen ein Vulvakarzinom in der Schwangerschaft vorlag (Barkley 1970). In neueren Zusammenstellungen (Regan u. Rosenzweig 1993) sind weitere 17 Fälle aufgeführt. Diesen Übersichten ist zu entnehmen, dass bei den beschriebenen Karzinomen keine schwangerschaftstypischen histomorphologischen oder immunhistochemischen Parameter vorlagen. Die Prognose der Karzinome war die gleiche wie bei nichtschwangeren Patientinnen.

Diagnostik. Es erfolgen Inspektion und Kolposkopie mit zytologischer Abstrichentnahme. Da nur eine geringe Abschilferungstendenz der Zellen der Vulva besteht, ist eine spezielle Abstrichtechnik erforderlich, die entweder mit einem Holzspatel erfolgen kann oder mit einem in Kochsalzlösung getränkten Watteträger vorgenommen wird (Nauth 2002). Durch beide Verfahren ist sichergestellt, eine verbesserte Zellausbeutung für die Bewertung zu erhalten. Zu beachten ist, dass ein negativer zytologischer Abstrich eine Präkanzerose bzw. eine maligne Veränderung der Vulva nicht ausschließt. Bei zusätzlicher Anwendung von 3%iger Essiglösung auf den gesamten Vulvabereich lassen sich auch kleinste rasenförmig ausgebreitete Kondylombildungen erkennen, die mit bloßem Auge nicht wahrnehmbar sind. Bei der zusätzlichen Toluidinblauprobe nach Betupfen der Vulva mit 2%iger Toluidinlösung kommt es zur bläulichen Verfärbung möglicher atypischer Hautveränderungen der Vulva. Zu berücksichtigen ist die hohe Rate falschpositiver Befunde, die nach ausgeprägten entzündlichen Veränderungen bzw. oberflächlichen Ulzerationen zu

einer falsch-positiven Aussage dieser Vitalfärbung führen können. Sowohl kolposkopisch suspekte als auch zytologisch auffällige Veränderungen bedürfen der eindeutigen histologischen Klärung. Für die Gewebeentnahme ist das Maximum der Veränderungen zu wählen, um eine eindeutige histologische Sicherung der Verdachtsdiagnose zu ermöglichen. Bei umschriebenen Läsionen bietet sich die Ausschneidung der gesamten Veränderungen mit dem Skalpell an. Hierbei ist zu berücksichtigen, dass Artefaktbildungen durch Quetschen mit der Pinzette oder elektrokaustische Veränderungen, z. B. durch Gewebeentnahme mit der elektrischen Schlinge, vermieden werden müssen. Derartige mechanische oder thermische Artefakte erschweren eine exakte histologische Diagnostik bzw. können eine endgültige Diagnosestellung gelegentlich unmöglich machen. Bei der Gewebeentnahme mit dem Skalpell muss beachtet werden, dass die Veränderung nicht nur zu den Seiten hin, sondern auch zur Tiefe hin im Gesunden entfernt wird. Gerade bei der Verdachtsdiagnose eines Morbus Paget der Vulva kommt der ausreichend tiefen Gewebeentnahme besondere Bedeutung zu, da sich die atypischen Veränderungen längs der Hautanhangsgebilde in der Tiefe ausbreiten. Mögliche sekundäre Entartungsvorgänge finden sich nicht an der Oberfläche der Vulva, sondern in der Tiefe längs der Hautanhangsgebilde. Bei multifokalen oder großflächigen Läsionen ist die Stanzbiopsie die Methode der Wahl. Zur Verfügung stehen Einmalgeräte mit einem Durchmesser von 0,2–0,8 cm. Dieser diagnostische Eingriff kann in Lokalanästhesie vorgenommen werden. Die Gewebestanze stellt sicher, dass alle Schichten der Haut bis zum darunter gelegenen Stroma erfasst werden, sodass im Gegensatz zur obsoleten Knipsbiopsie die histologische Bewertung des angrenzenden Stromas ermöglicht wird. Dies stellt die Diagnostik frühinvasiver Veränderungen sicher. Eine Nahtversorgung erübrigt sich zumeist. Bei klinisch erkennbarem Karzinom reicht die Bröckelentnahme zur Sicherung der Diagnose aus.

Therapie. Die Behandlung von vulvären intraepithelialen Neoplasien bzw. des invasiven Karzinoms erfolgt in gleicher Weise wie bei nichtschwangeren Frauen (Gitsch et al. 1995). Im ersten und zweiten Trimenon der Schwangerschaft wird die baldige Vulvektomie mit Lymphadenektomie vorgenommen. Im dritten Trimenon kann bei lebensfähigem Kind zunächst die Spontangeburt bei Vorliegen eines kleinen Primärtumors abgewartet werden. Im Intervall erfolgt die notwendige Vulvektomie mit Lymphonodektomie. Bei großem Primärtumor und lebensfähigem Kind ist die Sektio erforderlich. Erst postpartal erfolgt die typische erweiterte Vulvektomie (Anderson et al. 2001).

Mit einer **metastatischen Absiedlung** des Vulvakarzinoms in Plazenta bzw. Fetus ist nicht zu rechnen.

■ Vagina

Definition. Bei der Mehrzahl der Vaginalkarzinome handelt es sich um sekundäre maligne Tumoren bzw. Metastasen von Karzinomen anderer Lokalisation (Zervix-, Endometrium-, Rektum- Ovarial-, Mammakarzinom und andere) (Zaino et al. 2002).

Im Gegensatz zum primären Plattenepithelkarzinom der Vagina wurde insbesondere bei jungen Frauen, deren Mütter in der Frühschwangerschaft mit Diethylstilbestrol zur Vorbeugung einer Fehlgeburt behandelt wurden, das **Clear-Cell-Adenokarzinom** der Vagina beobachtet. Das **gut differenzierte Plattenepithelkarzinom** der Vagina lässt sich gelegentlich nur schwierig von Metastasen unterscheiden. Auch die **Mitbeteiligung bei malignem Lymphom oder leukämischer Erkrankung** ist möglich.

Diagnostik und Therapie unterscheiden sich nicht vom Vorgehen bei nichtschwangeren Patientinnen. Bei der engen Nachbarschaft von Blase und Rektum müssen alle größeren Gewebeentnahmen mit größter Vorsicht vorgenommen werden, um Verletzungen der genannten Nachbarorgane zu vermeiden bzw. sekundäre Fistelbildungen zu verhindern. Bei Lokalisation des Karzinoms im oberen Scheidendrittel entspricht die Operation dem Vorgehen bei Frauen mit Zervixkarzinom, bei Lokalisation im unteren Scheidendrittel dem Vorgehen bei Frauen mit Vulvakarzinom. Bei Lokalisation im mittleren Scheidendrittel und im häufiger zu erwartenden Fall der Infiltration von Blase bzw. Darm steht die primäre kombinierte Strahlentherapie im Vordergrund.

Mit einer **metastatischen Absiedlung** eines primären Vaginalkarzinoms in Plazenta bzw. Fetus ist nicht zu rechnen.

■ Zervix

Epidemiologie. Das Zervixkarzinom steht mit einer Häufigkeit von 1:1200 bis 1:2200 an erster Stelle der malignen Tumoren während der Schwangerschaft, gefolgt vom Mammakarzinom (Tabelle 15.1). Bei 1–3 % der Zervixkarzinome liegt gleichzeitig eine Schwangerschaft vor. Bei der Auswertung der vorliegenden Literatur ist zu bedenken, dass nicht immer unterschieden wird, ob das Karzinom in graviditate bzw. postpartal diagnostiziert und behandelt wurde. Das Alter der Patientinnen ist im Durchschnitt jünger als das nichtschwangerer Frauen.

Ätiologie. Präkanzerosen der Zervix sind eng mit einer Infektion mit humanen Papillomaviren (HPV) assoziiert. Die HPV-Infektion bleibt zumeist klinisch stumm. Eine

Tabelle 15.**1** Inzidenz maligner Tumoren während der Schwangerschaft (Rheilly u. Chakravarthy 1999)

Tumor	Geschätzte Häufigkeit
Zervixkarzinom	1:1200 bis 1:2200
Mammakarzinom	1:3000 bis 1:10 000
malignes Melanom	1:360 bis 1:7100
Morbus Hodgkin	1:6100
Ovarialkarzinom	1:12 000 bis 1:25 000

Reihe von Untersuchungen, die die Polymerasekettenreaktion und den Nachweis HPV-DNA zugrunde legen, sprechen dafür, dass in der Schwangerschaft vermehrt mit derartigen Infektionen zu rechnen ist (Anderson 1997). Diese Beobachtung konnte von anderen Untersuchern nicht bestätigt werden (Anderson et al. 2001, Grab u. Kreienberg 2002).

Klinik. Nicht selten liegt eine atypische Blutung vor, die zumeist als schwangerschaftsbedingt gedeutet wird, sodass eine weiterführende Diagnostik unterbleibt (Baltzer et al. 2000).

Diagnostik. Im Vordergrund steht die zytologische Abstrichentnahme in Kombination mit der kolposkopischen Untersuchung zu Beginn jeder Schwangerschaft. Die Wertung erfolgt nach dem Münchner Schema (München 2; Tabelle 15.**2**) (Nauth 2002). Liegt ein Abstrich der Gruppe IIID (siehe Tabelle 15.**2**) vor, sind weitere zytologische Kontrollen unter Einschluss der Kolposkopie ausreichend, insbesondere wenn durch die HPV-Analyse eine Low-Risk-Veränderung diagnostiziert wurde (Henning et al. 2002). Diese HPV-Diagnostik ermöglicht die Unterscheidung von Low-Risk- und High-Risk-Veränderungen der Zervix, sodass eine zusätzliche Risikoabwägung erfolgen kann. Gegen eine routinemäßige Anwendung der HPV-Diagnostik im Rahmen des Screenings spricht die hohe Rate transienter HPV-Infektionen in zytologisch normalen Abstrichbefunden, insbesondere bei jungen Patientinnen (Löning 2001). Bei Vorliegen eines Abstrichs der Gruppe IVa (siehe Tabelle 15.**2**) bzw. eines atypischen kolposkopischen Befundes ist die Indikation zur histologischen Klärung gegeben. Da die atypischen Veränderungen in der Schwangerschaft zumeist an der Portiooberfläche lokalisiert sind, kann auf die zusätzliche endozervikale Kürettage verzichtet werden (Method u. Brost 1999), zumal das Blutungsrisiko und die Gefahr des vorzeitigen Blasensprungs zu bedenken ist. Hat die Biopsie unter kolposkopischer Sicht keinen Hinweis auf das Vorliegen eines invasiven Prozesses ergeben, ist die Wiederholung des zytologischen Abstrichs in Verbindung mit der neuerlichen kolposkopischen Untersuchung im Abstand von 6–8 Wochen gerechtfertigt. Bei fraglicher Invasion ist trotz Schwangerschaft die Konisation indiziert, um das Ausmaß der Invasion festlegen zu können. Die Indikation zu diesem Eingriff sollte im Hinblick auf die Risiken bei bestehender Schwangerschaft besonders streng gestellt werden (Grab u. Kreienberg 2002). Bei diesem Eingriff ist in graviditate vermehrt mit Komplikationen zu rechnen, im Vordergrund stehen Blutung und Frühgeburt. Um eine Zervixinsuffizienz mit nachfolgender Frühgeburt zu vermeiden, wird von uns nach erfolgter Konisation im gleichen operativen Eingriff eine Cerclage durchgeführt. Neben der Verhinderung der Zervixinsuffizienz hat die Cerclage zusätzlich den Vorteil einer verbesserten Blutstillung (Baltzer 2002). Liegt histologisch ein im Gesunden entferntes Carcinoma in situ vor, reichen weitere zytologisch-kolposkopische Kontrollen aus. Handelt es sich um ein mikroinvasives Karzinom, das durch die Konisation lokal im Gesunden reseziert wurde, und bestehen keine zusätzlichen histopatholo-

Tabelle 15.**2**   Modifizierte Münchner Nomenklatur für die zytologische Befundung der Zervix (Nauth 2002)

Gruppe	Klassifikation	Empfehlung
I	normales Zellbild mit ausreichend repräsentativem Zellmaterial ohne nennenswerte Zeichen technischer, degenerativer und entzündlicher Schädigung	–
II	gerade ausreichendes oder bedingt repräsentatives Zellmaterial und/oder deutliche Zeichen technischer, degenerativer und entzündlicher Schädigung	–
IIW	die aufgrund ihrer speziellen Morphologie schwer interpretierbaren oder durch technische, degenerative und entzündliche Einflüsse veränderten Zellen sind von reifen oder mittelreifen Dyskaryosen nicht zu unterschieden	ein- bis 6-monatige Wiederholung des Abstrichs, gegebenenfalls nach Kolpitis- oder Östrogenbehandlung
III	die aufgrund ihrer speziellen Morphologie schwer interpretierbaren oder durch technische, degenerative und entzündliche Einflüsse veränderten Zellen sind von unreifen oder malignen Tumorzellen nicht zu unterscheiden	einmonatige Wiederholung des Abstrichs, gegebenenfalls nach Kolpitis- oder Östrogenbehandlung, oder histologische Abklärung (Abrasio, Konisation, Probeexzision), gegebenenfalls Kolposkopie und Analyse auf humane Papillomaviren
IIIE	Nachweis von Endometriumzellen oder anderen abnormen Drüsenzellen nach der Menopause bei fehlender Hormonsubstitution oder bei Blutungsanomalien unter Hormonsubstitution	sonographische Kontrolle oder histologische Abklärung durch Abrasio (gegebenenfalls mit Konisation) und/oder Laparoskopie
IIID	Nachweis von reifen oder mittelreifen Dyskaryosen, gegebenenfalls mit Zeichen humaner Papillomaviren	3- bis 6-monatige Kontrollintervalle unter Einschluss einer Kolposkopie und gegebenenfalls auch einer Analyse auf humane Papillomaviren; bei über einjähriger Laufzeit gegebenenfalls histologische Abklärung (Abrasio, Konisation, Probeexzision)
IVA	Nachweis unreifer Dyskaryosen oder unimorph-atypischer Plattenepithelien, gegebenenfalls mit Zeichen humaner Papillomaviren	histologische Abklärung (Abrasio, Konisation, Probeexzision); unter besonderen Umständen – wie in der Schwangerschaft, post partum oder bei starker Entzündung – gegebenenfalls einmonatige Kontrollintervalle unter Einschluss einer Kolposkopie und gegebenenfalls einer Analyse auf humane Papillomaviren
IVB	Nachweis von fraglichen polymorph-atypischen Plattenepithelien	histologische Abklärung (Abrasio, Probeexzision) nach Kolposkopie und gegebenenfalls nach Analyse auf humane Papillomaviren
V	Nachweis von fraglichen polymorph-atypischen Plattenepithelien, atypischen Drüsenzellen oder anderen Tumorzellen	histologische Abklärung (Abrasio, Probeexzision) nach Kolposkopie und gegebenenfalls nach Analyse auf humane Papillomaviren

gisch nachgewiesenen Risikofaktoren, ist es gerechtfertigt, von weiteren therapeutischen Maßnahmen Abstand zu nehmen – vorausgesetzt, dass regelmäßige zytologisch-kolposkopische Kontrollen sichergestellt sind. Ein nicht im Gesunden entferntes mikroinvasives Karzinom mit zusätzlichen histopathologisch nachweisbaren Risikofaktoren (Angioinvasion) ist mit einem deutlich erhöhten Risiko verbunden, sodass nur in Ausnahmefällen von weiteren operativen Maßnahmen Abstand genommen werden darf.

Bei Nachweis einer Gefäßbeteiligung und dem Risiko einer lymphogenen Metastasierung ist die zusätzliche **Lymphonodektomie**, die auch auf laparoskopischem Wege erfolgen kann, ratsam. Dieses Vorgehen entspricht der fertilitätserhaltenden Operation der Trachelektomie bei Patientinnen mit frühem Zervixkarzinom (Härtel et al. 2001).

> Bei der Bewertung zytologisch-kolposkopischer Befunde ist von Bedeutung, dass die Schwangerschaft keinen nennenswerten Einfluss auf den Verlauf der Präkanzerosen hat (Chang-Claude et al. 1996).

Das diagnostisch-therapeutische Vorgehen ist in Abb. 15.**1** zusammengestellt.

Therapie. Hat die bioptische Klärung ein Karzinom ergeben, ist die stadiengerechte Behandlung notwendig, wobei die Therapieplanung durch das Stadium der Erkrankung, das Alter der Schwangerschaft, die Parität der Patientin sowie nicht zuletzt durch die Einstellung des Elternpaars zu dieser Schwangerschaft geprägt wird. Im ersten und im frühen zweiten Trimenon erfolgt die erweiterte abdominale Hysterektomie mit Lymphonodektomie unter Belassung des nicht lebensfähigen Feten in utero. Im späten zweiten Trimenon und im dritten Trimenon ist bei lebensfähigem Kind die Indikation zur

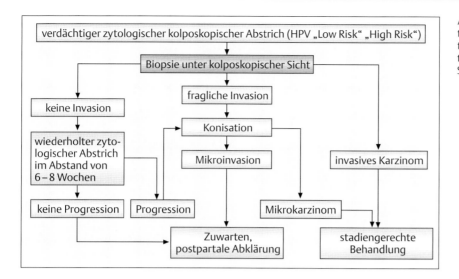

Abb. 15.**1** Diagnostisches und therapeutisches Vorgehen bei zytologisch-kolposkopisch verdächtigem Portiobefund in der Schwangerschaft.

Tabelle 15.**3** Operative Behandlung des Zervixkarzinoms in Abhängigkeit vom Schwangerschaftszeitpunkt

Erstes Trimenon und frühes zweites Trimenon	erweiterte abdominale Hysterektomie mit Lymphonodektomie bei Belassung des Feten in untero
Spätes zweites Trimenon	Abwarten der Lebensfähigkeit des Kindes (Induktion der Lungenreife), Sektio, zugleich mit erweiterter abdominaler Hysterektomie mit Lymphonodektomie
Drittes Trimenon	umgehend Sektio, zugleich mit erweiterter abdominaler Hysterektomie mit Lymphonodektomie
Post partum	erweiterte abdominale Hysterektomie mit Lymphonodektomie

umgehenden Sektio mit anschließender erweiterter abdominaler Hysterektomie und Lymphonodektomie gegeben (Tabelle 15.**3**).

Problematisch ist das **Vorgehen bei noch nicht lebensfähigem** Kind. Hier kann nur individuell entschieden werden, ob die Lebensfähigkeit des Kindes bzw. die Lungenreife nach Glukokortikoidgabe (z. B. Celestan solubile, 12 mg intravenös an 2 aufeinander folgenden Tagen) abgewartet werden kann. Unter Abwägung prognostischer Risiken für die Mutter und der Risiken der Frühgeburtlichkeit des Kindes wird die Sektio in der Regel erst nach abgeschlossener 28. Schwangerschaftswoche durchgeführt (Grab u. Kreienberg 2002). Operationsrisiko und Morbidität des Eingriffs unterscheiden sich nicht von Operationen bei nichtschwangeren Patientinnen (Sood et al. 1996, Takushi et al. 2002). Da es sich zumeist um jugendliche Patientinnen handelt, ist im Hinblick auf das zu vernachlässigende Risiko einer metastatischen Absiedlung des Plattenepithelkarzinoms in die Ovarien auf die Entfernung der Adnexe zu verzichten.

Bei postpartal histologisch gesichertem Karzinom ist die erweiterte abdominale Malignomoperation indiziert.

Bei Patientinnen mit fortgeschrittenem bzw. nichtoperablem Karzinom ist nach Entleerung des Uterus die Indikation zu einer **primären Strahlentherapie** gegeben (Mayr et al. 1998, Norstrom et al. 1997). Ob bei nichtoperablen Patientinnen eine **neoadjuvante Chemotherapie** zur Tumorreduktion und zur möglichen Operabilität beitragen kann, ist bisher nur in einzelnen Fällen dokumentiert. Langzeitergebnisse stehen noch aus (Eddy et al. 1995, Tewari et al. 1998).

Entbindung. Bei Vorliegen eines Karzinoms ist die Sektio der vaginalen Entbindung vorzuziehen, bedenkt man die Möglichkeit der Dissemination unter der Geburt bzw. das Risiko verstärkter Blutungen. Prognostisch soll für die Mutter der Entbindungsmodus entsprechend einer größeren Zusammenstellung ohne Bedeutung sein (Shingleton u. Orr 1995). Zu gleichem Ergebnis kommt eine Metaanalyse von Frauen mit Zervixkarzinom aller Stadien, die entweder vaginal oder abdominal entbunden wurden. Es bestanden keine signifikanten Unterschiede im Überleben dieser Frauen (Winter et al. 2001).

Hinweise für das Risiko einer **metastatischen Absiedlung** des Karzinoms in die Plazenta bzw. den Feten liegen im Schrifttum nicht vor. Ein **Tumorrezidiv** im Bereich der Episiotomienarbe ist möglich (Covens et al. 1999).

Prognose. Prognostisch hat die Schwangerschaft entgegen älteren Untersuchungen keinen negativen Einfluss auf den weiteren Krankheitsverlauf (Winter et al. 2001). Vergleicht man operierte Patientinnen mit histologisch nachgewiesener gleicher Tumorausdehnung, waren die Behandlungsergebnisse gleich. Sowohl die neueren Übersichten in der Literatur (Anderson et al. 2001, Michniewicz u. Elling 2002, van der Vange et al. 1995) als auch eigene Untersuchungen an einem großen Kollektiv operierter Patientinnen haben erkennen lassen, dass sich die Prognose schwangerer Frauen mit Zervixkarzinom nicht von der Prognose nichtschwangerer Frauen mit Zervixkarzinom unterscheidet. Bei isolierter Bewertung operierter Patientinnen mit Zervixkarzinom im Wochenbett liegt allerdings eine deutlich schlechtere Prognose vor (Abb. 15.**2**, 15.**3**).

■ Endometrium

Ein Zusammentreffen von Endometriumkarzinom und Schwangerschaft ist extrem selten. Im Schrifttum sind 20 Fälle zusammengestellt, wobei es sich zumeist um zufällig diagnostizierte Karzinome anlässlich einer Abortkürettage handelte. Über einzelne ausgetragene Schwangerschaften wird berichtet (Vaccarello et al. 1999). Bei diesen Patientinnen ist anzunehmen, dass hormonrezeptorpositive Tumoren schon vor Eintreten der Schwangerschaft vorlagen, bei denen der schwangerschaftsspezifische hohe Progesteronspiegel zu einem No-Change-Verhalten der Tumoren geführt hat. Abgesehen davon erfordert die Diagnose eines reifen Adenokarzinoms bei Frauen unter 40 Jahren größte Zurückhaltung. Bei der Mehrzahl dieser histologischen Bilder, die nach der Menopause eindeutig als reife Adenokarzinome einzuordnen wären, liegen bei jungen Frauen noch rückbildungsfähige atypische adenomatöse Hyperplasieformen vor (Dallenbach-Hellweg u. Dietel 1997).

■ Ovar

Epidemiologie. Die Inzidenz von Ovarialtumoren in der Schwangerschaft beträgt etwa 1:600 bis 1:1000 Geburten. Erfreulicherweise handelt es sich nur zu 3–5 % um maligne Tumoren (Wimberger et al. 2002). Dies erklärt die geringe Inzidenz eines Ovarialkarzinoms mit 1:9000 bis 1:25 000 Schwangerschaften (Anderson et al. 2001). Entsprechend dem Ovarialkarzinom bei nichtschwangeren Frauen sind auch bei Schwangeren die fehlende Symptomatik sowie die ungenügende Früherkennungsmöglichkeit charakteristisch.

> Jeder Adnextumor in graviditate, dessen Durchmesser > 6–8 cm beträgt, der jenseits der 14. Schwangerschaftswoche fortbesteht und der im Ultraschall neben zystischen auch überwiegend solide Anteile erkenne lässt, sollte möglichst bald durch weitere Zusatzuntersuchungen abgeklärt werden (Abb. 15.**4**) (Platek et al. 1995).

Diagnostik. Entscheidet man sich für eine Intervention bei aller Wahrscheinlichkeit nach eher benignem Ovarialtumor, ist eine Laparoskopie bis zur 16.–17. Schwangerschaftswoche gerechtfertigt. Nach der 17. Schwangerschaftswoche ist die Laparotomie die validierteste Methode (Gaffinet 2001). Vor einer invasiven Diagnostik kommt zur weiteren Klärung die Magnetresonanztomographie infrage, die in der Schwangerschaft gefahrlos

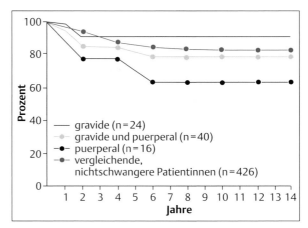

Abb. 15.**2** Überlebensraten von Frauen mit Zervixkarzinom in der Schwangerschaft bzw. im Wochenbett (Baltzer et al. 2000).

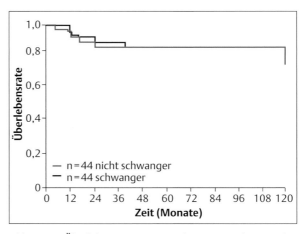

Abb. 15.**3** Überlebensraten von schwangeren bzw. nichtschwangeren Frauen mit Zervixkarzinom (van der Vange et al. 1995).

möglich ist. Von einer Computertomographie ist im Hinblick auf die vermeidbare Strahlenbelastung des Feten nach Möglichkeit Abstand zu nehmen.

Therapie. Der operative Eingriff sollte vom Längsschnitt aus erfolgen, um sicherzustellen, dass eine optimale intraoperative Staging-Untersuchung möglich ist. Zytologische Abstriche des Peritoneums aus dem Douglas-Raum und von Kolonrinnen werden entnommen. Ein vorhandener Aszites wird zur zytologischen Untersuchung asserviert. Bei auffälligen Peritonealveränderungen erfolgt die bioptische Klärung. Für das weitere operative Vorgehen ist der Lokalbefund entscheidend. Liegt ein einseitiger Low-grade maligner Tumor ohne Kapseldurchbruch mit Fehlen von Aszites und unauffälligem Befund des gesamten Peritoneums vor, kann die einseitige Adnexektomie mit Omentektomie und pelviner bzw. paraaortaler Lymphonodektomie durchgeführt werden. Auf eine Lymphonodektomie darf bei epithelia-

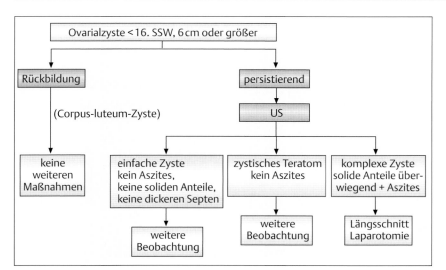

Abb. 15.**4** Differenzialdiagnostisches Vorgehen beim Ovarialkarzinom in der Schwangerschaft (Platek et al. 1995). SSW = Schwangerschaftswoche, US = Ultraschall.

len Tumoren im Stadium IA in gleicher Weise wie bei malignen Keimzelltumoren verzichtet werden (Anderson et al. 2001, Boulay u. Podczaski 1998, Wimberger et al. 2002). Nur bei den genannten Voraussetzungen bzw. bei Borderline-Tumoren oder Keimzelltumoren kommt ein organerhaltendes Vorgehen mit Fortsetzung der Schwangerschaft infrage. Vorbedingung für dieses organerhaltende Vorgehen ist eine engmaschige klinisch-sonographische Kontrolle. Handelt es sich allerdings um ein Karzinom im fortgeschrittenen Stadium bzw. um einen High-Risk-Tumor, ist die typische erweiterte operative Behandlung mit Hysterektomie, Adnektomie beidseits, Omentektomie und Lymphonodektomie sowie Resektion befallener Peritonealanteile in gleicher Weise notwendig wie bei nichtschwangeren Frauen (Hermans et al. 2003). Auch die Möglichkeiten einer neoadjuvanten Chemotherapie (Standardchemotherapie mit 3-wöchentlich 6 Zyklen Carboplatin, AUC 5, und Paclitaxel, 175 mg/m² Körperoberfläche), wenn das Kind zum Zeitpunkt der primären Operation noch nicht lebensfähig ist, werden diskutiert (Hermans et al. 2003). Entsprechende Langzeitergebnisse, die dieses Vorgehen rechtfertigen, liegen noch nicht vor. Voraussetzung für dieses Vorgehen ist, dass nach Entbindung des Kindes die operative Behandlung komplettiert wird. Entsprechend den auch heute noch gültigen Empfehlungen (Kolstadt 1980) sollte bei diesen Patientinnen nach Abschluss der Familienplanung innerhalb von 5–6 Jahren das andere Ovar und der Uterus entfernt werden, da ohne Zweifel für diese Frauen ein deutlich erhöhtes Risiko für die spätere Entwicklung eines Ovarialkarzinoms besteht. Diese Empfehlungen basieren auf einer der umfassendsten, sorgfältig dokumentierten Untersuchungen in Norwegen und Schweden, die bis heute in gleicher Weise fortgeführt wird. Auf eine adjuvante Chemotherapie kann nur im Stadium IA, G1 verzichtet werden. Bei Patientinnen mit fortgeschritteneren Stadien ist postoperativ die Indikation zur Carboplatin-Taxol-Chemotherapie (siehe oben) gegeben.

Prognose. Die Prognose von schwangeren Patientinnen mit Ovarialkarzinom hängt entscheidend von der rechtzeitigen Diagnosestellung ab, wobei im Schrifttum keine Hinweise vorliegen, dass die Schwangerschaft einen negativen Einfluss auf die Prognose des Karzinoms hat. Hinweise für eine metastatische Absiedlung in die Plazenta und einen Übergang auf den Feten liegen ebenfalls nicht vor. Die 5-Jahre-Überlebensrate von schwangeren Frauen mit operiertem Ovarialkarzinom liegt bei 60–70 % (Lishner et al. 1996).

Bei Vorliegen eines **Dysgerminoms** (30 % aller malignen Tumoren in der Schwangerschaft) ist die unilaterale Adnektomie mit Fortsetzen der Schwangerschaft ohne Zusatztherapie im Stadium IA ausreichend. Auch bei Vorliegen von **Keimstrang-Stroma-Tumoren** und **Granulosastromazelltumoren** bzw. **Sertoli-Leydig-Zell-Tumoren** ist dieses konservative Vorgehen mit Erhalt der Schwangerschaft möglich (Disaia u. Creasman 2002).

■ Mamma

Epidemiologie. Das Mammakarzinom ist derzeit das häufigste Karzinom. Jede 11. Frau erkrankt im Laufe ihres Lebens an einem Mammakarzinom. Die Häufigkeit eines Mammakarzinoms in der Schwangerschaft beträgt 0,1–0,3 ‰; 0,2–3,8 % aller Mammakarzinome werden in Schwangerschaft und Stillzeit beobachtet (Bernik et al. 1998).

Diagnostik. Entscheidend für die Prognose ist die frühzeitige Erkennung. Die Diagnostik erfolgt in gleicher Weise wie bei nichtschwangeren Frauen (Abb. 15.**5**) (Bastert 2003). Basis der Diagnostik bildet der Inspektions- und Tastbefund. Bei unklarem Tastbefund erfolgt zunächst die sonographische Untersuchung. Gegen die Durchführung einer Mammographie in graviditate bestehen keine Kontraindikationen. Zu berücksichtigen ist allerdings, dass die Aussagekraft der Mammographie in

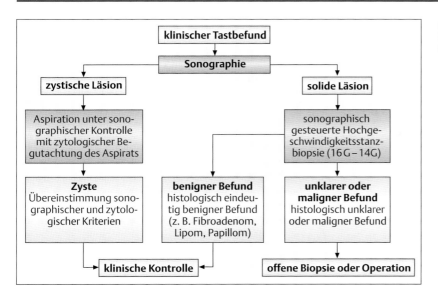

graviditate aufgrund schwangerschaftsspezifischer Parenchymveränderungen eingeschränkt ist. Eine Feinnadelaspiration ist für die weiterführende Diagnostik nicht ausreichend, die weitere Klärung erfolgt durch Hochgeschwindigkeitsstanzbiopsie (Bauerfeind et al. 2001) oder offene Biopsie. Das narkosebedingte Risiko für die Schwangerschaft ist bei einer notwendigen offenen Gewebeentnahme zu vernachlässigen.

Therapie. Bei histologisch gesichertem Mammakarzinom erfolgt in gleicher Weise wie bei nichtschwangeren Frauen die brusterhaltende Operation mit axillärer Lymphonodektomie. Da für die Entfernung des Sentinel-Lymphknotens eine radioaktive Markierung notwendig ist, gilt die Schwangerschaft bisher als Kontraindikation zur Sentinel-Lymphknoten-Biopsie (Schwartz et al. 2002). Die zur individuellen Therapieplanung notwendigen Staging-Untersuchungen sind auch in der Schwangerschaft durchführbar. Von einer skelettszintigraphischen und eventuell computertomographischen Untersuchung sollte allerdings im Hinblick auf die Gefährdung des Feten Abstand genommen werden – es sei denn, es ergeben sich dringende therapeutische Konsequenzen (Bauerfeind u. Untch 2003). In Abhängigkeit von Tumormorphologie und Nodalstatus stellt sich die Indikation zur systemischen Therapie. Bei den zumeist rezeptornegativen Karzinomen kommt eine endokrine Behandlung nicht infrage – abgesehen davon, dass die adjuvante endokrine Therapie während der Schwangerschaft kontraindiziert ist. Im Tierversuch hat Tamoxifen zu einer erhöhten Rate an Mammatumoren bei den Nachkommen geführt (Halakivi-Clarke et al. 2000). Eine adjuvante Chemotherapie ist im zweiten und dritten Trimenon der Schwangerschaft möglich; im ersten Trimenon ist mit einer deutlich erhöhten Fehlbildungsrate zu rechnen. Deshalb sollte im ersten Trimenon von einer zytostatischen Behandlung Abstand genommen bzw. mit der Patientin der Schwangerschaftsabbruch diskutiert werden. Bei fortgeschrittenerem Schwangerschaftszeitpunkt bleibt abzuwägen,

ob nach Abschluss der operativen Primärtherapie der Beginn der adjuvanten Chemotherapie bis zur Lebensfähigkeit des Kindes hinausgeschoben werden darf oder ob die Chemotherapie umgehend, z. B. im zweiten Trimenon, begonnen wird, da zu diesem Schwangerschaftszeitpunkt das Risiko zytostatikabedingter kindlicher Fehlbildungen als gering angesehen werden darf. Eine CMF-Chemotherapie ist im Hinblick auf die Trophoblastschädigung durch Methotrexat nicht empfehlenswert. Die Epirubicin-Cyclophosphamid-Therapie ist vorzuziehen. Wegen des erhöhten Risikos einer fetalen Wachstumsretardierung ist eine engmaschige sonographische Kontrolle der Schwangerschaft unerlässlich. Eine bei brusterhaltendem Vorgehen notwendige adjuvante Bestrahlung des restlichen Drüsenkörpers kann bis zu einem Zeitpunkt der Gravidität, zu dem eine sichere Lebensfähigkeit und eine geringe Morbidität des Frühgeborenen zu erwarten sind, herausgeschoben werden. Nach Celestanprophylaxe zur Lungenreifeinduktion (12 mg Celestan intravenös an 2 aufeinander folgenden Tagen) wird die Schwangerschaft vorzeitig durch Sektio beendet. Bisherige Daten zur neoadjuvanten Chemotherapie lassen den Einsatz einer neoadjuvanten antracyclinhaltigen Chemotherapie im zweiten und dritten Trimenon zu, wobei allerdings Langzeitergebnisse eines solchen Vorgehens noch ausstehen (Keleher et al. 2002).

Wechselwirkungen zwischen Schwangerschaft und Erkrankung. Bei Schwangerschaften nach erfolgter Behandlung eines Mammakarzinoms ist im Gegensatz zu früheren Auffassungen nicht mit einer Verschlechterung des Krankheitsverlaufs zu rechnen (Bauerfeind u. Untch 2003). Die vorliegenden Daten machen deutlich, dass eine Schwangerschaft weder die Rezidivrate erhöht, noch die Überlebensrate der Patientinnen verschlechtert (Shah u. Saunders 2001). Da mit dem Risiko eines Rezidivs nach Behandlung eines Mammakarzinoms am ehesten während der ersten 3 Jahre zu rechnen ist, wird im Hinblick auf die sich hieraus ergeben-

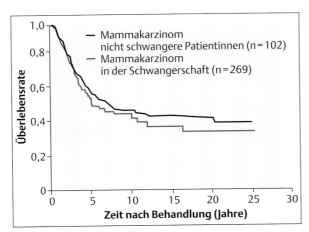

Abb. 15.**6** Überlebensraten von schwangeren bzw. nicht-schwangeren Frauen mit Mammakarzinom (Zemlickis et al. 1996).

den therapeutischen Konsequenzen während dieser Zeit des erhöhten Rezidiv- bzw. Metastasierungsrisikos von einer Schwangerschaft abgeraten, insbesondere wenn die Lymphknoten metastatisch befallen waren (Isaacs 1995). Zur Kontrazeption kommt im Allgemeinen die Einlage eines Intrauterinpessars infrage, da Ovulationshemmer kontraindiziert sind. Dies gilt auch für die so genannte Minipille, ein reines niedrigdosiertes Gestagenpräparat. Unter der Einnahme dieser Minipille kommt es nicht zu einer ausreichenden Suppression, sondern vielmehr zu einer unerwünschten Steigerung der körpereigenen Östrogenspiegel (Bastert 2003). Eine höherdosierte Gestagentherapie, z. B. 10 mg Orgametril, führt – ähnlich wie bei einer Endometriosebehandlung – zur Ruhigstellung des Ovars und damit zum erwünschten Absinken der körpereigenen Östrogenspiegel. Bei abgeschlossener Familienplanung ist die laparoskopische Tubensterilisation zu diskutieren. Die Samenstrangunterbindung beim Partner sollte allerdings nicht unberücksichtigt bleiben.

Die Nachsorgeuntersuchungen bei Frauen mit schwangerschaftsassoziiertem Karzinom entsprechen dem risikoadaptierten Vorgehen bei nichtschwangeren Patientinnen. Für das Mammakarzinom gelten z. B. rezeptornegative Fälle mit ungünstigem Grading und metastatischem Lymphknotenbefall als High-Risk-Karzinome, während progesteronrezeptorpositive Tumoren mit günstigem Grading und tumorfreien Lymphknoten als Low-Risk-Fälle eingestuft werden, die längere Untersuchungsintervalle zulassen.

In neuesten Empfehlungen wird jedoch darauf hingewiesen, dass brusterhaltend operierte Patientinnen auch dann, wenn es sich histopathologisch um Low-Risk-Karzinome gehandelt hat, wie High-Risk-Fälle kontrolliert werden sollten (Bastert 2003). Dieser Aspekt ist für die heute in der Mehrzahl brusterhaltend operierten Patientinnen von Bedeutung.

Prognose. Auch für dieses Karzinom gilt, dass trotz früherer gegenteiliger Ansicht die Schwangerschaft selbst keinen eigenen prognostisch ungünstigen Einfluss auf den Verlauf der Erkrankung hat. Es besteht deshalb keine Indikation, zur Verbesserung der Prognose eine Schwangerschaft abzubrechen (Oberhoff et al. 2002) – es sei denn, eine notwendige Chemotherapie in der Frühschwangerschaft ist Anlass für eine solche Indikation. Entscheidend für die schlechtere Prognose von schwangeren Patientinnen ist die nicht selten verspätete Diagnosestellung. Vergleicht man die Überlebensraten von gleichaltrigen Schwangeren bzw. nichtschwangeren Frauen unter Berücksichtigung der histologisch erwiesenen Tumorausdehnung finden sich keine statistisch belegbaren Unterschiede. So liegt die 5-Jahres-Überlebensrate (Armstrong u. Trimble 1999) bei nodalnegativen Patientinnen in beiden Gruppen bei jeweils 83 %. Bei nodalpositiven schwangeren Patientinnen wurde eine 5-Jahres-Überlebensrate von 47 % im Vergleich zu 59 % in der Vergleichsgruppe registriert (Petrek 1994). In Abb. 15.**6** ist der Krankheitsverlauf von schwangeren bzw. nichtschwangeren Frauen dargestellt (Zemlickis et al. 1996). Auch diese vergleichende Untersuchung lässt keine Hinweise auf eine schwangerschaftsbedingte Prognoseverschlechterung zu. Eine metastatische Absiedlung des Mammakarzinoms in die Plazenta bzw. ein Übergang auf den Feten ist im Schrifttum nicht belegt.

Literatur

1. Ahr A, Scharl U. Entzündungen. In: Kaufmann M, Costa SD, Scharl A, Hrsg. Die Gynäkologie. Berlin, Heidelberg: Springer; 2003
2. Anderson JR. Cancer associated human papilloma virus types are selectively increased in the cervix of women in the first trimester of pregnancy. J Women's Health. 1997;6:162–5.
3. Anderson ML, Mari W, Schwartz BE. Gynecologic malignancies in pregnancy. In: Barnea RE, Jauneaux E, Schwartz PE, eds. Cancer and Pregnancy. Berlin, Heidelberg: Springer; 2001.
4. Armstrong GK, Trimble EL. Breast cancer: Gynecologic reproductive and hormonal issues. In: Trimble EL, Trimble CL, eds. Cancer, Obstetrics and Gynecology. Philadelphia, Baltimore, New York: Williams and Wilkins; 1999.
5. Bässler R. Mamma – benigne mesenchymale Tumoren und tumorförmige Erkrankungen. In: Remmele W, Hrsg. Pathologie, 2. Aufl. Berlin, Heidelberg: Springer; 1997.
6. Baltzer J. Maligne Tumoren des Uterus in graviditate, Diagnostik und Behandlung. Onkologe. 2002;8:1318–322.
7. Baltzer J, Meerpohl HG, Bahnsen J. Karzinom und Schwangerschaft. In: Praxis der Gynäkologischen Onkologie, Konzepte für das differenzierte Vorgehen in Diagnostik, Therapie und Nachsorge, Hrsg.: J. Baltzer, H. G. Meerpohl, J. Bahnsen. 2. Aufl. Stuttgart: Thieme; 2000.
8. Barkley DL. Surgery of the vulva, perinaeum and vagina in pregnancy. In: Arber AR, Graber EA, eds. Surgical disease in pregnancy. Philadelphia: Saunders; 1970.
9. Bastert G. Malignome der Mamma. In: Bender HG, Hrsg. Spezielle gynäkologische Onkologie II, 4. Aufl. München, Jena: Urban und Fischer; 2003.
10. Bauerfeind I, Baltzer J, Konecny G, Sittek H, Untch M. Mammakarzinome und Schwangerschaft. In: Lauer HJ, Hrsg. Manual Mammakarzinome, Empfehlungen zur Diagnostik, Therapie und Nachsorge, 8. Aufl. München: Zuckschwerdt; 2001.

11. Bauerfeind I, Untch M. Schwangerschaft und Mammakarzinom – ein Überblick. Gebh Frauenheilk. 2003;63:417–25.
12. Bernhard LM, Klebba PK, Gray DL, Mutch DG. Predictors of persistence of adnexal masses in pregnancy. Obstet Gynecol. 1999;93:585–91.
13. Bernik SF, Bernik TR, Whooley BP, Wallack MK. Carcinoma of the breast during pregnancy: A review and update on treatment options. Surg Oncol. 1998;7:45–56.
14. Boulay R, Podczaski E. Ovarian Cancer complicating pregnancy. Obstet Gynec Clin North Am. 1998;25:385–99.
15. Chang-Claude J, Schneider A, Smith E, Blettner M, Wahrendorf J, Turek L. Longitudinal study of the effects of pregnancy and other factors on detection of HPV. Gynecol Oncol. 1996;60:355–62.
16. Covens A, Shaw P, Murphy J. Is radical tracheoectomic a safe alternative to radical hysterectomy for patients with stage I a-b carcinoma of the cervix? Cancer. 1999;86:22.73–9.
17. Dallenbach-Hellweg G, Dietel M. Bösartige Tumoren des Endometriums. In: Remmele B, Hrsg. Weibliche Genitale, Pathologie 4, 2. Aufl. Berlin, Heidelberg: Springer; 1997.
18. Disaia PJ, Creasman WT. Clinical gynecologic oncology, 6 th edn. St. Louis, Washington: Mosby; 2002.
19. Eddy GL, Manetta A, Alvarez AD. Neo-adjuvant chemotherapy with vincristine and cisplatine followed by radical hysterectomy and pelvic lymphadenectomy for FIGO-stage I b, bulky cervical cancer: A Gynecologic Oncology Group Pilot Study. Gynecol Oncol. 1995;59:105–10.
20. Faridi A, Rath W. Infektionen des Perianalbereichs. Gynäkologe. 2001;34:907–16.
21. Ferenczy A. HPV-associated lesions in pregnancy and the clinical implications. Obstet Gynecol. 1989;32:191–01.
22. Friese K. Infektionen. In: Schneider H, Husslein P, Schneider KTM, Hrsg. Geburtshilfe. Berlin, Heidelberg: Springer; 2000.
23. Friese K, Kirschner W. Das Baby-Care-Projekt, Konzept, erste Ergebnisse und Erfolgskriterien. Gynäkologe. 2003;36:403–12.
24. Gaffinet F. Ovarian cyst and pregnancy. J Gynecol Obstet Biol Reprod. 2001;30(Suppl 1):100–8.
25. Gitsch G, van Eijkeren M, Hacker NF. Surgical therapy of vulvar cancer in pregnancy. Gynecol Oncol.1995;56:312–5.
26. Grab D, Kreienberg R. Gynäkologische Erkrankungen während der Schwangerschaft. In: Künzel W, Hrsg. Klinik der Frauenheilkunde und Geburtshilfe, Schwangerschaft 2, 4. Aufl. München, Jena: Urban und Fischer; 2002.
27. Härtel H, Possover M, Hause N, Kühne-Heid R, Schneider H. Fertilität nach radikaler Trachelektomie bei Patientinnen mit frühem Zervixkarzinom. Gebh. Frauenheilk. 2001; 61:117–20.
28. Halakivi-Clarke L, Cho E, Onojafe I, Liao DJ, Clarke R. Maternal exposure to tamoxifene during pregnancy increases carcinogen-induced mammary tumor genesis among female rat offspring. Clin Cancer. 2000;6:305–8.
29. Henning U, Hinrichs F, Witting C, Lelle R. Der verdächtige Abstrich in der Schwangerschaft, ein Konzept für ein weiteres Vorgehen. Dtsch Ärztebl. 2002;99:1732–5.
30. Hermans RHM, Fischer DC, van der Putten HWHM, et al. Adnexal masses in pregnancy. Onkologie. 2003;26:167–72.
31. Hoyme EU, Grosch A, Roemer V, Saling E. Die bakterielle Vaginose als Risikofaktor, Ergebnisse der Erfurter Frühgeburtvermeidungsaktion. Gynäkologe. 2000;31:331–5.
32. Isaacs JH. Cancer of the breast in pregnancy. Surg Clin North Am. 1995;75:47–51.
33. Keleher AJ, Theriault RL, Gwyn KM, et al. Multi disciplinary management of breast cancer concurrent with pregnancy. J Am Oncol Surg. 2002;194:54–64.
34. Kolstadt P. Funktionserhaltende chirurgische Behandlung bei degenerativen und neoplastischen Erkrankungen der Ovarien. Gynäkologe. 1980;13:160–2.
35. Lishner M, Zemlickis D, Koren G. Pregnancy and ovarian cancer. In: Koren G, Lishner M, Farine D, eds. Cancer in Pregnancy. Cambridge: Cambridge University Press; 1996.
36. Löning T. Zervixkarzinom in der Schwangerschaft. In: Löning T, Riethdorf L, Hrsg. Pathologie der weiblichen Genitalorgane III. Berlin, Heidelberg: Springer; 2001.
37. Mayr NA, Nween B, Chen Wen B, Saw CB. Radiation therapy during pregnancy. In: Sorosky JI, ed. Cancer complicating pregnancy. Obstet Gynecol Clin North Am. 1998;25:301–21.
38. Menton M, Neeser E, Walker S, Smyczek-Gargya W, Marzusch K. Condylomata acuminata in der Schwangerschaft – besteht eine Sectioindikation. Geburtsh. Frauenheilk. 1993;53:681–3.
39. Method MW, Brost BC. Management of cervical cancer in pregnancy. Semin Surg Oncol. 1999;16:251–60.
40. Michniewicz K, Elling D. Genitalmalignome in der Gravidität – eine Literaturrecherche. Gebh. Frauenheilk. 2002;62:125–30.
41. Nauth HF. Gynäkologische Zytodiagnostik. Stuttgart: Thieme; 2002.
42. Norstrom A, Jansson I, Anderson H. Carcinoma of the uterine cervix in pregnancy – A study of the incidence and treatment in the western region of Sweden 1973 to 1992. Acta Obstet Gynecol Scand. 1997;76:583–91.
43. Oberhoff C, Kimmig R, Kagan O. Mamma-Karzinom in der Schwangerschaft. Onkologe. 2002;8: 1309–17.
44. Peters F. Die nonpuerperale Mastitis. Gynäkologe. 2001;34:930–9.
45. Petersen EE. Bakterielle Infektionen der Vulva. Gynäkologe. 2001;34:903–6.
46. Petrek JA. Breast cancer during pregnancy. Cancer. 1994;74(Suppl):518–27.
47. Petzold D, Gross G. Diagnostik und Therapie sexuell übertragbarer Krankheiten, Leitlinien 2001 der deutschen STD-Gesellschaft. Berlin, Heidelberg: Springer; 2001.
48. Platek DN, Henderson CE, Goldberg GL. The Management of a persistent adnexal mass in pregnancy. Amer J Obstet Gynecol. 1995;173:1236–43.
49. Regan MA, Rosenzweig BA. Vulvar carcinoma in pregnancy: A case report and literature review. Amer J Perinatol. 1993;10:334–9.
50. O'Reilly S, Chakravarthy, A. Other Cancers in pregnancy in: Trimbel, EL, Trimbel, CL, (eds). Cancer obstetrics and Gynaecology, Williams and Wilkens Philadelphia, 1999
51. Robboy ST, Bentley RC, Russell P. Embryology of the female genital tract and disorders of abnormal sexual development. In: Curman J, ed. Blaustein's pathology of the female genital tract, 5 th edn. Berlin, Heidelberg, New York: Springer; 2002.
52. Saling E, Raitsch S, Placht A, Fuhr N, Schumacher E. Frühgeburtenvermeidungsprogramm und Selbstvorsorgeaktion für Schwangere. Frauenarzt. 1994;35:84–92.
53. Schneider A, Hotz M, Gissmann I. Increased prevalence of human papilloma viruses in the lower genital tract of pregnant women. Int J Cancer. 1987;40:198–205.
54. Schwartz GF, Giuliano AE, Veronesi U. Consensus-Conference-Commitee: Proceedings of the Consensus-Conference on the role of sentinel lymphnode biopsy in carcinoma of the breast, April 19 th to 22 th, 2001, Philadelphia, Pennsylvania. Cancer. 2002;94:2542–51.
55. Shah E, Saunders C. Breast cancer and pregnancy. In: Barnea ER, Jauniaux E, Schwartz PE, eds. Cancer and Pregnancy. Berlin, Heidelberg, New York: Springer; 2001.
56. Shingleton HM, Orr JW. Cervical cancer complicating pregnancy. In: Shingleton HM, Orr JW, eds. Cancer of the cervix. Philadelphia: Lippincott; 1995.
57. Sood AK, Sorosky JL, Krogman S, Anderson B, Bender J, Bulla RB. Surgical management of cervical cancer complicating pregnancy: Case control study. Gynecol Oncol. 1996;63: 294–8.
58. Takushi M, Moromizato H, Sakumoto H, Kanazawa K. Management of invasive carcinoma of the uterine cervix associated with pregnancy: Outcome of intentional delay in treatment. Gynecol Oncol. 2002;87:185–9.
59. Tewari K, Cappuccini F, Gampino A, Kohler MF, Pecorelli S, Disaia PJ. Neo-adjuvant chemotherapy in the treatment of locally advanced cervical carcinoma in pregnancy. Cancer. 1998;82:1529–34.

60. Vaccarello L, Apte SM, Copeland LJ. Endometrial carcinoma associated with pregnancy: A Report of three cases and Review of the Literature. Gynecol Oncol. 1999;74:118–22.
61. van der Vange N, Weverling GJ, Ketting EW. The prognosis of cervical cancer associated with pregnancy: Imaged cohort study. Obstet Gynecol. 1995;85:1022–6.
62. Viehweg B. Schwangerenvorsorge. In: Schneider H, Husslein P, Schneider KTZM, Hrsg. Geburtshilfe. Berlin, Heidelberg: Springer; 2000.
63. Wimberger P, Hepp H, Kimmig R. Ovarialmalignome in der Schwangerschaft. Onkologe. 2002;8:1323–32.
64. Winter R, Pickel A, Kapp K. Präneoplasien und Neoplasien der Cervix uteri, Schwangerschaft und invasivem Karzinom. In: Bender HG, Dietrich W, Künzel W, Hrsg. Spezielle gynäkologische Onkologie, 4. Aufl. München, Jena: Urban und Fischer; 2001.
65. Zaino RJ, Robboy STJ, Kurman RJ. Diseases of the vagina. In: Kurman RJ, ed. Blaustein's Pathology of the Female Genital tract. Berlin, Heidelberg, New York: Springer; 2002.
66. Zemlickis D, Lishner M, Tegendorfer W, Panzarella T, Sutcliffe SB, Koren G. Maternal and fetal outcome following breast cancer in pregnancy. In: Koren G, Lishner M, Farine D, eds. Cancer in Pregnancy, maternal and fetal risks. Cambridge: Cambridge University Press; 1996.

16 Hämatologische Erkrankungen

M. Freund

Einleitung

Hämatologische Probleme und Schwangerschaft sind seit jeher eng mit einander verbunden. Klassisches Beispiel ist die Frage des Eisenmangels bzw. der Eisensubstitution in der Schwangerschaft. Neben den klassischen Problemen und Erkrankungen rücken durch Veränderungen der diagnostischen und therapeutischen Möglichkeiten weitere hämatologische Erkrankungen in den Fokus, die noch vor Jahren eine geringe Rolle gespielt haben. So differenziert sich durch neue Möglichkeiten die Behandlung von Leukämien und Lymphomen in der Schwangerschaft. Besonders die malignen Erkrankungen stellen aufgrund ihrer Bedrohung für Mutter und Kind eine Herausforderung dar.

Mit dem folgenden Kapitel soll ein Überblick über hämatologische Erkrankungen in der Schwangerschaft geben werden. Es sollen gesicherte Fakten festgehalten und Hinweise für Interventionsmöglichkeiten dargestellt werden. Die Systematik der Darstellung orientiert sich an symptomatischen, differenzialdiagnostischen und pathophysiologischen Aspekten und versucht auf diese Weise, den Anforderungen der Praxis optimal gerecht zu werden. Wie jedes Lehrbuch, kann das Geschriebene nicht die individuelle Abwägung, die aktuelle Recherche und das interdisziplinäre Konsil ersetzen.

Anämien

Definition, Epidemiologie. Die Anämie ist definiert als eine Verminderung der zirkulierenden Erythrozytenmasse. Sie ist in der Schwangerschaft der häufigste pathologische Befund im Bereich der hämatologischer Parameter.

Ätiologie. Das Hämoglobin (Hb) dient dem Sauerstofftransport. Angemessene Hb-Werte sind für die Entwicklung der Schwangerschaft von großer Bedeutung. Die Normalwerte für nichtschwangere Frauen werden mit 12,3–15,3 g/dl (7,6–9,5 mmol/l) angegeben, der Normalwert für den Hämatokrit mit 36–50, für die Anzahl der Erythrozyten mit 4,5–5,1 Millionen/µl und für ihr mittleres Korpuskularvolumen mit 80–96 fl (Lee et al. 1999). Erstaunlicherweise sind aktuelle und gut validierte Normalwerte auf diesem Gebiet kaum publiziert. Da Erythrozyten eine Überlebenszeit von etwa 100 Tagen aufweisen, ist eine Nachbildung von etwa 1–1,5 % der Erythrozytenmasse pro Tag notwendig. Die Nachbildung von Erythrozyten erfolgt aus hämatopoetischen Vorläuferzellen und die Nachbildung dieser wiederum aus den pluripotenten hämatopoetischen Stammzellen. Die Re-

gulation des Hb-Gehalts ist wesentlich abhängig von dem in der Niere gebildeten Erythropoetin. In der Schwangerschaft findet eine dysproportionale Expansion der Erythrozytenmasse und des Plasmavolumens statt. Die Erythrozytenmasse steigt im Laufe der Schwangerschaft um etwa 25 % an, während das Plasmavolumen um etwa 43 % expandiert (Chesley 1972). Auf diese Weise findet eine Hämodilution statt, die zu einem Hb-Wert-Abfall auf etwa 11 g/dl (6,8 mmol/l) führt (De Leeuw et al. 1966). Ein weiterer Abfall gilt als pathologisch. Eine Anämie in der Schwangerschaft ist definiert durch einen Hb-Wert von < 11 g/dl (6,8 mmol/l) im ersten oder dritten Schwangerschaftstrimenon oder von < 10,5 g/dl (6,5 mmol/l) im zweiten Trimenon (Centers for Disease Control and Prevention 1989). Man unterscheidet zwischen einer leichten (Hb-Wert von 12–10 g/dl bzw. 7,4–6,2 mmol/l), einer mittelschweren (Hb-Wert von 10–8 g/dl bzw. 6,2–5,0 mmol/l) und einer schweren (Hb-Wert von < 8 g/dl bzw. < 5,0 mmol/l) Schwangerschaftsanämie.

Klinik. Die Symptomatik einer Anämie hängt neben ihrem Ausmaß von der Geschwindigkeit ihrer Entwicklung ab. Eine massive akute Blutung führt zu einem hämorrhagischen Schock, wobei der Hb-Wert-Abfall durch Nachhinken der Hämodilution erst später sichtbar werden kann. In solchen Fällen steht das Schockmanagement im Vordergrund. Bei langsamem Abfall des Hb-Wertes treten die typischen Symptome einer Anämie in den Vordergrund. Sie bestehen in Müdigkeit, rascher Erschöpfbarkeit unter Belastungen, Dyspnoe, Tachykardie und Ohrenrauschen. Bei der allmählichen Entwicklung der Anämie werden die Symptome durch die einsetzende Adaptation weniger stark wahrgenommen. Die Schleimhäute sind blass. Es kann sich ein systolisches Strömungsgeräusch über der Ausstrombahn einstellen, da es in Anpassung an die Anämie zu einer Steigerung des Herzzeitvolumens bei erhöhter Herzfrequenz kommt.

Diagnostik. Die Zellzählung und die Messung des Hb-Wertes in modernen Blutzellzählgeräten sind heute weit verbreitet. Die Diagnose einer Schwangerschaftsanämie erfolgt auf der Grundlage des Blutbildes. Der zwangloseste Zugang zur Differenzialdiagnose ergibt sich über das mittlere Korpuskularvolumen (MCV). Der Wert des MCV steht durch die modernen Blutzellzählgeräte immer zur Verfügung und hat den Vorteil, dass es ein primär gemessener Wert ist. Dem gegenüber sind andere Werte, wie z. B. der Hämatokrit, lediglich durch die Maschinen errechnet und daher in stärkerem Maße Störeinflüssen unterworfen. Wir sprechen differenzial-

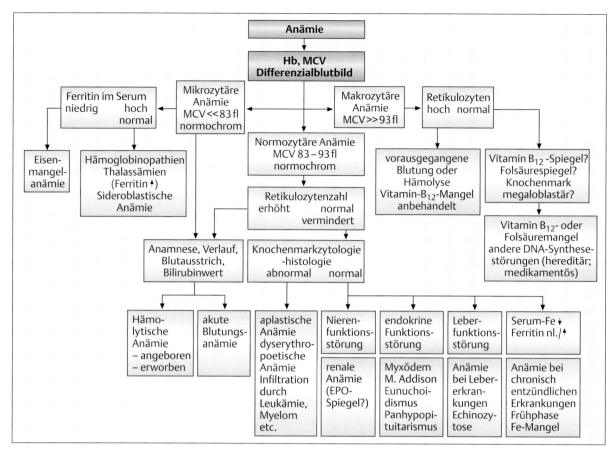

Abb. 16.1   Flussdiagramm zur Differenzierung von Anämien, ausgehend vom mittleren Korpuskularvolumen (MCV).

diagnostisch von mikrozytären (MCV vermindert), makrozytären (MCV erhöht) und normozytären Anämien. Wichtige ergänzende Messgrößen für die Differenzialdiagnose sind Retikulozytenzahl und das Differenzialblutbild. Weitere spezifische Untersuchungen sind je nach Fragestellung erforderlich und werden weiter unten diskutiert. Darüber hinaus ist eine spezifische Abklärung der Anämie in Richtung einer Grunderkrankung in vielen Fällen zwingend erforderlich. Abbildung 16.1 entwirft einen differenzialdiagnostischen Algorithmus für die allgemeine Anämiediagnostik aufgrund weniger Parameter.

Therapie. Die Behandlung der Anämie erfolgt spezifisch je nach festgestellter Ursache.

Betreuung während der Schwangerschaft. Eine Anämie hat einen ungünstigen Einfluss auf den Schwangerschaftsverlauf. Anämische Schwangere sind bei Blutungskomplikationen stärker durch einen hämorrhagischen Schock gefährdet, und anämische Frauen haben ein höheres Risiko für Pyelonephritiden und Fieber im Wochenbett. Bei kardialen oder pulmonalen Erkrankungen erfolgt die Dekompensation früher. Mittelschwere und schwere Schwangerschaftsanämien verschlechtern das fetale Wohlbefinden. Bei Hb-Werten von <9,0 g/dl (5,6 mmol/l) nimmt die Rate an Frühge-

burten um das 3fache und die Zahl der Totgeburten um das 6fache zu. Als kritische Grenze für das intrauterine Überleben wird ein mütterlicher Hb-Wert zwischen 7 und 8 g/dl (zwischen 4,3 und 5,0 mmol/l)angesehen. Bleibt die Hämodilution in der Schwangerschaft aus, wie z. B. bei schweren Präeklampsien, kommt es zur fetalen Retardierung durch uteroplazentare Zirkulationsstörungen mit Bildung von Thromben und Infarkten in der Plazenta (Koller 1982). Alle Frauen mit Anämie bedürfen in der Schwangerschaft einer häufigen Kontrolle.

■ Eisenmangelanämie

Definition. Bei der Eisenmangelanämie liegt ein absoluter Eisenmangel vor. Er führt zu einer Verminderung der Hämoglobinsynthese und damit zur Anämie. Die Erythrozyten sind mikrozytär und hypochrom.

Epidemiologie. Eisenmangel und die in der Folge entstehende Eisenmangelanämie sind die häufigsten pathologischen Veränderungen in der Schwangerschaft (Perewusnyk et al. 2002). Soziale Unterschiede spielen eine große Rolle. In den Entwicklungsländern kommt eine Eisenmangelanämie bei etwa 56 % der Frauen vor, in den industrialisierten Ländern liegt dieser Anteil bei etwa 18 %. Die entsprechenden Zahlen für nichtschwangere Frauen liegen bei 43 % und 12 %.

Ätiologie. Eisen ist essenziell für den Organismus. Es ist notwendig für die Bildung des Häm in Hämoglobin und Myoglobin. Es hat eine zentrale Rolle bei der Bindung und beim Transport von Sauerstoff. Eisen kommt auch in vielen Enzymen des Redoxsystems vor. Der gesamte Eisenspeicher des Menschen beträgt etwa 4000–5000 mg. In Zeiten der Homöostase sind etwa 3000 mg Eisen im Hämoglobin des Blutes gespeichert, etwa 150 mg in der Erythropoese des Knochenmarks, etwa 1000 mg im retikuloendothelialen System und etwa 150 mg in sonstigen Geweben. Physiologische Verluste von Eisen über die Desquamation der Epithelien des Magen-Darm-Traktes oder der Haut sowie über die Ausscheidung über Urin, Galle und Schweiß sind vernachlässigbar gering. Der tägliche Bedarf liegt bei etwa 1–2 mg; er steigt bei Wachstum, Schwangerschaft oder Blutverlust. Die Begrenzung der Eisenresorption ist für den Organismus entscheidend, da bei Eisenüberladung toxische Schäden an Herz, Pankreas und Leber auftreten. Bereits aus der physiologischen Verteilung des Speichereisens und der Tatsache der geringen Resorptionsrate wird deutlich, dass ein chronischer Blutverlust zu einem Eisenmangel und damit zur Eisenmangelanämie führen muss. In der Schwangerschaft beträgt der Mehrbedarf an Eisen durch die Vermehrung der Erythrozytenmasse der Mutter sowie durch den plazentaren und den fetalen Bedarf zwischen 700 mg und 1400 mg und übersteigt damit die zur Verfügung stehenden Eisenspeicher von etwa 500 mg. Ein Teil des Mehrbedarfs wird nach der Schwangerschaft durch die Rückbildung des Blutvolumens der Mutter zurückgewonnen. Dem steht jedoch der Blutverlust von 0,5 Litern bei vaginaler Geburt bzw. von etwa einem Liter bei Sectio gegenüber.

Klinik. Neben den allgemeinen Anämiebeschwerden können bei schwerem Eisenmangel weitere Symptome und Befunde auftreten, die jedoch in der Praxis selten gesehen werden. Als typisch werden Störungen des Wachstums der Fingernägel und der Haare, Mundwinkelrhagaden, Glossitis mit Papillenatrophie sowie Dysphagie beschrieben. Weitere Beschwerden – wie Konzentrationsstörungen, Verschlechterung der muskulären Leistungsfähigkeit bis hin zu Störungen der Immunfunktion – sind beschrieben. Auf der anderen Seite ist anzumerken, dass viele Patienten mit therapeutisch induziertem schwersten Eisenmangel (bei Polycythaemia vera) praktisch keine Symptome zeigen, was manche in der Literatur geschilderten Symptome und Befunde etwas relativiert.

Diagnostik. Die Diagnose der Eisenmangelanämie ergibt sich aus den Laborbefunden. Die Anämie ist mikrozytär und hypochrom. Die Bestimmung des Serumeisenwertes ist zwar weit verbreitet und preiswert, doch wenig aussagekräftig: Der Serumeisenwert ist bei der Eisenmangelanämie ebenso vermindert wie bei Infektionen und entzündlichen Prozessen; er lässt keine Differenzialdiagnose zur Anämie chronisch entzündlicher Erkrankungen bzw. der Tumoranämie zu. Der Serumferri-

Tabelle 16.**1** Differenzialdiagnostische Abgrenzung der Eisenmangelanämie gegenüber einer Anämie bei chronischer Entzündung bzw. gegenüber einer Tumoranämie

Parameter	Eisenmangel-anämie	Anämie bei chronischer Ent-zündung bzw. bei Tumorleiden
Anämie	mild bis ausgeprägter	mild
Mittleres Korpuskularvolumen (MCV)	70–90 fl	80–90 fl
Erythrozyten-morphologie	mikrozytär, normozytär	normozytär, mikrozytär
Serumeisenwert	stark verringert	verringert oder normal
Transferrinwert	erhöht	verringert oder normal
Transferrin-sättigung	<15 %	10–20 %
Serumferritinwert	<15 µg/l	30–200 µg/l
Eisenspeicher im Knochenmark	–	++ bis +++

tinwert gibt eine verlässlichere Information über das Speichereisen; er ist bei der Eisenmangelanämie massiv vermindert. Auch die Transferrinsättigung ist bei manifestem Eisenmangel deutlich geringer. Eine leichte Verminderung der Transferrinsättigung durch die erhöhte Eisenutilisation in der Schwangerschaft ist normal. Eine Knochenmarkpunktion mit Bestimmung der Eisenspeicher mittels Berliner-Blau-Färbung ist historisch und angesichts der labortechnischen Möglichkeiten zur Verifizierung einer Eisenmangelanämie einer Schwangeren nicht zuzumuten. Tabelle 16.**1** gibt einen Überblick über die anzuwendenden Laboruntersuchungen und legt die wichtige Differenzialdiagnose zur Anämie chronisch entzündlicher Erkrankungen dar. Eine Eisenmangelanämie wird definiert durch einen Ferritinwert von <15 µmol/l und eine verminderte Transferrinsättigung von <15 %. Im Rahmen des weiteren diagnostischen Vorgehens ist es entscheidend, die Ursache eines eventuell zugrunde liegenden Blutverlusts nicht zu übersehen. In der Regel wird man aus dem Verlauf der Hb-Werte abschätzen können, ob eine inadäquate Zufuhr von Eisen für die Anämie verantwortlich ist oder ob Hinweise auf einen Blutverlust mit raschen oder inadäquaten Hb-Wert-Abfällen bestehen. Auch die Anamnese der Patientinnen und die Befragung zu einer Eisensubstitution sind von großer Bedeutung. Schwangerschaftsbedingte Eisenmangelanämien entwickeln sich meist langsam und sind häufiger bei Frauen mit niedrigem sozioökonomischem Status und bei rasch aufeinander folgenden Schwangerschaften anzutreffen. Tabelle 16.**2** gibt einen Überblick über mögliche Blutungsquellen. Die gastrointestinalen Blutungen stehen in den Erwägungen im Vordergrund, da hier größere Blutverluste unbemerkt auftreten können. Wichtiger Eckpunkt der Diagnostik ist

Tabelle 16.2   Blutungen als Ursache einer Eisenmangelanämie

Gastrointestinale Blutungen	• Ösophagusvarizen • Hiatushernie • hämorrhagische Gastritis • Ulcus ventriculi • Ulcus duodeni • Morbus Ménétrier • Magenkarzinom • kolorektales Karzinom • Morbus Osler • Angiodysplasie • Meckel-Divertikel • ektopes Pankreas • Wurminfektion • Morbus Crohn • Colitis ulcerosa • Polypose • Kolondivertikulose • Hämorrhoiden
Urogenitale Blutungen	• Hypermenorrhö • Hämoglobinurie (z. B. Hämolyse, PNH) • Blutungen im Rahmen der Schwangerschaft • Nierensteine • Blasensteine • Tumoren
Iatrogene Blutungen	• Salizylate • nichtsteroidale Antirheumatika • Kortikosteroide
Selbstinduzierte Blutverluste	• Morbus Münchhausen

PNH: paroxysmale nokturne Hämoglobinurie

die wiederholte Untersuchung auf Blut im Stuhl. Bei positivem Nachweis ist die Durchführung von oberer Intestinoskopie und Kolonoskopie Standard. Wurminfektionen spielen in Mitteleuropa eine geringere Rolle, sind jedoch weltweit bedeutsam. Urogenitale Blutungen werden leichter von den Patientinnen bemerkt. Bevor selbstinduzierte Blutverluste (artifizielle Erkrankung – Morbus Münchhausen) vermutet werden, sollten wirklich alle Möglichkeiten der Diagnostik ausgeschöpft sein, da dieses Krankheitsbild extrem selten ist.

Therapie. Eine prophylaktische Gabe von Eisenpräparaten in der Schwangerschaft wird kontrovers diskutiert und nicht generell empfohlen oder abgelehnt (National Guideline Clearinghouse USA 2004). Ist eine Eisenmangelanämie mit einem Hb-Wert von <11 g/dl festgestellt, sollte zunächst alles unternommen werden, um eine eventuell zugrunde liegende Ursache zu beseitigen. Eine orale Substitution mit Eisen ist die Therapie der Wahl und erfolgt üblicherweise in einer Dosis von täglich 150–200 mg elementaren Eisens, aufgeteilt auf 3 Dosen. Klare Vorteile für unterschiedliche Eisenpräparate existieren nicht. Die Eisenresorption wird durch Einnahme auf nüchternen Magen verbessert. Allerdings führen Eisenpräparate bei vielen Patienten zu leichten Beschwerden und bei Schwangeren zur Zunahme der Obstipation, sodass die Therapie nicht immer gut angenommen

wird. Eine entsprechende Aufklärung ist notwendig. Die orale Eisensubstitution hat zudem den Vorteil, dass sie die auf der Konzentration der Holo- und Apo-Transferrin-Rezeptoren in den Darmzellen basierende physiologische Regulation des Gesamtkörpereisengehalts nutzt. Nachdem heute mit dem Eisen-III-Saccharose-Komplex besser verträgliche intravenös zu verabreichende Eisenpräparate zur Verfügung stehen, schwindet der allgemeine Vorbehalt gegen eine parenterale Eisenapplikation. Inadäquate intestinale Eisenresorption, fehlende Toleranz gegenüber oralem Eisen, Notwendigkeit der notfallmäßigen Substitution, Kontraindikationen gegen die Gabe von Erythrozytenkonzentraten, schwere chronische Blutverluste und die Kombination mit einer Erythropoetintherapie können als Indikationen für eine parenterale Eisengabe angeführt werden (Perewusnyk et al. 2002). Aus Eisen-III-Hydroxid-Saccharose-Komplex mit einem Molekulargewicht von 30–100 kDa wird das Eisen mit einer Halbwertszeit von 6 Stunden an die endogenen eisenbindenden Proteine abgegeben und steht rasch für die Erythropoese zur Verfügung. Bei Dosen von 1–4 mg/kg Körpergewicht/Tag, langsam intravenös verabreicht oder in Form einer Infusion in 0,9 %iger NaCl-Lösung, wird das Transportsystem nicht überladen, und es besteht nicht die Gefahr, dass toxisches freies Eisen auftritt. Auch Anaphylaxien sind unwahrscheinlich, da keine Polymere vorliegen (Perewusnyk et al. 2002). Unter speziellen Umständen kann auch eine Therapie mit Erythropoetin in Erwägung gezogen werden.

Betreuung während der Schwangerschaft. Ein mütterlicher Eisenmangel ist mit niedrigem Geburtsgewicht, vermehrten Frühgeburten und einer erhöhten perinatalen Sterblichkeit assoziiert (Garn 1981). Eisenmangel kann auch die neurologische Entwicklung des Feten irreversibel schädigen. Assoziiert mit einem Eisenmangel, sind auch hormonelle Veränderungen im Bereich der Schilddrüse und des Katecholaminmetabolismus beobachtet worden, die eine Bedeutung für die Schwangerschaft haben können. Darüber hinaus ist bei Eisenmangel die Absorbtion anderer Kationen verstärkt, sodass bei den Patienten erhöhte und potenziell toxische Spiegel an Blei und Aluminium beobachtet werden.

■ Anämie chronisch entzündlicher Erkrankungen

Definition. Die Anämie chronisch entzündlicher Erkrankungen tritt bei Patienten mit Autoimmunerkrankungen, Tumoren oder Infektionen auf. Sie ist durch eine Verschiebung von Eisen in das retikuloendotheliale System und eine Suppression der Erythropoese gekennzeichnet.

Epidemiologie. Die Häufigkeit dieser Form der Anämie in der Schwangerschaft liegt bei etwa 1–4 %. Sie ist damit erheblich seltener als die Eisenmangelanämie. Bei Patientinnen mit vorbestehender Anämie chronisch entzündlicher Erkrankungen liegen definitionsgemäß schwere internistische Grunderkrankungen vor, die einer Schwangerschaft bis zu einem gewissen Maße entgegenstehen. Auf der anderen Seite disponiert eine Schwangerschaft auch zu entzündlichen Erkrankungen, wie z. B. einer Pyelonephritis, die dann einen bereits bestehenden Eisenmangel mit der Anämie entzündlicher Erkrankungen kombinieren können.

Ätiologie. Bei Patienten mit Autoimmunerkrankungen, Tumoren oder Infektionen entwickelt sich häufig eine normozytäre/normochrome Anämie. Sie ist Ausdruck der engen Interaktion von Eisenstoffwechsel und Immunantwort. Die zugrunde liegenden pathophysiologischen Mechanismen sind noch nicht völlig geklärt. Es liegt eine Umleitung des Eisens aus der Zirkulation in die Speicher des retikuloendothelialen Systems mit Entstehung einer funktionellen Eisenverteilungsstörung vor, die durch eine Hypoferriämie und eine Hyperferritinämie gekennzeichnet ist. Man nimmt an, dass hierfür Zytokine – wie Interleukin-1, Tumornekrosefaktor-α und Interleukin-6 – verantwortlich sind, die den Eisenstoffwechsel über Regulation von Ferritin, TfR (Transferrinrezeptor), DMT-1 (Duodenalmetaltransporter 1) und Ferroportinexpression beeinflussen. Möglicherweise wird auch zusätzlich Eisen in Makrophagen aufgrund einer gesteigerten Erythrophagozytose retiniert. Auf diese Weise ist weniger Eisen für die Vorläuferzellen der Erythropoese verfügbar, und die Hämbiosynthese sowie die Generation von erythroiden Zellen vermindern sich. Ein weiterer Mechanismus beruht auf der Inhibition der Proliferation und Differenzierung von erythroiden Progenitorzellen durch Tumornekrosefaktor-α und Interferon-γ. Ein dritter Mechanismus wirkt über eine inadäquate Produktion und eine mangelnde biologische Effizienz von Erythropoetin.

Klinik. Das klinische Bild wird durch die Symptome der Anämie und die Beschwerden der Grunderkrankung bestimmt.

Diagnostik. Der Einsatz von Laboruntersuchungen in der Differenzialdiagnostik gegenüber der Eisenmangelanämie ist in Tabelle 16.1 aufgeführt. Bei der Anämie chronisch entzündlicher Erkrankungen liegt meist keine Verminderung des Ferritinwertes als Ausdruck normaler Speichereisenwerte vor. Sinnvoll ist die Bestimmung von Entzündungsparametern, wie C-reaktives Protein, vor allem aber auch von Zytokinen – wie Neopterin, Interleukin-6 und Tumornekrosefaktor-α. Zu beachten ist, dass auch eine Kombination eines latenten Eisenmangels mit einer Anämie chronischer Erkrankungen, z. B. bei therapierefraktären entzündlichen Komplikationen, möglich ist.

Therapie. Die Therapie ist problematisch. Eine Eisensubstitution führt wegen der Verschiebung des Eisens in das retikuloendotheliale System nicht zum Ziel. Wichtig ist die adäquate Behandlung der Grunderkrankung. Dies wird bei mikrobiell bedingten chronisch entzündlichen Erkrankungen einfacher sein als bei autoimmun bedingten Prozessen. Allerdings ist eine Schwangerschaft bei Patientinnen mit chronischen Autoimmunprozessen eher selten. Eine individuelle multidisziplinäre Betreuung ist in diesem Fall erforderlich. Neben Bluttransfu-

sionen kann auch an den Einsatz von Erythropoetin gedacht werden.

■ Megaloblastäre Anämie

Definition. Megaloblastäre Anämien beruhen auf einer Störung der DNA-Synthese. Gewebe mit einer hohen Erneuerungsrate, wie die Vorläuferzellen der Hämatopoese und die Epithelien des Gastrointestinaltrakts, werden besonders betroffen. Es ist leicht verständlich, dass die Störung der DNA-Synthese neben der Anämie auch bedeutsame Konsequenzen für den Feten hat. Die meisten megaloblastären Anämien in der Schwangerschaft sind auf einen Folsäuremangel zurückzuführen, während Vitamin-B_{12}-Mangel-Anämien seltener sind.

Epidemiologie. Etwa 0,1–4 % der Schwangerschaftsanämien sind megaloblastäre Anämien. Die Ursache megaloblastärer Anämien variiert in unterschiedlichen Teilen der Welt. In den gemäßigten Zonen sind Folsäuremangel bei Alkoholikerinnen und perniziöse Anämie die häufigsten Ursachen der megaloblastären Anämie. In den äquatorialen Gebieten ist die tropische Sprue endemisch und kann zu einer megaloblastären Anämie führen. In Skandinavien kann die Ursache in der Infektion mit dem Fischbandwurm Diphyllobothrium latum liegen. Tabelle 16.3 gibt einen Überblick über die Ursachen megaloblastärer Anämien.

Gemeinsamkeiten in Ätiologie und Pathogenese der megaloblastären Anämien. Folsäure und Vitamin B_{12} können vom menschlichen Organismus nicht synthetisiert werden und spielen eine essenzielle Rolle für die DNA-Synthese und für die Methylierung von Biomolekülen. N^5,N^{10}-Methylen-Tetrahydrofolat entsteht aus Tetrahydrofolsäure und ist für die Umwandlung von Desoxyuridinmonophosphat in Thymidilat erforderlich. Dieser Schritt ist für die DNA-Synthese essenziell. N^5-Methyl-Tetrahydrofolat entsteht aus N^5,N^{10}-Methylen-Tetrahydrofolat und ist zusammen mit Vitamin B_{12} für die Umwandlung von Homocystein in Methionin erforderlich. Aus Methionin entsteht mit Hilfe von ATP S-Adenosyl-Methionin, das wiederum eine zentrale Stellung bei der Methylierung von Biomolekülen, wie z. B. der DNA, einnimmt. Die Methylierung der DNA ist essenziell für die Regulation der Genexpression und die Differenzierung der Gewebe. Ist zu wenig Vitamin B_{12} vorhanden, so kumuliert N^5-Methyl-Tetrahydrofolat, und es kommt zu einer Verminderung der Konzentration anderer Formen der Tetrahydrofolsäure und damit auch zu einer Beeinträchtigung der DNA-Synthese durch fehlende Umwandlung von Desoxyuridinmonophosphat in Thymidilat. Die biochemischen Verhältnisse sind in Abb. 16.2 dargestellt. Aus der engen biochemischen Verknüpfung wird klar, dass die Konsequenzen aus Vitamin-B_{12}-Mangel und Folsäuremangel hinsichtlich des klinischen Bildes ähnlich sein müssen.

Gemeinsamkeiten im klinischen Bild der megaloblastären Anämien. Die hämatologischen Folgen des Folsäure- und Vitamin-B_{12}-Mangels sind nicht unter-

Tabelle 16.**3** Ursachen der megaloblastären Anämie

Folsäuremangel	• unzureichende Zufuhr (unausgewogene Diät, Alkoholikerinnen, Teenager) • erhöhter Bedarf (Schwangerschaft, maligne Erkrankungen, gesteigerte Hämatopoese – wie beispielsweise bei chronischer Hämolyse, chronisch exfoliative Hauterkrankungen, Hämodialyse) • Malabsorption (tropische Sprue, nichttropische Sprue, hoher Alkoholkonsum, Medikamente: Phenytoin, Barbiturate) • Einnahme von Folsäureantagonisten (Hemmer der Dihydrofolatreduktase: Methotrexat, Pyrimethamin, Triamteren, Pentamidin, Trimethoprim; Alkohol; seltene Enzymdefekte mit folsäureantagonistischem Effekt – wie beispielsweise Defekt der Dihydrofolatreduktase)
Vitamin-B$_{12}$-Mangel	• verminderte Zufuhr mit der Nahrung (Vegetarier; selten) • verminderte Aufnahme (verminderte Freisetzung aus der Nahrung: Achlorhydrie, partielle Gastrektomie, medikamentöse Blockierung der Säuresekretion; Verminderung des Intrinsic Factor: perniziöse Anämie mit Antikörpern, Gastrektomie, kongenitale Störungen des Intrinsic Factor; Erkrankungen des terminalen Ileum: tropische Sprue, nichttropische Sprue, Zustand nach Dünndarmresektion, selektive Vitamin-B$_{12}$-Malabsorption – Immerslund-Syndrom; kompetitiver Verbrauch von Vitamin B$_{12}$: Fischbandwurm, Bakterien – Syndrom der blinden Schlinge) • andere Ursachen (Medikamente, Transkobalamin-II-Defizienz – selten, kongenitale Enzymdefekte – selten)
Andere Ursachen	• medikamentöse Störung des DNA-Stoffwechsels (Zytostatika, Virustatika) • hereditäre Erkrankungen (hereditäre Orotazidurie, Lesch-Nyhan-Syndrom, kongenitale dyserythropoetische Anämie)

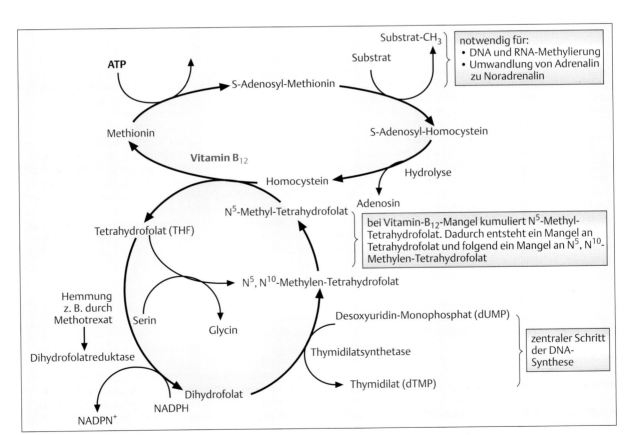

Abb. 16.**2** Stellung von Folsäure und Vitamin B$_{12}$ bei DNA-Stoffwechsel und Methylierungsschritten.

scheidbar. Auch kann bei den Patienten zudem ein kombinierter Mangel vorliegen. Eine signifikante Makrozytose (MCV von >100 fl) weist auf das Vorliegen einer megaloblastären Anämie hin. Zu beachten ist, dass die Makrozytose bei gleichzeitigem Vorliegen von einem Eisenmangel oder einer Thalassämie weniger ausgeprägt sein kann. Die Retikulozytenzahl ist niedrig, und die Leukozyten- sowie die Thrombozytenzahl können ebenfalls vermindert sein. Dies ist vor allem bei schwer anämischen Patienten der Fall. Im Differenzialblutbild finden sich übersegmentierte Granulozyten (Neutrophile mit ≥5 Segmenten). Im Knochenmark ist eine gesteigerte Zellularität zu beobachten ("blaues Mark"). Es finden sich die typischen Megaloblasten in der Eryhropoese: große Zellen mit aufgetriebenem Kern und vermehrtem Zytoplasma. Weiterhin sind arretierte Mitosen zu beobachten sowie Kernfragmentierungen in den reiferen Stufen der Erythropoese. In der Granulopoese finden sich ebenfalls typische Veränderung mit Vergrößerung der Zellen und charakteristischen Riesenstabkernigen. Abbildung 16.**3** zeigt die Knochenmarkzytologie bei megaloblastärer Anämie. Bei der megaloblastären Anämie führt die insuffiziente Hämatopoese zum Zerfall roter Zellen im Knochenmark. Bei Patienten mit schwerer megaloblastärer Anämie können bis zu 90 % der Vorläuferzellen der Erythropoese vor der Freisetzung in den Blutstrom untergehen; normalerweise beträgt bei gesunden Individuen dieser Anteil etwa 10–15 %. Die gesteigerte intramedulläre Zerstörung von erythroiden Vorläuferzellen führt zu einem Anstieg der Konzentration des unkonjugierten Bilirubins und der LDH im Serum; der Haptoglobinwert ist vermindert. Klinisch erscheint der Patient ikterisch. Bei Folsäure- und Vitamin-B$_{12}$-Mangel kommt es durch die gestörte DNA-Synthese auch zu Auswirkungen auf die rasch proliferierenden Epithelien des Gastrointestinaltrakts. Kennzeichen können Zungenbrennen sowie ein glatter und fleischroter Aspekt der Zunge sein. Appetitlosigkeit mit einem mäßigen Gewichtsverlust kann ebenfalls vorliegen, in manchen Fällen mit Diarrhöen und anderen gastrointestinalen Symptomen vergesellschaftet. Die megalobstären Reifungsstörungen der Epithelien des Dünndarms können eine Malabsorption hervorrufen.

Folsäuremangel

Definition. Es handelt sich um eine megaloblastäre Anämie durch einen absoluten oder relativen Mangel an Folsäure.

Epidemiologie. Die Folsäuremangelanämie ist in den hoch industrialisieren Ländern die häufigste Form der megaloblastären Anämie in der Schwangerschaft.

Ätiologie. Folsäure wird von vielen Pflanzen und Bakterien synthetisiert. Früchte und Gemüse sind die hauptsächliche Quelle in der Nahrung. Einige Formen von Folsäure in der Nahrung sind labil und können durch Kochen zerstört werden. Der minimale tägliche Bedarf liegt bei etwa 50 μg, ist aber in der Schwangerschaft auf 100–200 μg erhöht. Die Aufnahme ausreichender Mengen an Folsäure hängt von der Art der Nahrung und ih-

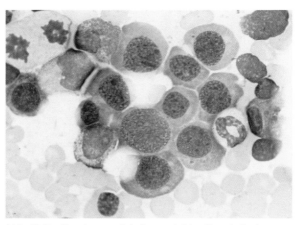

Abb. 16.**3**   Knochenmark bei megaloblastärer Anämie.

rer Zubereitung ab. Konjugasen im Darmlumen wandeln die meist vorliegenden Folatpolyglutamate zu Mono- und Diglutamaten um, die dann im proximalen Jejunum gut resorbiert werden. Gesunde Individuen haben etwa 5–20 mg Folsäure in verschiedenen Kompartimenten gespeichert, die Hälfte davon in der Leber. Täglicher Bedarf, Speicherung und Aufnahme von Folsäure sind in Abb. 16.**4** schematisch dargestellt. Ein Folsäuremangel kann verschiedene Ursachen haben; diese sind in Tabelle 16.**3** zusammengefasst. Neben einer diätetisch bedingten verminderten Aufnahme ist ein erhöhter Bedarf zu berücksichtigen. Bei einem erhöhten Bedarf von etwa 100–200 μg/Tag in der Schwangerschaft kann ein Folsäuremangel innerhalb von Monaten bei Verminderung oder Sistieren der Aufnahme mit der Nahrung oder Verminderung der Absorption auftreten. Dies gilt insbesondere bei Zwillingsschwangerschaften oder rasch aufeinanderfolgenden Schwangerschaften. Weitere Ursachen mangelhafter Absorption können Erkrankungen des Dünndarm, wie Sprue oder tropische Sprue, sein. Hereditäre Enzymdefekte sind selten. Wichtig und zu beachten sind Interaktionen mit Medikamenten. So wirken Triamteren und Trimethoprim als schwache Folsäureantagonisten und können so einen Folsäuremangel verstärken. Andere Medikamente können die Aufnahme von Folsäure vermindern.

Klinik. Es gibt keine über die allgemeine Symptomatik der megaloblastären Anämie hinausgehende spezifisch Symptomatik des Folsäuremangels. Auf die Konsequenzen für den Feten wird weiter unten eingegangen.

Diagnostik. Es liegt eine typische megaloblastäre Anämie mit erhöhtem MCV und verminderten Retikulozytenzahlen sowie bei schwerer Ausprägung mit Leukopenie und Thrombozytopenie vor. Die Konzentrationen von LDH und (indirektem) Bilirubin können – je Ausprägung der intramedullären Hämolyse – erhöht sein, der Haptoglobinwert vermindert. Wichtigste folgende Untersuchung ist die Bestimmung der Folsäurekonzentration im Serum. Die Normalwerte für Folsäure liegen zwischen 6 ng/ml und 20 ng/ml. Die Referenzbereiche der verschiedenen Labore sind zu berücksichtigen.

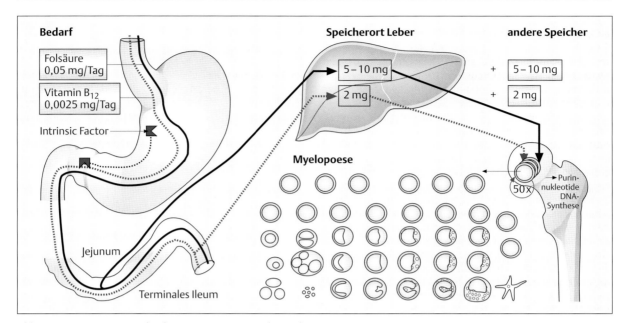

Bedarf   **Speicherort Leber**   **andere Speicher**

Folsäure
0,05 mg/Tag

Vitamin B$_{12}$
0,0025 mg/Tag

Intrinsic Factor

5–10 mg   +   5–10 mg

2 mg   +   2 mg

Myelopoese

50×   → Purin-
nukleotide
DNA-
Synthese

Jejunum

Terminales Ileum

Abb. 16.**4**   Vitamin B$_{12}$ und Folsäure: Resorption und Speicherung.

Therapie. Der Folsäuremangel wird durch Substitution behandelt. Initial erfolgt die Gabe von 15 mg/Tag per os bis zur Normalisierung der Folsäurespiegel. Die übliche Dosis für die Dauersubstitution liegt bei 1 mg/Tag. Höhere Dosen (bis 5 mg/Tag) können bei Folsäuremangel durch Malabsorption notwendig sein. Eine parenterale Verabreichung von Folsäure ist nur in seltenen Fällen notwendig. Nach Substitution entsteht innerhalb von etwa 4 Tagen eine Retikulozytose. Die Normalisierung der Anämie erfolgt über die folgenden 1–2 Monate. Die Dauer der Therapie hängt von der Grundlage des Mangelzustands ab. Patienten mit einem fortbestehend erhöhten Bedarf – z. B. Patienten mit hämolytischer Anämie, Malabsorption oder chronischer Malnutrition – sollten lebenslang eine orale Substitution mit Folsäure erhalten. Darüber hinaus sollte der Patient angehalten werden, Nahrungsmittel mit einem adäquaten Gehalt an Folsäure zu sich zu nehmen. Beachtet werden muss, dass durch eine hochdosierte Substitution mit Folsäure auch eine Vitamin-B$_{12}$-Mangelanämie gebessert wird. Auch wenn das Blutbild sich bessert, darf ein Vitamin-B$_{12}$-Mangel wegen der deletären neurologischen Konsequenzen auf keinen Fall übersehen und unbehandelt bleiben. Eine begleitende Eisensubstitution ist sinnvoll.

Betreuung während der Schwangerschaft. Es versteht sich von selbst, dass Schwangere mit einer Folsäuremangelanämie einer intensiveren Betreuung bedürften. Dabei muss auf die häufig existierende soziale Problematik geachtet werden. Das Risiko eines Neuralrohrdefekts beim Kind steigt signifikant mit erniedrigten Folsäurespiegeln der Mutter bei der Konzeption. Die Substitution eines während der Schwangerschaft festgestellten Mangels ist nicht mehr für die Prävention geeignet. Es konnte in einer Metaanalyse gezeigt werden, dass eine Substitution mit 5 mg Folsäure perikonzeptio-

nell das Risiko eines Neuralrohrdefekts um 85 % senkt (Wald et al. 2001). Besonders Frauen, die bereits ein Kind mit Neuralrohrdefekt geboren haben, sollten im ersten Trimenon diese Substitution fortsetzen.

Vitamin-B$_{12}$-Mangel

Definition. Es handelt sich um eine megaloblastäre Anämie durch Vitamin-B$_{12}$-Mangel.

Epidemiologie. Die Häufigkeit einer echten perniziösen Anämie unter Schwangeren ist sehr gering. Wahrscheinlich sind Frauen mit manifester Vitamin-B$_{12}$-Mangelanämie steril.

Ätiologie. Vitamin B$_{12}$ ist eine komplexe organometallische Verbindung, in der ein Kobaltatom in einem Corrinring positioniert ist. Die einzige Quelle für Vitamin B$_{12}$ sind tierische Nahrungsmittel: Fleisch- und Milchprodukte. Der minimale Tagesbedarf für Vitamin B$_{12}$ beträgt etwa 2,5 µg. Im sauren Milieu des Magens wird Vitamin B$_{12}$ aus der Nahrung freigesetzt. Im Duodenum wird Vitamin B$_{12}$ an den Intrinsic Factor gebunden. Intrinsic Factor ist ein 50 kDa großes Glykoprotein und wird in den Parietalzellen des Magens produziert. Der Kobalamin-Intrinsic-Factor-Komplex ist resistent gegenüber einer proteolytischen Zersetzung und wird in das terminale Ileum transportiert. Hier binden ihn spezifische Rezeptoren auf dem Bürstensaum der Mukosazellen und sorgen für die Absorption. In den Mukosazellen wird der Intrinsic Factor zerstört und Vitamin B$_{12}$ auf Transkobalamin (TC) II übertragen. Der Vitamin-B$_{12}$-TC-II-Komplex wird dann in den Kreislauf abgegeben, aus dem er rasch durch die Leber, das Knochenmark und andere Zellen aufgenommen wird. Die biochemischen Grundlagen und die Bedeutung von Vitamin B$_{12}$ für den

16

Stoffwechsel wurden bereits oben diskutiert. Es werden etwa 2 mg Vitamin B_{12} in der Leber gespeichert, weitere 2 mg an anderen Orten. Setzt die Absorption abrupt aus, müssen vor dem Hintergrund des täglichen Bedarfs etwa 3–6 Jahre verstreichen, bis ein gesundes Individuum einen Vitamin-B_{12}-Mangel entwickelt. Dies ist der Grund, warum die Zeit einer Schwangerschaft nur in Ausnahmefällen für die Entwicklung einer Vitamin-B_{12}-Mangelanämie ausreichen kann. Absorptionsweg, Bedarf und Speicherung von Vitamin B_{12} sind in Abb. 16.**4** schematisch dargestellt. Bedingt durch den komplizierten Weg des Vitamin B_{12} bis zur Absorption können Störungen auf unterschiedlichen Ebenen zur verminderten Aufnahme führen. Eine Achlorhydrie – auch durch langfristige Therapie mit Protonenpumpenblockern – kann eine verminderte Freisetzung von Vitamin B_{12} aus der Nahrung verursachen. Ist der Intrinsic Factor durch Gastrektomie oder durch Antikörperbildung (perniziöse Anämie) in seiner Konzentration vermindert, ist keine ausreichende Absorption möglich. Die perniziöse Anämie ist eine Erkrankung alter Menschen und insofern in der Schwangerschaft praktisch nicht relevant. Verschiedene in Tabelle 16.**3** aufgeführte Erkrankungen mit Beteiligung des terminalen Ileum, seltene Enzymdefekte und ein konkurrierender Verbrauch durch Bakterien oder den Fischbandwurm können eine Rolle spielen. In der Regel wird gelten, dass schwere Grunderkrankungen bzw. kongenitale Enzymdefekte oft eine Schwangerschaft verhindern.

Klinik. Die klinischen Symptome des Vitamin-B_{12}-Mangels betreffen die Hämatopoese und den Gastrointestinaltrakt. Darüber hinaus treten bei voll ausgebildetem Krankheitsbild auch neurologische Manifestationen auf, die unter Therapie nicht voll rückbildungsfähig sind. Sie beginnen histologisch mit einer Demyelinisierung. Diese ist von einer axonalen Degeneration und dem Absterben von Neuronen gefolgt. Dieses letzte Stadium ist vollständig irreversibel. Manifestationsorte sind die peripheren Nerven und das Myelon. Die Hinterstrang- und Seitenstrangbahnen sind durch die Demyelinisierung betroffen. Weitere Manifestationen bestehen zerebral. Symptome und Befunde umfassen als früheste Manifestationen Parästhesien in den Extremitäten, dann Schwäche und ataktische Störungen. Es kann auch zu Störungen der Sphinkterfunktion kommen. Die Reflexe können vermindert oder auch gesteigert sein. Romberg- und Babinski-Phänomen können positiv ausfallen. Das Lageempfinden und die Wahrnehmung von Vibrationen sind meist vermindert. Zerebrale Funktionsstörungen können weit variieren und von einer leichten Ablenkbarkeit und Vergesslichkeit des Patienten bis hin zur schweren Demenz oder manifesten Psychose reichen. Es muss betont werden, dass die neurologischen Manifestationen auch bei Patienten ohne Anämie und mit normalem MCV auftreten können.

Diagnostik. Es liegt eine makrozytäre Anämie vor. Die Zahl der Retikulozyten ist vermindert. Bei schwerer Ausprägung treten Leukopenie und Thrombozytopenie auf. Auch bei der Vitamin-B_{12}-Mangelanämie ist die Hämatopoese im Knochenmark ineffektiv (mit Hämolyse).

Die Morphologie des Knochenmarks ist bereits oben allgemein beschrieben. Die Diagnose wird üblicherweise auf der Grundlage der klinischen Daten und durch den Nachweis eines verminderten Vitamin-B_{12}-Spiegels gestellt (normalerweise <200 pg/ml; Oh u. Brown 2003). Verschiedene Studien zeigen jedoch, dass die Messung der Spiegel von Vitamin-B_{12}-abhängigen Metaboliten, wie Methylmalonylsäure oder Homocystein, einen Vitamin-B_{12}-Mangel sensitiver nachweisen kann als die Messung der Konzentration des Vitamins im Serum. Je nach Untersuchung entgehen mit einer alleinigen Serum-Vitamin-B_{12}-Messung bis zu 50 % der Mangelzustände der Diagnose. Aus Abb. 16.**2** wird deutlich, warum bei Vitamin-B_{12}-Mangel Homocystein akkumuliert. Methylmalonyl-CoA wird in den Mitochondrien Vitamin-B_{12}-abhängig metabolisiert. Bei Vitamin-B_{12}-Mangel wird vermehrt Methylmalonylsäure freigesetzt. Mit erhöhten Spiegeln von Methylmalonylsäure sind neurologische Störungen verbunden. Der Mechanismus führt wahrscheinlich über einen Rückstau zu Propionyl-CoA, das möglicherweise im Zitratzyklus Acetyl-CoA ersetzen kann, wodurch giftiges Methylzitrat entsteht. Erhöhte Homocysteinspiegel finden sich auch beim Folsäuremangel und erhöhte Methylmalonylsäurespiegel bei Nierenfunktionsstörungen. Insofern muss auch an die Interpretation dieser Parameter vorsichtig herangegangen werden. Andererseits kann ein Folsäuremangel auch den Vitamin-B_{12}-Spiegel falsch vermindern (Oh u. Brown 2003). Eine auf Antikörperbildung beruhende perniziöse Anämie kann durch Nachweis von Parietalzellantikörpern (Sensitivität: 85–90 %, jedoch falsche Positivitäten bei anderen Autoimmunerkrankungen) oder Intrinsic-Factor-Antikörpern (Sensitivität: 50 %, jedoch spezifischer) diagnostiziert werden. Der Schilling-Test ist wegen der dabei angewendeten radioaktiven Isotope bei Schwangeren nicht indiziert.

Therapie. Die Therapie besteht in der adäquaten Substitution (Gabe von Cyanocobalamin, 1000 μg intravenös, subkutan oder intramuskulär in den ersten 2 Wochen 2-mal/Woche, danach wöchentliche Gaben bis zur Normalisierung der Blutbildung). Bei fortbestehender Resorptionsstörung erfolgt die lebenslange Gabe von 1000 μg Cyanocobalamin alle 2–3 Monate intramuskulär. Alternativ ist auch eine orale Gabe von 2000 μg Cyanocobalamin/Tag effektiv (Kuzminski et al. 1998). Der Effekt beruht auf der vom spezifischen Weg unabhängigen Resorption bei sehr hohen oralen Dosen.

■ Aplastische Anämie

Definition. Die aplastische Anämie ist durch Panzytopenie bei gleichzeitiger Knochenmarkhypoplasie gekennzeichnet.

Epidemiologie. Schwangerschaftsassoziierte aplastische Anämien sind sehr selten. Nach einer kürzlich erschienenen Übersicht sind 80 Fälle in der Weltliteratur beschrieben (Choudhry et al. 2002).

Tabelle 16.**4**   Diagnose und Einteilung der aplastischen Anämie

Hypoplastisches Knochenmark			
2 der folgenden Kriterien:			
	Granulozytenzahl	**Thrombozytenzahl**	**Retikulozytenzahl**
Aplastische Anämie	<1,0 Gpt/l	<50 Gpt/l	<40 Gpt/l (Hämoglobinwert von <10 g/dl bzw. <6,2 mmol/l)
Schwere aplastische Anämie	<0,5 Gpt/l	<20 Gpt/l	<20 Gpt/l
Sehr schwere aplastische Anämie	<0,2 Gpt/l	<20 Gpt/l	<20 Gpt/l
Ausschluss einer anderen Erkrankung des Knochenmarks, keine direkt vorangegangene Chemo- oder Strahlentherapie			

Ätiologie. Die idiopathische aplastische Anämie beruht in den meisten Fällen auf einem Autoimmunmechanismus mit Suppression der normalen Hämatopoese. Davon abzugrenzen sind unterschiedliche Formen der Knochenmarkaplasie durch toxische, infektiöse oder physikalische (Strahlung) Einflüsse, auf die hier nicht eingegangen werden kann.

Klinik. In der größten beschriebenen Serie betrug das mediane Alter der Patientinnen 25 Jahre. Im Median wurde die aplastische Anämie in der 17. Schwangerschaftswoche diagnostiziert. Die Patientinnen fielen durch eine schwere Anämie sowie durch Neutropenie und Thrombozytopenie auf. Bei den meisten Patientinnen standen die Symptome der Anämie und der Blutungsneigung im Vordergrund.

Diagnostik. Die Diagnosestellung beruht auf dem Nachweis eines Abfalls der Zellzahl von mindestens 2 der 3 Reihen der Erythropoese, Thrombopoese und Granulopoese in der Peripherie bei bioptisch gesicherter Knochenmarkhypoplasie und Ausschluss anderer Ursachen, wie Virusinfektionen oder toxische Einflüsse. Tabelle 16.**4** zeigt die Kriterien und die Einteilung der aplastischen Anämie in Schweregrade.

Therapie. Die Therapie der aplastischen Anämie ist unter den Bedingungen der Schwangerschaft primär supportiv. Eine immunsuppressive Therapie mit Anti-Thymozyten-Globulin (ATG) und Cyclosporin A (CSA) ist bei Nichtschwangeren gut etabliert. Über die Gabe von CSA in der späteren Schwangerschaft wurde in Einzelfällen berichtet. Das individuelle Vorgehen muss wegen der Schwere und der Seltenheit der Erkrankung zusammen mit einem hämatologischen Zentrum festgelegt werden.

Betreuung während der Schwangerschaft. In der bisher größten beschriebenen Serie waren 9 von 11 Schwangerschaften erfolgreich, mit 7 Geburten am Termin und 2 Frühgeburten; 2 der 11 Mütter verstarben nach der Geburt an ihrer Erkrankung, 2 weitere Mütter hatten eine Spontanremission der aplastischen Anämie (Choudhry et al. 2002).

> Patientinnen mit einer bestehenden aplastischen Anämie sollte von einer Schwangerschaft abgeraten werden.

■ Hämolytische Anämien

Definition. Es handelt sich um normozytäre Anämien mit einem erhöhten Umsatz an Erythrozyten.

Einteilung. Die hämolytischen Anämien können nach verschiedenen Aspekten eingeteilt werden. Wir unterscheiden hereditäre und erworbene Formen, korpuskuläre (der Defekt liegt im Erythrozyten) und extrakorpuskuläre Formen (der Defekt liegt außerhalb des Erythrozyten). Die hereditären hämolytischen Anämien können unterteilt werden in Membrandefekte, Enzymdefekte und Hämoglobinopathien. Letztere bedingen zum Teil ein klinisch buntes Bild, und die Hämolyse ist nur ein Teilaspekt. Auch ist z. B. die Thalassämie mikrozytär und passt daher nicht so ganz in das auf dem MCV basierte Diagnoseschema zu den hämolytischen Anämien, die ja sonst normozytär sind. Bei den erworbenen hämolytischen Anämien ist nur die paroxysmale nokturne Hämoglobinurie korpuskulär. Extrakorpuskuläre hämolytische Anämien können durch Autoimmunhämolyse mit oder ohne Einfluss und Beteiligung von Medikamenten auftreten sowie mechanisch, chemisch oder physikalisch bedingt sein. Tabelle 16.**5** gibt einen Überblick über die Einteilung.

Gemeinsamkeiten in der Diagnostik der hämolytischen Anämien. Hämolytische Anämien sind mit der erwähnten Ausnahme der Thalassämien normozytär. Die Retikulozytenzahl ist erhöht. Weitere Hämolysezeichen sind eine erhöhte LDH-Konzentration, ein erhöhter Wert des indirekten Bilirubins sowie eine verminderte Haptoglobinkonzentration. Bei schweren hämolytischen Krisen kann der Wert des freien Hb im Plasma erhöht sein. Auf eine Hämoglobinurie ist in diesen Fällen zu achten.

Sphärozytose

Definition. Die Sphärozytose ist eine meist autosomal-dominant vererbte Erkrankung mit einem Defekt im Zytoskelett der Erythrozytenmembran.

Epidemiologie. Die Erkrankung komm mit einer Häufigkeit von etwa 1:100 bis 1:4500 vor.

Ätiologie. Der molekulare Defekt im Zytoskelett der Erythrozytenmembran führt zu einem allmählichen

16

Verlust an Membransubstanz. Dadurch entsteht ein verschobenes Verhältnis von Oberfläche zu Volumen der Erythrozyten, und die charakteristischen Kugelzellen werden sichtbar. Die Kugelzellen unterliegen einer vermehrten Hämolyse und einem Abbau in der Milz.

Klinik. Die Erkrankung ist durch die typischen Zeichen einer Hämolyse gekennzeichnet und wird aufgrund der Kombination mit einer Splenomegalie meist in der Kindheit diagnostiziert. Je nach Schwere der Hämolyse ist eine Splenektomie erforderlich.

Diagnostik. Es liegt eine Anämie vor. Das MCV ist meist normal oder nur gering vermindert, die mittlere korpuskuläre Hämoglobinkonzentration (MCHC) ist auf 350–400 g/l erhöht. Die Diagnose kann aufgrund des klinischen Bildes und der typischen Sphärozyten im Blutbildausstrich vermutet werden. Die Erythrozyten erscheinen dabei aufgrund ihrer kugeligen Form im Ausstrich sehr klein und haben keine zentrale Aufhellung. Die Diagnose wird durch den Test auf osmotische Resistenz bestätigt.

Therapie. Da die Kugelzellen in der Milz sequestriert werden, bessert eine Splenektomie die Hämolyse. Sie wird allerdings im Kindesalter wegen des damit verbundenen Immundefekts und der Anfälligkeit für lebensbedrohliche Pneumokokkeninfektionen nicht gern durchgeführt. Eine über die Splenektomie hinausgehende kausale Therapie steht nicht zur Verfügung.

Betreuung während der Schwangerschaft. Pajor et al. (1993) beschreiben den Verlauf von 19 Schwangerschaften bei 8 betroffenen Frauen. Es erfolgten 13 zeitgerechte Geburten, 4 Aborte und 2 vorzeitige Beendigungen der Schwangerschaft. Bei 6 Schwangerschaften kam es zu einer hämolytischen Krise. In 2 Fällen persistierte die Anämie. In 4 Fällen waren Transfusionen erforderlich. Offensichtlich scheint die Hämolyse während der Schwangerschaft zur exazerbieren. Die Autoren beschreiben, dass der Verlauf bei den Patientinnen günstiger zu sein schien, wenn eine Splenektomie vorausgegangen war. Insgesamt benötigen Patientinnen mit Sphärozytose eine intensive und interdisziplinäre Betreuung.

Enzymdefekte

Definition. Es liegt eine hämolytische Anämie durch einen Stoffwechseldefekt vor, der verhindert, dass die Erythrozyten ihre Integrität aufrechterhalten.

Epidemiologie. Erythrozytenenzymdefekte sind epidemiologisch sehr unterschiedlich verteilt. Die häufigsten Defekte sind der Glukose-6-Phosphat-Dehydrogenase-(G6PD-)Mangel und der Pyruvatkinase-(PK-)Mangel. Der G6PD-Mangel findet sich bei etwa 10 % der Männer afrikanischen Ursprungs. Die hohe Frequenz ist darauf zurückzuführen, dass der G6PD-Mangel eine gewisse Resistenz gegenüber der Malaria vermittelt. Andere Varianten des G6PD-Mangels finden sich im Mittelmeerraum, unter sephardischen Juden und in Südchina.

Tabelle 16.**5**   Einteilung der hämolytischen Anämien

Hereditär und korpuskulär	
Membrandefekte	• hereditäre Sphärozytose • hereditäre Elliptozytose • Akanthozytose
Enzymdefekte	• Glukose-6-Phosphat-Dehydrogenase-Magel • Pyruvatkinasemangel • andere
Hämoglobinopathien (teilweise mit Hämolyse)	• Sichelzellanämie • Thalassämien (Thalassämien sind mikrozytär) • Hämoglobin-C-Krankheit • andere
Erworben	
Korpuskulär	• paroxysmale nokturne Hämoglobinurie (PNH)

Extrakorpuskulär	• autoimmunhämolytisch
	  – Wärmeantikörper (IgG)
	  – Kälteantikörper
	    – IgM
	    – Donath-Landsteiner (IgG)
	• medikamenteninduziert immunhämolytisch
	  – autoimmunhämolytische Anämie, induziert durch Medikamente
	  – chemisch-allergisch
	    → Medikamente als Hapten,
	    → Immunkomplexbildung
	• mechanisch
	• chemisch, physikalisch

Ätiologie. Erythrozyten benötigen Energie, um ihre Integrität aufrechtzuerhalten. Die Kationenpumpe, die die Elektrolytausstattung des Erythrozyten erhält, muss unterhalten werden. Etwa 10 % der von den Erythrozyten konsumierten Glukose wird durch den Hexosemonophosphatstoffwechsel verbraucht, der sowohl das Hämoglobin als auch die Membranen vor exogenen Oxidanzien, einschließlich bestimmter Medikamente, schützt. Da die Erythrozyten keinen Kern haben, sind sie – anders als andere Gewebe – nicht in der Lage, Enzyme neu zu synthetisieren. Ist die Enzymausstattung aufgrund eines Defekts vermindert, ist es daher wahrscheinlich, dass der Enzymmangel sich zuerst in den Erythrozyten manifestiert. Das Gen für die G6PD ist auf dem X-Chromosom kodiert. Es sind mehr als 400 Varianten, meist mit einem singulären Basenaustausch, bekannt. Seltener sind Deletionen oder Verkürzungen des Proteins. Die Mutationen führen zur Bildung von Enzymen mit Unterschieden in der elektrophoretischen Beweglichkeit, in der Enzymkinetik, im pH-Optimum oder in der Hitzestabilität. Wegen der X-chromosomalen Vererbung manifestiert sich der Mangel bei den hemizygoten Männern klinisch deutlicher, während Frauen häufig erscheinungsfrei bleiben. Bei heterozygoten Frauen sind wegen der X-chromosomalen Inaktivierung durch Methylierung eine normale Zellpopulation und eine merkmaltragende Zellpopulation vorhanden. Der PK-Mangel wird autosomal-rezessiv vererbt. Indivi-

Tabelle 16.**6** Hämolyseinduzierende Substanzen und Belastungen bei Glukose-6-Phosphat-Dehydrogenase-Mangel

• **Malariamittel**	• Primaquin • Pamaquin • Dapson
• **Sulfonamide**	• Sulfamethoxazol • Nitrofurantoin
• **Analgetika**	• Paracetamol
• **Verschiedenes**	• Vitamin K (wasserlösliche Form) • Doxorubicin • Methylenblau • Nalidixinsäure • Furazolidon • Niridazol • Phenazopyridin • Favabohnen • bakterielle Infektionen • virale Infektionen

duen mit Manifestation sind meist doppelt heterozygot, mit einer Kombination aus 2 verschiedenen Defekten.

Klinik. Generell sind Frauen wegen des Erbgangs des G6PD-Mangels nicht so häufig symptomatisch. Es sind jedoch große Variationen möglich, wobei homozygote Frauen eine ähnlich schwere Symptomatik aufweisen können wie die homozygoten Männer. Die Erscheinungen reichen von einer hämolytischen Anämie ohne jeden oxidativen Stress über das Auftreten einer Hämolyse unter mildem oxidativen Stress bis hin zu einem klinisch blanden Verlauf. Werden Patienten oxidativem Stress ausgesetzt, können sie innerhalb von Stunden eine hämolytische Krise entwickeln. Diese führt zur Hämoglobinurie und in schweren Fällen zum Kreislaufzusammenbruch. Da fast ausschließlich die älteren Erythrozyten in rasanter Geschwindigkeit zerstört werden, limitiert sich die hämolytische Krise meist selbst – auch in den Fällen, in denen der oxidative Stress anhält. Die Oxidation des Hämoglobins führt zur Bildung von Heinz-Körperchen, die durch Supravitalfärbungen sichtbar gemacht werden können. Individuen mit dem mediterranen Typ des G6PD-Defekts haben ein instabileres Enzym und daher eine erheblich geringere Enzymaktivität als Individuen mit zentralafrikanischem Defekt. In der Folge zeigen sie eine erheblich schwerere klinische Ausprägung. Eine Minderheit der Patienten ist ausschließlich auf die Exposition mit Favabohnen sensibel und entwickelt eine fulminante hämolytische Krise nach einer entsprechenden Exposition. Substanzen und Situationen, die zu einer Hämolyse führen können, sind in Tabelle 16.**6** aufgeführt.

Diagnostik. Bei Auftreten einer hämolytischen Krise und entsprechenden ethnischen Voraussetzungen kann die Erkrankung vermutet werden. Spezielle Untersuchungen weisen Veränderungen der Enzymkinetik sowie Unterschiede in der Wanderungsgeschwindigkeit, im pH-Optimum oder der Hitzestabilität nach und charakterisieren den Enzymdefekt.

Therapie. Es gibt keine spezifische Therapie der Erythrozytenenzymdefekte. Die Frage, ob eine Schwangerschaft die Neigung zur Hämolyse steigert, ist umstritten. Eine Exposition gegenüber hämolyseinduzierenden Substanzen muss vermieden werden. Bei manifester Hämolyse ist eine entsprechende supportive Therapie mit Hydratation und gegebenenfalls Transfusionen indiziert.

Hämoglobinopathien

Definition. Die Hämoglobinopathien sind eine genetisch sehr heterogene Gruppe von Erkrankungen mit Störung der Hämoglobinproduktion oder dem Vorliegen von Hämoglobindefekten. Die klinische Ausprägung ist unterschiedlich – je nach Art des Defekts, je nach spezifischer genetischer Veränderung und je nachdem, ob Heterozygotie, Homozygotie oder eine Kombination genetischer Defekte vorliegt.

Epidemiologie. Nach Schätzungen der WHO sind etwa 5 % der Weltbevölkerung Träger einer Hämoglobinopathie. Es wird geschätzt, dass etwa 370000 Geburten jährlich betroffen sind.

Fortschritte im klinischen Management führen dazu, dass in den industrialisierten Ländern auch Merkmalträgerinnen mit schwerer klinischer Ausprägung das reproduktionsfähige Alter erreichen. In der Folge sollen die Thalassämien und die Sichelzellanämie als wichtigste Hämoglobinopathien in der Schwangerschaft besprochen werden.

Diagnostik. Allgemein werden die Hämoglobinopathien auf Ebene des Proteins mit der Hämoglobinelektrophorese oder – moderner und diagnostisch aussagekräftiger – mittels Hochdruckflüssigkeitschromatographie (High Pressure Liquid Chromatography, HPLC) diagnostiziert. Grundsätzlich können die Defekte auch auf Ebene der DNA eingeordnet werden. Die Genetik einiger Hämoglobinopathien, insbesondere die der Thalassämien, ist sehr komplex. Die entsprechende Diagnostik ist spezialisierten Laboratorien vorbehalten. Es wird das volle Spektrum molekulargenetischer Untersuchungen angewendet.

> Die genetische Diagnostik und die Beratung vor der Schwangerschaft spielen beim Vorliegen von Hämoglobinopathien eine wichtige Rolle.

Einzelheiten bezüglich der genetischen Beratung können hier nicht dargelegt werden und sind geeigneten Übersichten zu entnehmen (Rappaport et al. 2004).

α-Thalassämien

Definition. Es handelt sich um eine Anämie durch eine Störung der Synthese von α-Globin-Ketten. Eine ausführliche Übersicht liegt bei Rappaport et al. (2004) vor.

Epidemiologie. Thalassämien sind die häufigsten Gendefekte weltweit. Das Auftreten konzentriert sich im Mittelmeerraum, in Südostasien, auf der arabischen

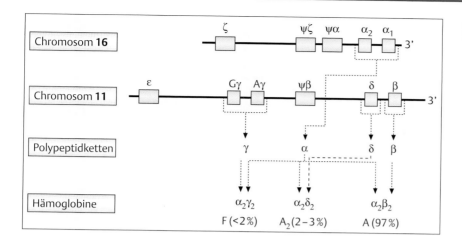

Abb. 16.**5**   Physiologie adulter Hämoglobine.

Halbinsel, in der Türkei, im Iran, in Indien sowie in West- und Zentralafrika.

Ätiologie. Die Physiologie der Hämoglobinsynthese im Erwachsenenalter ist in Abb. 16.**5** dargestellt. Die Gene für die verschiedenen Hämoglobinketten sind auf den Chromosomen 11 und 16 kodiert. Für die Produktion der α-Ketten des Hämoglobins liegen 4 Gene vor – je 2 auf einem der beiden Chromosomen 16. Bei den Thalassämien bestehen meist Deletionen der Gene, weniger Punktmutationen. Je nachdem, ob eines, 2, 3 oder alle 4 Gene für die Synthese der α-Ketten ausgefallen ist/sind, liegt ein klinisch unauffälliger Trägerstatus bis hin zu schwersten klinischen Erscheinungen vor.

Diagnostik. Es bestehen eine mikrozytäre Anämie und eine Hämolyse. Im Blutbildausstrich zeigen sich Hypochromie und Target-Zellen.

Klinik. Je nach Anzahl der deletierten Gene werden 4 α-Thalassämie-Syndrome charakterisiert:
➤ Asymptomatische Merkmalträger: Bei Deletion von einem α-Globin-Gen treten keine klinischen Symptome und keine Blutbildveränderungen auf. Die Diagnose kann nur durch Untersuchung auf DNA-Ebene gestellt werden.
➤ α-Thalassaemia minor: Eine Deletion von zweien der 4 Gene für die α-Globin-Ketten, entweder auf einem oder auf beiden Chromosomen 16 (α-Thalassämie-1: –/αα α-Thalassämie-2: –α/–α), führt zu einem milden Verlauf ohne ausgeprägtere Hämolyse oder Anämie. Im Blutbild findet sich eine Mikrozytose. Der Genotyp ist für den klinischen Verlauf nicht wesentlich, jedoch bedeutsam für die genetische Beratung, da Frauen mit der Konstellation „–/αα" bei Erwerb weiterer Defekte das Risiko für eine schwere Erkrankung ihres Kindes haben.
➤ HbH-Erkrankung: Die Deletion von 3 α-Globin-Genen wird als „HbH-Erkrankung" bezeichnet. Wegen der massiven Verminderung der Synthese von α-Globin-Ketten werden β-Globin-Tetramere gebildet, aus denen Präzipitate entstehen (anfärbbar als Heinz-Körper), die zum Untergang und zum Abbau der Ery

throzyten in der Milz führen. Die HbH-Erkrankung schwankt in ihrer klinischen Ausprägung von milden Verläufen bis hin zur schweren Hämolyse mit Hepatosplenomegalie. Hämolytische Krisen sind als Reaktion auf oxidative Substanzen sowie Infektionen in der Schwangerschaft möglich und können Transfusionen notwendig machen. Eine Eisenüberladung tritt bei etwa 70 % der Erwachsenen mit HbH-Erkrankung auf und führt zur Schädigung von Myokard, Leber und Pankreas mit Entstehung eines Diabetes mellitus. Wegen der vermehrten Eisenresorption sollten auch Patienten ohne Transfusionen auf eine mögliche Eisenüberladung hin evaluiert werden.
➤ Hämoglobin-Bart-Erkrankung: Diese liegt vor, wenn alle 4 α-Globin-Gene deletiert sind. Die Erkrankung führt zum Hydrops fetalis oder zur Totgeburt. Überlebende Individuen haben eine schwere transfusionsabhängige Anämie, ähnlich der β-Thalassaemia major. Eine Schwangerschaft erscheint aufgrund der Schwere der Erkrankung nicht möglich.

Betreuung während der Schwangerschaft. Diese besteht in dem folgenden Vorgehen:
➤ α-Thalassaemia minor: Entsprechend der fehlenden klinischen Ausprägung entsprechen das Risiko und die Komplikationen der Schwangerschaft denjenigen in der Normalbevölkerung. Vermehrte Komplikationen werden allerdings bei einer Erkrankung des Feten an der Hämoglobin-Bart-Erkrankung gesehen.
➤ HbH-Erkrankung: Frauen mit HbH-Erkrankung können eine erfolgreiche Schwangerschaft haben, doch führt die Schwangerschaft häufig zu einer Exazerbation der chronischen Anämie. Transfusionen sind oft erforderlich. Präeklampsie, Frühgeburt und Entwicklung einer Herzinsuffizienz drohen aufgrund der Eisenüberladung. Auch hier ist wegen der Komplikationen eine genetische Beratung und gegebenenfalls eine Untersuchung des Feten auf eine Hämoglobin-Bart-Erkrankung sinnvoll.

Bei Vorliegen einer Hämoglobin-Bart-Erkrankung des Feten werden intrauterine Bluttransfusionen und Blutaustauschtransfusionen mit gutem Erfolg angewendet.

Leider beschränken sich die Probleme nicht auf hämatologische Aspekte. Bei den Feten können auch Defekte der Gliedmaßen und der Genitalien vorliegen. Es liegt ein erhöhtes Risiko für Präeklampsie, Polyhydramnion, Frühgeburt, Retention der Plazenta und andere Komplikationen vor. Auch sollte man die Prognose des Kindes nach der Geburt bedenken: Überlebende Kinder haben eine transfusionsabhängige Anämie. Eine hämatopoetische Stammzelltransplantation ist eine kurative Option. Bei frühzeitigem Vorhandensein eines Spenders kommt experimentell auch eine intrauterine Stammzelltransplantation infrage. Bisher waren die Ergebnisse allerdings enttäuschend.

β-Thalassämien

Definition. Es besteht eine Anämie durch verminderte oder fehlende Bildung von α-Globin-Ketten und eine daraus resultierende Imbalance von β-Globin-Ketten.

Ätiologie. Durch Deletion der entsprechenden Gene liegt eine verminderte oder fehlende Bildung von α-Globin-Ketten vor. Die verminderte Hämoglobinproduktion führt zu Anämie und Mikrozytose. Die Physiologie der Hämoglobinsynthese im Erwachsenenalter ist in Abb. 16.**5** dargestellt. Die Genetik der β-Thalassämien ist mit mehr als 200 unterschiedlichen Mutationen der β-Globin-Gene komplex. Die Erkrankung kann auch durch die Produktion einer strukturell abnormen β-Globin-Kette – wie bei Hb-Lepore oder Hb-E-β-Thalassämie – entstehen. Die Akkumulation ungepaarter α-Globin-Ketten führt zu Hämolyse und Untergang erythropoetischer Vorläuferzellen und damit zur ineffektiven Hämatopoese. Die verminderte Produktion von β-Globin-Ketten kann durch eine Steigerung der Synthese von δ- und γ-Ketten kompensiert werden. Auf diese Weise finden sich in der Elektrophorese mehr HbA_2 ($\alpha_2\delta_2$) und HbF ($\alpha_2\gamma_2$).

Diagnostik. Im Blutbild findet sich eine mikrozytäre Anämie. Im Ausstrich sind kernhaltige erythroide Vorläuferzellen zu sehen. Die Diagnose wird aufgrund des klinischen Verdachts und durch Hb-Elektrophorese bzw. HPLC auf Ebene des Proteins und/oder durch molekulargenetische Analyse auf DNA-Ebene gestellt.

Klinik, Therapie. Die β-Thalassämie wird klinisch in 3 Syndrome eingeteilt:

➤ β-Thalassaemia minor: Ein β-Globin-Gen ist betroffen. Es liegt keine oder nur eine milde Anämie mit Hypochromie, Mikrozytose, basophiler Tüpfelung und nur gelegentlich Splenomegalie vor. Der Anteil an HbA_2 beträgt >5 % bei 90 % der Patienten und der Anteil von HbF >2 % bei 50 % der Patienten.

➤ β-Thalassaemia major (Cooley-Anämie): Beide β-Globin-Ketten sind betroffen. Es zeigen sich nur HbA_2 und HbF in der Elektrophorese. Bei varianten Formen findet noch eine minimale Produktion von β-Globin-Ketten statt oder es liegt die Deletion eines β-Globin- und eines δ-Ketten-Gens vor. Diese Varianten haben eine klinisch mildere Ausprägung. Patienten mit β-Thalassaemia major sterben ohne Behandlung im Kindesalter. Mit Transfusionen und Therapie mit Ei-

senchelation reicht die Lebenserwartung bis in das 5. Lebensjahrzehnt. Die allogene Stammzelltransplantation ist eine kausale Therapiemöglichkeit. Einzelne Fälle erfolgreicher Schwangerschaft nach Transplantation sind beschrieben (Rappaport et al. 2004).

➤ β-Thalassaemia intermedia: Diese Patienten zeigen Mutationen beider β-Ketten, werden jedoch später symptomatisch und haben eine mildere Anämie als Patienten mit β-Thalassaemia major. Die Transfusionsfrequenz ist gering. Aufgrund der gesteigerten intestinalen Eisenresorption stellt jedoch die Eisenüberladung – wie bei Patienten mit β-Thalassaemia major – ein Problem dar.

Betreuung während der Schwangerschaft. Diese erfordert folgendes Vorgehen:

➤ β-Thalassaemia minor: Es bestehen wenig Probleme. Die Prognose der Schwangerschaft entspricht derjenigen der Normalbevölkerung. Eine Eisensubstituton sollte nur bei dokumentiertem Eisenmangel vorgenommen werden (**Cave:** mikrozytäre Anämie), um eine Eisenüberladung nicht zu verstärken. Bei den Patientinnen liegt wohl oft ein latenter Folsäuremangel vor. Daher sollte zur Prävention von Neuralrohrdefekten des Feten eine hochdosierte Folsäuregabe erfolgen. Obwohl die Hb-Konzentration abfällt, besteht selten eine Transfusionserfordernis. Die Gabe von Erythropoetin kann eine sinnvolle Alternative sein. Die genetische Beratung ist ein wichtiger Punkt. Bei gegebener Indikation sollte der Partner untersucht werden, um das Vorliegen einer β-Thalassaemia major beim Feten auszuschließen.

➤ β-Thalassaemia major und intermedia: Wegen der Morbidität dieser Veränderungen liegen trotz der Häufigkeit des Gendefekts nur wenige Erfahrungen mit Schwangerschaften vor. Über etwa 100 erfolgreiche Schwangerschaften wurde berichtet, vor allem bei Patientinnen mit β-Thalassaemia intermedia. Der Hb-Wert sollte durch sorgfältig ausgetestete Transfusionen bei etwa 10 g/dl gehalten werden. Besondere Sorgfalt muss auf die Evaluation bezüglich einer myokardialen Schädigung durch Eisenüberladung gelegt werden. Ob die Gabe von Desferrioxamin während der Schwangerschaft fortgesetzt werden sollte, wird kontrovers diskutiert. Ein negativer Einfluss auf den Feten ist nicht bekannt (Rappaport et al. 2004).

Wahl des Entbindungsverfahrens. Eine wesentliche Frage ist, ob wegen Eisenüberladung eine myokardiale Schädigung vorliegt. Ist dies nicht der Fall, kann die Entbindung vaginal erfolgen und die Möglichkeit einer Sektio für den Fall auftretender Komplikationen reserviert werden.

Sichelzellanämie

Definition. Die Sichelzellanämie besteht im Vorliegen eines Hämoglobin S (HbS) mit abnormer Polymerisationsneigung durch Punktmutation der β-Kette des Hämoglobins, die zu einem Aminosäureaustausch an Position 6 des Proteins führt ($\alpha_2\beta_2^{6Glu \rightarrow Val}$).

Epidemiologie. Die höchste Prävalenz liegt in Westafrika mit 25 % vor. Im Mittelmeerbereich, in der Karibik, in Süd- und Zentralamerika sowie in Ostindien findet sich ebenfalls eine hohe Prävalenz des HbS.

Ätiologie. Die genetischen Grundlagen sind oben definiert. Bei manifester Erkrankung liegt eine abnorme Polymerisationsneigung des Hämoglobins vor. Die dadurch bedingte schlechtere Verformbarkeit der Erythrozyten führt zu Mikrozirkulationsstörungen.

Diagnostik. Je nach Ausprägung des Syndroms bestehen hämatologische Veränderungen. Die Sichelzellanämie kann durch Hb-Elektrophorese – besser durch HPLC – auf Ebene des Proteins und mit Hilfe molekularbiologischer Methoden auf DNA-Ebene nachgewiesen werden.

Klinik. Bei den klinischen Manifestationen der Sichelzellanämie können 2 Syndrome unterschieden werden:
➤ Asymptomatischer Trägerstatus: Bei Trägerschaft eines HbS-Gens bestehen keine klinischen Erscheinungen und keine Veränderungen des Blutbildes oder der Retikulozytenzahl. In der Hb-Elektrophorese beträgt der Anteil des Hämoglobins mit veränderter β-Kette (HbSA – $\alpha_2/\beta_S\beta$) etwa 30 %. Selten können aber auch Komplikationen auftreten: Hyostenurie und Hämaturie. Milzinfarkte wurden bei Aufenthalt in großer Höhe oder bei Hypoxie berichtet.
➤ Manifeste Sichelzellanämie: Die Veränderung liegt homozygot vor (HbSS). Die Häufigkeit unter farbigen Amerikanern beträgt etwa 1:600. Obwohl Fortschritte im Management erzielt wurden, treten nach wie vor Komplikationen bei Mutter, Feten und Neugeborenem auf. Von einer Schwangerschaft muss jedoch nicht mehr generell abgeraten werden – es sei denn, es besteht bereits eine manifeste pulmonale Hypertonie, bei der die mütterliche Sterblichkeit bis auf 50 % ansteigt. Die Betreuung muss multidisziplinär durch ein erfahrenes Team erfolgen. In der Behandlung der nichtschwangeren Patienten spielt die Gabe von Hydroxyurea zur Induktion von HbF eine wichtige Rolle. Wegen der möglichen Teratogenese dieses Zytostatikums sollte die Behandlung 3–6 Monate vor einer Konzeption beendet werden.

Betreuung während der Schwangerschaft. Diese besteht in folgendem Vorgehen:
➤ Asymptomatischer Trägerstatus: In der Schwangerschaft besteht bei den Patientinnen eine stärkere Anfälligkeit für Bakteriurie und Pyelonephritis. Eine entsprechende engmaschige Überwachung und gegebenenfalls Therapie sollte erfolgen. Eine genetische Beratung und Untersuchung sollten angeboten werden, um das Risiko des Feten für eine manifeste Sichelzellanämie zu bestimmen.
➤ Manifeste Sichelzellanämie: Eine Substitution mit Folsäure und bei Bedarf mit Eisen ist zu empfehlen. Spezifische Probleme in Schwangerschaft sind Infektionen – insbesondere Pyelonephritis und Infektion mit Parvovirus B19 –, Entwicklung einer aplastischen Krise sowie Frühgeburtlichkeit (zu 30–50 % Frühgeburten vor der 36. Woche). Die verminderte Durchblutung der Plazenta kann ein retardiertes intrauterines Wachstum des Feten bedingen. Eine prophylaktische Transfusionstherapie ist nicht zu empfehlen.

Sichelzellkrise. Das typische klinische Bild der Sichelzellanämie ist die Sichelzellkrise, eine durch das Sichelzellphänomen hervorgerufene Zirkulationsstörung mit Ischämie von Organen bis hin zu Infarkten. Auslösende Faktoren sind Stress, Hypoxie, Exsikkose, Infektionen und Azidose. Es steht ein Schmerzsyndrom im Vordergrund, das oft bereits durch den Patienten als typische Sichelzellkrise identifiziert wird. Lokalisationen des Schmerzsyndroms sind Rücken und Gesäß, Thorax, Hüftgelenke, Oberschenkel, Knie, Abdomen und Kopf. Die Differenzialdiagnose zum akuten Abdomen kann sehr schwer sein. Maximale Ereignisse im Rahmen von Sichelzellkrisen sind Knochen- und Knochenmarkinfarkte, Lungeninfarkte, Papillennekrosen der Nieren, Niereninfarkte, nephrotisches Syndrom, Herzinfarkt und Schlaganfall. Insgesamt 48 % aller Schwangeren mit manifester Sichelzellanämie haben eine Sichelzellkrise. Eckpunkte der Behandlung sind Analgesie mit Opiaten, Hydratation, Gabe von Sauerstoff, gegebenenfalls Sedierung und Transfusion bei Bedarf. Die Entbindung sollte spontan vaginal erfolgen, da eine Einleitung der Geburt und eine Spinalanästhesie mit dem Risiko von Komplikationen verbunden sind.

Variante Sichelzellerkrankungen

Hämoglobin-SC-Erkrankung. HbC wird durch eine Punktmutation in der β-Kette hervorgerufen. Die Veränderung liegt bei etwa 2 % der farbigen Amerikaner vor und ist gutartig, auch bei Homozygotie (HbCC). Das Vorhandensein von HbSC führt zu einer milden Verlaufsform der Sichelzellanämie.

Sichelzellanämie und β-Thalassämie. Diese Kombination führt zu einem klinischen Bild ähnlich der manifesten Sichelzellanämie. Das Management in der Schwangerschaft ist entsprechend.

Sichelzellerkrankung und HbE-Erkrankung. HbE ist eine Strukturvariante der β-Kette, die vor allem in Südostasien vorkommt. Bei Kombination mit der Sichelzellanämie (HbSE – $\alpha_2/\beta_e\beta_S$) treten mildere Verlaufsformen des klinischen Sichelzellsyndroms auf.

Paroxysmale nokturne Hämoglobinurie

Definition. Die paroxysmale nokturne Hämoglobinurie (PNH) ist eine klonale Erkrankung der hämatopoetischen Stammzellen mit einem Defekt des Glycophosphatidylinositol-(GPI-)Ankers für verschiedene Membranproteine.

Epidemiologie. Fälle mit PNH in der Schwangerschaft sind selten. Es sind etwa 100 Fälle in der Literatur beschrieben (Bjorge et al. 2003, Ray et al. 2000).

Ätiologie. Der Verlust des GPI-Ankers führt zu Defekten von Oberflächenproteinen auf den verschiedenen Reihen der Hämatopoese. Er bedingt eine abnorme Sensitivität der Erythrozyten gegenüber Komplement mit folgender Hämolyse und führt zu einer Aktivierung der Thrombozyten.

Klinik. Patienten mit PNH fallen durch eine episodenhafte Hämolyse und eine abnorme Thromboseneigung sowie aplastische Phasen auf. Patienten mit aplastischer Anämie können nach erfolgreicher immunsuppressiver Therapie oder spontaner Erholung eine PNH entwickeln. Die Patienten zeigen Zeichen der Hämolyse mit erhöhter LDH-Konzentration, erhöhter Konzentration an indirektem Bilirubin und vermindertem Haptoglobinwert. Die Anämie ist unterschiedlich schwer ausgeprägt. Es liegt eine Thrombozytopenie unterschiedlichen Ausmaßes vor. Neben peripheren Thrombosen werden insbesondere Thrombosen im Bereich der Leber- und Milzvene beobachtet. Gefürchtet sind Sinusvenenthrombosen.

Diagnostik. Die Diagnose wird auf der Grundlage des klinischen Verdachts durch Nachweis des GPI-Defekts mittels Durchflusszytometrie in Speziallabors gestellt.

Therapie. Die einzige kausale Therapie der PNH ist eine Knochenmark- oder Blutstammzelltransplantation. Das Management in der Schwangerschaft muss sich notgedrungen auf Transfusionen von Erythrozyten und Thrombozyten sowie, je nach Fall, auf eine Antikoagulation mit niedermolekularem Heparin beschränken. Vor dem Geburtstermin kann wegen der besseren Antagonisierbarkeit auf unfraktioniertes Heparin übergegangen werden. Häufige Kontrollen sind erforderlich.

Betreuung während der Schwangerschaft. Die Hauptgefahren liegen in thromboyztopenischen Blutungen und venösen thrombotischen Komplikationen. Die Infektionsrate ist erhöht. Die mütterliche Mortalität liegt bei etwa 20 %. Etwa 50 % der Kinder werden vorzeitig geboren.

> Einer Patientin mit manifester PNH kann nicht zu einer Schwangerschaft geraten werden. Eine Indikation zur Interruptio kann in der frühen Phase der Schwangerschaft, je nach Fall, gegeben sein.

Immunhämolytische Anämien

Definition. Es handelt sich um durch Autoantikörper hervorgerufene extrakorpuskuläre hämolytische Anämien, gegebenenfalls auch in Zusammenhang mit der Applikation von Medikamenten auftretend.

Epidemiologie. Immunhämolytische Anämien vom Wärmeantikörpertyp treten in allen Lebensaltern auf. Frauen sind häufiger betroffen. Bei etwa einem Viertel aller Patienten erscheint die Erkrankung als Komplikation einer das Immunsystem betreffenden Grunderkrankung, insbesondere im Rahmen lymphatischer Neoplasien, bei Kollagenosen – wie systemischem Lupus erythematodes (SLE) – sowie im Rahmen kongenitaler Immundefizite.

Ätiologie: Tabelle 16.**5** stellt die Einteilung der immunhämolytischen Anämien dar. Eine Immunhämolyse bei Erwachsenen wird durch Immunglobulin-G- oder Immunglobulin-M-Antikörper mit einer Spezifität für erythrozytäre Antigene hervorgerufen. Wärmeantikörper reagieren bei Körpertemperatur. Sie sind fast immer vom Typ des Immunglobulin G, gelegentlich jedoch auch vom Immunglobulin-A- oder Immunglobulin-M-Typ. Immunglobulin-G-Antikörper lysieren Erythrozyten auf 2 Wegen: Durch die Antikörper wird eine Adhäsion der Erythrozyten an Phagozyten vermittelt, in deren Folge die Erythrozyten zerstört werden. Als zweiter Weg kann auch eine Komplementaktivierung zugrunde liegen. Durch eine Bindung an die Fc-Rezeptoren auf den Makrophagen werden die Erythrozyten phagozytiert und zerstört. Medikamente können immunhämolytische Anämien durch 2 Mechanismen hervorrufen: Sie induzieren eine Erkrankung, die fast vollständig der durch Wärmeantikörper bedingten immunhämolytischen Anämie gleicht (α-Methyldopa); Medikamente können aber auch als Haptene auf der Erythrozytenoberfläche absorbiert werden und die Bildung eines Antikörpers gegen das Hapten plus die bindenden Strukturen auf der Erythrozytenoberfläche induzieren (Penizillin, Chinidin). Antikörper, die mit Polysaccharidantigenen reagieren, sind normalerweise vom Immunglobulin-M-Typ und reagieren besser bei Temperaturen von <37 °C – daher der Name „Kälteantikörper". Seltener ist der Kälteantikörper vom Immunglobulin-G-Typ (Donath-Landsteiner-Antikörper). Kälteagglutinine werden als monoklonale Antikörper bei lymphatischen Systemerkrankungen als paraneoplastische Erscheinung gefunden oder als polyklonale Antikörper im Rahmen von Infektionen. Es handelt sich vor allem um Infektionen mit Mycoplasma pneumoniae und um die infektiöse Mononukleose. Bei beiden Erkrankungen ist der Antikörpertiter gewöhnlich zu niedrig, um klinische Symptome hervorzurufen. Die auftretende Hämolyse bei Vorliegen von Immunglobulin-M-Antikörpern erklärt sich primär durch die hämolytische Einwirkung von Komplement, da es keine funktionellen Fc-Rezeptoren der Immunglobulin-M-Antikörper gibt.

Klinik. Bei den meisten Patienten mit Wärmeantikörpern liegen eine mäßige bis schwere Anämie und eine Splenomegalie vor. Eine schwere immunhämolytische Anämie zeigt sich initial mit einer fulminanten Hämolyse sowie Hämoglobinämie, Hämoglobinurie und Schock. Bei Vorliegen von Kälteantikörpern ist die Anämie meist geringer ausgeprägt. Die Hämolyse hängt vom Titer des Antikörpers und von seiner Wärmeamplitude ab – der höchsten Temperatur, bei der der Antikörper noch reagiert.

Diagnostik. Die meisten symptomatischen Patienten mit Autoimmunhämolyse durch Wärmeantikörper haben eine mäßige bis schwere Anämie (Hämoglobinspiegel zwischen 6 g/dl und 10 g/dl), Retikulozytenzahlen zwischen 10 % und 30 % ($200–600 \times 10^3/\mu l$) und eine Splenomegalie. Es liegen alle Zeichen der Hämolyse vor. Ein wichtiges Werkzeug für die Diagnose einer Autoimmunhämolyse ist der Coombs-Test. Dieser Test beruht auf dem Einsatz von Antikörpern gegen Immunglobuline (speziell Immunglobulin G) oder Komplementkomponenten (speziell C3). Sind die Proteine auf den Erythrozyten vorhanden, tritt eine Agglutination auf. In seltenen Fällen kann ein Nachweis von Immunglobulin G oder Komplement auf der Oberfläche der Erythrozyten fehlen (Coombs-negative immunhämolytische Anämie). Begleitend kann auch eine Immunthrombozytopenie vorhanden sein (Evans's Syndrom). Bei dieser Erkrankung liegen verschiedene Antikörper vor, die gegen Plättchen und Erythrozyten gerichtet sind.

> Bei der Untersuchung auf Kälteantikörper muss darauf geachtet werden, dass das Blut das Labor in warmem Zustand erreicht, um eine Adsorption der Antikörper an die Erythrozyten zu verhindern.

Therapie. Patienten mit einer mild ausgeprägten Hämolyse benötigen meist keine Therapie. Bei der medikamenteninduzierten Hämolyse vom Haptentyp besteht die primäre Therapie im Absetzen des Medikaments. Bei Patienten mit einer klinisch signifikanten Hämolyse durch Wärmeantikörper besteht die Initialtherapie in der Gabe von Glukokortikoiden (z. B. Prednison, 1 mg/kg Körpergewicht/Tag). Bei der Mehrzahl der Patienten tritt ein Hb-Konzentrationsanstieg innerhalb der ersten bis zweiten Woche auf. Die Prednisongabe wird bis zur Normalisierung des Hämoglobinspiegels fortgesetzt. Danach erfolgt eine relativ rasche Dosisverringerung auf etwa 20 mg/Tag. Danach sollte die Verminderung der Steroiddosis sehr langsam über einen Verlauf von mehreren Monaten fortgesetzt werden. Eine Splenektomie wird für Patienten mit Steroidintoleranz oder fehlendem Ansprechen empfohlen. Patienten, die sich gegenüber einer Steroidtherapie als refraktär erweisen und auch nicht auf eine Splenektomie ansprechen, werden gewöhnlich mit Azathioprin oder Cyclophosphamid behandelt. Dies wird man in der Schwangerschaft vermeiden wollen. Intravenöse Gammaglobulininfusionen können zu einer raschen Unterbrechung der Hämolyse führen. Allerdings ist diese Therapie bei der Autoimmunhämolyse mit Abstand nicht so effektiv wie bei der Immunthrombozytopenie. Eine weitere Alternative könnte die Gabe von Rituximab sein, das sich in einem Fall eines Non-Hodgkin-Lymphoms in der Schwangerschaft als gut verträglich erwiesen hat (Herold et al. 2001). Patienten mit schwerer Anämie können Bluttransfusionen benötigen. Da die Antikörper meist „Panagglutinine" sind und mit fast allen normalen Spenderzellen reagieren, kann eine Kreuzreaktion durchaus möglich sein. Bei der Auswahl von Spendern für die Transfusion muss gewährleistet sein, dass die Erythrozyten keine Antigene tragen, gegen die der Patient Alloantikörper hat. Generell ist die Kälteagglutininerkrankung gegenüber der Behandlung relativ refraktär. Die Prognose wird durch die zugrunde liegende lymphoproliferative Erkrankung bestimmt, wenn eine solche vorhanden ist. Steroide sind von begrenztem Wert und eine Splenektomie gewöhnlich nicht indiziert. Eine erfolgreiche Behandlung des malignen Grundprozesses bei Kälteagglutininerkrankung reduziert häufig den Antikörpertiter und damit auch die Schwere der Hämolyse.

Betreuung während der Schwangerschaft. Zur Therapie mit Steroiden in der Schwangerschaft wird weiter unten Stellung genommen. Bei Refraktärität sollte an eine Therapie mit Rituximab gedacht werden.

Thrombozytopenien

Die mittlere Thrombozytenzahl fällt in der Schwangerschaft etwa um 10 %. Dieser Effekt ist um den Geburtstermin herum am stärksten ausgeprägt (Boehlen et al. 2000, Saino et al. 2000). Für eine inadäquate Thrombozytopenie kommen eine Reihe von Ursachen infrage (Tabelle 16.7). Weiter unten soll vor allem auf die Auto-

Tabelle 16.**7**   Thrombozytopenien in der Schwangerschaft

Isolierte Thrombozytopenien	<ul><li>inzidentelle Schwangerschaftsthrombozytopenie</li><li>Autoimmunthrombozytopenie – ITP</li><li>durch Medikamente bedingte Thrombozytopenie</li><li>von-Willebrand-Jürgens-Syndrom Typ II</li><li>kongenitale Thrombozytopenie</li></ul>
Thrombozytopenien im Rahmen von Systemerkrankungen	**schwangerschaftsspezifisch:**<ul><li>Präeklampsie</li><li>HELLP-Syndrom</li><li>akute Schwangerschaftsfettleber</li></ul>**unabhängig von der Schwangerschaft:**<ul><li>thrombotisch thrombozytopenische Purpura (TTP)</li><li>hämolytisch-urämisches Syndrom (HUS)</li><li>Lupus erythematodes</li><li>Antiphospholipidantikörper</li><li>Verbrauchskoagulopathie</li><li>Virusinfektionen (HIV, Epstein-Barr-Virus, Zytomegalievirus)</li><li>Knochenmarkinsuffizienz</li><li>Mangelernährung</li><li>Hypersplenismus</li></ul>

immunthrombozytopenie sowie die thrombotische thrombozytopenische Purpura eingegangen werden.

Die inzidentelle Schwangerschaftsthrombozytopenie ist die häufigste Ursache für verminderte Thrombozytenzahlen in der Schwangerschaft. Dabei liegt die Thromboyztenzahl meist zwischen 110000/µl und 150000/µl, kann in einzelnen Fällen jedoch auch bis 70000/µl abfallen. Es besteht kein Risiko für Blutungen im Rahmen der Geburt oder für eine Thrombozytopenie des Kindes. Die Evaluation dieser Schwangeren kann sich auf eine körperliche Untersuchung, einschließlich Überwachung des Blutdrucks und Anfertigung eines Differenzialblutbildausstrichs, beschränken. Da eine Überlappung mit milden Formen der Autoimmunthrombozytopenie (ITP) unvermeidlich eintritt, ist ein Blick auf die Thrombozytenzahlen vor der Schwangerschaft sinnvoll (McCrae et al. 2001).

■ Autoimmunthrombozytopenie (ITP, Morbus Werlhof)

Definition. Es handelt sich um eine autoantikörperinduzierte Thrombozytopenie.

Epidemiologie. Die Autoimmunthrombozytopenie ist eine seltene Erkrankung.

Ätiologie. Bei der Autoimmunthrombozytopenie liegen Autoantikörper gegen Plättchenantigene vor. Die Thrombozyten werden bei einem Teil der Patienten in der Milz zerstört.

Klinik. Die klinische Symptomatik ist unterschiedlich. Viele Patientinnen haben eine geringe Blutungsneigung, trotz niedriger Thrombozytenzahlen. Die Blutungsneigung zeigt sich im Auftreten von Petechien.

Diagnostik, Differenzialdiagnostik. Ein wichtiger Hinweis auf eine Autoimmunthrombozytopenie in der Schwangerschaft sind vorbestehende Thrombopenien mit Thrombozytenzahlen von <50000/µl. Im konkreten Fall kann die Differenzialdiagnose einer mild ausgeprägten ITP gegenüber der Schwangerschaftsthrombozytopenie schwierig sein. Der Nachweis von thrombozytenassoziiertem Immunglobulin G ist nicht immer spezifisch und der Thrombozytenantikörpernachweis mit dem MAIPA-Test auch nicht immer eindeutig. Eine Manifestation der Thrombozytopenie im ersten Trimenon mit weiterem kontinuierlichen Abfall der Thrombozytenzahlen spricht für eine ITP, während sich die Schwangerschaftsthrombozytopenie mehr im zweiten und dritten Trimenon manifestiert (Gill u. Kelton 2000, McCrae et al. 2001).

Therapie. Die Indikation für eine Therapie ist in der frühen Schwangerschaft bei Thrombozytenzahlen von >30000/µl nicht gegeben. Mit Annäherung an den Zeitpunkt der Entbindung ist es sinnvoll, die Thrombozytenzahl auf ein Niveau von >50000/µl anzuheben. Das Ausmaß der Thrombozytopenie bei der Mutter korreliert nicht notwendigerweise mit demjenigen des Feten.

Die beste Korrelation besteht mit der Thrombozytenzahl vorausgehend geborener Geschwister. Auf die Frage, ob die Plättchenzahl beim Fetus invasiv bestimmt werden soll, und die Frage, ob dies Konsequenzen hat, kann hier nicht eingegangen werden.

Betreuung während der Schwangerschaft. Die Behandlung der ITP in der Schwangerschaft ist der Therapie in der normalen klinischen Situation gleichzusetzen. Die Behandlung mit Steroiden ist kostengünstig und effizient. Allerdings ist in der Schwangerschaft neben den üblichen Nebenwirkungen, wie Osteoporose, das Risiko für die Entstehung einer arteriellen Hypertonie und die Exazerbation eines Schwangerschaftsdiabetes erhöht. Die nebenwirkungsärmere Alternative ist die Behandlung mit hochdosierten Immunglobulinen. Sie wird von einigen Autoren als Therapie der ersten Wahl favorisiert (Gill u. Kelton 2000). Der Effekt hält allerdings nicht lange an, sodass wiederholte Behandlungen erforderlich sind. Aufgrund des raschen Ansprechens eignet sich die Behandlung gut für die Vorbereitung der Geburt. Die Behandlung von steroidresistenten Patientinnen mit ITP ist problematisch. Alternativen sind hochdosiertes Methylprednisolon, gegebenenfalls in Kombination mit Immunglobulinen, Gabe von Rituximab und die Splenektomie. Kurzfristig wird bei 70 % der Patienten durch Splenektomie eine Remission erzielt, der langfristige Effekt ist allerdings weniger eindeutig. Wenn eine Splenektomie durchgeführt werden soll, sollte das zweite Schwangerschaftstrimenon als Zeitpunkt ausgewählt werden.

■ Thrombotisch thrombozytopenische Purpura (TTP) und hämolytischurämisches Syndrom (HUS)

Definition. TTP und HUS sind mikroangiopathische Erkrankungen, einhergehend mit Hämolyse, Thrombozytopenie und Mikrozirkulationsstörungen.

Epidemiologie. Die Erkrankungen sind selten. Das Risiko für beide Erkrankungen ist in der Schwangerschaft gesteigert (Esplin u. Branch 1999, McCrae u. Cines 1997, McCrae et al. 2001).

Ätiologie. Die TTP wird ursächlich mit einem kongenitalen oder erworbenen Defekt der von-Willebrand-Cleaving-Protease in Verbindung gebracht (Furlan et al. 1998, Tsai u. Lian 1998). Durch den Defekt werden von-Willebrand-Faktor-Multimere vermindert abgebaut, was zu einer vermehrten Adhäsion von Plättchen an der Gefäßwand führt. Das Phänomen wird durch hohe Scherkräfte verstärkt. Auf dieser Grundlage kann die Mikroangiopathie in der arterielle Strombahn erklärt werden. Durch Fibrinfäden in den kleinen Gefäßen werden Erythrozyten zu Fragmentozyten zerschnitten. Die Erkrankung hat auch eine hämolytische Komponente. Eine Verminderung der Konzentration der von-Willebrand-Cleaving-Protease liegt beim HUS dagegen nicht vor.

Tabelle 16.**8**   Symptomatik verschiedener schwangerschaftsassoziierter Mikroangiopathien

	Mikroangio-pathie und Hämolyse	Thrombo-penie	Plasmati-sche Gerin-nung	Hyper-tonie	Nierenbe-teiligung	Beteiligung des Zentral-nervensys-tems	Manifesta-tions-zeitpunkt
Präeklampsie	+	+	±	+++	+	+	drittes Trimenon
HELLP-Syndrom	++	+++	+	±	+	±	drittes Trimenon
Hämolytisch-urämisches Syndrom (HUS)	++	++	±	±	+++	±	post partum
Thrombotisch thrombozy-topenische Purpura (TTP)	+++	+++	±	±	+/±	+++	zweites Trimenon
Systemischer Lupus erythematodes (SLE)	± bis +++	+	±	±	+/++	+	jederzeit
Antiphospholipidsyndrom	– bis ±	+	±	±	±	+	jederzeit
Akute Schwangerschaftsfettleber	+	+/±	+++	±	±	+	drittes Trimenon

Klinik. Die TTP ist durch 5 klassische Symptomkomplexe gekennzeichnet:
➤ mikroangiopathieassoziierte Hämolyse,
➤ Thrombopenie,
➤ neurologische Symptome (unter anderem Verwirrtheit, Kopfschmerzen, Krampfneigung),
➤ Fieber,
➤ Nierenfunktionsstörung.

Allerdings zeigen nur 40 % der Patienten alle diese Symptome (McCrae u. Cines 1997). Die klinische Symptomatik der Patientinnen mit HUS ist ähnlich, doch steht die neurologische Symptomatik weniger und dafür mehr das Nierenversagen im Vordergrund. Die TTP entwickelt sich verhältnismäßig früh in der Schwangerschaft, während sich die Präklampsie und das HELLP-Syndrom in der späten Schwangerschaft manifestieren, das HUS dagegen in fast 90 % der Fälle erst nach der Geburt. Die Auswirkungen einer TTP auf den Fetus sind durch die Schädigung der Plazenta erheblich.

Diagnostik. Die Diagnose wird aus dem Vorliegen des klinischen Symptomenkomplexes im Zusammenhang mit dem Nachweis einer Thrombozytopenie, dem Vorhandensein von Fragmentozyten und gegebenenfalls dem Nachweis einer Verminderung der Konzentration der von-Willebrand-Cleaving-Protease gestellt (auf letztere Untersuchung kann allerdings wegen der Dringlichkeit der Diagnosestellung nicht gewartet werden). Das Ausmaß der Hämolyse ist unterschiedlich.

Differenzialdiagnostik. Differenzialdiagnostisch sind TTP und HUS gegen die Präklampsie und das HELLP-Syndrom abzugrenzen (Tabelle 16.**8**) (McCrae et al. 2001). Auf letztere Erkrankungen soll hier nicht eingegangen werden.

Therapie. Behandlung der Wahl ist für die TTP der Plasmaaustausch. Patienten mit HUS zeigen darunter selten

eine Besserung. Dennoch ist ein entsprechender Therapieversuch gerechtfertigt (McCrae et al. 2001). Die Prognose der Erkrankung ist ernst. Wird die Erkrankung überlebt, sind die Langzeitkonsequenzen mit Niereninsuffizienz und arterieller Hypertonie erheblich.

Hämatologische Neoplasien

Tumorerkrankungen sind die häufigste Todesursache bei Frauen im reproduktionsfähigen Alter und treten als Komplikation bei 0,02–0,1 % aller Schwangerschaften auf (Lishner 2003). Dabei sind entsprechend der Altersverteilung die malignen hämatologischen Erkrankungen am häufigsten. Naturgemäß stellen sich in der Situation der Schwangerschaft schwerwiegende Fragen der Abwägung, die speziell berücksichtigt werden müssen. In der Folge sollen die häufigsten Situationen dieser Art diskutiert werden.

■ Akute Leukämien

Definition. Akute Leukämien sind neoplastische Erkrankungen mit maligner Expansion und Reifungsblockierung hämatopoetischer Zellen des Knochenmarks mit variabler Beteiligung der verschiedenen Zellreihen. Bei der akuten myeloischen Leukämie ist dabei fast immer die granulozytäre und/oder die monozytäre Zellreihe beteiligt, zum Teil zusätzlich die erythrozytäre Reihe und gelegentlich ausschließlich die megakaryozytäre Reihe. Bei der akuten lymphatischen Leukämie liegt eine Beteiligung von B- oder T-Vorläuferzellen, gelegentlich auch eine Beteiligung immunologisch reifer B-Zellen, vor.

Klinik. Das klinische Bild wird bestimmt durch die Expansion der malignen Zellen im Knochenmark. In der Folge entwickelt sich eine Knochenmarkinsuffizienz mit

Anämie, Thrombozytopenie und Granulozytopenie. Neben der Anämiesymptomatik mit Abgeschlagenheit und Belastungsinsuffizienz treten in unterschiedlichem Ausmaß Blutungsneigung und Infektionen auf.

Diagnostik. Die Laborwerte werden beherrscht durch eine normozytäre, gelegentlich leicht makrozytäre Anämie sowie Thrombozytopenie und Granulozytopenie. Nur bei einem Teil der Patienten finden sich zirkulierende Blasten in der Peripherie. Durch Knochenmarkaspiration und Nachweis der Blasten in der Zytologie wird die Diagnose der akuten Leukämie gestellt. Die komplexe Typisierung der akuten Leukämien erfordert heute neben zytologischen und zytochemischen Untersuchungen die immunologische Charakterisierung mit Durchflusszytometrie, die zytogenetische Untersuchung sowie gegebenenfalls Spezialuntersuchungen mit Fluoreszenz-In-situ-Untersuchung (FISH) und molekularbiologischen Methoden.

Therapie, Betreuung während der Schwangerschaft. Die multidisziplinäre Betreuung der Patientinnen in einem erfahrenen Zentrum ist unerlässlich. Bedingt durch die rasche Progredienz der Erkrankung und die dadurch hervorgerufene Knochenmarkinsuffizienz mit nachfolgender lebensbedrohlicher Blutungs- und Infektionsneigung ist eine sofortige Therapie trotz bestehender Schwangerschaft unausweichlich. Schwangere Patientinnen mit akuten Leukämien sollten in Anlehnung an die Protokolle der großen multizentrischen deutschen Studiengruppen behandelt werden. Dabei ist das erste Ziel der Behandlung die Induktion einer kompletten Remission. Für die akute lymphatische Leukämie kommen Kombinationen aus Vincristin, Daunorubicin, Prednisolon und Asparaginase für die Induktion infrage, während die Induktionstherapie der akuten myeloischen Leukämie aus Kombinationen von Cytosin-Arabinosid, Daunorubicin oder Mitoxantron mit oder ohne 6-Thioguanin oder Etoposid besteht. Die Frage der weiteren Konsolidierungstherapien muss individuell entschieden werden. Dabei spielt die Belastung für Mutter und Kind durch die Nebenwirkungen der Chemotherapie eine Rolle. Der mögliche Geburtstermin muss so eingeplant werden, dass zu diesem Zeitpunkt keine Knochenmarkdepression herrscht. Da sowohl akute lymphatische Leukämien als auch akute myeloische Leukämien nur bei konsequenter Konsolidierungstherapie eine gute Langzeitprognose haben und da die Chemotherapie nach allen bekannten Daten für den Feten im zweiten und dritten Trimenon bemerkenswert wenig negative Auswirkungen hat, sollte die Grundhaltung in der Frage der Konsolidierung aktiv und nicht abwartend sein. Zu Einzelheiten der Chemotherapie in der Schwangerschaft wird weiter unten Stellung genommen. Problematisch kann die Frage der Prophylaxe de Zentralnervensystems mittels Strahlentherapie bei der akuten lymphatischen Leukämie sein. Wegen der teratogenen Effekte der Chemotherapie und der langen Zeitdauer der Therapie in der Schwangerschaft ist im ersten Trimenon eine Schwangerschaftsunterbrechung zu empfehlen (Brell u. Kalaycio 2000, Caligiuri u. Mayer 1989, Fricke u. Höffken 2002).

Prognose. Wird die Therapie konsequent durchgeführt, ist das Ansprechen der Erkrankung und – soweit die Daten eine Beurteilung erlauben – auch die langfristige Prognose entsprechend wie bei einer Erkrankung ohne bestehende Schwangerschaft. Caligiuri und Mayer (1989) stellten 72 neu diagnostizierte Fälle von Leukämien in der Schwangerschaft aus der Literatur der Jahre 1975 bis 1988 zusammen; 64 Patientinnen hatten eine akute Leukämie, davon 20 eine akute lymphatische Leukämie. Die Verteilung auf erstes, zweites und drittes Trimenon betrug 22 %, 36 % und 42 %. Bei intensiver Chemotherapie lag die Rate der kompletten Remissionen zwischen 72 % und 76 % und entsprach derjenigen nichtschwangerer Patientinnen.

■ Chronisch myeloproliferative Erkrankungen

Definition. Es handelt sich um Neoplasien des Knochenmarks, die durch eine autonome klonal gesteigerte Proliferation einer oder mehrerer Zelllinien der Hämatopoese mit relativ normaler Kapazität zur Differenzierung gekennzeichnet sind.

Epidemiologie. Chronisch myeloproliferative Erkrankungen sind meist Erkrankungen des mittleren und fortgeschrittenen Lebensalters, kommen jedoch auch in jüngeren Jahren vor. Insbesondere bei der essenziellen Thrombozythämie liegt ein erster Häufigkeitsgipfel zwischen 30 und 45 Jahren. Insofern sind Schwangere doch gelegentlich von chronisch myeloproliferativen Erkrankungen betroffen.

Chronisch myeloische Leukämie (CML)

Definition. Die CML ist eine klonale myeloproliferative Erkrankung, die durch eine maligne Transformation der pluripotenten hämatopoetischen Stammzelle entsteht. Die Erkrankung wird durch eine t(9;22)(q34;q11)-Translokation mit einem bcr/abl-Rearrangement molekular definiert.

Epidemiologie. Die Inzidenz beträgt etwa 2/100 000 Einwohner/Jahr.

Ätiologie. Die Pathophysiologie der CML ist unmittelbar mit dem bcr/abl-Rearrangement verbunden. Es entsteht ein Fusionsgen, das für ein Protein mit Tyrosinkinaseeigenschaften kodiert. Seine Wirkung im Zellstoffwechsel ist mitogen und antiapoptotisch. Darüber hinaus führt es zu einem veränderten Adhäsionsverhalten und zur genetischen Instabilität der Zellen.

Klinik. Die Erkrankung verläuft zunächst blande und wird oft zufällig im Rahmen von Blutbildkontrollen entdeckt. Im Laufe der Zeit wird eine Splenomegalie deutlich, und es treten konstitutionelle Symptome mit Gewichtsabnahme, Schwäche und Schweißneigung auf. Prinzipiell ist die CML in der chronischen Phase jedoch symptomarm. Im Median nach 3–4 Jahren tritt die Blastenphase ein. Die konstitutionellen Symptome werden deutlicher. Es entsteht durch Verdrängung der normalen Hämatopoese eine Knochenmarkinsuffizienz, an deren Folgen der Patient verstirbt.

Diagnostik. Im Blutbild fällt eine Leukozytose mit Granulozytose und kontinuierlicher Linksverschiebung bis hin zu einzelnen Blasten auf. Es liegen in unterschiedlichem Ausmaß Eosinophilie und Basophilie vor. Die Thrombozytenzahlen können normal, erhöht oder vermindert sein. Im hyperzellulären Knochenmark findet sich eine massive Steigerung der Anzahl der Zellen der neutrophilen Reihe, die Thrombopoese ist linksverschoben. Die Diagnose wird durch Zytogenetik mit Nachweis der t(9;22)(q34;q11)-Translokation und/oder durch molekularbiologischen Nachweis des bcr/abl-Rearrangements erhärtet. Bei der Blastenkrise finden sich in Blut und/oder Mark zu >30% Blasten und Promyelozyten.

Therapie. Die Therapie der CML ist auf die Reduktion des malignen Zellklons und damit die Verzögerung des Eintritts in die Blastenkrise ausgerichtet. Eine effektive Therapie kann zytoreduktiv durch Hydroxyurea, durch Interferon α und neuerdings auch durch die Gabe des spezifischen Inhibitors des bcr/abl-Proteins, Imatinib, erfolgen. Die Nebenwirkungen der Medikamente auf den Feten werden unten diskutiert. Die Therapie einer Blastenkrise in der Schwangerschaft ist problematisch. Bei fehlender Vortherapie ist die Gabe von Imatinib sinnvoll. Lymphatische Blastenschübe können mit Kombinationschemotherapien wie bei der akuten lymphatischen Leukämie unter Zusatz von Imatinib behandelt werden. Die einzige bisher als kurativ abgesicherte Therapie der CML ist die hämatologische Stammzelltransplantation.

Betreuung während der Schwangerschaft. Die heikle Frage ist, ob der Eintritt der CML in die Blastenkrise droht und damit die Notwendigkeit einer sehr eingreifenden Therapie besteht oder ob bis zur Geburt unter der relativ nebenwirkungsarmen Therapie der chronischen Phase zugewartet werden kann. Die Entscheidung über das Vorgehen kann nur unter sorgfältiger Kontrolle der Schwangerschaft und der Aktivität der Grunderkrankung und vor dem Hintergrund der Wünsche der Patientin im interdisziplinären Konsil getroffen werden.

Andere chronisch myeloproliferative Erkrankungen

Drei weitere chronisch myeloproliferative Erkrankungen können gelegentlich in der Schwangerschaft eine Bedeutung haben – sei es, dass die Erkrankungen in der Schwangerschaft zum ersten Mal festgestellt werden, oder sei es, dass eine Schwangerschaft bei bereits bekannter Erkrankung eintritt. Wegen der Seltenheit dieser Erkrankungen sollen die Probleme jedoch nur summarisch besprochen werden.

Essenzielle Thrombozytose

Es steht eine isolierte Steigerung der Thrombopoese im Zentrum des Krankheitsbildes. In der Peripherie findet sich eine Thrombozytose, im Knochenmark eine Ver-

Tabelle 16.9 Diagnosekriterien für die essenzielle Thrombozythämie (modifiziert nach Murphy 1999)

- Thrombozytenzahlen von >600 Gpt/l oder Thrombozytenzahlen von >400 Gpt/l bei typischer Knochenmarkhistologie
- kein bestehender Grund für eine reaktive Thrombozytose
- Hämatokrit von <40 oder Erythrozytenmasse von <125% des errechneten Normalwerts
- normales Korpuskularvolumen oder normaler Serumferritinwert oder Speichereisen in der Eisenfärbung
- keine Retikulinfaserfibrose des Markes vom Grad 3–4
- keine Kollagenfaserfibrose oder weniger als ein Drittel der Markfläche ohne Leukozytose und Vorliegen von roten Vorstufen in der Peripherie ohne begleitende Splenomegalie
- keine zytogenetische oder morphologische Evidenz für eine Myelodysplasie
- kein Philadelphia-Chromosom nachweisbar

mehrung von reifen Megakaryozyten. Hilfreich sind die diagnostischen Kriterien nach Murphy (1999), aufgeführt in Tabelle 16.9. Eine Transformation zu höherer Malignität/Blastenkrise wie bei der CML ist praktisch nicht zu befürchten. Die Gefährdung durch die Erkrankung besteht in thrombotischen Ereignissen, wie Venenthrombosen, Budd-Chiari-Syndrom und zerebrale Sinusvenenthrombose. Gleichzeitig besteht auch eine Blutungsgefahr bei sehr hohen Thrombozytenzahlen. Das Risiko für Komplikationen kann nicht durch die Höhe der Thrombozytenzahlen abgeschätzt werden. In einer Untersuchung ließ sich lediglich eine anamnestisch vorausgegangene Thrombose als Risikofaktor für eine folgende Thrombose bei jüngeren Patienten identifizieren (Cortelazzo et al. 1990). Für schwangere oder gebärende Patientinnen war in einer großen Serie aus der Mayo-Klinik keine Therapiemaßnahme von signifikantem Nutzen (Wright u. Tefferi 2001). Ein anderer Autor empfiehlt eine Reduktion exzessiver Thrombozytenzahlen von >1,5 Millionen/μl (am besten mit Interferon; weniger empfohlen: Hydroxyurea) und die Gabe niedrigdosierter Acetylsalicylsäure (75–100 mg) zur Prophylaxe von Thrombosen in der Plazenta oder die Gabe von niedermolekularem Heparin bei vorausgegangenen Thrombosen (Spivak et al. 2003). Die Langzeitprognose der essenziellen Thrombozythämie ist relativ gut.

Polycythaemia vera

Es handelt sich um eine klonale Erkrankung der Hämatopoese mit Steigerung der Produktion von Erythrozyten, reifen Neutrophilen und Thrombozyten. Im Initialstadium ist die Differenzialdiagnose zur essenziellen Thrombozythämie oft problematisch, allerdings auch nicht sehr relevant. Tabelle 16.10 führt die Kriterien für die Diagnose einer Polycythaemia vera auf (Pearson u. Messinezy 2001). Problematisch ist dabei, dass das Kriterium A1 mit Hilfe einer nuklearmedizinischen Blutmengenbestimmung erhoben werden müsste, was bei Schwangeren nicht indiziert ist. Eine Transformation zu höherer Malignität, wie bei der CML, ist unter den heuti-

Tabelle 16.10   Kriterien für die Diagnose einer Polycythaemia vera (Pearson u. Messinezy 2001)

A1	vermehrte Erythrozytenmenge von >25 % über dem Mittel des errechneten Normalwerts
A2	keine bestehenden Ursachen für eine sekundäre Polyglobulie/Polyzythämie
A3	tastbare Splenomegalie
A4	Klonalitätsmarker nachweisbar (z. B. zytogenetische Aberration)
B1	Thrombozytose von >400 Gpt/l
B2	neutrophile Leukozytose von >10 Gpt/l
B3	sonographisch (oder szintigraphisch) nachweisbare Splenomegalie
B4	charakteristische Bildung von BFU-E im Stammzell-Assay oder verminderter Erythropoetinspiegel

Die Diagnose einer Polycythaemia vera kann gestellt werden, wenn die folgenden Konstellationen gegeben sind:

- A1 + A2 + A3 oder A4 oder
- A1 + A2 und 2 Kriterien der B-Kategorie.

BFU-E: Burst-forming units-erythroid

gen Therapien nur in einem geringen Anteil der Fälle zu befürchten. Für praktische Bedürfnisse kann das Herangehen pragmatisch sein. Die Neutrophilenzahlen bewegen sich zwischen 10000/µl und 30000/µl und bedürfen keiner Behandlung. Eine Erythrozytose mit einem Hämatokrit von >50 sollte bei Schwangeren durch Aderlass korrigiert werden. Auch bei der Polycythaemia vera sind thromboembolische Ereignisse die hauptsächlichen Gründe für Morbidität und Mortalität. Das Risiko für eine erneute Thrombose steigt für junge Patienten mit einem vorausgegangenen thrombotischen Ereignis. Ob die Thrombozytenzahl an sich von Bedeutung ist, geht aus verschiedenen Untersuchungen nicht klar hervor. Für die Notwendigkeit zur Reduktion von Thrombozytenzahlen können ähnliche Kriterien wie bei der essenziellen Thrombozythämie gelten. Auch die Indikation für die Gabe niedrigdosierter Acetylsalicylsäure (75–100 mg) kann ähnlich gesehen werden. Die Langzeitprognose der Polycythaemia vera ist relativ gut.

Osteomyelofibrose

Bei dieser seltenen Erkrankung findet eine Fibrosierung des Knochenmarks statt. Der Prozess wird durch eine Myeloproliferation der neutrophilen Reihe und der Megakaryozyten induziert und wahrscheinlich durch Zytokine vermittelt. In der Anfangsphase der Erkrankung steht die Myeloproliferation im Vordergrund. Mit zunehmender Fibrose verödet das Knochenmark. Extramedulläre Blutbildung findet in Milz und Leber statt. Im Endstadium der Erkrankung tritt eine hämatopoetische Insuffizienz ein, und die Patienten sterben an deren Komplikationen. Wegen der Seltenheit der Erkrankung und wegen der Bevorzugung des höheren Lebensalters gibt es kaum Berichte über die Erkrankung bei Schwan-

geren (Taylor et al. 1992). In einem Fall wird über die Reduktion einer Thrombozytose mittels Interferon α berichtet. Die kurative Therapie für junge Patienten besteht in der hämatopoetischen Stammzelltransplantation.

■ Aggressive Non-Hodgkin-Lymphome (NHL)

Definition. Es handelt sich um aggressive Neoplasien des lymphatischen Systems mit minimaler Differenzierung in B- oder T-Zell-Linie, die durch lokale und systemische Progredienz rasch zu einer lebensbedrohlichen Situation führen.

Epidemiologie. In der Schwangerschaft treten entsprechend der Altersprävalenz fast ausschließlich hochmaligne Non-Hodgkin-Lymphome auf. Niedrigmaligne Lymphome sollen daher hier nicht besprochen werden.

Klinik. Die Patienten fallen mit rasch progredienten Tumormassen in Lymphknoten oder mit extranodalen Manifestationen auf. Eine B-Symptomatik mit Gewichtsabnahme, Nachtschweiß und Fieber besteht in einem geringen Teil der Fälle.

Diagnostik. Die Diagnosestellung erfolgt durch Biopsie eines geeigneten Lymphknotens oder einer extranodalen Manifestation. Histologisch handelt es sich dabei vor allem um diffus großzellige B-Zell-Lymphome. Die Entnahme von Material durch Nadelbiopsie reicht häufig nicht aus und kann zu falschen Einordnungen führen. Weitere Untersuchungen zur Stadieneinteilung und ihre Problematik in der Schwangerschaft werden weiter unten besprochen.

Therapie. Ähnlich wie bei den akuten Leukämien ist eine sofortige Therapie unvermeidbar. Die Standardtherapie der hochmalignen Non-Hodgkin-Lymphome besteht typischerweise aus Kombinationen von Cyclophosphamid, Adriamycin, Vincristin und Prednisolon mit oder ohne Etoposid und/oder Rituximab in rascher, 2- bis 3-wöchiger Abfolge, je nach verfolgtem Konzept. In Deutschland spielen dabei die Studien der deutschen multizentrischen NHL-Studiengruppe eine dominierende Rolle. Nach allen Erfahrungen ist für die Langzeitprognose hochmaligner Non-Hodgkin-Lymphome eine intensive Therapie von Bedeutung. Bei Kompromissen betreffend Dosis oder Abfolge der Therapie drohen die Herausbildung von Resistenzen und eine erhöhte Rezidivhäufigkeit.

Betreuung während der Schwangerschaft. Auch bei hochmalignen Non-Hodgkin-Lymphomen wird man im ersten Trimenon einen therapeutischen Schwangerschaftsabbruch diskutieren. Im zweiten und dritten Trimenon sollte eine intensive Chemotherapie in Anlehnung an die aktuellen Studienkonzepte durchgeführt werden (Fricke u. Höffken 2002). Für die Konsolidierung ausgedehnter Tumormassen wird bei hochmalignen

Non-Hodgkin-Lymphomen vielfach eine Strahlentherapie eingesetzt. Obwohl durch vergleichende Studien noch nicht vollständig bewiesen, scheint dieses Vorgehen die Prognose zu verbessern. Eine konsolidierende Strahlentherapie wird man sinnvollerweise auf einen Zeitpunkt nach der Entbindung verschieben.

■ Hodgkin-Lymphom

Definition. Das Hodgkin-Lymphom ist eine aus dem B-Zell-System abzuleitende maligne lymphatische Systemerkrankung.

Epidemiologie. Das Hodgkin-Lymphom hat sein Häufigkeitsmaximum zwischen einem Alter von 20 und 40 Jahren. Ein Auftreten in der Schwangerschaft ist nicht ungewöhnlich und wird mit einer Frequenz um 1:6000 beschrieben (Eghbali et al. 2000, Lishner 2003).

Klinik. Neben progredienten Lymphknotenschwellungen kann eine Allgemeinsymptomatik mit Fieber, Nachtschweiß und Gewichtsabnahme auftreten und zu Verwechselungen mit entzündlichen Erkrankungen führen. Selten bestehen Hautjucken und Alkoholschmerz.

Diagnostik. Die Diagnosestellung erfolgt durch Biopsie eines geeigneten Lymphknotens. Die Entnahme von Material durch Nadelbiopsie reicht nicht aus. Charakteristisch ist in der Histologie ein von den eigentlichen Tumorzellen (Hodgkin- und Sternberg-Reed-Zellen) durchsetztes heterogenes Bild mit Vorliegen von reaktiven Zellinfiltraten, dabei Eosinophile und Lymphozyten. Die reaktive Infiltration ist auf eine aktive Zytokinsekretion der Tumorzellen zurückzuführen.

Therapie. Auch für das Hodgkin-Lymphom gilt, dass sich das klinische Bild und der Verlauf bei Schwangeren nicht von der Situation bei Nichtschwangeren unterscheiden. Den günstigsten Spontanverlauf hat das lymphozytenprädominante Hodgkin-Lymphom, das heute von den anderen Formen auch in Bezug auf die Therapie abgesondert wird. Die anderen histologisch abgrenzbaren Varianten des Hodgkin-Lymphoms haben einen unterschiedlich aggressiven klinischen Verlauf, weisen dabei jedoch eine geringere Proliferationskinetik auf als bei den hochmalignen Non-Hodgkin-Lymphomen. Die Therapie des Hodgkin-Lymphoms wurde durch die Studien der deutschen multizentrischen Hodgkin-Studiengruppe entscheidend verbessert und differenziert. In lokalisierten Stadien spielen Kombinationen aus Chemotherapie und Bestrahlung eine wesentliche Rolle, während in den fortgeschrittenen und disseminierten Stadien eine intensive Chemotherapie empfohlen wird. Es muss auf Grundlage aktueller Studienergebnisse bezweifelt werden, ob die geringere Proliferationskinetik des Hodgkin-Lymphoms zu einem zurückhaltenden oder verzögernden Therapiekonzept berechtigt, wie in einigen Arbeiten empfohlen (Pohlman u. Macklis 2000). Eine Ausnahme ist die lymphozytenreiche Form, bei der auch bei Nichtschwangeren eine abwartende Strategie diskutiert werden kann. Für die fortgeschrittenen Stadien der anderen histologischen Gruppen ist jedoch eindeutig gezeigt worden, dass die Prognose mit intensiveren Chemotherapiekonzepten verbessert werden kann (Diehl et al. 2003). Von daher sollte einem konsequenten Vorgehen in Anlehnung an die aktuellen Studienprotokolle Vorrang gegeben werden. Bei den frühen und lokalisierten Stadien wird man sicherlich versuchen, zeitlich die Strahlentherapie erst nach der gegebenenfalls vorzeitig eingeleiteten Geburt zu applizieren.

■ Diagnostik und Staging bei malignen Lymphomen in der Schwangerschaft

Die Verfügbarkeit moderner bildgebender Verfahren und die Bemühungen der Studiengruppen um eine Reduktion der Belastungen im Rahmen der Stadieneinteilung haben die Situation für die Diagnostik von Schwangeren erleichtert. Eckpunkte sind neben einer Röntgenaufnahme des Thorax mit adäquatem Strahlenschutz die Ultraschalluntersuchung und die Magnetresonanztomographie. In der Regel wird man auf dieser Grundlage eine angemessene Ausbreitungsdiagnostik bei den malignen Lymphomen erreichen. Eine Untersuchung mittels Spiralcomputertomographie sollte wegen der Strahlenbelastung vermieden werden.

■ Konsequenzen von Bestrahlung und zytostatischer Therapie für den Feten

Strahlentherapie. Die Frage nach der Durchführung einer Strahlentherapie stellt sich aufgrund der obigen Ausführungen am schärfsten in der Therapie der frühen Stadien des Morbus Hodgkin. Das maximale Risiko einer Strahlentherapie für einen Feten liegt zwischen der 2. und der 8. Schwangerschaftswoche und besteht hauptsächlich im Auftreten einer Mikrozephalie. Im Abstand von 40–50 cm von einem Mantelfeld würde die Belastung am Uterus bei Bestrahlung mit ultraharten Röntgenstrahlen (Linearbeschleuniger) bei etwa 5,5 cGy liegen (Eghbali et al. 2000). Auf der anderen Seite können lokalisierte Bestrahlungen, z. B. am Hals oder an den Extremitäten, derart durchgeführt werden, dass sich der Fetus effektiv abschirmen lässt. Wird der Fetus gegenüber einer signifikanten Strahlendosis exponiert, sind neben dem Missbildungsrisiko in der späteren Entwicklung Konsequenzen für Wachstum und neurologische Entwicklung zu befürchten.

> Wegen der unübersehbaren Konsequenzen für den Feten ist eine Bestrahlung in der Schwangerschaft möglichst zu vermeiden; dies sollte mit einer entsprechenden Ausrichtung der Therapiepläne, zumindest bei hämatologischen Erkrankungen, in den allermeisten Fällen auch möglich sein. Alternativ ist ein therapeutischer Schwangerschaftsabbruch zu empfehlen.

Chemotherapie. Die Auswirkungen der Chemotherapie auf das Kind werden in einer Reihe von Fallbeschreibungen und Zusammenfassungen untersucht (Brell u. Kalaycio 2000, Caligiuri u. Mayer 1989, Ebert et al. 1997, Zuazu et al. 1991). Die Mehrheit der Chemotherapeutika greifen teilungsaktive Zellen an.

Das **erste Trimenon**, in dem die Organogenese stattfindet, ist durch eine hohe Zellteilungsrate, einhergehend mit erhöhter Nukleinsäure- und Proteinsynthese, gekennzeichnet. Während kongenitale Missbildungen bei weniger als 3 % aller normalen Geburten auftreten, wurden im ersten Trimenon bei einer Monochemotherapie bei 17 % von 139 Patienten und bei einer Polychemotherapie bei 23 % von 30 Patienten Missbildungen der Kinder beschrieben (Doll et al. 1988). In der ersten Woche der Schwangerschaft überwiegen spontane Aborte, in der 2.–13. Woche teratogene Schäden. Ist die Organogenese abgeschlossen und die Schwangerschaft über das erste Trimenon fortgeschritten, sinkt das Risiko von teratogenen Komplikationen kontinuierlich. Doll et al. (1988) beschreiben bei 131 Patientinnen mit Chemotherapie im **zweiten und dritten Trimenon** fetale Missbildungen nur in 1,5 % der Fälle.

Es ist schwer bis unmöglich, einzelnen Zytostatika eine mehr oder weniger schädigende Wirkung zuzuordnen. **Cyclophosphamid** wurde bei Anwendung im ersten Trimenon mit Missbildungen in Verbindung gebracht (Caligiuri u. Mayer 1989). Kritisch muss angemerkt werden, dass das Mittel sicherlich auch eine breite Anwendung gefunden hatte und daher hier viel Material vorliegt. **Methotrexat** führt in höheren Dosen bekanntermaßen zur Unterbrechung der Schwangerschaft, einzelne Missbildungen sind bei Exposition im ersten Trimenon beschrieben. **6-Mercaptopurin** wird im ersten Trimenon mit einer erhöhten Abortneigung in Verbindung gebracht. Für **Procarbazin** sind auf der anderen Seite keine Fallberichte mit Missbildungen veröffentlicht, die Substanz ist im Tierexperiment teratogen.

Caligiuri und Mayer (1989) untersuchten die **Wirkung der Polychemotherapie** auf 58 Schwangere mit akuter myeloischer Leukämie und akuter lymphatischer Leukämie sowie deren Kinder. Von den 13 im ersten Trimenon einer Chemotherapie ausgesetzten Feten kamen 8 vorzeitig zur Welt, 2 davon als Totgeburten. Zwei Kinder wurden zeitgerecht geboren, eines davon mit vermindertem Geburtsgewicht. Es kam zu 2 elektiven und einem spontanen Abort. Kongenitale Missbildungen wurden nicht gefunden. Von den 45 im zweiten und dritten Trimenon einer Chemotherapie ausgesetzten Feten kamen 23 vorzeitig zur Welt, 3 davon als Totgeburten, 21 wurden zeitgerecht geboren. Es kam zu einem spontanen Abort. Eine Augenabnormalität wurde bei einem Kind berichtet. Ebert et al. (1997) fassten Fallbeschreibungen von 96 Schwangeren mit akuter lymphatischer Leukämie, akuter myeloischer Leukämie und chronisch myeloischer Leukämie zwischen 1983 und 1995 zusammen: 82 % der Schwangerschaften endeten mit der Geburt von Kindern, die sich normal entwickelten. In 10 % der Fälle traten Entwicklungsstörungen auf. In weiteren 8 % der Fälle erfolgten Totgeburten, spontane oder therapeutische Aborte.

Eine Mutter starb vor der Geburt. Zuazu et al. (1991) berichten über 56 Schwangerschaften bei 48 Patientinnen mit malignen hämatologischen Erkrankungen in 10 spanischen Zentren zwischen 1974 und 1989. Von den 22 während der Schwangerschaft diagnostizierten Erkrankungen wurden 14 behandelt. Fünf Patientinnen erhielten die Chemotherapie im ersten Trimenon. In diesen Fällen wurde nur ein normal entwickeltes Kind geboren. Zwei Frauen wünschten einen elektiven Abort, 2 hatten eine Fehlgeburt. Die anderen 9 Patientinnen wurden im zweiten und dritten Trimenon therapiert. Davon bekamen 6 ein normales Kind, eine Frau hatte einen elektiven Abort, in 2 Fällen führte der Progress der Erkrankung zum Tod von Mutter und Fetus. Eine umfassende Untersuchung wurde kürzlich aus Mexiko veröffentlicht (Aviles u. Neri 2001). Es wurden 84 Kinder nachverfolgt, die in utero wegen Erkrankung der Mutter an Morbus Hodgkin, Non-Hodgkin-Lymphomen und akuter Leukämie eine Chemotherapie erhalten hatten; 38 Kinder waren von der Chemotherapie im ersten Trimenon betroffen. Die mediane Nachbeobachtungszeit der Kinder betrug 18,7 Jahre. Zusätzlich wurden 12 Kinder aus der zweiten Generation untersucht. Es wurden keine Anomalien, Entwicklungsdefizite oder sekundären Malignome beobachtet. Die Autoren schließen sehr weitgehend, dass erstens die Chemotherapie in kurativer Intention in jedem Fall in voller Dosierung gegeben werden sollte und dass zweitens auch eine Chemotherapie im ersten Trimenon zu verantworten sei. Es ist fraglich, ob man sich der letztgenannten, sehr weitgehenden Feststellung anschließen mag. Dennoch ist festzustellen, dass ganz offensichtlich die Konsequenzen einer Chemotherapie für den Feten nicht so weitgehend sind, wie man spontan annehmen würde. Angesichts der Möglichkeit, das Leben der Mutter zu erhalten, stützen die Erfahrungen das Konzept einer intensiven kurativen Chemotherapie in der Schwangerschaft.

Bei den **chronisch myeloproliferativen Erkrankungen** liegen unterschiedliche Erfahrungen mit der Applikation zytostatischer Substanzen vor:

➤ Interferon α eignet sich zur Reduktion der Thrombozytenzahlen in der Schwangerschaft und ist als Monosubstanz auch zur Therapie der frühen chronisch myeloischen Leukämie geeignet (Baykal et al. 2000, Gotic et al. 2001, Spivak et al. 2003).

➤ Anagrelid ist zur Reduktion der Thrombozytenzahlen bei chronisch myeloproliferativen Erkrankungen geeignet. Die Datenbasis zur Anwendung in der Schwangerschaft ist sehr schmal. Es existieren einzelne Berichte ohne negative Auswirkungen auf den Fetus (Doubek et al. 2004, Wright u. Tefferi 2001).

➤ Hydroxyurea ist zur Reduktion der Thrombozytenzahlen und zur zytoreduktiven Therapie der chronisch myeloischen Leukämie geeignet. Es ist im Rattenexperiment allerdings möglicherweise teratogen (Spivak et al. 2003), wurde auf der anderen Seite aber durchaus in verschiedenen Fällen angewendet (Baykal et al. 2000, Celiloglu et al. 2000, Fadilah et al. 2002). Negative Auswirkungen sind in der Literatur, bis auf eine Totgeburt, nicht berichtet (Barbui et al. 2004). Eine Unterbrechung der Schwangerschaft bei Exposition im ersten Trimenon ist nicht unbedingt indiziert.

➤ Imatinib besitzt eine hohe Wirksamkeit bei der chronisch myeloischen Leukämie. Es liegen Berichte über 26 Schwangerschaften unter Imatinib vor (Hensley u. Ford 2003). Neun Schwangerschaften wurden durch elektiven Abort beendet, 2 weitere bei Vorliegen von Missbildungen. Fünf Aborte traten spontan auf. Über 3 Kinder liegen Informationen nach der Geburt vor, 2 davon waren normal, eines wurde mit einer Hypospadie geboren. Insgesamt ist das teratogene Potenzial dieses neuen Medikaments noch nicht abzuschätzen.

Literatur

1. Aviles A, Neri N.Hematological malignancies and pregnancy: a final report of 84 children who received chemotherapy in utero. Clin Lymphoma. 2001;2:173–7.
2. Barbui T, Barosi G, Grossi A, et al. Practice guidelines for the therapy of essential thrombocythemia. A statement from the Italian Society of Hematology, the Italian Society of Experimental Hematology and the Italian Group for Bone Marrow Transplantation. Haematologica. 2004;89:215–32.
3. Baykal C, Zengin N, Coskun F, Guler N, Ayhan A. Use of hydroxyurea and alpha-interferon in chronic myeloid leukemia during pregnancy: a case report. Eur J Gynaecol Oncol. 2000;21:89–90.
4. Bjorge L, Ernst P, Haram KO. Paroxysmal nocturnal hemoglobinuria in pregnancy. Acta Obstet Gynecol Scand. 2003;82:1067–71.
5. Boehlen F, Hohlfeld P, Extermann P, Perneger TV, De Moerloose P. Platelet count at term pregnancy: a reappraisal of the threshold. Obstet Gynecol. 2000;95:29–33.
6. Brel J, Kalaycio M. Leukemia in pregnancy. Semin Oncol. 2000;27:667–77.
7. Caligiuri MA, Mayer RJ. Pregnancy and leukemia. Semin Oncol. 1989;16:388–396.
8. Celiloglu M, Altunyurt S, Undar B. Hydroxyurea treatment for chronic myeloid leukemia during pregnancy. Acta Obstet Gynecol Scand. 2000;79:803–4.
9. Centers for Disease Control and Prevention. CDC criteria for anemia in children and childbearing-aged women: Morbidity and mortality. Weekly Report. 1989;38:400–4.
10. Chesley LC. Plasma and red cell volumes during pregnancy. Am J Obstet Gynecol. 1972;112:440–50.
11. Choudhry VP, Gupta S, Gupta M, Kashyap R, Saxena R. Pregnancy associated aplastic anemia – a series of 10 cases with review of literature. Hematology. 2002;7:233–8.
12. Cortelazzo S, Viero P, Finazzi G, D'Emilio A, Rodeghiero F, Barbui T. Incidence and risk factors for thrombotic complications in a historical cohort of 100 patients with essential thrombocythemia. J Clin Oncol. 1990;8:556–62.
13. De Leeuw NK, Lowenstein L, Hsieh YS. Iron deficiency and hydremia in normal pregnancy: Medicine (Baltimore). 1996;45:291–315.
14. Diehl V, Franklin J, Pfreundschuh M, et al. Standard and increased-dose BEACOPP chemotherapy compared with COPP-ABVD for advanced Hodgkin's disease. N Engl J Med. 2003;348:2386–95.
15. Doll DC, Ringenberg QS, Yarbro JW. Management of cancer during pregnancy. Arch Intern Med. 1988;148:2058–64.
16. Doubek M, Brychtova Y, Doubek R, Janku P, Mayer J. Anagrelide therapy in pregnancy: report of a case of essential thrombocythemia. Ann Hematol. 2004;83:726–7.
17. Ebert U, Loffler H, Kirch W. Cytotoxic therapy and pregnancy. Pharmacol Ther. 1997;74:207–20.
18. Eghbali H, Soubeyran P, Tchen N, Soubeyran I, Richaud P. Current treatment of Hodgkin's disease. Crit Rev Oncol Hematol. 2000;35:49–73.
19. Esplin MS, Branch DW. Diagnosis and management of thrombotic microangiopathies during pregnancy. Clin Obstet Gynecol. 1999;42:360–7.
20. Fadilah SA, Ahmad-Zailani H, Soon-Keng C, Norlaila M. Successful treatment of chronic myeloid leukemia during pregnancy with hydroxyurea. Leukemia. 2002;16:1202–3.
21. Fricke H-J, Höffken K. Hämatopoetische und lymphatische Systemerkrankungen sowie solide Tumoren in der Schwangerschaft. Onkologe. 2002;8:1333–40.
22. Furlan M, Robles R, Galbusera M, et al. Von Willebrand factor-cleaving protease in thrombotic thrombocytopenicc purpura and the hemolytic-uremic syndrome. N Engl J Med. 1998;339:1578–84.
23. Gill KK, Kelton JG. Management of idiopathic thrombocytopenic purpura in pregnancy: Semin Hematol. 2000;37:275–89.
24. Gotic M, Cvetkovic M, Bozanovic T, Cemerikic V. [Successful treatment of primary myelofibrosis with thrombocytosis during pregnancy with alfa-interferon]. Srp Arh Celok Lek. 2001;129:304–8.
25. Hensley ML, Ford JM. Imatinib treatment: specific issues related to safety, fertility, and pregnancy. Semin Hematol. 2003;40:21–5.
26. Herold M, Schnohr S, Bittrich H. Efficacy and safety of a combined rituximab chemotherapy during pregnancy. J Clin Oncol. 2001;19:3439.
27. Koller O. The clinical significance of hemodilution during pregnancy. Obstet Gynecol Surv. 1982;37:649–52.
28. Kuzminski AM, Del Giacco EJ, Allen RH, Stabler SP, Lindenbaum J. Effective treatment of cobalamin deficiency with oral cobalamin. Blood. 1998;92:1191–8.
29. Lee GR, Foester J, Lukens JN, Paraskevas R, Greer JP, Rodgers GM. Clinical Hematology. Philadelphia: Lea and Febiger; 1999.
30. Lishner M. Cancer in pregnancy. Ann Oncol. 2003;14(Suppl 3):iii31–6.
31. McCrae KR, Bussel JB, Mannucci PM, Remuzzi G, Cines DB. Platelets: an update on diagnosis and management of thrombocytopenic disorders. Hematology. 2001:282–305.
32. McCrae KR, Cines DB. Thrombotic microangiopathy during pregnancy. Semin Hematol. 1997;34:148–58.
33. Murphy S. Diagnostic criteria and prognosis in polycythemia vera and essential thrombocythemia. Semi Hematol. 1999;36:9–13.
34. National Guideline Clearinghouse USA. DoD/VA clinical practice guideline for management of uncomplicated pregnancy. Unpublished Work; 2004.
35. Oh R, Brown DL. Vitamin B12 deficiency. Am Fam Physician. 2003;67:979–986.
36. Pajor A, Lehoczky D, Szakacs Z. Pregnancy and hereditary spherocytosis. Report of 8 patients and a review. Arch Gynecol Obstet. 1993;253:37–42.
37. Pearson TC, Messinezy M. Idiopathic erythrocytosis, diagnosis and clinical management. Pathol Biol (Paris). 2001;49:170–7.
38. Perewusnyk G, Huch R, Huch A, Breymann C. Parenteral iron therapy in obstetrics: 8 years experience with iron-sucrose complex. Br J Nutr. 2002;88:3–10.
39. Pohlman B, Macklis RM. Lymphoma and pregnancy. Semin Oncol. 2000;27:657–66.
40. Rappaport VJ, Velazquez M, Williams K. Hemoglobinopathies in pregnancy. Obstet Gynecol Clin North Am. 2004;31:287–317.
41. Ray JG, Burows RF, Ginsberg JS, Burrows EA. Paroxysmal nocturnal hemoglobinuria and the risk of venous thrombosis: review and recommendations for management of the pregnant and nonpregnant patient. Haemostasis. 2000;30:103–17.

42. Saino S, Kekomaki R, Riikonen S, Teramo K. Maternal thrombocytopenia at term: a population-based study. Acta Obstet Gynecol Scand. 2000;79 :744–0.9.

43. Spivak JL, Barosi G, Tognoni G, et al. Chronic myeloproliferative disorders. Hematology. 2003:200–24.

44. Taylor UB, Bardeguez AD, Iglesias N, Gascon P. Idiopathic myelofibrosis in pregnancy: a case report and review of the literature. Am J Obstet Gynecol. 1992;167:38–9.

45. Tsai HM, Lian EC. Antibodies to von Willebrand factor-cleaving protease in acute thrombotic thrombocytopenic purpura. N Engl J Med. 1998;339:1585–94.

46. Wald NJ, Law MR, Morris JK, Wald DS. Quantifying the effect of folic acid. Lancet. 2001;358:2069–73.

47. Wright CA, Tefferi A. A single institutional experience with 43 pregnancies in essential thrombocythemia. Eur J Haematol. 2001;66:152–9.

48. Zuazu J, Julia A, Sierra J, et al. Pregnancy outcome in hematologic malignancies. Cancer. 1991;67:703–9.

17 Gerinnungsstörungen und thromboembolische Erkrankungen

L. Heilmann, W. Rath

Einführung

Blutungen, die oft mit hämostaseologischen Auffälligkeiten kombiniert sind, haben in der geburtshilflichen Praxis einen hohen Stellenwert, da sie sich schnell und ohne Warnzeichen zu lebensbedrohlichen Krankheitsbildern entwickeln können. Die häufigsten Blutungsprobleme sind mit verschiedenen Formen der Thrombozytopenie verbunden. Differenzialdiagnostische Überlegungen gehen von der normalen Schwangerschaftsthrombozytopenie über schwere geburtshilfliche Komplikationen, wie das HELLP-Syndrom, den Formenkreis der schweren Präeklampsie oder die disseminierte intravaskuläre Gerinnung (DIG) bis hin zur heparininduzierten Thrombozytopenie (HIT).

Diagnostik und Therapie der thromboembolischen Komplikationen in der Schwangerschaft sind schwierig und bedürfen einer guten interdisziplinären Zusammenarbeit, weil die Diagnostik für den Feten belastend sein kann und die Langzeitwirkungen hinsichtlich der Effektivität der Heparine noch nicht durch ausreichende Daten gesichert sind. Auch die verschiedenen gut determinierten thrombophilen Defekte sind in ihrer Bedeutung für den Schwangerschaftsausgang noch nicht eindeutig zu bewerten.

Spezifische Veränderungen der Gerinnung in der Schwangerschaft

Faktorenkonzentrationen. Klinisch relevant sind der Anstieg der Konzentration der Faktoren VII und X um etwa 80 %, des Faktors VIII um 100 % und des Fibrinogens (Faktor I) um 70 %. Die Konzentrationen von Antithrombin, Protein C und Protein S (total) bleiben während der Schwangerschaft konstant, während die Konzentration des freien Protein S linear abfällt (Tabelle 17.**1**).

Die Fibrinolyse ist in der Schwangerschaft herabgesetzt. Die Inhibitoren PAI-1 und PAI-2 steigen in ihren Konzentrationen an, während die Konzentration des Gewebeplasminogenaktivators (tPa) abfällt.

Tabelle 17.**1** Veränderungen der klinisch relevanten Gerinnungsparameter während der normalen Schwangerschaft (Mittelwerte) (Daten nach Letsky u. de Swiet 1994)

Parameter	8.–16. SSW	26.–30. SSW	36.–40. SSW	Wochenbett	Nicht-schwanger
Thrombozyten (1000/µl)	207	227	199	222	226
Fibrinogen (mg/dl)	363	378	423	461	265
Faktor VII (%)	111	158	171	134	94
Faktor X (%)	103	126	127	117	90
Faktor VIII: C (%)	122	188	212	266	95
Faktor VIIIR: Ag (%)	133	203	376	421	89
Antithrombin III (%)	85	94	86	87	92
Protein C (%)	132	143	113	120	93
Protein S (total) (%)	17,2	14,8	16,5	23,4	23,5
Protein S (frei) (µg/l)	6,2	4,4	3,7	6,5	8,3
PAI-1 (ng/ml)	21	46	133	18	5,6
PAI-2 (ng/ml)	28	76	158	20	0
PAI Aktivität (U/ml)	2,2	3,0	8,8	2,0	2,8
APC-Resistenz	2,9	2,6	2,6	2,7	3,2
F1 und 2 (nmol/l)	1,1	2,6	3,1	2,5	0,8
D-Dimer (ng/ml)	286	808	963	300	147
TAT (µg/l)	3,9	5,4	8,7	2,8	2,0

SSW = Schwangerschaftswoche, C = Koagulation, Ag = Antigen, PAI = Plasminogenaktivatorinhibitor, APC = aktiviertes Protein C, F1 und 2 = Prothrombinfragment 1 u. 2

Tabelle 17.**2**   Differenzierung zwischen primärer Hämostasestörung (Plättchen-Gefäß-Komplex) und sekundärer Hämostasestörung (Koagulationsprobleme) anhand der Anamnese

	Plättchen-Gefäß-Problem	**Koagulationsproblem**
Beginn	spontan oder unmittelbar postoperativ	spät postoperativ oder post partum
Lokalisation: Haut	petechiale Blutungen	Hämatom (tief)
Muköse Flächen	Mund, Nase, gastrointestinal, urogenital	uterine Blutungen
Andere Lokalisationen	selten	Gelenke, Muskeln, Retroperitoneum
Klinisches Bild	Thrombozytopenie, Plättchendefekt, Gefäßwandfragilität, disseminierte intravaskuläre Gerinnung, Leberversagen	Faktorenmangel, Nachweis eines Inhibitors, disseminierte intravaskuläre Gerinnung, Einfluss der Antikoagulation

Tabelle 17.**3**   Differenzierung verschiedener klinisch wichtiger Blutungen nach aktivierter Plasmathrombinzeit (aPTT), Quick-Wert, Plättchenzahl und Blutungszeit

Defekt	**aPTT**	**Quick-Wert**	**Blutungszeit**	**Plättchenzahl**
XI, IX, VII	verlängert	normal	normal	normal
V, X, II, Coumarin, Vitamin-K-Defekt	verlängert	vermindert	normal	normal
VII	normal	vermindert	normal	normal
Afibrinogenämie	verlängert	vermindert	verlängert	normal
von-Willebrand-Faktor-Erkrankung	verlängert	normal	verlängert	normal, vermindert bei IIb-Form
Thrombozytopenie	normal	normal	verlängert	vermindert
Thrombozytopathie	normal	normal	verlängert	normal (meistens)
Disseminierte intravaskuläre Gerinnung	verlängert	vermindert	verlängert	vermindert
Heparinüberdosierung	verlängert	normal	normal	normal

Die Aktivierung der Gerinnung ist erkennbar an den ansteigenden Werten von TAT (Thrombin-Antithrombinkomplex), F1 und F2 (Prothrombinfragment 1 u. 2) und D-Dimer, welches als terminales Lyseprodukt des quervernetzten Fibrins die Fibrinolyse widerspiegelt. Der Abfall der APC-Resistenz (APC = aktiviertes Protein C) zum Ende der Gravidität ist ein Zeichen der Hyperkoagulabilität, obwohl keine Korrelation zu den Aktivierungsparametern existiert (Van Wijk et al. 2002). Publikationen der jüngeren Zeit weisen auf die Bedeutung der Mikropartikel von Plättchen oder Endothelien für die Koagulationsaktivierung in der normalen Schwangerschaft hin (Rath u. Heilmann (1999). Dabei ergab sich vor allem ein Anstieg der Konzentration der Annexin-V-haltigen Mikropartikel.

> Insgesamt besteht in der Schwangerschaft eine Hyperkoagulabilität, die bei gesunden Schwangeren durch die Hämodilution (Plasmavolumenexpansion) effektiv kompensiert wird.

Labordiagnostik

Geburtshilfliche Blutungsstörungen können nur im Zusammenhang mit der klinischen Anamnese und leicht zu interpretierenden Labortests diagnostiziert werden. Für das klinische Bild ist die Charakterisierung der Blutung nach Beginn, Lokalisation und Organbeteiligung wertvoll (Tabelle 17.**2**).

Von den **Labortests** existieren 2 Kategorien:
➤ Screening-Tests,
➤ Spezialuntersuchungen.

Die 4 Basis-Screening-Tests umfassen:
➤ Plättchenzahl,
➤ Blutungszeit,
➤ Prothrombinzeit (Quick-Wert),
➤ aktivierte Plasmathrombinzeit (aPTT)
➤ Dabei erfassen Plättchenzahl und Blutungszeit die primäre Hämostase und Prothrombinzeit und aPTT die sekundäre Hämostase (Tabelle 17.**3**).

Plättchen und Plättchenfunktion. Die normalen Plättchenzahlen liegen zwischen 150000 und 400000/μl. Spontane Blutungen sind erst unterhalb einer Zahl von 10000/μl zu erwarten. Während der Geburt oder nach Kaiserschnitt ist eine Blutung bei Plättchenzahlen von >70000/μl eher selten (Burrows u. Kelton 1993, Thrombocytopenia in pregnancy 1999). Normalerweise sollte eine niedrige Plättchenzahl durch die Bewertung eines peripheren Blutausstrichs verifiziert werden. Diagnostische Probleme können durch abnorme Blutzellen, verklumpte Plättchen oder durch die so genannte Pseudothrombozytopenie auftreten. Ein hilfreicher Test zur Abklärung der Plättchenfunktion ist die Bestimmung einer standardisierten Blutungszeit (z. B. die Methode nach

Ivy oder die subaquale Blutungszeit) oder die Durchführung von In-vitro-Tests zur Bestimmung der Plättchenfunktion bei hohen Shear-Raten (PFA-Messinstrument, Dade Behring, Marburg). Mit diesem Gerät wird die so genannte Verschlusszeit gemessen, die sensitiv für Störungen des von-Willebrand-Faktors und für acetylsalicylsäurerelevante Blutungen ist. Durch den ansteigenden Gebrauch von Acetylsalicylsäure zur Prävention des wiederholten Spontanaborts und der Präklampsie ist das Monitoring der Plättchenfunktion vor operativen geburtshilflichen Eingriffen hilfreich.

Übersicht

Ursachen der Pseudothrombozytopenie
- Blutentnahme unter ungenügenden Bedingungen
- große Thrombozyten
- Satellitenplättchen
- ETDA-bedingte Plättchenverklumpung
- Kälteagglutinine

Thrombozytopenische Blutungen

Thrombozytopenien (<150000/μl) treten bei etwa 10% aller Schwangerschaften auf (Thrombocytopenia in pregnancy 1999). In den meisten Fällen kommt es zum Abfall der Thrombozytenzahlen im dritten Trimenon. Als Ursachen muss man die isolierte Thrombozytopenie von denjenigen Thrombozytopenien unterscheiden, die durch eine systemische Erkrankung bedingt auftreten (Tabelle 17.**4**).

Die **klinischen Zeichen**, die auf eine Thrombozytopenie hinweisen, sind in erster Linie Schleimhautblutungen. Als Manifestationen erscheinen weiterhin petechiale Hautblutungen, Nasen- und Zahnfleischblutungen, Blutungen aus der Zervix (Portioektopie, Deziduapolyp), Abruptio placentae, Erstmanifestation einer Placenta-praevia-Blutung und seltener Hämatemesis sowie gastrointestinale und intrakranielle Blutungen. Lebensbedrohliche Blutungen sind selten und kommen zumeist in Verbindung mit einer systemischen Begleiterkrankung vor (Rath u. Heilmann 1999).

■ Schwangerschaftsthrombozytopenie

Diese Form der Thrombozytopenie tritt bei etwa 5% der Schwangerschaften auf und ist ursächlich durch Hämodilution und/oder verstärktem Plättchenabbau bedingt. Die meisten Autoren sehen einen Grenzwert von <70000/μl ohne zusätzliche Blutungsneigung auch bei der Geburt als klinisch richtungsweisend an (4).

■ Immunthrombozytopenische Purpura (ITP)

Epidemiologie. Die ITP kommt zumeist im ersten Trimenon der Schwangerschaft vor, ist selten (1:1000 Schwangerschaften) und betrifft etwa 5% aller Thrombozytopenien (Thrombocytopenia in pregnancy 1999).

Tabelle 17.**4**   Ursachen der Thrombozytopenie in der Schwangerschaft

Isolierte Thrombozytopenie	• Schwangerschaftsthrombozytopenie • Immunthrombozytopenie (ITP) • Typ IIb der von-Willebrand-Erkrankung • angeborene Thrombozytopathie mit Thrombozytopenie • medikamentös bedingte Thrombozytopenie
Thrombozytopenie bei systemischen Erkrankungen	• thrombotisch-thrombozytopenische Purpura (TTP) • hämolytisch-urämisches Syndrom (HUS) • disseminierte intravaskuläre Gerinnung (DIG) • Antiphospholipidsyndrom • Präeklampsie/HELLP-Syndrom

Diagnostik. Die Diagnostik in der Schwangerschaft wird erleichtert, wenn die Thrombozytenzahlen <50000/μl betragen und die Thrombozytopenie schon vor der Schwangerschaft bekannt ist. Liegen zu Beginn der Gravidität keine Thrombozytenzahlen vor, ist bei einem stetigen Abfall von der Diagnose ITP auszugehen. Der Nachweis von Antikörpern gegen Plättchenglykoproteine (GPIIb/IIIa und GPIb/IX) ist zumeist nicht zu erzielen, sodass die klinische Diagnose im Vordergrund steht.

Betreuung während der Schwangerschaft. Die Therapie hängt von der Plättchenkonzentration ab. Thrombozytenzahlen von >30000/μl ohne Blutungen bedürfen keiner Therapie. Vom klinischen Standpunkt her und aufbauend auf den vorliegenden Empfehlungen der „American Society of Hematology" (1997) sollten aus Gründen der Blutungsprävention Thrombozytenwerte von >50000/μl bei der Geburt und bei Anwendung der Peridural-/Spinalanästhesie vorliegen. Die Therapie umfasst Glukokortikoide als Behandlung der ersten Wahl und als Alternative intravenöse Immunglobuline (IVIG). Die Initialdosis von Prednison beträgt 1 mg/kg Körpergewicht/Tag für 2–4 Wochen. Fünfundsiebzig Prozent der Patientinnen zeigen einen Thrombozytenzahlenanstieg auf >100000/μl innerhalb von 4 Wochen. Die Gabe von IVIG (1 g/kg Körpergewicht initial und wiederholt 2 Tage später) ist indiziert, wenn >10 mg Prednison/Tag zur Aufrechterhaltung einer Thrombozytenzahl von >30000/μl benötigt werden. Da der Plättchenanstieg sehr schnell (innerhalb von 6 Stunden) erfolgt, ist die Anwendung von IVIG kurz vor der Geburt sinnvoll. Tritt eine Therapieresistenz auf, so ist eine Kombinationstherapie mit Glukokortikoiden (z. B. Methylprednisolon, 1 g/Tag über 3 Tage) und IVIG indiziert. Als letzte Möglichkeit ist die Splenektomie im zweiten Trimester zu diskutieren. Eine besondere Bedeutung bei der ITP haben fetale Thrombozyten, und zwar aufgrund der transplazentaren Passage von maternalen Immunglobulin-G-Antikörpern. Dies wird von den meisten Autoren aber erst für das dritte Trimester als klinisch relevant angesehen. Bei 10–25% der Neugeborenen treten Thrombozytenzahlen von <50000/μl und in 5% der Fälle von <20000/μl auf. Blutungskomplikationen werden bei

Tabelle 17.**5** Therapie der von-Willebrand-Erkrankung in der Schwangerschaft und post partum

Typ	Grad	Therapie
1	mild (vWF-Konzentration >30 IU/dl)	Desmopressin, 0,3 μg/kg Körpergewicht in 50 ml 0,9%iger NaCl-Lösung über 30 Minuten, Wiederholung nach 12–24 Stunden; wenn kein Effekt vorliegt, Substitution: initial 40–60 IU/kg Körpergewicht, gefolgt von 40–50 IU/kg Körpergewicht
1	mittelschwer (vWF-Konzentration <30 IU/dl)	40–50 IU/kg Körpergewicht (eine oder 2 Dosen) oder alle 8–12 Stunden über 3 Tage, bis Konzentration an vWF von >50 IU/dl
2 oder 3	schwer (vWF-Konzentration <30 IU/dl)	initial 40–60 IU/kg Körpergewicht, gefolgt von 40–60 IU/kg Körpergewicht alle 8–12 Stunden über 3 Tage, bis Konzentration an vWF von >50 IU/dl

vWF = von-Willebrand-Faktor

25–50% dieser Neugeborenen beschrieben; eine intrazerebrale Blutung ist aber äußerst selten (American Society of Hematology 1997, Thrombocytopenia in pregnancy 1999). Dabei muss differenzialdiagnostisch eine neonatale alloimmune Thrombozytopenie ausgeschlossen werden. Diese geht ohne maternale Thrombozytopenie einher, ist unabhängig von einer Erkrankung der Mutter und wird durch eine Immunisierung gegen fetale Plättchenantigene (HPA-1) verursacht. Die Diagnose erfolgt durch den Nachweis thrombozytenspezifischer Immunglobulin-G-Antikörper im Serum der Mutter, das Fehlen des entsprechenden Antigens auf den mütterlichen Thrombozyten sowie über den Nachweis des Antigens auf den Thrombozyten des Kindsvaters. Die häufigste Manifestation sind generalisierte petechiale Hautblutungen und intrakranielle Blutungen. Eine Verdachtsdiagnose während der Schwangerschaft ist fast unmöglich zu stellen (Ausnahme: sonographischer Verdacht auf intrakranielle Blutung oder Porenzephalopathie ohne zusätzliche klinische Risikofaktoren oder bei Ausschluss eines Wiederholungsrisikos). Ist die Diagnose gesichert, erfolgt die Behandlung mit intravenösen Immunglobulinen und Glukokortikoiden (Dexamethason, 5 mg/Tag) oder mittels Transfusion von kompatiblen Thrombozyten über die Nabelschnurvene oder durch Behandlung mit intravenösen Immunglobulinen allein (1 g/kg Körpergewicht/Woche).

Geburtshilfliches Vorgehen. Lange Zeit gab es zwei Meinungen zum therapeutischen Vorgehen bei ITP und zur eventuellen Vermeidung fetaler Blutungen (American Society of Hematology 1997). Sechzig Prozent der Geburtshelfer in den USA führen die Geburt ohne die Bestimmung fetaler Thrombozyten durch, weil sie die Meinung vertreten, dass schwere Blutungen selten sind und ein Kaiserschnitt diese nicht verhindern kann. Vier-

zig Prozent führen eine invasive Diagnostik mit perkutaner Nabelschnurpunktion durch und favorisieren einen Kaiserschnitt, wenn die Thrombozytenzahlen <50000/μl betragen. Dagegen ist einzuwenden, dass die Bestimmungen der fetalen Thrombozytenzahlen über die Gewinnung von Skalpblut wegen der komplizierten Methodik und durch die schnelle Gerinnung der Blutproben nicht praktikabel sind und auch die Chordozentese in 1–2% der Fälle zum Notfallkaiserschnitt führt. Somit ist bei ITP die Sectio caesarea nur aus geburtshilflicher Indikation zu vertreten.

■ von-Willebrand-Erkrankung

Definition. Die von-Willebrand-Erkrankung ist eine angeborene Blutungsneigung, die durch einen Mangel oder eine Dysfunkton des von-Willebrand-Faktors (vWF) hervorgerufen wird (Rath u. Heilmann 1999). In der Schwangerschaft und post partum sind Blutungen zu 1–3% durch einen Mangel an vWF bedingt. Der vWF hat 2 Hauptfunktionen innerhalb der Hämostase: die Adhäsion an Plättchen zur Komplettierung der primären Blutstillung sowie die Stabilisierung des Gerinnungsfaktors VIII im Plasma. Es existiert eine enge Verbindung zum Krankheitsbild der hereditären hämorrhagischen Teleangiektasie (Rendu-Osler-Weber-Syndrom). Die vWF-Erkrankung ist sehr heterogen und wird in **3 verschiedene Typen** klassifiziert:
➤ Typ 1: Verminderung der Konzentration des vWF;
➤ Typ 2: qualitativer Defekt des vWF;
➤ Typ 3: Fehlen von vWF.

Betreuung während der Schwangerschaft. Während der normalen Schwangerschaft kommt es zum Anstieg der Konzentration des vWF und des Faktors VIII, sodass Blutungskomplikationen während der Schwangerschaft extrem selten sind (zu 80% Typ 1). Der vWF sollte vor und 1–2 Wochen nach der Geburt untersucht werden, wobei die Blutungen am häufigsten (in 20–25% der Fälle) im späten Wochenbett auftreten. Das Risiko einer Blutung ist auszuschließen, wenn die Konzentration des Faktor VIIIc >50 U/dl beträgt. Tritt dieser Wert schon präpartal auf, kann man zur Geburt (spontan oder per Kaiserschnitt) Desmopressin (Minirin, parenteral oder als Nasenspray, Fa. Ferring Arzneimittel) geben. Diese Zufuhr sollte 2–3 Tage nach der Geburt fortgesetzt werden (Rath u. Heilmann 1999). Bei Werten von <30 U/dl sollten vWF-Konzentrate vor der Geburt gegeben, post partum die Therapie mit Desmopressin fortgesetzt werden (Tabelle 17.**5**). Zum gegenwärtigen Zeitpunkt sind folgende rekombinante Faktoren erhältlich: Helixate (Fa. Aventis Behring), Kongenate (Fa. Bayer Vital), Recombinate (Fa. Baxter Hyland Immuno Division), ReFacto (Fa. Wyeth). Entwickelt sich eine Thrombozytopenie, so handelt es sich um einen Typ 2 b (etwa 20% der Fälle mit vWF), wobei keine Erfahrungen über die Blutungsneigungen vorliegen. Bei Typ 3 der vWF-Erkrankung erfolgt die Gabe von Plasmakonzentraten (z. B. rekombinanter Faktor VIII oder Faktor-VIII-vWF-Konzentrate).

■ Angeborene Defekte (außer vWF-Erkrankung)

Die häufigste Form ist die von-Willebrand-Erkrankung. Alle anderen Defekte sind selten und bedürfen einer gesonderten Diagnostik (Bernard-Soulier-Syndrom, Glanzmann-Thrombasthenie, Storage Pool Deficiency, May-Hegglin-Syndrom, Speicherdefekte, erbliche Bindegewebeerkrankungen). Ein besonderes Problem stellt die Pränataldiagnostik dar. Die direkte fetale Blutanalyse durch Nabelschnurpunktion ist kontraindiziert (Thrombocytopenia in pregnancy 1999) und sollte durch Amniozentese und Chorionzottenbiopsie ersetzt werden. In fast allen Fällen von angeborenen Plättchenfunktionsstörungen gibt man Plättchenkonzentrate und Desmopressin.

> **Übersicht**
>
> **Geburtshilfliches Management bei Schwangeren mit angeborenen Blutungsstörungen**
> - Diagnose möglichst vor der Schwangerschaft
> - klinische und hämostaseologische Überwachung während der Schwangerschaft
> - sonographische Geschlechtsbestimmung
> - keine invasive Pränataldiagnostik
> - keine intramuskulären Injektionen
> - bei der Geburt: Blutausstrich, Blutbild mit Thrombozyten, Koagulationsparameterbestimmung, Blutgruppenbestimmung; Gerinnungsfaktoren bereitstellen
> - Minimalisierung des geburtshilflichen Traumas
> - Nabelschnurblut asservieren
> - Vitamin-K-Prophylaxe des Neugeborenen
> - Immunisation des Neugeborenen intradermal
> - Hepatitis-B-Impfung

■ Medikamentenbedingte Thrombozytopenie

Es gibt eine Vielzahl von Medikamenten, die eine Dysfunktion der Thrombozyten und im schwersten Fall eine Thrombozytopenie hervorrufen.

> **Übersicht**
>
> **Wesentliche Medikamente in der Schwangerschaft mit Einfluss auf die Thrombozytenfunktion**
> - Prostaglandinantagonisten
> - Volumenexpander, wie Dextrane oder Hydroxyäthylstärke
> - Heparin (heparininduzierte Thrombozytopenie, HIT)
> - seltener: Sulfonamide, Cephalosporine, Diuretika, Antiepileptika, H_2-Rezeptoren-Blocker, Digoxin, Procain, Ticlopidin, Rifampicin, Glykoprotein-IIb-/-IIIa-Hemmer, Acetaminophen, Sulfonylharnstoff

Die wichtigste medikamentenbedingte Thrombozytopenie in der Schwangerschaft stellt die **heparininduzierte Thrombozytopenie** (HIT) dar, die zumeist im Zusammenhang mit der Gabe von unfraktioniertem Heparin (UFH) auftritt (Lindhoff-Last u. Bauersachs 2002).

Heparininduzierte Thrombozytopenie (HIT)

Epidemiologie. Die HIT in der Schwangerschaft ist selten. In einer retrospektiven Kohortenstudie an 244 mit Heparin behandelten Schwangeren konnte keine HIT-Diagnose gestellt werden. Dagegen lag in der nichtschwangeren Vergleichsgruppe in 4,1 % der Fälle eine HIT vor (Fausett et al. 2001). Eine Erklärung ist die ansteigende Konzentration von Glykoaminoglykanen im Plasma mit einer konsekutiven Bindung der Heparin-PF4-Antikörper.

> **Übersicht**
>
> **Generelle Inzidenz der heparininduzierten Thrombozytopenie**
> - <5 % nach Behandlung mit Rinderheparin
> - <1 % nach Behandlung mit Schweineheparin
> - <1 % nach Heparinprophylaxe
> - thrombotische Komplikationen bei 20–30 % der Patientinnen
>
> **Abhängigkeit der Inzidenz der heparininduzierten Thrombozytopenie von**
> - Patientencharakteristika
> - Typ des Heparins und der Dosierung
> - subkutaner oder intravenöser Verabreichung
> - Dauer der Therapie
> - Definition der Thrombozytopenie
> - verwendeten Labortests

Ätiologie, Pathogenese, Pathophysiologie. Im Mittelpunkt der Pathophysiologie steht die Plättchenfaktor-4-Heparin-Komplexbildung. Diese Komplexe werden am häufigsten in Gegenwart therapeutischer Heparindosierungen und in Abhängigkeit der Kettenlänge des benutzten Heparins (besonders beim unfraktionierten Heparin) gebildet. Der Aggregationseffekt des Heparins auf die Thrombozyten wird durch die Freisetzung von Substanzen aus den α-Granula der Plättchen gefördert. Die gebildeten Antikörper sind nicht ausschließlich spezifisch für den Heparin-PF4-Komplex, sondern auch für andere Komplexe.

> **Übersicht**
>
> **Pathophysiologie der heparininduzierten Thrombozytopenie**
> - Antikörper gegen Heparin-PF4-Komplex
> - Antikörper gegen Chemokine und Glykosaminoglykane sowie gegen Immunglobulin G, Immunglobulin A oder Immunglobulin M
> - Antikörperbindung an Plättchen-Fc-Rezeptor mit Plättchenaktivierung
> - Antikörper sind heterogen

Klinik. Der Beginn der Thrombozytopenie erfolgt unabhängig von der Art des Heparins, der Dosis und der Gabe (intravenös oder subkutan) zwischen dem 5. und dem 8. Tag nach Beginn der Heparinapplikation. Ältere Patientinnen sind bevorzugt betroffen, und zu >60 % existieren noch andere prothrombotische Faktoren. Häufig sind auch hautallergische Erscheinungen und Hautne-

Tabelle 17.6   Differenzialdiagnose der heparininduzierten Thrombozytopenie (HIT)

Charakteristika	HIT I	HIT II
Ursache	direkte Heparin-Thrombozyten-Interaktion	Antikörper gegen Heparin-PF4
Auftreten	zu Beginn der Therapie	5. bis 21. Tag
Applikation	intravenös	intravenös und subkutan
Thrombozytenwerte	selten <100 000/µl	Abfall von <50 % ab Tag 5; oft <30 000–60 000/µl
Komplikationen	keine	arterielle und venöse Thrombosen
Häufigkeit	10–20 %	0,5–3 % bei Heparingabe über mehr als 5 Tage
Nachweis	Ausschluss	HIPA-Test, PF4-Heparin-ELISA

HIPA = Heparininduzierte Plättchenaggregation, ELISA = enzyme-linked immuno sorbent assay

Tabelle 17.7   Klinisches Score-System nach Greinacher et al. (1994)

Diagnostik	Punkte
Abfall der Thrombozytenzahlen um 30–40 %	+1
Abfall der Thrombozytenzahlen um >50 %	+2
Intervall von mehr als 5 Tagen	+2
Anstieg der Plättchenzahlen nach Absetzen des Heparins	+2
arterielle und venöse Thrombosen	+2
nekrotische Hautreaktion	+2

Bei einem Punktwert von 0–3 ist eine heparininduzierte Thrombozytopenie Typ II unwahrscheinlich. Errechnet man 4–6 Punkte, so ist die Diagnose wahrscheinlich, und der Patient benötigt weitere Überwachungsmaßnahmen. Punktwerte von >6 gelten als gesicherte Diagnose.

Tabelle 17.8   Labordiagnostik der heparininduzierten Thrombozytopenie (HIT) Typ II

Testsystem	Prinzip
Plättchenaggregationstest (PAT)	Messung der Thrombozytenaggregation im Testplasma plus Spenderthrombozyten plus Heparin (niedrig und hoch)
Serotoninfreisetzungsbestimmung (SRA)	Testplasma plus gewaschene Plättchen plus Heparin; Messung des radioaktiv markierten Serotonins
heparininduzierter Plättchenaktivierungstest (HIPA)	Messung der Plättchenaggregation im Magnetrührer
Durchflusszytometrie (FCA)	Messung der Annexin-V-Bindung
Immunoassay (PF4/Heparin-ELISA)	Messung von Immunglobulin-G- und Immunglobulin-M-Antikörpern gegen PF4-Heparin-Komplex

krosen klinisch relevant. Die Hauptmanifestationen sind die arteriellen und venösen Thrombosen. Eine gleichzeitige Gerinnungsstörung ist eher unwahrscheinlich. Bei der Diagnose muss man die HIT Typ 1 abgrenzen, die keine Komplikationen nach sich zieht und zu 10–20 % postoperativ vorkommt (Tabelle 17.**6**).

Diagnostik. Die Diagnose der HIT II ist vielfach klinisch zu stellen und kann laborchemisch bestätigt werden. Von Greinacher et al. (1994) wurde ein Score-System entwickelt, das die klinischen Hinweise, aber auch differenzialdiagnostische Überlegungen berücksichtigt (Tabelle 17.**7**). Labordiagnostisch unterscheidet man grundsätzlich 2 Testsysteme in der Diagnostik der HIT II: die Aktivierungsuntersuchung und den Antigentest (Tabelle 17.**8**). Dabei ist zu berücksichtigen, dass HIT-Antikörper nur temporär nachzuweisen sind, da sie bei den verschiedenen Testsystemen nur einige Wochen bzw. Monate zu bestimmen sind.

Therapie. Bei Verdacht auf HIT II muss das Heparin sofort abgesetzt und auf eine alternative Thromboseprophylaxe zurückgegriffen werden (Tabelle 17.**9**). Niedermolekulare Heparine, Plättchentransfusionen und PPSB-Gaben (PPSB = Plasmaprothrombinkonzentrat) sind in diesem Stadium kontraindiziert. Das Umsetzen auf eine orale Antikoagulation sollte im Wochenbett erfolgen, wenn die Thrombozytenzahlen im Normbereich liegen (>100 000/µl). Zum gegenwärtigen Zeitpunkt existieren 13 Fallberichte in der Literatur, wobei die Exposition gegenüber unfraktioniertem Heparin im Vordergrund stand (Lindhoff-Last u. Bauersachs 2002, Rath u. Heilmann 1999). Neun Schwangere wurden nach Diagnosestellung auf Danaparoid und 4 Patientinnen auf Hirudin umgestellt. Das Problem von Danaparoid besteht darin, dass zu 10 % Kreuzreaktionen zum Heparin zu beobachten sind. Lepirudin in der vorstehenden Dosierung ist mit einem erhöhten Blutungsrisiko, vor allem postoperativ, verbunden. In einer Studie von Greinacher (1999) wurden in 32 % Blutungskomplikationen beschrieben. Hier besteht die Alternative in Desirudin bei geringerer Blutungsneigung. Erfahrungen mit Desirudin bzw. Argatroban in der Schwangerschaft liegen nicht vor.

Thrombozytopenie bei systemischen Erkrankungen

■ Thrombotisch-thrombozytopenische Purpura (TTP) und hämolytisch-urämisches Syndrom (HUS)

Definition. Beide Erkrankungen sind durch eine Thrombozytopenie und eine mikroangiopathische hämolytische Anämie charakterisiert.

Ätiologie, Pathogenese, Pathophysiologie. Wahrscheinlich ist in die Pathogenese beider Erkrankungen das Fehlen einer spezifischen von-Willebrand-Faktor spaltenden Protease (ADAMTS-13) eingebunden (Rath u. Heilmann 1999). Es ist aber auch eine Hemmung

Tabelle 17.**9**   Therapiemöglichkeiten bei heparininduzierter Thrombozytopenie (HIT) Typ II

Substanz (Handelsname)	Lepirudin (Refludan)	Desirudin (Revasc)	Argatroban (Novastan)	Danaparoid (Orgaran)
Wirkung	Thrombinhemmung	Thrombinhemmung	Thrombinhemmung	Faktor-Xa-Hemmung
Halbwertszeit	1,5 Stunden	2–3 Stunden	40 Minuten	19 Stunden
Applikation	initial intravenös später subkutan	subkutan	intravenös	intravenös oder subkutan
Elimination	Niere	Niere	Leber	Niere
Einfluss auf aktivierte partielle Thromboplastinzeit (aPTT)	verlängert	verlängert	verlängert	unverändert
Zulassung	HIT II	postoperative Thromboseprophylaxe	HIT II	postoperative Thromboseprophylaxe
Dosierung	0,4 mg/kg Körpergewicht intravenös	2-mal 15 mg/Tag	2 µg/kg Körpergewicht/Minute	750 E subkutan, 2- bis 3-mal/Tag

durch Autoantikörper möglich. Dadurch entstehen großmolekulare vWF-Multimere, die an Plättchenmembranen binden und über eine Zerstörung im retikuloendothelialen System eine Thrombozytopenie hervorrufen. Auffällig ist, dass das HUS erst in der postpartalen Periode und die TTP im dritten Trimenon auftreten.

Klinik. Die klinische Manifestation ist bei TTP und HUS ähnlich und durch neurologische Symptome (Kopfschmerzen, Krämpfe), Fieber und Nierenerkrankungen gekennzeichnet.

Diagnostik. Zehn Prozent bis 25 % aller Fälle mit TTP werden in der Schwangerschaft diagnostiziert, wobei 75 % peri- oder postpartal auftreten.

Differenzialdiagnostik. Die differenzialdiagnostische Abgrenzung zum HELLP-Syndrom ist schwierig (Tabellen 17.**10**, 17.**11**). Hier kann der normale Antithrombin-

Tabelle 17.**10**   Diagnostische Kriterien für eine thrombotisch-thrombozytopenische Purpura post partum

Klinische Symptome	Ausprägung
Hämatologisch	schwere Thrombozytopenie und hämolytische Anämie ohne Veränderung über mehr als 3 Tage post partum
Neurologisch	generalisierte Krämpfe über mehr als 3 Tage post partum, Aphasie oder motorische Defizite
Renal	persistierende Oligurie
Systemisch	Normalisierung des Blutdrucks, weiterer Anstieg von LDH- und Transaminasenkonzentrationen

Tabelle 17.**11**   Differenzialdiagnostik der thrombotisch-thrombozytopenischen Purpura (TTP) (nach Witlin u. Sibai 1999)

Symptom	TTP	HELLP-Syndrom	Hämolytisch-urämisches Syndrom	Akute Fettleber	Nierenversagen
Hypertonie	<25 %	80 %	50–100 %	25–50 %	100 %
Proteinurie	+/–	+/–	+++	+/–	+++
Thrombozytopenie	100 %	100 %	50 %	+/–	+
LDH-Wert-Erhöhung	+++	++	++	++	+
Quick-Wert-Veränderung	–	–	–	verringert	verringert
Fibrinogenwertveränderung	–	–	–	verringert	verringert
D-Dimer-Wert-Veränderung	–	erhöht	erhöht	erhöht	erhöht
Bilirubinwerterhöhung	++	+	+	+++	+
Anämie	+++	+	+	+/–	–
Nierenbeteiligung	+/–	+	+++	+	++
Neurologische Symptome	++	+	+/–	+	+/–
Fieber	+/–	–	+	–	–
Hautsymptome	++	+	–	Gelbverfärbung	+
Symptombeginn	zweites/drittes Trimenon	drittes Trimenon und post partum	post partum	drittes Trimenon	zweites/drittes Trimenon oder post partum

Tabelle 17.**12**   Diagnosekriterien der disseminierten intravaskulären Gerinnung (nach Pötzsch et al. 1997)

Parameter	Kritischer Wert	Tendenz ohne Therapie
Thrombozytenzahlen	<100 000/µl	abfallend
Quick-Wert	<50%	abfallend
Aktivierte partielle Thromboplastinzeit (aPTT)	>1,5 fach	ansteigend
Fibrinogenwert	<100 mg/dl	abfallend
Antithrombinwert	<50%	abfallend
D-Dimer-Wert	>600 ng/ml	ansteigend

spiegel bei der TTP weiterhelfen, ebenso der Nachweis von vWF-Multimeren zur Abgrenzung gegenüber einem HELLP-Syndrom. Ist die geburtshilfliche Situation gegeben, sollte die Geburt beendet werden. Verändern sich die klinischen Symptome nicht, dann handelt es sich wahrscheinlich um eine TTP.

Übersicht

Charakteristische Labordaten zu TTP und HUS
- hämolytische Anämie
- Fragmentierung der Erythrozyten
- Retikulozytose
- ansteigender Bilirubinwert
- niedriger Haptoglobinwert
- Thrombozytopenie (meist <20 000/µl)
- normale aktivierte partielle Thromboplastinzeit (aPTT) und normaler Quick-Wert
- negatives Screening auf eine disseminierte intravaskuläre Gerinnung
- LDH- und Kreatininwert ansteigend

Therapie, Prognose. Therapie der Wahl ist der Plasmaaustausch (Rath u. Heilmann 1999). Dabei wird das Patientenplasma durch FFP (Fresh Frozen Plasma) oder „Kryosupernatant"-Plasma – eine Plasmafraktion nach Entfernung von Kryopräzipitaten (Fibrinogen, vWF) – ersetzt. Die einzige Vergleichsstudie, die bisher existiert, zeigte keine Unterschiede in der Wirksamkeit. Der Effekt der Plasmapharese beruht wahrscheinlich auf der Entfernung hochmolekularer vWF-Multimere. Die Gabe von Thrombozytenkonzentraten ist kontraindiziert, weil normalerweise keine Blutungsneigung existiert und im Mittelpunkt der Pathogenese die mikrothrombotischen Verschlüsse stehen. Die Prognose für Mutter und Kind ist schlecht (zu >90% Todesfälle vor 1964), wenn keine adäquate Behandlung erfolgt. Durch den Einsatz der Plasmapherese ist eine Überlebensrate von 70–80% beschrieben worden. Initial sollten 30–40 ml Plasma/kg Körpergewicht entfernt werden. Eine Reduktion der Entnahmemenge auf 15–20 ml Plasma/kg Körpergewicht kann erst durchgeführt werden, wenn die Thrombozytenzahlen auf >30 000/µl angestiegen sind oder sich die neurologischen und renalen Symptome verbessert haben. Anfänglich sind tägliche Therapie-

schritte notwendig, die später – nach Konsolidierung der Befunde – wöchentlich oder alle 10 Tage fortgesetzt werden können. Die Behandlung kann grundsätzlich in der Schwangerschaft durchgeführt werden, obwohl in der Praxis der Beginn meist im Wochenbett erfolgt. Die Nebenwirkungsrate der Plasmapherese ist durch den Schweregrad der Erkrankung bestimmt. Die häufigste Komplikation ist durch den zentralvenösen Katheter bedingt (4% Komplikationen beim Legen des zentralvenösen Katheters, 10% Thrombosen, 15% Sepsis). Allergische Reaktionen durch das Plasma bzw. Kryopräzipitat sind in 4% der Fälle beschrieben worden. Bei der Einschätzung des Therapieerfolgs muss berücksichtigt werden, dass alle modernen Aphereseapparaturen einen Thrombozytenverlust bedingen.

■ Disseminierte intravaskuläre Gerinnung (DIG)

Ätiologie, Pathogenese, Pathophysiologie. Klinisch relevante Ursachen einer Thrombozytopenie bei DIG sind Präeklampsie/HELLP-Syndrom, Abruptio placentae, Fruchtwasserembolie und intrauteriner Fruchttod mit verlängerter Retention des abgestorbenen Feten. Die DIG ist somit kein eigenständiges Krankheitsbild, sondern ein Prozess oder ein intermediärer Krankheitsmechanismus.

Klinik. Bedingt durch verschiedene Triggersysteme kommt es zu einer generalisierten intravaskulären Gerinnung, zur Thrombosierung der Mikrostrombahn sowie zum Verbrauch von Thrombozyten, Inhibitoren und Gerinnungsfaktoren. Davon muss streng die so genannte „Verlustkoagulopathie" nach einer atonischen Blutung unterschieden werden, wobei in fortgeschrittenen Stadien diese Trennung äußerst schwierig ist .Mit dieser Form der Gerinnungsstörung muss bei einem Blutverlust ab 1200–1500 ml gerechnet werden. Bei der vorzeitigen Plazentalösung kommt es nicht selten (zu etwa 30%) in unterschiedlicher Reihenfolge zu einer Kombination beider Formen (Rath u. Heilmann 1999). Die Untersuchung der Gerinnungsaktivierung über eine serielle Bestimmung des D-Dimers hilft hier differenzialdiagnostisch weiter (Tabelle 17.**12**). Alle anderen Ursachen für eine Thrombozytopenie in der Schwangerschaft – wie virale Infektionen, Knochenmarkdysfunktion, Hypersplenismus und Ernährungsprobleme – sind Ausnahmen.

Betreuung während der Schwangerschaft. Die Beendigung der Schwangerschaft bei Diagnose einer DIG ist zwingend. Bei der Präeklampsie und beim HELLP-Syndrom gibt es die Möglichkeit der Tragzeitverlängerung (konservatives Management), wobei die manifeste disseminierte Gerinnungsaktivierung eine Indikation zur sofortigen Geburtsbeendigung darstellt. Die Veränderungen der Gerinnung normalisieren sich 24–48 Stunden post partum; die Thrombozytopenie persistiert zumeist bis 7 Tage nach der Geburt. Die Gabe von Heparin ist kontraindiziert; die Infusion von FFP und Plättchenkonzentraten ist die alleinige Möglichkeit, die klinische Situation der Mutter zu stabilisieren.

■ Antiphospholipidsyndrom (APLS)

Eine Thrombozytopenie beim APLS tritt bei etwa 26 % der Schwangeren mit positivem Nachweis von Antikardiolipinantikörpern und/oder Lupusantikoagulanz auf (Galli et al. 1996, Ginsberg et al. 1995). Die klinischen Zeichen sind mild und Blutungskomplikationen eher selten. Thrombozytenwerte von <50 000/μl sind die Ausnahme. Blutungskomplikationen sind dagegen eher bei der Anwendung von Antikoagulanzien in der Schwangerschaft zu beobachten (Heilmann u. Rath 2002). Als Therapie wird die Gabe von Glukokortikoiden bzw. IVIG oder seltener die Splenektomie empfohlen. Die Erfolgsraten einer solchen Therapie liegen jeweils bei 68 %, 83 % bzw. 57 %.

■ Präeklampsie/HELLP-Syndrom

Etwa 20 % (15–60 %) der Patientinnen mit Präeklampsie entwickeln eine Thrombozytopenie, wobei diese vielfach mit einer Gerinnungsaktivierung verbunden ist (Rath u. Heilmann 1999, Witlin u. Sibai 1999). Eine Thrombozytopenie tritt sehr früh und oft schon vor der Entwicklung der Erkrankung auf. Eine verstärkte Blutungsneigung ist ungewöhnlich. Die Thrombozytopenie ist meist mit einem Anstieg des Plättchenvolumens verbunden. Mit Hilfe der Durchflusszytometrie hat man eine Plättchenaktivierung bereits vor den ersten klinischen Symptomen der Präeklampsie beobachtet. Beim HELLP-Syndrom kann eine Spontanremission bis zum 4. oder 5. Tag post partum eintreten. Der therapeutische Einsatz von Glukokortikoiden (12 mg Dexamethason intravenös alle 12 Stunden) bewirkt ebenfalls einen Anstieg der Thrombozytenwerte (Witlin u. Sibai 1999). Tritt die Spontanerholung nicht ein, müssen weitere differenzialdiagnostische Überlegungen folgen. Die Neugeborenen von präeklamptischen Müttern weisen zu 9,2 % eine Thrombozytopenie auf, wobei eine hohe Abhängigkeit von der Tragzeit existiert (Burrows u. Kelton 1993), aber keine Korrelation zum Schweregrad der mütterlichen Thrombozytopenie (vgl. Kapitel 7).

Blutungsstörungen außerhalb des Thrombozytopeniekomplexes (angeborener Faktorenmangel)

Die wichtigsten angeborenen Erkrankungen, neben dem vWF-Mangel, sind der Faktor-VIII-Defekt (Hämophilie A), der Faktor-X-Defekt (Hämophilie B) und der Faktor-XI-Defekt. Alle anderen Verminderungen der Koagulationsfaktoren sind vielfach erworben, wobei die in Tabelle 17.13 dargestellten Grenzkonzentrationen für den klinischen Alltag wichtig sind. Bei der Hämophilie kommt es zum Abfall der Konzentration der Gerinnungsfaktoren auf etwa 50 % der Norm, wenn nur ein Chromosom betroffen ist. Erschwerend kommt bei den Konduktorinnen hinzu, dass durch Inaktivierung (Lyonisierung) eines der beiden X-Chromosomen eine weite Schwankungsbreite (22–116 U/dl) der Faktor-

Tabelle 17.**13** Grenzwertkonzentrationen der Koagulationsfaktoren für eine normale Hämostase

Koagulationsfaktoren	Grenzwert-konzentrationen
Fibrinogen	100 mg/dl
Faktoren II, V, VII, VIII, IX, X	30–40 %
Faktor XI	20 %
Faktor XII	1 %

VIIIc- und vWF-Ag(von Willebrand-Antigen)-Werte zu beobachten ist, sodass das Blutungsrisiko unkalkulierbar wird. Die Hämophilie manifestiert sich klinisch bei der schweren Verlaufsform in der Regel bei Männern, wobei sich die Hämophilien A und B nicht unterscheiden. Frauen weisen als Überträgerinnen häufig verminderte Faktor-VIII- und -IX-Aktivitäten auf, die zu Blutungskomplikationen führen können. Eine Faktorenbestimmung empfiehlt sich bei der ersten Konsultation zwischen der 28. und der 32. Schwangerschaftswoche. Ist unter der Geburt eine aktuelle Faktorenanalyse nicht möglich, sollte der letzte Befund aus dem dritten Trimenon herangezogen werden. Bei Werten von <50 U/dl muss ein adäquate Substitution erfolgen. Geburtsverletzungen sind so gering wie möglich zu halten! Ein invasives fetales Monitoring (z. B. Skalpelektrode) ebenso wie eine Vakuumextraktion sind unter der Geburt zu vermeiden, eine Periduralanästhesie ist bei Faktorenwerten von >50 U/dl und normaler Gerinnung möglich. Der erforderliche Substitutionsbedarf an Faktorenkonzentraten berechnet sich derart, dass 1 E/kg Körpergewicht zu einem Anstieg von 1–2 % führt. Der Faktor-XI-Mangel ist mit einer Häufigkeit von etwa 8 % hauptsächlich in der jüdischen Bevölkerung vorhanden und spielt für geburtshilfliche Blutungen eine untergeordnete Rolle.

Thromboembolische Erkrankungen und Thrombophilie

■ Epidemiologie, Risikofaktoren

Epidemiologie. Die tiefe Beinvenenthrombose (TVT) in der Schwangerschaft wird mit einer Inzidenz von 0,5–3 Thrombosen auf 1000 Schwangere angegeben (Girling 2001, Greer u. Thomson 2001 und 2002, Thromboembolism in pregnancy 2000). Damit ist das Risiko ungefähr 6-mal höher als bei Nichtschwangeren.

> Komplikationen der TVT sind für 36 % der direkten mütterlichen Todesfälle verantwortlich, wobei die Rate zwischen 1985 und 1996 ansteigend war (De Swiet 2000); 46 Frauen starben in England zwischen 1994 und 1996 an thromboembolischen Komplikationen: 39 % (18 von 46) antenatal und 54 % post partum, davon 60 % nach Kaiserschnitt und 40 % nach vaginaler Geburt.

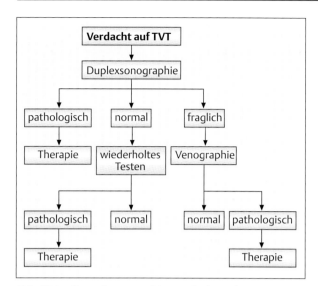

Abb. 17.**1**   Flussschema zur Diagnostik der tiefen Beinvenenthrombose (TVT).

Tabelle 17.**14**   Strahlenexposition des Feten bei verschiedenen diagnostischen Verfahren

Diagnostik	Fetale Belastung (mrad)
Thoraxaufnahme	50
Venographie bilateral mit abdominaler Abdeckung	610
Pulmonalisangiographie über die V. femoralis	405
Pulmonalisangiographie über die V. brachialis	6–18
Perfusionsszintigraphie	18
Ventilationsszintigraphie	3–20

Risikofaktoren. Das Auftreten einer TVT ist nicht trimenonabhängig, und die bevorzugte linke Seite ist durch anatomische Besonderheiten begründet. Hämodynamische Veränderungen und die Hyperkoagulabilität sind mit dem ansteigenden Thromboserisiko in der Schwangerschaft verbunden (s. S. 260).

■ Diagnostik

Diagnostisches Vorgehen. Die klinische Diagnose einer TVT oder Lungenembolie in der Schwangerschaft ist unrealistisch. Viele klinische Zeichen der TVT – wie geschwollene Beine, Beinschmerzen und Dyspnoe – sind in der Schwangerschaft nicht ungewöhnlich. In 2 Kohortenstudien wurden bei symptomlosen Patientinnen eine TVT-Prävalenz von 8 % und zu <5 % Lungenembolien beobachtet (Girling 2001). An diagnostischen Möglichkeiten außerhalb der Schwangerschaft gelten Venographie, Dopplerultraschall, Impedanzplethysmogra-

phie und D-Dimer-Bestimmung als Standard. Für die Lungenembolie kommen Angiographie, Szintigraphie und Spiralcomputertomographie infrage. Der Eingangstest bei Verdacht auf TVT ist die Dopplersonographie der proximalen Venen (Abb. 17.**1**). Ein normaler Dopplersonographiebefund kann aber die Unterschenkelthrombose nicht ausschließen. Deshalb sollte die Untersuchung nach 1–2 Tagen wiederholt werden, um die Progression des Thrombus in die proximalen Venen auszuschließen oder zu bestätigen. Wird die Dopplersonographie bei wiederholter Testung pathologisch, kann man von einer klinisch akuten TVT ausgehen. Sind die dopplersonographischen Befunde nur gering ausgeprägt und die Beurteilung fraglich, muss eine Venographie durchgeführt werden. Treten klassische Symptome auf oder sprechen die klinischen Zeichen für eine TVT, kann auch mittels Magnetresonanztomographie eine exakte Diagnose erzielt werden.

Liegt der **Verdacht auf eine Lungenembolie** vor, steht die Lungenszintigraphie an erster Stelle der Diagnostik, wobei die Strahlenbelastung gering ist (Tabelle 17.**14**). Sieht man einen segmentalen Perfusionsdefekt bei normaler Ventilation, ist die Diagnose einer Lungenembolie gesichert. Bei fraglichen Befunden sollte die serielle Dopplersonographie bzw. die Spiralcomputertomographie eingesetzt werden. Nach den bisherigen Empfehlungen ist eine Strahleneinwirkung von <5000 mrad nicht teratogen. Das Risiko einer Leukämieentstehung erhöht sich bei einer Strahlendosis von <5000 mrad beim Feten um 1,3–1,8. Dies ist eher geringer einzuschätzen als das Risiko einer Lungenembolie oder einer tiefen Beinvenenthrombose.

D-Dimer hat wegen der ansteigenden Konzentrationen in der Schwangerschaft eine eingeschränkte Bedeutung, und die Impedanzplethysmographie ist der Duplexsonographie unterlegen, sodass die **Dopplersonographie** bei Verdacht auf TVT als Eingangstest zur Verfügung stehen sollte (Abb. 17.**1**). Andererseits ist als Screening-Untersuchung in einem Hochrisikokollektiv die Kombination von Impedanzplethysmographie und D-Dimer-Test sinnvoll.

■ Therapie

Standardtherapie

Die Standardtherapie der akuten Beinvenenthrombose in der Schwangerschaft ist immer noch die **intravenöse Gabe von unfraktioniertem Heparin** mit Überwachung durch die aPTT (Anticoagulation in pregnancy and the puerperium 2001, Chans u. Ray 1999, Leitlinien zur Diagnostik und Therapie der Venenthrombose und Lungenembolie der Deutschen Gesellschaft für Angiologie, Gesellschaft für Gefäßmedizin 2002). Eine aPTT-Verlängerung um weniger als das 1,5 fache kann zur Rezidivthrombose führen. Von den verschiedenen standardisierten Anwendungen der intravenösen Heparinisierung hat sich das in folgender Übersicht dargestellte Schema bewährt.

Tabelle 17.**15**   Dosisnormogramm zur Überwachung der Heparintherapie

Aktivierte partielle Thromboplastinzeit (aPTT) (Sekunden)	Unfraktioniertes Heparin (ml/h)	IU/24 Stunden	Kontrolle der aktivierten partiellen Thromboplastinzeit (aPTT)
<45	+6	+5760	alle 4 Stunden
46–54	+3	+2880	alle 4 Stunden
55–85	0	0	einmal täglich
86–110	–3	–2880	Perfusor für eine Stunde abstellen, dann alle 4 Stunden
>110	–6	–5760	Perfusor für eine Stunde abstellen, dann alle 4 Stunden.

Übersicht

Heparinprotokoll bei intravenöser Gabe (Rath u. Heilmann 1999)

- intravenöser Bolus von 5000 IU
- Perfusorinfusion (42 ml/Stunde) von 20 000 IU Heparin in 500 ml 5 %iger Glukoselösung (1680 IU/Stunde); dadurch ergibt sich eine Heparindosis von 40 320 IU/24 Stunden
- Ausnahmeregelung mit 31 ml/Stunde (29 760 IU/ Stunde) bei Patientinnen, deren Operation weniger als 14 Tage zurückliegt, bei Patientinnen mit Blutungsanomalien, bei Patientinnen mit Thrombozytenzahlen von <150 000/µl und bei Patientinnen mit hohem Blutungsrisiko

Es ist äußerst schwierig, in der Schwangerschaft eine sorgfältige Einstellung mit Hilfe der aPTT zu erreichen, da der Anstieg der Konzentration des Faktors VIII und des Fibrinogens die Gerinnungszeiten beeinflusst. In der Praxis hält man sich an ein **Dosisnormogramm** (Tabelle 17.**15**).

Somit sind aus praktischen Gesichtspunkten und vor dem Hintergrund der bekannten Nebenwirkungen der unfraktionierten Heparine diese durch **niedermolekulare Heparine** (NMH) zu ersetzen (Chan u. Ray 1999, Heilmann 2001, Heilmann et al. 2002, Ray u. Chan 1999, Thromboembolism in pregnancy 2000). Die Dosierung und die Intervalle richten sich dabei mehrheitlich nach den Empfehlungen außerhalb der Schwangerschaft (Tabelle 17.**16**).

Überwachung. Eine Thrombozytenzählung sollte bei den NMH 2-mal wöchentlich für 3 Wochen durchgeführt werden. Bei Gabe unfraktionierter Heparine (intravenös) ist die tägliche Bestimmung der Thrombozytenzahlen notwendig. Nach den bisher vorliegenden Erfahrungen ist die Kontrolle des Anti-Xa-Spiegels einmal wöchentlich sinnvoll. Die Behandlung der TVT sollte für 4–6 Tage erfolgen und danach auf eine prophylaktische Dosis umgesetzt werden.

Immobilisierung. Die Immobilisierung einer frischen tiefen Beinvenenthrombose bis zum Erreichen einer therapeutischen Antikoagulation wurde bisher allgemein empfohlen. Die Erfahrungen der vergangenen

Tabelle 17.**16**   Therapie der tiefen Venenthrombose mit niedermolekularem Heparin (NMH) in der Schwangerschaft

NMH	Handelsname	Dosierung	Intervall
Enoxaparin	Clexane	1 mg/kg Körpergewicht	2-mal/Tag
Tinzaparin	Innohep	175 Anti-Xa-E/kg Körpergewicht	einmal/Tag
Certoparin*	Monoembolex	8000 Anti-Xa-E	2-mal/Tag
Dalteparin	Fragmin	100 Anti-Xa-E/kg Körpergewicht	2-mal/Tag
Nadroparin	Fraxiparin	85 Anti-Xa-E/kg Körpergewicht	2-mal/Tag

* keine Daten für die Schwangerschaft vorhanden

Jahre haben allerdings gezeigt, dass eine fortgeführte Mobilisation keine erhöhte Rate klinisch bedeutsamer Lungenembolien nach sich zieht. Auch der sonographische oder phlebographische Nachweis eines „flottierenden Thrombus" führt nicht zu einem gesteigerten Embolierisiko. Dadurch ist die Behandlung einer tiefen Beinvenenthrombose in der Schwangerschaft prinzipiell auch ambulant möglich. Die Notwendigkeit einer zuverlässigen Diagnostik und einer sachgerechten Therapieeinstellung machen in der Regel einen zeitlich limitierten Krankenhausaufenthalt notwendig.

Unterschenkelthrombose. Die Behandlung der Unterschenkelthrombose in der Schwangerschaft wird kontrovers beurteilt. Zwanzig Prozent der Thrombosen zeigen eine Progression im proximalen Bereich, obwohl die Verläufe vielfach – auch ohne Therapie – keine weiteren Beschwerden verursachen. Aufgrund der Gefahr der unerkannten Progression des thrombotischen Materials, sollten Unterschenkelthrombosen ebenfalls mit einem niedermolekularen Heparin behandelt werden.

Begleittherapie. Die externe Kompression in Form von angepassten Strümpfen der Klasse II ist für die Patientinnen vielfach angenehm (Abschwellen der Ödeme), und der Nutzen für die langfristige Prophylaxe des postthrombotischen Syndroms ist belegt.

Heparinresistenz. Die Heparinresistenz (keine aPTT-Verlängerung bei einer Heparindosis von 40 000 IU/24 Stunden), die in der Schwangerschaft besonders ausgeprägt ist, beruht auf den hohen Konzentrationen von Faktor VIII und heparinbindenden Proteinen. Bei diesen Schwangeren sollte eine Steuerung über den Anti-Xa-Spiegel erfolgen, der zwischen 0,35 und 0,7 U/ml liegen muss. Alternativ ist es besser, die Umstellung auf ein niedermolekulares Heparin vorzunehmen.

Orale Antikoagulation

Cumarinderivate passieren die Plazenta, mit den bekannten Blutungsrisiken und dem Risiko des Auftretens einer Embryopathie (nasale Hypoplasie, Mikro- und Hydrozephalus, Optikusatrophie) bei 4–5 % der Feten, wobei das größere Risiko im ersten Trimenon besteht. Anomalien im zentralnervösen System können in jedem Trimenon auftreten und sind zumeist durch spontane intrazerebrale Blutungen bedingt. In Deutschland können 2 Präparate – nämlich Phenprocoumon (Marcumar, Falithrom) und Warfarin (Coumadin) – eingesetzt werden. Um eine ausreichende antithrombotische Wirkung zu erreichen sollte der INR-Wert zwischen 2 und 3 liegen. Meist wird bei Phenprocoumon mit einer Initialdosis von 9 mg (3 Tabletten) am ersten Tag (danach 2 Tabletten am 2. und 3. Tag) begonnen. Beim Coumadin kann mit einer Tablette täglich eine ausreichende Antikoagulation erreicht werden. Aus praktischen Gesichtspunkten sollte die Einnahme am Abend und die INR-Kontrolle am nächsten Morgen durchgeführt werden.

Durchführung. In einer kürzlich publizierten Langzeitstudie mit 274 Kindern zwischen 7 und 15 Jahren, deren Mütter orale Antikoagulanzien in der Schwangerschaft eingenommen hatten, zeigten diese im Vergleich zu Kindern ohne diese Anamnese eindeutige Zeichen der neurologischen Dysfunktion (Heilmann u. Rath 2002). Orale Antikoagulanzien sollten deshalb in der Schwangerschaft nicht verwendet und wenn möglich erst postpartal eingesetzt werden. Die Sekundärprophylaxe beginnt mit einer 5-tägigen Überlappung mit der initialen Heparintherapie. Die Dauer der Sekundärprophylaxe richtet sich nach den bekannten Risikofaktoren. Bei einer Unterschenkelthrombose sollte sie 6–12 Wochen andauern, bei einer Oberschenkelthrombose 6 Monate und bei einem Mehretagenverschluss 9–12 Monate. Dabei ist eine Therapiedauer von 6 Monaten nötig, um eine Rezidivthrombose zu verhindern. Kommt es zur Rezidivthrombose oder liegt ein kombinierter thrombophiler Defekt vor, ist eine lebenslange Antikoagulation notwendig. In den seltenen Fällen mit allergischer Reaktion auf Heparin oder bei Patientinnen mit HIT II oder mechanischen Herzklappen kann die Gabe oraler Antikoagulanzien im zweiten oder dritten Trimenon diskutiert werden (vgl. Kapitel 5). Dabei sollte von Phenprocoumon auf Warfarin umgesetzt werden, und die Erhaltungsdosis von Warfarin muss bei <5 mg/Tag liegen.

Liegt die Erhaltungsdosis bei >5 mg/Tag, führt dies zu einer Komplikationsrate von 80 % gegenüber 5 %, wenn die Erhaltungsdosis <5 mg/Tag beträgt. Gelingt dies nicht, erfolgt die Umstellung auf niedermolekulares Heparin. Frauen mit Langzeiteinnahme von oralen Antikoagulanzien und einer nicht sofort diagnostizierten Schwangerschaft sind bis zur 6. Schwangerschaftswoche hinsichtlich der Gefahr einer Embryopathie relativ sicher, aber zwischen der 6. und der 12. Schwangerschaftswoche besteht eine absolute Kontraindikation für eine orale Antikoagulation. In einer Kohortenstudie zwischen 1966 und 1999 wurde mit einer Wahrscheinlichkeit von 6 % eine Embryopathie angegeben. Gleichzeitig ergab sich mit 25 % eine erhöhte Spontanabortrate, sodass das terratogene Risiko insgesamt als niedrig einzuschätzen ist. Darüber sollte man die Schwangeren aufklären und zwischen der 6. und der 12. Schwangerschaftswoche eine Abruptio als Alternative anbieten. Aus Sicherheitsgründen ist zu empfehlen, im ersten Trimenon auf ein niedermolekulares Heparin umzusetzen.

Thrombektomie

Thrombektomie versus Antikoagulation. Die Thrombektomie in der Schwangerschaft zusammen mit dem Anlegen einer arteriovenösen Fistel ist keine Routinemaßnahme und zeigt keine Überlegenheit gegenüber der üblichen Antikoagulation (Leitlinien zur Diagnostik und Therapie der Venenthrombose und Lungenembolie der Deutschen Gesellschaft für Angiologie, Gesellschaft für Gefäßmedizin 2002, Stiegler 1997, Thromboembolism in pregnancy 2000, Törngren et al. 1996). Die Autoren vergleichen 2 Gruppen von Schwangeren mit ileofemoraler Thrombose, die entweder eine Thrombektomie mit arteriovenöser Fistel und Antikoagulation oder nur eine Antikoagulation mit Heparin erhielten. Bei einer 9-jährigen Nachbeobachtungszeit zeigten 53 % der chirurgisch und 52 % der konservativ behandelten Schwangeren postthrombotische Veränderungen. Untersuchungen von Stiegler (1997) und Stelzer (1985) an 42 bzw. 23 Schwangeren konnten dagegen Vorteile der Thrombektomie erkennen, obwohl bei etwa einem Drittel der Patientinnen Restthrombosen gefunden wurden.

> Zusammenfassend wird aufgrund der geringen Erfahrungen nur bei der schweren ileofemoralen Thrombose (Phlegmasia coerulea dolens) eine Indikation zur chirurgischen Versorgung gesehen. Dabei sollte, wenn möglich, gleichzeitig ein Kaiserschnitt durchgeführt werden. Außerhalb dieser Indikation kann die Thrombektomie nicht empfohlen werden.

Die Einlage eines V.-cava-Filters ist indiziert, wenn sich trotz optimaler Heparineinstellung eine Lungenembolie entwickelt und wenn eine ileofemorale Thrombose etwa eine Woche vor der Geburt diagnostiziert wird und die Initialbehandlung noch nicht abgeschlossen ist. In diesen Fällen ist die Einlage eines temporären Filters zusammen mit einem Kaiserschnitt indiziert, wobei der initial günstige Effekt auf die Häufigkeit von Lungenembolien durch die späteren Rezidivthrombosen aufgehoben wird.

Thrombolytische Therapie

Indikation. Die thrombolytische Therapie ist nach Maßgabe der vorhandenen Leitlinien (Leitlinien zur Diagnostik und Therapie der Venenthrombose und Lungenembolie der Deutschen Gesellschaft für Angiologie, Gesellschaft für Gefäßmedizin 2002) in Einzelfällen möglich, insbesondere bei ausgedehnten Mehretagenthrombosen und bei einem geschätzten Thrombosealter von <7 Tagen. Es handelt sich um eine elektive Therapie, die in der Schwangerschaft nur in lebensbedrohlichen Situationen einzusetzen ist (Stiegler 1997).

Vor- und Nachteile. Die thrombolytische Therapie bewirkt bei regelrechter Durchführung eine Verminderung der Häufigkeit des postthrombotischen Syndroms von etwa 40% auf 10%. Es besteht eine absolute Kontraindikation für das erste Trimenon und für die ersten 10 Tage nach der Geburt. Zum gegenwärtigen Zeitpunkt bestehen die in Tabelle 17.**17** dargestellten Dosierungsrichtlinien. Folgende gravierende Nachteile und Nebenwirkungen einer Thrombolyse sollten bekannt sein:
➤ Die Wahrscheinlichkeit einer erwünschten Wirkung der Thrombolyse liegt bei etwa 30%.
➤ Die Wahrscheinlichkeit für eine transfusionsbedürftige Blutung liegt bei 10–15% und für eine Hirnblutung bei 1%.
➤ Die mit der Lyse assoziierte Mortalität beträgt 1–2%.

Tabelle 17.**17**   Dosierungsrichtlinien für die Thrombolyse

Medikament	Dosierung
Streptokinase	250 000 IU als Initialdosis über 30 Minuten, gefolgt von 100 000 IU/Stunde über 24 Stunden
Urokinase	4400 IU/kg Körpergewicht als Initialdosis über 10 Minuten, gefolgt von 4400 IU/kg Körpergewicht/Stunde über 12–24 Stunden
Alteplase (in Deutschland nicht zugelassen)	100 mg als kontinuierliche Infusion über 2 Stunden oder 0,6 mg/kg Körpergewicht als Bolus

Tabelle 17.**19**   Voraussage der Wahrscheinlichkeit für eine tiefe Venenthrombose in der Schwangerschaft bei Vorliegen einer Thrombophilie

Thrombophilie	Risiko
keine	1:3000
Faktor-V-Leiden-Mutation	1:400
Prothrombinmutation	1:200
Protein-C-Mangel	1:113
Antithrombinmangel Typ I	1:28
Antithrombinmangel Typ II	1:42

■ Thrombophilie und Schwangerschaft

Der Begriff der Thrombophilie beschreibt eine Reihe von Erkrankungen, die – entweder angeboren oder bedingt durch erworbene Faktoren – eine kontinuierliche „Übergerinnung" und eine Tendenz zu thrombotischen Verschlüssen aufweisen (Heilmann u. Rath 2002). Die wichtigste erworbene Thrombophilie stellt das **Antiphospholipidsyndrom** dar. Die angeborenen Thrombophilien resultieren aus gut definierten genetischen Defekten, wobei für die Schwangerschaft die **Faktor-V-Leiden-Mutation** von besonderer Bedeutung ist (Tabelle 17.**18**). Jeder dieser thrombophilen Faktoren führt zu einer Steigerung des Thromboembolierisikos (Tabelle 17.**19**). Im Mittel haben 25% der schwangeren Frauen mit einer TVT eine Faktor-V-Leiden-Mutation (De Stefano et al. 2002). Die Bedeutung einer alleinigen Prothrombinmutation ist noch unklar, und nur in Kombination mit einer Faktor-V-Leiden-Mutation ist das Risiko mit 1:20 erhöht (Gerhardt et al. 2000). Das Antiphospholipidsyndrom ist unter anderem in etwa 30% der Fälle mit einer TVT verbunden (Ginsberg et al. 1995). Eine größere Bedeutung aber liegt im Auftreten eines wiederholten Spontanaborts und einer frühen schweren Präeklampsie und/oder einer Plazentainsuffizienz (Wilson et al. 1999).

Tabelle 17.**18**   Klassifikation der Thrombophilien in der Schwangerschaft

Thrombophilie	Defekt	Allgemeine Prävalenz (%)	Prävalenz für tiefe Venenthrombose/Lungenembolie in der Schwangerschaft (%)
Angeboren	Antithrombin	0,02–0,2	23–93
	Protein C	0,2–0,5	10–29
	Protein S	0,08	7–28
	Faktor-V-Leiden	5–9	28
	Prothrombinmutation	1–2	5–7
Erworben	Antiphospholipidsyndrom	2–3	30
Komplex (kombiniert)	Hyperhomocysteinämie	1–11	10–25
	MTHFR homozygot	13,7	nicht bekannt
	Faktor-VIII-Konzentrationserhöhung	11	25
	Faktor-XI-Konzentrationserhöhung	10	19

MTHFR = Methylentetrahydrofolat Reduktase

Tabelle 17.**20**   Risikostratifizierung in der Schwangerschaft

Risiko	Befund	Prophylaxe
niedrig	familiäre Thromboseanamnese, thrombophile Defekte ohne eigene und familiäre Thromboseanamnese	niedermolekulare Heparine post partum (mindestens 6 Wochen), in der Schwangerschaft physikalische Methoden
mittel	Thrombose in der Anamnese ohne hereditäres und erworbenes thrombophiles Risiko, wiederholter Spontanabort, schwere Präeklampsie/HELLP-Syndrom und Thrombophilie, heterozygote Faktor-V-Leiden-Mutation	niedermolekulares Heparin während der Schwangerschaft und 6 Wochen post partum; die Datenlage für die alleinige Thromboseanamnese ohne Thrombophilie wird kontrovers diskutiert
hoch	Herzklappenersatz, Thrombose in der aktuellen Gravidität, wiederholte Thrombosen oder laufende Antikoagulation, homozygote Faktor-V-Leiden-Mutation oder kombinierte Defekte mit Thromboseanamnese, Antithrombinmangel	niedermolekulares Heparin in therapeutischer Dosierung oder post partum orale Antikoagulation, peripartal unfraktioniertes Heparin intravenös, aPTT-adjustiert

aPPT = aktivierte partielle Thromboplastinzeit

Wann soll ein Thrombophilie-Screening durchgeführt werden?

Zum gegenwärtigen Zeitpunkt werden in der Literatur die in folgender Übersicht dargestellten Indikationen als notwendig und kosteneffektiv angesehen.

▌ Übersicht ▐

Indikationen zum Thrombophilie-Screening
- Thrombose in der Schwangerschaft
- persönliche oder familiäre Vorgeschichte einer thromboembolischen Erkrankung
- Schwangerschaftserkrankungen (siehe folgende Übersicht, Sapporo-Kriterien)

▌ Übersicht ▐

Geburtshilfliche Kriterien für die Diagnose eines Antiphospholipidsyndroms (Sapporo-Kriterien)
- ein oder mehr unerklärbare fetale Todesfälle nach der 10. Schwangerschaftswoche mit normaler fetaler Morphologie (dokumentiert durch Ultraschall oder pathologisch-anatomischer Untersuchung)
- eine oder mehrere Frühgeburten vor der 34. Schwangerschaftswoche bei Frauen mit schwerer Präeklampsie, Eklampsie, HELLP-Syndrom oder schwerer Plazentainsuffizienz
- 3 und mehr Spontanaborte vor der 10. Schwangerschaftswoche, bei denen anatomische, hormonale und chromosomale Störungen ausgeschlossen sind (Wilson et al. 1999)

Andere Risikofaktoren

Neben der Thrombophilie sind folgende Risikofaktoren bei der Prävention thromboembolischer Erkrankungen zu beachten:
➤ ansteigendes Alter, insbesondere über 35 Jahre,
➤ operative Entbindung (Sectio caesarea),
➤ familiäre oder persönliche Anamnese hinsichtlich eines thromboembolischen Ereignisses,
➤ hoher Body Mass Index,
➤ Präeklampsie,
➤ Immobilisation,

➤ medizinische Erkrankungen, wie nephrotisches Syndrom, Stammvenenvarikosis oder postthrombotisches Syndrom.

Die Entwicklung eines postthrombotischen Syndroms ist in der Schwangerschaft um den Faktor 10,9 (95 %-Konfidenzintervall: 4,2–28,0) gesteigert (Greer u. Thomson 2001, Stiegler 1997).

Prävention von Thrombosen und Schwangerschaftserkrankungen

Eine Thromboseprophylaxe in der Schwangerschaft wird aus 2 Gründen durchgeführt (Anticoagulation in pregnancy and the puerperium 2001, Greer u. Thomson 2001, Heilmann 2001, Heilmann et al. 2002): einmal, um eine erneute Thrombose zu verhindern, und zum anderen, um Schwangerschaftskomplikationen bei vorliegender Thrombophilie in ihrer Häufigkeit zu vermindern. Zum gegenwärtigen Zeitpunkt ist aufgrund von nationalen und internationalen Richtlinien das in Tabelle 17.**20** dargestellte Vorgehen zu empfehlen.

Praktisches Vorgehen. Die Prophylaxe mit einem niedermolekularen Heparin beginnt, sobald die Schwangerschaft diagnostiziert ist. Die Multi-Dose-Präparationen sind wegen ihrer Zusatzstoffe in der Schwangerschaft kontraindiziert (Moll 2001). Liegt ein Antiphospholipidsyndrom vor, sollten zugleich täglich 100 mg Acetylsalicylsäure verabreicht werden. Die Dosierungen sind aus Tabelle 17.**21** abzulesen. Bei einem geplanten Eingriff setzt man das NMH idealerweise 24 Stunden vorher ab. Eine besondere Bedeutung kommt der Spinal-/Periduralanästhesie zu. Dafür gibt es gegenwärtig die in Tabelle 17.**22** dargestellten Richtlinien. Bei Spinal- und Periduralanästhesie muss das Heparin 4 Stunden vor dem geplanten Eingriff abgesetzt werden und kann 1–2 Stunden nach Entfernung des Katheters wieder angesetzt oder nach 4–6 Stunden auf niedermolekulares Heparin umgesetzt werden. Schwangere mit einem hohen Thromboserisiko bedürfen eines strengen peripartalen Managements. Das therapeutisch adjustierte niedermolekulare Heparin muss 24 Stunden vor der Geburt durch unfraktioniertes Heparin (intravenös verabreicht und aPTT-gesteuert) ersetzt werden.

Vorausgegangenes thromboembolisches Ereignis

Das Wiederholungsrisiko einer Thrombose liegt wahrscheinlich bei 5 %. Eine Prophylaxe bei Frauen mit einem anamnestischen thromboembolischen Ereignis ohne Thrombophilie oder Hinweise auf eine familiäre Disposition wird kontrovers diskutiert. Brill-Edwards et al. (2000) fanden nur 3 Thrombosen unter 125 Schwangeren (2,4 %) mit einer vorausgegangenen TVT, wobei keine der Frauen ohne Thrombophilie eine Thrombose entwickelte. Die Autoren schlagen deshalb eine Thromboseprophylaxe nur bei Vorliegen einer Thrombophilie vor. Kommen aber noch zusätzliche Risikofaktoren – wie höheres Alter, hoher Body Mass Index oder eine positive Familienanamnese – hinzu, dann sollte auch bei Fehlen von hereditären oder erworbenen thrombophilen Faktoren eine Prophylaxe durchgeführt werden. Untersuchungen von Pabinger et al. (2002) bei 109 Schwangeren mit vorausgegangener Thrombose zeigten ein Wiederholungsrisiko von 10,9 %, und 3,7 % dieser Frauen entwickelten nach Beendigung der Schwangerschaft eine Thrombose. Die Autoren favorisieren – wie die Empfehlungen der Gesellschaft für Thrombose- und Hämostaseforschung (Heilmann et al. 2002) bzw. das „American College of Chest Physicians" (Ginsberg et al. 2001) – eine Prophylaxe mit NMH während der gesamten Schwangerschaft.

Schwangere mit positivem Thrombophilietest und ohne anamnestische Hinweise auf eine tiefe Venenthrombose

Es ist unbestritten, dass Schwangere mit Antithrombinmangel und homozygoter Faktor-V-Leiden-Mutation eine ante- und postnatale Prophylaxe benötigen, wobei der Antithrombinmangel in den Hochrisikobereich fällt. Ist neben der Thrombophilie eine familiäre Thromboseanamnese zu erheben, sollte ebenfalls eine ante- und postpartale Thromboseprophylaxe durchgeführt werden. Alle anderen Faktoren (Protein-C- und -S-Mangel, heterozygote Faktor-V-Leiden-Mutation), die ohne zusätzliche Risikofaktoren auftreten, bedürfen nur einer postpartalen Prophylaxe (niedriges Risiko). Schwangere, die die Kriterien eines Antiphospholipidsyndroms erfüllen, erhalten eine Kombinationsprophylaxe mit Acetylsalicylsäure (100 mg/Tag) und niedermolekularem Heparin. Frauen mit wiederholten Spontanaborten oder einer durchgemachten schweren Präeklampsie sollten bei einer erneuten Schwangerschaft mit einem niedermolekularem Heparin behandelt werden (Anticoagulation in pregnancy and the puerperium 2001, Ginsberg et al. 2001, Heilmann et al. 2002).

Thromboseprophylaxe nach Kaiserschnitt

Der Kaiserschnitt steigert das TVT-Risiko um das 2- bis 10fache, abhängig vom Alter und von der Art der Operation (elektive Sektio, sekundäre und Notsektio). Die Richtlinien des „Royal College of Obstetricians and Gy-

Tabelle 17.**21**   Übliche Dosierungen der niedermolekularen Heparine

Präparat (Handelsname)	Mittleres Risiko	Hohes Risiko
Fragmin	5000 E/Tag	5000–10 000 E/Tag
Clexane	40 mg/Tag	40–80 mg/Tag
Fraxiparin	0,3 ml/Tag	40–60 Anti-Xa-E/kg Körpergewicht/Tag
Monoembolex	3000 Anti-Xa-E/Tag	3000 Anti-Xa-E/Tag
Clivarin	5000 E/Tag	–
Innohep	3500 Anti-Xa-E/Tag	50–75 Anti-Xa-E/kg Körpergewicht/Tag

Tabelle 17.**22**   Empfehlungen zum Einsatz der Heparine vor und nach rückenmarknaher Anästhesie

Heparin	Stunden vor Peridural-/Spinalanästhesie	Stunden nach Peridural-/Spinalanästhesie
Standardheparin (niedrige Dosis)	4	1
Standardheparin (hohe Dosis)	4	1–2
niedermolekulares Heparin	10–12(–24)	4–6

Tabelle 17.**23**   Thromboseprophylaxe nach Kaiserschnitt

Risikogruppe	Management
niedrig	Frühmobilisation, Infusionen, Kompressionsstrümpfe, in Deutschland häufig niedermolekulare Heparine (bis Entlassung)
mittel: Alter von >35 Jahren, Body Mass Index von >28, Parität von >4, Varikosis, Infektion, Präeklampsie, Immobilisation, Notfallsektio	niedermolekulare Heparine (bis Entlassung)
hoch: vorhergehende tiefe Venenthrombose, Thrombophilie, familiäre Anamnese	niedermolekulare Heparine (bis 6 Wochen post partum)

necologists" (Greer u. Thomson 2002) sind in Europa weitgehend akzeptiert und werden mit geringen Abweichungen angewandt (Tabelle 17.**23**).

Nebenwirkungen der niedermolekularen Heparine

Neben der heparininduzierten Thrombozytopenie (HIT) sind die Entwicklung einer Osteoporose bzw. einer Osteopenie, die Gefahr der uterinen und postpartalen Blutung sowie die lokalen Hautreaktionen von klinischem Interesse. Die größeren Zusammenstellungen von Sanson et al. (1999) sowie von Heilmann u. Rath (2002) zeigten eine Komplikationsrate von 8,2 % bzw. 12,6 %. Auffällig war eine Zunahme der Häufigkeit der Wundhämatome bei Beginn der Prophylaxe *vor* Kaiserschnitt (Odds Ratio: 5,3; 95 %-Konfidenzintervall: 1,2–22,8) und der Hautreaktionen von 29 % in einer Studie (Bank et al. 2003, Van Wijk et al. 2002) gegenüber 0,3–0,6 % in den großen Zusammenstellungen.

Literatur

1. American Society of Hematology. Diagnosis and treatment of idiopathic thrombocytopenic purpura: Recommendations of the American Society of Hematology. Ann Int Med. 1997;126:319–26.
2. Anticoagulation in pregnancy and the puerperium. MJA. 2001;175:258–63.
3. Bank I, Libourel EJ, Middeldorp S, van der Meer J, Büller HR. High rate of skin complications due to low-molecular-weight heparins in pregnant women. J Thromb Haemost. 2003;1:859–61.
4. Brill-Edwards P, Ginsberg J, Gent M. Safety of withholding antepartum heparine in women with a previous episode of venous thromboembolism. NEJM. 2000;343:1439–44.
5. Burrows RF, Kelton JG. Platelets and pregnancy. Current Obstet Med. 1993;2:83–106.
6. Chan WS, Ray JG. Low molecular weight heparin use during pregnancy: Issues of safety and practicality. Obstet Gynecol Survey. 1999;54:649–54.
7. De Stefano V, Rossi E, Paciaroni K, Leone G. Screening for inherited thrombophilia: indications and therapeutic implications. Haematologica. 2002;87:1095–108.
8. De Swiet M. Maternal mortality: Confidential enquiries into maternal deaths in the United Kingdom. Am J Obstet Gynecol. 2000;182:760–6.
9. Fausett MB, Vogtlander M, Lee RM, et al. Heparin-induced thrombocytopenia is rare in pregnancy. Am J Obstet Gynecol. 2001;185:148–52.
10. Galli M, Finazzi G, Barbui T. Thrombozytopenia in the antiphospholipid syndrome. Br J Haematol. 1996;93:1–5.
11. Gerhardt A, Scharf RE, Beckmann MW, et al. Prothrombin and factor V mutations in women with a history of thrombosis during pregnancy and the puerperium. NEJM. 2000;342:374–380.
12. Ginsberg JS, Greer I, Hirsh J. Use of antithrombotic agents during pregnancy. Chest. 2001;119:122–31.
13. Ginsberg JS, Wells PS, Brill-Edwards P. Antiphospholipid antibodies and venous thromboembolism. Blood. 1995;86:3685–91.
14. Girling J. Thromboembolism and thrombophilia. Current Obstet Gynaecol. 2001;II:15–22.
15. Greer IA, Thomson AJ. Management of venous thromboembolism in pregnancy. Best Practice Res Clin Obstet Gynaecol. 2001;15:583–603.
16. Greer IA, Thomson AJ. Thromboembolic disease in pregnancy and the puerperium. Guidelines of the Royal College of Obstetricians and Gynaecologists; 2002.
17. Greinacher A. Rekombinantes Hirudin zur weiteren Antikoagulation bei Patienten mit Heparin-induziertes Thrombozytopenie. Hämostaseologie. 1999;19:19–29.
18. Greinacher A, Amiral J, Dummel V, Vissac A, Kiefel V, Müller-Heckartt C. Laboratory diagnosis of heparin-associated thrombocyto-penia and comparison of platelet aggregation test, heparin-induced platelet activation test, and platelet factor 4/heparin enzyme-linked immunosorbent assay. Transfusion. 1994;34:381–85.
19. Heilmann L. Die Anwendung der niedermolekularen Heparine in der Frauenheilkunde. Haemostaseologie. 2001;21:130–42.
20. Heilmann L, Rath W. Thrombophilie in der Schwangerschaft. Bremen: Unimed; 2002.
21. Heilmann L, Rath W, von Tempelhoff GF, et al. Niedermolekulare Heparine in der Schwangerschaft. Dtsch Ärztebl. 2002;99:2–9.
22. Leitlinien zur Diagnostik und Therapie der Venenthrombose und Lungenembolie der Deutschen Gesellschaft für Angiologie, Gesellschaft für Gefäßmedizin. VASA. 2002;31(Suppl 60).
23. Letsky EA, de Swiet M. Maternal hemostasis: coagulation problems of pregnancy. In: Loscalzo J, Schafer AI, eds. Thrombosis and Hemorrhage. Oxford – London – Edinburgh: Blackwell; 1994.
24. Lindhoff-Last E, Bauersachs R. Heparin-induced thrombocytopenia – alternative anticoagulation in pregnancy and lactation. Sem Thromb Hemost. 2002;28:439–45.
25. Moll S. A low molecular weight heparin preparation contraindicated during pregnancy. Am J Obstet Gynecol. 2001;183:1046 (letter).
26. Pabinger I, Grafenhofer H, Kyrle PA, et al. Temporary increase in the risk for recurrence during pregnancy in women with a history of venous thromboemolism. Blood. 2002;100:1060–2.
27. Pötzsch B et al. Therapie mit Blutkomponenten und Plasmaderivaten in der Geburtshilfe und Gynäkologie 1997;30:782–89.
28. Rath W, Heilmann L. Gerinnungsstörungen in Gynäkologie und Geburtshilfe. Stuttgart: Thieme; 1999.
29. Ray JG, Chan WS. Deep vein thrombosis during pregnancy and the puerperium: A metaanalysis of the period of risk and the leg of presentation. Obstet Gynecol Survey. 1999;54:265–71.
30. Sanson BJ, Lensing AWA, Prins MH, et al. Safety of low-molecular-weight heparin in pregnancy: A systematic review. Thromb Haemost. 1999;81:668–72.
31. Stelzer S. Therapie tiefer Beckenvenenthrombosen in der Schwangerschaft und im Wochenbett. Dissertation; 1985.
32. Stiegler H. Fibrinolyse und Thrombektomie in der Schwangerschaft. In: Hach-Wunderle V, Loch E, Hrsg. Hormoneller Zyklus, Schwangerschaft und Thrombose. Berlin, Heidelberg: Springer; 1997.
33. Thrombocytopenia in pregnancy. ACOG Practice Bulletin. 1999;6.
34. Thromboembolism in pregnancy. ACOG Practice Bulletin. 2000;19.
35. Törngren S, Hjertberg R, Rosfors S, Bremme K, Eriksson M, Swedenborg J. The long-term outcome of proximal vein thrombosos during pregnancy is not improved by the addition of surgical thrombectomie to anticoagulant treatment. Eur J Vasc Endovasc Surg. 1996;12:31–6.
36. Van Wijk FH, Wolf H, Piek JMJ, Büller HR. Administration of low molecular weight heparin within two hours before caesarean section increases the risk of wound haematoma. BJOG. 2002;109:955–7.
37. Van Wijk MJ, Boer K, Berckmans RJ, et al. Enhanced coagulation activation in preeclampsia: the role of APC resistance, microparticles and other plasma constituents. Thromb Haemost. 2002;88:415–20.
38. Wilson WA, Gharafi AE, Koike T, et al. International consensus statement on preliminary classification criteria for definite antiphospholipid syndrome. Arthr Rheumat. 1999;42:1309–11.
39. Witlin AG, Sibai BM. Diagnosis and management of women with hemolysis, elevated liver enzymes, and low platelet count (HELLP) syndrome. Hospital Physician. 1999;49:40–5.

18 Nausea, Emesis gravidarum und Hyperemesis gravidarum

B. Leeners, W. Rath

Nausea, Emesis gravidarum

Epidemiologie. Übelkeit und/oder morgendliches Erbrechen, Appetitstörungen sowie Widerwillen gegen bestimmte Speisen treten bei 70–90 % aller Frühschwangerschaften auf und gelten nicht als pathologisch.

Ätiologie. Es wird diskutiert, ob diese Veränderungen Ausdruck einer Schutzfunktion im Sinne einer adäquaten Ernährung während der Schwangerschaft sind.

Der Übergang zwischen Emesis gravidarum und Hyperemesis gravidarum ist fließend.

Therapie. Bei Übelkeit in der Schwangerschaft werden als erste Maßnahmen ein kleines Frühstück im Bett und kleine Mahlzeiten über den Tag verteilt empfohlen. Bei der Zusammenstellung der Nahrung sollten fettige Speisen vermieden und stattdessen zahlreiche kohlenhydratreiche Zwischenmahlzeiten eingenommen werden. Eine Ernährungsberatung kann hilfreich sein. Darüber hinaus hat sich der Einsatz von Pyridoxin (Vitamin B_6) bewährt.

Hyperemesis gravidarum

■ Definition

Als pathologisch und damit therapiebedürftig gilt mehr als 5-maliges anhaltendes, nicht stillbares Erbrechen über den gesamten Tag und auch in der Nacht, unabhängig von der Nahrungsaufnahme. Erste Symptome einer Hyperemesis gravidarum treten meist in der 6.–8. Schwangerschaftswoche auf und halten bis zur 12.–14. Schwangerschaftswoche an (Braems u. Gips 2002). In Einzelfällen setzen sich diese Symptome bis zur 20. Schwangerschaftswoche fort.

■ Epidemiologie

Die Inzidenz der Hyperemesis gravidarum liegt bei 0,1–2 % (Bashiri et al. 1995, Boyce 1992). In den vergangenen Jahren war ein Rückgang schwerer klinischer Fälle zu beobachten (Braems u. Gips 2002).

■ Ätiologie, Pathogenese, Pathophysiologie

Trotz intensiver interdisziplinärer Forschung konnte bis heute kein einheitliches Modell zur Erklärung der Ätiologie einer Hyperemesis gravidarum etabliert werden.

Dennoch gilt als gesichert, dass es sich um ein **multifaktorielles Geschehen** mit Beteiligung biochemischer, psychosozialer und psychosomatischer Faktoren handelt (Broussard u. Richter 1998, La Ferla 1988).

Somatische Ursachen. Bei der Entstehung der Erkrankung werden ursächlich die Veränderungen der Konzentrationen verschiedener Hormone diskutiert. Für einem Zusammenhang zwischen **HCG (human chorionic gonadotropin)** und Hyperemesis gravidarum sprechen folgende Ergebnisse:

➤ Eine Hyperemesis gravidarum tritt insbesondere bei Schwangerschaften mit hoher HCG-Bildung, z. B. bei Blasenmolen oder Mehrlingsschwangerschaften, und seltener bei Frühaborten auf (Braems u. Gips 2002, Deuchar 1995, Nelson-Piercy 1998).

➤ Das Auftreten der Hyperemesis gravidarum fällt zeitlich mit den höchsten Serumkonzentrationen des HCGs zusammen (Braems u. Gips 2002).

➤ Die Risikofaktoren „hoher Body Mass Index zu Beginn der Schwangerschaft" und „Nikotinabstinenz" wirken möglicherweise über eine Veränderung des HCG-Spiegels (Iancu et al. 1994).

Jedoch gibt es auch Fakten, die gegen eine Beteiligung des HCGs sprechen. So sind HCG-Serumkonzentrationen bei Frauen ohne bzw. mit Hyperemesis gravidarum nicht signifikant unterschiedlich (Depue et al. 1987). Bisher ebenfalls ungeklärt ist, ob eine durch einen thyreotropen Effekt des HCGs bedingte hyperthyreote Situation im ersten Trimenon die Krankheitssymptome verstärkt (Braems u. Gips 2002). Während eine direkte Beteiligung des HCGs als unwahrscheinlich gilt, scheint eine indirekte Wirkung über eine Erhöhung der Östrogenproduktion zu bestehen.

Für **Östrogene** konnten folgende Zusammenhänge zur Entstehung einer Hyperemesis gravidarum nachgewiesen werden:

➤ Bei Frauen mit Hyperemesis gravidarum sind die Serumspiegel für Gesamtöstradiol und SHBG (sex hormone-binding globulin) in der Frühschwangerschaft signifikant höher als bei Frauen ohne Hyperemesis gravidarum (Depue et al. 1987).

➤ Auch die durchschnittliche Menge nichtgebundenen Östradiols ist bei Patientinnen mit Hyperemesis gravidarum signifikant höher, wogegen sich hinsichtlich des prozentualen Anteils des nicht gebundenen Östradiols kein Unterschied zeigt. Diese Unterschiede bleiben bestehen, auch wenn Normwerte für Raucherinnen bzw. Nichtraucherinnen berücksichtigt werden (Depue et al. 1987).

➤ Exogen zugeführtes Östrogen führt ab einer bestimmten Dosis häufig zu Übelkeit.
➤ In einer ersten Schwangerschaft besteht ein höheres Risiko für eine Hyperemesis gravidarum. Insbesondere im ersten Trimenon einer ersten Schwangerschaft liegen erhöhte Serumspiegel der Östrogene vor (Bernstein et al. 1985).

Ein Anteil schwangerer Frauen bildet trotz erhöhter Östradiolwerte keine, ein anderer bei normalen Östradiolwerten eine Hyperemesis gravidarum aus (La Ferla 1988).

Auch **erhöhte Progesteronspiegel** und ein **erniedrigter Motilinspiegel** sollen ätiologisch beteiligt sein (Deuchar 1995). Weiterhin werden eine relative primäre und eine sekundäre Nebennierenrindeninsuffizienz diskutiert (Braems u. Gips 2002).

Für eine Beteiligung **immunologischer Faktoren** spricht das gehäufte Auftreten von Schwangerschaftserbrechen bei Frauen mit allergischer Anamnese. Hier wird eine im ersten Trimenon besonders ausgeprägte Einschwemmung von Chorionbestandteilen in den mütterlichen Organismus als ursächlich diskutiert (Braems u. Gips 2002).

Psychosomatische/psychosoziale Ursachen. Folgende Aspekte deuten auf eine Beteiligung psychosomatischer und psychosozialer Faktoren bei der Entstehung einer Hyperemesis gravidarum hin:
➤ regionale und zeitliche Unterschiede in der Inzidenz der Hyperemesis gravidarum;
➤ große Unterschiede der Inzidenz in verschiedenen ethnischen Gruppen;
➤ Beginn der Symptome zeitgleich mit dem Nachweis einer intakten Schwangerschaft;
➤ häufig Verringerung der Intensität der Symptome, wenn die werdende Mutter z. B. durch einen stationären Aufenthalt von der Familie getrennt wird, sowie erneutes/verstärktes Auftreten bei Rückkehr in die familiäre Umgebung;
➤ Inzidenz in Kriegszeiten deutlich verringert.

Neben dem Auftreten generell wird insbesondere die **Intensität der Symptome** durch psychosomatische Faktoren bestimmt (Iancu et al. 1994). So scheint die Intensität der klinischen Symptome vom Grad der (unbewussten) Ambivalenz abzuhängen:
➤ Frauen mit Hyperemesis gravidarum berichten über einen höheren Anteil nicht geplanter, unerwünschter bzw. nicht zu diesem Zeitpunkt geplanter Schwangerschaften als nicht betroffene Frauen (Fitzgerald 1984).
➤ Krankheitssymptome sind besonders ausgeprägt, wenn eine bewusst gewünschte Schwangerschaft unbewusst abgelehnt wird.
➤ Frauen mit Wunsch nach Schwangerschaftsabbruch berichten nur selten über eine Hyperemesis gravidarum.

Auch eine **eingeschränkte oder inadäqute Unterstützung** durch wichtige Bezugspersonen, z. B. Mutter oder Partner, sowie eine unangemessen große Bedeutung der Schwiegermutter in der partnerschaftlichen Beziehung zeigen einen Einfluss auf das Auftreten und die Intensität der Erkrankung (Ringler et al. 1984).

Wird Erbrechen von der Schwangeren unter anderem durch Erfahrungsberichte nahestehender Frauen erwartet, so wird es im Sinne der **„Self fulfilling Prophecy"** begünstigt (Ringler et al. 1984). Auch ein **sekundärer Krankheitsgewinn** kann die Symptome beeinflussen: Die Hyperemesis gravidarum zeigt (bei zunächst nicht sichtbarer Schwangerschaft) der Umgebung eindeutig die Schwangerschaft an und führt in der Regel zu mehr Aufmerksamkeit und Unterstützung durch nahestehende Bezugspersonen sowie Ärzte, wobei der Ausdruck von Aggressivität gegenüber dem Partner von besonderer Bedeutung sein kann (Iancu et al. 1994).

Korrelation mit psychischen Erkrankungen. Weder findet sich bei neurotischen Frauen überdurchschnittlich häufig eine Hyperemesis gravidarum noch neigen im ersten Trimenon betroffene Frauen gehäuft zu psychosomatischen Krankheitsbildern (Fitzgerald 1984). Im Gegenteil findet sich eine Korrelation zu einer niedrigeren Rate psychischer Erkrankungen und zur Ausprägung postnataler Depressionen (Uddenberg et al. 1971). Bei Persistenz bis in das zweite oder sogar dritte Trimenon wurden jedoch signifikant häufiger psychologische und psychiatrische Symptome nachgewiesen (Fitzgerald 1984). Die Berichte über psychosexuelle Störungen, wie Dyspareunie und Menstruationsbeschwerden, in der Anamnese von Patientinnen mit Hyperemesis gravidarum wurden in neueren Untersuchungen (Ringler et al. 1984) widerlegt. Der Bedeutung einer Hyperemesis gravidarum als Symptom einer Hysterie sollte jedoch Beachtung geschenkt werden. So erbrechen betroffene Schwangere meist eher in Gegenwart von Beobachtern, insbesondere in Gegenwart des Partners. Sie berichten meist außergewöhnlich exakt über Frequenz und Menge des Erbrechens. Therapeutische Angebote werden überdurchschnittlich oft nach außen hin angenommen, letztendlich jedoch nicht praktisch umgesetzt (el-Mallakh et al. 1990).

Risikofaktoren. Frauen über 35 Jahre weisen im Vergleich zu Frauen unter 20 Jahren ein um 50 % geringeres Risiko auf. Zu den Risikofaktoren zählen weiterhin ein höherer Body Mass Index zu Beginn der Schwangerschaft sowie Übelkeit bei Einnahme östrogenhaltiger Antikonzeptiva und Erbrechen in vorangegangenen Schwangerschaften. Darüber hinaus wurde ein höheres Erkrankungsrisiko bei Frauen mit geringerer Schulbildung, kurzer Ehedauer, Allergien, Essstörungen und nach mehreren Spontanaborten sowie einer geringeren Rate an Schwangerschaften und Entbindungen beschrieben, zudem wenn keine Kontrazeption vor der Schwangerschaft erfolgte.

Bei Frauen, welche während der Schwangerschaft rauchen, besteht ein geringeres Risiko. Dennoch steht außer Frage, dass während der Schwangerschaft auf Nikotin verzichtet werden sollte. Stress, inadäquate Informationen über Schwangerschaft, Geburt und Gesundheit des Neugeborenen, eine geringe Kommunikation mit dem Frauenarzt sowie der Plan, nach der Schwangerschaft die Berufstätigkeit aufzugeben, sind ebenfalls mit einem erhöhten Risiko assoziiert. Der Einfluss der Beziehung zum Partner ist fraglich. Das Ausmaß der Gewichtszunahme in der Schwangerschaft spielt keine Rolle. Im Hinblick auf eine Folgeschwangerschaft besteht ein 50%iges Wiederholungsrisiko (Bashiri et al. 1995, Depue et al. 1987, La Ferla 1988, Nelson-Piercy 1998, Tsang et al. 1996, Walters 1999).

■ Klinik

Durch das häufige Erbrechen kommt es zu einer **Reduktion der Flüssigkeits- und Nahrungsaufnahme** sowie zu einem **Elektrolytverlust**. Die in der Folge entstehenden klinischen Symptome sind in der nachfolgenden Übersicht zusammengestellt. Eine unzureichend behandelte Hyperemesis gravidarum kann zum Tod führen, dies ist mit der aktuell möglichen Behandlung jedoch sehr selten geworden.

Übersicht

Klinische Symptomatik bei Hyperemesis gravidarum

- Gewichtsabnahme
- Exsikkose: Hypotonie und Tachykardie, Hämokonzentration, Oligurie, Ansteigen des Serumkreatininspiegels, eventuell Nierenversagen, Durstgefühl, trockene Haut mit „stehenden" Hautfalten, trockene Schleimhäute/Zunge, weiche Bulbi
- Störungen des Elektrolythaushalts: frühzeitig Hyponatriämie, später Hypokaliämie (zunächst Ausgleich durch das intrazelluläre Kalium, dann Hyperkaliämie (endogener Eiweißabbau)
- Störungen des Säure-Basen-Haushalts: zunächst metabolische Alkalose (Bikarbonatwerte von bis zu 50 mmol), später metabolische Azidose (vermehrte Ketonkörperbildung) mit Foetor ex ore (Azetongeruch)
- massive Verschlechterung des Allgemeinbefindens, Schwäche, Müdigkeit
- Schlafstörungen
- Reizbarkeit, Konzentrationsverlust
- Temperaturanstieg
- Symptomatik vonseiten des Zentralnervensystems mit Somnolenz und Delirien; Extremfolgen: Wernicke-Enzephalopathie, zentrale pontine Myelinolyse
- Polyneuropathie und Muskelschwäche (durch abnehmenden Vitamin-B-Spiegel)
- Störungen der Leberfunktion, Ikterus bei 30–50% der schweren Erkrankungen; fakultativ: Leberzellnekrosen, fettige Degeneration der Leber

---

Bei Frauen mit Hyperemesis gravidarum konnten gehäuft vorzeitige Wehen und vaginale Blutungen in den ersten 12 Schwangerschaftswochen nachgewiesen werden (Bashiri et al. 1995). Andererseits neigen betroffene Frauen seltener als Frauen ohne Hyperemesis gravidarum zu Spontanaborten und Totgeburten (Bashiri et al. 1995, Depue et al. 1987). Nach neueren Ergebnissen liegt keine Korrelation zwischen Fehlbildungen des Neugeborenen und einer Hyperemesis gravidarum vor (Braems u. Gips 2002, Tsang et al. 1996). Ebenfalls keine Unterschiede wurden in Bezug auf APGAR-Werte, Behand-

Tabelle 18.1 Diagnostik bei Hyperemesis gravidarum

Klinisches Bild	• Erbrechen, > 5-mal/Tag • Gewichtsabnahme von > 5% • weitere klinische Symptomatik: siehe Text
Labor-parameter	**Serum:** • Elektrolytkonzentrationen: Natrium ↓, Kalium ↓ später ↑, Chlorid ↓ • Gesamteiweißkonzentration ↓ • Blutzuckerspiegel ↓ • Blutbild: Hämatokritwert ↑, Hämoglobinwert ↑ • Bilirubinspiegel ↑ • Kreatininspiegel ↑ • Harnstoffspiegel ↑ • Transaminasenaktivitäten ↑ (bis 200 U/l) • Schilddrüsenwerte: TSH ↓, T_4 ↑ • gegebenenfalls Hepatitisserologie
	Urin: • Ketone: Azetonkonzentration ↑ • Eiweißkonzentration ↑ • spezifisches Gewicht ↑ • Urobilinogenkonzentration ↑ • Porphyrinkonzentration ↑

lungsbedürftigkeit des Neugeborenen auf einer Intensivstation und fetale Morbidität nachgewiesen (Anderson 1994, Bashiri et al. 1995, Depue et al. 1987, Tsang et al. 1996). Auswirkungen auf die fetale Mortalität scheinen nicht zu bestehen (Anderson 1994, Braems u. Gips 2002). In Bezug auf die Frühgeburtlichkeit und das Geburtsgewicht liegen kontroverse Ergebnisse vor (Depue et al. 1987, Tsang et al. 1996). Ein reduziertes Geburtsgewicht zeigte sich insbesondere bei Müttern mit einer Gewichtsreduktion von >5% des Ausgangsgewichts zu Beginn der Gravidität (Broussard u. Richter 1998).

■ Diagnostik

Tabelle 18.**1** zeigt die diagnostischen Grundlagen einer Hyperemesis gravidarum. Zur differenzialdiagnostischen Abgrenzung können Schilddrüsen- und Leberfunktionstests indiziert sein (Braems u. Gips 2002, Nelson-Piercy 1998, Walters 1999).

■ Differenzialdiagnostik

Eine Hyperthyreose kann in der Schwangerschaft vergleichbare Symptome wie eine Hyperemesis gravidarum auslösen. Häufig sind betroffene Frauen außerhalb der Schwangerschaft euthyreot. Wird die Hyperthyreose medikamentös suffizient eingestellt, so sind Übelkeit und Erbrechen rückläufig. Auch ein Magenkarzinom oder eine Hiatushernie sowie ein Ulkus im Bereich von Ösophagus, Magen oder Duodenum können sich klinisch durch die Symptomatik einer Hyperemesis gravidarum manifestieren. Des Weiteren müssen primäre Störungen des Leberstoffwechsels, z. B. eine Hepatitis, sowie eine Gastroenteritis, welche jedoch meist durch einen kürzeren Krankheitsverlauf gekennzeichnet ist, ausgeschlossen werden. Eine Hyperemesis gravidarum kann mit der Erstmanifestation oder der Verschlechterung einer Essstörung assoziiert sein. Darüber hinaus zählen ein primärer Hyperparathyreoidismus, zerebrale Ursachen (z. B. Hirntumor), eine Pankreatitis, eine Cholangitis, eine Cholezystitis, eine Appendizitis, entzündliche oder obstruktive Darmerkrankungen, eine Pyelonephritis, stielgedrehte Ovarialzysten oder ein Morbus Addison zu den Differenzialdiagnosen. Insbesondere sollte ein subakuter oder akuter Ileus ausgeschlossen werden. Darüber hinaus kommen medikamentöse/toxische Ursachen, metabolische Erkrankungen (z. B. Diabetes mellitus) sowie Erkrankungen des Zentralnervensystems differenzialdiagnostisch in Betracht (Braems u. Gips 2002, Fitzgerald 1984, Walters 1999).

> Mit zunehmender Schwangerschaftsdauer wird die Diagnose einer Hyperemesis gravidarum unwahrscheinlicher, hier sollten andere bedrohliche Schwangerschaftskomplikationen nicht übersehen werden.

■ Therapie

Die optimale Behandlung einer manifesten Hyperemesis gravidarum umfasst eine **Kombination somatischer und psychosomatischer Maßnahmen**. Eine Beendigung der Schwangerschaft sollte allenfalls bei einer heute sehr seltenen therapieresistenten vitalen Bedrohung der Mutter diskutiert werden (Depue et al. 1987).

Somatische Therapie. In der ambulanten Betreuung können verschiedene Medikamente (Antihistaminika, Dopaminantagonisten, Phenothiazine) eingesetzt werden, wobei die vormals diskutierte Teratogenität heute für die oben genannten Substanzgruppen als ausgeschlossen gilt (Braems u. Gips 2002). Damit können aus der Gruppe der Antihistaminika z. B. Dimenhydrinat (Vomex A), Promethazin (Atosil) und Meclozin (Bonamine, Postafen), aus der Gruppe der Dopaminantagonisten Metoclopramid (Paspertin) und Domperidon (Motilium) sowie aus der Gruppe der Phenothiazine Chlorpromazin (Megaphen), Triflupromazin (Psyquil) oder Thiethylperazin (Torecan) zur antiemetischen Therapie eingesetzt werden. Metoclopramid (Paspertin) kann zur Methämoglobinbildung beim Früh- und Neugeborenen führen und sollte deshalb nur mit strenger Indikationsstellung eingesetzt werden. Bei Phenothiazinen ist im ersten Schwangerschaftsdrittel eine schwache Assoziation mit kardiovaskulären Fehlbildungen nicht ausgeschlossen. In jüngerer Zeit konnten Therapieerfolge mit H_2-Rezeptor-Antagonisten, wie Ranitidin (Zantic) oder Cimetidin (H2 Blocker ratiopharm), erzielt werden (Braems u. Gips 2002). Ist die Therapie mit den genannten Antiemetika nicht erfolgreich, so stellt eine Behandlung mit dem Protonenpumpenhemmer Omeprazol (Antra) eine Alternative dar, wobei die Untersuchungen zur Sicherheit der Gabe während der Schwangerschaft nicht abgeschlossen sind (Walters 1999). In Einzelfällen konnte Ondansetron

(Zofran), ein 5-HT_3-Rezeptor-Antagonist, wirksam therapeutisch eingesetzt werden, andere Ergebnisse deuten nicht auf eine günstigere Wirkung, z. B. im Vergleich mit Promethazin, hin (Sullivan et al. 1996). Bisher liegen jedoch auch hier nur unzureichende Daten zum Einsatz während der Schwangerschaft vor (Tincello u. Johnstone 1996). Kortikosteroide (z. B. 40–60 mg Prednisolon oral, 2-mal 100 mg Hydrokortison intravenös) sind in therapieresistenten Fällen eine weitere Therapieoption (Moran u. Taylor 2002, Nelson-Piercy 1998). Risiken einer hochdosierten Kortikoidtherapie sind eine Suppression der fetalen Nebennierenrinde und eine Verminderung des fetalen Wachstums, sodass die Indikation zum Einsatz dieser Therapieform nur für ansonsten therapieresistente Patientinnen gilt (Braems u. Gips 2002). Ist die orale Gabe nicht möglich, so sollten die Antiemetika als Suppositorium, subkutan, intramuskulär oder intravenös appliziert werden.

Stationäre Therapie. Eine stationäre Therapie ist dann indiziert, wenn keine ausreichende Flüssigkeitsversorgung und Ernährung unter ambulanten Bedingungen möglich sind. Meist ist ein stationärer Aufenthalt von wenigen Tagen für eine suffiziente Therapie ausreichend (Tsang et al. 1996). Zunächst stehen die Rehydratation und eine Normalisierung des Elektrolythaushalts, welche unter sorgfältiger Kontrolle der Laborparameter erfolgen sollte, im Vordergrund. Dabei müssen eine zu schnelle Infusion von Kalium aufgrund kardialer Komplikationen und eine zu rasche Korrektur des Natriumspiegels aufgrund des Risikos einer pontinen Myelinolyse vermieden werden. Eine Normalisierung der Ketose kann durch die Gabe von Glukose erreicht werden. Die zusätzliche Gabe von Thiamin (100 mg Thiamin-HCL/Woche intravenös oder 3-mal 25–50 mg Thiamin-HCl/Tag oral) senkt das – durch den gesteigerten Thiaminbedarf bei Glukosezufuhr bedingte – erhöhte Risiko einer Wernicke-Enzephalopathie (Braems u. Gips 2002). Thiamin kann insbesondere bei parenteraler Applikation zu ausgeprägten allergischen Reaktionen führen.

Ernährung. Während der ersten Behandlungsphase sollte Nahrungskarenz eingehalten werden, bei Rückgang der Beschwerden kann eine schrittweise Rückkehr zur oralen Ernährung erfolgen. Lediglich bei Persistenz der Beschwerden sollte eine vorübergehende teilweise oder komplette parenterale Ernährung erfolgen. Fettsäuren als Energielieferant sind ungünstig, da diese die maternale Ketoazidose verstärken können (Boyce 1992, Neri et al. 1995). Außerdem ist Arachidonsäure eine Vorstufe von Prostaglandinen (Prostaglandine E2 und F2α), sodass durch Applikation von Fettsäuren uterine Kontraktionen verursacht werden können. Stattdessen wird Glukose als Energieträger empfohlen (Neri et al. 1995). In Abhängigkeit von den klinischen und laborchemischen Befunden sollten Aminosäuren und Vitamine, insbesondere Vitamin B_6, gegeben werden (Nelson-Piercy 1998, Neri et al. 1995). Dabei ist jedoch zu beachten, dass eine Überdosierung der Vitamine A und D zu fetalen Schäden führen kann (Neri et al. 1995).

Ein früher grundsätzlich verhängtes **Besucherverbot** für Frauen mit Hyperemesis gravidarum ist heute im

Einzelfall und nach sorgfältiger psychosomatischer Anamnese zu prüfen. Insbesondere in Bezug auf Kinder stellt eine Trennung für die werdende Mutter häufig eine größere Belastung dar, die dem gewünschten Therapieerfolg entgegensteht.

Die Wirkung der **Akupunktur** ist umstritten.

Psychosomatische Therapie. Psychosomatische Therapieansätze bieten häufig eine effektive und langfristig wirksame Behandlungsoption, welche bei entsprechender Risikokonstellation gegebenenfalls auch prophylaktisch eingesetzt werden kann. Folgende Optionen bestehen:

➤ **Verhaltenstherapie:** Bei diesem symptomorientierten und durch verschiedene Studien hinsichtlich seiner Wirksamkeit überprüften Konzept werden einzelne Schritte in Richtung des Behandlungsziels (Nahrungsaufnahme, Gewichtszunahme) mit Belohnungen, z. B. Kontakt zu Besuchern, korreliert. Die Schwangeren lernen, auslösende (negative) Stimuli, wie bestimmte Gerüche, zu vermeiden sowie positive Stimuli zu schaffen und so die Symptome zu kontrollieren.

➤ **Hypnotherapie:** Schwangere mit Hyperemesis gravidarum zeichnen sich gegenüber anderen Schwangeren durch eine erhöhte Hypnotisierbarkeit aus, sodass die Hypnose wirksam in der Therapie eingesetzt werden kann.

➤ **Kurztherapieformen:** Bei diesem über das Symptom hinausgehenden Therapieansatz werden der Patientin etwa 2–10 (in Einzelfällen weitere) Gespräche über mögliche Auslösefaktoren der Hyperemesis gravidarum angeboten. Schwangere eignen sich besonders gut für Kurztherapieformen, da sie im Allgemeinen hochmotiviert sind und unbewussten Prozessen in dieser Phase gut zugänglich sind. Diese Therapieform bietet Lösungsansätze, die über die Erkrankung und die Schwangerschaft hinausgehen.

➤ Eine **stationäre Psychotherapie** ist indiziert, wenn sich die Symptomatik trotz ambulanter Betreuung weiter verschlechtert und die Bereitschaft zu einer intensiveren psychotherapeutischen Behandlung besteht. Innerhalb der stationären Betreuung können verschiedene Behandlungskonzepte (Einzel-, Gruppentherapie, kreative Verfahren etc.) wirksam miteinander kombiniert werden. Mehrheitlich werden stützende Therapieformen befürwortet. In gruppentherapeutischen Sitzungen können ein verstärktes Sicherheits- und Zusammengehörigkeitsgefühl den psychotherapeutischen Effekt steigern (Leeners et al. 2000).

■ Prognose

Obwohl die Ätiologie der Hyperemesis gravidarum weiterhin nur in Ansätzen geklärt ist, gelingt es fast immer, die Krankheitssymptome durch eine Kombination medikamentöser und psychosomatischer Therapien zu beheben oder zumindest deutlich zu reduzieren. Generell ist die Rehospitalisierungsrate hoch, eine Entlassung sollte daher interdisziplinär sorgfältig vorbereitet werden (Walters 1999).

Literatur

1. Anderson AS. Managing pregnancy sickness and hyperemesis gravidarum. Prof Care Mother Child. 1994;4:13–5.
2. Bashiri A, Neumann L, Maymon E, Katz M. Hyperemesis gravidarum: epidemiologic features, complications and outcome. Eur J Obstet Gynecol Reprod Biol. 1995;63:135–8.
3. Bernstein L, Pike MC, Ross RK. Estrogen and sex hormon binding globulin levels in nulliparous and parous women. J Natl Cancer Inst. 1985;74:741.
4. Boyce RA. Enteral nutrition in Hyperemesis gravidarum: a new development. J Am Diet Assoc. 1992;92:733–6.
5. Braems GA, Gips H. Endokrinologische Aspekte von Emesis und Hyperemesis gravidarum. In: Künzel W, Hrsg. Schwangerschaft II. München, Jena: Urban & Fischer; 2002:135–40.
6. Broussard CN, Richter JE. Nausea and vomiting of pregnancy. Gastroenterol Clin North Am. 1998;27:123–51.
7. Depue RH, Bernstein L, Ross RK, Judd HL, Henderson BE. Hyperemesis gravidarum in relation to estradiol levels, pregnancy outcome, and other maternal factors: A seroepidemiologic study. Am J Obstet Gynecol. 1987;156:1137–41.
8. Deuchar N. Nausea and vomiting in pregnancy: a review of the problem with particular regard to psychological and social aspects. Br J Obstet Gynecol. 1995;102:6–8.
9. el-Mallakh RS, Liebowitz NR, Hale MS. Hyperemesis gravidarum as conversion disorder. J Nerv Ment Dis. 1990;178:655–9.
10. Fitzgerald CM. Nausea and vomiting in pregnancy. Br J Med Psychol. 1984;57:159–65.
11. Iancu I, Kotler M, Spivak B, Radwan M, Weizman A. Psychiatric aspects of Hyperemesis gravidarum. Psychother Psychosom. 1994;61(3–4):143–9.
12. La Ferla JJ. Psychologic and behavioral factors in Hyperemesis gravidarum. Am J Obstet Gynecol. 1988;159:532–3.
13. Leeners B, Sauer I, Rath W. Nausea and vomiting in early pregnancy/hyperemesis gravidarum. Current status of psychosomatic factors. Z Geburtshilfe Neonatol. 2000;204(4):128–34.
14. Moran P, Taylor R. Management of hyperemesis gravidarum: the importance of weight loss as a criterion for steroid therapy. Qjm. 2002;95(3):153–8.
15. Nelson-Piercy C. Treatment of nausea and vomiting in pregnancy. When should it be treated and what can be safely taken? Drug Saf. 1998;19(2):155–64.
16. Neri A, Levavi H, Ovadia J. Nausea and vomiting in pregnancy: a review of the problem with particular regard to psychological and social aspects. Br J Obstet Gynecol. 1995;102:671.
17. Ringler M, Krizmanits A. Zur Psychosomatik der Emesis Gravidarum: Die somatische und psychosoziale Situation von Frauen in der Frühschwangerschaft. Z Geburtshilfe Perinatol. 1984;188(5):234–8.
18. Sullivan CA, Johnson CA, Roach H, Martin RW, Stewart DK, Morrison JC. A pilot study of intravenous ondansetron for hyperemesis gravidarum. Am J Obstet Gynecol. 1996; 174(5):1565–8.
19. Taylor R. Successful management of hyperemesis gravidarum using steroid therapy. Qjm. 1996;89(2):103–7.
20. Tincello DG, Johnstone MJ. Treatment of hyperemesis gravidarum with the 5-HT3 antagonist ondansetron (Zofran). Postgrad Med J. 1996;72(853):688–9.
21. Tsang IS, Katz VL, Wells SD. Maternal and fetal outcome in Hyperemesis gravidarum. Int J Gynaecol Obstet. 1996; 55:231–5.
22. Uddenberg N, Nilsson A, Almgren PE. Nausea in pregnancy: psychological and psychosomatic aspects. J Psychosom Res. 1971;15:269–76.
23. Walters P. Hepatic and Gastrointental disease, 2 nd edn. London, Edinburgh, New York, Philadelphia, Sydney, Toronto: WB Saunders; 1999.

19 Endokrine Erkrankungen

19.1 Diabetes mellitus und Schwangerschaft

V. Briese

■ Klassifikation des Diabetes mellitus

Klassifikation nach der Ätiologie (Tabelle 19.**1**). Die nosologische Klassifikation des Diabetes mellitus der Weltgesundheitsorganisation (WHO) wurde 1998 von einem Expertenkomitee der amerikanischen Diabetesgesellschaft (ADA) und der WHO überarbeitet. Geblieben sind die beiden Hauptformen Typ-1- und Typ-2-Diabetes; die Bezeichnungen „insulinabhängiger" (IDDM) und „nichtinsulinabhängiger Diabetes mellitus" (NIDDM) sollen nicht mehr verwendet werden, da sie einen Bezug zur Ätiologie vermissen lassen. Der Typ-1-Diabetes wurde in eine immunologisch vermittelte und eine idiopathische bzw. nichtimmunogene Form unterteilt, da sich nicht bei allen Patienten mit insulinabhängigem Diabetes mellitus Marker einer Autoimmunpathogenese finden lassen. Der so genannte LADA (Latent autoimmune Diabetes Adults, Late Onset autoimmune Diabetes) wurde dem immunogenen Typ-1-Diabetes zugeordnet. Eine wesentliche Neuerung der Klassifikation ist das Erscheinen des so genannten MODY (Maturity-Onset Type Diabetes in young People) unter der Rubrik „Genetische Defekte der B-Zell-Funktion", zusammen mit dem so genannten mitochondrialen Diabetes. Der MODY stellt eine autosomal-dominant vererbte Diabetesform dar.

Diagnostische Klassifikation (Tabelle 19.**2**). Wesentliche Neuerungen der revidierten Kriterien für die Diagnose des Diabetes mellitus sind die Herabsetzung des diagnostischen Grenzwerts für den Nüchternblutglukosewert und das Verlassen des oralen Glukosetoleranztests (oGTT) in der klinischen Praxis. Diese Intentionen wurden für die Schwangerschaft bisher nicht übernommen. Nach der Neuerung wird ein Diabetes bereits bei einem Nüchternglukosewert im venösen Blut von 126 mg/100 ml (7,0 mmol/l) statt von 140 mg/100 ml (7,78 mmol/l) diagnostiziert [im venösen oder kapillären Blut von 110 mg/100 ml (6,1 mmol/l) statt von 120 mg/100 ml (6,67 mmol/l)]. Die diagnostischen Grenzwerte für den oGTT bleiben unverändert. Analog zur pathologischen bzw. gestörten Glukosetoleranz (Impaired Glucose Tolerance, IGT) wurde auch für den Nüchternblutglukosewert ein Risikobereich (Impaired fasting Glucose, IFG, gestörte Glukosehomöostase] definiert: 110–125 mg/100 ml (6,1–6,95 mmol/l) im venösen Plasma. Bezüglich des Schwangerschaftsdiabetes

(Gestationsdiabetes) verwenden ADA und WHO unterschiedliche Definitionen. Bedeutung in der Literatur haben weiterhin der 50-g-oGTT, der 75-g-oGTT und der 100-g-oGTT. Der 50-g-oGTT ist ein ausgesprochener Screening-Test zu jeder beliebigen Tageszeit. Entscheidend ist der 1-Stunden-Wert, der 140 mg/100 ml (7,8 mmol/l) nicht überschreiten darf. In der Literatur wird nicht einheitlich ein generelles Screening auf Schwangerschaftsdiabetes empfohlen. Einhellig ist jedoch die Meinung, dass eine Testung bei erhöhtem Risiko notwendig ist. In Deutschland gibt es gegenwärtig Erfahrungen in regionalen Pilotprojekten (siehe Gestationsdiabetes, Empfehlungen).

■ Diabetes mellitus Typ 1

Intensivschwangerenberatung

Die differenzierte, konservativ intensivierte Insulintherapie sowie der Einsatz von Insulinpumpen ermöglichen heute den Diabetikerinnen vom Typ 1, gleiche Zahlen mütterlicher Morbidität und neonataler Morbidität und Mortalität im Vergleich zu Nichtdiabetikerinnen zu erreichen. Zusätzliche Maßnahmen – wie Ernährungsberatung, Ernährungstherapie und Intensivschwangerenberatung – sind von besonderer Bedeutung. Der Anteil von Schwangeren mit Diabetes mellitus Typ 1 (juveniler Diabetes) liegt nach Angaben mehrerer Perinatalerhebungen in Deutschland zwischen 0,5 % und 1 % aller Schwangeren. Nach wie vor ist die Kombination von Schwangerschaft und Diabetes mellitus ein erhebliches Schwangerschaftsrisiko und stellt unverändert eine interdisziplinäre und perinatalogische Herausforderung dar. Deshalb besteht die Forderung, eine Entbindung in einem Perinatalzentrum anzustreben. Die intensivierte Insulintherapie ist unabdingbare Voraussetzung für eine perinatale Mortalität von <2 %. Diese Erkenntnisse diabetischer Perinatalzentren dürfen durch dezentralisierte Betreuungsmodelle nicht verloren gehen. Doch die ambulante Betreuung wird durch intensive Blutzuckerspiegelselbstkontrollen, Schulungen und funktionelle, individuell angepasste Insulintherapien erleichtert. Der Normoglykämiebereich liegt zwischen 3,3 und 6,6 mmol/l; 70–80 % der Blutzuckerspiegelwerte sollten in diesem Bereich liegen (Eisenbarth 1993).

Kontraindikationen für die Schwangerschaft sind die proliferative Retinopathie und die Nephropathie mit einer Proteinurie von >1 g/24-Stunden-Sammelurin. Retinopathie und Nephropathie sind präkonzeptionell einzuschätzen.

Tabelle 19.**1**   Klassifikation des Diabetes mellitus nach der Ätiologie (I)

I. Typ-1-Diabetes (B-Zell-Zerstörung, die üblicherweise zum absoluten Insulinmangel führt)	
A	immunologisch vermittelt, Late Onset autoimmune Diabetes (LADA)
B	idiopathisch

II. Typ-2-Diabetes (kann sich von einer vorwiegenden Insulinresistenz mit relativem Insulinmangel bis zu einem vorwiegend sekretorischen Defekt mit Insulinresistenz erstrecken)

III. Andere spezifische Typen

A Genetische Defekte der B-Zell-Funktion	• Chromosom 12, HNF-1α (früher MODY3) • Chromosom 7, GCK (früher MODY2) • Chromosom 20, HNF-4α (früher MODY1) • mitochondriale DNA • andere
B Genetische Defekte der Insulinwirkung	• Typ-A-Insulinresistenz • Leprechaunismus • Rabson-Mendenhall-Syndrom • lipoatrophischer Diabetes • andere
C Krankheiten des exokrinen Pankreas	• Pankreatitis • Trauma/Pankreatektomie • Neoplasie • zystische Fibrose • Hämochromatose • fibrokalkuläre Pankreatopathie (FCPD) • andere
D Endokrinopathien	• Akromegalie • Cushing-Syndrom • Glukagonom • Phäochromozytom • Hyperthyreose • Somatostatinom • andere
E Drogen- oder chemikalieninduziert	• Vacor • Pentamidin • Nikotinsäure • Glukokortikoide • Schilddrüsenhormone • Diazoxid • β-adrenerge Agonisten • Thiazide • Dilantin • α-Interferon • andere
F Infektionen	• kongenitale Rötelninfektion • Zytomegalievirusinfektion • andere
G Seltene Formen des immunvermittelten Diabetes	• Stiff-Man-Syndrom • Antiinsulinrezeptorantikörper • andere
H Andere genetische Syndrome, die gelegentlich mit einem Diabetes vergesellschaftet sind	• Down-Syndrom • Klinefelter-Syndrom • Turner-Syndrom • Wolfram-Syndrom • Friedreich-Ataxie • Chorea Huntington • Lawrence-Moon-Biedl-Syndrom • myotone Dystrophie • Porphyrie • Prader-Willi-Syndrom • andere

IV. Gestationsdiabetes (GDM)

HNF = Hepatocyte nuclear Factor, GCK = Glukokinase

Tabelle 19.**2** Diagnostische Kriterien für die Diagnose des Diabetes mellitus (nach amerikanischer Diabetesgesellschaft 1997)

Diagnostische Kriterien	Venöses Vollblut	Kapilläres Vollblut
Nüchtern-glukosewert	≥110 mg/dl (≥6,1 mmol/l)	≥110 mg/dl (≥6,1 mmol/l)
und/oder		
2-Stunden-Glukosewert im oralen Glukosetoleranztest mit 75 g Glukose	≥180 mg/dl (≥10,0 mmol/l)	≥200 mg/dl (≥11,1 mmol/l)
Impaired Glucose Tolerance, pathologische Glukosetoleranz	120–179 mg/dl (6,7–10,0 mmol/l)	140–199 mg/dl (7,8–11,1 mmol/l)

Fehlbildungsprävention

In der Schwangerschaft kann es zur Erhöhung des Insulinbedarfs um 100–200% vor der „Plateauphase" in der 36. Schwangerschaftswoche kommen. HbA$_1$-Werte von >12,0% in der Frühschwangerschaft haben einen deutlichen Anstieg der Fehlbildungsrate zur Folge. Die entscheidende Fehlbildungsprävention besteht in der präkonzeptionellen normoglykämischen Stoffwechseleinstellung. Im Rahmen der präkonzeptionellen Beratung erfolgen eine HbA$_1$-Wert-Messung, die Anfertigung eines Blutzucker-Tages-Nacht-Profils, eine Ernährungsberatung, eine Gewichtskontrolle sowie eine Überprüfung der Fettstoffwechselparameter. Daneben ist umgehend mit der Folsäureprävention zu beginnen. Wir wählen die hochdosierte Folsäureapplikation von 4–5 mg/Tag. Eine Normoglykämie ist dann unbedingt zum Zeitpunkt der Konzeption und in der Phase der Embryogenese zu fordern. Ein Schwangerschaftsabbruch ist heutzutage nur noch in extremen Ausnahmesituationen zu erwägen. Eine frühzeitige Diagnostik hinsichtlich einer Progredienz einer bestehenden Retinopathie oder Neuropathie durch die Gravidität ist umgehend einzuleiten. Falls notwendig, sollte eine Diabetikerin bereits präkonzeptionell auf eine Insulinpumpe umgestellt werden. Die Indikation ist bei suboptimaler intensivierter Insulintherapie gegeben. Insulinpumpen berücksichtigen einen ernährungsabhängigen Grundbedarf (Basalrate) und ernährungsabhängige Bolusinjektionen (Csaba et al., 1987).

Insulintherapie in der Schwangerschaft

Insulinbedarf. Neben einer Intensivierung der konventionellen Therapie hat sich die Blutzuckereinstellung mittels einer Insulinpumpe in den vergangenen Jahren als zweite wertvolle Methode bewährt. Grundsätzlich sollte jedoch primär nur in Ausnahmefällen die Insulinpumpe angewandt werden. Von sehr großer Bedeutung ist in beiden Fällen die Blutzuckerselbstkontrolle nach entsprechender Schulung in diabetologischen Schwerpunktpraxen oder Zentren. Das Verständnis für die Zunahme des Insulinbedarfs in der Schwangerschaft ist ge-

meinsam mit der Patientin zu entwickeln. Dabei ist davon auszugehen, dass der Insulinbedarf im ersten Trimenon schwanken kann und Schocknähen häufiger möglich sind. Danach kommt es zum kontinuierlichen Insulinbedarfsanstieg bis etwa zur 32. Schwangerschaftswoche. Dabei kann sich der Insulinbedarf verdoppeln bzw. verdreifachen. Ein Insulinbedarf von 150–200 Einheiten ist in Ausnahmefällen möglich. Andererseits ist auf die Schocknähen zur Nacht hinzuweisen, sodass häufiger zur Regulation morgendlicher Blutzuckerhöhen der abendliche Insulinbedarf, insbesondere des mittelfristigen Insulins, gekürzt werden muss (Briese 2002).

Insulinspiegel. Das erste Ziel der Insulintherapie besteht darin, normale Plasmainsulinprofile weitestgehend zu simulieren. Bei Nichtdiabetikern wird Insulin kontinuierlich über 24 Stunden in den portalen Kreislauf sezerniert, um die hepatische Glukoseproduktion insbesondere nachts (nächtliche Fastenzeit) zu supprimieren. Daraus leitet sich die Grundregel für schwangere Diabetikerinnen ohne Eigenproduktion von Insulin ab, „insulinfreie Phasen" zu vermeiden. Zu den Mahlzeiten erhöhen sich die Insulinspiegel abrupt. Die ansteigenden portalen und peripheren Insulinkonzentrationen verzögern die endogene Glukoseproduktion und stimulieren die periphere Glukoseaufnahme. Somit ist es die Aufgabe der Basalrate des zugeführten Insulins, die Glukoseproduktion der Leber zu regulieren. Der Nadir der basalen Insulinsekretion liegt in der Nacht zwischen 2 und 4 Uhr. Danach kommt es zum progressiven Anstieg von 4 bis 8 Uhr morgens (Dämmerungsphänomen). Diese nächtlichen Veränderungen, einschließlich der präprandialen Erfordernisse des Insulinbedarfs, müssen bei der Therapieplanung berücksichtigt werden:
➤ Nadir des Insulinbedarfs nachts zwischen 2 und 4 Uhr (**Cave:** hypoglykämische Schocks!);
➤ progressiver Anstieg des Insulinbedarfs zwischen 4 und 8 Uhr morgens („Morgeninsulin" immer vor 8 Uhr);
➤ präprandiale Insulinspitzen berücksichtigen.

Grundregeln. Die mit der Insulintherapie erreichten Blutglukosewerte sollten denen von gesunden Schwangeren entsprechen. Die maximalen Tagesschwankungen sollen 2,55 mmol/l nicht überschreiten. In kurzfristigen Besprechungen mit der Patientin muss auf jeden Blutglukosewert, der 7,7 mmol/l über- bzw. 2,5 mmol/l unterschreitet, durch Änderung des Diät- oder des Insulinregimes reagiert werden. Folgende Grundregeln für den Kohlenhydratstoffwechsel und den Insulinbedarf während der Schwangerschaft sind zu beachten:
➤ Es besteht eine gesteigerte Insulinempfindlichkeit im ersten Trimenon. Allgemein ist mit einem sinkenden Insulinbedarf zu rechnen; die Hypoglykämiegefahr wächst. Gegenregulationen sind durch kleine und kurzfristig zu applizierende Insulindosen zu vermeiden. Häufige Blutzucker-Tag-Nacht- Profile (TNP) sind durchführen. Eine stationäre Behandlung ist in vielen Fällen – insbesondere, falls keine präkonzeptionelle Stoffwechseleinstellung erfolgte – sofort nach Feststellung der Schwangerschaft zwecks in-

tensiver Insulintherapie und eingehender Schulung erforderlich.

➤ Im zweiten und dritten Trimenon erhöht sich der Insulinbedarf um 25–100 %.

➤ Sub partu ist mit einer Hypoglykämieneigung zu rechnen.

➤ Unmittelbar nach der Entbindung erfolgt eine abrupte Senkung des Insulinbedarfs.

Individuell intensivierte Insulintherapie (Multiple Drug Injections). Für die intensivierte Insulintherapie stehen Regularinsuline (kurz wirksames Insulin, Rapid acting Insulin), Intermediärinsuline (mittelfristig wirksames Insulin, NPH, Lente, Intermediate acting Insulin) und Langzeitinsuline (Long acting Insulin, Ultralente) zur Verfügung. Für diese am häufigsten angewandte konventionelle intensive Insulintherapie gibt es kein „starres" Schema. Die Einstellung erfolgt individuell. Die geschulte Patientin versteht es, Basalrate und Bolusinjektionen entsprechend zu kombinieren, sodass während der Schwangerschaft bei regelmäßiger Selbstkontrolle keine Stoffwechselentgleisungen zu befürchten sind. Besonders wichtig ist die Aufklärung hinsichtlich der Schocknähen infolge der „straffen" Insulintherapie. Die ersten Anzeichen treten durch die Aktivierung des adrenergen Systems auf. Kleine Mahlzeiten (Apfel, Milch, Traubenzucker) dienen der rechtzeitigen Korrektur; im Notfall erfolgt eine Glukagoninjektion auch durch Angehörige.

Bewährt hat sich die **Kombination mittelfristig und kurzzeitig wirksamer Insuline**, wobei das Insulin auf 4–5 Einzeldosen pro Tag verteilt injiziert wird. Jede Hyperglykämie ist umgehend auszugleichen (Tabelle 19.**3**). So kann z. B. eine graduell absehbare Erhöhung des Nüchternblutglukosewertes im Verlauf der Schwangerschaft nach Ausschluss der bekannten Gegenregulation mit einer Dosissteigerung des zwischen 18 und 23 Uhr applizierten Intermediärinsulins korrigiert werden. Die Dosissteigerung sollte etwa 5–10 % betragen. Jedoch ist umgehend eine Kontrolle des 2- bis 3-Uhr-Blutglukosewertes durchzuführen, um andererseits eine nun mögliche hypoglykämische Schocknähe nicht zu übersehen. Nur in Ausnahmefällen kommen Langzeitinsuline (Ultralente) zur Anwendung. Ultralenteinsulin wird sehr langsam resorbiert. Daraus resultiert ein nahezu konstanter Insulinspiegel über 24 Stunden. Die Ultralenteapplikation sollte mit dem Frühstück oder mittags erfolgen und etwa 40–60 % des Tagesbedarfs an Insulin ausmachen. Bei Mischinsulinen kommt die zweifache oder dreifache Injektionsform infrage. Die zweifache Injektion (Two Shot Regime) des Mischinsulins erfolgt vor dem Frühstück (zwei Drittel der Tagesdosis) und vor dem Abendessen (ein Drittel der Tagesdosis). Das morgendliche Mischinsulin berücksichtigt eine Ratio von 2:1 von Regular- zu NPH-Insulin, beim abendlich applizierten Mischinsulin beträgt das Verhältnis 1:1. Die dreifache Injektionsform (Three Shot Regime) pro Tag beinhaltet zusätzlich mittags eine Applikation von Regularinsulin. Einige Autoren favorisieren die Dreifachkurzzeit- und die Einfachlangzeit-(Ultratard-)Insulintherapie in Kombination. Das kurzwirksame Insulin wird jeweils präprandial appliziert, während Ultratard zur Nacht gespritzt wird (Keller et al., 1993). Statt Ultratard

Tabelle 19.**3**   Sofortkorrektur von Hyperglykämien mit einem kurz wirksamen Insulin

Blutglukosewert (mmol/l)	Erhöhung der Regularinsulindosis
3,3–6,6 (5,0–6,6)	keine Änderung bzw. eventuell eine Einheit
6,7–8,0	2–4 Einheiten
8,1–10,0	4–6 Einheiten
>10,0	≥8 Einheiten

befürworten einige Autoren auch ein Intermediärinsulin (Protaphan) vor dem Frühstück und zur Nacht.

Durch die intensivierte Stoffwechselführung müssen leichte subjektive **Hypoglykämiesymptome** akzeptiert werden; diese sind möglichst durch vorgezogenen Kohlenhydratverzehr zu beseitigen. Bei einer Hyperglykämie im TNP sind insbesondere nächtliche Hypoglykämien auszuschließen (Gegenregulationen).

> Orale Antidiabetika sind kontraindiziert. Eine sofortige Umsetzung auf Humaninsulin ist zu veranlassen. Eine Teratogenität oraler Antidiabetika ist bisher nicht sicher nachweisbar, sodass eine Abruptio nicht indiziert ist – es sei denn, erhöhte HbA$_1$- bzw. HbA$_{1c}$-Werte weisen auf eine mögliche erhöhte Fehlbildungsrate hin.

Kontinuierliche Insulintherapie (Insulinpumpe). In der Regel wird die Insulinpumpe in der Schwangerschaft nur angewandt, falls diese Therapieform präkonzeptionell begonnen wurde. Es werden über 24 Stunden verschiedene Basalraten entsprechend der Erfordernis (nächtlicher Nadir) eingestellt. Bolusinjektionen können manuell 15–30 Minuten vor den Mahlzeiten verabreicht werden. Die subkutanen Injektionen erfolgen über 27-Gauge-Nadeln, die vorwiegend periumbilikal positioniert werden. Nach der Initialphase der Stabilisierung in Richtung Normoglykämie (3,3–6,6 mmol/l) erhöht sich die durchschnittliche Tagesinsulindosis wöchentlich um 2,5 IE. Die Basalrate sollte 40 % der täglichen Insulinapplikation nicht übersteigen. Insbesondere bei Diabetikerinnen mit einer Insulinpumpe ist ein Telefonservice von Bedeutung.

Funktionelle Insulintherapie. Die konservativ intensivierte Insulintherapie in der Schwangerschaft beruht auf dem Basis-Bolus-Prinzip (z. B. Regularinsulin vor den Mahlzeiten und Depotinsulin zur Nacht). Die Insulindosisvariabilität des kurzwirksamen Insulins beruht auf kurzfristig gemessenen Blutglukosewerten (Blutzuckerselbstkontrolle). Diese Therapieform ist im Insulin- und Mahlzeiten-Timing sowie hinsichtlich der Broteinheitenquantität jedoch nicht variabel und erfordert einen „disziplinierten" Tagesablauf, was in der Schwangerschaft aufgrund der dann erhöhten Compliance durchaus möglich ist. Mit Hilfe der funktionellen Insulintherapie ist es möglich, Normoglykämie im Zusammenhang mit täglicher Flexibilität der Patientin einschließlich Senkung der Hypoglykämierate zu erreichen. Dieser Therapietyp basiert auf einer optimalen Adaptation des täglichen Insulinbedarfs an endogene und exogene physiologische und Umwelteinflüsse. Das Basis-Bolus-Prinzip wird „aufgelockert" und durch Basalrate und prandialen Insulinbedarf ersetzt. Medizinische, ernährungsphysiologische sowie psychologische Schulung und Führung der Patientin erfordern einen hohen Aufwand, der nur präkonzeptionell interdisziplinär zu realisieren ist (Dörner et al., 1985).

Spezielle **Trainingskurse** mit Diabetologen, Diätassistenten und Psychologen werden ambulant mehrwöchig angeboten. Gynäkologen übernehmen teilweise Schulungsstunden (Sterilität und Schwangerschaft). Die Ernährung besitzt einen zentralen Stellenwert. Es ist z. B. notwendig, dass unterschiedliche Mahlzeiten sofort mit der richtigen prandialen kurz wirksamen Insulindosis kombiniert werden. Schulung und Selbsterfahrung ergänzen sich sinnvoll. Die basale Insulinsubstitution erfolgt durch 2–3 Injektionen von Intermediärinsulin bzw. eine Injektion von Langzeitinsulin. Die prandialen Insulingaben richten sich nach den Kohlenhydratmengen der Mahlzeiten. Erhöhte Blutglukosewerte (>6,6 mmol/l) werden sofort korrigiert. Die korrigierenden postprandialen Insulininjektionen können aufgrund eines schnelleren Wirkungseintritts auch intramuskulär erfolgen. Das Programm legt besonderen Wert auf die sekundäre Anpassung der Insulindosierung – basaler, prandialer und korrektiver Insulineinsatz. Die initialen Algorithmen für die funktionelle Insulintherapie wurden primär von der Insulinproduktionsrate Gesunder abgeleitet (basaler Bedarf: etwa 0,35 IE/kg Körpergewicht/24 Stunden; prandialer Bedarf: etwa 1,3 IE/1 MBE). In der Schwangerschaft können sich basaler und prandialer Bedarf um 50–100 % erhöhen. Bei mittleren Blutglukosewerten oberhalb des gewünschten Zielbereichs (4,4–5,5 mmol/l) wird die prandiale bzw. basale Dosierung (zunächst um 10–20 %) erhöht, bei Hypoglykämien entsprechend verringert. Die Bedingungen für die funktionelle Insulintherapie sowie die Ziele für die Glykämiekontrolle in der Schwangerschaft sind in der folgenden Übersicht dargestellt. Die funktionelle Insulintherapie erfordert ein häufigeres Stoffwechsel-Monitoring („2-mal so häufig wie sonst"), 30–50 % der Messungen postprandial. Regelmäßig und insbesondere bei Hypoglykämieverdacht erfolgen nächtliche Blutzuckermessungen (2 bis 4 Uhr).

Übersicht

Bedingungen für die funktionelle Insulintherapie bei Diabetes in der Schwangerschaft
- funktionell getrennter Insulingebrauch: Fasten, Essen, Hyperglykämiekorrektur (häufige Selbstkontrolle)
- primäre Anpassung der Insulindosierung: Hyperglykämiekorrektur mit Normalinsulin
- sekundäre Anpassung der Insulindosierung: Anpassung der Algorithmen an den Insulinbedarf und den mittleren Blutglukosewert
- Schulung (möglichst präkonzeptionell – Gruppenverfahren): etwa 20 Stunden Basisschulung, etwa 30 Stunden Insulintherapieschulung, fakultative Hypertonieschulung für 15 Stunden, postkonzeptionell Geburtsvorbereitungskurs für etwa 6 Stunden

---

■ Schwangerenberatung bei Diabetes mellitus

Ablauf. Die Diabetikerin ist interdisziplinär bis zur 28. Schwangerschaftswoche in mindestens 2-wöchigen Abständen ambulant zu betreuen; danach wöchentlich. Im Rahmen der Schwangerenvorsorge ist außer den üblichen Routineuntersuchungen insbesondere auf einen negativen Glukose- und Ketonbefund im Harn zu achten. Ebenso sind regelmäßige Blutdruckkontrollen (**Cave:** Präeklampsie) erforderlich. Triglyzerid- und Cholesteroluntersuchungen beginnen in der 16. Schwangerschaftswoche. Die Ergebnisse dieser Befunde sind in das Konzept der Ernährungsberatung einzubeziehen. Im Rahmen der sonographischen Untersuchung sind eine frühzeitige exakte biometrische Terminbestimmung sowie ein spezieller Organschall des Feten im Hinblick auf das erhöhte Fehlbildungsrisiko anzustreben. Um die 20. Schwangerschaftswoche herum ist ein Ultraschall entsprechend Degum II/III zu fordern. Im Bereich der 20.–34. Schwangerschaftswoche entwickelt sich häufiger eine Makrosomie, die ebenfalls frühzeitig sonographisch erkannt werden sollte. Daneben ist die Fruchtwassermenge in Hinsicht auf ein sich entwickelndes Hydramnion einzuschätzen. Die fetale Echokardiographie ist von besonderer Bedeutung. Fetomaternale Doppleruntersuchungen beginnen in der 24. Schwangerschaftswoche (Coustan 1991).

Stationäre Aufnahme. In Abhängigkeit vom Schweregrad des Diabetes mellitus sowie vom endokrinen und geburtshilflichen Verlauf sollte um die 30. Schwangerschaftswoche herum erforderlichenfalls eine stationäre Aufnahme der Patientin erwogen werden. Zumindest muss jedoch ab der 30. Schwangerschaftswoche die geburtshilfliche Überwachung intensiviert werden. Wir fordern eine wöchentlich durchzuführende fetale sonographische Biometrie sowie ein- bis 2-wöchentlich eine Kardiotokographie. Nochmals sind eine augenärztliche Untersuchung (Retinopathie) sowie eine nephrologische Untersuchung (Nephropathie) von Bedeutung. Für die Diagnostik der Nephropathie ist die Proteinurie ein entscheidender Parameter. Der Proteinurie geht eine Albuminurie voraus. So kann insbesondere in der Frühschwangerschaft von der Messung des Albuminspiegels im Harn Gebrauch gemacht werden. Bei auffälligen kardiotokographischen und dopplersonographischen Befunden kann jenseits der 35. Schwangerschaftswoche ein Kardiotokographiebelastungstest in Sektiobereitschaft großzügig empfohlen werden. Die Gefahr der plazentaren Insuffizienz muss bei der Diabetikerin im dritten Trimenon als hoch angesehen werden, da – zumal bei meist makrosomen Feten – aufgrund diffusionsmindernder histomorphologischer Veränderungen im Bereich der terminalen Plazentazotten die Leistungsreserven der Plazenta schnell an den Rand der Dekompensation geraten können (akute Plazentainsuffizienz) (Greco et al., 1994).

Medikamentöse Lungenreifung bei Diabetes mellitus

Eine medikamentöse Lungenreifung ist rein prophylaktisch nicht zwingend erforderlich. Sie ist jedoch wegen der erhöhten Rate einer neonatalen Atemstörung von Kindern diabetischer Mütter immer dann indiziert, wenn eine vorzeitige Entbindung wegen Frühgeburtsbestrebungen oder aus therapeutischen Erwägungen zu erwarten ist. Ausreichende Zeitvorgaben zwischen Lungenreifung und Entbindung erweisen sich als günstig, und es können die Nebenwirkungen von Glukokortikoiden auf Metabolismus und Infektabwehr vermindert werden. Alternativ können Applikationen von Atosiban zur Wehenhemmung und von Ambroxol zur Lungenreifeinduktion angewandt werden. Bei der Anwendung von Glukokortikoiden (Celestan, 2-mal 8 mg oder 2-mal 12 mg) erhöht sich der Insulinbedarf etwa um ein Drittel. Dies sollte bezüglich der Insulinapplikationen umgehend bei der Gabe von Glukokortikoiden berücksichtigt werden. Neben einer einfachen Dosiserhöhung z. B. des Basalinsulins können auch kurzfristige Erhöhungen der Dosis des Kurzzeitinsulins vorgenommen werden. Daneben ist übergangsweise die intravenöse Insulintherapie möglich. Zweistündliche Blutzuckerspiegelkontrollen ermöglichen eine optimale Überwachung. Nach der Kortikoidapplikation besteht für 6–18 Stunden ein erhöhter Insulinbedarf (Abb. 19.**1**). Vor einer Sektio wird die Injektion von 6 IE Kurzzeitinsulin in Kombination mit einer 200-ml-Glukoseinfusion (20 %) empfohlen. Alternativ kann Ambroxol (Mucosolvan) verabreicht werden.

Kardiotokographie bei Diabetes mellitus

Der 2-mal wöchentlich durchgeführte Non-Stress-Test besitzt nach wie vor Priorität in der fetalen Überwachung. Sowohl die Hyper- als auch die Hypoglykämie der Mutter führt zu Kardiotokographiealterationen und zu präpathologischen bzw. pathologischen Bewertungen des FISCHER-Scores. Pathologische Kardiotokographieverläufe korrelieren antepartal auch mit höheren Stadien des Diabetes mellitus Typ 1 entsprechend der White-Klassifikation. Diese Tatsache trifft insbesondere für die White-Klassen D, R und F zu. Besonders in diesen Stadien ist mit Zeichen der Plazentainsuffizienz zu rechnen. Die Reaktivität der fetalen Herzfrequenz zu Beginn des dritten Trimenons erscheint bei Diabetes mellitus Typ 1 in der Schwangerschaft häufig vermindert. Ursächlich wird eine verzögerte Reifung des kardiovaskulären Systems bei Feten diabetischer Mütter in Betracht gezogen. In diesen Fällen sollten das biophysikalische sonographische Profil und die Dopplerflusssonographie als zusätzliche diagnostische Kriterien herangezogen werden. Bei einer unzureichenden Stoffwechselführung diabetischer Mütter ist mit einer Verdopplung pathologischer fetaler Herzfrequenzalterationen zu rechnen.

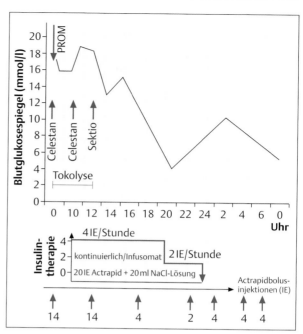

Abb. 19.**1** Insulintherapie bei drohender Frühgeburt, Tokolyse und Lungenreifeinduktion (nach Briese 2002). PROM = Premature Rupture of Membranes.

Dopplerflusssonographie bei Diabetes mellitus in der Schwangerschaft

Die umbilikalen und uterinen Dopplerindizes bei einer maternofetalen Dopplersonographie diabetischer Mütter zeigen keine signifikanten Unterschiede im Vergleich zum Nichtdiabetes. Pathologische umbilikale oder uterine arterielle Dopplerkurven werden hauptsächlich bei Patientinnen mit Gefäßerkrankungen, chronischer Hypertonie, Präeklampsie und fetaler Wachstumsretardierung bei Diabetes und Schwangerschaft beobachtet. Die Dopplerindizes im Bereich der Nabelarterie zeigen von der mütterlichen Stoffwechselführung unabhängige Verläufe. Die Dopplerflusssonographie sollte in der 24. Schwangerschaftswoche beginnen.

Fetale Wachstumsretardierung bei Diabetes mellitus

Im Vergleich zur weitaus häufigeren Makrosomie ist die fetale Wachstumsretardierung, verbunden mit einem mütterlichen Diabetes mellitus Typ 1, eher selten. Im Zusammenhang mit mütterlichen Komplikationen – wie Nephropathie, Retinopathie und Gefäßerkrankungen bei Diabetes – ist an eine fetale Wachstumsretardierung zu denken. Häufig kommt es zum Sistieren des fetalen Wachstums im Bereich der 32.–34. Schwangerschaftswoche, sodass eine Entbindung per Sektio unumgänglich wird (Abel et al., 1997).

■ Ultraschalluntersuchungen bei Diabetes mellitus und Schwangerschaft

Herzfehlbildungen gehören zu den häufigsten Fehlbildungen bei Diabetes und Schwangerschaft. Die Einstellung des 4-Kammer-Blicks wird heute zunehmend als Voraussetzung für die Beurteilung des Herzens im Screening-Ultraschall angesehen, obwohl sie in den Mutterschaftsrichtlinien von 1995 nicht offiziell gefordert wird. Diese Ebene stellt die einfachste, aber wichtigste Einstellung des fetalen Herzens dar. Sie ermöglicht die Entdeckung von etwa 40 % der Herzfehler (nicht wie anfangs vermutet 90 %). Im 4-Kammer-Blick können folgende Störungen erkannt werden:
➤ Dextro-, Meso-KD (Kammerdefekt),
➤ singulärer Ventrikel,
➤ Ebstein-Anomalie,
➤ Hypoplasie oder Hypertrophie des linken Ventrikels,
➤ Hypoplasie oder Hypertrophie des rechten Ventrikels,
➤ AV-(Aterio-ventrikulärer)Septumdefekt,
➤ Ventrikelseptumdefekt,
➤ Vorhofseptumdefekt,
➤ Aortenisthmusstenose,
➤ Persistenz der linken V. cava superior,
➤ Fallot-Tetralogie,
➤ Lungenvenenfehlmündung,
➤ Hypertrophie des Myokards,
➤ Perikarderguss,
➤ Arrhythmien,
➤ Herztumoren,
➤ Ektopia cordis,
➤ Kardiomegalie,
➤ Kardiomyopathie sonstiger Genese.

Bei einer **diabetischen Fetopathie** können folgende Veränderungen – durch den Diabetes bedingt – auftreten:
➤ Hypertrophie des gesamten Myokards (Differenzialdiagnose: hypertrophe Kardiomyopathie),
➤ Perikarderguss im Zusammenhang mit einem Hautmantelödem,
➤ Kardiomegalie,
➤ Arrhythmien im Zusammenhang mit einer Kardiomegalie.

> Zu beachten ist, dass eine intrauterine Wachstumsretardierung – bei diabetischen Komplikationen möglich – eine Kardiomegalie vortäuschen kann. In diesen Fällen hilft die Biometrie von Herz und Thorax entscheidend.

■ Entbindung bei Diabetes mellitus

Von einer vorzeitigen Entbindung nur in Abhängigkeit von der Tatsache des Vorliegens eines Diabetes mellitus muss unbedingt abgeraten werden. Eine Terminierung der Geburt zum errechneten Geburtstermin ist anzustreben. Voraussetzungen hierfür sind ein komplikationsloser Schwangerschaftsverlauf sowie eine normoglykämische Einstellung der Schwangeren. Bei Komplikationen und/oder Anzeichen einer fetalen Gefährdung ist jedoch die vorzeitige Entbindung indiziert. In diesen Situationen ist großzügig von der Sektio Gebrauch zu machen. Hinsichtlich des Geburtsgewichts empfehlen wir eine Kaiserschnittentbindung bei einem sonographisch geschätzten Gewicht von ≥4000 g. Andere Autoren empfehlen eine geplante Sektio mit dem Ziel, eine Schulterdystokie zu vermeiden, und zwar bei einer geschätzten Makrosomie von 4500 g bei vorliegendem Diabetes. Aus Gründen der jederzeit möglichen akuten Plazentainsuffizienz sollte bei der schwangeren Diabetikerin der Termin nicht überschritten werden, sondern nach Terminüberschreitung alsbald eine konsequente Geburtseinleitung erfolgen. Lokal applizierbare Prostaglandine stellen gleichzeitig einen fetalen Belastungstest dar. Im Kreißsaal sind eine umfassende metabolische Überwachung der Mutter sowie eine kontinuierliche kardiotokographische Überwachung des Feten zu gewährleisten. Mit einer erhöhten Inzidenzrate für die Schulterdystokie ist vor allem beim makrosomen Feten zu rechnen. Vaginaloperative Entbindungsmethoden sind grundsätzlich nur vom Beckenboden aus und nicht von der Beckenmitte her durchzuführen. Die normoglykämische Stoffwechseleinstellung ist zum Schutz des Neugeborenen auch intra partum von Bedeutung. Anästhesiologischerseits kann großzügig die Periduralanästhesie empfohlen werden. Die Periduralanästhesie dient der mütterlichen Schmerzbekämpfung, vermindert hohe Blutdruckwerte und stellt für die Sektio ein geeignetes Anästhesieverfahren dar. Die Insulindosierung unter der Geburt beträgt etwa ein Drittel der vorangegangenen Tagesdosierung, wobei Kurzzeitinsulin allein oder in Kombination mit einem mittelfristigen Insulin appliziert wird. Die Blutglukosewerte werden 2-stündlich bestimmt. Parallel ist zur Steuerung eine Glukoseinfusion zu empfehlen. Insulineinzeldosen bewegen sich zwischen 2 und 8 IE.

■ Komplikationen bei Diabetes mellitus und Schwangerschaft im Zusammenhang mit einer inadäquaten Stoffwechseleinstellung

Gefahren für Mutter und Kind. Im ersten Trimenon können fetale Komplikationen wie Missbildungen und Abort vorkommen. Bei der Mutter besteht häufige Schockgefahr infolge einer Hypoglykämieneigung. Andererseits kommt es durch entsprechende Gegenregulationen zu Hyperglykämien. Weiterhin besteht die Neigung zu einer Hyperemesis. Im zweiten und dritten Trimenon ist insbesondere auf ein Polyhydramnion, eine hypertrophe Kardiomyopathie und eine Makrosomie (erhöhter Gewichts-Längen-Index) zu achten. Die akute Plazentainsuffizienz stellt eine fetale Notsituation dar und kann im überwachungsfreien Intervall zur Totgeburt führen. Bei der Mutter ist im zweiten und dritten Trimenon auf die Gefahr einer Pyelonephritis, einer Retinopathie und einer Nephropathie zu achten. Im Gegensatz zum ersten Trimenon (häufige Hypoglykämieneigung) kommt es im zweiten und dritten Trimenon häufiger zu einer Hyperglykämieneigung. Beim Typ-1-Diabetes ist auch häufiger mit einer EPH-Gestose zu rechnen. Das Kind spiegelt letztlich die Güte der mütterlichen Stoffwechseleinstellung wider. Missbildungen, diabetische Fetopathie, Makrosomie und Störungen der Entwicklung des Zentralnervensystems müssen soweit wie möglich vermieden werden. Eine konsequente Stoffwechseleinstellung führt nicht nur zur Senkung der perinatalen Mortalität, sondern auch zur Verbesserung der Morbidität. Im Institut für Diabetes, Karlsburg, lagen die letzten jährlichen Missbildungsraten zwischen 3 % und 6 %. Unter Beachtung des Grundsatzes der möglichst perikonzeptionellen strengen normoglykämischen Einstellung der Diabetikerinnen kommt die zu erwartende Missbildungsrate derjenigen von Kindern stoffwechselgesunder Schwangeren nahe, die bei etwa 1 % liegt. Wir unterscheiden zwischen Major- und Minor-Fehlbildungen. Major-Fehlbildungen definieren wir als solche mit sofortigen klinischen, chirurgischen, kosmetischen oder späteren physischen und psychischen Konsequenzen. Besonders Fehlbildungen des Herzens, des Skeletts und des Zentralnervensystems sowie kleinere Anomalien des Urogenitalsystems wurden im Perinatalzentrum für diabetische Mütter, Karlsburg, beobachtet. So lag der Anteil der Fehlbildungen des Herzens an den Major-Fehlbildungen bei >50 %.

Pathogenese der Missbildungen. In klinischen Untersuchungen und Tierexperimenten zur Pathogenese finden vor allem die Hyperglykämie, die Hypoglykämie, die Hyperketonämie, die Somatomedininhibitoren, die Osmolaritätsveränderungen und der gestörte Stoffwechsel der Spurenelemente neben der genetischen Prädisposition Beachtung. Trotz der mangelnden Kenntnis der genauen Pathogenese der Missbildungen wird der Hyperglykämie eine dominierende Bedeutung beigemessen. Im Alltag bedeutet dies regelmäßige Blutzuckerspiegel- und HbA$_1$-Wert-Kontrollen zur Einhaltung der angestrebten Wertebereiche (Blutzuckerspiegel: 3,3–6,6 mmol/l; HbA$_1$-Wert: <8,5 %) unter Beachtung eines zunehmenden Missbildungsrisikos mit erhöhten Werten im ersten Trimenon (HbA$_1$-Wert: >12 %). Die Risikogruppen des mütterlichen Diabetes in der Schwangerschaft nach White spielen hinsichtlich der Missbildungsraten kaum noch eine Rolle (Lucas et al., 1988).

Atemnotsyndrom. Bei einer guten Stoffwechselführung ist mit einem Atemnotsyndrom in 4–5 % der Fälle zu rechnen. Hyperglykämie und Hyperinsulinämie scheinen die fetale Lungenreife zu beeinträchtigen. So wurde gezeigt, dass Insulin die Kortisolwirkung auf die Produktion des Pneumozytenfaktors blockiert und damit indirekt die Surfactant-Synthese negativ beeinflusst (Adam 1978).

Diabetische Fetopathie. Phänotypische Merkmale der diabetischen Fetopathie sind Fettleibigkeit, Nackenfett, cushingoides Aussehen, tiefliegende halonierte Augen, Hirsutismus (volles schwarzes Haar, Behaarung auch im Bereich der Ohren und der Extremitäten), Plethora und Akromikrie (Aerts et al., 1988). Einige Autoren definieren die Makrosomie als ein Geburtsgewicht von >4000 g oder 4500 g, andere als ein auf die Schwanger-

schaftswoche bezogenes Geburtsgewicht über der 90. Perzentile. Die Ausprägung des Phänotyps wird besser durch den Gewichts-Längen-Index (Symmetrieindex) beschrieben. Der Gewichts-Längen-Index berechnet sich nach: (Körpergewicht : Körpergewicht der 50. Perzentile) : (Körperlänge : Körperlänge der 50. Perzentile). Die Korrelation des Index zu den potenziellen Morbiditäten der Neugeborenen diabetischer Mütter ist deutlicher als diejenige der Makrosomie und somit eventuell besser geeignet, besondere Risikogruppen zu erfassen. Ein Symmetrieindex von >1,2 ist ein prognostischer Indikator für eine spätere Adipositas im Kindes- und Erwachsenenalter. Zusätzlich spielt die Makrosomie eine Rolle als prädisponierender Faktor für geburtstraumatische Schädigungen vielfältiger Art. Somit spielt die Planung des Geburtsmodus eine besondere Rolle. Kriterien der neonatalen Morbidität sind Makrosomie (>90. Perzentile), Gewichts-Längen-Index (>1,2), Hyperbilirubinämie (ab 72 Stunden >240 μmol/l), Hypoglykämie (bis 72 Stunden <1,7 mmol/l, ab 72 Stunden <2,2 mmol/l), Hypokalzämie (<2,0 mmol/l), Hypomagnesiämie (<0,6 mmol/l) und eine Polyzythämie (Hämatokritwert von >70 %). Das hauptsächliche klinische Problem der Hypoglykämie des Neugeborenen liegt darin, dass sie selbst bei niedrigsten Werten bis <1 mmol/l meist asymptomatisch auftritt und nur bei systematischer Suche gefunden wird (sofortige Blutzuckerspiegelbestimmung des Neugeborenen nach der Geburt notwendig). Sicher ist, dass Hypoglykämien zu einer Beeinträchtigung des Gehirns führen können. Deshalb müssen eine intensive postnatale Überwachung, eine Kontrolle des Blutzuckerspiegels und gegebenenfalls die Behandlung erfolgen. Bei Neugeborenen diabetischer Mütter haben sich die orale Frühernährung mit 20 %iger Glukoselösung 2 Stunden post partum (bei unmittelbarer postpartaler Hypoglykämie in der ersten Lebensstunde) und die folgende Milchernährung zum Abfangen des initialen Blutzuckerspiegelabfalls bewährt (Dörner et al., 1997).

Die Langzeitprognose der Neugeborenen wird vom primären Zusammenspiel potenziell teratogen wirkender Einflüsse, ihrem zeitlichen Auftreten (Embryonalphase, Fetalphase) und den sekundären Konsequenzen geprägt. Neben offensichtlichen Störungen gilt es heute, die asymptomatischen Morbiditäten (z. B. Hypoglykämie, Hypokalzämie) mit der Gefahr eines Minimal Brain Damage nicht zu unterschätzen. Das genetische Risiko beim insulinabhängigen Diabetes (Typ 1) liegt zwischen 1 % und 5 %. Interessanterweise ist es bei Typ-1-Diabetes des Vaters doppelt so groß wie bei Erkrankung der Mutter. Bei Typ-2-Diabetes des Vaters oder der Mutter liegt das Risiko für die Nachkommen bei >30 %. Neben der Vererbung sind jedoch auch die intrauterine Schädigung und Überlastung des fetalen Inselzellapparats mit Degranulation und Fibrosierung sowie Herabsetzung der Replikationsfähigkeit zu beachten. Dementsprechend sind Nachkommen von Müttern mit gestörter Glukosetoleranz in der Schwangerschaft dafür auch später prädisponiert. Nachweise von Nabelschnurinsulinwerten und Inselzellantikörpern haben sich bisher für die Prognose nicht bewährt (Briese et al., 1995).

■ Gestörte Glukosetoleranz und Gestationsdiabetes

Definition. Der GDM ist definiert als eine erstmals in der Schwangerschaft aufgetretene oder diagnostizierte Glukosetoleranzstörung. Die Definition des Gestationsdiabetes schließt auch die Möglichkeit der Erstmanifestation eines Typ-1- oder Typ-2-Diabetes-mellitus oder anderer spezifischer Formen während der Schwangerschaft ein. Ebenso können bereits präkonzeptionell manifeste, aber bisher nicht diagnostizierte Fälle von Typ-2-Diabetes-mellitus vorkommen. Besonders bei Schwangeren mit einer Glukosetoleranzstörung im ersten Schwangerschaftsdrittel besteht die Möglichkeit eines präkonzeptionell unerkannten Diabetes mellitus.

Epidemiologie. Aufgrund der in den Mutterschaftsrichtlinien angegebenen Urinzuckerspiegelbestimmungen als Diabetessuchtest und dem damit verbundenen unzureichenden Gestationsdiabetes-Screening streuen die Angaben zur Häufigkeit des Gestationsdiabetes in Deutschland zwischen 1% und 3(–5)%. International schwanken die Angaben zur Häufigkeit des GDM von <1% bis 20%. Eine Häufigkeit des GDM von <2% ist unter Berücksichtigung von epidemiologischen Daten zur Häufigkeit von Glukosetoleranzstörungen und Diabetes mellitus im Reproduktionsalter nicht plausibel.

Ätiologie. Ein Gestationsdiabetes (GDM) resultiert aus einer gestörten Glukosetoleranz, die erstmals in der Schwangerschaft entdeckt wird. Ebenso wie die pubertäre Phase mit ihrem Inzidenz-Peak des insulinabhängigen Diabetes ist die Schwangerschaft eine mehr oder weniger starke Herausforderung für die metabolischen Systeme der werdenden Mutter. In der Gravidität kommt es zur Mobilisierung von Energiereserven mit dem Ergebnis einer erhöhten mütterlichen Glukosebelastung, begleitet von erhöhten Insulinspiegeln. Die ursächlichen Mechanismen für die erhöhte mütterliche periphere Insulinresistenz beim Gestationsdiabetes sind nicht endgültig geklärt. Gesunde B-Zellen reagieren unter steigendem Progesteronspiegel mit einer Hyperplasie und einer Hypergranulation und können diesen erhöhten Insulinbedarf ausgleichen. Die zellulären insulinstimulierten Glukosetransportraten sind beim Gestationsdiabetes aufgrund von Insulinrezeptor- und Postrezeptordefekten um 38–60% vermindert. Auch in der Leber ist während der Gravidität eine erhöhte Insulinresistenz nachzuweisen (Kohlhoff et al., 1990).

> Man findet bereits bei eingeschränkter Glukosetoleranz (Impaired Glucose Tolerance, IGT; Synonyme: Gestations-IGT bzw. GIGT, Borderline-GDM, milde Gestationshyperglykämie bzw. MGH), das heißt bei nur einem erhöhten Wert im Glukosetoleranztest, eine dem GDM vergleichbare fetale Morbidität.

Weitere Entwicklung. Nach Schwangerschaften mit GDM besteht ein Risiko von 50% für das erneute Auftreten einer Glukosetoleranzstörung in der folgenden Schwangerschaft (Lang et al., 1990). Frauen mit durch-

gemachtem GDM haben 10 Jahre postpartal ein Risiko von 40–50%, einen manifesten Diabetes mellitus – meist vom Typ 2 – zu entwickeln. Das Risiko, nach Schwangerschaften mit GDM einen manifesten Diabetes mellitus zu entwickeln, ist erhöht bei einem Blutglukosespiegelnüchternwert von >95 mg/dl (>5,3 mmol/l) kapillär bzw. >105 mg/dl (>5,8 mmol/l) im venösen Plasma während der Schwangerschaft, Insulinpflichtigkeit, Diagnose des GDM vor der 24. Schwangerschaftswoche, einem GDM in einer früheren Schwangerschaft, eingeschränkter Glukosetoleranz im postpartalen oGTT und Übergewicht. Nach einer Langzeitstudie entwickeln innerhalb von 16 Jahren 47% der ehemaligen Schwangerschaftsdiabetikerinnen einen manifesten Diabetes mellitus bzw. eine pathologische Glukosetoleranz. Somit ist ein Gestationsdiabetes-Screening in der Schwangerschaft auch für die Prognose des Diabetes mellitus insgesamt von Bedeutung (Nagy 1993).

Late Onset autoimmune Diabetes (LADA)

Schätzungsweise jeder 3. jüngere Patient mit neu entdecktem, zunächst nicht insulinpflichtigem Diabetes leidet an einem Late Onset autoimmune Diabetes (LADA). Hinter einem Gestationsdiabetes kann sich diese Diabetesform verbergen. Auch 35- bis 55-Jährige erkranken relativ häufig an einem Autoimmundiabetes. Klinisch sieht das Bild zunächst wie ein Typ-2-Diabetes mit ungewöhnlich früher Manifestation aus. Die Betroffenen sind jedoch meist auffallend schlank und nicht übergewichtig wie echte Typ-2-Diabetiker mit Insulinresistenz, denn im Gegensatz zu ihnen weisen sie einen absoluten Insulinmangel auf. Allerdings scheint die durch Autoimmunprozesse verursachte Zerstörung der B-Zellen bei LADA-Patienten langsamer zu verlaufen als bei Jugendlichen Typ-1-Diabetikern, sodass sie sich vorübergehend durchaus mit Diät und oralen Antidiabetika einstellen lassen. Aber schon nach 1–2 Jahren werden viele dann letztlich doch insulinpflichtig. Bedeutsam ist die Diagnose der Autoimmunerkrankung mit eingeschränkter Insulinreserve, um eine frühzeitige Insulintherapie zu beginnen. Die Bestimmungen von zytoplasmatischen Inselzellantikörpern sowie Antikörpern gegen Glutamatdecarboxylase liefern wichtige Hinweise. Es gibt Hinweise, dass LADA-Patienten von einer sofortigen Insulintherapie profitieren. Diese Ausführungen entsprechen noch nicht dem Standard zur Vorgehensweise eines diagnostizierten Gestationsdiabetes, könnten aber wichtige differenzialdiagnostische Hinweise liefern.

Diagnostik des Gestationsdiabetes

Bedeutung des GDM. Gestationsdiabetesdiagnostik und -therapie sind weitestgehend standardisiert (Schäfer-Graf 2001). Die Bedeutung des Gestationsdiabetes-Screening hinsichtlich Senkung perinataler Morbidität und Mortalität ist in allen gynäkologisch-geburtshilflichen Publikationsorganen immer wieder dargestellt worden. Eine Aufnahme dieses Screening-Programms in die Mutterschaftsrichtlinien ist dringend erforderlich. Nach einer Studie ist ein Gestationsdiabetes die dritt-

Tabelle 19.**4** Body Mass Index der Bevölkerung nach Altersgruppen (Frauen), Ergebnis des Mikrozensus vom April 1999 (Quelle: Statistisches Bundesamt 2001)

Alter (Jahre)	Personen mit Angaben zu Körpergröße und Körpergewicht (mal 1000)	Davon mit einem Body Mass Index (kg/m²) von (Angaben in Prozent)			
		<18,5	18,5–25	25–30	≥30
18–25	2 221	12,9	73.7	10,5	3,0
25–35	4 226	6,1	70,7	17,1	6,1
35–45	4 565	3,6	64,8	22,6	8,9
45–55	3 876	2,0	53,5	31,6	12,8
55–65	4 476	1,5	44,5	38,0	15,9
65–75	3 455	1,5	40,0	40,9	17,5
≥75	2 946	4,0	51,9	34,5	9,6
Insgesamt	**25 765**	**3,9**	**56,4**	**28,7**	**11,0**

häufigste Ursache eines intrauterinen Fruchttodes. Es wird vermutet, dass in etwa einem Drittel aller Fälle eines ungeklärten Fruchttodes ein Gestationsdiabetes als Ursache anzunehmen ist. Nach Untersuchungen an der Grazer Frauenklinik ist die perinatale Mortalität bei Schwangeren mit einer Glukosetoleranzstörung etwa 6-mal höher als bei Rhesusinkompatibilität und 300-mal höher als bei Toxoplasmose.

Risikofaktoren. Grundvoraussetzung für eine effiziente Betreuung der diabetischen Schwangeren ist eine Sensibilisierung für die Diagnosestellung des Gestationsdiabetes als bisher unterschätztes Risiko. In der nachfolgenden Übersicht sind wesentliche Risikofaktoren aufgeführt.

Übersicht

Gestationsdiabetes – Risikofaktoren, die einen oralen Glukosetoleranztest mit 50 g Glukose (50-g-oGTT) notwendig machen

- anamnestische Risikofaktoren: vorausgegangene Geburtsgewichte von >4000 g, habituelle Aborte, intrauteriner Fruchttod, Frühgeburten, Diabetes mellitus in der Familie, Fehlbildungen
- Schwangerschaftsbefund: Hydramnion, sonographisch diagnostizierte fetale Makrosomie, Glukosurie, Alter über 30 Jahren, Adipositas, exzessive Gewichtszunahme in der Schwangerschaft, rezidivierende Harnwegsinfekte, schwangerschaftsinduzierte Hypertonie, Soorinfektionen

---

Diagnostisches Vorgehen. Aufgrund der anamnestischen Belastungsfaktoren sowie erhobener Schwangerschaftsbefunde, die Symptome eines Gestationsdiabetes darstellen können bzw. im Zusammenhang mit demselben zu betrachten sind, muss eine gestörte Glukosetoleranz immer mit einem oralen Glukosetoleranztest (oGTT) ausgeschlossen werden. Der 50-g-oGTT ist in der Gravidität am besten verträglich. Bei einem Zusammentreffen von Glukosurie und Übergewicht (Entwicklung des Übergewichts: Tabelle 19.**4**) können 69 % der Schwangeren mit einem Gestationsdiabetes ermittelt werden. Besteht ne-

ben der Glukosurie zusätzlich noch eine familiäre Belastung, werden 72 % der Schwangeren mit einem bis dahin unerkannten Gestationsdiabetes erfasst. Liegen die Risikomerkmale „Glukosurie", „Heredität" und „Übergewicht" vor, beträgt die Aufdeckungsquote sogar 76 %.

Screening des Gestationsdiabetes

Die Diagnose des Gestationsdiabetes wird durch den oralen Glukosetoleranztest gestellt. Die Kriterien zur Beurteilung des Tests sind international nicht einheitlich. Derzeit wird in Europa überwiegend der 50-g-oGTT bzw. der 75-g-oGTT und in den USA der 100-g-oGTT durchgeführt. In Deutschland wurden Diskussionen über ein generelles Screening bei allen schwangeren Frauen oder darüber, das Screening nur bei vorhandenen Risikofaktoren (Multiparität, Übergewicht, Zustand nach Geburt makrosomer Kinder, Makrosomie, genetische Disposition, Alter über 30 Jahre, Hydramnion, Zustand nach intrauterinem Fruchttod oder nach Aborten) durchzuführen, zugunsten eines generellen Screenings entschieden. Bei einem durchgeführten Screening ist mit einer Häufigkeit des Gestationsdiabetes bzw. der gestörten Glukosetoleranz von 5–10 % zu rechnen. Dennoch gehört ein generelles Gestationsdiabetes-Screening-Programm noch nicht zum Standard. Der Zeitpunkt für die Durchführung des oGTT ist der Abschnitt zwischen der 24. und der 28. Schwangerschaftswoche (die Kapazität des Inselorgans wird in dieser Zeit physiologischerweise schon stark beansprucht, und es bleibt noch genügend Zeit für eine sinnvolle, dem Hyperinsulinismus des Feten entgegenwirkende Therapie). Entsprechend den aktuellen Empfehlungen der „Deutschen Gesellschaft für Gynäkologie und Geburtshilfe" und der „Deutschen Diabetesgesellschaft", die 2001 in Anlehnung an die Empfehlung der „American Diabetes Association" herausgegeben wurden, erfolgt ein generelles Screening in der 24.–28. Schwangerschaftswoche mit einem 50-g-oGTT bzw. ein risikoadaptiertes Screening bereits im ersten Trimenon, das in der 24.–28. Schwangerschaftswoche wiederholt wird, initial mit einem 75-g-oGTT. Der weitere Ablauf diagnostischer und therapeutischer Maßnahmen ist aus Abb. 19.**2** und Abb. 19.**3** zu entnehmen.

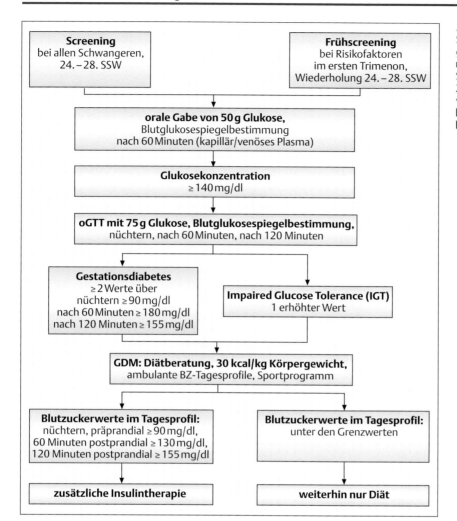

Abb. 19.2 Gestationsdiabetes-Screening unter Berücksichtigung des oralen Glukosetoleranztests mit 50 g Glukose (nach Schäfer-Graf u. Kleinwechter, 2001). SSW = Schwangerschaftswoche, oGTT = oraler Glukosetoleranztest, GDM = Gestationsdiabetes, BZ = Blutzucker.

Frühzeitige Diagnostik bei Risikofaktoren für einen Gestationsdiabetes

Risikofaktoren. Bei Vorliegen von mindestens einem der folgenden Risikofaktoren für einen GDM sollte der oGTT schon im ersten Trimenon der Schwangerschaft durchgeführt werden:

➤ Übergewicht (Body Mass Index vor der Schwangerschaft von ≥27,0 kg/m²),
➤ Diabetes bei Eltern/Geschwistern,
➤ Gestationsdiabetes in einer vorangegangenen Schwangerschaft,
➤ Zustand nach Geburt eines Kindes mit einem Gewicht von ≥4500 g,
➤ Zustand nach Totgeburt,
➤ schwere kongenitale Fehlbildungen in einer vorangegangenen Schwangerschaft,
➤ habituelle Abortneigung (≥3 Fehlgeburten hintereinander).

Bei unauffälligem Ergebnis in dieser Risikogruppe ist eine Wiederholung des oGTT zwischen der 24. und der 28. Schwangerschaftswoche angezeigt. Bei erneut unauffälligem Resultat soll der oGTT letztmalig zwischen

Tabelle 19.5 Kriterien für Screening und Diagnose* des Gestationsdiabetes

Plasma-glukosespiegel	Screening-Test als oraler Glukosetoleranztest mit 50 g Glukose	Diagnostischer Test als oraler Glukosetoleranztest mit 100 g Glukose
Nüchtern	–	≥105 mg/dl (≥5,8 mmol/l)
Nach 1 Stunde	≥140 mg/dl (≥7,8 mmol/l)	≥190 mg/dl (≥10,6 mmol/l)
Nach 2 Stunden	–	≥165 mg/dl (≥9,2 mmol/l)
Nach 3 Stunden	–	≥145 mg/dl (≥8,1 mmol/l)

* Die Diagnose des Gestationsdiabetes gilt als gesichert, wenn 2 der im venösen Plasma gemessenen Blutglukosewerte überschritten werden (von der „National Diabetes Data Group", NDDG, im Jahre 1979 modifizierte Kriterien von O'Sullivan und Mahan, in Übereinstimmung mit den Empfehlungen der „American Diabetes Association", ADA, aus dem Jahre 1979 und des „American College of Obstetricians and Gynecologists", ACDG, aus dem Jahre 1994).

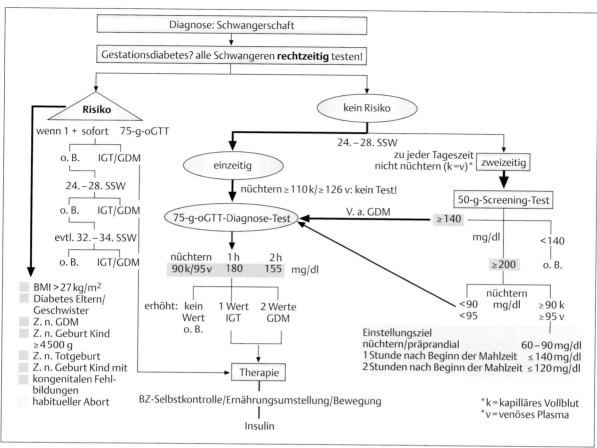

Abb. 19.**3** Gestationsdiabetes-Screening unter Berücksichtigung einer differenzierten Anwendung des oralen Glukosetoleranztests mit 50 g und 75 g Glukose (nach Schäfer-Graf u. Kleinwechter, 2001). 75-g-oGTT = oraler Glukosetoleranztest mit 75 g Glukose, IGT = Impaired Glucose Tolerance, GDM = Gestationsdiabetes, SSW = Schwangerschaftswoche, BMI = Body Mass Index, Z.n. = Zustand nach, V.a. = Verdacht auf, BZ = Blutzucker.

der 32. und der 34. Schwangerschaftswoche wiederholt werden.

oGTT. Zusätzlich soll bei Glukosurie in der Frühschwangerschaft, Neuauftreten von Glukosurie zu einem späteren Zeitpunkt oder/und diabetesspezifischen Symptomen (Durst, Polyurie, Gewichtsabnahme unklarer Ursache) baldmöglichst ein diagnostischer oGTT durchgeführt bzw. wiederholt werden, wenn der letzte oGTT mehr als 4 Wochen zurückliegt. Ein diagnostischer oGTT ist auch bei erstmalig festgestellter Makrosomie des Feten zur Ursachenklärung erforderlich. 50-g-, 75-g- und 100-g-oGTT sind in den Tabellen 19.**5**, 19.**6** und 19.**7** dargestellt.

Tabelle 19.**6** Oraler Glukosetoleranztest mit 75 g Glukose (75-g-oGTT) – Wann liegt ein Gestationsdiabetes vor? (nach Schäfer-Graf 2001)

Messzeitpunkt	Kapilläres Vollblut	Venöses Plasma
Nüchtern	≥90 mg/dl (≥5,0 mmol/l)	≥95 mg/dl (≥5,3 mmol/l)
Nach 1 Stunde	≥180 mg/dl (≥10,0 mmol/l)	≥180 mg/dl (≥10,0 mmol/l
Nach 2 Stunden	≥155 mg/dl (≥8,6 mmol/l)	≥155 mg/dl (≥8,6 mmol/l)

Tabelle 19.**7** Einteilung der Glukosetoleranz anhand der Blutzuckerwerte im kapillären Vollblut vor und nach Gabe von 50 g Glukose (oraler Glukosetoleranztest mit 50 g Glukose)

Blutzuckerspiegel	Normale Glukosetoleranz	Grenzwertig pathologischer Befund	Pathologischer Befund
Nüchtern	<4,7 mmol/l	4,7–5,5 mmol/l	>5,5 mmol/l
Nach 1 Stunde	<7,5 mmol/l	7,5–8,8 mmol/l	>8,8 mmol/l
Nach 2 Stunden	<5,8 mmol/l	5,8–7,1 mmol/l	>7,1 mmol/l

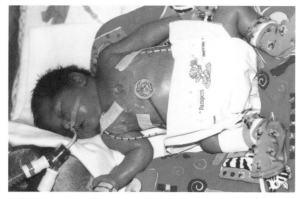

Abb. 19.**4** Diabetische Fetopathie in der 33. Schwangerschaftswoche bei nicht erkanntem Gestationsdiabetes; Geburtsgewicht: 2700 g.

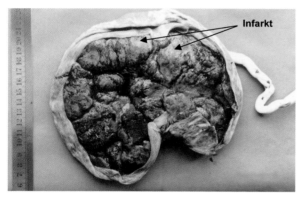

Abb. 19.**5** Plazenta bei diabetischer Fetopathie in der 33. Schwangerschaftswoche und nicht erkanntem Gestationsdiabetes; histologisch dissoziierte Reifestörung und peripher ältere Infarkte, Nabelschnur mit relativ englumigen Gefäßen.

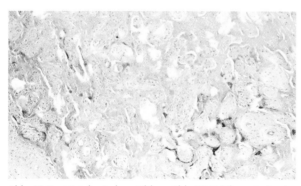

Abb. 19.**6** Histologisches Bild zu Abb. 19.**5** (Plazenta in der 33. Schwangerschaftswoche bei Gestationsdiabetes); chronischer Infarkt: Zottennekrose mit Einblutungen.

Tabelle 19.**8** Blutzuckerspiegeleinstellung bei Gestationsdiabetes (nach Schäfer-Graf 2001)

Einstellungsziel	Kapilläres Vollblut	
	(mg/dl)	(mmol/l)
Nüchtern/Präprandial	60–90	3,3–5,0
1 Stunde postprandial	≤140	≤7,8
2 Stunden postprandial	≤120	≤6,7

Ein nicht erkannter GDM geht mit einer hohen fetalen Morbidität und Mortalität einher (Abb. 19.**4** bis 19.**6**).

■ Therapie – Diät oder Insulin

Therapeutisches Vorgehen. Im Anschluss an einen 50-g-oGTT mit 2 Werten im pathologischen Bereich bildet an der Universitätsfrauenklinik Rostock ein Blutzucker-Tag-Nacht-Profil (TNP) mit 9 Einzelbestimmungen (4 postprandiale Werte) die Grundlage weiterer Therapieentscheidungen. Bei einem mittleren Blutglukosewert von >5,5 mmol/l ist eine Insulintherapie indiziert, ebenso bei 2 Werten der Blutglukosekonzentration von >6,8 mmol/l während eines Tag-Nacht-Profils. Coustan (1991) propagiert eine prophylaktische Insulintherapie bei allen Patientinnen mit gestörter Glukosetoleranz. Die Arbeitsgruppe um Weiss (1988) macht die Therapie von der Stoffwechsellage des Feten abhängig, die durch die Insulinbestimmung im Fruchtwasser ab der 28. bis 30. Schwangerschaftswoche beurteilt wird. Die Blutglukosespiegelkontrollen erfolgen nüchtern und postprandial (Tabelle 19.**8**). Postpartal sollten jährlich Verlaufskontrollen erfolgen (Tabelle 19.**9**).

Orale Antidiabetika. Das Biguanidpräparat Metformin (z. B. Glucophage), die Disaccharidasehemmstoffe Acarbose (Glucobay) und Miglitol (Diastabol) sowie die Thiazolidinedione, so genannte „Glitazone" oder „Insulin-Sensitizer", Rosiglitazone (Avandia) und Pioglitazone (Actos) sind während Schwangerschaft und Stillzeit kontraindiziert.

■ Literatur

1. Abel HT, Fünfhausen H, Junke C,Meder S:Die Hypoglykämie der Neugeborenen – 1.Mitteilung. Dt Gesundh-Wesen. 1989;39:978–82.
2. Adam HT. Basis of aberrant fuel metabolism in infants of diabetic mothers. In: Johnson M, ed. The diabetic pregnancy and its outcome. Symposium on perinatal and developmental medicine, Colorado. 1978;13:23–32.
3. Aerts L, Sodoyez-Goffaux F, Sodoyez JC, Malaisse WJ, Van Assche FA: The diabetic intrauterine milieu has a long-lasting effect on insulin secretion by B cells and on insulin uptake by target tissues. Am J Obstet Gynecol. 1988;159:1287–92.
4. Bartelheimer H, Kloos H. Die Auswirkungen des experimentellen Diabetes auf Gravidität und Nachkommenschaft. Z Ges Exp Med. 1952;119:246–65.
5. Bercu BB, Daimond FB. Regulation of growth hormone secretion. Pediatrician. 1987;14:94–108.
6. Bernardis LL, Bellinger LL. The lateral hypothalamic area revisited: Neuroanatomy, body weight regulation, neuroendocrinology and metabolism. Neuroscience and Biobehavioural Reviews. 1993;17:141–93.
7. Bibergeil H. Diabetes mellitus: Ein Nachschlagewerk für die diabetologische Praxis, 3. Aufl. Jena: Fischer; 1989.
8. Briese V, Müller H, Stiete H. Cholesterol, HDL-Cholesterol, Triglyzeride und β-Lipoprotein in der diabetischen Schwangerschaft. Zentralbl Gynäkol. 1995;117:17–22.
9. Briese V. Diabetes und Schwangerschaft. Arzneimitteltherapie in der Frauenheilkunde. Friese K, Melchert F. Wiss. Verlagsgesellschaft mbH Stuttgart, 2002.

Tabelle 19.**9** Postpartaler oraler Glukosetoleranztest – Bewertung der Ergebnisse (oraler Glukosetoleranztest mit 75 g Glukose) (nach Schäfer-Graf 2001)

Messzeitpunkt	Kapilläres Vollblut (mg/dl)	(mmol/l)	Venöses Plasma (mg/dl)	(mmol/l)	Bewertung
Nüchtern	<100	<5,5	<110	<6,0	normaler Befund
	100–109	5,6–5,9	110–125	6,1–6,9	gestörte Glukosetoleranz
	≥110	≥6,0	≥126	≥7,0	Diabetes mellitus
Nach 2 Stunden	≤140	≤7,8	≤140	≤7,8	normaler Befund
	140–199	7,9–11,0	140–199	7,9–11,0	gestörte Glukosetoleranz
	≥200	≥11,1	≥200	≥11,1	Diabetes mellitus

10. Cabello G, Wrutniak C. Thyroid hormone and growth: relationships with growth hormone effects and regulation. Reprod Nutr Dev. 1989;29:387–402.
11. Coustan DR. Management of gestational diabetes. Clin Obstet Gynecol. 1991;34:558–64.
12. Cowett RM, Schwartz R. The infant of diabetic mothers. Pediatr Clin North Am. 1982;29:1213–31.
13. Cryer PE. Glucose counterregulation: prevention and correction of hypoglycemia in humans. Am J Physiol. 1993;27:149–55.
14. Csaba I, Domino E, Angyal I, Szilagyi A. Serienuntersuchungen zur frühen Erkennung der Kohlenhydratstoffwechselstörung in der Schwangerschaft. In: Weiss PAM, Hrsg. Kohlenhydratstoffwechsel in der Schwangerschaft. Wien: Maudrich; 1987: 70–5.
15. Dahl-Jorgensen K, Joner G, Hanssen KF. Relationship between cow's milk consumption and incidence of insulin dependent diabetes mellitus in childhood. Hormone Research. 1991;35:47.
16. Dörner G. Hormone dependent brain development and preventive medicine.In: Dörner G, McCann SM, Martini L, eds. Systemic hormones, neurotransmitters and brain dvelopment. Basel: Karger; 1986:17–27.
17. Dörner G. Hormones and brain differentiation. Amsterdam, New York, Oxford: Elsevier; Oxford,1976.
18. Dörner G, Plagemann A. Perinatal Hyperinsulinism as possible predisposing factor for diabetes mellitus, obesity and enhanced cardiovascular risk in later life. Horm Metab Res. 1994;26:213–221.
19. Dörner G, Steindel E, Kohlhoff R, et al. Further evidence for preventive therapy of insulin-dependent diabetes mellitus (ITDM) in later life. Exp Clin Endocrinol. 1985;86:129–40.
20. Dörner G, Steindel E, Thoelke H, Schliack V. Evidence for decreasing prevalence of diabetes mellitus in childhood apparently produced by prevention of hyperinsulinism in the fetus and newborn. Exp Clin Endocrinol. 1984;84:134–42.
21. Eisenbarth GS. Molecular aspects of the etiology of type I diabetes mellitus. J Diab Comp. 1993;7:142–50.
22. Everett WD. Screening for Gestational Diabetes: An analysis of Health Benefits and Costs. Am J Prev Med. 1989;5:38–43.
23. Freinkel N. Diabetic embryopathy and fuel – mediated organ teratogenesis: Lessons from animal models. Horm Metabol Res. 1988;20:463–536.
24. Greco P, Loverro G, Selvaggi L. Does gestational diabetes represent an obstetrical risk factor? Gynecol Obstet Invest. 1994;37:242–45.
25. Häusler MCH, Weiss PAM, Hofmann HMH. Die Risiken des Gestationsdiabetes. Arch Gynecol Obstet. 1989;245:278–92.
26. Johannsson CJ, Ludvigsson U, Samuelsson U. A high weight gain early in life is associated with an increased risk of insulin dependent diabetes mellitus. Diabetologia. 1993;36(Suppl 1):97.

27. Keller RJ, Eisenbarth GS, Jackson RA. Insulin prophylaxis in individuals at high risk of type I diabetes. Lancet. 1993;341:927–28.
28. Kerler B. Untersuchungen zum Inhalt und zur Durchführung eines Screeningprograms mit dem Ziel der Erfassung von Störungen des Glukosestoffwechsels in der Schwangerschaft an der Universitätsfrauenklinik Rostock in den Jahren 1990 bis 1992. Promotion A der Medizinischen Fakultät der Universität Rostock; 1996.
29. Kitzmiller JL. Macrosomia in infants of diabetic mothers: Characteristics, causes, prevention. In: Iovanovic L, Peterson HM, Fuhrmann K, eds. Diabetes and pregnancy. New York: Praeger; 1987:85–119.
30. Kohlhoff R, Dörner G. Perinatal hyperinsulinism and perinatal obesity as risk factors for hyperinsulinaemia in later life. Exp Clin Endocrinol. 1990;96:105–8.
31. Kühl K, Andersen O. Pathophysiological background for gestational diabetes. In: Weiss PAM, Hrsg. Kohlenhydratstoffwechsel in der Schwangerschaft. Wien: Maudrich; 1987:3–9.
32. Lampeter EF, Kolb H. Prävention des Typ I-Diabetes mit Nikotinamid – Gründe und experimenteller Ansatz. In: Federlin K, Hrsg. Diabetes und Immunologie – eine wechselseitige Beziehung. Hoechst: Aktuelles Wissen; 1993:89–90.
33. Lang U, Künzel W. Maternale Blutglukose als Screening für Kohlenhydrattoleranzstörungen in der Schwangerschaft. Gynäkologe. 1990;23:303–6.
34. Langer O, Rodriguez DA, Xenakis EMJ, McFarland MB, Berkus MD, Arredondo F. Intensified versus conventional magement of gestational diabetes. Am J Obstet Gynecol. 1994;170:1036–47.
35. Lucas A, Boyes S, Bloom SR, Aynsley-Green A. Metabolic and endocrine responses to a milk feed in six day old term infants: Differences between breast and cow's milk formula feeding. Acta Paed Scand. 1981;70:195–200.
36. Lucas A, Morley R, Cole TJ. Adverse neurodevelopmental outcome of neonatal hypoglycaemia. Br Med J. 1988;297:1304–8.
37. Martin FIR. The diagnosis of gestational diabetes. Med J Aust. 1991;155:112.
38. Metzger BE. Fetaler Hyperinsulinismus bedingt Langzeitstörungen bei Nachkommen diabetischer Mütter. Med-Report. 1993;3:6.
39. Nagy G. Studies on carbohydrate metabolism in physiological pregnancy. Zentralbl Gynäkol. 1993;115:41–5.
40. Pettitt DJ, Aleck KA, Baird HR, Carraher MJ, Bennett PH, Knowler WC. Congenital susceptibility to NIDDM. Role of intrauterine environment. Diabetes. 1988;37:622–8.
41. Pettitt DJ, Bennett PH, Knowler WC. Gestational diabetes mellitus and impaired glucose tolerance during pregnancy. Long term effects on obesity and glucose tolerance in the offspring. Diabetes. 1985;34(Suppl 2):119–23.
42. Rifkin H, Colwell JA, Taylor SI. Diabetes. Washington: Elsevier; 1991.

43. Salmenpera L, Perheentupa J, Siimes MA. Effect of feeding regimen on blood glucose levels and plasma concentrations of pancreatic hormones and gut regulatory peptides at 9 month of age: Comparison between infants fed with milk formula and infants exclusively breast fed from birth. J Paed Gastroenterology Nutrition. 1988;7:651–6.

44. Schäfer-Graf U, Kleinwechter H. Diabetes in der Schwangerschaft. AG Diabetes und Schwangerschaft der DDG. Frauenarzt 42, 2001; Nr. 10.

45. Semmler K, Semmler S, Steindel E, Lambeck M, Minkwitz HG. Die Früherfassung des Gestationsdiabetes – ein Faktor zur Senkung der perinatalen Mortalität und Morbidität. Zentralbl Gynäkol. 1990;112:697–705.

46. Schröder W. Gestationsdiabetes – Ein unterschätztes Risiko? Z Geburtsh Perinatol. 1991;195:82–5.

47. Silverman BL, Rizzo T, Green OC, et al. Long-term prospective evaluation of offspring of diabetes mothers. Diabetes. 1991;40:121–5.

48. Singhi S. Effect of maternal intrapartum glucose therapy on neonatal blood glucose levels and neurobehavioral status of hypoglycemic term newborn infants. J Perinat Med. 1988;16:217–23.

49. Stiete S. Die neonatale Morbidität von Neugeborenen diabetischer Mütter in Abhängigkeit vom Management der mütterlichen Stoffwechseleinstellung während der Gravidität – Ein Kohortenvergleich. Inauguraldissertation, Ernst-Moritz-Arndt-Universität Greifswald; 1994.

50. Stiete S, Stiete H. Diabetes und Schwangerschaft – Babys auch postnatal überwachen. Therapiewoche. 1993;43:2260–71.

51. Stiete H, Stiete S, Jährig D, Briese V, Willich SN. Risikogruppen Neugeborener diabetischer Mütter in Abhängigkeit von ihrem somatischen Outcome und der mütterlichen diabetischen Stoffwechsellage in der Schwangerschaft. Z Geburtsh Neonatol. 1995;199:156–62.

52. Sunehag A, Berne C, Lindmark G, Ewald U. Gestational diabetes – perinatal outcome with a policy of liberal and intensive insulin therapy. Ups J Med Sci. 1991;96:185–98.

53. Toumilehto JT, Pedor A, Reunanen I, et al. Comparison of incidence of IDDM in childhood between Estonia and Finland 1980–1988. Diabetes Care. 1991;14:982–4.

54. Virtanen SM, Räsänen L, Aro A, et al. Infant feeding in Finnish children <7 year of age with newly diagnosed IDDM. Diabetes Care. 1991;4:415–7.

55. Weiss PAM. Gestational diabetes: A survey and the Graz approach to diagnosis and therapy. In: Weiss PAM, Coustan DR, eds. Gestational diabetes. Wien, New York: Springer; 1988:1–55.

56. Weiss PAM, Hofmann HMH. Zum Risiko des Gestationsdiabetes. Aktuel Endokrinol Stoffwechsel. 1988;9:168–71.

57. Zavaroni K, Bonora E, Pogliara M, et al. Risk factors for coronary artery disease in healthy persons with hyperinsulinaemia and normal glucose tolerance. N Engl J Med. 1989;320:702–6.

19.2 Weitere endokrine Erkrankungen in der Schwangerschaft

M. Bolz

■ Einleitung

Bei endokrinologischen Erkrankungen in der Schwangerschaft muss immer beachtet werden, dass Folgen sowohl für die Schwangere und den Feten als auch für beide auftreten können. Häufig sind der Diagnostik und Therapie wegen der Schwangerschaft Grenzen gesetzt. Andererseits können einige Erkrankungen der Mutter, z. B. eine Hypothyreose, ohne Therapie weitreichende Folgen für das Ungeborene haben. Endokrinologische Erkrankungen in der Schwangerschaft fallen in einen Grenzbereich von Diagnostik und Therapie in verschiedenen Fachgebieten (Geburtshilfe, internistische Endokrinologie, Nephrologie, bildgebende Radiologie und andere). Die interdisziplinäre Betreuung im Zentrum mit entsprechender Erfahrung ist anzustreben.

Hormone. Die Koordination der zahlreichen Funktionen verschiedener Gewebe und Organsysteme des Menschen obliegt 2 Systemen, dem Nervensystem und den Hormonen. Hormone sind chemische Signale, die in speziellen Geweben produziert werden und über die Blutbahn zu entsprechenden Erfolgsorganen gelangen. Dort werden Stoffwechselvorgänge, Wachstumsprozesse und spezifische Organfunktionen gesteuert. Darüber hinaus sind so genannte parakrine System bekannt, bei denen z. B. Gewebehormone durch Diffusion zu ihren Erfolgszellen in der Umgebung gelangen. Hormone als regulative Signale sind in Regelkreise eingebunden und dienen als Vermittler zwischen zentralen Steuerungszentren und periphere Organen. Gemäß einem Regelkreis sind Feedback-Mechanismen vorhanden, die über eine positive oder negative Rückkopplung den Kreislauf steuern. In der Regel herrscht ein negatives Feedback vor, das heißt dass aus den hormonaktiven Organen sezernierte Hormone, z. B. Schilddrüsenhormone, über eine Rückkopplung auf die Hypopyhse die Freisetzung des glandotropen Hormons bremsen. LH, FSH, TSH und HCG (siehe Tabelle 19.**10**) weisen große biochemische Ähnlichkeiten auf. Dadurch erklären sich Kongruenzen im Wirkprofil. Störungen des Glukosestoffwechsels (Diabetes mellitus, Schwangerschaftsdiabetes) sowie Erkrankungen des Hypophysenvorderlappens (Prolaktinom, Hyperprolaktinämie) und der Schilddrüse zählen auch außerhalb der Schwangerschaft zu den häufigen Erkrankungen hormonell aktiver Organe, sodass hier umfangreiche Erfahrungen hinsichtlich Diagnostik, Verlauf und Therapie während der Schwangerschaft vorliegen. Dieser Aspekt trifft für Erkrankungen des Hypophysenhinterlappens (Diabetes insipidus), der Nebenniere (Cushing-Syndrom, Morbus Cushing, Hyperaldosteronismus, Phäochromozytom) sowie der Nebenschilddrüse (Hyperparathyreoidismus) nicht zu. Bei Erkrankungen der genannten hormonfreisetzenden bzw. -bildenden Organe treten Schwangerschaften relativ selten auf. Die Infertilität ist erhöht, und letztlich kann im Vergleich zu den oben genannten hormonellen Störungen auf weit geringere Erfahrungen, insbesondere in therapeutischer Hinsicht, zurückgegriffen werden (Hague 2001).

Hormone der Plazenta. Die Plazenta ist an der Schnittstelle zwischen Mutter und Fet als großes endokrinologisch wirksames Organe anzusehen. Aus der Plazenta werden zahlreiche Hormone, Wachstumsfaktoren, Eiweiße, Gewebehormone und andere Signale freigesetzt (Tabelle 19.**11**). Zwischen den Hormonen der Plazenta und den mütterlichen hormonellen Regulationsvorgängen bestehen enge Zusammenhänge.

Tabelle 19.**10**   Hypophysenvorderlappenhormone, Hormone der Plazenta (Auswahl)

Hormon	Abkürzung	Kette	Molare Masse	Zahl der Aminosäurenreste
Thyreoideastimulierendes Hormon	TSH	α, β	10 800, 13 000	96 (R), 113 (R)
Luteinisierendes Hormon	LH	α	10 000	89 (H)
Interstitial Cell-stimulating Hormone	ICSH	β	12 800	120 (R)
Follikelstimulierendes Hormon	FSH	α, β	34 000, 34 000	200 (H)
Choriongonadotropin	HCG	α, β	10 200, 14 900	92 (H), 139 (H)
Adrenokortikotropes Hormon	ACTH	–	4 500	39 (H)
Wachstumshormon	STH	–	22 000	190 (H)
Luteotropes Hormon (Prolaktin)	–	–	22 500	198 (R)
Humanes Plazentalaktogen	HPL	–	22 300	191 (H)

H = Mensch, R = Rind

Tabelle 19.**11**   Sekretion aus der Plazenta

Steroide	Peptide/ Proteine	Wachstumsfaktoren	Neuropeptide/ Hormone	Zytokine	Prostaglandine
• Östradiol • Östron • Östriol • Progesteron	• HCG • HPL • ACTH • Relaxin	• Inhibin • Aktivin • Follistatin • TGF-β • EGF • IGF • IGFBP • FGF • VEGF • thrombozytenab-hängiger Wachs-tumsfaktor	• Oxytocin • GnRH • GnRH/Somatostatin • CRF • β-Endorphin • Enkephalin • Dynorphin • β-Lipotropin • Neuropeptide Y	• IL 1, 2, 6, 8 • IF α, β, γ • TNF α • LIF-1 • CSF-1	• GE • PGF 2α

TGF = Transforming Growth Factor, EGF = Epidermal Growth Factor, IGF = Insuline-like Growth Factor, IGFBP = Insuline-like Growth Factor-Binding Protein, FGF = Fibroblast Growth Factor, VEGF = Vascular Endothelial Growth Factor, GnRH = Gonadotropin-Releasing-Hormon, CRF = Corticotropin-Releasing-Hormon, IL = Interleukin, IF = Interferon, TNF = Tumornekrosefaktor, LIF = Leukemia Inhibitory Factor, CSF = Colonization Factor, PGF = Prostaglandin F

Übersicht

Vereinfachte Darstellung hormoneller Regelkreise
- zentrale Einflüsse ↓ ↓ ↓
- Hypothalamus ↓
- hypophyseotrope Hormone (Releasing-Hormon, Inhibiting-Hormon) ↓
- Hypophyse (Adenohypophyse: Hypophysenvorderlappen, HVL; Pars intermedia, Neurohypophyse; Hypophysenhinterlappen, HHL) ↓
- glandotrope Hormone ↓
- peripheres Erfolgsorgan (z. B. Ovarien, Nebennieren, Schilddrüse) ↓
- periphere Hormone (z. B. 17-β-Östradiol, Kortisol, Levothyronin)

Literatur

1. Hague WM. Drugs in pregnancy. Endocrine disease (including diabetes). Best Pract Res Clin Obstet Gynaecol. 2001;15:877–9.

■ Hypophyse

Erkrankungen der Hypophyse zählen zu den häufigen endokrinologischen Erkrankungen. Daher ist auch in der Schwangerschaft prinzipiell immer die Möglichkeit einer solchen Erkrankung zu beachten. Durch die Möglichkeiten der Reproduktionsmedizin besteht heute die Chance, auch bei diesen Erkrankungen die Geburt eines gesunden Kindes zu erreichen.

In der Schwangerschaft können die ständig ansteigenden plazentaren Östrogenspiegel die Hypophyse stimulieren und ein Adenomwachstum implizieren. Durch konsequente medikamentöse Therapie kann das Risiko unerwünschter Folgen für die Schwangere und damit letztlich für den Feten minimiert werden. Die medikamentöse Therapie mit Bromocriptin gilt als bewährtes Behandlungskonzept bei Prolaktinomen, gelangt aber auch bei Akromegalie zur Anwendung. Allerdings ist bei Akromegalie häufig ein schlechteres Ansprechen zu registrieren. Bei Akromegalie kommen auch Somatostatananaloga zur Anwendung, wobei die Sicherheit ihrer Anwendung in der Schwangerschaft nicht unumstritten ist. Die umfangreichsten klinischen Erfahrungen in der medikamentösen Therapie liegen beim pituitär bedingten Cushing-Syndrom vor (Bronstein 2002).

Literatur

1. Bronstein MMD, Salgado LR, de Castro Musolino NR. Medical management of pituitary adenomas: the special case of management of the pregnant women. Pituitary. 2002;5:99–107.

Erkrankungen des Hypophysenvorderlappens

Prolaktin – Hyperprolaktinämie, Prolaktinom

Physiologie. Prolaktin ist zu den phylogenetisch ältesten Hormonen zu rechnen. Dieses Proteohormon ist durch folgende Eigenschaften charakterisiert:
➤ Zusammensetzung aus 198 Aminosäuren und 3 Disulfidbrücken,
➤ Molekulargewicht von 22 000–23 000 Dalton.

Das Hormon wird im Hypophysenvorderlappen (HVL) gebildet (azidophile, laktotrophe Zellen). Es ist davon auszugehen, dass etwa 20–30 % der HVL-Zellen laktotroph sind. Im Unterschied zu anderen HVL-Hormonen steht Prolaktin unter überwiegend inhibitorischer Kontrolle durch einen prolaktininhibierenden Faktor (PIF). Dabei muss als wichtigster inhibierender Faktor der Prolaktinfreisetzung der Neurotransmitter Dopamin angesehen werden. Gleichsinnig wirkt Acetylcholin. Ein Prolaktin-Releasing-Faktor (PRF) im eigentlichen Sinn konnte bisher nicht sicher nachgewiesen werden. Zumindest ist bekannt, dass Endorphine und Serotonin die Prolaktinausschüttung stimulieren. Die Freisetzung von Prolaktin erfolgt episodisch, nächtliche Peaks werden beobachtet. Stress sowie körperliche Anstrengungen können ebenfalls eine verstärkte Prolaktinausschüttung bedingen. Zahlreiche Hormone bzw. Medikamente können die Prolaktinfreisetzung beeinflussen (Tabelle 19.**12**).

Tabelle 19.**12**   Einfluss verschiedener Hormone bzw. Medikamente auf die Prolaktinsekretion

Prolaktinspiegelanstieg	Prolaktinhemmung
• TRH (Thyreotropin-Releasing-Hormon) • Östrogen • Oxytocin • Medikamente (siehe Tabelle 19.**14**) • endogene Opiate	• Dopaminagonisten

Tabelle 19.**13**   Serumprolaktinkonzentrationen während der Schwangerschaft (in ng/ml)

Schwangerschaftsabschnitt	Mittelwert (Streuung)
Erstes Trimenon	30 (7–70)
Zweites Trimenon	60 (20–450)
Drittes Trimenon	120 (36–600)
Geburtstermin	200 (50–600)

Physiologische Prolaktinwirkung.

➤ Mammogenese: Prolaktin wirkt bei Menschen (Säugetieren) vor, während und nach der Pubertät mammotrop. Entwicklung und Differenzierung der Brustdrüse werden stimuliert. Dabei sind aber auch Östrogene, Progesteron und Kortisol beteiligt. In der Schwangerschaft werden durch die Plazenta große Mengen Östradiol und Progesteron gebildet. Dadurch wird die Brustdrüse auf die Laktation vorbereitet, gleichzeitig aber die laktogene Prolaktinwirkung gehemmt. Somit erklärt sich, warum in der Schwangerschaft trotz hoher Prolaktinspiegel keine Milchbildung auftritt.
➤ Laktogenese und Galaktopoese: Postpartal kommt es zum raschen Absinken der Spiegel der von der Plazenta produzierten Sexualsteroide. Prolaktin wirkt an der Brustdrüse, und die Laktation beginnt. Über den Saugreiz des Kindes wird die Ausschüttung von Prolaktin aus dem HVL gefördert.
➤ Postpartale Anovulation: Entscheidend ist nicht die Dauer der einzelnen Stillperioden, sondern die Stillfrequenz.
➤ Progesteronsynthese im Ovar.
➤ Prolaktinrezeptoren wurden auch an anderen Organen nach gewiesen, z. B. in der Nebenniere. Somit erklärt sich eine Hyperandrogenämie, mitunter verbunden mit der klinischen Symptomatik bei Hyperprolaktinämie.

In der Schwangerschaft kommt es zu Veränderungen der Hypophyse. Die ständig steigenden Östrogenspiegel bedingen eine Hyperplasie der laktotrophen Zellen. Die durchschnittliche Gewichtszunahme des HVL in der Schwangerschaft beträgt etwa 30 %. Der Hypophysenhinterlappen (HHL) ist nicht betroffen. Darüber hinaus ist eine Hypertrophie der genannten Zellen zu registrieren. Es resultiert ein kontinuierlicher Prolaktinspiegelanstieg während der Gravidität. Um den Geburtstermin herum können die Prolaktinwerte bis zu 20 fach erhöht sein (Tabelle 19.**13**).

Pathophysiologie. Der Hyperprolaktinämie kommt eine weitreichende Bedeutung zu. Dabei spielt die Ursache zunächst keine Rolle. Wenn ein Anstieg des Prolaktinspiegels eintritt, resultieren charakteristische Veränderungen im Zyklus der Frau.

▬▬▬▬▬▬▬▬▬▬▬▬▬| Übersicht |▬▬▬▬▬▬▬▬▬▬▬▬▬

Folgen einer Prolaktinspiegelerhöhung

Prolaktinspiegel ↑

↓

Beeinflussung von LH und FSH (Pulsatilität der Freisetzung verlangsamt, Amplitude abgeflacht)

↓

ovarielle Funktionsstörung (Corpus-luteum-Insuffizienz, Anovulation, Oligo-/Amenorrhö, Sterilität, Galaktorrhö)

Weil eine Hyperprolaktinämie zu den häufigen **Sterilitätsursachen** zählt, sollte bei unerfülltem Kinderwunsch immer danach gefahndet werden. Andererseits müssen Patientinnen darauf aufmerksam gemacht werden, dass bei Therapie einer Hyperprolaktinämie mit Amenorrhö eine Schwangerschaft ohne erneute Regelblutung eintreten kann. In diesem Zusammenhang muss die Kombination zwischen einer (latenten) Hypothyreose, einer Hyperprolaktinämie und einer Sterilität erwähnt werden. Bei einer Schilddrüsenunterfunktion sinkt der Serumspiegel der freien Schilddrüsenhormone (fT_3, fT_4 – biologisch wirksame Form) ab. Dadurch unterbleibt das negative Feedback auf den HVL sowie den Hypothalamus. Es resultieren hohe Thyreotropin-Releasing-Hormon-(TRH-)Spiegel. Dadurch kann eine Stimulation der Prolaktinsekretion vermittelt werden, die ihrerseits eine ovarielle Funktionsstörung nach sich zieht. Bei Sterilitätsproblematik muss also immer eine Bestimmung der freien Schilddrüsenfunktionsparameter sowie des TSH-Wertes erfolgen. Weitere Details der Schilddrüsendiagnostik sollen an dieser Stelle nicht erörtert werden.

Übersicht

Zusammenhang zwischen Schilddrüsenfunktionsstörung und Hyperprolaktinämie

Schilddrüsenunterfunktion
↓
Spiegel von fT_3 und fT_4 ↓
TRH-Spiegel ↑
↓
Prolaktinspiegel ↑

Ursachen der Hyperprolaktinämie. Grundsätzlich ist eine physiologische (Schwangerschaft, Laktation) von einer pathologischen Hyperprolaktinämie abzugrenzen. Eine pathologische Prolaktinsekretion lässt sich auf verschiedene Ursachen zurückführen:

➤ Prolaktinproduzierender Tumor (**Prolaktinom**): Mikroprolaktinom (Durchmesser: <10 mm; Prolaktinspiegel: <200 ng/ml), Makroprolaktinom (Durchmesser: >10 mm; Prolaktinspiegel: >200 ng/ml). Aus der Höhe des Prolaktinspiegels lässt sich nur bedingt auf die Größe eines Prolaktinoms schließen. Insbesondere zystische Adenome korrelieren häufig mit einem niedrigen Prolaktinspiegel. Prolaktinome zählen zu den häufigsten hormonaktiven Tumoren überhaupt. Sie sind in der Regel benigne und bilden keine Metastasen. Maligne Hypophysenadenome sind Raritäten. Probleme entstehen durch Wachstum und Verdrängung von Nachbarorganen. Prolaktinome sind bei Kindern und Jugendlichen selten (etwa 50 Fälle in Deutschland in den vergangenen 20 Jahren), fallen hier aber früh durch Wachstums- und Pubertätsstörungen auf. Makroadenome werden überwiegend bei Männern beobachtet.
➤ Enthemmungshyperprolaktinämie: Durch Druck auf den Hypophysenstiel und die dort verlaufenden Portalgefäße entfällt die hypothalamische Kontrolle des HVL durch PIF. Ursächlich sind supraselläre Tumoren (z. B. Kraniopharingeome) bzw. Tumoren der Schädelbasis (z. B. Sarkoidose, Morbus Hodgkin) zu nennen.
➤ Stimulation durch Medikamente (Tabelle 19.**14**), Stress,
➤ Hypothyreose (siehe oben).

Tabelle 19.**14**   Prolaktinfreisetzung durch Medikamente (Auswahl)

Medikament/Wirkstoff	Pathophysiologischer Mechanismus
α-Methyldopa	Interferenz mit der Dopaminsynthese
Reserpin	Entleerung der Dopaminspeicher
Neuroleptika, z. B. Phenothiazin	Blockade von Dopaminrezeptoren
Benzamide (Metoclopramid, Sulpirid)	Beeinflussung des Neurotransmitterstoffwechsels
Antidepressiva	Beeinflussung des Neurotransmitterstoffwechsels
Antihistaminika (H_1-, H_2-Rezeptoren-Blocker)	Beeinflussung des Neurotransmitterstoffwechsels
Methadon, Morphin	direkte Stimulation der Prolaktinsekretion
Östrogene	Stimulation von Prolaktinsynthese und -sekretion

Klinik. Die Symptome bzw. klinischen Folgen einer Hyperprolaktinämie bei der Frau sind:
➤ Zyklusstörungen,
➤ Anovulation,
➤ Galaktorrhö,
➤ Sterilitätsproblematik,
➤ Androgenisierungserscheinungen (Hirsutismus, Akne).

Wenn ein **Prolaktinom** vorliegt, können entsprechend seiner Größe und Lokalisation weitere klinische Folgen zu beobachten sein:
➤ Kopfschmerzen,
➤ Beeinträchtigung des Gesichtsfeldes,
➤ im Ausnahmefall Hirndrucksymptomatik.

Die beiden letztgenannten Symptome treten in der Regel nur bei Makroprolaktinomen auf.

Diagnostik. Eine Indikation zur Überprüfung des Prolaktinspiegels bzw. zur weiterführenden Diagnostik besteht bei folgenden klinischen Problemen:
➤ Zyklusanomalien, Corpus-luteum-Insuffizienz, Oligo-/Amenorrhö, Sterilitätsproblematik;
➤ Erkrankungen der weiblichen Brust mit/ohne Galaktorrhö;
➤ Androgenisierungserscheinungen der Haut.

Über die diagnostischen Schritte informiert Tabelle 19.**15**.

Im Rahmen der Laborbestimmung des Prolaktinspiegels ist zu beachten, dass Prolaktin in verschiedenen Isoformen vorkommt, die sich durch unterschiedliche Bioaktivitäten auszeichnen. Diese Tatsache muss bei auffälligen Diskrepanzen zwischen klinischem Bild und immunreaktivem Prolaktin berücksichtigt werden (Gambino et al. 1999).

Tabelle 19.**15**   Diagnostik bei Verdacht auf Hyperprolaktinämie bzw. Prolaktinom

Diagnostische Maßnahme	Hinweise
Prolaktinspiegelbestimmung im Serum	Bestimmung morgens nach ausreichendem Nachtschlaf der Patientin, zwischen 8 und 10 Uhr, möglichst stressfrei (z. B. vorher keine Mammapalpation)
Spiegel von fT_3, fT_4 und TSH im Serum	–
eventuell Basaltemperaturmessung	bei Kinderwunsch zum Ausschluss/Nachweis der Anovulation
genaue Medikamentenanamnese!	–
bei Galaktorrhö: Zytologie!, Mammasonographie, eventuell Mammographie	Ausschluss eines Milchgangpapilloms! – insbesondere bei einseitiger Sekretion in bis zu 10 % Malignität
Magnetresonanztomogramm der Hypophyse zum Prolaktinomausschluss/-nachweis	Röntgenaufnahme der Sella obsolet! Computertomographie möglich, aber: geringeres Auflösungsvermögen, Strahlenbelastung
Perimetrie, insbesondere bei Prolaktinomnachweis Überprüfung der gesamten HVL-Funktion	z. B. kombinierter HVL-Test zum Ausschluss einer Hypophyseninsuffizienz (internistisches Konsil!)

Tabelle 19.**16**   Dopaminagonisten zur Behandlung der Hyperprolaktinämie

Präparat (Generikum)	Handelsnamen	Dosierung (mg)	Einnahmeintervall	Bemerkungen
Bromocriptin	Pravidel, Kirim	1,25–30	1- bis 3-mal/Tag	maximale Erfahrungen
Lisurid	Dopergin, Cuvalit	0,2–2,6	2- bis 3-mal/Tag	Alternative zu Bromocriptin
Quinagolid (CV 205–502)	Norprolac	0,075–0,75	einmal/Tag	Dopaminagonist der zweiten Generation
Cabergolin	Dostinex	0,25–1,0	2- bis 4-mal/Woche	Dopaminagonist der zweiten Generation
Metergolin	Liserdol	4–16	3-mal/Tag	Dopaminagonist, partieller Serotoninantagonist, nur bei mäßig ausgeprägter Hyperprolaktinämie indiziert
Pergolid	Parkotil	0,05–0,25	einmal/Tag	in Deutschland nur für Morbus Parkinson zugelassen

Therapie. Vor Beginn einer Therapie muss zunächst das Behandlungsziel definiert werden. Bei einer Patientin im fertilen Alter besteht, unabhängig von einem eventuellen Kinderwunsch, das Ziel, die sekundäre Ovarialinsuffizienz durch Normalisierung des Prolaktinspiegels einer Restitutio ad integrum zuzuführen. Nach Wiedereinsetzen ovulatorischer Zyklen normalisiert sich der Östrogenspiegel. Positive Effekte auf den Knochen- und Gefäßstoffwechsel sind zu erwarten. Eine eventuelle Hyperandrogenämie wird günstig beeinflusst. Prolaktinbedingte Veränderungen der Brust (z. B. Galaktorrhö, Mastopathie) verschwinden. Nach der Menopause ist die Behandlung nach der klinischen Situation zu indizieren. Es gibt Hinweise darauf, dass sich eine Hyperprolaktinämie nach der Menopause bzw. nach einer Schwangerschaft normalisiert. Ein Grund dafür dürfte im abfallenden Östrogenspiegel zu suchen sein (Karunakaran et al. 2001). Grundsätzlich muss bei der Therapie die Ursache der Hyperprolaktinämie beachtet werden. Eine Korrektur einer Hypothyreose ist anzustreben. Prolaktinstimulierende Medikamente sind kritisch zu indizieren und gegebenenfalls abzusetzen oder „auszuwechseln".

Therapie der ersten Wahl, auch beim Prolaktinom, ist der Einsatz von Dopaminagonisten (Tabelle 19.**16**); damit wird in fast allen Fällen eine Normalisierung des Prolaktinspiegels bzw. eine Verkleinerung des Prolaktinoms erzielt.

Ein **operatives Vorgehen** ist in folgenden Fällen zu diskutieren bzw. indiziert:
➤ gegenüber Dopaminagonisten therapierefraktäre Makroprolaktinome,
➤ (Makro-)Prolaktinome mit neurologisch-ophthalmologischen Komplikationen,
➤ supraselläre bzw. nichtprolaktinproduzierende Hypophysentumoren (Rebar 1999).

In der komplexen Fragestellung des operativen Vorgehens ist eine interdisziplinäre Entscheidungsfindung unumgänglich (Neurochirurg, internistischer Endokrinologe, Augenarzt, Radiologe, Gynäkologe und andere).

Die **Bestrahlung** ist nur im Ausnahmefall nach erfolgloser Operation und/oder erfolgloser medikamentöser Therapie zu diskutieren und sollte während einer medikamentösen Therapiepause erfolgen (Landolt u. Lomax 2000).

Grundsätzlich wird der Dopaminagonist einschleichend, beginnend mit einer niedrigen Dosierung, appliziert. Nebenwirkungen sind zu beachten (z. B. Hypotonie, Übelkeit und andere). Dadurch wird bisweilen die Compliance ungünstig beeinflusst. Eine Verbesserung der Situation wird durch die abendliche Tabletteneinnahme erreicht. Die Verträglichkeit der Dopaminagonisten der zweiten Generation kann insgesamt als günstiger eingeschätzt werden. Dopaminagonisten wirken ausgesprochen effektiv. In etwa 85 % der Fälle wird eine Verkleinerung des Prolaktinoms bis zum völligen Verschwinden des Tumors in der bildgebenden Diagnostik beobachtet.

Auch bei **Kindern und Jugendlichen** sind Prolaktinhemmer als Therapie der Wahl anzusehen (Colao et al. 1998).

Die **Therapiekontrolle** orientiert sich an der klinischen Situation:
➤ zunächst wöchentlich bis zum Erreichen eines normalen, konstanten Prolaktinspiegels, dann alle 3 Monate;
➤ Magnetresonanztomographiekontrolle beim Makroadenom nach 4 Wochen, dann jährlich (bei Prolaktinkonstanz kann auf weitere jährliche Kontrollen verzichtet werden);
➤ bei bekanntem Gesichtsfelddefekt großzügigere Magnetresonanztomographiekontrolle, weil eventuell eine Operationsindikation besteht.

Kontraindikationen für Dopaminagonisten sind:
➤ Erkrankungen, die mit Dopaminantagonisten behandelt werden (z. B. Neuroleptika bei Schizophrenie oder affektiven depressiven Psychosen),
➤ Behandlung gastrointestinaler Motilitätsstörungen z. B. mit Metoclopramid.

Wenn eine Schwangerschaft unerwünscht ist, kommen folgende **kontrazeptive Maßnahmen** in Betracht:
➤ reines Gestagenpräparat (jedoch mitunter Blutungsstörungen),
➤ niedrigdosiertes Kontrazeptivum als Östrogen-Gestagen-Kombination (Ethinylestradiol stimuliert die laktotrophen Zellen des HVL bzw. ein Prolaktinom; bei Wiederauftreten einer Galaktorrhö und/oder Kopfschmerzen ist der Prolaktinspiegel zu überprüfen),
➤ Intrauterinpessar,
➤ Kondom.

Betreuung während der Schwangerschaft. Es besteht kein Grund, bei vorhandenem Prolaktinom von einer Schwangerschaft abzuraten. Der unerwünschte Eintritt einer Schwangerschaft bei Behandlung einer Hyperprolaktinämie stellt keine Indikation zum Abbruch aus medizinischer Sicht dar. Bei Patientinnen, die eine Dopaminagonistentherapie wegen der Nebenwirkungen nicht tolerieren, kann eine Ovulationsinduktion durch eine pulsatile GnRH-Behandlung erreicht werden.

Die **Therapie vor Eintritt einer Schwangerschaft** folgt den oben genannten Grundsätzen. Mit Feststellung einer Schwangerschaft soll die medikamentöse Thera-

pie mit einem Dopaminagonisten ausgesetzt werden. Dies gilt insbesondere für Mikroprolaktinome. Das Risiko eines weiteren Prolaktinomwachstums nach Absetzen der Therapie wird mit 2 % angegeben (Molitch 1998). Unter der Behandlung mit Bromocriptin wurde eine Verkleinerung eines Prolaktinoms in bis zu 27 % der Fälle angegeben, bei gleichzeitiger Größenzunahme in 27 % Prozent der Fälle. In 45 % der Fälle war keine bildgebend nachweisbare Veränderung zu beobachten. Teratogene Effekte der medikamentösen Behandlung (Bromocriptin, Cabergolin) sind nicht bekannt (Mah u. Webster 2002). Ebenso existieren keine Hinweise für eine höhere Abortrate. Insofern besteht auch keine Indikation zur invasiven Pränataldiagnostik wegen der genannten Therapie (Cannavo et al. 1999). Wenn präkonzeptionell Cabergolin zur Anwendung kommt, wird von einzelnen Autoren empfohlen, die Therapie einen Monat vor der geplanten Konzeption zu beenden (Colao et al. 1998).

Überwachung des Prolaktinoms. Durch die plazentaren Östrogene wird ein vorhandenes Prolaktinom stimuliert. Wegen der bereits physiologisch vorhandenen Hyperprolaktinämie in der Schwangerschaft (siehe oben) ist eine Kontrolle des Prolaktinspiegels im Serum wenig aussagekräftig. Bei klinischem Verdacht auf eine erneute Prolaktinomaktivität (z. B. Kopfschmerzen, Sehstörungen, Brustbeschwerden) bestehen prinzipiell 2 Möglichkeiten:
➤ Magnetresonanztomographiekontrolle der Hypophyse oder
➤ erneute Dopaminagonistentherapie ex juvantibus.

Regelmäßige **Gesichtsfeldkontrollen** (mindestens alle 3 Monate) werden empfohlen.

 Bei Sehstörungen ist immer die Möglichkeit einer Präeklampsie als häufigere Ursache zu bedenken.

Bei **Makroprolaktinomen** beträgt das Wachstumsrisiko nach Aussetzen der Therapie in der Schwangerschaft etwa 23 %, weshalb in diesen Fällen eine Beendigung der Dopaminagonistenbehandlung nicht ratsam ist (Molitch 1999). Bei Makroprolaktinomen ist eine individuell abgestimmte Therapie, eventuell auch eine Operation, interdisziplinär (siehe oben) vor (!) der geplanten Schwangerschaft festzulegen. Über die erfolgreiche Behandlung von Makroprolaktinomen mit Cabergolin während der Schwangerschaft wurde berichtet (Liu u. Tyrrell 2001). Wegen möglicher Komplikationen seitens des Makroprolaktinoms sollte eine Induktion der fetalen Lungenreife mit Glukokortikoiden (z. B. 2-mal 12 mg Celestan intravenös im Abstand von 24 Stunden) großzügig erfolgen.

Die **Geburt** kann normal am Termin erfolgen. Bei (neurologischen, ophthalmologischen) Prolaktinomkomplikationen ist im Einzelfall auch die indizierte Geburt/primäre Kaiserschnittentbindung zu überlegen. Insbesondere bei Makroprolaktinomen kann im Einzelfall die iatrogene Frühgeburt erforderlich sein. Bei absehbarer Frühgeburt sollte vor der 34. vollendeten

Schwangerschaftswoche die fetale Lungenreifeinduktion mit Glukokortikoiden erfolgen.

Es besteht kein Grund, auf das **Stillen** des Neugeborenen zu verzichten. Allerdings wurde beschrieben, das beim Prolaktinom eine geringere Milchleistung zu verzeichnen ist.

Die **Nachsorge** im bzw. nach Abschluss des Wochenbetts muss sich an der individuellen klinischen Situation orientieren. Bei unauffälligem klinischen Verlauf sollte erst nach Beendigung der Stillperiode eine Überprüfung des Prolaktinspiegels erfolgen. Dann muss im Regelfall wieder mit der Dopaminagonistentherapie begonnen werden. Die Nachsorge wird durch eine Perimetrie vervollständigt.

Literatur

1. Badawy SZ, Marziale LC, Rosenbaum AE, Chang JK, Joy SE. The long-term effects of pregnancy and bromocriptine treatment on prolactinomas – the value of radiologic studies. Early Pregnancy. 1997;3:306–11.
2. Cannavo S, Curto L, Squadrito S, Almoto B, Vieni A, Trimarchi F. Cabergoline: a first-choice treatment in patients with previously untreated prolactin-secreting pituitary adenoma. J Endocrinol Invest. 1999;22:354–9.
3. Colao A, Loche S, Cappa M, et al. Prolactinomas in children and adolescents. Clinical presentation and long term follow-up. J Clin Endocrinol Metab. 1998;83:2777–80.
4. Deutsche Gesellschaft für Endokrinologie, Hrsg. Rationelle Diagnostik in der Endokrinologie. Stuttgart, New York: Thieme; 1993:14–6.
5. Deutsche Gesellschaft für Endokrinologie, Hrsg. Rationelle Therapie in der Endokrinologie. Stuttgart, New York: Thieme; 1997:9–15.
6. Gambino GM, Beck-Peccoz P, Borgato S, Faglia G, Spada A, Persani L. Bioactivity and glycosylation of circulating prolactin various physiological and pathological conditions. Pituitary, 1999;2:225–31.
7. Karunakaran S, Page RC, Wass JA. The effect of the menopause on prolactin levels in patients with hyperprolactinaemia. Clin Endocrinol (Oxf). 2001;54:295–300.
8. Landolt AM, Lomax N. Gammma knife radiosurgery for prolactinomas. J Neurosurg. 2000;93:14–8.
9. Liu C, Tyrrell JB. Successful treatment of a large macroprolactinoma with cabergoline during pregnancy. Pituitary. 2001;4:179–85.
10. Mah PM, Webster J. Hyperprolactinemia: etiology, diagnosis and management. Semin Reprod Med. 2002;20:365–74.
11. Molitch ME. Pituitary diseases in pregnancy. Semin Perinatol. 1998;22:457–70.
12. Molitch ME. Management of prolactinomas during pregnancy. J Reprod Med. 1999;44:1121–6.
13. Rebar RW. Following patients under treatment for hyperprolactinämia. J Reprod Med. 1999;42:1100–4.

Akromegalie

Definition. Die vermehrte Sekretion von Wachstumshormon (STH) verursacht im Wachstumsalter Gigantismus, im Erwachsenenalter Akromegalie.

Physiologie und Pathophysiologie. Anzahl, Dauer, Amplitude und Regelmäßigkeit des Peaks des weiterhin episodisch sezernierten Wachstumshormons sind gestört. Dafür kommen 3 Ursachen infrage:
➤ häufig wachstumshormonproduzierender Hypophysentumor,

➤ selten paraneoplastische Produktion von STH-RH (Growth Hormone releasing Hormone), z. B. bei Pankreastumor,
➤ extrem selten ektope STH-Produktion.

Bedingt durch den Tumor im Bereich der Hypophyse können andere HVL-Funktionen gestört werden und Funktionsstörungen von Gonaden, Schilddrüse und Nebennieren bedingen.

Klinik. Der Wachstumshormonexzess stimuliert insbesondere das Breitenwachstum. Es kommt typischerweise zu charakteristischen Veränderungen an den Akren und den Extremitäten. Makroglossie, Kardiomegalie, Hepatomegalie und Struma sind typische klinische Erscheinungen. Das Risiko für Kolonschleimhautpolypen und das Auftreten eines Kolonkarzinoms ist erhöht. Typische endokrinologisch-metabolische Veränderungen sind Diabetes mellitus und Zyklusanomalien. Weitere Symptome können sein: Hypertonus, Schwitzen, Kopfschmerzen, Schlafapnoe, Schnarchen, Libido- und Potenzstörungen, Zahndehiszenz, Gelenk- und Skelettschmerzen sowie ein Karpaltunnelsyndrom.

Diagnostik. Das charakteristische klinische Bild lässt bereits an die Akromegalie denken. Unverzichtbar in der Diagnostik ist die Bestimmung von STH und IGF-1 im Serum. IGF-1 wird in der Leber unter dem Einfluss von STH gebildet, weist eine lange Halbwertszeit auf und dient somit als indirekter Parameter. Ein einmalig normal bestimmter STH-Spiegel (1–5 µg/l) schließt eine Autonomie nicht aus. Auch hohe basale Spiegel (bis 50 µg/l und höher bei jungen Menschen) beweisen eine autonome STH-Sekretion nicht. Entscheidende Bedeutung für den Nachweis einer autonomen Sekretion kommt dem Glukosesuppressionstest zu. Nach oraler Zufuhr von 75–100 g Glucose erfolgt die STH-Bestimmung im Abstand von 30 Minuten über insgesamt 3 Stunden. Dabei ist für den Ausschluss einer autonomen STH-Sekretion mindestens ein STH-Spiegel-Wert von <1 µg/l erforderlich. Der Glukosesuppressionstest ist in der Schwangerschaft nicht kontraindiziert und kann erforderlichenfalls als 75-g-oGTT (oraler Glukosetoleranztest mit 75 g Glukose) zur Überprüfung des Kohlenhydratstoffwechsels mitgenutzt werden. Es ist zu beachten, dass bei Schwangeren mit Diabetes mellitus, insbesondere bei schlechter Stoffwechselführung, erhöhte STH-Konzentrationen vorkommen können. Der Spiegel des IGF-1 ist bei Diabetes mellitus eher niedrig, bei Akromegalie hingegen erhöht. Weitere spezielle diagnostische Maßnahmen sind der Insulinhypoglykämietest und der kombinierte LH-/RH- und TRH-Test zur Überprüfung der anderen HVL-Funktionen. Diese Untersuchungen sind Gegenstand spezieller endokrinologischer Abteilungen und nicht der Geburtshilfe. Methode der Wahl zur Lokalisationsdiagnostik eines Hypophysentumors ist die Magnetresonanztomographie.

Betreuung während der Schwangerschaft. Das Zusammentreffen von Akromegalie und Schwangerschaft ist ausgesprochen selten. Durch die Beeinflussung anderer HVL-Funktionen durch das STH-produzierende Adenom resultieren in der Regel ein hypogonadotroper Hypogonadismus, Oligo-/Amenorrhö und Infertilität; die Spontanabortrate ist höher (Betea et al. 2002). Begleitend kann eine Enthemmungshyperprolaktinämie durch Druck des Adenoms auf den Hypophysenstiel mit Blockade des hypophysären Pfortadersystems und damit von Dopamin auftreten. Eine Konzeption tritt in der Regel erst nach Therapie der Akromegalie ein. Komplikationen können durch das östrogenstimulierte Adenomwachstum hervorgerufen werden. Dadurch können folgende Problem auftreten:

➤ Einblutung in das Adenom,
➤ Beeinträchtigung des Gesichtsfeldes durch Druck auf das Chiasma opticum.

Die Behandlung folgt den gleichen Grundsätzen wie außerhalb der Schwangerschaft.

Die Therapie der ersten Wahl ist die transsphenoidale **Operation** des Tumors vor oder in der Frühschwangerschaft (Jan u. Destrieux 2000), wobei Tumorgröße und -lokalisation limitierende Faktoren darstellen. Die Heilungsrate wird mit 35–75 % angegeben.

Weitere Therapieansätze sind in der Anwendung von Dopaminagonisten (Bromocriptin, Lisurid – relative Kontraindikation), Somatostatinanaloga und STH-Rezeptor-Antagonisten zu sehen. Somatostatinanaloga (Octreotid, Depotsandostatin) bedürfen einer strengen Indikationsstellung in der Schwangerschaft, denn ausreichende Erfahrungen bei der Anwendung am Menschen liegen nicht vor. Nutzen und Risiken sind sorgfältig gegeneinander abzuwägen. Die Anwendung scheint aber sicher zu sein (Fassnacht et al. 2001). Dopaminagonisten müssen in höherer Dosierung als beim Prolaktinom gegeben werden. Die medikamentöse Behandlung gelangt meist nach erfolgloser operativer Intervention zur Anwendung (Schopohl u. Gutt 2001). In Einzelfällen ist eine Radiatio zu diskutieren.

Aus den oben genannten Gründen sollte die Therapie bei Akromegalie möglichst vor Eintritt einer Schwangerschaft erfolgen. Bei einigen Patientinnen wurde eine Verschlechterung der Akromegalie berichtet. Andererseits sind auch erfolgreiche Schwangerschaftsverläufe bekannt. Bei der gesunden Schwangeren nimmt die Anzahl der STH-produzierenden Zellen im HVL ab. Die STH-Spiegel sind normalerweise niedrig und ändern sich während der Schwangerschaft nicht. Der hypoglykämische Stimulationsreiz ist fast vollständig unterdrückt. Bei autonomer STH-Sekretion resultiert wegen der gesteigerten Insulinresistenz eine diabetische Stoffwechsellage mit einem höheren Gestationsdiabetesrisiko, weil das Wachstumshormon als Insulinantagonist wirkt und somit die Glukosetoleranz verschlechtert. Die Entwicklung diabetischer Fetopathien wird begünstigt. Eine regelmäßige Kontrolle des Kohlenhydratstoffwechsels der Schwangeren ist unabdingbar. Gleiches gilt für die Blutdrucküberwachung, denn bei Akromegalie wird häufiger eine Hypertonie registriert. Bei asymptomatischen Schwangeren mit Akromegalie sollte die „endgültige" Therapie erst postpartal erfolgen (Molitch 1998). Bei Schwangeren mit Kopfschmerzen oder Gesichtsfelddefekten, welche bromocriptinresistent sind, besteht eine Indikation zur operativen Intervention.

Literatur

1. Betea D, Valdes Socin H, Hansen I, Stevenaert A, Beckers A. Acromegaly and pregnancy. Ann Endocrinol (Paris). 2002;63:457–63.
2. Deutsche Gesellschaft für Endokrinologie, Hrsg. Rationelle Diagnostik in der Endokrinologie. Stuttgart, New York: Thieme; 1993:9–12.
3. Deutsche Gesellschaft für Endokrinologie, Hrsg. Rationelle Therapie in der Endokrinologie. Stuttgart, New York: Thieme; 1997:15–9.
4. Fassnacht M, Capeller B, Arlt W, Steck T, Allolio B. Octreotide LAR treatment throughout pregnancy in an acromegalic woman. Clin Endocrinol. 2001;55:411–5.
5. Jan M, Destrieux C. Pituitary disorders in pregnancy. Neurochirurgie. 2000;46:88–94.
6. Molitch ME. Pituitary diseases in pregnancy. Semin Perinatol. 1998;22:457–70.
7. Schopohl J, Gutt B. Therapy of pituitary diseases. What can be achieved with medication and hormones? MMW Fortschr Med. 2001;143:34–9.

Hypophyseninsuffizienz

Definition. Unter „Hypophyseninsuffizienz" versteht man den primären Ausfall eines, mehrerer oder aller HVL-Hormone, gegebenenfalls auch der HHL-Funktion. Ein sekundärer Ausfall, meist nur eines Hormons (häufig STH), bedingt durch eine hypothalamische Fehlfunktion, wird abgegrenzt. Den kompletten Funktionsverlust bezeichnet man auch als Panhypopituitarismus.

Ätiologie. Über Ursachen einer HVL-Insuffizienz informiert die folgende Übersicht.

■ Übersicht ■

Ursachen einer HVL-Insuffizienz

- funktionelle hypothalamische Ursachen: GnRH-Ausfall bei Kallmann-Syndrom, Prader-Willi-Syndrom, Laurence-Moon-Biedl-Syndrom, Diabetes mellitus; GHRH-Ausfall mit der Folge von Minderwuchs; CRF-(Cos-)Ausfall mit der Folge einer sekundären Nebennierenrindeninsuffizienz
- morphologische hypothalamische Ursachen: Entzündungen, Trauma, Operation, Radiatio, Kraniopharyngeom
- funktionelle hypophysäre Ursachen: isolierter Ausfall von LH, FSH, ACTH, TSH mit den Folgen Hypogonadismus, Nebenniereninsuffizienz, Hypothyreose
- morphologische hypophysäre Ursachen: hormonaktive Hypophysenadenome (Akromegalie, Prolaktinom, TSHom), hormoninaktive Hypophysentumoren, maligne Hypophysentumoren (sehr selten, dann meist malignes Prolaktinom), Syndrom der „Empty Sella", immunologisch bedingte Hypophysitis, Hypophysenentzündungen anderer Genese (z. B. Sarkoidose, Histiozytose, Tuberkulose, Lues, HIV-Infektion, Meningitis), Einblutung (Hypophysenapoplexie, peripartales Sheehan-Syndrom), Trauma, Radiatio, Metastasen

---

Tabelle 19.17   Symptome der Hypophyseninsuffizienz

Ausgefallenes Hormon	Symptome
LH, FSH	Amenorrhö, Infertilität, Libido- und Potenzverlust
ACTH	Nebennnereninsuffizienz mit Kortisol-mangel und Aldosteronmangel (Hypotonie, Adynamie, blasses Hautkolorit, Addison-Krise)
TSH	Hypothyreose mit verringerten Spiegeln von fT$_3$ und fT$_4$ (Müdigkeit, Blässe, Kälteintoleranz, Hypotonie, Haarausfall)
Prolaktin	keine Laktation, Stillunfähigkeit
STH	Kinder: Minderwuchs, Ausbleiben der Pubertät; Erwachsene: Störungen im Muskel-, Knochen- und Fettstoffwechsel sowie psychische Störungen
antidiuretisches Hormon (ADH)	Diabetes insipidus (Polyurie, Nykturie, Polydipsie von 5–30 Litern/Tag)

Tabelle 19.18   Schwangerschaftsadaptierte Substitutionstherapie bei Hypophysenvorderlappeninsuffizienz

Hormon	Nichtschwangere	Schwangere
Kortisol (z. B. Hydro-kortison)	10 – 10 – 5 mg/Tag*	15 – 15 – 10 mg/Tag*, ***
Levothyroxin	100 µg/Tag**	150 µg/die**

*   bei Stress (Geburt, Operation, Fieber) Erhöhung um das 3- bis 5fache
**   individuelle Anpassung nach TSH-Spiegel erforderlich
*** Vorgehen peripartal: 100 mg Hydrokortison intravenös per infu-sionem, dann weitere 100–200 mg/24 Stunden, dann Dosisre-duktion nach klinischer Situation

Klinik. Die klinischen Symptome bzw. Folgen einer Hypophyseninsuffizienz resultieren aus dem Mangel des ausgefallenen Hormons (Tabelle 19.17).

Diagnostik. Die Insuffizienz der einzelnen Partialfunktionen tritt meist sukzessive ein. STH, LH und FSH sind häufig frühzeitig betroffen, TSH und ACTH fallen meist erst später aus. Als Leitsymptome der Hypophyseninsuffizienz sind Blässe sowie fehlende Pubes- und Achselbehaarung anzusehen. Zur weiteren Such- bzw. Ausschlussdiagnostik sind durch den kombinierten HVL-Test alle Funktionen des HVL zu erfassen. Zu weiteren Einzelheiten dazu siehe Lehrbücher der Inneren Medizin/Endokrinologie.

Betreuung während der Schwangerschaft. Aus der Pathogenese der Hypophyseninsuffizenz lässt sich ableiten, dass bei Ausfall der Gonadotropine Infertilität resultiert. Die Substitution von LH und FSH oder GnRH stellt hier eine therapeutische Variante zur Ovulationsinduktion dar. Eine Hypothyreose muss ebenfalls korrigiert werden, weil sonst über eine begleitende Hyperprolaktinämie die Ovarialfunktion zusätzlich gestört wird. Bei chronischem Hypopituitarismus muss bei ein-

getretener Schwangerschaft auf die adäquate Substitution mit Schilddrüsen- und Nebennierenrindenhormonen, insbesondere mit Dosiskorrektur und -erhöhung der Glukokortikoide peripartal, geachtet werden (Tabelle 19.18).

Ursachen der Hypophyseninsuffizienz in der Schwangerschaft sind:
➤ lymphozytäre Hypophysitis bzw. antepartale Nekrose,
➤ postpartale Einblutung und Nekrose (Sheehan-Syndrom) (Prager u. Braunstein 1995).

Dabei ist zu beachten, dass klinischen Folgen erst zu registrieren sind, wenn etwa 75 % des HVL zerstört sind. Das **Sheehan-Syndrom** ist selten und wurde 1965 von Sheehan mit einer Häufigkeit von etwa 1 : 10 000 Geburten angegeben. Unter den Bedingungen der heutigen Geburtshilfe dürfte die Inzidenz weiter abgenommen haben. Die Möglichkeit sollte aber bei schweren intra- oder postpartalen Blutungen beachtet werden. Klinisches Leitsymptom ist zunächst die fehlende Laktation nach der Geburt. Je nach Ausmaß der Nekrose entwickeln sich weiter Symptome oft erst Jahre später. Eine Addison-Krise bei akutem Ausfall ist nicht zu erwarten.

Ähnliche Ausfallserscheinungen ruft die während der Schwangerschaft auftretende, autoimmunologisch bedingte, lymphozytäre **Hypophysitis** hervor (Molitch 1998). Die Prognose ist bei Tendenz zur Spontanremission relativ gut.

Eine **Schwangerschaft nach vorausgegangenem Sheehan-Syndrom** ist bei adäquater Substitution und eventueller ovarieller Stimulationsbehandlung möglich. Wenn die Substitution nicht konsequent fortgeführt wird, drohen erhöhte Abortrate und Totgeburten. Die mütterliche Morbidität steigt an.

Nach kompletter Hypophysektomie sind Schwangerschaften selten, aber möglich. Kürzlichst wurde über eine erfolgreiche Schwangerschaft nach kompletter Hypophysektomie und späterer ovarieller Stimulationsbehandlung berichtet (Volz et al. 2002).

Literatur

8. Molitch ME. Pituitary diseases in pregnancy. Semin Perinatol. 1998;22:457–70.
9. Prager D, Braunstein GD. Pituitary disorders during pregnancy. Endocrinol Metab Clin North Am. 1995;24:1–14.
10. Volz J, Heinrich U, Volz-Koster S. Conception and spontaneous delivery after total hypophysektomy. Fertil Steril. 2002;77:624–5.

Hypophysenhinterlappen

Diabetes insipidus

Pathophysiologie. Als Diabetes insipidus bezeichnet man eine Störung der Flüssigkeitshomöostase. Entscheidende Bedeutung in diesem Zusammenhang hat das aus dem Hypothalamus freigesetzte antidiuretische Hormon (ADH), welches im Hypophysenhinterlappen (HHL) gespeichert wird. ADH bewirkt in der Niere bei Wasser-

Tabelle 19.**19** Interpretation und Ergebnisse des Durstversuchs

	Diabetes insipidus centralis	Diabetes insipidus renalis	Psychogene Polydipsie
Durstversuch			
Urinosmolalität	bleibt niedrig	bleibt niedrig	erhöht
Serumosmolalität	erhöht	erhöht	normal
ADH-Spiegel im Serum	bleibt niedrig	erhöht	erhöht
Testdosis			
Desmopressin	Urinosmolalität erhöht	ohne Wirkung	ohne zusätzliche Wirkung

entzug eine verstärkte Natriumrückresorption. Daraus resultiert eine gleichzeitige Wasserrückresorption. Man unterscheidet 2 Formen des Diabetes insipidus:

➤ Zentraler Diabetes insipidus: ADH-Mangel im Hypothalamus oder ADH-Transportstörung zum HHL. In diesem Zusammenhang ist der Diabetes insipidus hypersalaemicus abzugrenzen, bei dem eine Durstempfindungsstörung besteht. Diese führt zu einer lebensbedrohlichen Hypodipsie.
➤ Renaler Diabetes insipidus: mangelndes Ansprechen der Nieren auf ADH (entweder genetische Variante oder tubuläre Nierenschädigung).

Der zentrale Diabetes insipidus wird wesentlich häufiger als der renale beobachtet. Ursachen der zentralen Form können Autoantikörper oder Tumoren der Hypophyse bzw. in der Umgebung sein (Druck auf den Hypophysenstiel). In einigen Fällen liegt eine autosomal-dominant vererbte Variante zugrunde. Prinzipiell entspricht ein zentraler ADH-Mangel einer HHL-Insuffizienz. Bei ADH-Mangel ist die ADH-abhängige Harnkonzentrierung in den distalen Nierentubuli und Sammelrohren nicht möglich. Daraus resultieren Polyurie und Asthenurie (mangelnde Harnkonzentrierung). Osmoregulativ kommt es zu einer Polydipsie. Längeres Dursten führt zur hypertonen Dehydratation.

Klinik. Aus der Pathogenese heraus erklären sich die folgenden typischen Symptome:
➤ Polyurie (5–25 Liter in 24 Stunden),
➤ zwanghafter Durst mit Polydipsie (häufiges Trinken),
➤ Asthenurie,
➤ weiterhin wird häufig eine Nykturie beobachtet (das Fehlen einer Nykturie schließt einen Diabetes insipidus praktisch aus!).

Diagnostik. Die Symptome Polyurie, Polydipsie und Nykturie lassen den klinischen Verdacht auf einen Diabetes insipidus entstehen.

Laborchemisch sind die Serumosmolalität und die Urinosmolalität als basale Parameter anzusehen. Die Natriumbestimmung ist unumgänglich (zum Ausschluss der Hypernatriämie). Durch **funktionelle Untersuchungen** (Test) kann der Verdacht erhärtet werden:
➤ Durstversuch,
➤ Kochsalzinfusionstest (ADH-Stimulationstest).

Bevor die genannten Tests zur Anwendung gelangen, sind ergänzend folgende Parameter zu analysieren: Hypergly-

kämie, Hypokaliämie, Hyperkalzämie, chronisch-polyurische Nierenerkrankung. Parallel werden das Harnvolumen und die Trinkmenge über zwei 24-Stunden-Perioden bestimmt. Diuretika bzw. Antidiuretika müssen zuvor für mindestens 2–3 Tage abgesetzt werden. Diese Aussage hat in der Schwangerschaft eigentlich keine Relevanz, weil die genannten Präparategruppen in der Schwangerschaft nicht indiziert sind. Die genannten Tests sind bei Polyurie (>2,5 Liter) empfohlen:
➤ Durstversuch:
  – restriktive Flüssigkeitszufuhr, dadurch ADH-Ausschüttung erhöht, dadurch vermehrte Wasserrückdiffusion (Niere), dadurch Harnvolumen verringert, dadurch Urinosmolalität erhöht;
  – am Ende des Durstversuchs Desmopressin intravenös zur Unterscheidung zwischen Diabetes insipidus centralis und renalis (bei Diabetes insipidus centralis wird die zuvor ausgebliebene Urinkonzentrierung eintreten, dadurch ist die Urinosmolalität erhöht);
  – Bestimmung des Körpergewichts des Probanden vor und nach dem Durstversuch (mangelnde Gewichtsabnahme zeigt heimliches Trinken an!) (Tabelle 19.**19**).
➤ Kochsalzinfusionstest:
  – Infusion hypertoner NaCl-Lösung (möglichst über zentralen Venenkatheter), dadurch ADH-Sekretion erhöht (bei Gesunden, primärer/psychogener Polydipsie, Diabetes insipidus renalis);
  – Test mit höchster Sensitivität/Spezifität;
  – Test bei Herzinsuffizienz und kleine Kindern kontraindiziert;
  – Testdauer dem Alter und der Situation anpassen.

Bei Tumorverdacht muss die Durchführung einer Magnetresonanztomographie des Kopfes erwogen werden.

Differenzialdiagnostik. Folgende Differenzialdiagnosen sind zu beachten:
➤ Diabetes mellitus (osmotische Diurese, häufig Glukosurie; **Cave:** Diabetesinzidenz steigend),
➤ chronisch-polyurische Nephropathie,
➤ ausgeprägte Hypokaliämie,
➤ ausgeprägte Hyperkalzämie (führt zu Tubulusschädigungen!).

Betreuung während der Schwangerschaft. In der Schwangerschaft ändert sich die Osmoregulation. Die Serumosmolarität reduziert sich um etwa 10 mOsmol/l,

Tabelle 19.**20**   Applikationsform von DDAVP (Desmopressin) und Dosierung

Applikationsform	Dosierung
Nasenspray	ein- bis 2-mal 1 Hub/Tag (1 Hub = 10 g DDAVP)
oral	100–800 µg/Tag in geteilten Dosen
parenteral	ein- bis 2-mal 1,0–4,0 µg/Tag

die Natriumkonzentration um etwa 5 mmol/l. Ursache für die veränderte Hypoosmolarität ist eine veränderte Regulation der ADH-Ausschüttung. Außerhalb der Schwangerschaft erfolgt die ADH-Ausschüttung erst, wenn die Serumosmolarität 285 mOsmol/l übersteigt. Während der Gravidität kommt es zu einer Sollwertverschiebung auf 275 mOsmol/l. Parallel setzt das Durstgefühl nicht wie üblich erst bei 295 mOsmol/l, sondern schon bei 285 mOsmol/l ein. Üblicherweise wird durch Volumenmangel die ADH-Freisetzung stimuliert, durch Hypervolämie hingegen gehemmt. In der Schwangerschaft kommt es aber trotz der Volumenzunahme nicht zur ADH-Suppression (Wolf u. Hüneke 2002). Neben der adäquaten ADH-Sekretion sind Vasopressin-2-Rezeptoren und Aquaporin-2-Wasserkanäle an der Regulation der Flüssigkeitshomöostase beteiligt (Schrier et al. 2001). Ab dem zweiten Trimenon wird durch eine in der Plazenta gebildete Peptidase (Vasopressinase) der Abbau von ADH beschleunigt. Im Ergebnis ist in der Spätschwangerschaft ein erneuter Anstieg der Serumosmolarität zu beobachten.

Der Übergang vom zweiten zum dritten Trimenon stellt offensichtlich den bevorzugten klinischen Manifestationszeitpunkt dar. Die Ursachen für einen Diabetes insipidus sind die gleichen wie bei Nichtschwangeren. In diesem Zusammenhang muss erwähnt werden, dass offensichtlich **2 verschiedene Diabetes-insipidus-Typen** in der Schwangerschaft vorkommen:

➤ zentral bedingter Diabetes insipidus,
➤ exzessive Vasopressinaseaktivität.

Durch die gesteigerte Vasopressinaseaktivität kann offenbar ein zuvor subklinischer Diabetes insipidus demaskiert werden. Als sehr seltene Ursache ist eine so genannte Stalkitis (lymphozytäre Infundibuloneurohypophysitis, LINH) zu nennen (Leggett et al. 1999).

> Aus der veränderten Osmoregulation folgt, dass „normale" Natriumkonzentration und Serumosmolarität während der Schwangerschaft bereits pathologischen Veränderungen entsprechen können.

Als **Leitsymptome** gelten auch in der Schwangerschaft Polyurie und Polydipsie. Häufig ist eine Präeklampsie vergesellschaftet (Hansen u. Bonnema 2002).

Wenn der Diabetes insipidus bereits vor Eintritt der Schwangerschaft besteht und behandelt wird, ist mit weniger **Komplikationen** zu rechnen. Bei Erstdiagnose in graviditate ist in höherem Maß mit Erhöhungen der Transaminaseaktivitäten, Antithrombin-III-Spiegel-Er-

niedrigung und Präeklampsie zu rechnen (Hamai et al. 1997). Insbesondere bei gesteigerter Vasopressinaseaktivität sind häufiger erhöhte Leberenzymwerte und das Auftreten einer Präeklampsie zu registrieren (Fluteau-Nadler et al. 1998).

Als seltenes, eher unspezifisches Symptom eines Diabetes insipidus muss die Entwicklung eines **Oligohydramnions** genannt werden (Hanson et al. 1997).

Die **Diagnostik** folgt den oben genannten Überlegungen. Auch die Anwendung eines Kochsalzinfusionstests ist möglich (Jin-no et al. 1998). Eine interessante Beobachtung hinsichtlich der bildgebenden Diagnostik (Magnetresonanztomographie) der Hypophyse in der Schwangerschaft unter dem Aspekt „Diabetes insipidus" wurde dahingehend mitgeteilt, dass das im Normalfall im Bereich des HHL zu beobachtende Signal hoher Intensität verschwindet, offenbar weil die Reserve des HHL an ADH erschöpft ist (Fluteau-Nadler et al. 1998).

Es bestehen keine Kontraindikationen zur **Therapie mit Vasopressin** (Desmopressin, DDAVP) während der Schwangerschaft (Therapiestandards siehe Tabelle 19.**20**). Die Dosis sollte so gewählt werden, dass die Trink- bzw. Ausscheidungsmenge täglich etwa 2–3 Liter beträgt. Bei Überdosierung droht die Gefahr der Wasserintoxikation. Im Gegensatz dazu ist eine zu niedrige Dosierung solange ungefährlich, wie auf Zufuhr einer adäquaten Flüssigkeitsmenge geachtet wird.

Wegen der bereits erwähnten Vasopressinaseaktivität ist die **Therapie mit ADH** (Vasopressin) in der Spätschwangerschaft unzureichend. Dieses Problem wird durch Anwendung von ADH-Analoga (Desmopressin) umgangen (Breit 1998, Wolf u. Hüneke 2002).

Bei extremer Hypernatriämie (>160 mmol/l) besteht die Gefahr der **hypertonen Enzephalopathie**. Der Flüssigkeitsausgleich muss in diesem Fall langsam erfolgen, weil andernfalls die intrazelluläre Osmolalität im Gehirn langsamer als im Serum sinkt. Folge kann ein Hirnödem sein.

Therapieempfehlungen sind:
➤ Zufuhr hypotoner NaCL-Lösung (0,45 %),
➤ physiologische NaCL-Lösung (0,9 %) bei sehr hohen Natriumkonzentrationen,
➤ Berechnung des Wasserdefizits:
  – Defizit $H_2O = 0,6 \times$ Körpergewicht (kg) × Serumnatriumkonzentration (mmol/l);
  – das Wasserdefizit ist über einen Zeitraum von 60 Stunden zusätzlich zur normalen Tagestrinkmenge auszugleichen.

Bei **Applikation von DDAVP sub partu** sind keine ungünstigen Interaktionen bei simultaner Anwendung von Oxytocin beschrieben (Ray 1998).

Nachteilige Effekte von Desmopressin auf den Feten oder die Mutter bei Anwendung in der Schwangerschaft sind nicht bekannt (Ray 1998). Die Substanz tritt in geringer Konzentration in die Muttermilch über. Daraus lässt sich keine Empfehlung zum Stillverzicht ableiten.

Literatur

1. Breit JW. Diabetes insipidus, Sheehan's syndrome and pregnancy. Eur J Obstet Gynecol Reprod Biol. 1998;77:201–3.
2. Deutsche Gesellschaft für Endokrinologie, Hrsg. Rationelle Diagnostik in der Endokrinologie. Stuttgart, New York: Thieme; 1993:5–7.
3. Deutsche Gesellschaft für Endokrinologie, Hrsg. Rationelle Therapie in der Endokrinologie. Stuttgart, New York: Thieme; 1997:2–6.
4. Fluteau-Nadler S, Bremont C, Billaud L, Thomopoulos P, Luton JP. Diabetes insipidus with a hypothalamo-hypophyseal morphologic anomaly during a pregnancy. Presse Med. 1998;27:1095–8.
5. Hamai Y, Fujii T, Nishina H, Kozuma S, Yoshikawa H, Taketani Y. Differential clinical courses of pregnancies complicated by diabetes insipidus which does, or does not, predate the pregnancy. Hum Reprod. 1997;12:1816–8.
6. Hansen UD, Bonnema SJ. Gestational diabetes insipidus. Ugeskr Laeger. 2002;164:4939–40.
7. Hanson RS, Powrie RO, Larson L. Diabetes insipidus in pregnancy: a treatable cause of oligohydramnios. Obstet Gynecol. 1997;89:816–7.
8. Jin-no Y, Kamiya Y, Okada M, Watanabe O, Ogasawara M, Fujinami, T. Pregnant woman with transient diabetes insipidus resitant to 1-desamino-8-D-arginine vasopressin. Endocr J. 1998;45:693–6.
9. Leggett DA, Hill PT, Anderson RJ. „Stalkitis" in a pregnant 32-year-old woman: a rare case of diabetes insipidus. Australas Radiol. 1999;43:104–7.
10. Ray JG. DDAVP use during pregancy: an anlysis of its safety for mother and child. Obstet Gynecol Surv. 1998;53:450–5.
11. Schrier RW, Cadnapaphornchai MA, Umenishi F. Water-losing and water-retaining states: role of water channels and vasopressin receptor antagonists. Heart Dis. 2001;3:210–4.
12. Wolf G, Hüneke B. Physiologische Veränderungen des mütterlichen Kreislaufsystems und der Nierenfunktion in der normalen Schwangerschaft. Nieren- und Hochdruckkrankheiten. 2002;31:222–33.

■ Schilddrüse

Einleitung

Die Schilddrüse ist aus hormoneller Sicht ein wichtiges Organ für den gesamten Organismus. Störungen der Schilddrüsenfunktion können vielfältige Folgen mit sich bringen.

Schilddrüsenhormone. Die Schilddrüsenhormone zeichnen sich durch eine Vielfalt von physiologischen und biochemischen Wirkungen aus. Als biochemische Wirkungen sind die Erhöhung des Sauerstoffverbrauchs und die Erhöhung der Wärmeproduktion zu nennen. Schilddrüsenhormone stimulieren die RNA- und die Proteinsynthese (Enzyme). Letztlich ist die biochemische Wirkung als Steigerung der Stoffwechselaktivität aufzufassen. Darüber hinaus sind Schilddrüsenhormone für die intrauterine und die postembryonale Entwicklung des Zentralnervensystems von zentraler Bedeutung. Ein Mangel an Schilddrüsenhormonen führt zur Minimal Brain Dysfunction und zu neurointellektuellen Entwicklungsstörungen (Delange 2002, Lazarus 2002).

Die Regulation der Schilddrüsenfunktion ähnelt derjenigen von Ovarien und Nebennieren. Die zentrale Rolle kommt der Hypothalamus-Hypophysen-Schilddrüsen-Achse zu. Die Schilddrüsenhormone regulieren über ein negatives Feedback auf die übergeordneten Steuerungszentren die Schilddrüsenaktivität.

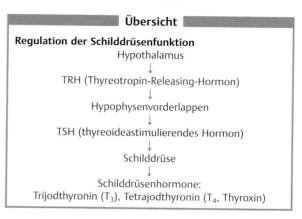

Übersicht

Regulation der Schilddrüsenfunktion

Hypothalamus
↓
TRH (Thyreotropin-Releasing-Hormon)
↓
Hypophysenvorderlappen
↓
TSH (thyreoideastimulierendes Hormon)
↓
Schilddrüse
↓
Schilddrüsenhormone:
Trijodthyronin (T_3), Tetrajodthyronin (T_4, Thyroxin)

Zentrales Moment der **Schilddrüsenhormonsynthese** ist der Einbau von Jodid. Für eine normale Schilddrüsenfunktionslage sind pro Tag etwa 150 µg Jodid erforderlich. Es muss eingeschätzt werden, dass die ausschließlich alimentäre Jodidversorgung in vielen Gegenden häufig unzureichend ist.

Hormonfreisetzung. Die Schilddrüse sezerniert pro Tag etwa 0,1 µmol Schilddrüsenhormon (0,09–0,16 µmol). Dabei überwiegt die Thyroxinabgabe bei weitem die Trijodthyroninfreitzung. In peripheren Geweben wird Thyroxin dejodiert, und es entsteht entweder das biologisch inaktive 3,3',5'-Trijodthyronin oder das biologisch wirksame 3,3',5-Trijodthyronin. Zu beachten ist, dass Thyroxin im Serum an das thyroxinbindende Globulin (TBG) gekoppelt ist (etwa 70%), ein kleiner Teil an Präalbumin (etwa 30%) und ein geringer Rest an Albumin. Trijodthyronin wird schwächer gebunden. Zwischen gebundenem und ungebundenem Thyroxin bzw. Trijodthyronin besteht ein Gleichgewicht. Nur die ungebundenen, also freien Hormone können in die Zelle gelangen und dort eine Wirkung hervorrufen. Die Konzentration von TBG kann vielfältig beeinflusst werden (Tabelle 19.**21**). Verschiedene Medikament können Schilddrüsenhormone vom Rezeptor verdrängen (z. B. Salicylate, Diazepam und andere).

Schilddrüsenerkrankungen können die Ovarialfunktion beeinflussen sowie zu Zyklusstörungen und damit letztlich zur Infertilität führen. Die Hemmung der Ovarialfunktion bei Hypothyreose erklärt sich durch eine TRH-vermittelte Prolaktinspiegelerhöhung, welche konseku-

Tabelle 19.**21** Beeinflussung von thyroxinbindendem Globulin (TBG)

TBG-Spiegel-Erhöhung	TBG-Spiegel-Erniedrigung
• Schwangerschaft (Östrogene) • hormonale Kontrazeptiva (Ethinylestradiol) • Nephrose	• Androgene • akut intermittierende Porphyrie

tiv eine Hemmung der Gonadotropinfreisetzung verursacht. Schilddrüsenerkrankungen sind die zweithäufigsten endokrinologischen Erkrankungen überhaupt. Somit sind Einflüsse auf Fertilität und Schwangerschaft primär immer zu erwarten (ACOG 2002). Etwa 10 % aller Schwangeren können von Erkrankungen der Schilddrüse betroffen sein (Rohmer 2002).

Physiologie der Schilddrüsenfunktion in der Schwangerschaft

Hormonelle Veränderungen. Aus der bekannten, deutlichen Erhöhung des Östrogenspiegels während der Schwangerschaft resultieren eine Steigerung der Syntheseleistung in der Leber und ein verminderter Abbau von TBG. Gesamt-T_4- und Gesamt-T_3-Spiegel sind somit während der Schwangerschaft immer oberhalb der Norm nachweisbar (Glinoer 1999). In der Frühschwangerschaft verursacht der HCG-Spiegel-Anstieg eine TSH-Rezeptor-vermittelte passagere Erhöhung der Schilddrüsenhormonspiegel mit Abfall der TSH-Konzentration (negatives Feedback). Davon sind etwa 18–20 % aller Schwangeren betroffen. Bei Hyperemesis gravidarum wird dieses Phänomen häufiger beobachtet. In der Regel verläuft diese Hyperthyreose subklinisch (nur TSH-Spiegel-Abfall). Bei 1–2 % der Frauen kommt es zu einer plazentaren Überstimulation mit manifester Hyperthyreose, welche differenzialdiagnostisch von anderen Hyperthyreosen abzugrenzen ist (Morbus Basedow, Autonomie). Im weiteren Verlauf sinkt der HCG-Spiegel, sodass sich die passagere Hyperthyreose etwa ab der 18. Schwangeschaftswoche spontan normalisiert (Caffrey 2000) und in der Regel keine thyreostatische Behandlung erforderlich wird (Frank-Raue 2002).

Der Schilddrüsenhormonbedarf steigt in der Schwangerschaft massiv (um etwa 50 %) an. Diesem Mehrbedarf kann die Schilddrüse nur durch Hypertrophie des Organs genügen. Eine physiologische Zunahme des Schilddrüsenvolumens (normal etwa 18 ml) um 10–15 % ist zu beobachten. Bei deutlicher Steigerung der Syntheseleistung und gleichzeitig zunehmender Jodid-Clearance ist eine gesteigerte Jodidzufuhr notwendig. In der späteren Schwangerschaft fallen fT_3- und fT_4-Spiegel leicht ab, ein gleichzeitiger TSH-Spiegel-Anstieg impliziert ein Strumawachstum, welches durch Jodmangel noch begünstigt werden kann. Ab Mitte des ersten Trimenons ist biologisch nicht aktives Reverse-T_3 (rT_3) in erhöhter Konzentration nachweisbar. Ein Konzentrationsabfall ist erst postpartal zu verzeichnen.

Weitere physiologische Veränderungen sind:
➤ Erhöhung der renalen Jodid-Clearance,
➤ Vergrößerung des Jodverteilungsraums (Hämodilution, Zunahme der Zellmasse und Vermehrung der Bindungsproteine),
➤ mütterliche Jodverluste an den Feten,
➤ kompensatorischer Anstieg der thyreoidalen Jodid-Clearance,
➤ Verminderung der Plasmajodidkonzentration.

Die physiologischen Veränderungen ähneln insgesamt einer Jodmangelsituation (Pfannenstiel u. Colbow 1990).

Wechselwirkungen zwischen Mutter und Fet werden über die Plazenta vermittelt oder blockiert. Dieser Aspekt hat bei Schilddrüsenfunktionsstörungen eine weitreichende Bedeutung. Der in geringem Ausmaß mögliche diaplazentare Übertritt von T_3 und T_4 bedeutet, dass letztlich eine direkte Auswirkung der mütterlichen Schilddrüsenfunktion auf die Entwicklung des Kindes vorhanden ist. Thyreostatika gehen in geringem Maße in die Muttermilch über, Schilddrüsenhormone (T_3, T_4) und TRH werden dort nicht nachgewiesen.

Tabelle 19.**22** Fetale Schilddrüsenfunktion und -entwicklung und Schwangerschaftsalter

Schwangerschaftsalter	Fetale Schilddrüsenfunktion
3. Schwangerschaftswoche	Wanderung der Schilddrüsenanlage vom Zungenboden nach kaudal
5. Schwangerschaftswoche	zweilappige Schilddrüsenanlage vor dem Schildknorpel
Ende 2. Schwangerschaftsmonat	fetale Schilddrüse speichert Jodid, Schilddrüsenfollikel bilden Schilddrüsenhormone, Beginn der TRH-Synthese
ab 5. Schwangerschaftsmonat	fetale Schilddrüse reagiert auf TSH
weiterer Schwangerschaftsverlauf	negative Feedback-Kontrolle der hypophysären TSH-Sekretion durch T_3 und T_4
ab 30. Schwangerschaftswoche	Umwandlung von T_4 in T_3, T_4- und T_3-Spiegel-Anstieg bis zur Geburt, TSH-Spiegel-Anstieg bis zur Geburt

▌ Übersicht ▌

Mutter, Plazenta, Fet und Schilddrüse

Mutter	Plazenta	Fet
Jodid →	→	→
TSH → X		x ← TSH
rT_3 → X		
T_3, T_4 → (X)	– – →	– →
Schilddrüsenantikörper →	→	→
Thyreostatika →	→	→

Fetale Schilddrüsenfunktion und Schilddrüsenentwicklung

Die Entwicklung der fetalen Achse Hypothalamus–Hypophyse–Schilddrüse setzt bereits frühzeitig, etwa zwischen der 12. und der 18. Schwangerschaftswoche, ein (Tabelle 19.**22**). Die Ausreifung des Systems erfolgt in den ersten Wochen und Monaten postnatal.

Eine gestörte mütterliche Schilddrüsenfunktion beeinflusst den Feten mit. Entscheidende Bedeutung hat dabei die mütterliche Jodidkonzentration im Serum, denn eine andere Jodidquelle steht dem Ungeborenen nicht zur Verfügung. Massiver mütterlicher Jodidmangel führt nicht nur zu einer erhöhten Abortrate, sodern beeinflusst die fetale Schilddrüse auch direkt. Im Extremfall kommt es zu Entwicklungsstörungen bis zum Vollbild des Kretinismus. Langfristiger Jodidmangel führt über eine Schilddrüsenhyperplasie schließlich zur fetalen Hypothyreose. Bei Jodidüberangebot kann durch den antithyreoidalen Effekt eine Neugeborenenstruma induziert werden (Wolff-Chaikoff-Effekt).

Ursachen mütterlicher Schilddrüsenerkrankungen

Die nachfolgende Übersicht gibt Auskunft über die Ursachen mütterlicher Schilddrüsenerkankungen.

Übersicht

Häufige Ursachen mütterlicher Schilddrüsenerkrankungen

- **Struma:** alimentärer Jodmangel, Schilddrüsenautonomie, Morbus Basedow, Hashimoto-Thyreoiditis und andere Thyreoiditiden (subakute Thyreoiditis de Quervain), Schwangerschaft, Tumoren und Zysten, Medikamente (Thyreostatika, Lithium)
- **Hyperthyreose:** Morbus Basedow, Hashimoto-Thyreoiditis, subakute Thyreoiditis de Quervain, Post-partum-Thyreoiditis, Autonomie, medikamenten- und strahleninduzierte Thyreoiditis, jodinduzierte Hyperthyreose, Thyreotoxicosis factitia, TSH-produzierender Hypophysentumor (TSHom), Schwangerschaftshyperthyreose, Blasenmole, Chorionkarzinom
- **Hypothyreose:** Autoimmunthyreoiditis, Hashimoto-Thyreoiditis, subakute Thyreoiditis de Quervain, Post-partum-Thyreoiditis, Silent Thyreoiditis, Riedel-Struma, Zustand nach Strumaresektion, Zustand nach Radiojodtherapie, Zustand nach Radiatio (Spätfolge Autoimmunthyreoiditis), Medikamenteneinnahme (Thyreostatika, Lithium, Amiodaron), sekundäre Hypothyreose bei primär hypothalamisch-hypophysären Erkrankungen, Schilddrüsenhormonresistenzsyndrome

---

Schilddrüsenerkankungen sind als **morphologisch** oder **funktionell** charakterisiert oder als Kombination von beidem aufzufassen. Während die Struma durch morphologische Veränderungen der Schilddrüse gekennzeichnet ist, ändert sich bei Hyper- und Hypothyreosen die Schilddrüsenfunktionslage. Nachfolgend sollen einige Ausführungen zu den einzelnen Entitäten erfolgen, soweit sie für die Schwangerschaft relevant sind.

Struma. Die **euthyreote Struma** ist in Deutschland mit etwa 30–50% die häufigste endokrine Erkrankung überhaupt. Ursächlich ist zu >90% ein alimentärer Jodmangel zu nennen. Bei lang andauerndem Jodmangel kann es zur Knotenbildung innerhalb der Struma kommen. Besondere Empfindlichkeit gegenüber einem Jodmangel und damit für die Ausbildung einer Struma und/oder von Knoten besteht in der Schwangerschaft. Die **Struma nodosa** ist durch überwiegend klonale beninge Tumoren charakterisiert. Als Ursache des Wachstumsvorteils und damit der unregulierten (autonomen) verstärkten

Hormonsekretion wurden TSH-Rezeptor-Mutationen indentifiziert. Dadurch werden die betroffenen Schilddrüsenareale TSH-unabhängig und koppeln sich von der hypophysären Regulation ab. TSH-Rezeptor-Mutationen werden häufiger in Jodmangelgebieten beobachtet.

Bei **malignen Schilddrüsenknoten** existiert kein Zusammenhang zum Jodmangel. So konnte beim medullären Schilddrüsenkarzinom eine Mutation im RET-Protoonkogen nachgewiesen werden. Bei einer Untergruppe von Patienten ist eine vererbbare Keimbahnmutation vorhanden. Diese erklärt die familiären Formen des medullären Schilddrüsenkarzinoms und die Erkrankungen der multiplen endokrinen Neoplasie II.

Morbus Basedow. Endogene Disposition und exogene Auslöser (Infektion, Stress, Umweltfaktoren) begünstigen eine unkontrollierte humorale Immunantwort von Th2-Lymphozyten und die Aktivität von B-Lymphozyten. Dabei werden Antikörper gegen humanes TSH, Schilddrüsenperoxidase und TBG gebildet, die TSH-Rezeptor-Antikörper stimulieren. Die häufig mit einer endokrinen Orbitopathie einhergehende Erkrankung ist meist langwierig, und nur in 50% der Fälle ist mit einer Remission zu rechnen.

Autoimmunthyreoiditis, Hashimoto-Thyreoiditis, andere Thyreoiditiden. Bei Störungen der Th1-vermittelten zellulären Immunreaktion kommt es zur Autoimmunthyreoditis. Eine Organvergrößerung wird im Gegensatz zur Hashimoto-Thyreoidits nicht beobachtet. Die Post-partum-Thyreoiditis ist als leichtere Sonderform mit günstigerer Prognose und hoher Ausheilungsrate anzusehen. Schilddrüsenentzündungen können darüber hinaus viral (subakute Thyreoiditis de Quervain), bakteriell (selten) oder radiogen bedingt sein. Typisch für Thyreoiditiden ist, dass nach einer initialen Hyperthyreose mit Zerstörung der Follikelarchitektur ein langsamer Übergang in eine Hypothyreose folgt.

Klinik

Hauptsymptome verschiedener Schilddrüsenerkrankungen sind in Tabelle 19.**23** dargestellt.

Tabelle 19.**23** Hauptsymptome bei Schilddrüsenerkrankungen

Erkrankung	Symptome
Struma	Kloß- und Druckgefühl im Hals, Schluckbeschwerden, Räuspern; bei großer Struma: Luftnot, Stridor, Einflussstauung
Hyperthyreose	Tachykardie, Gewichtsabnahme, Wärmeintoleranz, Nervosität
Hypothyreose	Müdigkeit, Gewichtszunahme, Kälteempfindlichkeit, Obstipation, Verlangsamung
Thyreoiditis	Schmerzhaftigkeit
Schilddrüsenkarzinom	Schilddrüsenknoten, vergrößerte Lymphknoten, Heiserkeit

Tabelle 19.**24**   In-vitro-Schilddrüsendiagnostik und Schwangerschaft (Herold 2001)

Parameter	Kommentar	Hinweis
TSH (basal, unstimuliert)	sensitivster Parameter zur Erfassung der Funktionslage	• Normbereich: 0,3–3,0 mU/l • erhöht: primäre Hypothyreose • verringert: Hinweis auf Hyperthyreose, Autonomie, Thyroxintherapie, hypophysär bedingte Hypothyreose
T₃, T₄	Gesamtkonzentration der Schilddrüsenhormone im Serum	• keine Aussage über die freien, also biologisch wirksamen Hormone • Aussage durch TBG-Bestimmung verbessert
fT₃, fT₄	freie Schilddrüsenhormone im Serum	• genaue Aussage möglich • Normbereich für fT₃:2,2–5,5 pg/ml • Normbereich für fT₄:0,6–1,8 ng/dl
Jodid im Urin	Ausdruck der Jodidversorgung	• wichtig bei fraglicher Jodidkontamination und Hyperthyreose
TAK (Tg-AK) (Thyreoglobulinantikörper)	Schilddrüsenautoantikörper	• zu 80–90 % erhöhte Titer bei Hashimoto-Thyreoiditis, Morbus Basedow, endokriner Orbitopathie
Anti-TPO-AK (Antikörper gegen thyreoidale Peroxidase; früher: MAK – mikrosomale Antikörper)	Schilddrüsenautoantikörper	• wie bei TAK, aber nur in 10 % der Fälle
TRAK (TSH-Rezeptor-Autoantikörper)	Schilddrüsenautoantikörper	• zu 80–95 % bei immunogener Hyperthyreose (Morbus Basedow)
BSG (Blutkörperchensenkungsgeschwindigkeit)	unspezifische Untersuchung	• bei Thyreoiditis de Quervain erhöht • Aussage begrenzt, BSG in Schwangerschaft immer erhöht
Tg (Thyreoglobulin im Serum)	Tumormarker	• Normbereich: <50 ng/ml • <1 ng/ml nach Therapie eines Schilddrüsenkarzinoms (bei Wiederanstieg des Wertes: Rezidiv!)
Kalzitonin im Serum	Tumormarker	• durch medulläres Schilddrüsenkarzinom produziert

Diagnostik

Bei klinischem Verdacht auf das Vorliegen einer Schilddrüsenerkankung muss der diagnostische Blickwinkel morphologische und funktionelle Aspekte erfassen und dem Aspekt „Schwangerschaft" Rechnung tragen (Tabelle 19.**24**).

Die In-vivo-Diagnostik beschränkt sich in der Schwangerschaft auf die Sonographie sowie eventuell eine (sonographisch gestützte) Feinnadelbiopsie.

> Szintigraphische Methoden (Nachweis einer Autonomie: warmer Knoten) sowie der TRH-Test sind wegen der Beeinflussung der fetalen Schilddrüse kontraindiziert. Gleiches gilt für Röntgen- und Computertomographieuntersuchungen sowie Suppressionstests (mit 99 mTc-Pertechnetat).

Struma. Bei Verdacht auf das Vorliegen einer großen retrosternalen Struma mit trachealer Einengung (Luftnot) ist im Einzelfall eine Röntgenaufnahme des Thorax zu diskutieren, denn bei ungeplantem Notfallkaiserschnitt könnte ein erhebliches Intubationshindernis vorliegen. Die Frage nach einem eventuellen Intubationshindernis kann in der Regel aber auch durch eine Hals-Nasen-Ohren-ärztliche Untersuchung (Laryngoskopie) hinreichend beantwortet werden.

Die sonographische Exploration der Schilddrüse gestattet eine Reihe wichtiger Aussagen und muss je nach Fragestellung mit der Labordiagnostik kombiniert werden.

Übersicht

Sonographische Diagnostik der Schilddrüse
• Beurteilung von Form, Lage und Größe (maximales Volumen bei Frauen: 18 ml)
• Echostruktur – zystische oder solide Veränderungen?
• Korrelation zu Nachbarorganen (Trachea) und Gefäßen (farbkodierte Duplexsonographie)
• Nachweis supprimierter Areale, die szintigraphisch nicht nachweisbar sind – entfällt in der Schwangerschaft

---

Differenzialdiagnostik

Wenn die klinische Situation eine Schilddrüsenfunktionsstörung annehmen lässt, sind als Basisuntersuchungen die TSH-Bestimmung sowie die Sonographie unerlässlich. Für die weitere Differenzialdiagnostik müssen dann die in den Tabellen 19.**25** und 19.**26** dargestellten Laborparameter entsprechend hinzugezogen werden.

Eine Schwangerschaft kann modulierend auf die Schilddrüsenfunktion wirken oder umgekehrt eine nicht bekannte Schilddrüsenerkrankung zu Schwangerschaftskomplikationen führen.

Tabelle 19.**25** Differenzialdiagnostik bei Schilddrüsenerkrankungen in der Schwangerschaft

Parameter	Struma	Hyperthyreose	Hypothyreose	Thyreoiditis	Schilddrüsen-tumor
Sonographie	+	+	+	+	+
TSH	+ Screening	+	+	+	+
fT$_3$	–	+	–	+	+
fT$_4$	–	+	+	+	+
TRAK	–	+	+	–	–
Anti-TPO-AK	–	+	+	–	–
BSG	–	–	–	(+)	–
Thyreoglobulin	–	–	–	–	+ nach Thyreoidektomie
Kalzitonin	–	–	–	–	+
Feinnadelpunktion	–	–	–	–	+

+ = Untersuchung sinnvoll; – = Untersuchung nicht sinnvoll
Abkürzungen: siehe Tabelle 19.**24**

Struma und Schwangerschaft

Die häufigste Schilddrüsenerkrankung während der Schwangerschaft ist die Struma. Jodmangel fördert die Strumaentstehung (Glinoer et al. 1995) und steigert die Empfindlichkeit der Schilddrüse gegenüber einer Strahlenbelastung. Dieser Aspekt ist wichtig unter Beachtung der Tatsache, dass in Europa insgesamt 32 Staaten als mildes bis mittelschweres Jodmangelgebiet eingestuft werden müssen. Obwohl in den Industrieländern die Verwendung von jodiertem Salz zugenommen hat (auf 28 %), liegt Europa weltweit an hinterer Stelle (Lateinamerika: 90 %) (Delange 2002).

Eine wirksame **Strumaprävention** kann durch konsequente Jodidzufuhr von 200 µg/Tag erfolgen (Glinoer 2001). Durch die Jodidprophylaxe während der Schwangerschaft und der Stillzeit lässt sich die Jodidversorgung von Mutter und Fet sichern. Jodmangel führt letztlich auch beim Feten zur Entwicklung einer Struma.

Zur **Strumatherapie** empfiehlt sich die Kombination von Jodid mit Levothyroxin in einer nicht TSH-supprimierenden Dosierung (50–100 µg/Tag).

Im Einzelfall kann eine große Struma unter der Geburt ein **Intubationshindernis** darstellen. Diese Situation ist für den Notfallkaiserschnitt nicht akzeptabel, sodass bei großer Struma die primäre Kaiserschnittentbindung, eventuell auch in Kombination mit Strumektomie in Intubationsnarkose (fiberoptische Intubation), empfohlen wird (Reid et al. 1999).

Hyperthyreose und Schwangerschaft

Epidemiologie. Die Hyperthyreose in der Schwangerschaft ist selten. Die größte Inzidenz ist zwischen dem 20. und dem 40. Lebensjahr gegeben und schließt Frauen im gebärfähigen Alter mit ein (Maisukiewicz u. Burrow 1997). Die Häufigkeit wird mit 2 % für die erwachsene Gesamtbevölkerung (Henzen 2003) und zwischen 0,2 % (Lazarus et al. 2002) und 3–4 % (Glinoer 1998) in der Schwangerschaft beziffert.

Tabelle 19.**26** Differenzialdiagnostik: Schwangerschaftshyperthyreose und Morbus Basedow

Schwangerschaftshyper-thyreose	Morbus Basedow
keine vorbestehende Schilddrüsenerkrankung	vorbestehende Autoimmunerkrankung
Hyperemesis gravidarum	–
Auftreten in der Früh-schwangerschaft oder bei Trophoblasterkrankungen	Verschlechterung in der Frühschwangerschaft
fehlende Schilddrüsen-autoantikörper	TRAK und Anti-TPO-AK nachweisbar
unauffälliger sonographi-scher Befund	sonographisch Echoarmut der Schilddrüse
HCG-Spiegel hoch (>50 000 U/l)	–

Abkürzungen: siehe Tabelle 19.**24**

Ätiologie. Als häufigste Ursache muss der **Morbus Basedow (Graves' Disease)** angesehen werden. Insbesondere bei Jodidmangel steigt die Inzidenz von Hyperthyreosen an. Als Hauptursache einer Hyperthyreose in der Schwangerschaft sind schilddrüsenstimulierende Antikörper zu nennen. Häufig kommt es im Verlauf der Schwangerschaft zu einer spontanen Remission. Als Grund dafür wird in erster Linie eine Reduzierung der Aktivität der genannten Antikörper angenommen. Aktuelle Untersuchungen konnten außerdem zeigen, dass offensichtlich eine Aktivitätsveränderung der Schilddrüsenantikörper selbst eintritt und sich eine Veränderung von stimulierenden zu blockierenden Eigenschaften vollzieht (Kung et al. 2001).

Komplikationen. Das Risiko mütterlicher und fetaler/neonataler Komplikationen bei unbehandelter mütterlicher Hyperthyreose ist groß. Mögliche Komplikationen sind:

➤ vorzeitige Plazentaablösung,
➤ erhöhtes Risiko für Präeklampsie (bis 22 %),
➤ erhöhtes Infektionsrisiko,
➤ kardiale Dekompensation,
➤ thyreotoxische Krise (bis 9 %),
➤ Abort (bis 85 %),
➤ Frühgeburt (7–25 %),
➤ Wachstumsretardierung (bis 13 %),
➤ niedriges Geburtsgewicht (Kriplani et al. 1994, Mestman 1997, Shahid 2003).

Plazentagängigkeit. Die Schilddrüsenantikörper sind plazentagängig und bedingen durch direkte Stimulation der fetalen Schilddrüse eine fetale bzw. neonatale Hyperthyreose. Die Suppression der fetalen Schilddrüse, letztlich durch eine zentral bedingte Hypothyreose bedingt, kann auch durch plazentaren Transfer von mütterlichem Thyroxin bei Hyperthyreose hervorgerufen werden (Lee et al. 2002).

Therapie. Wegen der oben genannten Komplikationen besteht eine unstrittige Indikation zur Behandlung auch in der Schwangerschaft. Die Therapie des Morbus Basedow erfolgt medikamentös. Folgende Medikamente gelangen zur Anwendung:
➤ Thiamazol, 5–20 mg/Tag;
➤ Propylthiouracil 50–200 mg/Tag;
➤ β-Blocker.

Das Therapieziel ist als Erreichen der mütterlichen Euthyreose definiert. Dabei sollte immer die kleinste, gerade wirksame Dosierung gewählt werden, weil damit das Risiko einer fetalen (intrauterinen) Hypothyreose minimiert wird (Atkins et al. 2000). Unter diesem Aspekt scheint Propylthiouracil geringe Vorteile zu besitzen (Momotani et al. 1997). Die Überwachung der Adaptation der thyreostatischen Behandlung an die Schwangerschaft erfordert eine Laborkontrolle in 4-wöchentlichem Abstand.

Die thyreotoxische Krise ist als absoluter Notfall anzusehen, die Behandlung erfordert intensivmedizinische Bedingungen. Die nachfolgende Übersicht fasst die wichtigsten Maßnahmen zusammen. Die interdisziplinäre Kooperation ist unumgänglich.

▨▨▨▨▨▨ **Übersicht** ▨▨▨▨▨▨

Notfallmaßnahmen bei thyreotoxischer Krise
• kausale Therapie: Favistan, 160–200 mg/Tag intravenös; bei bedrohlicher jodinduzierter Krise Plasmapherese; annähernd vollständige (Nearly total) Schilddrüsenresektion
• symptomatische Therapie: Flüssigkeits-, Elektrolyt- und Kalorienzufuhr: 3–4 Liter/Tag, 3000–4000 kcal/Tag! β-Blocker; Glukokortikoide (wegen relativer Nebennierenrindeninsuffizienz) hemmen die Konversion von T_4 zu T_3; Thromboembolieprophylaxe; eventuell Temperatursenkung und Sedativa
• Entbindung

Die **Operation** stellt eine weitere Therapieoption dar (Thompson 2002). Letztlich ist eine Indikation aber nur bei exzessiver Hyperthyreose (große Struma), Thyreostatikaunverträglichkeit, erforderlichen hohen Therapiedosierungen oder ausgesprochen unkooperativer Patientin zu sehen (Mestman 1997).

Die **Radiojodtherapie** ist in der Schwangerschaft absolut kontraindiziert und muss entweder vor oder nach der Schwangerschaft durchgeführt werden. Nach einer Radiojodbehandlung wird eine sichere Kontrazeption über 6–12 Monate empfohlen.

Auch bei euthyreoten Müttern besteht abhängig von der Höhe des Antikörpertiters weiter die Möglichkeit des **transplazentaren Übertritts der Antikörper**.

Als seltene Komplikation in der Schwangerschaft wird die Entwicklung einer **endokrinen Orbitopathie** beobachtet. Die Therapie erfolgt mit Glukokortikoiden. Post partum kann eine Radiatio diskutiert werden (Nussgens et al. 1993).

Zur **Überwachung des Feten** sind die Kardiotokographie und die Sonographie gut geeignet. Die Beurteilung des fetalen Wachstums und der fetalen Herzfrequenz sowie die Erfassung der eventuellen Entwicklung einer Struma sind möglich. Nur im Ausnahmefall ist eine invasive Diagnostik (Chordozentese) zur Therapieüberwachung (fetale TSH-Bestimmung) erforderlich. Beim Neugeborenen können die Antikörper post partum für 6–12 Wochen persistieren.

Die **Entbindung** bei Hyperthyreose sollte sorgfältig geplant und überwacht werden und wegen der möglichen mütterlichen und kindlichen Komplikationen im Perinatalzentrum erfolgen.

Thyreostatika gehen nur in geringer Menge in die Muttermilch über (etwa 10 %). Bei niedrigdosierter Therapie (z. B. bis 20 mg Methimazol/Tag) muss nicht auf das Stillen verzichtet werden.

Hypothyreose und Schwangerschaft

Epidemiologie. Die Hypothyreose wird in der Schwangerschaft nur mit einer Häufigkeit von 2,5 % (andere Angaben: 4–10 %) angegeben, obwohl in der Frühschwangerschaft in bis zu 10 % der Fälle Anti-Thyroidperoxidase-Antikörper (Anti-TPO-AK) nachgewiesen werden können (Lazarus 2002). Im Alter ist mit einer steigenden Tendenz zu rechnen (Redmond 2002).

Wechselwirkungen zwischen Schwangerschaft und Erkrankung. Die Hypothyreose steht in vielfältiger Wechselbeziehung zur weiblichen Infertilität. Dabei sollte die Bedeutung der häufig zu beobachtenden Begleithyperprolaktinämie aber nicht überbewertet werden (Raber et al. 2003). Entweder es kommt nicht zur Konzeption oder der Schwangerschaftsverlauf ist durch Störungen (Abort, Frühgeburt, Präeklampsie) charakterisiert. Als Usache sind hauptsächlich autoimmunologische Störungen (Anti-TPO-AK) zu nennen. Auch bei subklinischer Hypothyreose ist mit Entwicklungsstörungen (neurologische Reife, kognitive Funktionen, Intelligenzentwicklung) beim Feten/Neugeborenen zu rechnen (Bernal 2003), weshalb sich eine mütterliche Substitutionsindikation ergibt. Die fetale Gefährdung entsteht vor allen bei mütterlicher Hypothyreose in der ersten

Schwangerschaftshälfte (Poppe u. Velkeniers 2003). Bei Kinderwunsch sollte bei latenter Hypothyreose mit 25–50 µg L-Thyroxin/Tag substituiert werden. Bei Vorliegen einer Endometriose steigt das Risiko für eine assoziierte thyreoidale Autoimmunität auf 2,3. Bei Endometriose sollte daher systematisch nach Schilddrüsenantikörpern gefahndet werden (Poppe u. Velkeniers 2003). Auch bei angeborener oder erworbener Schilddrüsenaplasie ist das erfolgreiche Austragen einer Schwangerschaft möglich (Bolz u. Nagel 1994, Rotondi et al. 1999). Entscheidende Bedeutung für einen normalen Verlauf der Schwangerschaft hat die adäquate Substitution mit Levothyroxin. Neuere Untersuchungen haben gezeigt, dass nicht immer mit der Notwendigkeit einer deutlichen Dosiserhöhung zu rechnen ist. Entscheidend ist die sorgfältige Überwachung der Schwangeren (Chorpa u. Baber 2003).

Thyreoiditis und Schwangerschaft

Autoimmunthyreoiditiden sind während der Schwangerschaft supprimiert und exazerbieren nach der Geburt. Etwa 60 % aller Patientinnen mit Morbus Basedow im gebärfähigen Alter lassen eine postpartale Erstmanifestation erkennen. Die zugrunde liegenden Ursachen sind aber weitestgehend unklar und hypothetisch (Davies 1999).

Die postpartale Thyreoiditis (PPTD) betrifft etwa 5–9 % aller Wöchnerinnen und wird insbesondere bei Anti-TPO-Antikörper-positiven Frauen (Immunglobulin-G-Antikörper) mit einer Häufigkeit von bis zu 50 % diagnostiziert. Sie ist chrakterisiert durch eine postpartale passagere Hypothyreose, die etwa 6 Monate andauert. Ein Drittel der betroffenen Patientinnen entwickelt im weiteren Verlauf eine manifeste Hypothyreose. Das Wiederholungsrisiko einer PPTD in einer weiteren Schwangerschaft beträgt etwa 75 %. HLA-DR-Analysen lassen eine Beziehung zwischen postpartaler Schilddrüsendysfunktion und Hashimoto-Thyreoiditis erkennen. Eine vermehrte antepartale lymphozytäre Zytokinfreisetzung scheint eine postpartale Schilddrüsendysfunktion zu begünstigen (Lazarus et al. 2002). Das Risiko, nach einer PPTD einige Jahre später eine manifeste Hypothyreose zu entwickeln, beträgt etwa 50 %. Im Gegensatz dazu haben Frauen, die nur Anti-TPO-Antikörper aufweisen, nur ein Spätrisiko von 5 % (Premawardhana et al. 2000). Durch ein Anti-TPO-Antikörper-Screening in der Schwangerschaft kann das Risiko für eine PPTD abgeschätzt werden.

Bei Schwangeren mit Diabetes mellitus Typ 1 ist während der Schwangerschaft und im ersten Jahr postpartal ein 3 fach höheres Risiko für eine antikörperbedingte Schilddrüsenfunktionsstörung vorhanden. Risikofaktoren sind dabei das mütterliche Alter sowie Anti-TPO-AK. Daher wird empfohlen, bei Typ-1-Diabetikerinnen ein Screening für TSH und Anti-TPO-AK durchzuführen (Gallas et al. 2002).

Klinik, Diagnostik. Klinisch häufig inapparent, imponiert die PPTD durch Müdigkeit, Leistungsabfall und Stimmungsschwankungen, paraklinisch durch Veränderungen der Spiegel von TSH, fT_3 und fT_4 sowie durch sonographische Auffälligkeiten (echoarme Binnenstruktur). Dabei wechselt die zunächst milde hyperthyreote in eine hypothyreote Funktionslage über.

Therapie. Die Therapie erfolgt mit L-Thyroxin, initial mit β-Blockern (hyperthyreote Phase). Es ist zu beachten, dass eine postpartale Hypothyreose auch hypophysär bedingt sein kann. Das bedeutet, dass die Substitution mit Schilddrüsenhormonen zur Vermeidung einer akuten Addison-Krise zunächst den Ausschluss bzw. die Therapie einer Nebennierenrindeninsuffizienz erfordert.

Ein Zusammenhang zwischen PPTD und **postpartaler Depression** besteht offensichtlich nicht. Die postpartale Depression tritt gehäuft auf, wenn depressive Verstimmungen auch schon während der Schwangerschaft bestanden. Stillende Mütter sind seltener betroffen (Lucas et al. 2001).

Schilddrüsenkarzinom und Schwangerschaft

Die meisten während der Schwangerschaft entdeckten Schilddrüsenknoten sind benigne. Zur weiteren Differenzierung sind Sonographie und die Feinnadelbiopsie geeignet (Glinoer 1997). Bei wachsendem Knoten ergeben sich aber nicht selten diagnostische Probleme. Zusätzliche Informationen können das supprimierte TSH und der Serumkalzitoninspiegel erbringen (Wemeau u. Do Cao 2002).

Epidemiologie. Die Inzidenz vor antikörperbedingten Schilddrüsenerkrankungen liegt bei Frauen bei 10 %. Diese Situation prädisponiert zur Entwicklung von Schilddrüsenneoplasien, vor allem bei Patientinnen mit subklinischer Hypothyreose. Diese Aussage trifft auch auf die Schwangerschaft zu, in welcher Schilddrüsenkarzinome selten sind. In der Regel wird ein deutliches Wachstum eines Schilddrüsenkarzinoms zu verzeichnen sein (Walker et al. 1995).

Therapie, Prognose. Nach Studiendaten unterscheiden sich Schwangere und Nichtschwangere mit differenziertem Schilddrüsenmalignom hinsichtlich der Prognose nicht. Daraus wird abgeleitet, dass die Schwangerschaft in den meisten Fällen zunächst beendet werden kann und sich die definitive Therapie dann anschließt (Monroy-Lozano et al. 2001, Moosa u. Mazzaferri 1997, Vini et al. 1999). Die operative Tumorentfernung wird im zweiten Trimenon angestrebt. Bei Diagnosestellung in der Frühschwangerschaft wird die unmittelbare Operation vorgeschlagen (Zhang et al. 1998). Das Risiko eines Aborts nach Operation ist als gering einzustufen (Wolf et al. 1997). Anschließend folgt eine Levothyroxinbehandlung zur TSH-Suppression. Die Radiojodtherapie wird postpartal angeschlossen.

Betreuung während der Schwangerschaft. Nach Thyreoidektomie und anschließender Nachbehandlung (^{131}J) kann Ratsuchenden empfohlen werden, frühestens ein Jahr nach der Remission und nicht früher als ein Jahr nach Radiojodtherapie eine Schwangerschaft zu „planen" (Pomorski et al. 2000). Gegenwärtige Kenntnisse lassen nach [131]J-Applikation keine wesentlichen Nebenwirkungen in einer nachfolgenden Schwangerschaft erwarten (Lin et al. 1998). Eine genetische Beratung unter dem Aspekt einer eventuellen Amniozentese sollte empfohlen werden. Eine nach behandeltem Schilddrüsenkarzinom eingetretene Schwangerschaft bedarf einer sorgfältigen Überwachung. Mit der Notwendigkeit einer Steigerung der erfoderlichen L-Thyroxin-Dosis um 26–38 % ist zu rechnen (Jastrzebska et al. 2001). Die Frage einer Abruptio stellt sich immer bei Rezidivverdacht nach behandeltem Schilddrüsenkarzinom, um eine adäquate Diagnostik und Therapie ohne Verzögerung einleiten zu können. Bei Erstdiagnose in der Schwangerschaft ist eine ergebnisoffene Diskussion angezeigt. Nach derzeitiger Datenlage schädigt das Schilddrüsenkarzinom den Feten nicht, und eine wechselseitige Beeinflussung von Schwangerschaft und Schilddrüsenkarzinom ist nicht bekannt.

Angeborene Schilddrüsenfunktionsstörungen

Wie bekannt, beeinflussen mütterliche Jodidaufnahme, Schilddrüsenfunktionslage und Therapie den Feten.

Epidemiologie der Hyperthyreose. Die angeborene Hyperthyreose wird in einer Häufigkeit von 1:4000 bis 1:40 000 beobachtet und ist bei 70 % aller Neugeborenen mit autoimmunologisch bedingter Hyperthyreose (Morbus Basedow) oder Hashimoto-Thyreoiditis zu erwarten.

Ätiologie der Hyperthyreose. Selten spielen TSH-Rezeptor-Mutationen eine Rolle. Besonders extrem kleine Neugeborene und Frühgeborene sind häufig betroffen. Die klinischen Zeichen sind unspezifisch. Bei pränatalem Verdacht auf einen Morbus Basedow empfiehlt sich folgendes Vorgehen:
➤ mütterliche TRAK-Bestimmung vor der Geburt,
➤ postnatale TSH-Bestimmung (Nabelschnur),
➤ an den Tagen 4 und 7 post partum Bestimmung von fT$_4$ und TSH (venös) bei Neugeborenen (Smith et al. 2001).

Epidemiologie der Hypothyreose. Mit einer Häufigkeit von 1:4000 ist mit einer angeborenen Hypothyreose zu rechnen.

Ätiologie der Hypothyreose. Ursachen sind eine abnorme Schilddrüsenentwicklung, Störungen der Schilddrüsenhormonsynthese und plazentagängige mütterliche Schilddrüsenantikörper (Radetti et al. 2002).

Struma. Jodidmangel, maternale Hyperthyreose (Morbus Basedow) und Thyreostatikaanwendung können die Entwicklung einer fetalen Struma hervorrufen. Diese kann sonographisch sowie mittels farbkodierter Dopplersonographie diagnostiziert und überwacht werden (Luton et al. 1997). Schon durch die Reduktion der Thyreostatikadosis kann eine Abnahme des fetalen Schilddrüsenvolumens erreicht werden (Bellini et al. 2000, Ochoa-Maya et al. 1999).

Diagnostik. Zur Beurteilung der fetalen Schilddrüsenfunktion kann im Nabelschnurblut (Chordozentese) der TSH-Spiegel bestimmt werden.

Therapie. Eine fetale Therapie ist durch intraamniale Applikation von T$_3$ und T$_4$ möglich. Damit kann das Verschwinden der fetalen Struma erreicht werden (Agrawal et al. 2002, Hatjis 1993, Nicolini et al. 1996).

Zusammenfassend ist festzustellen, dass durch optimale Jodidsupplementation sowie Erkennung und Behandlung mütterlicher Schilddrüsenerkrankungen das Risiko für das Auftreten einer fetalen/neonatalen Dysfunktion mit ungewünschten Spätfolgen, insbesondere für die zerebrale Entwicklung, vermieden bzw. minimiert werden kann.

Literatur

1. ACOG. ACOG practice bulletin. Thyroid disease in pregnancy. Number 37, August 2002. American College of Obstetrics and Gynecology. Int J Gynecol Obstet. 2002;79:171–80.
2. Agrawal P, Ogilvy-Stuart A, Lees C. Intrauterine diagnosis and management of congenital goitrus hypothyroidism. Ultrasound Obstet Gynecol. 2002;19:501–5.
3. Atkins P, Cohen SB, Phillips BJ. Drug therapy for hyperthyroidism in pregnancy: safety issues for mother and fetus. Drug Saf. 2000;23:229–44.
4. Bellini P, Marinetti E, Arreghini A, Andreotti C, Kirm V, Roncaglia N. Treatment of maternal hyperthyroidism and fetal goiter. Minerva Ginecol. 2000;52:25–7.
5. Bernal J. Action of thyroid hormone in brain. J Endocrinol Invest. 2003;25:268–88.
6. Bolz M, Nagel H. The course of pregnancy in congenital thyroid gland aplasia. Case report with special reference to maternal hypothyroidism. Zentralbl Gynakol. 1994;116:515–21.
7. Caffrey TJ. Transient hyperthyroidism of hyperemesis gravidarum: a sheep in wolf's clothing. J Am Board Fam Pract. 2000;13:35–8.
8. Chorpa IJ, Baber K. Treatment of primary hypothyroidism during pregnancy: is there an increase in thyroxine dose requirement in pregnancy? Metabolism. 2003;52:122–8.
9. Davies TF. Ther thyroid immunology of the postpartum period. Thyroid. 1999;9:675–84.
10. Delange F. Iodine deficiency in Europe and its consequences: an update. Eur J Nucl Med Mol Imaging. 2002;29:404–16.
11. Frank-Raue K. Schilddrüsenerkrankungen in der Schwangerschaft. Gyn, 2002;7:138–44.
12. Gallas PR, Stolk RP, Bakker K, Endert E, Wiersinga WM. Thyroid dysfunction during pregnancy and in the first postpartum year in women with diabetes mellitus typ 1. Eur J Endocrinol. 2002;147:443–51.
13. Glinoer D. Thyroid nodules and cancer in pregnant women. Ann Endocrinol (Paris). 1997;58:263–67.
14. Glinoer D. Thyroid hyperfunction during pregnancy. Thyroid. 1998;8:859–64.
15. Glinoer D. What happens to the normal thyroid during pregnancy? Thyroid. 1999;9:631–5.
16. Glinoer D. Pregnancy and iodine. Thyroid. 2001;11:471–81.
17. Glinoer D, De Nayer P, Delange F, et al. A randomized trial for the treatment of mild iodine deficiency during pregnancy: maternal and neonatal effects. J Clin Endocrinol Metab. 1995;80:258–69.
18. Hatjis CG. Diagnosis and successful treatment of fetal goitrus hyperthyroidism caused by maternal Graves disease. Obstet Gynecol. 1993;81:837–9.

19. Henzen C. Hyperthyreoidism – differential diagnosis and differential therapy. Scheiz Rundsch Med Prax. 2003;92:18–24.
20. Herold G. Schilddrüse. In: Herold G, Hrsg. Innere Medizin. Köln: Verlag G. Herold; 2001:599–615.
21. Jastrzebska H, Gietka-Czernel M, Zgliczynski S, Czech W, Lewartowska A, Debski R. Pregnancy in women with thyroid cancer treated with suppressive doses of L-thyroxine. Waid Lek. 2001;54:389–97.
22. Kriplani A, Buckshee K, Bhargava VL, Takkar D, Ammini AC. Maternal and perinatal outcome in thyrotoxicosis complicating pregnancy. Eur J Obstet Gynecol Reprod Biol. 1994;54:159–63.
23. Kung AW, Lau KS, Kohn LD. Epitope mapping of tsh receptor-blocking antibodies in Graves'disease that appear during pregnancy. J Clin Endocrinol Metab. 2001;86:3647–53.
24. Lazarus JH. Thyroid dysfunction: reproduction and postpartum thyroiditis. Semin Reprod Med. 2002 a;20:381–8.
25. Lazarus JH. Epidemiology and prevention of thyroid disease in pregnancy. Thyroid. 2002 b;12:861–5.
26. Lazarus JH, Parkes AB, Premawardhana LD. Postpartum thyroiditis. Autoimmunity. 2002;35:169–73.
27. Lee YS, Loke KY, Ng SC, Joseph R. Maternal thyroxicosis causing central hypothyroidism in infants. J Paediatr Child Health. 2002;3:206–8.
28. Lin JD, Wang HS, Wenig HF, Kao PF. Outcome of pregnancy after radioactive iodine treatment for well differentiated thyroid carcinomas. J Endocrinol Invest. 1998;21:662–7.
29. Lucas A, Pizarro E, Granada ML, Salinas I, Sammarti A. Postpartum thyroid dysfunction and postpartum depression: are they two linked disorders? Clin Endocrinol (Oxf). 2001;55:809–14.
30. Luton D, Fried D, Sibony O, et al. Assessment of fetal thyroid function by colored Doppler echography. Fetal Diagn Ther. 1997;12:24–7.
31. Maisukiewicz US, Burrow GN. Hyperthyroidism in pregnancy: diagnosis and treatment. Thyroid. 1997;9:647–52.
32. Mestman JH. Hyperthyroidism in preganacy. Clin Obstet Gynecol. 1997;40:45–64.
33. Momotani N, Noh JY, Ishikawa N, Ito K. Effects of propylthiouracil and methimazole on fetal thyroid status in mothers with Graves' hyperthyroidism. J Clin Endocrinol Metab. 1997;82:3633–1.
34. Monroy-Lozano BE, Hurtado-Lopez LM, Zaldivar-Ramirez FR, Basurto-Kuba E. Clinical behavior of thyroid papillary cancer in pregnancy: optimal time for its treatment. Ginecol Obstet Mex. 2001;69:359–62.
35. Moosa M, Mazzaferri EL. Outcome of differentiated thyroid cancer diagnosed in pregnant women. J Clin Endocrinol Metab. 1997;82:2862–6.
36. Nicolini U, Venegoni E, Acaia B, Cortelazzi D, Beck-Peccoz P. Prenatal treatment of fetal hypothyroidism: is there more than one option? Prenat Diagn. 1996;16:443–8.
37. Nussgens Z, Roggenkamp P, Schweikert HU. Development of endocrine orbitopathy in pregnancy. Klein Monatsbl Augenheilkd. 1993;202:130–3.
38. Ochoa-Maya MR, Frates MC, Lee-Paritz A, Seely EW. Resolution of fetal goiter after discontinuation of propylthiouracil in a pregnant woman with Graves' hyperthyroidism. Thyroid. 1999;9:1111–4.
39. Pfannenstiel P, Colbow B. Schilddrüsenkrankheiten in der Schwangerschaft. Gynäkologe. 1990;23:47–52.
40. Pomorski L, Bartos M, Narebski J. Pregnancy following operative and complementary treatment of thyroid cancer. Zentrabl Gynakol. 2000;122:383–6.
41. Poppe K, Glinoer D. Thyroid autoimmunity and hypothyroidism before and during pregnancy. Hum Reprod Update. 2003;9:149–61.
42. Poppe K, Velkeniers B. Thyroid disorders in infertile women. Ann Endcrinol (Paris). 2003;64:45–50.
43. Premawardhana LD, Parkes AB, Ammari F, et al. Postpartum thyroiditis and longterm thyroid status: prognostic influence of thyroid peroxidase antibodies and ultrasound echogenity. J Clin Endocrinol Metab. 2000;85:71–5.
44. Raber W, Gessl A, Nowotny P, Vierhapper H. Hyperprolactinaimia in hypothyroidism: clinical significance and impact of TSH normalization. Clin Endocrinol (Oxf). 2003;58:185–91.
45. Radetti G, Zavallone A, Gentili L, Beck-Peccoz P, Bona G. Foetal and neonatal thryroid disorders. Minerva Pediatr. 2002;54:383–400.
46. Redmond GP. Hypothyroidism and women's health. Int J Fertil Womens Med. 2002;47:123–7.
47. Reid AW, Warmington AD, Wilkinson LM. Management of a pregnant patient with airway obstruction secondary to goitre. Anaesth Intensive Care. 1999;2:415–7.
48. Rohmer V. Goiters and thyroid function disorders in pregnancy. Ann Endocrinol (Paris). 2002;63:432–7.
49. Rotondi M, Caccavale C, Di Serio C, et al. Successful outcome of pregnancy in thyroidectomized-parathyroidectomized young woman affected by severe hypophytoidism. Thyroid. 1999;9:1037–40.
50. Shahid R. Pregnancy with hyperthyroidism. J Coll Surg Pak. 2003;13:255–9.
51. Smith C, Thomsett M, Choong C, Rodda C, McIntyre HD, Cotterill AM. Congenital thyrotoxicosis in premature infants. Clin Endocrinol (Oxf). 2001;54:371–6.
52. Thompson GB. Surgical management in Graves'disease. Panminerva Med. 2002;44:287–93.
53. Vini L, Hyer S, Pratt B, Harmer C. Management of differentiated thyroid cancer diagnosed during pregnancy. Eur J Endocrinol. 1999;150:404–6.
54. Walker RP, Lawrence AM, Paloyan E. Nodular disease during pregnancy. Surg Clin North Am. 1995;75:53–8.
55. Wemeau JL, Do Cao C. Thyroid nodule, cancer and pregnancy. Ann Endocrinol (Paris). 2002;63:438–42.
56. Wolf G, Kroll W, Ramschak-Schwarzer S, Langsteger W. Thyroid gland surgery in pregnancy. Acta Med Austriaca. 1997;24:148–9.
57. Zhang X, Hong W, Wang Y. Thyroid cancer during pregnancy. Zhonghua Wai Ke Za Zhi. 1998;36:600–2.

■ Nebenschilddrüsen

Einleitung

Die Nebenschilddrüse hat eine zentrale Bedeutung bei der Aufrechterhaltung der Kalziumhomöostase im Organismus. Der Sekretion des Parathormons (PTH) kommt dabei eine zentrale Bedeutung zu. PTH reguliert gemeinsam mit aktiviertem Vitamin D und Kalzitonin den Serumspiegel von Kalzium.

Physiologie

PTH ist ein Peptid aus 84 Aminosäuren. Die Struktur ist speziesspezifisch. Bei der Biosynthese wird zunächst ein Prohormon gebildet, das unmittelbar vor der Sekretion an beiden Enden verkürzt wird. Es ist zu berücksichtigen, dass PTH in der Nebenschilddrüse im Wesentlichen nicht gespeichert, sondern nach Erfordernis sezerniert wird. Man schätzt, dass bei normaler Sekretionsrate der Hormongehalt etwa 3- bis 15-mal pro Stunde ausgetauscht wird. Sekretion und Freisetzung werden über den Kalziumhaushalt des Organismus gesteuert. Dabei sind 2 grundlegende Tatsachen zu beachten:

➤ Ein Kalziumspiegelanstieg im Serum hemmt die PTH-Sekretion.

➤ Eine Abnahme des Kalziumspiegels im Serum stimuliert die PTH-Sekretion.

Die Niere ist als zentraler Wirkungsort von PTH anzusehen.

Übersicht

Wirkung von PTH in der Niere
Kalzidiol (25-Hydroxycholecalciferol)
↓ Stimulation durch PTH
Kalzitriol (1α,25-Dihydroxycholecalciferol) = Vitamin-D-Hormon

---

Kalzitriol vermittelt weitere Einflüsse auf den Kalziumstoffwechsel:
➤ gesteigerte intestinale Kalziumresorption,
➤ Mobilisierung von Kalzium aus dem Knochen durch gesteigerte Osteoklastenaktivität,
➤ Verminderung der renalen Ausscheidung.

Daraus resultiert eine deutliche Steigerung der Kalziumkonzentration im Serum.

Phosphat. PTH bewirkt darüber hinaus eine Hemmung der Phosphatrückresorption in der Niere; Phosphat-Clearance und Phosphatausscheidung sind erhöht.

Vitamin D. PTH und Vitamin D beeinflussen sich gegenseitig. Vitamin D hat im Wesentlichen folgende Einflüsse auf die Kalziumhomöostase:
➤ Förderung der intestinalen Kalzium- und Phosphatresorption,
➤ Förderung des Kalziumeinbaus in die Knochen.

Kalzitonin. Bei der Regulation der Kalziumhomöostase ist als weiteres Hormon Kalzitonin, gebildet in den C-Zellen von Schilddrüse, Nebenschilddrüsen und Thymus, einbezogen. Kalzitonin ist ebenfalls ein Peptid (38 Aminosäuren). Dieses Hormon induziert folgende Wirkungen:
➤ Kalzium- und Phosphatspiegel sinken,
➤ Kalzium- und Phosphatausscheidung nehmen zu,
➤ gesteigerte Kalziumeinlagerung in den Knochen.

Eine Erhöhung der Kalziumkonzentration im Serum steigert, eine Verminderung hemmt die Kalzitoninfreisetzung. Weiterhin wird durch Gastrin und Glukagon eine Kalzitoninstimulation hervorgerufen. Kalzitonin hat eine dem PTH entgegengesetzte Wirkung, hemmt also den osteoklastisch bewirkten Knochenabbau und senkt somit den Kalziumserumspiegel. In der Niere werden Clearance und Ausscheidung von Phosphat, Kalzium, Natrium, Kalium und Magnesium forciert. Im Darm wirken kleine Kalzitonindosen hemmend, höhere Dosen aber fördernd auf die Kalziumresorption.

Störungen des Kalziumhaushalts können durch folgende Ursachen bedingt sein:
➤ Kalziummangel,
➤ Kalziumüberschuss,
➤ laborchemisch diagnostizierbarer Kalziummangel durch Eiweißmangel (50 % des Kalziums sind an Al-

bumin gebunden, 50 % als freie Kalziumionen verfügbar) ohne echtes Kalziumdefizit,
➤ passagerer Abfall der Konzentration der freien Kalziumionen im Serum durch Verschiebungen im Säure-Basen-Haushalt (z. B. bei Hyperventilation) ohne echten Kalziummangel.

Primärer Hypo- und Hyperparathyreoidismus

Einleitung

Definition. Primäre Störungen der Kalziumhomöostase werden als primärer Hypo- bzw. Hyperparathyreoidismus bezeichnet.

Ätiologie. Die beiden folgenden Übersichten zeigen Ursachen einer Hypo- bzw. Hyperkalzämie.

Übersicht

Ursachen einer Hypokalzämie
• Kalziummangel: kalziumarme Ernährung, Kalziumaufnahmestörung, Kalziumverlust, Niereninsuffizienz (Phosphatspiegelerhöhung mit kompensatorischem Kalziumspiegelabfall)
• Vitman-D-Mangel: alimentär bedingt, mangelnde Sonnenlichtexposition, Malabsorption, fehlende Aktivitäten (Hepatopathie)
• Hypoparathyreoidismus: chirurgische Resektion, perioperative Perfusionsstörung, idiopathisch (Autoimmunerkrankung), funktionell (Hypomagnesiämie hemmt PTH!), polyglanduläres Autoimmunsyndrom

---

Übersicht

Ursachen einer Hyperkalzämie
• primärer Hyperparathyreoidismus – häufig (Nebenschilddrüsenadenom oder -hyperplasie, selten Nebenschilddrüsenkarzinom)
• ektope PTH-Sekretion – extrem selten
• multiple endokrine Neoplasie (MEN I: medulläres Schilddrüsenkarzinom, Phäochromozytom, primärer Hyperparathyreoidismus)
• Tumorhyperkalzämie – häufig
• Hyperthyreose
• Knochenabbau bei Immobilisation
• Vitamin-D-Intoxikation

Klinik. Die in den folgenden Übersichten dargestellten Symptome sind zu beobachten.

Übersicht

Symptome bei primärem Hypoparathyreoidismus
• Parästhesien (Mund, Akren, Füße, Waden)
• gelegentlich Brust- und Bauchschmerzen
• Ängstlichkeit, depressive Verstimmung
• Haut-, Nagel- und Zahnveränderungen
• Katarakt
• Verkalkungen der Basalganglien mit extrapyramidalen neurologischen Ausfällen

---

Übersicht

Symptome bei Hyperkalzämiesyndrom/primärem Hyperparathyreoidismus

- so genanntes Hyperkalzämiesyndrom: Appetitlosigkeit, Obstipation, Übelkeit, Konzentrationsschwäche, Kopfschmerzen, Schwindel, Depressionen, Bewusstseinstrübung bis zum Koma*, arterielle Hypertonie*, Herzrhythmusstörungen*, EKG-Veränderungen*, tubulärer Nierenschaden mit Polyurie und Polydipsie*, letztlich Niereninsuffizienz*
- Folgen des Parathormonexzesses: Nephrolithiasis, Nephrokalzinose, Osteopenie, Osteoporose, Osteodystrophia fibrosa generalisata (Frakturen), Ulkus, Pankreatitis, Choledocholithiasis

* die genannten Symtome werden als hyperkalzämische Krise bezeichnet und drohen bei Serumkalziumwerten von >4 mmol/l

---

Tabelle 19.**27** Typische Konstellationen bei Störungen des Kalziumstoffwechsels

Diagnose	Serumkalziumspiegel	Intaktes Parathormon im Serum	Kalziumausscheidung im Urin
Hypoparathyreoidismus	↓	↓	relativ ↑
Vitamin-D-Mangel	↓	↑	↓
Pseudohypoparathyreoidismus	↓	↑	↑
Primärer Hyperparathyreoidismus	normal bis ↑	↑	↑
Sekundärer Hyperparathyreoidismus	↓	↑	↑
Tertiärer Hyperparathyreoidismus	↑	↑	↑
Tumorhyperkalzämie	↑	↓	↑
Familiäre hypokalzurische Hyperkalzämie	↑	↑	↓
Pseudohyperkalzämie	↑	normal	normal
Hyperventilationstetanie	normal	normal	normal

Diagnostik. Diagnostische Merkmale verschiedener Krankheitsbilder sind in Tabelle 19.**27** dargestellt. Die Zuordnung der Krankheitsbilder und die ätiologische Differenzialdiagnostik erfolgen biochemisch. Durch bildgebende Verfahren wird die morphologische Auswirkung der Erkrankung sichtbar. Folgende Verfahren gelangen zur Anwendung:
➤ Sonographie der Nebenschilddrüsen – Adenom in 50% der Fälle nachweisbar;
➤ Sonographie der Nieren – Nephrolithiasis;
➤ Szintigraphie (nicht in der Schwangerschaft);
➤ Röntgenaufnahmen vom Skelett, Osteodensitometrie – außerhalb der Schwangerschaft!
➤ EKG – typische Veränderungen: Verlängerung bzw. Verkürzung der QT-Zeit.

Tabelle 19.**28** Maternale und fetale Komplikationen bei primärem Hyperparathyreoidismus in der Schwangerschaft (Schnatz u. Curry 2002)

Mütterliche Komplikationen	Fetale Komplikationen
• Nephrolithiasis (Iqbal et al. 2001, Karbowski u. Bock-Steinweg 2000) • Pankreatitis (Dahan u. Chang 2001, Hong et al. 2001) • Hyperemesis • Arrhythmie (Lin et al. 2000) • Knochenerkrankungen (Schmerz, Fraktur) • Muskelschwäche • psychische Veränderungen • hyperkalzämische Krise	• intrauterine Wachstumsretardierung • niedriges Geburtsgewicht • Frühgeburt • Abort • intrauteriner Fruchttod (Rabasa-Lhoret et al. 2001) • postnatale Tetanie (Graham et al. 1998) • permanenter Hyperparathyreoidismus

---

Tabelle 19.**29** Veränderungen im Kalziumstoffwechsel während der Schwangerschaft

Parameter	Veränderung
Gesamtkalzium	↓
freies ionisiertes Kalzium	=
Phosphat	=
IPTH (intaktes PTH)	↓
PTHrP (PTH related Peptide)	↑
1,25-OH-Vitamin-D$_3$	↑
Kalzitonin	↑
Kalziumresorption	↑
Kalziumausscheidung	↑
Kalziumknochenumsatz	↑ (drittes Trimenon)

PTH = Parathormon

Betreuung während der Schwangerschaft. Anfangsstadien einer Kalziumhomöostasestörung sind häufig diskret und fallen meist zufällig im Rahmen einer Routinelaboruntersuchung auf. Die Häufigkeit des Hyperparathyreoidismus wird mit 1–3 Fällen/1000 (0,1–0,3%) angegeben (Karbowski u. Bock-Steinweg 2000, Kort et al. 1999). Frauen sind häufiger betroffen, und die Erkrankung manifestiert sich in 25% der Fälle im fertilen Alter. Eine Häufung scheint im 4. Lebensjahrzehnt vorzukommen (Fouda 2000). Etwa 80% aller Graviden mit primärem Hyperparathyreoidismus bleiben asymptomatisch, und dadurch wird die Diagnosestellung schwierig. Die Komplikationsrate ist hoch und wird mit 50–67% für die Mutter und mit bis zu 50–80% für den Feten angegeben (Tabelle 19.**28**) (Rabasa-Lhoret et al. 2001, Schnatz u, Curry 2002). Perinatale Komplikationen sind bei nicht entsprechend therapiertem Hyperparathyreoidismus 4-mal häufiger.

Tabelle 19.**30**   Symptomatische Maßnahmen bei Hyperkalzämie in der Schwangerschaft

Maßnahme	Dosis	Wirkungsmechanismus	Kommentar
Reichlich trinken (siehe Text)	2–3 Liter/Tag	Kalziurie ↑	–
0,9%ige NaCl-Lösung intravenös (Infusion)	4–6(–10) Liter/Tag	Kalziurie ↑	Hypokaliämie, Volumenbelastung
Furosemid	20 – 40 – 500 mg/Tag (=100 mg/24 Stunden) + Flüssigkeitszufuhr!	Diurese ↑	Gravidität: Ausschwemmung des Feten!
Bisphosphonat	z. B. 30–60 mg Pamidronat (Aredia)/1 Liter NaCl-Lösung intravenös über 2 Stunden	Osteolyse gehemmt; Wirkung lang andauernd (14 Tage)	Gravidität: Kontraindikation
Kalzitonin	200–500 IE/Tag	Osteolyse gehemmt	Gravidität: Kontraindikation
Glukokortikoide	50 mg Prednisolon/Tag	unspezifische Wirkung	Gravidität möglich

Besonderheiten des Kalziumstoffwechsels in der Schwangerschaft

Physiologische Besonderheiten. Bei Verdacht auf das Vorliegen einer Störung im Kalziumhaushalt während der Schwangerschaft sind einige physiologische Besonderheiten zu beachten. Diese Veränderungen sind aus Tabelle 19.**29** ersichtlich. Die verminderte Kalziumfraktion im Serum ist auf den steigenden Albuminspiegel zurückzuführen. Daraus resultiert eine verstärkte Kalziumbindung. Am Geburtstermin wird der minimale Kalziumspiegel registriert. Intaktes Parathormon wird vermindert gebildet. Eine zwischenzeitliche Erhöhung des Spiegels im zweiten Trimenon ist beschrieben. Signifikante Zusammenhänge bestehen zwischen dem zum Ende der Schwangerschaft erhöhten PTHrP (PTH related Peptide) und der alkalischen Phosphatase, Kalzitriol, Osteokalzin und Prolaktin. Der Kalzitoninspiegel steigt im zweiten Trimenon um das Doppelte an und behält dieses Niveau bis zur Geburt bei. Derzeit ist kein Beweis für die Entwicklung eines physiologischen Hyperparathyreoidismus während der Schwangerschaft gegeben. Die schwangerschaftsbedingte Kalzitriolspiegelerhöhung ist primär durch den veränderten mütterlichen Kalziummetabolismus selbst zu erklären (Ardawi et al. 1997).

Während der Geburt finden sich im Nabelschnurblut beim Neugeborenen im Sinne einer Hyperkalzämie verglichen mit der Mutter erhöhte Kalziumspiegel. Dies entspricht einem relativen Hypoparathyreoidismus unter der Geburt. Beim Neugeborenen lassen sich ebenfalls erhöhte Spiegel von Metaboliten nachweisen, die für einen erhöhten Knochenumsatz beim gesunden Neugeborenen sprechen (de Toro Salas et al. 2001).

Störungen des mütterlichen Kalziumstoffwechsels führen über eine diaplazentare Wechselwirkung zu Folgen für das Ungeborene, deren Ausmaß vom Grad der mütterlichen Störung abhängt. Eine mütterliche Hyperkalzämie supprimiert die fetale Nebenschilddrüse und führt zur neonatalen Hypokalzämie. Umgekehrt bewirkt eine maternale Hypokalzämie beim Feten über eine Stimulation von PTH eine Demineralisation des Knochens (Daoud et al. 2000). Bei einer postpartal diagnostizierten

Störung des Kalziumsstoffwechsels des Neugeborenen empfiehlt sich sekundär immer die Suche nach einer mütterlichen Ursache (Thomas et al. 1999). Die pränatale Diagnosestellung eines so genannten HRD-Syndroms (Hypoparathyreoidismus, Retadierung, Dysmorphie) wurde kürzlich berichtet (Hershkovitz et al. 2000). Zur frühzeitigen Erfassung einer drohenden fetalen Gefährdung bei Hyperparathyreoidismus sind regelmäßige sonographische und dopplersonographische Untersuchungen (Graham et al. 1998) in engmaschigen Abständen in Kombination mit einer frühzeitigen Registrierung des Kardiotokogramms sinnvoll. Sonographisch können folgende Kriterien beurteilt werden:

➤ geschätztes fetales Gewicht,
➤ Fruchtwassermenge,
➤ Plazentastruktur,
➤ Perfusion im fetomaternalen Kreislauf (z. B. A. cerebri media, A. umbilicalis, Aa. uterinae und andere),
➤ Bestehen einer fetalen Herzinsuffizienz.

Therapie bei Hyperkalzämie in der Schwangerschaft (primärer Hyperparathyreoidismus)

Operation. Therapie der Wahl des behandlungsbedürftigen primären Hyperparathyreoidismus ist die operative Halsrevision zur Entfernung des Nebenschilddrüsenadenoms. Dabei ist zu beachten, dass vor der Operation, z. B. in der Schwangerschaft, eine gewisse Überbrückungszeit vorhanden ist, in der nicht sofort operiert werden kann. In diesem Zeitraum sind symptomatische Maßnahmen zur Behandlung der Hyperkalzämie vordergründig.

Symptomatische Maßnahmen müssen einsetzen, wenn der Kalziumspiegel oberhalb des Normbereichs liegt (bis 3 mmol/l). Die Patientin soll reichlich trinken (etwa 2–3 Liter/Tag), wobei auf Milch und kalziumhaltiges Mineralwasser verzichtet werden muss. Weitere Maßnahmen in der Schwangerschaft sind aus Tabelle 19.**30** zu ersehen. Bei geringer Hyperkalzämie kann die symptomatische Behandlung mit Erhöhung der Tagestrinkmenge und Kalziumrestriktion ausreichend sein. Ein bei Hyperkalzämie häufig vorhandener Vitamin-D-Mangel stellt bereits eine Kompensation seitens des Organismus dar und kann nicht vor Korrektur der Hyperkalzämie ausgeglichen werden. Andererseits kann ein zunächst latenter primärer Hyperparathyreoidismus durch Vitamin-D-Applikation demaskiert werden.

Wenn symptomatische Therapiemaßnahmen unzureichend sind, stellt sich die Frage nach der **operativen Adenomentfernung.** Dabei wird von den meisten Autoren der operative Eingriff im zweiten Trimenon als sicherste Variante angesehen (Lin et al. 2001, Rabasa-Lhoret et al. 2001). Auch im dritten Trimenon ist die Operation möglich (Schnatz u. Curry 2002), die allerdings ein größeres Risiko aufweist (Haenel u. Mayfield 2000).

Eine Indikation zur **Notfalloperation** kann sich in der hyperkalzämischen Krise ergeben. Wenn die Diagnosestellung bei der Mutter erst postpartal über Auffälligkeiten der Kalziumhomöostase beim Kind gestellt wird, sollte unter Beachtung des Alters der Betroffenen die Operation empfohlen werden.

Wenn ausschließlich diuretische Maßnahmen in der Schwangerschaft unzureichend sind, kann die Anwendung von **Kalzitonin** im Ausnahmefall erwogen werden.

Therapie bei Hypokalzämie in der Schwangerschaft (primärer Hypoparathyreoidismus)

Der primäre Hypoparathyreoidismus ist selten. Hypokalzämien sind meist anderer Ursache und werden kompensatorisch von einem sekundären Hyperparathyreoidismus begleitet.

Kalzium. Ein etabliertes Konzept für die Behandlung des Hypoparathyreoidismus in der Schwangerschaft liegt nicht vor (Callies et al. 1998). Die Kalziumsubstitution kann ab einem Serumspiegel von 1,7 mmol/l oral erfolgen (1–2 g Kalziumzitrat/Tag). Wenn die intravenöse Gabe erforderlich wird, kann auf Kalziumglukonat zurückgegriffen werden (10%ige Lösung, 90 mg Kalzium in 10 ml; Infusionsgeschwindigkeit: ≤2 ml/Stunde).

Vitamin D, Kalzitriol. Für Vitamin-D-Präparate besteht in der Schwangerschaft eine strenge Indikationsstellung, nur bei nachgewiesenem Vitamin-D-Mangel kann entsprechend substituiert werden. Im Tierversuch wurden teratogene Nebenwirkungen beschrieben. Eine Studie über die Anwendung von Kalzitriol (0,25 mg/Tag) und Kalzium (1,5 g/Tag) bei 2 Schwangeren sowie eine Auswertung weiterer 8 Schwangerschaften mit Kalzitriolanwendung ergab als Nebenwirkungen bei insgesamt 12 Fällen einen vorzeitigen Verschluss der großen Fontanelle sowie einen intrauterinen Fruchttod in der 20. Schwangerschaftswoche bei komplexem Fehlbildungssyndrom. Die Kausalität zur Vitamin-D-Anwendung ist höchst fraglich (Callies et al. 1998). Über mögliche Vitamin-D-Präparate zur Substitution informiert Tabelle 19.**31**. Die Dosierung muss individuell unter Beachtung des Serumkalziumspiegels festgelegt werden. Der Zielbereich des Serumkalziumspiegels liegt bei 2–2,2 mmol/l. Bei höherer Einstellung droht die Nephrokalzinose.

> Bei höher dosierten Vitamin-D-Gaben, die nicht am Kalziumspiegel und somit am Bedarf orientiert sind, besteht die Gefahr der geistigen und körperlichen Entwicklungsverzögerung des Feten.

Tabelle 19.**31**   Vitamin-D-Präparate zur Substitution

Vitamin-D-Präparat	Dosierung	Kommentar
Dihydrotachysterol (B.A.T. 10)	10–15 Tropfen/Tag	additiv 1 g Kalzium oral; mit Butterbrot einnehmen!
Colecalciferol	etwa 40 000 IE/Tag	–
1α-Hydroxy-Vitamin-D₃	etwa 3 mg/Tag	–
1,25-Dihydroxy-Vitamin-D₃	1,5 mg/Tag	schnell wirksam! Gefahr der Hyperkalzämie!

Eine bereits vor der Schwangerschaft begonnene Therapie mit Vitamin-D-Präparaten kann fortgeführt werden. Überwachungsparameter sind Kalzium und Phosphat im Serum. Vor operativen Eingriffen (Sektio) ist der Kalziumhaushalt unbedingt auszugleichen, weil sonst eine erhöhte Tetaniegefahr besteht.

Geburt und Wochenbett bei Funktionsstörungen der Nebenschilddrüse

Geburt. Die Geburt kann auf natürlichem Wege erfolgen. Eine subtile Überwachung der Spiegel von Kalium, Kalzium, Natrium, Magnesium, Kreatinin und Phosphat ist zu empfehlen. Bei Hypokalzämien soll der Kalziumspiegel zwischen 2 und 2,2 mmol/l betragen, bei Hyperkalzämie im oberen Normbereich liegen.

Wochenbett. Im Wochenbett wird häufiger ein endokrines Psychosyndrom beobachtet, besonders bei unzureichender Behandlung der Kalziumhomöostasestörung.

Stillen. Es gibt keinen Grund, auf das Stillen zu verzichten, obwohl dadurch eine leichte, reversible Verminderung der Knochensubstanz in den ersten Monaten nach der Geburt zu erwarten ist. Eine zusätzliche Kalziumsubstitution ist nicht erfoderlich. Ausnahmen stellen jugendliche Wöchnerinnen und stillende Mütter mit Mehrlingen dar (Mestmann 1998). Vitamin D geht in die Muttermilch über, eine Vitamin-D-Intoxikation des Säuglings wurde bisher nicht bekannt.

Literatur

1. Ardawi MS, Nasrat HA, BA'Aqueels HS. Calcium-regulating hormones and parathyroid hormone related peptide in normal human pregnancy and postpartum: a longitudinal study. Eur J Endocrinol. 1997;137:402–9.
2. Callies F, Arlt W, Scholz HJ, Reincke M, Allolio B. Management of hypoparathyroidism during pregnancy – report of twelve cases. Eur J Endocrinol. 1998;139:284–9.
3. Dahan M, Chang RJ. Pancreatitis secondary to hyperparathyroidism during pregnancy. Obstet Gynecol. 2001;98:923–5.
4. Daoud P, Mirc M, Tarazourte MF, Pollak M, Rousset A, Castaing H. Neonatal hyperparathyroidism secondary to unknown maternal hypoparathyroidism. Arch Pediatr. 2000;7:45–8.
5. de Toro Salas A, Duenas Diez J, de Jaime Revuelta E. Concentrations of calcium and bone remodeling biomarkers in

umbilical cord blood and urine of newborn infants during delivery. An Esp Pediatr. 2001;54:290–6.
6. Fouda MA. Primary hyperparathyroidism and pregnancy. Saudi Med J. 2000;21:31–5.
7. Graham EM, Freedman LJ, Forouzan I. Intrauterine growth retardation in a woman with primary hyperparathyroidism. A case report. J Reprod Med. 1998;43:451–4.
8. Haenel LC, Mayfield RK. Primary hyperparathyroidism in a twin pregnancy and review of fetal/maternal calcium homeostasis. Am J Med Sci. 2000;319:191–4.
9. Hershkovitz E, Hershkovitz R, Hertzug L, Gorodischer R, Mazor M, Parvari R. Prenatal diagnosis of hypoparathyroidismus retardation and dysmorphism (HRD) syndrome. Prenat Diagn. 2000;20:475–7.
10. Hong MK, Hsieh CT, Chen BH, Tu ST, Chou PH. Primary hyperparathyroidism and acute pancreatitis during the third trimester of pregnancy. J Matern Fetal Med. 2001;10:214–8.
11. Iqbal N, Steinberg H, Aldasouqi S, Edmondson JW. Nephrolithiasis during pregnancy secondary to primary hyperparathyroidism. Urology. 2001;57:554.
12. Karbowski B, Bock-Steinweg U. Primary hyperparathyroidism in pregnancy – a case report. Z Geburtshilfe Neonatol. 2000;204:232–5.
13. Kondo Y, Nagai H, Kasahara K, Kanazawa, K. Primary hyperparathyroidism and acute pancreatitis during pregnancy. Report of a case and review of the English and Japanese literature. Int J Pancreatol. 1998;24:43–7.
14. Kort KS, Schiller HJ, Numann PJ. Hyperparathyroidism and pregnancy. Am J Surg. 1999;177:66–8.
15. Lin CC, Chou FF, Sheen-Chen SM. Pregnancy complicated by concurrent primary hyperparathyroidism and arrhythmia. J Formos Med Assoc. 2000;99:341–4.
16. Mestmann JH. Parathyroid disorders of pregnancy. Semin Perinatol. 1998;22:485–96.
17. Rabasa-Lhoret R, Rasamisoa M, Caubel C, Avignon A, Monnier L. Hyperparathyroidism diagnosed during pregnancy. Press Med. 2001;30:964–5.
18. Schnatz PF. Surgical treatment of primary hyperparathyroidism during the third trimester. Obstet Gynecol. 2000;99:561–3.
19. Schnatz PF, Curry SL. Primary hyperparathyroidism in pregnancy: evidenced based management. Obstet Gynecol Surv. 2002;57:365–76.
20. Thomas AK, McVie R, Levine SN. Disorders of maternal calcium metabolism implicated by abnormal calcium metabolism in the neonate. Am J Perinatol. 1999;16:515–20.

■ Nebennierenrinde

Physiologie

3 Zonen. Die Nebennierenrinde (NNR) hat eine zentrale Bedeutung für den gesamten Stoffwechsel. In der NNR werden 3 verschiedene Zonen unterschieden, welche durch unterschiedliche Hormonsekretion gekennzeichnet sind:
➤ Zona fasciculata: Glukokortikoide (Kortisol, Kortison),
➤ Zona reticularis: Sexualsteroide (Androgene, Östrogen, Progesteron),
➤ Zona glomerulosa: Mineralokortikoide (Kortikosteron, Aldosteron).

Auch für die NNR gilt das Prinzip der **hypothalamisch-hypophysären Steuerung** mit negativem Feedback-System. Kortisol hemmt dabei sowohl die CRH- als auch die ACTH-Ausschüttung (siehe nachfolgende Übersicht). Die Sekretion von Mineralokortikoiden ist dagegen ACTH-unabhängig.

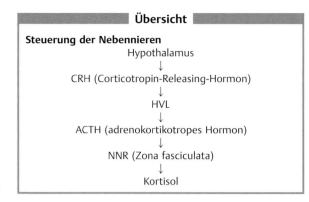

Übersicht

Steuerung der Nebennieren

Hypothalamus
↓
CRH (Corticotropin-Releasing-Hormon)
↓
HVL
↓
ACTH (adrenokortikotropes Hormon)
↓
NNR (Zona fasciculata)
↓
Kortisol

Progesteron hat eine zentrale Bedeutung bei der adrenalen Steroidsynthese.

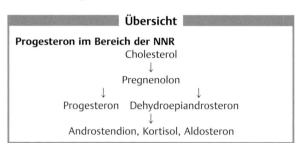

Übersicht

Progesteron im Bereich der NNR

Cholesterol
↓
Pregnenolon
↓   ↓
Progesteron   Dehydroepiandrosteron
↓
Androstendion, Kortisol, Aldosteron

Die adrenale Kortisolsynthese ist einem typischen zirkadianen Rhythmus unterworfen. Die minimale Syntheseleistung wird um Mitternacht, die maximale morgens zwischen 6 und 8 Uhr registriert. Ein zweiter, nachmittäglicher Anstieg ist zu beobachten, aber nicht so deutlich wie morgens.

Die **hypothalamisch-hypophysär-adrenale Achse** und das **weibliche reproduktive System** sind eng miteinander verflochten. CRH und Proopiomelanocortin (POMC) hemmen die hypothalamische GnRH-Ausschüttung. Glukokortikoide hemmen hypophysäres LH sowie die ovarielle Östrogen- und Progesteronsynthese. Das gesamte System ist anfällig für Stress, Depressionen und Essstörungen. Andererseits wird CRH durch Östrogene stimuliert, und hier könnte eine Erklärung für den leichten Hyperkortisolismus bei Frauen zu finden sein (Magiakou et al. 1997).

Die **Mineralokortikoide**, insbesondere Aldosteron, spielen eine zentrale Rolle bei der Blutdruckregulation. Entscheidend für die Aldosteronfreisetzung ist das Renin-Angiotensin-System.

Übersicht

Regulation der Aldosteronsekretion in der NNR
Angiotensinogen
↓ Renin
Angiotensin I
↓ Converting-Enzym
Angiotensin II (führt zu Vasokonstriktion und Blutdruckanstieg)
↓ Zona glomeruloasa (NNR)
Aldosteron (führt zu erhöhter Natriumrückresorption in der Niere und erhöhter Wasserretention)

Tabelle 19.**32**   Synthese der Nebennierenrindensteroide

	Zona glomerulosa	Zona fasciculata	Zona reticularis
Gruppe	Mineralokortikoide	Glukokortikoide	Androgene
Hauptvertreter	Aldosteron	Kortisol	Dehydroepiandrosteron
Hauptwirkung	Natriumretention, Kaliumabgabe, Flüssigkeitsretention	Glukoneogenese, Hyperglykämie, Proteinabbau (katabol), Wassereintritt in die Zelle vermindert	Proteinsynthese, Virilisierung
Sekretionsrate	50–250 μg/24 Stunden	20–30 mg/24 Stunden	• Männer: 3,0 mg/24 Stunden • Frauen: 0,7 mg/24 Stunden
Plasmakonzentration	2–15 μg/dl	6–25 μg/dl	• Männer: 0,3–0,85 μg/dl • Frauen: 0,2–0,6 μg/dl

Die Synthese der Steroide in der NNR ist in Tabelle 19.**32** dargestellt.

Schwangerschaftsbedingte Veränderungen der Glukokortikoide und der Mineralokortikoide

Glukokortikoide. In der Schwangerschaft hat die reguläre Funktion der Achse Hypothalamus–Hypophyse–Nebennieren eine außerordentliche Bedeutung – nicht nur für den mütterlichen Stoffwechsel, sondern auch für das fetale Wachstum und den Geburtsbeginn (Trainer 2002). Die Plazenta synthetisiert große Mengen an CRH und POMC. Insbesondere CRH nimmt Einfluss auf die mütterliche NNR-Funktion. Die Nebenniere reagiert im Unterschied zur Schilddrüse akut und schnell auf die Signale übergeordneter Zentren, sodass eine Stressreaktion in kurzer Zeit vermittelt wird. In der Schwangerschaft vermitteln steigende hypothalamische CRH-Freisetzung und hohe Östrogenspiegel eine Hypertrophie des HVL. Dadurch kommt es zur vermehrten ACTH-Freisetzung (3- bis 5fach) und somit zu einer adrenokortikalen Hypertrophie (etwa 50%ige Gewichtszunahme von etwa 6–8 g auf 9–12 g). Es resultiert ein zunehmender Kortisolspiegel ab dem zweiten Trimenon. Ab der 15. Schwangerschaftswoche verdoppelt sich der Plasmakortisolspiegel (verstärkte Sekretion und verzögerte Plasma-Clearance). Die erhöhten Kortisolspiegel üben einen hemmenden Effekt auf den Hypothalamus aus, beeinflussen im Gegensatz dazu aber die plazentare CRH-Freisetzung positiv. Es kommt zur zusätzlichen Stimulation der NNR durch plazentares CRH, HCG und STH. Der CRH-Spiegel im Plasma erhöht sich auch, weil im letzten Trimenon weniger CRH-bindendes Globulin gebildet wird. Der resultierende Hyperkortisolismus am Ende der Schwangerschaft ist als physiologisch anzusehen (Mastarakos u. Ilias 2000). Die mütterlichen Kortisolspiegel beeinflussen den Feten nicht. Nur bei sehr hohem Gradienten zwischen Mutter und Fet kann es zum Übertritt kommen. Diese Situation ist z. B. bei Stress oder nach Hydrokortisonapplikation gegeben. Eine Beeinflussung der mütterlichen Kortisolspiegel durch fetales Kortisol ist nicht anzunehmen. Mütterliches ACTH, Prednison und Prednisolon sind nicht plazentagängig. Für eine fetale Therapie mit Glukokortikoiden müssen, wenn erforderlich, Methylprednisolon oder Dexamethason eingesetzt werden. Der Spiegel des fetalen ACTH beträgt am Ende der Schwangerschaft etwa 160–240 pg/ml und kann durch den Geburtsstress auf das 2- bis 3fache ansteigen. Grundsätzlich führt auch jede andere fetale Stresssituation während der Schwangerschaft zum fetalen ACTH-Spiegel-Anstieg. Durch die gesteigerte fetale NNR-Aktivität wird letztlich die fetale Reifung gefördert. Die fetale Eigenproduktion von Kortisol beginnt im zweiten und dritten Trimenon. Obwohl während der Schwangerschaft sehr hohe mütterliche Kortisolspiegel auftreten (erreichen den Cushing-Bereich), kommt es klinisch selten zur Ausprägung von Cushing-Symptomen.

Durch die hohen Östrogenspiegel wird in der Leber vermehrt **kortisolbindendes Protein** (CBG) freigesetzt. Im Vergleich zu Nichtschwangeren verdoppelt sich der CBG-spiegel. Dadurch wird Kortisol gebunden. Somit liegt es im Serum nicht mehr in freier, also biologisch wirksamer Form vor, und eine klinische Symptomatik (Cushing-Syndrom) ist nicht zu beobachten.

Der trotzdem vorhandene **Hyperkortisolismus** hat aber einige klinische Folgen bzw. Konsequenzen:
➤ Schwächung der Immunabwehr:
  – erhöhte Infektanfälligkeit in der Schwangerschaft,
  – Rolle bei der immunologischen Toleranz zwischen Mutter und Fet;
➤ Verschlechterung der Glukosetoleranz,
➤ Striae cutis.

In der Schwangerschaft kommt es zum **veränderten Kortisolstoffwechsel**. Schwangere scheiden im Urin deutlich weniger 17-Hydroxysteroide und 17-Ketosteroide als Nichtschwangere aus.

Die Aktivierung der hypothalamisch-hypophysär-adrenalen Achse funktioniert während der Schwangerschaft als biologische Uhr. Die Plazenta wird dabei als stresssensitives Organ angesehen und das plazentare CRH als Signal für den Geburtszeitpunkt interpretiert. Während der Schwangerschaft und in der unmittelbaren postpartalen Periode ist die mütterliche CRH-Sekretion wegen der hohen Kortisolspiegel letztlich supprimiert. Die **hypothalamische CRH-Freisetzung** normalisiert sich in den ersten 12 Wochen post partum. Der postpartale CRH-Mangel mündet aber in einen passageren, relativen Kortisolmangel in diesem Zeitraum. Daraus erklären sich postpartale Depressionen und die Anfälligkeit für Autoimmunerkrankungen (Thyreoiditis, Rheumatoidarthritis).

Tabelle 19.**33**   Ursachen eines Cushing-Syndroms

Form des Cushing-Syndroms	Häufigkeit (%)
ACTH-abhängiges Cushing-Syndrom	
hypothalamisch-hypophysär	etwa 70
ektopes ACTH-Syndrom	etwa 70
ektopes CRH-Syndrom	extrem selten
ACTH-unabhängiges Cushing-Syndrom	
NNR-Adenom	5–10
NNR-Karzinom	5–10
mikronoduläre NNR-Hyperplasie	1–4
Sonderformen	
• zyklisches Cushing-Syndrom	
• ACTH-unabhängige makronoduläre NNR-Hyperplasie	

NNR = Nebennierenrinde

Eine besondere Bedeutung bei der Entwicklung einer **fetalen Wachstumsverminderung** kommt der plazentaren 11β-Hydroxysteroiddehydrogenase Typ 2 (11β-HSD2) zu. 11β-HSD2 inaktiviert Kortisol zu Kortikosteron und schützt den Feten in utero vor hohen maternalen Kortisolspiegeln. Untersuchungen haben gezeigt, dass die plazentare Expression von 11β-HSD2-mRNA bei intrauteriner Wachstumsretardierung gegenüber normalen Schwangerschaften deutlich vermindert ist (McTernan et al. 2001).

Mineralokortikoide. In der Schwangerschaft kommt es zum deutlichen Anstieg der Spiegel der Sexualsteroide. Progesteron wirkt dabei als Aldosteronantagonist. Aufgrund der resultierenden verstärkten Diurese kommt es reflektorisch zum erneuten Aldosteronspiegelanstieg mit Wasserretention. Insgesamt ist während der Schwangerschaft eine Aktivierung des Renin-Angiotensin-II-Aldosteron-Systems zu verzeichnen. Ursache ist die in der Schwangerschaft eintretende relative Hypovolämie durch:
➤ sexualsteroidinduzierte Vasodilatation,
➤ uteroplazentares Shunting,
➤ progesteronbedingten Aldosteronantagonismus.

Tumoren der Nebenniere sind in der Schwangerschaft äußerst selten. Die Häufigkeit in einer größeren Analyse wurde mit 0,013 % (5 Fälle bei 30246 Schwangeren) angegben (Harrington et al. 1999). Bei Verdacht auf das Vorliegen einer Nebennierenerkrankung (Tumor) sind folgende hormonelle Basisuntersuchungen sinnvoll:
➤ 2-malige Testung des 24-Stunden-Sammelurins auf Katecholamine,
➤ Dexamethasonhemmtest (2 mg) oder Testung des 24-Stunden-Sammelurins auf Kortisol,
➤ DHEAS, Testosteron, Androstendion, 17-β-Estradiol,
➤ Aldosteron, Plasmareninaktivität (nur bei Hypertonus, Hypokaliämie),
➤ 17α-Hydroxyprogesteron.

Bildgebende Untersuchungen beschränken sich in erster Linie auf Sonographie und Magnetresonanztomographie. Spiralcomputertomographie und Szintigraphie sind äußerst zurückhaltend zu indizieren.

Nebennierenrindenüberfunktion: Hyperkortizismus (Cushing-Syndrom, Morbus Cushing)

Definition

Laut Definition muss das Cushing-Syndrom von der Cushing-Erkrankung (Morbus Cushing) unterschieden werden. Unter einem Cushing-Syndrom versteht man die klinischen Auswirkungen eines chronischen Hyperkortisolismus oder einer Glukokortikoidlangzeittherapie. Selten tritt auch eine verstärkte Mineralokortikoidsekretion auf. Als Morbus Cushing bezeichnet man das hypothalamisch-hypophysäre, also zentral bedingte Cushing-Syndrom.

Ätiologie

Die Ursachen des Cushing-Syndroms sind in Tabelle 19.**33** zusammengefasst.

Während der Schwangerschaft verteilen sich die Ursachen etwa wie folgt:
➤ zu 45–5 % adrenokortikales Adenom;
➤ zu etwa 40 % pituitäre Hyperplasie (Mikroadenom) oder Adenom des HVL;
➤ zu 15–20 % adrenokortikales Karzinom.

Bei **hypophysären Adenomen** sind die negative Feedback-Kontrolle und der zirkadiane Rhythmus aufgehoben. Es kommt zu Hyperplasie und Hypertrophie der NNR (Zona fasciculata). Die meist chromophoben Adenome sezernieren außerdem β-Lipotropin, dessen Wirkung derjenigen des melanozytenstimulierenden Hormons (MSH) ähnelt.

Adrenokortikales Adenom und **hypophysär bezogenes Cushing-Syndrom** mit adrenokortikaler Hyperplasie unterscheiden sich im Hormonprofil:
➤ adrenokortikales Adenom: Kortisol;
➤ hypophysär bedingte adrenokortikale Hyperplasie: Androgene.

Bei ausgeprägter adrenokortikaler Hyperplasie und entsprechender **Hyperandrogenämie** kommt es durch Störung der hypothalamisch-hypophysär-ovariellen Achse zu Zyklusstörungen und Androgenisierungserscheinungen. Häufig resultiert eine Sterilitätsproblematik (siehe oben).

Klinik

Die Symptomatik ist sehr vielgestaltig und umfasst klinische und metabolische Veränderungen:
➤ klinische Veränderungen: Vollmondgesicht (Tomatengesicht), Hautrötung, Gewichtszunahme, Adipositas, Stammfettsucht, „Büffelhöcker" des Nackens, Hirsutimus und Alopezie (Kopf; androgenbedingt), Hypertonie (aldosteronbedingt), sekundäre Amenorrhö, Striae rubrae distensae (Bauch, Brust, Hüfte), schlechte Wundheilung, Plethora, psychische Alterationen, Depessionen, Glaukom, Blutungsneigung, Thromboembolien (Anstieg der Spiegel der Gerinnungsfaktoren II, V, VIII), Pilzbefall der Haut (Tinea

versicolor), Infekthäufigkeit, bei Kindern Wachstumsverzögerung oder -stillstand;

➤ metabolische und pararklinische Veränderungen: pathologische Glukosetoleranz/Diabetes mellitus, Hypokaliämie (zu 10%), Polyglobulie, leichte Granulozytose, Lymphopenie; typische EKG-Veränderungen (weiter QRS-Komplex, inverse T-Welle),

Diagnostik und diagnostisches Vorgehen in der Schwangerschaft

Häufigkeit. Das Cushing-Syndrom wird selten in der Schwangerschaft beobachtet. Eine größere Analyse berichtete über 125 weltweit publizierte Fälle, von denen 30 frühzeitig, die restlichen 95 erst während der späteren Schwangerschaft diagnostiziert wurden (Lubin et al. 2002).

Die Diagnosestellung ist insbesondere in einem späteren Gestationsalter schwierig, weil **gestationsbedingte Veränderungen des Hormonprofils** zu beachten sind. Schwangerschaftsassoziierte Veränderungen, die von Cushing-Symptomen schwer abzugrenzen sind, sind z.B. Gewichtszunahme, Hirsutismus, Akne, Schwangerschaftsstreifen, Hypertonie und Hyperglykämie. Hyperpigmentation und Nävi in Kombination mit anderen Cushing-Symptomen sollten an ein Cushing-Syndrom denken lassen (Reschke et al. 2002).

Wie ausgeführt, entwickelt sich in der Schwangerschaft ein physiologischer Hyperkortisolismus (siehe oben). Dadurch kann eine subklinische Cushing-Pathologie bei adrenokortikalem Adenom potenziert werden. Bei der **Interpretation von Laborbefunden** sind folgende Besonderheiten zu beachten:

➤ Die bekannten tagesrhythmischen Schwankungen des Kortisolspiegels sind weniger ausgeprägt.

➤ Nach ACTH-Stimulation wird ein stärkerer Kortisolspiegelanstieg beobachtet.

➤ Beim Morbus Cushing sind die rhythmischen Kortisolspiegelschwankungen aufgehoben.

Labordiagnostik. Die Kortisolspiegelbestimmung im Serum und Urin ist heute zuverlässig möglich. Der normale Kortisolspiegel bei Schwangeren liegt zwischen 200 und 300 mg/ml (552–828 nmol/l). Die Bestimmung von Metaboliten (17-Hydroxykortikosteroide, 17-Ketosteroide) im Urin wird somit eigentlich überflüssig. Die ACTH-Bestimmung ist für differenzialdiagnostische Fragen wichtig, nicht aber für die Basisdiagnostik. Die Labordiagnostik unterteilt sich in:

➤ Ausschlussdiagnostik,
➤ Bestätigungsdiagnostik,
➤ Differenzialdiagnostik.

Zur **Ausschlussdiagnostik** gehören:

➤ niedrigdosierter Dexamethasonkurztest (ambulant durchführbar):
  – Tag 1: zwischen 8 und 9 Uhr Kortisolspiegel im Serum bestimmen, um 24 Uhr Applikation von 1–2 mg Dexamethason;
  – Tag 2: zwischen 8 und 9 Uhr Kortisolspiegel im Serum bestimmen; normaler Testausfall: Abnahme des Kortisolspiegels auf <80 nmol/l; bei

allen Formen eines endogenen Cushing-Syndroms unterbleibt die Suppression, diese Aussage trifft auch auf die Schwangerschaft zu;
  – **Cave:** Test nicht bei Stress oder fieberhafter Erkrankung durchführen;
  – Sensitivität: etwa 100%; Spezifität geringer;

➤ 2-malige Bestimmung des Spiegels des freien Kortisols im 24-Stunden-Sammelurin (ambulant durchführbar); normales Ergebnis: bei Cushing-Syndrom Spiegel des freien Kortisols im Urin erhöht, bei Adipositas jedoch nicht; es muss aber einschränkend eingeschätzt werden, dass die Kortisolbestimmung im Urin sowie die fehlende Kortisolsuppression nach Dexamethasongabe nach der 14. Schwangerschaftswoche nur einen geringen diagnostischen Wert haben (Lubin et al. 2002).

Zur **Bestätigungsdiagnostik** zählen:

➤ Kortisoltagesprofil:
  – Kortisolbestimmung bei Zweifeln an der Diagnose um 8, 20 und 24 Uhr;
  – normales Ergebnis: abends und nachts Kortisolwerte von <150 nmol/l; bei Cushing-Syndrom Werte deutlich erhöht, Tagesrhythmik aufgehoben;

➤ Bestimmung des Spiegels des freien Kortislos im 24-Stunden-Sammelurin;

➤ verlängerter Dexamethasonhemmtest (3 mg).

Nach Sicherung der Verdachtsdiagnose „Cushing-Syndrom" ist die weitere **Lokalisationsdiagnostik** erfoderlich. Diese wird wegen der Komplexität der Fragestellung in einem endokrinologischen Zentrum empfohlen, insbesondere während der Schwangerschaft. Folgende Untersuchungen vervollständigen die Diagnosesicherung:

➤ hochdosierter Dexamethasontest,
➤ CRH-Test (bei Cushing-Syndrom überschießende Kortisolausschüttung bei Schwangeren zu erwarten – nicht in der Schwangerschaft anwenden!),
➤ ACTH-Bestimmung im Serum,
➤ Ultraschalluntersuchung der Nebennieren (möglichst kein Computertomogramm wegen der hohen Strahlenbelastung),
➤ Magnetresonanztomographie der Hypophyse,
➤ gegebenenfalls Sinus-petrosus-inferior-Katheteruntersuchung zur Seitenlokalisation des Hypophysenadenoms.

Probleme, Verlauf und Prognose

In der Regel wird die Erkrankung während der Schwangerschaft eine Verschlechterung erfahren. Nur in wenigen Fällen tritt post partum eine Remission ein. Mütterliche und kindliche Komplikationen sind zu beachten (Tabelle 19.**34**). Eine erhöhte Fehlbildungsrate bei den Neugeborenen, bedingt durch den hohen mütterlichen Kortisolspiegel, wurde bisher nicht beschrieben. Eine passagere Nebenniereninsuffizienz beim Neugeborenen ist möglich. Letzterer Aspekt ist bei höher dosierter Kortisontherapie bei anderen mütterlichen Erkrankungen (z.B. multiple Sklerose, Lupus erythematodes visceralis, Antiphospholipidsyndrom und andere) zu bedenken.

Tabelle 19.34 Mütterliche und kindliche Komplikationen bei Cushing-Syndrom in der Schwangerschaft (Lubin et al. 2002)

Mütterliche Komplikationen	Kindliche Komplikationen
• Hypertonus • gestörte Glukosetoleranz/ Gestationsdiabetes • thromboembolische Ereignisse	• hohe Abortrate • Zunahme der Häufigkeit des intrauterinen Fruchttodes • Anstieg der Frühgeburtenrate

Tabelle 19.35 Interdisziplinäre Therapieoptionen bei Cushing-Syndrom in der Schwangerschaft

Problem	Therapieoption
Hypertonus	Antihypertensiva (Dihydralazin, β-Blocker, α-Methyldopa)
gestörte Glukosetoleranz/ Gestationsdiabetes	Diät, Insulin
thromboembolische Ereignisse	Prävention durch niedermolekulares Heparin
zentrales Cushing-Syndrom	transnasal-transsphenoidale Operation
peripheres Cushing-Syndrom (Adenom)	Operation

Therapie

Die Komplexität der Erkrankung erfordert ein interdisziplinäres Vorgehen und umfasst symptomatische sowie kausale Maßnahmen (Tabelle 19.**35**).

Jedes zentrale Cushing-Syndrom stellt unabhängig vom Lebensalter eine eindeutige Therapieindikation dar. Therapie der Wahl ist die operative transsphenoidale, selektive Adenomentfernung. Mitunter wird eine Zweitoperation notwendig. Die adrenale Adenomentfernung kann im Einzelfall auch während der Schwangerschaft erfolgreich durchgeführt werden (Kamiya et al. 1998). Bei erfolglosem neurochirurgischen Eingriff ist die bilaterale Adrenalektomie zu diskutieren. Erfolgreiche chirurgische Behandlungen während der Schwangerschaft wurden berichtet. Im Einzelfall könnte auch die indizierte Geburt überlegt werden, um danach weitere Maßnahmen einleiten zu können. Die medikamentöse Therapie (unter anderem Etomidat, Ketokonazol, Metyrapon, Aminoglutethimid, Mitotan) ist in der Schwangerschaft kontraindiziert. Metyrapon (zur Kortisolsynthesehemmung) ist außerhalb Deutschlands in einigen Ländern zugelassen und wird auch für die Anwendung in der Schwangerschaft vorgeschlagen (Hana et al. 2001, Trainer 2002).

Literatur

1. Bertherat J, Billaud L, Guilhaume B. Cushings syndrome and adrenal insufficiency in pregnancy. Ann Endocrinol (Paris). 2002;63:452–6.
2. Hana V, Dokoupilova M, Marek J, Plavka R. Recurrent ACTH-independent Cushing's syndrome in multiple pregnancies and ist treatment with metyrapone. Clin Endocrinol (Oxf). 2001;54:277–81.
3. Harrington JL, Farley DR, van Heerden JA, Ramin KD. Adrenal tumors and pregnancy. World J Surg. 1999;23:182–6.
4. Kamiya Y, Okada M, Yoneyama A, et al. Surgical successful treatment of Cushing'syndrome in a pregnant patient with severe cardiac involvement. Endocr J. 1998;45:499–505.
5. Lubin V, Gautier JF, Antoine JM, Beressi JP, Vexiau P. Cushing's syndrome during pregnancy. Presse Med. 2002;36:1706–13.
6. Magiakou MA, Mastorakos G, Webster E, Chrousos GP. The hypothalamic-pituitary-adrenal axis and the female reproductive system. Ann N Y Acad Sci. 1997;816:42–56.
7. Mastarakos G, Ilias I. Maternal hypothalamic-pituitary-adrenal axis in pregnancy and the postpartum period. Postpartum related disorders. Ann N Y Acad Sci. 2000;900:95–106.
8. Mc Ternan CL, Draper N, Nicholson H, et al. Reduced placental 11 beta-hydroxysteroid dehydrogenase type 2 mRNA levels in human pregnancies complicated by intrauterine growth restriction: an analysis of possible mechanisms. J Clin Endocrinol Metab. 2001;86:4779–83.
9. Reschke K, Klose s, Mohnike K, Buhtz P, Roessner A, Lehnert H. Manifestation of Cushing syndrome and osteoporotic fractures in pregnancy in a patient with Carney complex. Med Klein. 2002;97:91–5.
10. Trainer PJ. Corticosteroids and pregnancy. Semin Reprod Med. 2002;20:375–80.

Nebennierenrindeninsuffizienz

Primäre Nebennierenrindeninsuffizienz (Morbus Addison)

Definition. Unter einem Morbus Addison versteht man die primäre Insuffizienz der NNR. Dadurch kommt es zum Ausfall der Gluko- und Mineralokortikoidsekretion. Die Ursache für diese Erkrankung ist in der NNR zu suchen. Im Unterschied dazu sind bei sekundärer oder tertiärer NNR-Insuffizienz die zentralen Zentren betroffen. Beim isolierten Hypoaldosteronismus (IH) ist die hypothalamisch-hypophysäre Achse intakt, aber es wird zu wenig Aldosteron produziert. Eine weitere Differenzierung in einen primär hyperreninämischen und einen sekundär hyporeninämischen IH ist möglich.

Ätiologie. Verschiedene Ursachen einer pimären NNR-Insuffizienz sind bekannt:
➤ adrenokortikale Atrophie (Autoimmunprozess; etwa 65 % der Fälle),
➤ Zerstörung der NNR durch Tumormetastasen,
➤ Infektion (früher häufig: Tuberkulose),
➤ Thrombose der Nierenvenen,
➤ selten kongenitale Hypoplasie (möglicherweise verminderte maternale Östriolsekretion in der Spätschwangerschaft ursächlich (Akkurt et al. 1993) und/oder fehlende Ansprechbarkeit der Rezeptoren für ACTH).

Häufigkeit. Die primäre NNR-Insuffizienz tritt relativ häufig auf (3–6/100 000). Dagegen ist die sekundäre bzw. tertiäre, also hypophysär oder hypothalamisch bedingte, NNR-Insuffizienz selten.

Pathophysiologie. Nach Ausfall der sekretorischen Funktion der NNR resultieren erniedrigte Kortisol- und

Aldosteronspiegel im Serum. Das ausbleibende negative Feedback auf den HVL bedingt eine ACTH- und eine MSH-Hypersekretion. Die klinische Symptomatik erklärt sich aus dem Fehlen der NNR-Hormone. Durch die MSH-Hypersekretion wird eine typische Hyperpigmentierung der Haut bewirkt (Lippen, Handrücken, Ellenbogen, Knie). Gelegentlich wird eine Vitiligo beobachtet. Die NNR-Insuffizienz äußert sich vielfältig (Tabelle 19.**36**).

Klinik. Die Patienten fühlen sich schlapp und häufig depressiv und haben nach anfänglichem morgendlichen Wohlbefinden im weiteren Tagesverlauf einen deutlichen Leistungsknick. Die Konzeptionswahrscheinlichkeit ist bei Patientinnen mit schwerem Morbus Addison deutlich reduziert, weil – wahrscheinlich autoimmunologisch bedingt – eine sekundären Ovarialinsuffizienz eintritt (Anovulation, Amenorrhö).

Komplikationen. Bei primärer NNR-Insuffizienz sind 2 wesentliche, ohne Therapie lebensbedrohliche Komlikationen zu nennen (letzteres trifft insbesondere für das **Waterhouse-Friderichsen-Syndrom** zu):
➤ akute Addison-Krise:
  – ausgelöst durch Infekte (obere Atemwege, Lunge, Harnwegsinfekt, Hirnhaut);
  – klinisches Bild: Unruhe, Erbrechen, Abdominalschmerzen, Dehydratation (Enophthalmus), Hypotonie bis Schock, Gefäßinsuffizienz (Kortisolmangel, endotoxinbedingt), Nebennierenblutung (**Cave:** frühgeborene Neugeborene!);
➤ Waterhouse-Friderichsen-Syndrom:
  – Meningokokkensepsis;
  – foudroyante Sepsis, Nebennierenblutung, Schock;
  – hohe Letalität durch Multiorganversagen trotz Intersivtherapie!

Diagnostik. Die Diagnose ergibt sich aus dem typischen klinischen Bild in Kombination mit hinweisenden Laborveränderungen. Besonders im Kindesalter wird die Diagnose häufig erst bei Auftreten der ersten Addison-Krise gestellt. Tabelle 19.**37** informiert über Art und Wertigkeit verschiedener Symptome bei NNR-Insuffizienz.

Der **ACTH-Spiegel** ist bei Morbus Addison immer erhöht, weil das negative Feedback ausbleibt (siehe oben). Die NNR steht also bereits unter maximaler Stimulation durch hypophysäres ACTH. Somit erklärt sich, warum beim ACTH-Test durch exogene ACTH-Zufuhr (Synacthen) kein Kortisolspiegelanstieg zu provozieren ist.

Übersicht

Durchführung des ACTH-Tests
- morgens zwischen 8 und 10 Uhr Blutentnahme (Kortisol, 17-OH-Progesteron und andere)
- dann intravenöse Gabe von 250 µg ACTH (1 Ampulle Synacthen)
- nach 60 Minuten erneut Bestimmung der genannten Parameter
- Interpretation: Kortisolspiegel basal (unstimuliert) zwischen 200 und 600 nmol/l; wenn der Kortisolspiegel nach 60 Minuten >550 nmol/l beträgt, ist eine NNR-Insuffizienz ausgeschlossen

---

Tabelle 19.**36**   Symptome bei Nebennierenrindeninsuffizienz

Symptom	Erklärung
Hypoglykämieneigung	• Antagonismus zum Insulin aufgehoben • gesteigerte Insulinempfindlichkeit • Glukoneogenese aus Aminosäuren nicht stimuliert
Gewichtsabnahme, Muskelschwäche	• verstärkter Proteinabbau • verstärkter Fettabbau
Knochensubstanzverlust, Hyperkalzämie	• katabole Kortisolwirkung auf den Knochen
vermindertes Herzminutenvolumen, verminderte renale Perfusion	• Kortisolmangel
Hyponatriämie, Hyperkaliämie, Azidose, durch intravaskuläres Volumen verminderter Salzverlust, Durst	• Aldosteronmangel

Tabelle 19.**37**   Häufigkeit von Symptomen bzw. Laborbefunden bei Nebennierenrindeninsuffizienz

Klinisches Bild	Routinelaborbefunde
• Schwäche, Ermüdbarkeit (100%) • Gewichtsverlust (100%) • Appetitlosigkeit (100%) • Hyperpigmentierung (92%) • Hypotonie (88%) • orthostatische Dysregulation (20%) • Erbrechen, Diarrhö (56%) • Vitiligo (5–10%) • weiterhin: Salzhunger, Verlust der Schambehaarung bei Frauen	• Hyponatriämie (80%) • Hyperkaliämie (64%) • Hyperkalzämie (6%) • weiterhin: Hypoglykämieneigung, leichte Anämie, Eosinophilie, Lymphozytose

Therapie. Aus der Pathogenese folgt, dass das therapeutische Konzept die orale Zufuhr des fehlenden Kortisols bzw. Aldosterons umfasst. Eine kausale Therapie bei primärer NNR-Insuffizienz ist nicht möglich. Dabei muss der Tatsache Rechnung getragen werden, dass die NNR eines gesunden Erwachsenen ohne Stresssituation täglich etwa 10–20 mg Kortisol produziert. Bei der sekundären NNR-Insuffizienz wird in der Regel nur Kortisol substituiert (Tabelle 19.**38**).

Zur **Therapieüberwachung** sind unverzichtbar zu kontrollieren:
➤ das körperliche Befinden der Patienten,
➤ Serumelektrolythaushalt,
➤ Blutdruck.

Patienten mit bekannter Diagnose erhalten einen **Ausweis** mit Informationen über die Art der Erkrankung und therapeutische Festlegungen!

Tabelle 19.**38**   Therapie bei primärer und sekundärer Nebennierenrinden-(NNR-)Insuffizienz und isoliertem Aldosteronmangel

Präparat	Dosis
Primäre NNR-Insuffizienz	
Kortisol (Hydrocortison Hoechst)	20–30 mg/Tag, z. B. 15 – 5 – 5 mg
oder alternativ	
Kortisonazetat (Cortison CIBA)	25–37,5 mg/Tag, z. B. 25 – 12,5 – 0 mg
sowie zusätzlich	
9α-Fluorkortisol (Astonin H-Merck)	0,05–0,2 mg/Tag
Sekundäre NNR-Insuffizienz	
Kortisol oder Kortisolazetatsubstitution wie bei primärer NNR-Insuffizienz, Mineralokortikoidsubstitution meist entbehrlich	
Isolierter Aldosteronmangel	
9α-Fluorkortisol (Astonin H-Merck)	0,05–0,2 mg/Tag

Dosiserhöhung. Bei Belastungssituationen, Stress, Fieber oder geplanten Operationen muss die Substitutionsdosis erhöht werden (auf 100–200 mg/24 Stunden; parenteral z. B. Hydrocortison-Hemisuccinat, Upjohn). Gleiches trifft auch für vermehrte körperliche Aktivitäten oder operative Eingriffe in Lokalanästhesie zu; 10–20 mg Kortisol/Tag oral zusätzlich werden dabei als ausreichend angesehen.

Bei einer **Addison-Krise** handelt es sich um einen Notfall, und die entsprechende Therapie ist unverzüglich einzuleiten (siehe nachfolgende Übersicht). Entweder eine bekannte Erkrankung verschlechtert sich oder es liegt eine Erstmanifestation vor. Ohne Therapie ist die Letalität hoch!

Übersicht

Notfalltherapie bei Addison-Krise
- intial: Bolus von 100 mg Hydrocortison intravenös; alternativ 25–50 mg Prednisolon intravenös
- parallel Infusion von 0,9 %iger NaCl-Lösung (intial 1 Liter/Stunde, insgesamt 4–6 Liter/24 Stunden)
- bei Hypoglykämie: Infusion 10 %iger Glukoselösung
- als Erhaltungstherapie am ersten Tag nach der Bolusgabe 100–200 mg Hydrokortison/24 Stunden intravenös
- in den folgenden Tagen schrittweise Reduzierung der Hydrokortisonmenge und Rückkehr bzw. Wiedereinstellung der Basistherapie

---

Betreuung währen der Schwangerschaft. Bereits präkonzeptionell ist die optimale Therapie einer NNR-Insuffizienz mit Hydrokortison und Fludrokortison von Bedeutung, weil bei unzureichender Substitution wegen der sekundären Ovarialinsuffizienz die Konzeptionserwartung vermindert ist. In der Regel wird eine Erhöhung der Substitutionsdosis in den ersten Schwangerschaftsmonaten notwendig, um somit für einen Stressausgleich zu sorgen. Die Spätschwangerschaft

scheint den Verlauf bei Morbus Addison günstig zu beeinflussen. Bei nicht substituierter Patientin ist post partum ein erhöhtes Risiko für eine Addison-Krise gegeben. Ursache ist der plötzliche Abfall des mütterlichen Kortisolspiegels nach der Geburt der Plazenta (Schelling u. Schneider 1993). Gelegentlich wird ein (noch) subklinischer Morbus Addison in der Frühschwangerschaft „erkannt". Dazu trägt die Stresssituation in der Frühschwangerschaft bei (erhöhter Kortisolbedarf). Die Abgrenzung einer primären NNR-Insuffizienz zu Frühschwangerschaftsbeschwerden mit Symptomen wie Erschöpfung, Übelkeit, Erbrechen, Anorexie und Gewichtsabnahme ist häufig schwierig, zumal daran auch nicht primär gedacht wird. Die Diagnostik folgt den oben skizzierten Überlegungen. Der ACTH-Test ist möglich, meist aber entbehrlich. Bei ausreichender Substitution ist die Prognose für Schwangerschaftsverlauf und -ausgang gut. Eine medizinische Indikation zum Schwangerschaftsabbruch ist nicht gegeben. Auch wenn eine Erhöhung der Substitutionsdosis notwendig ist, sollte immer angestrebt werden, trotzdem mit der minimalen Dosis auszukommen. Die übliche Substitutionsdosis von 15–25 mg Hydrokortison täglich (z. B. 10 – 5 – 5 mg) erhöht sich auf etwa 25–40 mg (z. B. 15 – 10 – 10 mg).

Wie bekannt, haben die Glukokortikoide eine geringe mineralokortikoide „Nebenwirkung". Daraus resultieren Natrium- und Wasserretention. Dieser Mechanismus spielt auch bei der **Präeklampsie** eine Rolle. Somit muss die Substitution von Fludrokortison bei diesen Patientinnen zurückhaltend erfolgen. Dabei orientiert man sich an der Plasmareninaktivität. Die übliche Tagesdosis beträgt 0,05–0,1 mg Fludrokortison. Auf die Entwicklung von Ödemen sowie regelmäßige Blutdruckkontrollen ist zu achten.

Die akute **Addison-Krise** kann durch Sepsis, Präeklampsie (Eklampsie) oder Geburtsstress ausgelöst werden. In Stresssituationen muß die Kortisolsubstitution angepasst werden (siehe unten)

Übersicht

Symptome der akuten Addison-Krise in der Schwangerschaft
- akutes Erbrechen
- Schmerzen in Oberbauch und/oder Rücken
- Schocksymptomatik

Differenzialdiagnostisch ist unbedingt an ein HELLP-Syndrom zu denken. Bei Verdacht auf eine akute Addison-Krise sind unverzüglich eine interdisziplinär strukturierte Intensivtherapie und -überwachung einzuleiten.

Übersicht

Notfallmaßnahmen bei akuter Addison-Krise in der Schwangerschaft
- Labordiagnostik (besonders wichtig: Kortisol, Elektrolyte, Glukose, Blutbild)
- initial 200–400 mg Hydrokortison intravenös
- unmittelbar anschließend Dauerinfusion von NaCl-/Glukoselösung mit 100 mg Hydrokortison

- Ausgleich der Flüssigkeitsbilanz (Kontrolle von Ein- und Ausfuhr über 24 Stunden)
- Herz-Kreislauf-Monitoring
- in der Regel nach 24 Stunde Umstellung auf orale Medikation

Überlegungen zur **Entbindung**:
➤ nach Möglichkeit vaginal (**Cave:** Stress), keine primäre Sektioindikation;
➤ ausreichende Flüssigkeitszufuhr sub partu;
➤ 100 mg Hydrokortison intravenös bei Sektio oder Wehenbeginn;
➤ 100 mg Hydrokortison anschließend als 24-Stunden-Infusion,
   – bei protrahiertem Geburtsverlauf: zusätzlich 100 mg Hydrokortison intravenös alle 1–2 Stunden.
   – bei Sectio caesarea: Kortisondosis auf 200 mg/Tag erhöhen;
➤ erster Tag post partu: 50 mg Hydrokortison intravenös;
➤ 2. Tag post partu: 15–15–10 mg Hydrokortison per os;
➤ 3. Tag post partu: 15–10–10 mg Hydrokortison per os 0,1 mg Fludrokortison per os;
➤ weiter: 10 – 10 – 10 mg Hydrokortison per os + 0,1 mg Fludrokortison per os;
➤ großzügige Antibiotikaprophylaxe;
➤ Entbindung im Perinatalzentrum;
➤ Übertragung vermeiden, insbesondere bei intrauteriner Retardierung.

Bedeutung und Folgen des Morbus Addison für den Feten bzw. das Neugeborene. Für den Feten entstehen bei ausreichend therapierter Mutter keine besonderen Risiken, die perinatale Mortalität ist nicht erhöht (Albert et al. 1989). Eine Indikation zur invasiven Pränataldiagnostik besteht bei mütterlichem Morbus Addison nicht. Intrauterine Retardierungen wurden bei Kindern von Müttern mit inadäquater Substitution beobachtet. Die neonatologische Intensivbetreuung ist auch bei klinisch stabiler Situation ratsam. Laboruntersuchungen aus dem Nabelschnurblut geben Hinweise auf eine adrenokortikale Insuffizienz. Bei adäquat behandelter mütterlicher Erkrankung ist in der Regel keine spezielle Therapie für das Neugeborene erforderlich. Die Wöchnerin kann stillen (Tschupp et al. 1988).

Literatur

11. Akkurt I, Hagen M, Blunck W. Congenital adrenal cortex hypoplasia. The diagnostic importance of estriol determination in late pregnancy. Monatsschr Kinderheilkd. 1993;141:103–6.
12. Albert E, Dalaker K, Jorde R, Berge LN. Addison's disease and pregnancy. Acta Obstet Gynecol Scand. 1989;68:185–7.
13. Deutsche Gesellschaft für Endokrinologie, Hrsg. Rationelle Diagnostik in der Endokrinologie. Stuttgart, New York: Thieme; 1993:152–5.
14. Deutsche Gesellschaft für Endokrinologie, Hrsg. Rationelle Therapie in der Endokrinologie. Stuttgart, New York: Thieme; 1997: 304–7.
15. Schelling M, Schneider KT. Complications after cesarean section in untreated Addison disease. Geburtshilfe Frauenheilkd. 1993;53:416–9.
16. Tschupp MJ, Laurent MC, Le Pors-Lemoine P, Roze JM, Hespel JP. Pregnancy and adrenal insufficiency. Apropos of a case and reminder of management procedures. J Gynecol Obstet Biol Reprod (Paris). 1988;17:216–9.

Adrenogenitales Syndrom (AGS)

Definition

Das AGS wird durch eine Störung der Steroidsynthese in der NNR auf der Grundlage verschiedener, autosomal-rezessiv vererbter Enzymdefekte hervorgerufen. Das Krankheitsbild ist durch Überproduktion von Androgenen bei Fehlen der eigentlichen NNR-Hormone gekennzeichnet.

Physiologie und Pathophysiologie

Im Normalfall wird die NNR durch CRH (Hypothalamus) und ACTH (HVL) gesteuert. Die freigesetzten Glukokortikoide wirken durch ein negatives Feedback und bremsen die ACTH-Ausschüttung. Wenn die Steroidsynthese gestört ist, unterbleibt dieser Feedback-Mechanismus, und stattdessen werden vermehrt Androgene gebildet.

Es werden **klassische und nichtklassische AGS-Formen** unterschieden. Der klassische 21-Hydroxylase-Defekt (P450 c21-Enzym) führt durch eine Verminderung der Kortisolsynthese über das ausbleibende negative Feedback zur einer verstärkten Androgenbildung (= unkompliziertes AGS). Insgesamt etwa 3-mal häufiger wird aber zusätzlich eine Störung der Mineralokortikoidbildung beobachtet, welche sich im Salzverlust äußert. Bei den nichtklassischen Formen überwiegen Symptome einer Überfunktion (Hirsutismus). Insgesamt ist das klinische Bild entprechend der Lokalisation des Enzymdefekts sehr variabel und kann bis zur vollständigen Vermännlichung eines primär angelegten weiblichen Genitale bei unbehandeltem kongenitalen klassischen AGS reichen.

Folgende wesentliche **Enzymdefekte** sind bekannt:
➤ 21-Hydroxylase-Defekt,
➤ 11β-Hydroxylase-Defekt,
➤ 3β-Hydroxysteoriddehydrogenase-Defekt (3β-HSD-Defekt).

Aus Tabelle 19.**39** sind Häufigkeiten und die erhöhten Spiegel der Metabolite im Serum ersichtlich.

Zwischen dem AGS mit 21-Hydroxylase-Defekt und dem **HLA-System** bestehen vielfältige Zusammenhänge:
➤ alle homozygoten Geschwister sind HLA-identisch,
➤ signifikante Assoziation zwischen klassischem AGS mit Salzverlust und HLA-Bw47,
➤ signifikante Assoziation zwischen unkompliziertem klassischen AGS und HLA-B51,
➤ Assoziation zwischen nichtklassischem AGS und HLA-B14, DR1.

Klinik

Das klinische Bild ist durch die Folgen des Androgenüberschusses gekennzeichnet.

Tabelle 19.**39**   Enzymdefekt, Häufigkeit, erhöhte Serummetabolitenspiegel

Enzymdefekt	Häufigkeit	Serummetabolite
21-Hydroxylase-Defekt	95 % aller AGS-Fälle; etwa 1:5000 bis 1:15 000, heterozygote Form 1:55	17-OH-Progesteron, Progesteron, Androstendion, Testosteron
11β-Hydroxylase-Defekt	4 % aller AGS-Fälle; 1:100 000	11-Desoxykortisol, 11-Desoxykortikosteron, Androstendion, Testosteron
3β-Hydroxysteroiddehydrogenase-Defekt	bis zu 12 % bei Hirsutismus	Pregnenolon, 17-OH-Pregnenolon, DHEA, DHEA-S
kongenitale Lipoidhyperplasie der Nebennierenrinde (Prader)	selten!! Störung des Zytochrom-P450-scc-Enzyms	–
17-Hydroxylase-Defekt	selten	17-Desoxykortikosteroide, Kortikosteron

DHEA = Dehydroepiandrosteron

Tabelle 19.**40**   Klinische Folgen eines adrenogenitalen Syndroms bei Mädchen und Jungen

Mädchen	Jungen
• zunächst beschleunigtes Wachstum • Akzeleration des Knochenalters • vorzeitiger Epiphysenfugenschluss • später Kleinwuchs • prämature Pubarche (Tanner-Stadium 2 vor dem 8. Geburtstag) – Pseudopubertas praecox • Zeichen der Androgenisierung in der Pubertät (Hirsutismus, Akne, Oligomenorrhö)	• zunächst beschleunigtes Wachstum • Akzeleration des Knochenalters • vorzeitiger Epiphysenfugenschluss • später Kleinwuchs • prämature Pubarche (Tanner-Stadium 2 vor dem 9. Geburtstag) – Pseudopubertas praecox

Angeborenes AGS. Es kommt bei weiblichen Feten zur Virilisierung mit der Bildung eines intersexuellen äußeren Genitale mit Klitorishypertrophie (Pseudohermaphroditismus femininus). Das innere Genitale ist immer weiblich. Die Klitorishypertrophie kann als männliches Genitale fehlgedeutet werden! Männliche Neugeborene fallen in der Regel durch ein hyperpigmentiertes Skrotum auf. Im weiteren Verlauf können Erbrechen und Gedeihstörungen auftreten. Über weitere klinische Folgen informiert Tabelle 19.**40**. Mädchen mit angeborenem AGS entwickeln ohne Therapie eine Pubertas tarda mit primärer Amenorrhö. Die verminderte Androgenproduktion bewirkt bei Knaben die Ausbildung eines weiblichen oder intersexuellen Genitale. Wenn die Therapie erst bei einem Knochenalter von 12–13 Jahren – also spät – einsetzt, droht das Umschlagen von einer Pseudopubertas preacox in eine echte Pubertas praecox. Beim AGS mit Salzverlust kommt es etwa in der 2.–3. Lebenswoche zur lebensbedrohlichen Salzverlustkrise. Daran ist bei Trinkschwäche, Erbrechen, Exsikkose und Apathie unbedingt zu denken, auch bei klinisch zunächst unauffälligen Neugeborenen. Bei Stresssituationen (Fieber, Gastroenteritis, Operationen) sind auch ältere Kinder unter Therapie prinzipiell immer von einer akuten Salzverlustkrise bedroht. Folgende paraklinische Befunde können auf ein AGS mit Salzverlust hinweisen:
➤ Hyperkaliämie,
➤ Hypoglykämie,
➤ metabolische Azidose.

Beim unkomplizierten AGS ohne Salzverlust sowie nichtklassischem AGS fehlen Hyperkaliämie und Azidose.

Nichtklassisches AGS. Man unterscheidet 2 Formen:
➤ nichtklassisches AGS mit Symptomen (Late-Onset-AGS = symptomatisches AGS),
➤ so genannte Cryptic-Form: laut Definition asymptomatisch.

Das klinische Bild ist bei beiden Geschlechtern durch die Folgen des Androgenüberschusses gekennzeichnet: Akne, Seborrhö, Hirsutimus, temporäre Alopezie, Stirnglatze, prämature Pubarche, Zyklusanomalien, Kleinwuchs, tiefe Stimme.

Diagnostik

Wenn aufgrund der klinischen Symptomatik der Verdacht auf das Vorliegen eines AGS entsteht, muss die weitere Diagnostik zügig veranlasst werden. In der Regel ist bei kongenitalem AGS das Neugeborenenalter betroffen, sodass diagnostische Maßnahmen und die Therapieeinleitung in die Fachgebiete der Neonatologie und der pädiatrischen Endokrinologie fallen.

Zur Ausschlussdiagnostik muss bei Neugeborenen der **17-OH-Progesteron-Spiegel** im Serum bestimmt werden. Folgende Grenzwerte können angegeben werden:
➤ reife Neugeborene: <514 ng/dl bzw. <15,5 nmol/l;
➤ Frühgeborene, kranke Neugeborene: <3000 ng/dl bzw. <90,6 nmol/l.

Bei den klassischen AGS-Formen ist der 17-OH-Progesteron-Spiegel meist extrem erhöht (bis 70000 ng/dl bzw. 2100 nmol/l). Auch durch ACTH-Stimulation lässt sich meist keine wesentliche Steigerung nachweisen.

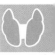

Bei allen unklaren Fällen ist ein **ACTH-Test** indiziert. Dabei können dann zusätzlich weitere Steroide untersucht werden (also neben Kortisol und 17-OH-Progesteron Androstendion, 11-Desoxykortisol, 11-Desoxykortikosteron, 21-Desoxykortisol und andere). Im 24-Stunden-Sammelurin lassen sich große Mengen eines 17-OH-Progesteron-Metaboliten (Pregnantriol) nachweisen (bis 70 000 mg). Schließlich findet man bei AGS-Kindern die Plasmareninaktivität und den Angiotensin-II-Spiegel erhöht.

Besondere Bedeutung hat die **Erfassung der heterozygoten Genträger**. Nach ACTH-Stimulation ist der 17-OH-Progesteron-Spiegelanstieg bei Heterozygoten deutlich größer als im Normalkollektiv (>260 ng/dl bzw. 7,85 nmol/l). Die Treffsicherheit wird mit 80 % angegeben. Wenn zusätzlich 11-Desoxykortikosteron bestimmt wird, kann ein Quotient aus beiden Parametern ermittelt werden (17-OH-Progesteron/Desoxykortikosteron). Dieser ist bei Hetrozygoten immer >12 und erhöht den prädiktiven Wert auf nahezu 100 %.

Bei nichtklassischen AGS-Formen mit 21-Hydroxylase-Mangel (Late Onset, cryptic) ist die basale 17-OH-Progesteron-Konzentration leicht erhöht, die Spiegel von Androstendion und Dehydroepiandrosteron (DHEA) finden sich hoch normal bis leicht erhöht. Der Spiegel von DHEA ist bei Patienten mit nichtklassischem AGS deutlich höher als bei Patienten mit klassischem AGS.

> Bei nachgewiesem 21-Hydroxylase-Mangel müssen unbedingt eine genetische Beratung und Untersuchung empfohlen und realisiert werden. Ziel sind eine DNA-Analyse bzw. HLA-Typisierung sowie die Untersuchung des Patienten (so genannter Indexfall) und seiner Eltern und Geschwister.

Pränataldiagnostik (PND) und Therapie

Bei einer erneuten Schwangerschaft in einer AGS-Familie mit biochemisch gesichertem Indexfall können folgende **diagnostische Verfahren** infrage kommen:

➤ Chorionzottenbiopsie, etwa 9.–10. Schwangerschaftswoche, zur DNA-Analyse;
➤ Amniozentese, etwa 14.–16. Schwangerschaftswoche, zur HLA-Typisierung der Amnionzellen und zur Bestimmung typischer Steroide im Fruchtwasser, begleitend Karyotypisierung (Tabelle 19.**41**).

Bei AGS-Feten finden sich die Konzentrationen deutlich erhöht.

Ohne Indexfall besteht eigentlich keine Veranlassung zur invasiven PND bei Verdacht auf AGS, denn in der Regel sind die betroffenen Patientinnen seit der Geburt bekannt und in entsprechender Behandlung. Bei nicht adäquat behandelten Frauen liegt häufig eine Infertilität vor, sodass die Konstellation „Schwangerschaft bei unbekanntem AGS" nicht zu erwarten ist.

Wenn im Rahmen der pränatalen Ultraschalldiagnostik Auffälligkeiten der fetalen Genitalregion registriert werden oder bei bereits aus anderen Gründen erfolgter invasiver PND Diskrepanzen zwischen dem so-nographisch „gesehenen" und dem genetisch analysiertem Geschlecht (Karyotypisierung) auftreten, ist die **AGS-Diagnostik** zu diskutieren. Es muss nochmals darauf aufmerksam gemacht werden, dass gerade in diesen Fällen die inhaltliche Begleitung der invasiven PND durch den Genetiker unabdingbar ist.

> Die pränatal gestellte Diagnose „AGS" sollte nicht die Empfehlung einer vorzeitigen Schwangerschaftsbeendigung nach sich ziehen, sondern in eine pränatale Therapie einmünden.

Therapie. Die Therapie hat zum Ziel, die Virilisierung weiblicher AGS-Feten zu verhindern. Dabei ist zu beachten, dass die fetale Nebenniere etwa ab der 6. Schwangerschaftswoche ihre Funktion aufnimmt, also zu einem Zeitpunkt, an dem noch keine invasive PND möglich ist. Somit müssen alle AGS-Risikoschwangerschaften ab Bekanntwerden der Schwangerschaft mit einem plazentagängigen Glukokortikoid behandelt werden. Als Mittel der Wahl ist dabei Dexamethason zu nennen. Dexamethason passiert die Plazentaschranke unverändert und ersetzt das ansonsten wegen der Fehlfunktion der fetalen Nebenniere ausbleibende negative Feedback auf den fetalen HVL. Dadurch sinkt der fetale ACTH-Spiegel ab, und der unkontrollierte Androgenexzess bleibt aus. Die übliche Dosierung beträgt 3-mal 0,5 mg/Tag oral (20 mg/kg Körpergewicht). Wenn die PND einen weiblichen homozygoten Feten ergibt, muss die Therapie bis zur Geburt fortgeführt werden. Die Überwachung der Schwangerschaft sowie die Entbindung sollten interdisziplinär in einem Zentrum erfolgen. Mögliche Nebenwirkungen der Dexamethasonbehandlung in hoher Dosierung im zweiten Trimenon wurden im Tierversuch auf das Gehirn sowie auf die Nieren nachgewiesen. Für den Mensch sind die Daten aktuell für eine abschließende Bewertung unzureichend. Somit sollte die Therapie nur innerhalb von Studien erfolgen (Ritzen 2001). Bei allen AGS-Formen muss die lebenslange Substitution mit Glukokortikoiden, bei Salzverlust zusätzlich mit Mineralokortikoiden, als Therapie der Wahl angesehen werden. Bei Kindern kann der Einsatz von Wachstumshormon notwendig werden. Die weitere Therapie im Kindesalter fällt nicht mehr in den Zuständigkeitsbereich des Geburtshelfers und soll daher hier nicht weiter ausgeführt werden.

Tabelle 19.**41** Normalbefunde der Spiegel von 17-OH-Progesteron und Androstendion im Fruchtwasser

Parameter	ng/ml	nmol/l
17-OH-Progesteron	1,24–3,83	3,74–11,6
Androstendion	0,25–1,50	0,85–5,13

Literatur

17. Deutsche Gesellschaft für Endokrinologie, Hrsg. Rationelle Diagnostik in der Endokrinologie. Stuttgart, New York: Thieme; 1993:141–7.

Tabelle 19.**42** Hormonaktive Tumoren mit fakultativen Androgenisierungserscheinungen

Tumor	Pathophysiologischer Kommentar
1. hormonaktive Tumoren, die die Androgenbildung stimulieren	
Prolaktinom	Nebennierenrinde produziert Androgene
ACTH-produzierender Hypophysenvorderlappentumor	Nebennierenrinde produziert Androgene
ektope ACTH-Sekretion (Bronchialkarzinom)	Nebennierenrinde produziert Androgene
LH oder HCG sezernierende Tumoren	meist ovarielle Androgene
2. hormonaktive, androgensezernierende Tumoren	
• Tumoren der Nebennierenrinde	
• Tumoren der Ovarien	

Tabelle 19.**43** Ursachen und Häufigkeit bei Hyperaldosteronismus

Primärer Hyperaldosteronismus	Sekundärer Hyperaldosteronismus
• aldosteronproduzierendes Adenom (**Conn-Syndrom,** extrem selten Karzinom); 60–80% • mikronoduläre (homogene) Hyperplasie der Zona glomerulosa, so genannter „idiopathischer primärer Hyperaldosteronismus" (IHA); 20–30% • primäre makronoduläre autonome Hyperplasie der Nebennieren; 1–5% • glukokortikoidsupprimierbarer Hyperaldosteronismus; 1–3%	• reninproduzierender Tumor (**Bartter-Syndrom**)* • organische oder funktionelle Nierenerkrankung** (z. B. Stenose der A.renalis) • Hyperkaliämie** • Leberzirrhose** • Herzinsuffizienz** • Lakritzabusus (enthält β-Glycyrrhetinsäure mit mineralokortikoidähnlicher Wirkung), so genanntes Pseudo-Conn-Syndrom • Schwangerschaft, salzarme Kost *, **

* sekundärer Hyperaldosteronismus ohne Ödemneigung
** sekundärer Hyperaldosteronismus mit Ödemneigung

18. Deutsche Gesellschaft für Endokrinologie, Hrsg. Rationelle Therapie in der Endokrinologie. Stuttgart, New York: Thieme; 1997:295–300.
19. Ritzen EM. Prenatal dexamethason treatment of fetuses at risk for congenital adrenal hyperplasia: benefits and concerns. Semin Neonatol.2001;6:357–62.

Androgenisierungserscheinungen in der Schwangerschaft

Epidemiologie. In Einzelfällen werden in der Schwangerschaft Androgenisierungserscheinungen beobachtet.

Ätiologie. Es lassen sich folgende Ursachen anführen:
➤ Thekaluteinzysten,
➤ Luteome.

Die Ursache von Thekaluteinzysten sind hohe HCG-Spiegel, z. B.: bei Mehrlingsschwangerschaften oder Trophoblastzelltumoren. Im Gegensatz dazu werden Luteome unabhängig von hohen HCG-Spiegeln beobachtet.

Klinik. Klinisch fallen Schwangerschaftsluteome durch rasche Androgenisierungserscheinungen auf. Häufig werden Klitorisvergrößerung, Tieferwerden der Stimme und Hirsutimus registriert. Bislang ist ungeklärt, warum weibliche Neugeborene, deren Mütter Thekaluteinzysten hatten, seltener mit Androgenisierungserscheinungen geboren werden als bei Luteomen, zumal kein Unterschied im mütterlichen Androgenprofil vorhanden ist.

Therapie. Die genannten Tumoren bedürfen keiner weiteren speziellen Therapie. Nach der Schwangerschaft ist die spontane Rückbildung zu erwarten.

Bei raschen Androgeniserungserscheinungen muß differenzialdiagnostisch auch an **androgenproduzierende Tumoren** gedacht werden. Letztere sind aber ausgesprochen selten. Der Spiegel des freien Testosterons wird bei diesen Tumoren in der Schwangerschaft in einer Höhe von >26 pg/ml erwartet. Zu beachten ist, das bei hormonaktiven Tumoren, welche Androgenisierungserscheinungen hervorrufen, häufig noch andere Symptome vorhanden sind oder primär wegen einer Zyklusstörung der Frau keine Schwangerschaft eintritt (Tabelle 19.**42**).

Hyperaldosteronismus

Definition

Als Hyperaldosteronismus wird die vermehrte Aldosteronsekretion der Nebennierenrinde (Zona glomerulosa) bezeichnet. Man differenziert einen primären und einen sekundären Hyperaldosteronismus (PHA bzw. SHA).

Ursachen

Über die Ursachen eines Hyperaldosteronismus informiert Tabelle 19.**43**. Beim PHA erfolgt die Hormonproduktion autonom, das heißt unabhängig vom Regelkreis. Da dieser intakt ist, resultiert eine ausgeprägte Hemmung der Reninsekretion.

Physiologie

Die Freisetzung von Aldosteron in der Niere wird über das Renin-Angiotensin-Aldosteron-System (RAA-System) gesteuert (siehe oben). Aldosteron bewirkt in die Niere die Rückresorption von Natriumionen im Austauch mit Kalium- und Wasserstoffionen. Mit der Natriumrückresorption ist eine Wasserrückresorption verbunden. Das RAA-System wird durch eine verminderte Natriumkonzentration stimuliert.

Übersicht

Regelschema im RAA-System in der Niere
Natriumkonzentration verringert
(Macula densa im distalen Tubulus der Niere)
↓
Stimulation benachbarter juxtaglomerulärer Zellen
↓
Reninspiegel erhöht

Pathophysiologie

Störungen im RAA-System äußern sich durch eine erhöhte Natriumretention und einen Kaliumverlust. Insgesamt resultiert eine Volumenzunahme im Kreislauf (durch die gesteigerte Wasserresorption), und als Folge entwickelt sich ein Hypertonus. Während der Schwangerschaft kommt es zu einem deutlichen Progesteronspiegelanstieg. Progesteron wirkt antagonistisch zu Aldosteron (Brown et al. 1986). Somit kann sich eine aldosteronbedingte Hypokaliämie „normalisieren".

Klinik

Klinische Leitsymptome sind Hypertonie und Hypokaliämie. Ödeme gehören nicht zu diesem Krankheitsbild. Die Hypokaliämie führt zu weiteren spezifischen Symptomen: Schwäche, Müdigkeit, Polyurie, Polydipsie, Nykturie.

Diagnostik, Differenzialdiagnostik

Die Diagnostik stützt sich auf die klinische Symptomatik. Bei Schwangeren mit Hypertonie und Hypokaliämie sollte an das Vorliegen eines Hyperaldosteronismus gedacht werden. Typische Laborbefunde sind in Tabelle 19.44 aufgeführt. Beim PHA sind Plasmaaldosteronspiegel und Aldosteronausscheidung im 24-Stunden-Sammelurin erhöht, während die Plasmareninaktivität erniedrigt ist. Dagegen sind bei SHA Aldosteronspiegel und Plasmareninaktivität erhöht. Die genannten Parameter sind zwischen 8 und 9 Uhr zu bestimmen.

Differenzialdiagnostisch sind under anderem Pseudooxykortikosteronexzess, 11- bzw. 17-Hydroxylase-Mangel und Lakritzabusus zu nennen. Bei den genannten Störungen sind Aldosteronspiegel und Plasmareninaktivität erniedrigt.

Diagnostische Verfahren. Die Diagnostik ist primär internistisch-endokrinologisch orientiert und sollte bei

Tabelle 19.44 Laborbefunde bei primärem Hyperaldosteronismus in der Schwangerschaft

Parameter	Kommentar
Aldosteronsekretion	erhöht; normal: Nichtschwangere 150–300 µg/Tag, Schwangere 800–2000 µg/Tag*
Aldosteronspiegel im Plasma	erhöht, durch NaCl- oder Dexamethasonzufuhr nicht supprimierbar; normal: Nichtschwangere 0,1–0,6 nmol/l (0,05–0,2 ng/ml), Schwangere 0,7–2,1 nmol/l (0,25–0,75 ng/ml)
Hypokaliämie	durch renalen Verlust (>30 mmol/Tag!)
Plasmareninspiegel	sehr niedrig oder nicht messbar*
Hypernatriämie	verstärkte Rückresorption
Hydrogenkarbonat im Plasma, pH-Wert	erhöht

* Aldosteron- und Reninspiegel sind in der Schwangerschaft physiologischerweise erhöht.

Verdacht auf PHA im Zentrum interdisziplinär erfolgen. Dabei gelangen unter anderem der Renin-Aldosteron-Orthostasetest, bildgebende Verfahren (Farbdopplersonographie, Computertomographie, Magnetresonanztomographie der Nebenniere – in der Schwangerschaft besser Sonographie) sowie Blutentnahmen aus den Nierenvenen (Cavakatheter) zur seitengetrennten Laboranalyse zur Anwendung. Die Nebennierenszintigraphie mit [131]J-Cholesterin oder [75]SE-Cholesterin ist selten indiziert und sollte bei jungen Patienten restriktiv eingesetzt werden.

Therapie, Betreuung während der Schwangerschaft

Operation. Auf Besonderheiten der Physiologie und Pathophysiologie wurde bereits eingegangen. Von der kausalen Therapie, also der Entfernung eines aldosteronproduzierenden Nebennierentumors (solides Adenom) wird man in der Schwangerschaft eher Abstand nehmen. Wegen der Gefahr eines therapierefraktären Hypertonus sowie einer vorzeitigen Plazentalösung auch bei guter Blutdruckeinstellung strebt man aber die laparoskopische Entfernung des Adenoms, am besten zu Beginn des zweiten Trimenons, an (Aboud et al. 1995, Okawa et al. 2002, Shalhav et al. 2000).

Therapie des Hypertonus. Ohnehin ist die Diagnosegenauigkeit außerhalb der Schwangerschaft größer. Somit orientiert sich die symptomatische Therapie am Symptom „Hypertonus". Zur Anwendung gelangen primär Dihydralazin, α-Methyldopa und β-Blocker. Die Kochsalzrestriktion ist nicht empfehlenswert, weil dadurch der PHA verstärkt werden kann. Aldosteronantagonisten (Spironolacton) sind in der Schwangerschaft kontraindiziert. Ausreichende Erfahrungen über die Anwendung beim Menschen liegen nicht vor. Es besteht wegen der antiandrogenen Partialwirkung aber die Möglichkeit unerwünschter hormonspezifischer Wirkungen auf den

Feten (Feminisierung). Darüber hinaus erbrachte der Tierversuch den Hinweis auf embryotoxische/teratogene Wirkungen. Aldosteronantagonisten gehen in die Muttermilch über, Schädigungen des Säuglings wurden bisher nicht berichtet. Im Ausnahmefall kann nach Versagen anderer Maßnahmen auch die Anwendung von ACE-Hemmern indiziert sein. Kaliumsparende Diuretika (z. B. Furosemid) sind in der Schwangerschaft streng zu indizieren und keinesfall zur Langzeitanwendung geeignet. Das fetale Wachstum kann durch Herabsetzung der uteroplazentaren Perfusion ungünstig beeinflusst werden. In der Stillzeit sind Diuretika ebenfalls kontraindiziert.

Beim seltenen **glukokortikoidsupprimierbaren Hyperaldosteronismus** (GSH) handelt es sich um eine autosomal-rezessiv vererbte, angeborene Form des PHA. Die Erkrankung manifestiert sich bereits in der Kindheit. Schwangere mit dieser seltenen Störung der Aldosteronsekretion (ACTH-abhängig) und chronischem Hypertonus weisen ein deutlich erhöhtes Risiko für einen Blutdruckanstieg in der Schwangerschaft auf (bis zu 39 %), nicht aber für eine Präeklampsie (Wyckoff et al. 2000). Die Therapie erfolgt niedrigdosiert mit Dexamethason.

Das Conn-Syndrom kann in der Schwangerschaft einen eher unauffälligen Verlauf mit Besserungstendenz nehmen. Überwiegend kommt es aber zu Komplikationen, bedingt durch die Blutdruckentgleisungen der Mutter. Vorzeitige Plazentalösungen werden häufiger beobachtet. Es ist zu beachten, dass das Conn-Syndrom postpartal eine Verschlechterung erfahren kann. Im Einzelfall sind ein Schwangerschaftsabbruch oder die vorzeitige Entbindung zu diskutieren.

Hypoaldosteronismus

Definition, Ätiologie

Es handelt sich um eine seltenes Krankheitsbild. Folgende Unterscheidungen sind möglich:
➤ primärer, hyperreninämischer Hypoaldosteronismus:
  – Morbus Addison,
  – bei Aldosteronsynthesedefekt (adrenogenitales Syndrom!),
  – passager nach ein- oder beidseitiger Adrenalektomie;
➤ sekundärer hyporeninininämischer Hypoaldosteronismus:
  – häufig bei Diabetes mellitus,
  – medikamentös bedingt, z. B. Heparinlangzeittherapie, Mineralokortikoide, ACE-Hemmer, Prostaglandinsynthesehemmer.

Klinik

Aus der Pathophysiologie ist abzuleiten, dass neben Hypotonie, Hyponatriämie und Hyperkaliämie eine metabolische Azidose nachweisbar ist. Der Plasmaaldosteronspiegel ist erniedrigt, der Reninspiegel entsprechend der Ursache erhöht oder vermindert.

Therapie

Bei chronischem Hypopituitarismus und daraus resultierender adrenokortikaler Insuffizienz (Morbus Addison) erfolgt die Therapie mit Mineralokortikoiden (Fludrokortison). Für weitere Details siehe unter „Morbus Addison".

Literatur

20. Aboud E, De Swiet M, Gordon H. Primary hyperaldosteronism in pregnancy – should it be treated surgically? Ir J Med Sci. 1995;164:279–80.
21. Brown WW, Sinosich MJ, Saunders DM, Gallery EDM. Potassium regulation and progesteron-aldosterone interrelationships in human pregnancy. Am J Obstet Gynecol. 1986;155:349–53.
22. Okawa T, Asano K, Hashimoto T, Fujimori K, Yanagida K, Sato A. Diagnosis and management of primary aldosteronism in pregnancy: case report and review of literature. Am J Perinatol. 2002;19:31–6.
23. Shalhav AL, Landman J, Afane J, Levi R, Clayman RV. Laparoscopic adrenalectomy for primary hyperaldosteronism during pregnancy. J Laparoendosc Adv Surg Tech A. 2000;10:169–71.
24. Wyckoff JA, Seely, Hurwitz S, Anderson BF, Lifton RP, Dluhy RG. Glucocorticoid-remediable aldosteronism and pregnancy. Hypertension. 2000;35:668–72.

■ Nebennierenmark (NNM)

Überfunktion des Nebennierenmarks – Phäochromozytom

Definition, Epidemiologie

Phäochromozytome sind katecholaminproduzierende Tumoren des chromaffinen Gewebes. Sind sie sehr selten und bedingen etwa 0,01–0,1 % aller Hypertonien sowie etwa 0,1–0,7 % der Fälle mit diastolischer Blutdruckerhöhung. Die Erkrankung manifestiert sich hauptsächlich im 4.–6. Lebensjahrzehnt, verteilt sich aber über alle Lebensabschnitte. Neunzig Prozent der Tumoren sind einseitig, 10 % beidseitig. Etwa 5–10 % der Tumoren sind maligne, 90 % benigne. Vor allem metastasierte maligne Phäochromozytome sind ausgesprochen therapierefraktär (Huddle 2002). Im Nebennierenmark sind 85 % der Tumoren lokalisiert, der Rest im Bereich des abdominalen oder thorakalen Grenzstrangs. Eine familiäre Häufung wird beobachtet. Diese Aussage trifft vor allem bei multipler endokriner Neoplasie (Martinez Brocca et al. 2001), bei Neurofibromatose (Morbus Recklinghausen) und bei Hippel-Lindau-Krankheit zu. Multiparae sind doppelt so häufig betroffen wie Erstgebärende. Die phäochromozytombedingte Hypertonie stellt die gefährlichste Variante des endokrin bedingten Hypertonus in der Schwangerschaft dar; das Gefährdungspotenzial für Mutter und Kind ist ausgesprochen hoch, vor allem bei zu später Diagnosestellung (Launay-Mignot et al. 2002).

Pathophysiologie

Zwei Drittel aller Phäochromozytome sezernieren Adrenalin und Noradrenalin. Extrarenal (oberhalb des

Zwerchfells) gelegene Tumoren bilden nur Noradrenalin, maligne auch Dopamin.

Klinik

Die klinische Symptomatik resultiert aus der Wirkung von Adrenalin, Noradrenalin und Dopamin am Rezeptor. In der Reihenfolge ihrer Häufigkeit sind folgende Symptome zu nennen: paroxysmaler Blutdruckanstieg (50 %) oder persistierende Hypertonie, Kopfschmerzen, Fieber, Schwitzen, Tachykardie, Tremor, Nervösität, Gewichtsverlust, Blässe, pektanginöse Beschwerden, Übelkeit, Schwäche und andere. Objektiv finden sich:
➤ blasse Haut,
➤ Hyperglykämie, Glukosurie, Hyperlipidämie,
➤ Gewichtsverlust (Hypermetabolismus).

Typischerweise werden die Symptome durch Bewegungen, wie Bücken, ausgelöst.

Diagnostik

Klinische Befunde. Die vielfältige klinische Symptomatik verdeutlicht die große Variabilität beim Phäochromozytom. Nur die Symptomentrias aus Tachykardie, Kopfschmerzen und Schwitzen soll eine Sensitivität und eine Spezifität von 90 % bezüglich des Phäochromozytoms haben. Gelegentlich werden die Tumoren als Zufallsbefunde anlässlich einer Sonographie entdeckt.

Labordiagnostik. Bei klinischem Verdacht schließt sich die laborchemische Diagnostik an. Diese beruht grundsätzlich auf der Bestimmung der Katecholaminspiegel (Adrenalin und Noradrenalin) im Plasma und im 24-Stunden-Sammelurin unter basalen und dynamischen Bedingungen. Bei weiterer Verstoffwechselung werden die Katecholamine zu Metanephrinen und Vanillinmandelsäure (VMS) abgebaut. Wegen der Interferenz zu Nahrungsmitteln wird heute zunehmend auf die VMS-Bestimmung verzichtet. Die ausschließliche Bestimmung von VMS ist nicht ausreichend sensitiv. Bei Verdacht auf maligne Phäochromozytome erfolgt die zusätzlich Bestimmung von Homovanillinmandelsäure und Dopamin.

Clonidintest, Glukagonstimulationstest. Als dynamisches Testverfahren hat sich der Clonidintest bewährt. Der Test beruht auf der Tatsache, dass nach Applikation von Clonidin im Normalfall eine Abnahme der Noradrenalinkonzentration resultiert, nicht aber beim autonomen Phäochromozytom. Zu den Provokationstests gehört z. B. der Glukagonstimulationstest. Diese Stimulationstests sind gefährlich und daher in der Schwangerschaft nicht indiziert. Bei der Interpretation der Testergebnisse ist die Medikamentenanamnese subtil zu erfragen und zu berücksichtigen.

Die Lokalisationsdiagnostik erfolgt durch Sonographie, Magnetresonanztomographie (Computertomographie) und Szintigraphie.

Betreuung während der Schwangerschaft

Symptomatik. Etwa 50 % der Schwangeren mit Phäochromozytom weisen einen paroxysmalen Krankheitsverlauf auf. Das klinische Bild und die Häufigkeit der Symptome unterscheiden sich nicht von denen Nichtschwangerer. Ein paroxysmaler Anfall kann wenige Sekunden andauern, aber auch über Tage anhalten. Auch bei Patientinnen mit überwiegender Noradrenalinsekretion kann es als Folge der Desensibilisierung des peripheren Gefäßsystems gegenüber Katecholaminen zusammen mit der phäochromozytombedingten Hypovolämie zur orthostatischen Hypotension kommen (65 %). Ein akuter Anfall kann durch Stress und geburtshilfliche Maßnahmen, aber auch durch blutdrucksenkende Mittel (Dihydralazin) ausgelöst werden.

Risiken für die Schwangere können durch zerebrovaskuläre Blutungen, Herzinfarkt, akutes Lungenödem, Herzrhythmusstörungen und Schock entstehen. Die Abortrate ist erhöht. Die Ursache ist in der uterinen Mangelperfusion als Folge der massiven Kontraktion der Uterusmuskulatur nach Katecholaminausschüttung zu sehen. Nur 10 % des Noradrenalins passieren die Plazenta.

Möglicherweise wirken Östrogene, deren Spiegel in der Schwangerschaft ansteigen, stimulierend auf das Tumorgewebe bzw. auf die Nebennierendurchblutung. Dieser Aspekt könnte die **„Demaskierung"** bisher unbekannter Phäochromozytome in der Schwangerschaft erklären.

> Wegen des erheblichen Gefährdungspotenzials sind die frühzeitige Diagnosestellung und Therapie bei Verdacht auf ein Phäochromozytom bedeutsam, möglichst vor der Geburt (Layman 2002, Mannelli u. Bemporad 2002).

Die Diagnostik unterscheidet sich nicht von der bereits beschriebenen. Die Anwendung ionisierender Strahlen (Computertomographie) ist wegen der Strahlenbelastung vor allem im ersten Trimenon kritisch zu indizieren. Szintigraphische Verfahren stehen nur außerhalb der Schwangerschaft zu Verfügung.

Therapie. Grundsätzlich ist einer Patientin mit Phäochromozytom zu raten, eine Schwangerschaft erst nach der Behandlung des Phäochromozytoms zu planen bzw. auszutragen. Die Therapie besteht in der chirurgischen Entfernung des Tumors nach obligater Vorbehandlung mit α-Blockade (eventuell auch zusätzlich β-Blocker) und Volumensubstitution. Diese Aussagen treffen auch auf eine Kaiserschnittentbindung zu. Diese darf nur nach der beschriebenen Vorbehandlung erfolgen. Derzeit wird die Ansicht vertreten, dass die vaginale Geburt kontraindiziert ist (Layman 2002). Wenn das Phäochromozytom nicht bekannt ist, kann die Blutdruckkrise mit schnell wirkenden α-Blockern (z. B. Urapidil) stabilisiert werden.

Das Phäochromozytom stellt keine Abruptioindikation dar.

Unterfunktion des Nebennierenmarks

Als Ursache einer Insuffizienz des NNM ist die heute seltenere Tuberkulose zu nennen. Bei Morbus Addison sind keine Ausfallerscheinungen bekannt, die auf einen Mangel von Adrenalin zurückzuführen sind. Die Adrenalinausscheidung erreicht bei völligem Fehlen des NNM etwa 25 % der gesunden Vergleichsgruppe. Letztlich ist eine symptomatische Insuffizienz des NNM klinisch nicht definiert. Es sollen Zusammenhänge zur kindlichen Nüchternhypoglykämie bestehen (Bühlmann u. Froesch 1981).

Literatur

25. Bühlmann AA, Froesch ER. Pathophysiologie, 4. Aufl. Berlin, Heidelberg, New York: Springer; 1981.
26. Huddle KR. Phaeochromozytomas by way of case reports. Cardiovasc J S Afr. 2002;13:205–8.
27. Launay-Mignot P, Roueff S, Tropeano AI, Thaunat O, Plouin PF. Endocrine hypertension in pregnancy. Ann Endocrinol (Paris). 2002;63:476–9.
28. Layman DJ. Paroxysmal hypertension, pheochromozytoma and pregnancy. J Am Board Fam Pract. 2002;15:153–8.
29. Mannelli M, Bemporad D. Diagnosis and manangement of pheochromozytoma during pregnancy. J Endocrinol Invest. 2002;25:567–71.
30. Martinez Brocca MA, Acosta Delgado D, Quijada D, et al. Pheochromozytoma in pregnant woman with multiple endocrine neoplasia type 2a. Gynecol Endocrinol. 2001;15:439–42.

20 Stoffwechselerkrankungen

F. Lammert, S. Matern

Dyslipoproteinämien

■ Definition

Störungen des Lipoproteinstoffwechsels werden als Dyslipoproteinämien bezeichnet, da sie mit einer Vermehrung von LDL (Low-Density-Lipoproteine), VLDL (Very-low-Density-Lipoproteine) und Chylomikronen, aber auch mit einer Verminderung von HDL (High-Density-Lipoproteine) im Plasma einhergehen.

Klassifikation. In Abhängigkeit von ihrer Pathogenese werden primäre und sekundäre Dyslipoproteinämien unterschieden. Bezogen auf die Lipidklassen werden die Dyslipoproteinämien in Hypercholesterinämie, Hypertriglyzeridämie und kombinierte Hyperlipidämie eingeteilt.

■ Epidemiologie

Dreißig Prozent der Männer über 50 Jahren haben Cholesterinwerte von >250 mg/dl, während die Häufigkeit bei Frauen nach der Menopause bei >40% liegt. Bei jungen Männern tritt häufiger eine Typ-IIa-Hypercholesterinämie (Tabelle 20.**1**) auf als bei jungen Frauen. Ältere Frauen haben dagegen häufiger diese Fettstoffwechselstörung, da der LDL-Cholesterin-Spiegel nach der Menopause signifikant ansteigt, während die HDL-Cholesterin-Konzentrationen leicht sinken.

■ Physiologie

Lipoproteine. Lipide werden im wässerigen Milieu des Blutes durch komplexe Lipoproteinaggregate, die neben den Lipiden Apolipoproteine (Apo) enthalten, in Lösung gehalten und transportiert. Nach ihrer Zusammensetzung und Dichte werden die Lipoproteine als Very-low-, Low- und High-Density-Lipoproteine (VLDL, LDL, HDL) bezeichnet. Chylomikronen und VLDL sind triglyzeridreich, LDL und HDL cholesterinreich. Chylomikronen werden in der Darmmukosa gebildet und transportieren exogene Triglyzeride aus der Nahrung zum Fettgewebe und zur Muskulatur. Die cholesterinreichen Chylomicrone Remnants werden von der Leber absorbiert, die VLDL synthetisiert, um Triglyzeride aus der Leber in die Peripherie zu transportieren. Aus VLDL werden durch

Tabelle 20.1 Primäre Dyslipoproteinämien

Dyslipoprotein-ämie	Genetischer Defekt	Erbgang	Cholesterin-spiegel (mg/dl)	Triglyzerid-spiegel (mg/dl)	Lipoproteinkon-zentrationen	Typ nach Fredrick-son	Häufig-keit (%)
Hypercholesterin-ämie	multifaktoriell	polygen	>300	normal	LDL ↑	IIa	20–25
	LDL-Rezeptor	autosomal-dominant	300–800	normal	LDL ↑	IIa	0,2
	Apo B100	autosomal-dominant	>300	normal	LDL ↑	IIa	0,1
Kombinierte Hyperlipidämie	multifaktoriell	polygen/autosomal-dominant	300–400	150–300	VLDL ↑, LDL ↑, HDL ↓, Apo B ↑	IIb	10
	Apo E2/E2	autosomal-rezessiv	350–500	350–500	β-VLDL ↑, IDL ↑	III	0,02
Hypertriglyzerid-ämie	multifaktoriell	autosomal-dominant	normal	200–1000	VLDL ↑	IV	1
	Apo-CII-Defizienz	autosomal-rezessiv	normal	>1000	Chylomikronen ↑	I	<0,001
	Lipoproteinli-pasedefizienz	autosomal-rezessiv	normal	>1000	Chylomikronen ↑	I	<0,001
	multifaktoriell	polygen	>300	>1000	Chylomikronen ↑, VLDL ↑	V	<0,1

DL = Low-Density-Lipoproteine, VLDL = Very-low-Density-Lipoproteine, HDL = High-Density-Lipoproteine, Apo = Apolipoprotein, IDL = Intermediate-Density-Lipoproteine

Lipoproteinlipase Triglyzeride abgebaut, wodurch cholesterinreiche Intermediate-Density-Lipoproteine (IDL) und LDL entstehen. LDL werden durch LDL-Rezeptoren in Hepatozyten und andere Zellen aufgenommen. Durch HDL wird Cholesterin aus der Peripherie zur Leber zurück transportiert (Reverse Cholesterol Transport) und selektiv über die Galle ausgeschieden.

Veränderungen während der Schwangerschaft. Eine kombinierte Hyperlipidämie ist eine physiologische Begleitkomponente einer normalen Schwangerschaft, da die Triglyzerid- und die Gesamtcholesterinkonzentrationen im Serum in der Schwangerschaft signifikant ansteigen. Diese sekundäre Hyperlipidämie wird bereits ab dem ersten Trimenon nachweisbar. Triglyzerid- und Cholesterinspiegel erreichen im dritten Trimenon das Maximum. Der Anstieg von Triglyzerid- und Cholesterinspiegeln ist insbesondere durch eine Konzentrationsvermehrung der LDL sowie eine Vermehrung der Relativkonzentration der Triglyzeride innerhalb der Lipoproteinklassen bedingt. Die Konzentration des HDL-Cholesterins steigt ungefähr bis zur 24. Schwangerschaftswoche auf das 1,5 fache der Ausgangswerte an und fällt dann langsam wieder ab, sodass sie gegen Ende der Schwangerschaft nur 15 % über dem Ausgangswert liegt (LaRosa 2001).

Es besteht ein **maternofetaler Lipidgradient** für die Lipoproteine VLDL und IDL. Aufgrund der fehlenden Korrelationen zwischen mütterlichen und fetalen Lipoproteinfraktionen der höheren Dichteklassen (LDL, HDL) wird der Transfer zur fetalen Seite ausgeschlossen.

Im Rahmen einer vergleichenden Untersuchung von schwangeren mit nichtschwangeren, geschlechtshormonbehandelten sowie mit nichtschwangeren, nichthormonbehandelten Frauen wurden bevölkerungsbezogene **Lipoproteinwertempfehlungen** aufgestellt (Knopp et al. 1982). Der mediane Triglyzeridspiegelanstieg betrug während der Schwangerschaft das 3,6 fache, im Fall der hormonbehandelten Frauen das 1,8 fache und bei Frauen nach der Geburt das 1,3 fache im Vergleich zur nichthormonbehandelten Kontrollgruppe. Der hauptsächlich das LDL-Cholesterin betreffende Anstieg des Cholesterinspiegels betrug 49 % bei Schwangeren, 26 % bei Wöchnerinnen und 8 % bei hormonbehandelten Frauen. Der mediane HDL-Cholesterin-Wert war während der Schwangerschaft um 3 % und nach der Geburt um 12 % erhöht, hingegen bei hormonbehandelten Frauen um 4 % vermindert. Während der Schwangerschaft betrugen die 95-Perzentil-Werte für Triglyzeride 387 mg/dl, für Cholesterin 318 mg/dl und für LDL-Cholesterin 218 mg/dl. Der 5-Perzentil-Wert für HDL-Cholesterin betrug 42 mg/dl.

Der **Hypertriglyzeridämie in der Schwangerschaft** liegen eine vermehrte VLDL-Synthese und eine verminderte Lipoproteinlipaseaktivität zugrunde. Die vermehrte VLDL-Sekretion ist in erster Linie ein Östrogeneffekt. Außer den Östrogenen entfalten Insulin, Choriongonadotropin und humanes plazentares Laktogen (HPL) Effekte auf den Lipidstoffwechsel. Der Einfluss der Östrogene auf die Entstehung der Hypertriglyzeridämie ist insbesondere im ersten Trimenon ausgeprägt. Östrogene wirken fettmobilisierend und steigern in der Leber die Lipidsynthese bei gleichzeitig vermindertem Abbau der Blutlipide in den Hepatozyten. Der veränderten Insulinbasalsekretion und der langsam ansteigenden HPL-Inkretion kommt eine Schlüsselfunktion bei der Hypertriglyzeridämie im weiteren Verlauf der Schwangerschaft zu. Mit Normalisierung der veränderten Hormoninkretion und der Leberfunktion kehren nach der Schwangerschaft die sekundären Veränderungen der Lipide und der Lipoproteine in den Normbereich zurück, wobei die Triglyzeridspiegel bereits mit der Entbindung abfallen, während die Konzentration des LDL-Cholesterins noch einige Wochen über dem Ausgangswert erhöht bleibt (LaRosa 2001). Sollte die Normalisierung der Lipidwerte ausbleiben, ist eine eingehende Diagnostik notwendig.

■ Ätiologie, Pathogenese, Pathophysiologie

Vererbung. Ursache der primären Dyslipoproteinämien sind meistens polygen, selten monogen vererbte Störungen, die zu einer erhöhten Synthese bzw. zu einem verminderten Abbau der Lipoproteine führen (Tabelle 20.**1**). Eine primäre Hypercholesterinämie (Hyperlipoproteinämie Typ IIa nach Fredrickson) findet man bei Patienten mit autosomal-dominant vererbten LDL-Rezeptor-Defekten und bei Patienten mit erblichen Apo-B100-Defekten. Die dadurch bedingte Störung der hepatischen LDL-Aufnahme führt zu erhöhten LDL-Cholesterin-Spiegeln, zu einer fehlenden Hemmung der hepatischen Cholesterinbiosynthese und auch zu einer vermehrten LDL-Synthese.

Den verschiedenen primären Hypertriglyzeridämien liegen unterschiedliche genetische Defekte von Apolipoproteinen bzw. der Lipoproteinlipase zugrunde (Tabelle 20.**1**). Eine kombinierte Hyperlipidämie kann durch die Kombination mehrerer Gendefekte bedingt sein; in seltenen Fällen wird eine kombinierte Hyperlipidämie durch eine homozygote Apo-E2-Homozygotie verursacht (Tabelle 20.**1**).

Sekundäre Dyslipoproteinämien werden bei Diabetes mellitus, Adipositas, metabolischem Syndrom, hyperkalorischer Ernährung, Hypothyreose, nephrotischem Syndrom, cholestatischen Erkrankungen und Einnahme bestimmter Medikamente (Steroide, orale Kontrazeptiva) beobachtet. Östrogene erhöhen HDL- und VLDL-Triglyzerid-Spiegel und senken die LDL-Konzentration, während Gestagene generell einen entgegengesetzten Effekt haben (LaRosa 2001). Wenn Kontrazeptiva als Gestagenkomponente Norethindron oder Norgestrel enthalten, resultieren als Nettoeffekt eine Reduktion der HDL- und eine Anhebung der LDL-Cholesterin-Werte. Kontrazeptiva, die neuere, als lipidneutral geltende Gestagene, wie Desogestrel oder Norgestimat, enthalten, haben durch das Überwiegen der Östrogenkomponente eher positive Effekte auf den Fettstoffwechsel (LaRosa 2001).

■ Klinik

Primäre Dyslipoproteinämien können sich in der Schwangerschaft erstmals mit Xanthomen bzw. Xanthelasmen und abdominellen Schmerzen manifestieren. Bei Schwangeren mit primärer Dyslipoproteinämie und koronarer Herzkrankheit sind Komplikationen wie eine Zunahme der Angina-pectoris-Symptomatik und Myokardinfarkte beschrieben. Obgleich sich die homozygote Form der familiären Hypercholesterinämie meist bereits in der Kindheit mit ausgeprägter Symptomatik manifestiert, wurden einzelne komplikationslose Schwangerschaften berichtet.

> Eine Hypercholesterinämie der Mutter fördert die Entwicklung von atherosklerotischen Plaques in der Intima der Aorta des Säuglings (Napoli et al. 1999).

■ Diagnostik

Die Primärdiagnostik umfasst die Bestimmung der Triglyzerid-, Gesamtcholesterin-, HDL- und LDL-Cholesterin-Konzentrationen im Nüchternserum, die durch eine quantitative Lipoproteinelektrophorese und die Bestimmung von Apolipoproteinwerten erweitert werden

kann. Basierend auf den Daten einer großen epidemiologischen Studie wurde ein Risikoalgorithmus entwickelt, mit dem sich das individuelle Infarktrisiko berechnen lässt (http://www.chd-taskforce.de).

Lipidwerte während der Schwangerschaft. Die Kenntnis der normalen Konzentrationen der Lipide und Lipoproteine während der Schwangerschaft ist von großer diagnostischer Bedeutung (Tabelle 20.**2**). Es wird gelegentlich beobachtet, dass im dritten Trimenon der Schwangerschaft die physiologischen Grenzwerte für Triglyzeride (95. Perzentile) überschritten werden und sich die Spiegel von VLDL-Triglyzeriden, LDL-Cholesterin und Apo B nach der Geburt nur verlangsamt normalisieren (Montes et al. 1987). Diese Stoffwechselstörungen sind nicht selten mit niedrigen HDL-Cholesterin-Werten vor und nach der Geburt verbunden. Bei Frauen, bei denen solche Stoffwechselstörungen beobachtet werden, sollte eine konsequente Diagnostik, einschließlich Familienuntersuchungen, durchgeführt werden, um familiäre Stoffwechselstörungen (familiäre Hypertriglyzeridämie, familiäre kombinierte Hyperlipidämie, familiäre Hyperlipoproteinämie Typ V, Apo-E2-Homozygotie) aufzudecken.

Für zahlreiche primäre Dyslipoproteinämien stehen **molekularbiologische Nachweisverfahren** in Speziallabors zur Verfügung.

Tabelle 20.**2**   Plasmalipoprotein- und Plasmaapolipoproteinkonzentrationen (mg/dl) bei 23 Frauen im dritten Trimenon und postpartal bei 23 nichtschwangeren Kontrollpersonen (ausgewählt nach Alter und Körpergewicht) (nach Montes et al. 1987)

	Während der Schwangerschaft		Postpartal				Nichtschwangere Kontrollpersonen	
	34.–38. Schwangerschaftswoche		6. Woche		20. Woche			
	Mittelwert ± Standardabweichung	Median	Mittelwert ± Standardabweichung	Median	Mittelwert Standardabweichung	Median	Mittelwert ± Standardabweichung	Median
Gesamt								
Triglyzeride	222±60	223*	71±23	66**	66±18	62**	59±19	58
Cholesterin	251±32	244*	205±23	204*,**	190±28	187*,**,***	171±26	165
VLDL								
Triglyzeride	107±41	100*	29±18	23**	28±16	21**	33±14	31
Cholesterin	22±9	20*	7±4	6*,**	6±5	5*,**	11±6	10
Apolipoprotein B	20±11	23*	4±3	4**	4±2	4**	7±6	6
LDL								
Triglyzeride	72±21	70	27±10	26*,**	23±7	21*,**	14±10	13
Cholesterin	161±39	151*	124±21	127*,**	120±24	120*,**	104±23	103
Apolipoprotein B	84±23	81*	104±17	103*,**	88±16	90*,**	61±10	62
HDL								
Triglyzeride	29±9	26*	8±3	9*,**	8±4	10**	12±6	11
Cholesterin	64±9	65*	64±12	62*	56±11	54*,***	56±12	53
Apolipoprotein A-1	164±16	167*	127±22	130**	132±16	131**	128±23	124

LDL = Low-Density-Lipoproteine, VLDL = Very-low-Density-Lipoproteine, HDL = High-Density-Lipoproteine
* signifikanter Unterschied zu Kontrollpersonen bei $p<0,05$
** signifikanter Unterschied zu antepartal bei $p<0,05$
*** signifikanter Unterschied zu 6. Woche postpartal bei $p<0,05$

■ Therapie

> Die Gabe von Lipidsenkern ist während Schwangerschaft und Stillzeit nicht indiziert. Ihr teratogenes Potenzial ist nicht genau definiert.

Gelegentlich wird bei schwangeren Frauen, die an einer primären Fettstoffwechselstörung (familiäre Hypertrigylzeridämie, familiäre Hyperlipoproteinämie Typ V) erkrankt sind, ein Anstieg der Triglyzeridspiegel auf Extremwerte von >1000 mg/dl beobachtet. In solchen Fällen besteht ein erhöhtes Risiko einer akuten Pankreatitis. Bei diesen Patientinnen ist es notwendig, den täglichen Fettkonsum auf 10 % der Kalorien zu beschränken, während in der normalen Schwangerschaft eine Fettzufuhr von 30 kal% empfohlen wird. Bei Patientinnen mit familiärer Hypercholesterinämie bei LDL-Rezeptor-Defekt kann der LDL-Cholesterin-Spiegel auf Extremwerte ansteigen. Es ist jedoch möglich, den Anstieg des LDL-Cholesterin-Spiegels durch eine cholesterinfreie Diät zu vermeiden.

■ Betreuung während der Schwangerschaft

Mehrere Untersuchungen haben einen Zusammenhang zwischen erhöhten Cholesterin- und VLDL-Triglyzerid-Konzentrationen bei Schwangeren und der Häufigkeit eines Schwangerschaftshochdrucks bzw. der Präeklampsie nachgewiesen (Thadhani et al. 1999, Van den Elzen et al. 1996). Zur Abklärung unklarer Wachstumsretardierungen gehört der Ausschluss einer Fettstoffwechselstörung.

Hyperurikämie

■ Definition

Bei der primären Hyperurikämie handelt es sich um eine genetisch bedingte Störung des Purinstoffwechsels, die auf eine Hemmung der Harnsäuresekretion im distalen Tubulus der Niere zurückgeführt wird. Die sekundären Formen der Hyperurikämien werden durch andere Krankheiten verursacht, die mit einer vermehrten Harnsäurebildung oder einer verminderten renalen Harnsäureausscheidung einhergehen. Bei länger bestehender Hyperurikämie entwickelt sich eine Gicht, die mit Harnsäureablagerungen in verschiedenen Geweben und den daraus entstehenden Störungen – wie Gichtanfälle, Tophi oder Gichtniere – einhergeht.

■ Epidemiologie

Primäre Hyperurikämien sind häufig, sekundäre selten. Bei 20 % der Männer ist mit einer Hyperurikämie zu rechnen, während sich bei Frauen erhöhte Harnsäurekonzentrationen oft erst nach der Menopause finden. Dies wird mit der urikosurischen Wirkung der Östrogene begründet. Eine Gicht bei Frauen vor der Menopause ist meist auf andere schwere Stoffwechselstörun-

gen, wie Blutkrankheiten oder Sarkoidose, zurückzuführen. Das Verhältnis von Männern zu Frauen unter den Gichtpatienten insgesamt beträgt 7:1, postmenopausal findet man bei Frauen aber fast ebenso häufig eine primäre Hyperurikämie wie bei Männern.

■ Ätiologie, Pathogenese, Pathophysiologie

Die Harnsäure ist das Endprodukt des Purinstoffwechsels. Der Harnsäurepool wird aus der endogenen Harnsäurebildung (z. B. aus ATP und DNA) und der exogenen Purinzufuhr gespeist. Eine erhöhte Konzentration von Harnsäure im Blut oder im Gewebe ist entweder auf eine verminderte renale Ausscheidung oder auf eine vermehrte Synthese von Harnsäure im Körper zurückzuführen. Zu einer verminderten renalen Harnsäureausscheidung kommt es bei einer genetisch determinierten verminderten Sekretion der Harnsäure im distalen Nierentubulus (>99 % der Patienten mit primärer Gicht) oder bei einer medikamentösen Hemmung der Harnsäuresekretion. Eine vermehrte endogene Harnsäuresynthese kann durch sehr seltene genetisch bedingte Enzymdefekte des Purinstoffwechsels mit vermehrter endogener Harnsäuresynthese (z. B. Lesch-Nyhan-Syndrom, Kelley-Seegmiller-Syndrom) oder durch Zufuhr großer Mengen an Purinen mit der Nahrung bedingt sein. Neben der renalen Ausscheidungsstörung spielt die Ernährung daher bei der Entstehung der Gicht eine Hauptrolle. Häufig ist die Hyperurikämie beim metabolischen Syndrom mit Diabetes mellitus, Dyslipoproteinämie, Hypertonie und Adipositas assoziiert.

■ Klinik

Ab einer Konzentration von 7 mg/dl ist das im Blut enthaltene Natriumurat nicht mehr vollständig bei 37 °C löslich, sodass eine Ablagerung von Natriummonouratkristallen in Gelenken und Weichteilen auftreten kann (Gichttophi). In Gelenken werden durch Entzündungsmediatoren und Fremdkörperreaktionen Schmerzattacken (Gichtanfälle) ausgelöst. Bei einem akuten Gichtanfall kommt es ohne Vorzeichen innerhalb weniger Stunden, häufig nachts, zu einer sehr schmerzhaften Monarthritis, am häufigsten des Großzehengrundgelenks. Die akute Symptomatik klingt auch ohne Therapie nach einigen Tagen spontan ab.

Bei Kompensation der gesteigerten Harnsäurebildung durch vermehrte renale Ausscheidung kann es zur Uratsteinbildung kommen. Die Ablagerung von Uratkristallen in Tubuli, Sammelrohren und im Interstitium kann zu einer interstitiellen Nephritis und schließlich zur Niereninsuffizienz führen (Gichtniere).

■ Diagnostik

Eine Hyperurikämie liegt bei Harnsäurekonzentration im Plasma von >7,0 mg/100 ml vor. Vor der Menopause beträgt das Referenzintervall bei Frauen 2,5–6,0 mg/dl. Im akuten Anfall kann eine Hyperurikämie fehlen.

■ Differenzialdiagnostik

Bei einer akuten Gicht ist differenzialdiagnostisch an eine Tendovaginitis, eine Phlegmone, eine bakterielle Arthritis, ein Reiter-Syndrom, eine rheumatoide Arthritis, eine Arthritis psoriatica und eine Chondrokalzinose (Pseudogicht) zu denken.

■ Therapie

Akuttherapie. Mittel der Wahl bei einem akuten Gichtanfall sind nichtsteroidale Antirheumatika (25–50 mg Indometacin oder Diclofenac alle 4–6 Stunden).

> Eine Behandlung des Gichtanfalls mit Colchicin ist in Schwangerschaft und Stillzeit kontraindiziert.

Langzeittherapie. Ziele der Langzeittherapie der Hyperurikämie sind eine Senkung der Harnsäurekonzentration im Blut auf Werte <5,5 mg/dl und ein Abbau der Harnsäureablagerungen in den Geweben, um weitere Gichtanfälle sowie eine Schädigung der Gelenke und der Nieren zu verhindern. Bis zu einem Harnsäurespiegel von 8 mg/dl besteht die Therapie in erster Linie in einer purinreduzierten Diät. Ungünstige, purinreiche Lebensmittel sind Innereien, Haut von Fisch oder Geflügel, Sojaprodukte sowie Obst und Gemüse, wie z. B. Spinat, Rosenkohl und Hülsenfrüchte.

Liegen höhere Harnsäurekonzentrationen oder eine manifeste Gicht vor, kann man die Harnsäure medikamentös durch Hemmung der Harnsäuresynthese (Xanthinoxidasehemmer, z. B. Allopurinol, 100–300 mg/Tag) oder durch Steigerung der renalen Harnsäureausscheidung (Urikosurika, z. B. Benzbromaron, 100 mg/Tag) senken. Bei Niereninsuffizienz ist die Allopurinoldosis zu reduzieren. Wegen der Gefahr der akuten Uratnephropathie sollte bei der Therapie mit Urikosurika neben einer einschleichenden Dosierung der pH-Wert des Urins auf knapp unter 7,0 alkalisiert werden, um die Ausfällung von Harnsäure zu verhindern.

■ Betreuung während der Schwangerschaft

Während einer normalen Schwangerschaft manifestiert sich normalerweise keine primäre Gicht, da die Harnsäurekonzentrationen im Serum infolge erhöhter tubulärer Sekretion in graviditate erniedrigt sind. Die Harnsäurespiegel im Serum liegen nach der 32. Schwangerschaftswoche im Allgemeinen <5 mg/dl. Bei Präeklampsie können erhöhte Harnsäurespiegel auftreten, die auf eine durch die erhöhten Laktatspiegel bedingte Verminderung der Sekretion im proximalen Tubulus der Niere zurückgeführt werden. In diesen Fällen ist die Verlaufskontrolle der Harnsäurewerte ein geeigneter Parameter für den Schweregrad der hypertensiven Schwangerschaftserkrankung, allerdings ohne prognostische Bedeutung.

Porphyrien

■ Definition

Porphyrien sind seltene, vorwiegend genetisch determinierte Erkrankungen des Porphyrinstoffwechsels mit variabler klinischer Symptomatik, denen eine Funktionsstörung eines der Enzyme der Hämbiosynthese zugrunde liegt.

Klassifikation. Traditionell werden die Porphyrien auf Basis des primären Manifestationsortes des Enzymdefekts in erythropoetische und hepatische Formen unterteilt. Aus klinischer Sicht werden akute und nichtakute Formen unterschieden (Tabelle 20.**3**).

■ Ätiologie, Pathogenese, Pathophysiologie

Der erste und geschwindigkeitsbestimmende Schritt ist die Synthese der δ-Aminolävulinsäure (ALA). Über einen Feedback-Mechanismus wird die Aktivität der ALA-Synthase zum einen durch das Endprodukt Häm inhibiert, zum anderen können aber auch verschiedene Medikamente, Steroide und die Zytochrom-P_{450}-Enzyme eine Induktion der ALA-Synthase bewirken. Nachfolgend werden durch 6 weitere Enzyme mehrere Stoffwechselschritte katalysiert, bis unter Einfluss der Ferrochelatase Eisen in Protoporphyrin IX eingebaut und die Bildung des Häms abgeschlossen wird. Zugrunde liegt allen Porphyrieformen eine partielle Defizienz eines der Enzyme der Hämbiosynthese. Verstärkt durch prädisponierende Faktoren (porphyrinogene Medikamente, Alkohol, Nikotin, Fasten, Dehydratation, Hypoglykämie, Operationen, Infektionen, ultraviolette Strahlung) kommt es zu einer Induktion der ALA und zur Akkumulation von toxischen Intermediärprodukten der Hämbiosynthese in der Leber, in der Haut und im hämatopoetischen System. Die Bedeutung der Hormone bei akuten Porphyrien wird daran deutlich, dass Erstmanifestationen bei Frauen in der Regel erst nach der Menarche auftreten, sich häufig erstmals in der Schwangerschaft manifestieren und nach der Menopause sistieren. Antikonzeptiva können ebenfalls eine Porphyrieattacke auslösen. Da die erythrozytäre Isoform der ALA-Synthase keinem Feedback-Mechanismus unterliegt und nicht induzierbar ist, nimmt die hämatopoetische Schädigung einen chronischen Verlauf.

■ Klinik

Die Porphyrien können sich klinisch einerseits durch Hautveränderungen manifestieren, andererseits durch eine Vielfalt von Symptomen, die in Form akuter Porphyrieattacken auftreten.

Die akute intermittierende Porphyrie ist die häufigste akute Porphyrie, deren Inzidenz 1:20 000 beträgt. Frauen sind 2- bis 4-mal häufiger betroffen als Männer. Der Häufigkeitsgipfel liegt im 3. Lebensjahrzehnt. Eine akute Porphyrieattacke ist ein potenziell lebensbedroh-

Tabelle 20.3   Porphyrien

Porphyrie	Typ	Enzymdefekt	Gen	Chromosom	Erbgang	Klinisches Bild	Weitere relevante Laborbefunde
Akute intermittierende Porphyrie (AIP)	akut, hepatisch	Porphobilinogendesaminase	HMBS	11q23	autosomal-dominant	häufigste akute Porphyrie weltweit; viszeral-neurologische, nichtkutane Symptomatik	
Hereditäre Coproporphyrie	akut, hepatisch	Coproporphyrinogenoxidase	CPO	3q12	autosomal-dominant	selten; neurokutane Symptomatik	Stuhl: Coproporphyrin ↑ >Protoporphyrin ↑
Porphyria variegata	akut, hepatisch	Protoporphyrinogenoxidase	PPOX	1q22-q23	autosomal-dominant	häufigste akute Porphyrie in Südafrika und Chile; neurokutane Symptomatik; Manifestation im mittleren Lebensalter	Stuhl: Protoporphyrin ↑ >Coproporphyrin ↑
Doss-Porphyrie	akut, hepatisch	ALA-Dehydratase	ALAD	9p34	autosomal-rezessiv	sehr selten; viszeral-neurologische, nichtkutane Symptomatik	Urin: ALA ↑↑, aber nicht Porphobilinogen
Porphyria cutanea tarda (PCT)	chronisch, hepatisch	Uroporphyrinogendecarboxylase	UROD	1p34	autosomal-dominant	häufigste Porphyrie weltweit; Photosensitivität; hereditäre und erworbene Typen	Urin: Uro- und Heptacarboxyporphyrin ↑, Porphobilinogen normal; Stuhl: Isocoproporphyrin ↑
Hepatoerythropoetische Porphyrie	chronisch, hepatoerythropoetisch	Uroporphyrinogendecarboxylase	UROD	1p34	autosomal-rezessiv	hochgradige Photosensitivität und viszeral-neurologische Symptomatik; homozygote Variante der PCT; Manifestation im Kindesalter; ähnelt klinisch der CEP	Zinkprotoporphyrin in Erythrozyten ↑
Erythropoetische Protoporphyrie (EPP)	chronisch, erythrohepatisch	Ferrochelatase	FECH	18q21	autosomal-dominant	häufigste kutane Porphyrie; Photosensitivität; Manifestation im Kindesalter; zu 5% fulminantes Leberversagen	Protoporphyrin in Erythrozyten ↑; Urin: Coproporphyrin I ↑
Kongenitale erythropoetische Porphyrie (CEP, Morbus Günther)	chronisch, erythropoetisch	Uroporphyrinogen-III-Cosynthase	UROS	10q25-q26	autosomal-rezessiv	selten; hochgradige Photosensitivität; schwerer klinischer Verlauf; hämolytische Anämie; Mutilationen	Urin: Uro- und Coproporphyrin I ↑↑; Porphyrine in Erythrozyten ↑

ALA = δ-Aminolävulinsäure

liches Ereignis und erfordert eine sofortige interdisziplinäre Therapie. Ein wesentliches Risiko liegt darin, dass die akute Porphyrieattacke nicht als solche erkannt wird und die Beschwerden der Patienten auf andere Erkrankungen zurückgeführt werden. Die akuten Porphyrieattacken manifestieren sich unter dem Bild des akuten Abdomens mit krampfartigen Bauchschmerzen, Übelkeit und Erbrechen und stellen damit eine wichtige Differenzialdiagnose zu gastrointestinalen Erkrankungen und dem akuten Abdomen dar. Darüber hinaus können Tachykardie, Fieber, psychiatrische Symptome, Konvulsionen, Myalgien, Parästhesien und periphere Paresen bis hin zur Tetraparese sowie eine akute respiratorische Insuffizienz auftreten und zu Koma und Tod führen. Als Ursachen der neuroviszeralen Symptome kommen die Neurotoxizität von ALA und Porphobilinogen, die Abnahme des Hämspiegels im Nervengewebe und Wechselwirkungen mit dem Neurotransmitter GABA infrage.

Die nichtakuten Porphyrien manifestieren sich mit einer gesteigerten Photosensitivität und Hautveränderungen an den lichtexponierten Arealen des Körpers. Die pathologische Wirkung der Porphyrine in der Haut beruht auf ihrer photosensibilisierenden Wirkung. Die hierdurch angeregten Porphyrinmetaboliten induzieren aktivierte Sauerstoffradikale, die durch Bildung von Lipidperoxiden zur Membrandestruktion und zum Anstieg der Spiegel von Entzündungsmediatoren (z. B. Interleukine 1 und 6) und Kollagenasen führen, wodurch Erytheme, Blasen, Ulzerationen und Narben hervorgerufen werden.

Die Porphyria cutanea tarda (PCT) ist mit einer Inzidenz von 1:10 000 die häufigste und die einzige nicht monogen vererbte Porphyrie (Tabelle 20.**3**). Die Erkrankung manifestiert sich zumeist im mittleren Lebensalter, wobei Frauen und Männer gleich häufig betroffen sind. Beim erworbenen Typ I ist der Enzymdefekt ausschließlich in der Leber exprimiert, während der hereditäre Typ II eine erniedrigte Enzymaktivität in allen Geweben zeigt. Die Manifestation der PCT ist von exogenen Faktoren abhängig, zu denen insbesondere Alkohol, Eisen, chronische Hepatitiden B und C, heterozygote Hämochromatosemutationen, orale Kontrazeptiva, Hämodialyse und Umweltchemikalien gehören. Bei der PCT wird neben der Haut immer die Leber durch eine massive Akkumulation von Porphyrinen und Eisen geschädigt, sodass sich eine Leberzirrhose ausbilden kann.

Die erythropoetische Protoporphyrie (EPP) ist durch einen Defekt der Ferrochelatase bedingt. In der Folge werden Protoporphyrine überwiegend in den Erythrozyten, später auch in den Hepatozyten abgelagert. Die EPP ist mit einer Inzidenz von 1:100 000 die häufigste kutane Porphyrie. Sie manifestiert sich meist im Kindesalter und verläuft in mehreren Phasen: Einer Latenzphase, in der lediglich das erythrozytäre Protoporhrin in erhöhter Konzentration gemessen wird, folgt eine Phase, bei der Lichtdermatose und Photosensitivität im Vordergrund stehen sowie gelegentlich Petechien und eine geringe Anämie auftreten können. Bei 10–30 % der Patienten entwickelt sich nach Jahren eine Leberbeteiligung (Cholestase, Leberzirrhose, akutes Leberversagen), die an erhöhten Leberwerten und einer gesteigerten Porphyrinausscheidung in Urin und Stuhl deutlich wird.

■ Diagnostik

Entscheidend ist in erster Linie, die variablen Symptome der Porphyrien zu kennen und überhaupt an diese Differenzialdiagnose zu denken. Bei hepatischen Porphyrien führen die erhöhten Porphyrinkonzentrationen im Urin dazu, dass der initial oft ungefärbte Urin tiefrot nachdunkelt. Die Diagnose einer akuten Porphyrie wird durch den Nachweis erhöhter ALA- und Porphobilinogenkonzentrationen im Spontan- und Sammelurin geführt. Zur Diagnosesicherung genügt eine Spontanurinprobe. Die Werte können bei den akuten Porphyrien in der Remission und zwischen akuten Schüben normal sein. Zur weiteren Differenzierung erfolgt die Bestimmung der Porphyrine im Urin und im Blut sowie gegebenenfalls im Stuhl, falls eine Porphyria variegata oder eine hereditäre Coproporphyrie ausgeschlossen werden sollen (Tabelle 20.**3**). Während die Bestimmung der residuellen Aktivität einzelner Enzyme der Hämbiosynthese sowie die molekulargenetischen Untersuchungen zur Detektion krankheitsverursachender Mutationen in den für diese Enzyme kodierenden Genen (Tabelle 20.**3**) Speziallaboratorien vorbehalten sind, wird eine biochemische Untersuchung von Urin, Stuhl und Blut von zahlreichen Laboratorien angeboten und sollte bei Verdacht auf eine Porphyrie in Anspruch genommen werden (Poblete-Gutiérrez et al. 2004).

■ Differenzialdiagnostik

Bei einem unklaren akuten Abdomen, vor allem in Kombination mit neurologischen Symptomen und rötlicher Verfärbung des Urins, sollte an die Differenzialdiagnose einer akuten Porphyrie gedacht werden. Die kutanen Porphyrien lassen sich differenzialdiagnostisch von anderen dermatologischen Erkrankungen, die mit einer gesteigerten Photosensitivität einhergehen, durch Porphyrinuntersuchungen in Urin und Stuhl abgrenzen, sodass eine Hautbiopsie nicht erforderlich ist. Eine gestörte Ausscheidung von Porphyrinmetaboliten (sekundäre Porphyrie) wird bei chronischen Lebererkrankungen, hereditären Hyperbilirubinämien, hämatologischen Erkrankungen und der Bleiintoxikation beobachtet.

■ Therapie

Akute Formen. Die Behandlung einer akuten Porphyrieattacke erfordert häufig eine intensivmedizinische Überwachung. Therapeutisch kommt in erster Linie Hämarginat (Normosang) zum Einsatz (3 mg/kg Körpergewicht einmal/Tag intravenös als Kurzinfusion in 100 ml 0,9 %iger NaCl-Lösung über 15 Minuten für 4, maximal 7 Tage). Bei frühzeitiger Gabe von Hämarginat, eines in Lösung sehr stabilen Komplexes aus Hämin und L-Arginin, klingen die Beschwerden meist innerhalb von

24–48 Stunden ab (Poblete-Gutiérrez et al. 2004). Da Kohlenhydrate die Induktion der ALA-Synthase verhindern können, wird zudem meist 10%ige Glukoselösung infundiert (4–6 g/kg Körpergewicht/Tag). Bei Schmerzen können Paracetamol oder Pethidin eingesetzt werden (nicht Pentazocin und Tilidin); Übelkeit und Erbrechen sollten mit Triflupromazin oder Chlorpromazin behandelt werden (nicht Metoclopramid).

Nichtakute Formen. Während sich die Therapiestrategien hinsichtlich der akuten Formen prinzipiell nicht voneinander unterscheiden, empfiehlt sich für die nichtakuten Formen ein in Abhängigkeit vom vorliegenden Typ individuelles Vorgehen (z. B. Chloroquin bei PCT, β-Karoten bei EPP).

■ Betreuung während der Schwangerschaft

Akute Porphyrieattacke. Auch wenn anamnestisch eine akute Porphyrie bekannt ist, verläuft eine Schwangerschaft trotz der stark erhöhten Hormonkonzentrationen heute häufig ohne akute Porphyrieattacken, wenn auf die Ermittlung und die strikte Elimination porphyrinogener Faktoren geachtet wird (Medikamente, Alkohol, Stress). Insbesondere sind Barbituratnarkosen kontraindiziert. Nur selten, vorwiegend im ersten Trimenon und post partum, exazerbiert eine akute Porphyrie derart, dass ein Schwangerschaftsabbruch indiziert ist (Brodie et al. 1977). Fehl- und Frühgeburten korrelieren mit einer akuten Exazerbation. Brodie et al. (1977) beschreiben eine akute Porphyrieattacke bei 25% sowie Früh- oder Fehlgeburten bei 9% der Schwangerschaften; die mütterliche Mortalität lag bei 2%. Das Geburtsgewicht von Kindern, deren Mütter eine akute Porphyrieattacke erlitten, war signifikant verringert. Falls sich unter einer Glukoseinfusion die Symptome einer akuten Porphyrieattacke nicht bessern, ist nach heutigem Wissen auch in der Schwangerschaft die Anwendung von Hämarginat möglich. Negative Auswirkungen von Hämarginat auf das Kind sind nicht bekannt.

Überwachung. Im Verlauf der Schwangerschaft sollte ein Monitoring der folgenden Parameter stattfinden:
➤ ALA,
➤ Porphobilinogen und Porphyrine im Urin,
➤ bei erythropoetischen Porphyrien auch Porphyrine im Blut.

Die Urinkonzentrationen der ALA sowie von Porphobilinogen und Coproporphyrin steigen im dritten Trimenon an und normalisieren sich innerhalb von 2 Monaten post partum. Im Serum lassen sich im letzten Trimenon vorwiegend 3α,5α-Isomere der Progesterone detektieren (Sjövall u. Reyes 2000), deren porphyrinogenes Potenzial im Gegensatz zu 5β-Steroidmetaboliten offenbar geringer ist.

Entbindung. Während der Geburt hat sich die kontinuierliche intravenöse Zufuhr von 10%iger Glukoselösung bewährt. Zur Lokalanästhesie können Procain und Bupivacain (nicht Lidocain) und zur Periduralanästhesie Pro-

cain und Fentanyl eingesetzt werden. Generell sind bei Patienten mit akuter Porphyrie die im Anhang der „Roten Liste" zusammengestellten Empfehlungen für Arzneistoffe und Anästhesiemaßnahmen zu beachten. Die bei der geburtshilflichen Therapie erforderlichen Medikamente wurde von Ippen und Goerz (1994) nach dem Gefährdungspotenzial tabellarisch dargestellt.

> Bei Patientinnen mit akuter Porphyrie ist gerade im Rahmen einer Schwangerschaft eine Ernährungsberatung sinnvoll, bei der eine kohlenhydrat- und proteinreiche Ernährung empfohlen wird.

Bei Frauen mit **ovulozyklischen, prämenstruellen Porphyrieattacken** kann ein vorsichtiger Therapieversuch mit niedrigdosierten oralen Kontrazeptiva unter Kontrolle der Porphyrinausscheidung im Urin erfolgen, bevor eine Behandlung mit LH-RH-Agonisten in Betracht gezogen wird.

PCT. Die PCT sollte vor einer Schwangerschaft behandelt werden. Zur Therapie empfiehlt sich eine niedrigdosierte Therapie mit Chloroquin (z. B. 80 mg jeden 2. Tag), die die PCT in eine stabile latente Phase zurückdrängen kann; alternativ, insbesondere bei Hämochromatose-induzierter Eisenüberladung, eine Aderlasstherapie.

Die PCT verschlechtert sich während des ersten Trimenons, kann sich aber im weiteren Verlauf der Gravidität bessern. In der Regel führt die hormonelle Belastung in der Schwangerschaft auch nicht zur Manifestation einer asymptomatischen PCT.

Abruptioindikation, Stillen. Eine unkomplizierte Schwangerschaft bei latenter akuter Porphyrie ist ebenso wie bei PCT keine Indikation zum Schwangerschaftsabbruch. Stillen ist möglich.

EPP. Bei EPP kommt es in der Schwangerschaft zu einer Abnahme der Protoporphyrinkonzentrationen und zu einem Rückgang der Photosensitivität. Im Fall einer Leberbeteiligung sollte nach der Entbindung ein hepatologisches Konsil erfolgen, um eine Therapie mit Ursodesoxycholsäure (UDCA) zu evaluieren.

CEP. Bei CEP sind komplikationslose Schwangerschaften beschrieben. Mittels pränataler Diagnostik (erhöhte Uroporphyrin-I-Konzentration in der Amnionflüssigkeit, molekulargenetische Untersuchungen) ist es möglich festzustellen, ob das Kind den hereditären CEP-Defekt besitzt oder nicht. Prinzipiell ist eine pränatale Diagnostik für alle Porphyrien möglich.

Morbus Wilson

■ Definition

Der Morbus Wilson ist eine seltene, autosomal-rezessiv vererbte Kupferspeicherkrankheit.

Klassifikation.

➤ asymptomatisches Stadium I: Kupfer akkumuliert diffus im Zytosol der Hepatozyten bis zur Sättigung aller hepatischen Bindungsstellen;
➤ Stadium II: intrahepatische Kupferrückverteilung vom Zytosol zu den Lysosomen der Hepatozyten und Kupferfreisetzung in das Blut mit der akuten Gefahr von Hämolyse und Leberzellnekrose;
➤ Stadium III: Entwicklung von Fibrose und Zirrhose sowie extrahepatische Kupferakkumulation (Gehirn, Kornea, Nieren);
➤ Stadium IV: Zustand der Kupferbalance unter kontinuierlicher Therapie.

■ Epidemiologie

Der heterozygote Trägerstatus beträgt 1:180. Die Inzidenz des Morbus Wilson wird auf 1:30 000 bis 1:100 000 geschätzt. Männer erkranken häufiger als Frauen. Die Manifestation der Erkrankung fällt häufig in das Fortpflanzungsalter.

■ Ätiologie, Pathogenese, Pathophysiologie

Das für den Morbus Wilson verantwortliche Gen ATP7B kodiert eine kupferbindende, kationentransportierende ATPase. Die Kupfer-ATPase ist im Trans-Golgi-Apparat lokalisiert und steuert sowohl den Kupfereinbau in Coeruloplasmin als auch die biliäre Sekretion. Beim Morbus Wilson kommt es zur Überladung der Hepatozyten mit freiem Kupfer, das über die Produktion freier Radikale eine Hepatozytenschädigung hervorruft.

■ Klinik

Bei 10–30 % der Patienten ist die erste klinische Manifestation des Morbus Wilson die chronisch-aktive Hepatitis, die sich meist zwischen dem 10. und dem 30. Lebensjahr entwickelt. Der Morbus Wilson kann auch unter dem Bild einer fulminanten Hepatitis verlaufen. Das aus der nekrotischen Leber freigesetzte Kupfer kann eine hämolytische Krise auslösen. Bei 30–40 % der Patienten manifestiert sich der Morbus Wilson nach dem 20. Lebensjahr neurologisch mit extrapyramidalen oder zerebellären Dyskinesien, bei 10 % mit einer psychiatrischen Symptomatik. Initial ist das klinische Erscheinungsbild dann häufig unspezifisch. Unbehandelt kam es früher häufig zu einer Einschränkung der Fertilität.

■ Diagnostik

Symptomatik. Bei allen Patienten unter 40 Jahren mit chronisch-aktiver Hepatitis, Leberzirrhose oder hämolytischer Anämie sowie bei jeder Patientin, die einen Ruhetremor, extrapyramidale Symptome oder eine ungewöhnliche psychiatrische Symptomatik entwickelt, ist an einen Morbus Wilson zu denken. Bei Verdacht auf Morbus Wilson ist mit dem Spaltlampenmikroskop nach dem Kayser-Fleischer-Kornealring zu suchen. Er ist bei 50–60 % aller Patienten und bei 95 % der Patienten mit neurologischer Symptomatik vorhanden, jedoch nicht pathognomonisch.

Laborbefunde. Bei den meisten Patienten ist der Spiegel des freien Kupfers im Serum erhöht (>50 mg/dl), der Spiegel des kupferbindenden Serumproteins Coeruloplasmin vermindert (<20 mg/dl) und die Kupferausscheidung im 24-Stunden-Sammelurin erhöht (>100 mg/24 Stunden).

Genetik. Aufgrund der 200 verschiedenen Mutationen wird beim Morbus Wilson, anders als bei der Hämochromatose, keine routinemäßige Bestimmung des Gendefekts durchgeführt. Die häufigste Mutation in Europa ist H1069Q in Exon 14, die jedoch nur bei 15 % der Patienten homozygot vorliegt. Die Untersuchung der Familienangehörigen eines Morbus-Wilson-Patienten ist zwingend erforderlich. Es sollten zunächst die konventionellen Laborparameter bestimmt werden; eine definitive Diagnose ist innerhalb einer Familie durch eine Haplotypanalyse mit genetischen Markern, die das ATP7B-Gen flankieren, möglich.

■ Differenzialdiagnostik

Andere Lebererkrankungen (Virushepatitis, Autoimmunhepatitis, primär biliäre Zirrhose, primär sklerosierende Cholangitis) sind durch spezielle Laboruntersuchungen (Virusserologie, Autoantikörper) abzugrenzen.

■ Therapie

Therapieprinzip ist es, Kupfer mit Hilfe von Chelatbildnern (D-Penicillamin, Trietine, Zink) aus dem Organismus zu eliminieren und die weitere enterale Kupferaufnahme zu verhindern. Die Therapie ist kontinuierlich durchzuführen und lebenslang beizubehalten. Die Indikation zur Lebertransplantation ist beim Morbus Wilson bei akuter fulminanter Hepatitis, dekompensierter Leberzirrhose und progressiver neurologischer Symptomatik gegeben.

■ Betreuung während der Schwangerschaft

Die Erkrankung verschlechtert sich durch die Gravidität nicht, in einigen Fällen wurde zu Beginn des zweiten Trimenons sogar eine Besserung, die bis zu einem halben Jahr post partum anhielt, beobachtet. Diese wird auf eine östrogeninduzierte Erhöhung der Coeruloplasminspiegel und den erhöhten Kupferbedarf des Feten zurückgeführt (Messner et al. 1998). Der Morbus Wilson ist keine Kontraindikation gegen eine Schwangerschaft.

> Die Schwangeren müssen darauf hingewiesen werden, dass die Chelattherapie nicht abgebrochen werden darf, da unbehandelt ein hohes Abortrisiko und die Gefahr des fulminanten Leberversagens bestehen (Roberts u. Schilsky 2003).

Obwohl in Tierversuchen teratogene Wirkungen beschrieben sind, wurden unter D-Penicillamin-, Trientine- und Zinkazetattherapie bei 153, 22 bzw. 27 Schwangerschaften nur 2 Fehl- und 3 Frühgeburten sowie bei 5 Kindern Fehlbildungen beschrieben (Roberts u. Schilsky 2003, Sternlieb 2000). Es wird empfohlen, nicht mehr als 1 g Penicillamin/Tag zu verabreichen, da sonst Interferenzen mit der fetalen Kollagensynthese möglich sind (Sternlieb 2000). Wenn eine Sektio geplant ist, sollte im dritten Trimenon die Dosis der Chelatbildner um 25–50 % (250–500 mg Penicillamin/Tag) gesenkt werden, da sonst die Wundheilung gestört werden kann (Roberts u. Schilsky 2003, Sternlieb 2000). Stillen ist trotz erhöhten Zink- und Kupferkonzentrationen in der Muttermilch möglich (Sternlieb 2000).

Hämochromatose

■ Definition

Die Hämochromatose ist eine angeborene Eisenstoffwechselkrankheit, die autosomal-rezessiv vererbt wird. Die Störung besteht in einer stark erhöhten intestinalen Eisenresorption, die bei fehlender Behandlung zu einer progressiven Eisenbeladung der parenchymatösen Zellen verschiedener Organe – wie Leber, Pankreas, Herz, Hypophyse und Gelenke – führt. Das Vollbild der Erkrankung beeinträchtigt erheblich Struktur und Funktion der betroffenen Organe. Die häufigste Form beruht auf einer homozygoten C282Y-Mutation im HFE-Gen. Daneben sind seltene nicht-HFE-bedingte Mutationen bekannt. Nicht alle C282Y-homozygoten Patienten entwickeln eine Eisenüberladung und Krankheitssymptome, sodass der Nachweis der HFE-Mutation nicht identisch mit der Diagnose einer Hämochromatose ist, sondern den Genträger nur als prädisponiert einstuft. Die Diagnose beruht vielmehr auf der Kombination der Genotypisierung mit klinisch-chemischen und histologischen Befunden.

Klassifikation.
➤ asymptomatisches Stadium I: genetische Prädisposition ohne Eisenüberladung oder Symptome;
➤ Stadium II: mäßige Eisenüberladung ohne Symptome;
➤ Stadium III: Eisenüberladung mit Frühsymptomen (Müdigkeit, Arthralgien);
➤ Stadium IV: Eisenüberladung mit Organschäden, insbesondere Leberzirrhose.

■ Epidemiologie

Die Prävalenz homozygoter Personen liegt bei 1:200 bis 1:400, die heterozygoter bei 1:8 bis 1:20. Die phänotypische Ausprägung der Erkrankung variiert und hängt von mehreren Faktoren ab, die den Eisenmetabolismus modulieren (Alkoholkonsum, Nahrung, Menstruation). Daher beträgt die Prävalenz der manifesten Hämochromatose nur 1:4000 bis 1:10000.

■ Ätiologie, Pathogenese, Pathophysiologie

Bei der Hämochromatose ist der hepatische Eisensensor aufgrund einer Mutation des HFE-Gens nicht funktionsfähig. Daher werden durch das Peptidhormon Hepsidin die Eisentransportproteine der Enterozyten induziert und Eisen aus Makrophagen freigesetzt. Dies führt zu einer progressiven Eisenbeladung der parenchymatösen Zellen verschiedener Organe, wie Leber, Pankreas, Herz, Hypophyse und Gelenke. Die Eisenüberladung der Hepatozyten führt zur Bildung freier Sauerstoffradikale, die durch Lipidperoxidation Lysosomen sowie andere Zellorganellen schädigen und die Kollagensynthese der hepatischen Stern-Zellen stimulieren.

■ Klinik

Zunächst treten unspezifische Allgemeinsymptome auf. Arthralgien sind ein Frühzeichen der Hämochromatose. Die Lebererkrankung entwickelt sich langsam über die Fibrose zur Zirrhose. Bei der Mehrzahl unbehandelter Patienten besteht im Spätstadium ein manifester Diabetes mellitus, bei 10 % eine gestörte Glukosetoleranz. Eisenablagerungen im Herzmuskel können zu einer dilatativen Kardiomyopathie und Störungen der hypothalamisch-hypophysären Achse zum sekundären Hypogonadismus führen. Daher ist die Hämochromatose eine mögliche, jedoch seltene Ursache einer Infertilität.

■ Diagnostik

Laborbefunde. Die Kombination von einer Erhöhung des Ferritinwertes auf >300 µg/l bei Männern bzw. >200 µg/l bei Frauen (Referenzbereich: 30–200 µg/l) mit einer Erhöhung der Transferrinsättigung auf >45 % (Referenzbereich: 15–40 %) spicht für das Vorliegen einer Hämochromatose. Die Serumeisenspiegel sind aufgrund ihrer starken Schwankungen für Diagnose und Verlaufsbeurteilung ungeeignet.

Genetik. Sind Ferritinwert und Transferrinsättigung erhöht, erfolgt ein HFE-Gen-Test, bei dem der mutationstragende Abschnitt der DNA durch Polymerasekettenreaktion (PCR) amplifiziert und mittels Restriktionsfragmentlängenpolymorphismus (RFLP), mit der reversen Hybridisierung oder Real-Time mit LightCycler-PCR charakterisiert wird. Die häufigsten Mutationen sind der Austausch eines Cysteins durch ein Tyrosin an Aminosäureposition 282 (C282Y; Allelfrequenz: 4%) und der Austausch eines Histidins durch Asparaginsäure an Position 63 (H63D; Allelfrequenz: 15%). 90% der Hämochromatosepatienten haben eine homozygote C282Y-Mutation. Homozygote H63D-Träger erkranken nicht, vielmehr haben nur Patienten mit Compound-Heterozygotie (heterozygote C282Y-Mutation plus heterozygote H63D-Mutation) ein gering erhöhtes Krankheitsrisiko (Penetranz: <5%).

Leberbeteiligung. Bei homozygoter C282Y-Mutation oder Compound-Heterozygotie mit einem Ferritinwert von <1000 µg/l, normal großer Leber und normalen Transaminasenaktivitäten kann man bei Patienten unter 40 Jahren davon ausgehen, dass eine Hämochromatose ohne Lebererkrankung vorliegt. Bei Patienten mit klinischen oder biochemischen Hinweisen auf eine Lebererkrankung und Ferritinwerterhöhungen von >1000 µg/l sowie bei Patienten über 40 Jahren mit weiteren Risikofaktoren für Lebererkrankungen (z. B. Virushepatitis, Alkoholbelastung) wird eine Leberbiopsie empfohlen, um das Ausmaß der Leberbeteiligung zu beurteilen (Tavill 2001).

■ Differenzialdiagnostik

Differenzialdiagnostisch ist die primäre Hämochromatose von sekundären Eisenspeicherkrankheiten (Hämosiderose bei z. B. Eisenüberdosierung, häufigen Bluttransfusionen, sideroachrestischen Anämien, Leberzirrhosen anderer Ätiologie) abzugrenzen.

■ Therapie

Therapie der Wahl sind Aderlässe. Zielkriterium für die Aderlassbehandlung ist normalerweise eine Reduktion des Serumferritinspiegels auf Werte von <50 µg/l. In der Schwangerschaft ist die Aderlasstherapie so zu modifizieren, dass kein Eisenmangel auftritt.

■ Betreuung während der Schwangerschaft

Da Frauen durch den physiologisch erhöhten Eisenverlust meist erst in der Postmenopause erkranken, ist die Hämochromatose in der Schwangerschaft von untergeordneter Bedeutung.

Literatur

1. Brodie MJ, Moore MR, Thompson GG, Goldberg A, Low RA. Pregnancy and the acute porphyrias. Br J Obstet Gynaecol. 1977;84:726–31.
2. Cooper AJ, Ellsworth JL. Lipoprotein metabolism. In: Zakim D, Boyer TD, Hrsg. Hepatology. A textbook of liver disease. Philadelphia: Saunders; 1996:92–130.
3. Durrington P. Dyslipidaemia. Lancet. 2003;362:717–31.
4. Ippen H, Goerz G. Medikamentöse Therapie in Gynäkologie und Geburtshilfe bei induzierbaren Porphyrien. Gynäkologe. 1994;27:348–51.
5. Knopp RH, Bergelin RO, Wahl PW, Walden CE, Chapman M, Irvine S. Population-based lipoprotein lipid reference values for pregnant women compared to nonpregnant women classified by sex hormone usage. Am J Obstet Gynecol. 1982;143:626–37.
6. Kunitz O, Frank J. Anästhesiologisches Management bei Patienten mit akuten Porphyrien. Anästhesist. 2001;50:957–69.
7. LaRosa JC. Dyslipoproteinämien bei Frauen. In: Schwandt P, Richter WO, Parhofer KG, Hrsg. Handbuch der Fettstoffwechselstörungen. Pathophysiologie, Diagnostik und Therapie der Dyslipoproteinämien – Prävention der Atherosklerose. Stuttgart: Schattauer; 2001:783–96.
8. Messner U, Gunter HH, Niesert S. Wilson disease and pregnancy. Review of the literature and case report. Z Geburtshilfe Neonat. 1998;202:77–9.
9. Montes A, Walden CE, Knopp RH, Cheung M, Chapman MB, Albers JJ. Physiologic and supraphysiologic increases in lipids and apoproteins in late pregnancy and post partum. Possible markers for the diagnosis of „prelipemia". Arteriosclerosis. 1987;4:407–17.
10. Napoli C, Glass CK, Witzum JL, Deutsch R, D'Armiento FP, Palinski W. Influence of maternal hypercholesterolaemia during pregnancy on progression of early atherosclerotic lesions in childhood: Fate of Early Lesions in Children (FELIC) study. Lancet. 1999;354:1234–41.
11. Poblete-Gutiérrez P, Wiederholt T, Bolsen K, et al. Diagnostik und Therapie der Porphyrien. Eine interdisziplinäre Herausforderung. Dt Ärztebl. 2004;101:A1250–5.
12. Roberts EA, Schilsky ML. A practice guideline on Wilson disease. Hepatology. 2003;37:1475–92.
13. Reyes H, Sjovall J. Bile acids and progesterone metabolites in intrahepatic cholestasis of pregnancy. Ann Med. 2000 Mar;32(2):94–106.
14. Sternlieb I. Wilson's disease and pregnancy. Hepatology. 2000;31:531–2.
15. Tavill AS. Diagnosis and management of hemachromatosis. Hepatology. 2001;33:1321–8.
16. Thadhani R, Stampfer MJ, Hunter DJ, Manson JE, Solomon CG, Curhan GC. High body mass index and hypercholesterolemia: risk of hypertensive disorders of pregnancy. Obstet Gynecol. 1999;94:543–50.
17. Van den Elzen HJ, Wladimiroff JW, Cohen-Overbeek TE, de Bruijn AJ, Grobbee DE. Serum lipids in early pregnancy and the risk of pre-eclampsia. Br J Obstet Gynaecol. 1996;103:117–22.

21 Neurologische Erkrankungen

J. Noth, F. Block

Einleitung

Grundsätzlich kann jede neurologische Erkrankung einer erwachsenen Frau auch während der Schwangerschaft oder im Wochenbett auftreten. Die dabei zu beachtenden Besonderheiten der Diagnostik und Therapie müssen mit dem behandelnden Gynäkologen abgesprochen werden. In den meisten Fällen betrifft dies jedoch allgemeine Grundsätze der Diagnostik und Behandlung in der Schwangerschaft, die auch für andere Fachgebiete zutreffen und auf die im allgemeinen Teil dieses Buches hingewiesen wird. Wichtiger als eine breite Aufzählung von möglichen neurologischen Erkrankungen in der Schwangerschaft ist deshalb die Erörterung von Erkrankungen, die gehäuft in der Schwangerschaft oder im Wochenbett auftreten können und die besondere diagnostische und therapeutische Entscheidungen, eventuell sogar unter Notfallbedingungen, erfordern. Die zweite Gruppe von Erkrankungen, auf die näher eingegangen werden soll, sind vorbestehende neurologische Erkrankungen, die unmittelbar oder durch die erforderliche medikamentöse Behandlung schädigende Auswirkungen auf die Schwangerschaft oder auf die Entwicklung des Feten haben können, wie z. B. die Epilepsie. Eine dritte Gruppe von Erkrankungen, die schwangerschaftsspezifisch mit Multiorganbeteiligung und somit auch mit möglichen Schädigungen des peripheren oder zentralen Nervensystems auftreten können (Eklampsie, HELLP-Syndrom), soll nur insoweit besprochen werden, als neurologische Symptome eine besondere pathophysiologische und klinische Besonderheit darstellen, wie z. B. bei der posterioren Enzephalopathie.

Therapie präexistenter neurologischer Erkrankungen in der Schwangerschaft

■ Epilepsie

Definition. Die Epilepsie ist durch das wiederholte Auftreten von epileptischen Anfällen ohne erkennbare unmittelbar auslösende Faktoren gekennzeichnet. Der einzelne epileptische Anfall äußert sich in paroxysmalen Phänomenen aus dem motorischen, sensorischen, sensiblen, vegetativen oder psychischen Bereich bzw. deren Kombination.

Epidemiologie. Wie aufgrund der allgemeinen Prävalenz zu erwarten, leiden 0,5–1 % der Schwangeren an Epilepsie. Auch wenn in der überwältigenden Mehrheit von >90 % der Fälle Schwangerschaft und Geburt normal verlaufen und gesunde Kinder zur Welt kommen, gibt es einige Problembereiche. Dies sind die antiepileptikainduzierte Teratogenität, die Veränderung der Anfallsfrequenz während der Schwangerschaft, geburtshilfliche Probleme und das Stillen.

Auswirkungen der Antiepileptika auf den Feten. Aus epidemiologischen Studien ist bekannt, dass die Fehlbildungsrate bei Kindern epileptischer Mütter doppelt bis 3-mal so hoch ist wie die von Kindern nichtepileptischer Mütter. Wie bereits aus einigen Untersuchungen und Metaanalysen zu vermuten, konnte eine neuere Arbeit dieses erhöhte Risiko eindeutig auf die Therapie mit Antiepileptika während der Schwangerschaft zurückführen (Holmes et al. 2001). Besonders relevant sind große Fehlbildungen, wie Neuralrohrdefekte, Herzfehlbildungen, Lippen-Kiefer-Gaumen-Spalten, Mikrozephalie und Fehlbildungen im Urogenitaltrakt. Zudem kann es zu kleinen Fehlbildungen – wie Dysmorphie des Gesichts, Fingeranomalien oder Nagelhypoplasie – kommen, die sich zum Teil später verwachsen oder überwiegend nur kosmetisch störend sind. Einige dieser Fehlbildungen treten im Zusammenhang mit speziellen Antiepileptika auf. Am häufigsten werden Neuralrohrdefekte unter der Therapie mit Valproat beobachtet, aber auch unter der Behandlung mit Carbamazepin. Das Auftreten von Herzfehlern oder Lippen-Gaumen-Spalten ist mit der Einnahme von Phenytoin oder Phenobarbital assoziiert. Besonders hoch ist die Rate der Fehlbildungen unter einer Polytherapie. Ein möglicher Mechanismus der teratogenen Wirkungen der Antiepileptika ist ein Folsäuremangel bzw. -antagonismus. Das teratogene Risiko der neueren Antiepileptika – wie Oxcarbazepin, Gabapentin, Felbamat, Vigabatrin, Lamotrigin, Topiramat, Zonisamid oder Levetiracetam – ist bisher nicht abschätzbar. In Tierversuchen sind die teratogenen Effekte der neuen Antiepileptika geringer als die der alten. Die bisher vorliegenden klinischen Daten basieren auf Beobachtungen an Patientinnen, die eine dieser Substanzen als Add-on-Medikation einnahmen, sodass eine eindeutige Zuordnung von eventuell auftretenden teratogenen Schäden nicht möglich ist. Die aufgrund von mehreren Fallberichten angenommene erhöhte neonatale Blutungsneigung konnte in einer prospektiven, kontrollierten Studie nicht nachgewiesen werden (Kaaja et al. 2002). Somit ist auch die routinemäßige Gabe von Vitamin K_1 in den letzten 2 Wochen vor der Geburt nicht zwingend indiziert.

Einfluss der Schwangerschaft auf die Epilepsie. Es konnte in mehreren Studien gezeigt werden, dass es während der Schwangerschaft zu einer Zunahme der Anfallsfrequenz kommen kann, wobei der Anteil der

Frauen mit erhöhter Anfallsfrequenz zwischen 4 % und 75 % variierte. Auch wenn es bisher nicht eindeutig geklärt ist, scheinen mehrere Gründe hierzu beizutragen. Veränderungen der Resorption und Elimination der antiepileptischen Medikation, Zunahme des Plasmavolumens und des Volumens der extrazellulären Flüssigkeit sowie eine gesteigerte metabolische Kapazität der mütterlichen Leber sind Faktoren, die zu einer niedrigeren Konzentration der Antiepileptika im Blut führen können. Ob hormonelle Faktoren direkt zur Zunahme der Anfallsfrequenz beitragen, ist unklar. In Tierversuchen konnte jedenfalls eine epileptogene Wirkung von Östrogen, dessen Spiegel während der Schwangerschaft anhaltend erhöht ist, nachgewiesen werden. Ein sehr wichtiger und häufiger Grund für das Ansteigen der Anfallsfrequenz ist die verminderte Compliance hinsichtlich der antiepileptischen Medikation aus Angst vor möglichen Auswirkungen auf den Feten bzw. Embryo. Darüber hinaus kann die Schwangerschaft durch Änderung des Schlafrhythmus Anfälle provozieren.

Einfluss der Epilepsie auf die Schwangerschaft. Hinsichtlich geburtshilflicher Komplikationen ist anzumerken, dass bei Patientinnen mit Epilepsie vaginale Blutungen, spontane Aborte, vorzeitige Entbindung, Entbindungen mit Unterstützung durch Zange oder Vakuumpumpe und Kaiserschnittentbindungen häufiger sind als in der Normalbevölkerung. Während der Schwangerschaft auftretende Anfälle können durch maternale Verletzungen oder durch Minderperfusion und Hypoxie der Plazenta zu spontanen Aborten, fetaler Hypoxie oder Bradykardie und intrauterinem Tod führen. Diese Beobachtungen sind ein wesentliches Argument dafür, bei einer schwangeren Patientin mit Epilepsie die antiepileptische Behandlung fortzuführen.

Antiepileptische Behandlung in der Schwangerschaft. Frauen mit Epilepsie, bei denen Kinderwunsch besteht, sollten vor einer geplanten Schwangerschaft dahingehend beraten werden, dass sie mit hoher Wahrscheinlichkeit eine normale Schwangerschaft und die Geburt eines gesunden Kindes erwarten können. Bei Patientinnen, die unter einer antiepileptischen Behandlung 2 Jahre anfallsfrei waren, ist ein Auslassversuch vor der geplanten Schwangerschaft durchaus gerechtfertigt. Hierbei ist darauf zu achten, dass das Antiepileptikum 6 Monate vor der geplanten Empfängnis abgesetzt ist. Treten darunter erneut Anfälle auf oder ist es unter der antiepileptischen Therapie zur Konzeption gekommen, ist es unverzichtbar, die antiepileptische Behandlung durch- bzw. fortzuführen. Die Anfallskontrolle sollte mit dem Antiepileptikum der Wahl hinsichtlich des Anfallstyps und des Epilepsiesyndroms erfolgen. Dies sollte möglichst mit einer Monotherapie in niedrigster, effektiver Dosis erreicht werden. Eine Polytherapie – vor allem Kombinationen, die Carbamazepin, Valproat oder Phenobarbital enthalten – sollte vermieden werden. Besonders wichtig, um die Compliance zu verbessern, ist eine eingehende Aufklärung über Nutzen und Risiko der Medikation sowie Risiken, die durch die Anfälle hervorgerufen werden. Während der Schwangerschaft sollte eine engmaschige Anbindung an eine neurologische Praxis gewährleistet sein, um durch Zwischenanamnese und Serumspiegelkontrollen die Dosierung des Antiepileptikums anzupassen. Auch nach der Geburt sind neurologische Untersuchungen und Spiegelkontrollen unbedingt notwendig, um rechtzeitig eine Überdosierung zu erkennen und eine Dosisreduktion durchzuführen. Bei positiver Familienanamnese hinsichtlich Neuralrohrdefekten ist möglichst eine Behandlung mit Carbamazepin oder Valproat zu unterlassen. Bei der Behandlung mit Carbamazepin oder Valproat sollte der Patientin die Möglichkeit der pränatalen Diagnostik mit der Frage nach Neuralrohrdefekten angeboten werden. Bei Therapie mit Valproat soll die Tagesdosis auf 3–4 Einzelgaben verteilt werden, um zu hohe Plasmaspiegel zu vermeiden. Aufgrund der Interaktion der Antiepileptika mit Folsäure und aufgrund des Zusammenhangs zwischen niedrigem Folsäurespiegel und Fehlbildungsrate ist eine Folsäuresubstitution (5 mg/Tag) empfehlenswert. Diese sollte am besten bereits vor der Empfängnis begonnen werden, in jedem Fall aber ab Bekanntwerden der Schwangerschaft.

Antiepileptische Behandlung und Stillen. Die Antiepileptika treten in die Muttermilch über und weisen dort in Abhängigkeit von ihrer Plasmaeiweißbindung Konzentrationen von bis 80 % des Serumspiegels auf. Generell ist das Stillen unter Einnahme von Antiepileptika als unbedenklich einzustufen. Besonders unter der Therapie mit Barbituraten und Benzodiazepinen kann es zu einer Sedierung des Neugeborenen kommen. Bei ausgeprägter Sedierung sind durchaus das Abstillen und eine Umstellung der Ernährung des Neugeborenen zu erwägen.

■ Migräne

Definition. Die Migräne ist gekennzeichnet durch wiederholt auftretende Kopfschmerzen, meist halbseitig lokalisiert, von pulsierendem Charakter und einer Dauer von 1–2 Tagen. Bei der Migräne ohne Aura können die Kopfschmerzen von Übelkeit, Erbrechen, Licht- und/oder Geräuschempfindlichkeit begleitet werden. Neurologische Symptome, wie Flimmerskotome oder seltener Hemiparese oder Aphasie, gehen den Kopfschmerzen bei der Migräne mit Aura voraus. Die Migräne ist im Hinblick auf die Schwangerschaft aus 2 Gründen besonders interessant:
➤ Frauen im gebärfähigen Alter stellen die Gruppe mit der höchsten Prävalenz der Migräne dar.
➤ Veränderungen der Sexualhormonspiegel haben Einfluss auf den Verlauf der Migräne (Silberstein 2001).

Viele Frauen berichten über eine Häufung bzw. Bindung der Migräneattacken an ihre Regelblutung, sodass bereits der Begriff der menstruellen Migräne geprägt wurde. Als Ursache dafür wird der prämenstruelle Östrogenspiegelabfall diskutiert.

Einfluss der Schwangerschaft auf die Migräne. Für die Schwangerschaft stellt es sich so dar, dass ein Großteil der Patientinnen (etwa 60–70 %), die vorher an einer Migräne litten, während der Schwangerschaft keine oder deutlich weniger Attacken erleiden. Der anhaltend hohe Spiegel von Östrogen während der Schwangerschaft wird als eine Ursache für die Abnahme der Migräneattacken angesehen (Silberstein 2001).

Einfluss der Migräne auf die Schwangerschaft. Die Migräne erhöht weder bei der Mutter noch beim Kind das Risiko für Schwangerschaftskomplikationen.

Diagnostik. Treten während der Schwangerschaft migräneartige Kopfschmerzen auf, so ist bei klarer Anamnese mit rezidivierenden Migräneattacken, unveränderter Kopfschmerzcharakteristik und unauffälligem neurologischen Befund keine weitere Diagnostik indiziert. Handelt es sich um eine erstmalige Migräneattacke, so sollte die Patientin bei einer Migräne ohne Aura und neurologischem Normalbefund durch Aufklärung über die Harmlosigkeit der Erkrankung beruhigt werden. Eine erstmalige Migräne mit Aura ist differenzialdiagnostisch von einem Schlaganfall abzugrenzen. Bei schneller Rückbildung der Symptome können durch Ultraschalluntersuchung der hirnversorgenden Arterien und des Herzens die wesentlichen Ursachen des jugendlichen Schlaganfalls, wie Dissektion der A. carotis interna oder ein persistierendes offenes Foramen ovale, ausgeschlossen werden. Eine zerebrale Bildgebung mittels Magnetresonanztomographie ist besonders bei atypischem Verlauf (neurologische Symptome treten nach den Kopfschmerzen auf, die neurologischen Symptome dauern weniger als 5 Minuten oder länger als eine Stunde an) indiziert.

Therapie. Die Behandlung der Migräneattacken wird im ersten Schritt mit nichtmedikamentösen Therapien – wie muskuläres Relaxationsverfahren nach Jacobson, autogenes Training oder Biofeedback – durchgeführt. Bei fehlendem bzw. unzureichendem Effekt werden die Attacken mit Paracetamol (1000 mg) kupiert, bei ausgeprägter Übelkeit werden zuvor 20 Tropfen Metoclopramid verabreicht. Für die Acetylsalicylsäure in analgetischer Dosierung (500–1000 mg) konnten zwar keine teratogenen Effekte nachgewiesen werden, allerdings beschränken Nebenwirkungen – wie Hemmung der Uteruskontraktion, erhöhtes Risiko der Blutung oder Einengung des Ductus arteriosus – die Anwendung vor allem im dritten Trimenon. Ergotaminpräparate verbieten sich aufgrund der uterotonischen Wirkung. Hinsichtlich der neuen Triptane, die sich als sehr potente Migränetherapeutika erwiesen haben, ist aufgrund der mangelnden Erfahrung größte Zurückhaltung geboten. Sowohl tierexperimentelle Daten als auch ein Schwangerschaftsregister lassen für Sumatriptan, das älteste Triptan, keine erhöhte Fehlbildungsrate erkennen (Silberstein 2001). Aufgrund der Tatsache, dass in vielen Fällen die Frequenz der Migräneattacken während der Schwangerschaft abnimmt, ist die Indikation zur Prophylaxe selten gegeben. Sollte es dennoch nötig sein, sind die β-Blocker Propranolol (40–160 mg/Tag) und Metoprolol (50–200 mg/Tag) Medikamente der Wahl.

■ Multiple Sklerose

Definition. Die multiple Sklerose (MS) ist eine Autoimmunerkrankung, die zu Demyelinisierungen im zentralen Nervensystem führt. Die Entzündungsherde treten in verschiedenen Regionen des Gehirns und des Rückenmarks auf. Der Krankheitsverlauf kann schubförmig oder chronisch progredient sein.

Epidemiologie. Aufgrund der epidemiologischen Datenlage – das Hauptmanifestationsalter liegt zwischen dem 15. und dem 40. Lebensjahr, und es besteht eine 1,8fach höhere Inzidenzrate bei Frauen – ist die MS eine neurologische Erkrankung, die schwangere Frauen betreffen kann.

Einfluss der Schwangerschaft auf die multiple Sklerose. Ein möglicher Einfluss der Schwangerschaft auf die MS besteht darin, dass die Schubrate während der Schwangerschaft reduziert ist, wohingegen die Schubrate in den ersten 6 Monaten post partum erhöht ist (Confavreux u. Vukusic 2002). Der Langzeitverlauf der MS insgesamt scheint durch Schwangerschaften nicht verändert zu sein. Zudem gibt es keinen Anhalt für eine negative Auswirkung der Schwangerschaft auf die neurologischen Manifestationen der MS.

Einfluss der multiplen Sklerose auf die Schwangerschaft. Eine wesentliche Beeinträchtigung der Schwangerschaft oder der Geburt durch die MS war bisher nicht zu beobachten. Ebenso gibt es keine Hinweise auf eine erhöhte Fehlbildungsrate oder andere Veränderungen, wie verminderter Kopfumfang oder reduziertes Geburtsgewicht. Vor diesem Hintergrund ist es nicht notwendig, MS-kranken Patientinnen generell von einer Schwangerschaft abzuraten, zumindest nicht hinsichtlich des Risikos einer deutlichen Verschlechterung der Erkrankung oder negativer Auswirkungen auf das Kind. Allerdings müssen bei einer solchen Beratung die durch die MS bereits vor einer Schwangerschaft hervorgerufenen und bleibenden Symptome, wie z. B. eine Querschnittslähmung, berücksichtigt werden, die durch die daraus resultierende Behinderung die Schwangerschaft oder die Geburt beeinträchtigen können.

Diagnostik. Treten während einer Schwangerschaft erstmals Symptome auf, die an eine MS denken lassen, stellt sich die Frage nach dem diagnostischen Procedere. Die Lumbalpunktion und die Ableitung der evozierten Potenziale stellen keinerlei Risiko dar und können somit problemlos durchgeführt werden. Für die Magnetresonanztomographie (MRT) wurden keinerlei negative Kurzzeiteffekte für den Embryo beschrieben. Da mögliche Langzeiteffekte der MRT noch nicht eindeutig ausgeschlossen werden können, ist es in den Fällen, bei denen durch Anamnese, Klinik, Liquoruntersuchung und Leitungsstudien die Diagnose einer MS als sehr wahrscheinlich erscheint, durchaus gerechtfertigt, die MRT auf die Zeit nach der Entbindung zu verschieben. Bestehen Zweifel an der Diagnose, so kann die MRT-Diagnostik auch in der Schwangerschaft erfolgen. Hierbei sind allerdings 2 Gesichtspunkte zu beachten:

➤ Es sollte möglichst ein Niederfeldgerät (0,5 oder 1,0 Tesla) benutzt werden.

➤ Zudem darf die Untersuchung nicht mit Kontrastmittel erfolgen, da dieses in die Plazenta übertritt.

Therapie. Ein Schub, der im zweiten oder dritten Trimenon der Schwangerschaft auftritt, kann in Abhängigkeit seines Ausmaßes und des Gestationsalters nach Rücksprache mit dem betreuenden Gynäkologen mit einer Kortisonstoßtherapie (für 3 Tage 1000 mg Methylprednisolon/Tag, dann über 100 mg/Tag in 20-mg-Schritten über 10 Tage ausschleichen) behandelt werden. Aus mehreren Fallberichten lässt sich eine schubreduzierende Wirkung einer prophylaktischen Behandlung mit intravenösen Immunglobulinen in der postpartalen Phase ablesen. Dieser Beobachtung wird zurzeit im Rahmen einer multizentrischen europäischen Studie nachgegangen. Für die seit einigen Jahren zugelassenen Medikamente zur Prophylaxe (Interferon-β, Copolymer-1) liegen bisher zu wenig Erfahrungen vor, um eine Behandlung während der Schwangerschaft zu empfehlen. Patientinnen, die mit einem dieser Medikamente behandelt werden und eine Schwangerschaft planen, müssen das Medikament vor Eintritt der Schwangerschaft absetzen. Tritt eine Schwangerschaft unter einer solchen Prophylaxe ein, muss ebenfalls das entsprechende Medikament abgesetzt werden. Die immunsuppressiven Medikamente Azathioprin und Cyclophosphamid dürfen aufgrund teratogener Effekte nicht gegeben werden. *Indikationen zum Schwangerschaftsabbruch* allein aufgrund der MS und zu deren Behandlung eingesetzter Medikamente gibt es nicht. Ausgeprägte motorische Behinderungen, wie z. B. bei einer Querschnittssymptomatik, können Gründe für unterstützende Maßnahmen bei der Geburt oder für einen Kaiserschnitt darstellen.

■ Myasthenia gravis

Definition. Die Myasthenia gravis ist eine Autoimmunerkrankung, bei der Antikörper gegen die nikotinischen Acetylcholinrezeptoren gebildet werden. Diese Antikörper blockieren die verfügbaren Acetylcholinrezeptoren an der motorischen Endplatte der Skelettmuskulatur und führen darüber zu einer belastungsabhängigen Muskelschwäche.

Epidemiologie. Da der erste Gipfel des Erkrankungsalters zwischen 20 und 40 Jahren liegt und da Frauen doppelt so häufig an einer Myasthenia gravis erkranken wie Männer, kann die eher seltene Erkrankung auch schwangere Frauen betreffen.

Einfluss der Schwangerschaft auf die Myasthenia gravis. Neben einer möglichen Verschlechterung der Myasthenie unter der Schwangerschaft stellen die Therapie der Myasthenie und die transiente neonatale Myasthenie die wesentlichen Probleme dar. Die bisherigen Untersuchungen über einen möglichen Einfluss der Schwangerschaft auf den Verlauf der Myasthenia gravis lassen keine klare Richtung erkennen. Bei einem Drittel der Patientinnen kommt es zu einer Verschlechterung, ein weiteres Drittel bemerkt eine Verbesserung, und beim letzten Drittel kommt es zu keiner Änderung der myasthenen Symptomatik (Batocchi et al. 1999).

Einfluss der Myasthenia gravis auf die Schwangerschaft. Die Masthenia gravis hat nur einen geringen Einfluss auf die Schwangerschaft, was vor allem dadurch bedingt ist, dass der kontraktile Apparat des Uterus aus glatter Muskulatur besteht, die von der Erkrankung nicht betroffen ist. Allerdings wird in der Austreibungsphase der Geburt auch die quergestreifte Muskulatur eingesetzt, sodass bei einer Schwächung der abdominellen Muskulatur im Rahmen der Myasthenie eine Zangen- oder Saugglockenentbindung notwendig werden kann. Indikationen für einen Kaiserschnitt sind nur aus geburtshilflicher und nicht aus neurologischer Sicht zu stellen.

Diagnostik. Bei typischem klinischen Bild (unter Belastung zunehmende Muskelschwäche) wird die Diagnose durch den Nachweis der Acetylcholinrezeptorantikörper im Serum gesichert.

Therapie. Die symptomatische Therapie (Pyridostigmin in möglichst niedriger Dosierung als Dauerbehandlung und Plasmapherese bzw. intravenöse Gabe von Immunglobulinen im Fall einer myasthenen Krise) weist keine Unterschiede zur Mystheniebehandlung außerhalb der Schwangerschaft auf (Batocchi et al. 1999). Die bei der Plasmapherese notwendige Antikoagulation und die einfachere Durchführbarkeit der Immunglobulinbehandlung sind Gründe, letztere der Plasmapherese vorzuziehen. Dahingegen wird die Immunsuppression mit Kortison (initial 1 mg/kg Körpergewicht) erzielt; andere Immunsuppressiva, wie Azathioprin oder Cyclophosphamid, sind wegen möglicher teratogener Effekte kontraindiziert. Im Hinblick auf Medikamente, die aus geburtshilflicher Sicht gegeben werden und die die myasthene Symptomatik verschlechtern können und somit kontraindiziert sind, ist vor allem Magnesiumsulfat zu nennen, welches zur Behandlung der Präeklampsie und der Eklampsie benutzt wird. Ebenso sind Muskelrelaxanzien kontraindiziert, sodass bei operativen Eingriffen eine Spinal- oder Periduralanästhesie zu bevorzugen ist.

Folgen für das Neugeborene. Bei ungefähr 20 % der Kinder myasthener Mütter entwickelt sich eine transiente myasthene Symptomatik, die durch ein intrauterines Übertreten der maternalen Acetylcholinrezeptorantikörper auf den Fetus bedingt ist. Einige Stunden bis 3 Tage nach der Geburt zeigen sich Anzeichen einer Muskelschwäche in Form von Schluck- und Saugproblemen, leisem Schreien und verminderter Mimik. Es kann auch zu respiratorischen Problemen kommen. Eine symptomatische Therapie erfolgt mit Neostigmin, welches parenteral 20–30 Minuten vor der Nahrungsaufnahme verabreicht wird. In schweren Fällen kann eine Plasmapherese oder die intravenöse Gabe von Immunglobulinen notwendig werden. Die Prognose der neonatalen Myasthenie ist gut, die Symptome klingen in der Regel innerhalb von 8–16 Wochen komplett ab. Sowohl Acetylcholinrezeptorantikörper als auch Cholinesterasehemmer können durch die Muttermilch auf das Kind übertragen werden, sodass es zu myasthenen bzw. parasympathomimetischen Nebenwirkungen kommen kann. Zudem gelangen die Kortikosteroide und die anderen Immunsuppressiva über das Stillen in den kindlichen Organismus. Da Substanzen wie Azathioprin oder Cyclophosphamid eine Immunsuppression beim Kind hervorrufen können, ist in diesen Fällen vom Stillen abzusehen. Gegen Kortikosteroide gibt es keine wesentlichen Einwände.

Neurologische Erkrankungen mit erhöhter Inzidenz in der Schwangerschaft

■ Schlaganfall

Definition. Ein Schlaganfall ist definiert durch eine akute Schädigung von Hirngewebe durch eine Ischämie oder eine spontan auftretende intrazerebrale Blutung aufgrund einer zerebrovaskulären Erkrankung. Wenn die neurologische Symptomatik infolge eines ischämischen Infarkts innerhalb von 24 Stunden vollständig rückläufig ist, spricht man von einer transitorischen ischämischen Attacke (TIA). Bildet sich die Symptomatik erst in den folgenden Tagen zurück, handelt es sich um ein prolongiertes reversibles ischämisches neurologisches Defizit (PRIND). Bei einem vollendeten Schlaganfall kommt es zu einem irreversiblen Funktionsausfall durch Nekrose von Hirngewebe, was jedoch nichts über das Ausmaß der Schädigung aussagt.

Epidemiologie. Epidemiologische Studien in den westlichen Industrieländern zur Häufigkeit von Schlaganfällen während der Schwangerschaft oder im Wochenbett ergaben eine Inzidenz von etwa 20 Fällen pro 100 000 Schwangerschaften (Lanska u. Kryscio 1997). Davon ausgenommen sind Schlaganfälle durch intrakranielle Sinusthrombosen, die beim Erwachsenen nur etwa 1 % der Schlaganfälle ausmachen, bei Frauen während oder nach der Schwangerschaft jedoch eine sehr viel höhere Inzidenz aufweisen (die Inzidenz ist fast so häufig wie die der arteriell bedingten Schlaganfälle). Die Inzidenz von arteriell bedingten Schlaganfällen (etwa 15–20 Fälle pro 100 000 Schwangerschaften) entspricht dem Risiko der entsprechenden Altersgruppe von Frauen zwischen 15 und 44 Jahren, einen Schlaganfall zu erleiden (Kittner et al. 1996), sodass von keinem erhöhten arteriellen Schlaganfallrisiko während der Schwangerschaft auszugehen ist. Die Datenlage hinsichtlich der Inzidenz der intrazerebralen Blutungen in der Schwangerschaft ist uneinheitlich, da häufig nicht zwischen intraparenchymalen arteriellen Blutungen, Blutungen aufgrund von Sinusthrombosen und Subarachnoidalblutungen unterschieden wurde. Fasst man alle Blutungen zusammen, liegt die Inzidenz höher als in der entsprechenden Altersgruppe nichtschwangerer Frauen (Kittner et al. 1996), wobei das Blutungsrisiko post partum besonders hoch ist.

Ätiologie. Als Ursache einer arteriellen Ischämie während der Schwangerschaft oder im Wochenbett kommen alle Faktoren infrage, die einen juvenilen Schlaganfall auslösen können (siehe nachfolgende Übersicht).

■ Übersicht ■

Häufigste Ursachen arteriell bedingter Schlaganfälle in der Schwangerschaft
- autochthone intraarterielle Thrombosen, insbesondere der A. cerebri media, bei erhöhter Gerinnungsneigung oder ohne fassbare Ursache
- kardiogene Embolien: Endokarditis, offenes Foramen ovale, Kardiomyopathie, Vorhofflimmern
- Dissektionen einer supraaortalen Arterie, insbesondere der A. carotis interna
- Vaskulitiden: autoimmun, infektiös (z. B. bei Neuroborreliose, Herpes zoster)
- Arteriosklerose nur bei entsprechendem Risikoprofil (wie z. B. Diabetes mellitus, essenzielle Hypertonie oder Nikotinabusus)

Klinik. Das Leitsymptom des Schlaganfalls ist das akute Auftreten neurologischer Ausfallsymptome, die häufig schon aufgrund ihrer Charakteristika auf eine zentrale Genese hindeuten (z. B. Halbseitenlähmung, Hemianopsie, Aphasie). Seltener sind durch die akute Hirnschädigung ausgelöste fokale oder generalisierte epileptische Anfälle. Die Symptomatologie ischämischer Insulte reicht von blanden, vorübergehenden Ausfällen (TIA) bis hin zu rasch einsetzenden, schweren Bewusstseinsstörungen bei thrombotischem Verschluss der A. basilaris. Unabhängig von der Dauer und vom Schweregrad der Symptomatik muss in jedem Fall eine eingehende Diagnostik erfolgen, möglichst auf einer Schlaganfallstation oder in einer Klinik, die besondere Erfahrungen in der Diagnostik und Therapie von Schlaganfällen besitzt.

Diagnostik. Den entscheidenden Durchbruch in der Diagnostik des Schlaganfalls hat die zerebrale Bildgebung (kraniale Computertomographie oder MRT) erbracht. Da weder durch die Anamnese noch durch die neurologische Untersuchung eine spontane intrazerebrale Blutung von einem ischämischen Infarkt unterschieden werden kann, verbietet sich die häufig schon im Notdienst geübte Praxis, eine Therapie mit gerinnungshemmenden Substanzen vor dem sicheren Ausschluss einer Blutung zu beginnen. Alle wichtigen anamnestischen Daten, einschließlich der Medikamentenanamnese und schwangerschaftsspezifischer Erkrankungen, sollten frühzeitig erfragt werden. Außerdem sollten so schnell wie möglich die wichtigsten Laborparameter, einschließlich der Gerinnungs- und der Schilddrüsenwerte, bestimmt werden. Wenn möglich ist wegen der fehlenden Strahlenbelastung für den Feten die kraniale MRT der Computertomographie (CT) vorzuziehen, insbesondere in den 3 ersten Monaten der Schwangerschaft. Danach kann eine CT-Untersuchung unter Verwendung einer abdominellen Bleischürze durchgeführt werden. Vorteile der multimodalen MRT sind die sofortige Erfassung des ischämischen Infarktareals durch die diffusionsgewichtete Sequenz (Abb. 21.**1 a**) und der Nachweis eines Gefäßverschlusses (Abb. 21.**1 b**). Mit der CT lassen sich Frühzeichen des ischämischen Infarkts erst nach etwa 3 Stunden erfassen, kleinere Infarktareale häufig erst nach einem oder 2 Tagen. Beide Methoden erlauben eine rasche, nichtinvasive Darstellung der extra- und intrakraniellen Arterien, die der digitalen Subtraktionsangiographie (DSA) hinsichtlich der räumlichen Auflösung allerdings noch unterlegen sind. Trotzdem sollte wegen der potenziellen Gefährdung des Feten durch die Strahlenbelastung und durch den Einsatz von jodhaltigem Kontrastmittel bei der DSA der MRT im Rahmen der Gefäßdiagnostik der Vorzug gegeben werden. Die Verwendung von Kontrastmittel (Gadolinium) bei der MRT ist wegen des Übertritts in den fetalen Kreislauf und der deshalb nicht sicher auszuschließenden Toxizität für den Feten in der Schwangerschaft kontraindiziert, sodass trotz der größeren Artefaktanfälligkeit flusssensitive Sequenzen in der Magnetresonanzangiographie zum Nachweis extra- oder intrakranieller Gefäßprozesse angewendet werden sollen. Ein Vorteil der CT in der Primärdiagnostik des Schlaganfalls ist die sicherere Darstellung von Blutungen, deren Erkennung mit Hilfe der MRT besondere Erfahrung erfordert. Nach der zerebralen Bildgebung sind die Dopplersonographie (extra- und transkraniell), die Überwachung der Herzfrequenz und die transösophageale Echokardiographie wichtige weitere diagnostische Maßnahmen. Dazu kommen die erweiterte Gerinnungsdiagnostik und die Vaskulitisdiagnostik.

Therapie. Da es keine kontrollierten Studien zur Frage der geeigneten Therapie des Schlaganfalls in der Schwangerschaft gibt, richtet sich die Behandlung nach den allgemeinen Therapieempfehlungen (Diener 1998, Fetter 1998, Hamann et al. 2002). Allerdings kommt die systemische Lyse mit Urokinase oder rTPA wegen des erhöhten Blutungsrisikos in der Schwangerschaft und insbesondere im Wochenbett als Behandlungsoption nicht infrage. Die Therapie des Schlaganfalls erfolgt differenziert und richtet sich nach der zugrunde liegenden Ursache und nach dem Zeitfenster, in dem die Therapie begonnen werden kann (Tabelle 21.**1**). Die systemische

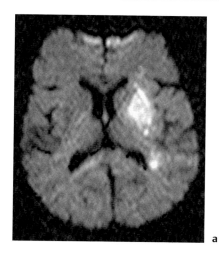

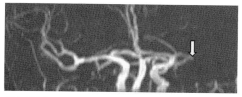

Abb. 21.**1**
a Hyperintense Signalabweichung in den Basalganglien links, welche sich 2 Stunden nach Beginn einer Hemiparese rechts und Aphasie im diffusionsgewichteten Magnetresonanztomogramm darstellt.
b Passend hierzu findet sich ein Verschluss (Pfeil) der linksseitigen A. cerebri media in der Magnetresonanzangiographie.

oder lokale Lyse akuter Thrombosen der A. cerebri media ist in der Schwangerschaft nicht zugelassen. Dies gilt zwar grundsätzlich auch für die akute Basilaristhrombose, wegen der hohen mütterlichen Letalität der Basilaristhrombose ist in diesen Fällen jedoch ein Heilversuch gerechtfertigt, sofern das Zeitfenster von 6 Stunden bis zum Beginn der lokalen Lyse eingehalten werden kann. Ein ischämischer Infarkt, der kurz vor der Ent-

Tabelle 21.**1** Übersicht über die Akuttherapie des Schlaganfalls

Schlaganfallursache	Therapie
große intrazerebrale Blutung mit beginnender Hirndrucksteigerung	Schädeltrepanation und Ausräumung der Blutung
kleinere intrazerebrale Blutung	konservative Therapie
akuter thrombotischer Verschluss der A. basilaris • innerhalb von 6 Stunden • außerhalb dieses Zeitfensters	 • intraarterielle (lokale) Lyse • PTT-wirksame Heparinisierung
akuter thrombotischer Verschluss der A. cerebri media	PTT-wirksame Vollheparinisierung
Verdacht auf kardiale Embolie	PTT-wirksame Vollheparinisierung
Dissektion der A. carotis interna	PTT-wirksame Vollheparinisierung
ischämischer Infarkte unklarer Ätiologie	Acetylsalicylsäure, 100 mg/Tag
kompletter Mediainfarkt	frühzeitige großzügige Kraniotomie auf der betroffenen Seite zur Druckentlastung

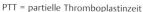

PTT = partielle Thromboplastinzeit

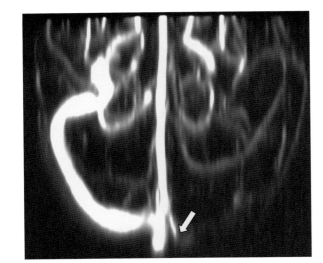

Abb. 21.**2**   Nachweis einer Thrombose des Sinus transversus links (Pfeil) in flusssensitiven Sequenzen der Magnetresonanztomographie.

bindung oder post partum auftritt, sollte – wenn eine Antikoagulation dringend indiziert ist – nach Möglichkeit mit Heparin behandelt werden, wobei auch die niedermolekularen Heparine eingesetzt werden können. Vierundzwanzig Stunden vor der Entbindung sollte die Heparinisierung unterbrochen werden. Auch für die Sekundärprophylaxe des Schlaganfalls kommt während der Schwangerschaft und insbesondere kurz vor der Entbindung in erster Linie Heparin infrage, da es als großes Molekül nicht die Plazenta passieren kann, gut steuerbar ist und sich schnell antagonisieren lässt. Die Indikation für Heparin stellt sich in erster Linie bei erhöhtem thromboembolischen Risiko, wie Carotisdissektion und kardiogener Embolie, sowie bei gesteigerter Gerinnungsneigung. Allerdings ist die Datenlage hinsichtlich der Effizienz der Heparinisierung in der Gesamtbevölkerung weder für die Akutphase eines ischämischen Schlaganfalls noch für die längerfristige Prophylaxe klar (Daffertshofer et al. 2003). Dies gilt umso mehr für Frauen in der Schwangerschaft. Wenn keine Indikation für eine Heparinisierung gegeben ist, kann auch Acetylsalicylsäure in einer Dosierung von 100 mg/Tag eingesetzt werden. Für Clopidogrel als weiterer Thrombozytenaggregationshemmer gibt es noch keine diesbezüglichen Daten, sodass diese Substanz nicht im ersten Trimenon verordnet werden sollte. Die Gabe oraler Antikoagulanzien (z. B. Marcumar) sollte wegen der möglichen teratogenen Wirkung in der Schwangerschaft vermieden werden. Wenn eine längere Antikoagulation notwendig ist, sollte subkutan niedermolekulares Heparin gewichtsadaptiert verabreicht werden.

■ Sinusthrombose

Definition. Die Sinusthrombose ist eine Erkrankung, die durch einen meist aseptischen thrombotischen Verschluss der großen blutableitenden inneren oder äußeren Hirnvenen entsteht.

Epidemiologie. Während Sinusthrombosen in der Gesamtbevölkerung mit einer Inzidenz von etwa einem Ereignis pro 100 000 Einwohner pro Jahr relativ selten auftreten, beträgt die Inzidenz im Umfeld der Schwangerschaft 10–20 Ereignisse pro 100 000 Geburten (Lanska u. Kryscio 1997). Sie ist damit etwa genauso hoch wie das Risiko, einen arteriell bedingten ischämischen Insult in der Schwangerschaft zu erleiden.

Klinik. Die meisten Sinusthrombosen treten im Puerperium auf, sodass eine Hyperkoagulabilität des Blutes als wichtigster pathogenetischer Faktor anzunehmen ist. Das klinische Bild der Sinusthrombosen ist vielfältig, und es kommt dadurch häufig erst verzögert zu einer diagnostische Klärung. Dabei ist es gerade bei dieser Erkrankung wegen der guten therapeutischen Möglichkeiten wichtig, die Diagnose rasch zu stellen. *Leitsymptome* der Sinusthrombose sind der langsam einsetzende, dann aber andauernde holozephale Kopfschmerz, häufig – aber nicht obligatorisch – verbunden mit Übelkeit, psychomotorischer Verlangsamung und wechselnden fokalen neurologischen Symptomen, zu denen in erster Linie fokale epileptische Anfälle zählen. Aber auch eine akut auftretende Symptomatik mit neurologischen Ausfallsymptomen (z. B. Halbseitenlähmung, Aphasie) kann Ausdruck eines Stauungsinfarkts durch eine Sinusthrombose sein.

Diagnostik. Während noch vor einigen Jahren die digitale Subtraktionsangiographie das einzige sichere diagnostische Verfahren zum Nachweis einer Sinusthrombose war, sollte die Diagnose gerade in der Schwangerschaft nichtinvasiv mit der MRT gestellt werden (Abb. 21.2). Allerdings setzt diese Diagnostik wegen der anzuwendenden Sequenzen und der nicht ganz einfachen Interpretation der Befunde eine besondere neuroradiologische Expertise voraus. Steht für die Notfalldiagnostik keine MRT zur Verfügung, sollte eine CT mit Kontrastmittel eingesetzt werden. Neben der am häufigsten anzutreffenden Thrombose des Sinus sagittalis mit oder ohne Quersinusthrombose(n) kann es auch zu isolierten Brückenvenenthrombosen oder zu Thrombosen des inneren Hirnvenen kommen, wobei letztere schwieriger zu erkennen sind.

Therapie. Das Mittel der Wahl zur Behandlung der Sinusthrombose ist die PTT-gesteuerte intravenöse Heparinisierung (PTT = partielle Thromboplastinzeit), die gerade auch bei hämorrhagischen Stauungsinfarkten indiziert ist. Zu beachten ist jedoch die mögliche Entwicklung eines HIT-Syndroms (HIT = heparininduzierte Thrombozytopenie), das sich durch einen kontinuierlichen Thrombozytenzahlenabfall ankündigt und seinerseits zu massiven intravasalen Thrombenbildungen führen kann. Beim Nachweis einer Sinusthrombose nach vorausgegangener Heparinisierung muss ein HIT-Syndrom durch Antikörperbestimmung ausgeschlossen werden. Post partum kann die Behandlung nach 3-wöchiger Heparinisierung auf Marcumar umgestellt werden, das unter halbjährlichen MRT-Kontrollen mindestens 6 Monate lang gegeben werden sollte. Bei gesteigertem Hirndruck erfolgt eine konservative Hirndrucktherapie. Rezidive einer Sinusthrombose können bei weiteren Schwangerschaften auftreten. Deshalb ist bei Patientinnen, die im Rahmen einer Schwangerschaft eine Sinusthrombose erlitten haben, eine Low-Dose Heparinisierung als Prophylaxe über 3 Wochen nach der Entbindung bei der nächsten Schwangerschaften zu empfehlen. Eine postpartale Sinusthrombose stellt allein keinen Grund dar, einer Patientin von einer weiteren Schwangerschaft abzuraten.

■ Subarachnoidalblutung

Ätiologie. Die Subarachnoidalblutungen (SAB) entstehen in der überwiegenden Anzahl durch die Ruptur eines Aneurysmas einer Arterie im Bereich der Schädelbasis oder durch eine Blutung aus einer arteriovenösen Malformation (Verhältnis etwa 3:1). Wenn keine Blutungsquelle nachweisbar ist, handelt es sich meist um eine der seltenen präpontinen Blutungen. Etwa 50% aller intrakraniellen Blutungen entstehen durch eine SAB.

Epidemiologie. Die Inzidenz der SAB aus einem rupturierten Aneurysma steigt während der Schwangerschaft auf das 5fache an (Wiebers et al. 1981) und liegt bei etwa 50 Fällen pro 100 000 Geburten. Auch das Risiko, eine Blutung aus einer arteriovenösen Malformation (AVM) zu erleiden, ist in der Schwangerschaft erhöht. Die Letalität der SAB in der Schwangerschaft liegt mit etwa 30% sehr hoch und macht etwa ein Drittel aller nichtgeburtshilflichen Todesursachen und 5–10% der gesamten mütterlichen Todesursachen in der Schwangerschaft aus (Fox et al. 1990). Bezüglich des Auftretens einer aneurysmatischen SAB konnte in einer retrospektiven Studie gezeigt werden, dass 90% der SAB während der Schwangerschaft, 8% im Puerperium und nur 2% zum Zeitpunkt der Entbindung auftraten (Dias u. Sekhar 1990).

Klinik. Die klinischen Symptome der SAB sind gekennzeichnet durch einen perakut einsetzenden heftigsten Kopfschmerz, unmittelbar gefolgt von Übelkeit, Erbrechen und Nackensteife. In 50% der Fälle kommt es zu rasch einsetzenden Bewusstseinstörungen, wobei ein früh auftretendes Koma eine schlechte Prognose aufweist. Zehn Prozent der Patienten sterben schon vor Einlieferung in die Klinik. Gelegentlich kann eine SAB aber auch ohne den typischen Vernichtungskopfschmerz auftreten, was nicht selten zu Fehldiagnosen – wie vertebragene Kopfschmerzen, Spannungskopfschmerzen oder Migräne – führt. Gerade Warnblutungen, die gelegentlich den Subarachnoidalblutungen vorausgehen, werden häufig im Sinne der oben genannten Diagnosen fehlgedeutet.

Diagnostik. Bei jedem begründeten Verdacht auf eine SAB sollte sofort eine kraniale CT erfolgen, mit der das Blut im Subarachnoidalraum in den meisten Fällen eindeutig nachzuweisen ist (Abb. 21.**3 a**). Dies gilt jedoch nur für die ersten 1–2 Tage nach Auftreten der akuten Blutung. Wenn trotz typischem klinischen Bild kein eindeutiger Blutnachweis gelingt und insbesondere dann, wenn der initiale Kopfschmerz mehr als einen Tag zu-

rückliegt, ist eine Lumbalpunktion unverzichtbar. Ein massiv blutiger Liquor oder ein xanthochromer Überstand nach Zentrifugation grenzt die SAB von einem artifiziell blutigen Liquor ab. Selbst noch nach einigen Wochen lässt sich die Diagnose einer SAB durch den mikroskopischen Nachweis von hämosiderinspeichernden Erythrophagen (so genannte Hämosiderophagen) im Liquor stellen. Dieser Nachweis ist dann von Bedeutung, wenn die initiale CT- oder Liquordiagnostik, z. B. aufgrund eines Auslandaufenthalts, nicht möglich war oder wenn die Verdachtdiagnose einer SAB anfangs nicht gestellt wurde. Auch in der Schwangerschaft sollte die Blutungsquelle, die bei der SAB zu etwa 80% ein Aneurysma darstellt, neuroradiologisch nachgewiesen werden, damit durch eine möglichst frühzeitige operative Behandlung (Klippung des Aneurysmas) die Gefahr einer häufig letalen Nachblutung vermieden werden kann. Die Methode der Wahl ist zunächst die MRT (ohne Kontrastmittel), da mit dieser Methode in einem hohen Prozentsatz der Aneurysmanachweis gelingt. Erst wenn mit dieser Methode kein Aneurysma nachzuweisen ist, sollte mit der DSA gezielt nach dem gebluteten Aneurysma gesucht werden (Abb. 21.**3 b**). Die geringe Streustrahlung im Beckenbereich muss wegen der vitalen Bedrohung der Schwangeren durch eine Rezidivblutung selbst im ersten Trimenon in Kauf genommen werden. Auch wenn mit der CT-Angiographie durch Anwendung der Spiraltechnik ebenfalls in den meisten Fällen die Blutungsquelle nachgewiesen werden kann, sollte nach erfolgloser MRT-Diagnostik sofort die DSA eingesetzt werden, da die Strahlenbelastung gegenüber der Spiral-CT nicht wesentlich größer ist und so eventuelle Doppeluntersuchungen vermieden werden können. Die übliche Praxis, auch nach Aneurysmanachweis durch eine Panangiographie nach weiteren innozenten Aneurysmen zu suchen, ist in der Schwangerschaft und insbesondere im ersten Trimenon nicht indiziert. Ebenso wenig sollte eine zweite Angiographie durchgeführt werden, wenn die erste DSA kein Aneurysma aufgedeckt hat. Gelegentlich ist allerdings eine Darstellung der Vertebralarterien im Zervikalbereich zum Nachweis eines dort gelegenen Aneurysmas notwendig, wenn die Blutverteilung auf eine Blutungsquelle in dieser Region hindeutet.

Therapie. Auch während der Schwangerschaft ist die Therapie der Wahl die chirurgische Klippung des Aneurysmas (Dias u. Sekhar 1990). Die Operation sollte so früh wie möglich erfolgen, da die Rate der Rezidivblutungen aus einem nicht ausgeschalteten Aneurysma in den ersten Tagen am höchsten ist und innerhalb der ersten 14 Tage mit 19% sehr hoch liegt (Vermeulen et al. 1992). Außerdem ist das Management der Vasospasmen nach Klippung des Aneurysmas einfacher. Wenn das Aneurysma operativ nur mit hohem Risiko ausgeschaltet werden kann oder nicht operabel ist, kommt als zweite Möglichkeit die interventionelle neuroradiologische Behandlung infrage. Dabei werden über einen Katheter, der bis in das Aneurysma vorgeschoben wird, Platinspiralen (Coils) elektrolytisch im Aneurysma abgesetzt. Die Spiralen füllen das Aneurysma partiell aus und regen so dessen Thrombosierung an. Patientinnen mit SAB müssen

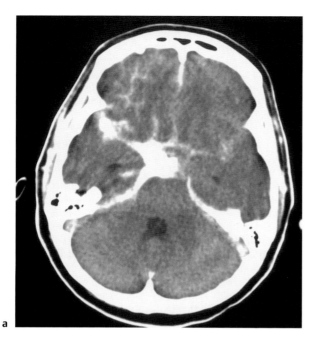

a

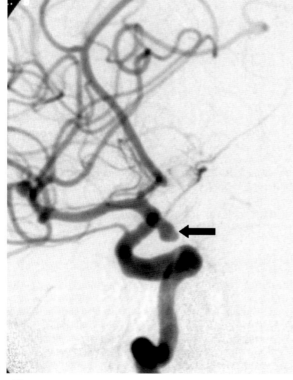

b

Abb. 21.3
a Bei einer Subarachnoidalblutung kommt im Computertomogramm frisches Blut hyperdens in den basalen Zister-
nen zur Darstellung.
b In der digitalen Subtraktionsangiographie konnte ein
Aneurysma (Pfeil) der A. communicans posterior als Blutungsquelle nachgewiesen werden.

intensivmedizinisch überwacht und behandelt werden,
um neben den unmittelbaren Folgen der SAB (Notwendigkeit der Beatmung, kardiale Störungen, Elektrolytverschiebungen und andere) auch die häufigen Sekundärkomplikationen – wie Nachblutungen, Vasospasmen
und Hirndrucksteigerung – frühzeitig erfassen und behandeln zu können. Zum optimalen geburtshilflichen
Management nach Operation oder „Coiling" eines Aneurysmas in der Schwangerschaft gibt es keine verlässli-
chen Daten. Da nichtschwangere Patienten nach erfolgreicher Klippung eines Aneurysmas kein erhöhtes Risiko
einer Rezidivblutung aus diesem Aneurysma haben,
kann dies auch für die Entbindung angenommen werden, sodass Schwangere mit Aneurysmaoperationen bis
zum Ende des 8. Schwangerschaftsmonats vaginal entbunden werden können. Bei erst im dritten Trimenon
unvollständig ausgeschalteten oder durch „Coiling" behandelten Aneurysmen sollte ein Kaiserschnitt in der 38.
Schwangerschaftswoche empfohlen werden (Aminoff
2001). Umstritten ist die Behandlung von Blutungen aus
einer AVM während der Schwangerschaft. Da die jährliche Rate von Rezidivblutungen aus einer AVM in der Normalbevölkerung bei etwa 2 % liegt und die Blutungen
meistens nicht so dramatisch ablaufen wie Aneurysmab-
lutungen, kann mit der operativen oder interventionel-
len Ausschaltung bis nach der Entbindung gewartet werden. Die Frage, ob ein Kaiserschnitt durchgeführt werden
soll, sollte individuell und interdisziplinär entschieden
werden, wobei Größe, Lage und Art der AVM wichtige
Entscheidungskriterien sind.

■ Restless-Legs-Syndrom

Das Restless-Legs-Syndrom, welches erstmals 1945 von
Ekbom beschrieben wurde, ist erst in den vergangenen
Jahren richtig bekannt geworden.

Epidemiologie. Mit einer Prävalenz in der westlichen
Bevölkerung von etwa 5 % ist es eine häufige Erkrankung.

Klinik. Im Vordergrund stehen unangenehme Missempfindungen in den Beinen, die als Taubheit, Kribbeln, Rei-
ßen, Ziehen, Brennen bis hin zu Schmerzen angegeben
werden. Diese Missempfindungen treten immer dann
auf, wenn die Betroffenen zur Ruhe kommen, wie z. B.
Sitzen im Theater oder im Konzert etc. Noch stärker ausgeprägt stellen sich die Beschwerden dar, wenn sich die
Betroffenen zum Schlafen legen. Zu den Missempfindungen gesellt sich ein Bewegungsdrang; beide Symptome gemeinsam können das Einschlafen verhindern
oder zum Erwachen führen. Bewegung, vor allem Aufstehen und Umhergehen, erbringen eine deutliche Erleichterung. Neben dem idiopathischen Restless-Legs-
Syndrom gibt es symptomatische Formen bei Polyneuropathie, Urämie, rheumatoider Arthritis und Schwangerschaft. Die Prävalenz wird für das dritte Trimenon
mit fast 25 % angegeben (Lee et al. 2001).

Diagnostik. Die Diagnose ist entsprechend den anamnestischen Angaben klinisch zu stellen. Durch die

klinisch-neurologische Untersuchung können symptomatische Formen, wie bei Polyneuropathie, ausgeschlossen werden.

Therapie. Neben der Aufklärung der Patientin über die Harmlosigkeit der Erkrankung kann man eine Beruhigung durch die Information erzielen, dass es in den meisten Fällen nach Beendigung der Schwangerschaft zum Sistieren der Beschwerden kommt. Bei stärker ausgeprägter Symptomatik ist ein Therapieversuch mit Folsäure angezeigt, da deren verringerte Spiegel mit dem Auftreten der Beschwerden in der Schwangerschaft assoziiert sind (Lee et al. 2001). Das einzig bisher zugelassene Medikament zur symptomatischen Therapie des Restless-Legs-Syndroms ist L-Dopa, kombiniert mit dem Decarboxylasehemmer Benserazid, welches in der Schwangerschaft kontraindiziert ist.

■ Engpasssyndrome und andere periphere Nervenkompressionssyndrome

Engpasssyndrome sind gekennzeichnet durch Kompression von peripheren Nerven im Bereich physiologischer Engpässe, in denen es entweder durch äußere, meist chronische Druckeinwirkungen oder durch endogene Faktoren, wie z. B. in der Schwangerschaft, zu Reiz- oder Ausfallerscheinungen im Projektionsareal des betroffenen Nervs kommt. Typische Symptome einer druckbedingten Mononeuropathie sind Kribbelparästhesien und Schmerzen im kutanen Versorgungsgebiet des Nervs, schwerer zu lokalisierende Schmerzen in der Haut und im Bereich der Gelenke, die aber auch in andere Bezirke aberrieren können, sowie Muskelatrophien und -paresen im muskulären Versorgungsgebiet des Nervs. Die Diagnose eines Engpasssyndroms erfolgt durch eine sorgfältige Anamnese, in der nach möglichen Druckexpositionen gefragt werden muss, durch den typischen neurologischen Untersuchungsbefund und durch eine elektrophysiologische Untersuchung (motorische und sensible Neurographie, Elektromyographie). Gelegentlich lassen sich auch röntgenologisch Hinweise auf ein Engpasssyndrom finden, wie z. B. Halsrippen beim Skalenussyndrom oder ein Knochensporn im Bereich des Epicondylus medialis beim Sulcus-ulnaris-Syndrom. Das gehäufte Auftreten von einigen Engpasssyndromen während der Schwangerschaft wird auf vermehrte Wassereinlagerungen in das Bindegewebe im Bereich der physiologischen Engen zurückgeführt. Andere Plexus- oder Nervenkompressionen werden durch die Druckwirkung des kindlichen Kopfes in utero erklärt.

Karpaltunnelsyndrom

Epidemiologie. Die häufigste Form des Engpasssyndroms in der Schwangerschaft ist das Karpaltunnelsyndrom. Die angegebenen Inzidenzen in der Schwangerschaft sind widersprüchlich und reichen von 2,3 % bis 25 % (Beriæ 1994). Dies beruht auf unterschiedlichen Kriterien der klinischen und elektroneurographischen Definition des Karpaltunnelsyndroms. Die hohe Inzidenz ist nicht auf eine besondere schwangerschaftsbe-

dingte Vulnerabilität des N. medianus im Bereich des Karpaltunnels zurückzuführen, sonder spiegelt lediglich die Tatsache wider, dass dieses Syndrom auch außerhalb der Schwangerschaft sehr häufig bei Frauen auftritt und insgesamt das häufigste Engpasssyndrom in der Gesamtbevölkerung ist. Die klinische Manifestation tritt in der überwiegenden Zahl der Schwangerschaften im dritten Trimenon auf.

Klinik. Die Symptome des Karpaltunnelsyndroms beginnen typischerweise mit einem Taubheitsgefühl in den Fingerspitzen des Daumens, des Zeigefingers oder des Ringfingers der betroffenen Hand sowie mit Kribbelparästhesien und unangenehmen, stechenden oder schwer zu charakterisierenden Schmerzen im Handteller und in den 3 genannten Fingern. Die Schmerzen sind häufig nachts und nach körperlichen Betätigungen verstärkt, und Erleichterung verschafft nicht selten das Ausschütteln der Hand. Auch können Schmerzen weiter proximal im Arm auftreten, was nicht selten zu falschen differenzialdiagnostischen Schlüssen verleitet. Im fortgeschrittenen Stadium treten Paresen der medianusversorgten Handmuskulatur (Oppositionsschwäche des Daumens) und eine Atrophie der Thenarmuskulatur auf. Druck über dem Karpaltunnel führt häufig zu Kribbelparästhesien und zu Taubheit im oben genannten Versorgungsgebiet des Nervs; diese Symptome können die Druckeinwirkung längere Zeit überdauern.

Diagnostik. Die Sicherung der Diagnose erfolgt durch die Messung der motorischen und sensiblen Nervenleitgeschwindigkeit des N. medianus. Zum Vergleich sollten immer die proximale Nervenleitgeschwindigkeit des N. medianus und die Messung der entsprechenden Parameter des N ulnaris miterfolgen, um Polyneuropathien als mögliche Differenzialdiagnose auszuschließen. Auch ist die Untersuchung der beschwerdefreien Hand sinnvoll, da Karpaltunnelsyndrome häufig beidseits auftreten und dadurch eine klinisch noch inapparente Schädigung des N. medianus miterfasst werden kann. Pathognomonisch für ein Karpaltunnelsyndrom ist eine deutliche Verlängerung der sensiblen und motorischen Nervenleitgeschwindigkeit des N. medianus über dem Karpaltunnel, meist in Verbindung mit einer Amplitudenreduktion des sensiblen und motorischen Summenpotenzials. Als Vergleich dienen die jeweiligen Referenzwerte des Labors.

Therapie. In den meisten Fällen bilden sich die Beschwerden innerhalb von 3 Monaten nach der Entbindung vollständig zurück (Wand 1990), sodass in der Regel eine konservative Behandlung mit Tragen einer nächtlichen Handgelenksschiene zur Vermeidung von Hyperflexionen des Handgelenks ausreicht. Bei auch tagsüber auftretenden Schmerzen kann ebenfalls die Ruhigstellung oder die lokale Injektion von Kortison helfen. Nur bei schweren Verläufen mit elektromyographischem Nachweis starker florider Denervierungszeichen in der Thenarmuskulatur sollte eine operative Dekompression in Lokalanästhesie schon während der Schwangerschaft durchgeführt werden.

Meralgia paraesthetica

Definition. Die Meralgia paraesthetica entsteht durch chronische Kompression des N. cutaneus femoris lateralis beim Durchtritt durch das Leistenband. Durch Fingerdruck des Untersuchers auf das Leistenband dicht am Ansatz des Beckens lassen sich häufig Parästhesien im Versorgungsgebiet des rein sensiblen Nervs an der Vorderaußenseite des Oberschenkels auslösen.

Epidemiologie. Die Meralgia paraesthetica ist ein häufiges Engpasssyndrom in der Schwangerschaft, das meistens im dritten Trimenon in Erscheinung tritt (Pearson 1957).

Ätiologie. Als Ursache trägt neben der Ödemneigung vermutlich auch eine mechanische Komponente aufgrund der gespannten Bauchdecken bei, da diese Erkrankung sonst bevorzugt bei Männern mit Übergewicht auftritt.

Klinik. Die betroffenen Frauen klagen über ein rezidivierendes Taubheitsgefühl und über meist schmerzhafte Parästhesien an der Vorderaußenseite des betroffenen Oberschenkels unter Aussparung des Knies. Ausgelöst werden die Beschwerden durch Streckung des Hüftgelenks, z. B. bei längerem Stehen oder beim Schlafen mit gestrecktem Bein (Meralgia paraesthetica nocturna). Entsprechend führt eine Hüftgelenksbeugung meist zu einer raschen Besserung der Beschwerden.

Therapie. Die Therapie ist nicht einfach, da die Meralgia paraesthetica – wie alle neuropathischen Schmerzen – kaum auf normale Analgetika anspricht und Lokalinjektionen im Bereich des Leistenbandes in der Schwangerschaft vermieden werden sollten und meistens auch nicht den gewünschten Erfolg erbringen. Die wichtigste Therapie ist das Vermeiden auslösender Faktoren. Wie auch beim Karpaltunnelsyndrom, bilden sich die Beschwerden fast immer innerhalb einiger Monate nach der Entbindung zurück (Pearson 1957).

Periphere Fazialislähmung

Die periphere Fazialislähmung (Bell-Lähmung) wird auch als idiopathische Fazialislähmung bezeichnet, da eine symptomatische Ursache in den meisten Fällen nicht zu eruieren ist.

Ätiologie. Die häufigen Begleitsymptome auf der gelähmten Seite, wie Geschmacksstörungen auf den vorderen zwei Dritteln der Zungenhälfte und eine Hyperakusis, sprechen dafür, dass die Nervenschädigung meist im knöchernen Fazialiskanal abläuft, in dem sich der entzündete und geschwollene Nerv selbst abklemmen kann. Die vermehrte Wassereinlagerung in der Schwangerschaft kann der Grund für die etwa 3 fach so hohe Inzidenz (45 Fälle pro 100 000 Geburten) in der Schwangerschaft gegenüber gleichaltrigen nichtschwangeren Frauen sein (Hilsinger et al. 1975). Etwa 85 % der Fazialislähmungen treten im dritten Trimenon oder im Puerperium auf. Die Ätiologie der idiopathi-

schen Fazialislähmung ist – wie der Name sagt – nicht geklärt. Das häufige Auftreten im relativ jungen Alter spricht gegen eine mikroangiopathische Genese und eher für einen entzündlichen Prozess, wobei in erster Linie an virale Infekte (direkte Virusinfektionen oder para-/postinfektiöse Entzündungen) zu denken ist.

Klinik. Klinisch sind meistens alle vom N. facialis versorgten Muskeln einseitig betroffen, wobei der Stirnmuskel fast immer mitbeteiligt ist, was die periphere von der zentralen fazialen Parese unterscheidet. Die Lähmung tritt meistens innerhalb weniger Stunden oder über Nacht auf und kann komplett oder inkomplett sein. Im Fall einer höhergradigen Fazialisparese ist der Lidschluss auch bei starker willkürlicher Kontraktion inkomplett, wobei dann die typische Bulbusdeviation nach oben (Bell-Phänomen) zu beobachten ist. Häufig klagen die Patienten kurz vor oder mit dem Auftreten der Gesichtslähmung über retroaurikuläre Schmerzen.

Diagnostik. Zur diagnostischen Klärung der peripheren Fazialisparese sollte nur bei begründetem Verdacht auf eine otogene Ursache eine dünnschichtige Computertomographie der Schädelbasis und insbesondere der Felsenbeine durchgeführt werden. Zur Diagnostik gehören Blutuntersuchungen und Liquorpunktion zum Ausschluss von Erregern und die Elektrodiagnostik (Fazialisneurographie, Elektromyographie der Fazialismuskulatur und Blinkreflex). Die elektrophysiologischen Untersuchungen sind nicht geeignet, die Ursache der Fazialislähmung aufzudecken, sondern sie dienen in erster Linie der Einschätzung der Prognose.

Differenzialdiagnostik. Differenzialdiagnostisch muss gegenüber der idiopathischen Fazialisparese in erster Linie an eine Borreliose gedacht werden, die sich klinisch nicht selten als isolierte Fazialisparese manifestiert. Auch ohne typische Anamnese sollten deshalb immer eine Lumbalpunktion und serologische Antikörpertests durchgeführt werden, weil bei Nachweis einer Pleozytose im Liquor sofort eine antibiotische intravenöse Therapie mit einem Cephalosporin der 3. Generation begonnen werden muss. *Weitere wichtige Differenzialdiagnosen* sind der Zoster oticus mit isoliertem Befall des VII. Hirnnervs, die Zostermeningitis, meist mit Befall weiterer kaudaler Hirnnerven (bei Verdacht ebenfalls Liquorpunktion), eine lymphozytäre Meningitis unklarer Ätiologie, Infektionen des Felsenbeins, paraneoplastische Ursachen und Tumoren (z. B. Parotistumor). Das Akustikusneurinom führt meist erst im fortgeschrittenen Stadium zu einer peripheren Fazialislähmung.

Therapie. Die Therapie der idiopathischen Fazialisparese erfolgt konservativ, wenn bakterielle Infekte des Felsenbeins ausgeschlossen sind. Wegen der vermuteten entzündlichen Genese wird empfohlen, frühzeitig mit Methylprednison (für 5 Tage 100 mg/Tag, dann über 2 Wochen ausschleichen) zu behandeln, das wegen der erhöhten Thromboseneigung in der Schwangerschaft grundsätzlich unter Heparinschutz (subkutan) verabreicht werden sollte. Der günstige Effekt der Kortisontherapie auf die Restitution der Fazialislähmung ist durch Studien nachgewiesen. Wichtig ist der Schutz der Kornea durch lokale Applikation von Augensalben und durch das nächtliche Tragen eines Uhrglasverbandes. Bei inkompletten Fazialislähmungen sind aktive Innervationsübungen sinnvoll. Ein günstiger Effekt einer elektrischen Therapie ist nie bewiesen worden – im Gegenteil: Wenn eine schwache willkürliche Innervation der Muskulatur vorhanden ist, behindert die Elektrotherapie die Reinnervation der Gesichtsmuskulatur. Drei Viertel der idiopathischen Fazialisparesen bilden sich vollständig zurück, und nur zu 5 % bleibt die Lähmung komplett bestehen. Aber selbst dann kommt es durch Verkürzung der gelähmten Muskulatur meist zu einer gewissen kosmetischen Besserung. Wenn dies ausbleibt, können auch operative Korrekturen (Fascia-lata-Zügel und andere) durchgeführt werden. Nicht selten kommt es durch Fehlinnervation der Gesichtsmuskulatur zu einer persistierenden Synkinesie, wie z. B. Mitinnervation des M. orbicularis oris (Zucken des Mundwinkels) beim Augenschluss. Noch seltener sind so genannte Krokodilstränen beim Kauen nach Fazialislähmungen.

Wurzel- und Plexusaffektionen

Epidemiologie. Lumbale Schmerzen sind ein häufiges Phänomen in der Schwangerschaft. Die Inzidenz liegt bei etwa 50 %, mit einem Maximum zwischen dem 4. und dem 7. Schwangerschaftsmonat (Fast et al. 1987).

Klinik. Die Schmerzen können in eines oder beide Beine ausstrahlen und sind häufig nachts betont.

Ätiologie, Diagnostik, Therapie. Als Ursache wird eine Druckwirkung des kindlichen Schädels auf den Plexus lumbosacralis am Übergang vom großen zum kleinen Becken diskutiert, wodurch die Schmerzausstrahlung in die Beine erklärt werden kann. Für ein Lumbago ohne Ischialgien kommen alle auch außerhalb der Schwangerschaft vorkommenden Ursachen infrage, wobei die höhere Inzidenz durch Fehlbelastungen und durch den ödematöseren Bandapparat während der Schwangerschaft erklärt werden kann. In seltenen Fällen sind Bandscheibenvorfälle für diese Beschwerden verantwortlich (La Ban et al. 1983). Deshalb ist eine bildgebende Diagnostik (vorzugsweise MRT) zum Ausschluss einer Bandscheibenprotrusion oder eines Bandscheibenvorfalls nur dann indiziert, wenn eindeutige Wurzelreiz- oder -kompressionszeichen – wie radikuläre Schmerzausstrahlung, Hypästhesie in einem Dermatom oder Paresen – hinzutreten. Eine retrospektive Untersuchung von 48 760 Schwangerschaften ergab nur bei 5 Frauen operationswürdige Bandscheibenvorfälle mit entsprechender Wurzelkompressionssymptomatik. Alle Frauen konnten bis zur Entbindung durch Kaiserschnitt konservativ behandelt und erst danach operiert werden (La Ban et al. 1983).

Nervenläsionen im zeitlichen Zusammenhang mit der Entbindung

Die Inzidenz von Schäden des Plexus lumbosacralis bei vaginaler Entbindung wird nach älteren Studien mit 15–50:100 000 angegeben (Hill 1962). Risikofaktoren sind Zangenentbindungen, Beckenanomalien und lang andauernde Geburten. In den meisten Fällen tritt eine peroneal betonte Ischiadikuslähmung mit Fußheberparese unmittelbar nach der Entbindung auf, wobei der Schweregrad sehr unterschiedlich sein kann. Auch komplette Ischiadikusläsionen sind beschrieben worden. Die Prognose richtet sich nach dem Ausmaß der Läsion und nach elektrophysiologischen Kriterien. Zwei bis 3 Wochen nach der Entbindung elektromyographisch nachgewiesene hochgradige axonale Schädigungszeichen in den Unterschenkelmuskeln sprechen für eine schlechte Prognose mit inkompletter Rückbildung der Paresen und anhaltenden Sensibilitätsstörungen. Viel seltener treten ein- oder beidseitige Femoralisläsionen nach vaginaler Entbindung auf. Die schmerzlos auftretenden Kniestreckerparesen werden oft erst bei der Mobilisation der Frauen bemerkt und gehen mit Sensibilitätsstörungen im Versorgungsgebiet des Nervs am Ober- und Unterschenkel einher. Die Rückbildung der neurologischen Ausfälle ist meistens komplett. Sehr selten tritt eine Läsion des N. obturatorius im zeitlichen Zusammenhang mit der Entbindung auf. Dabei kommt es zu einer Adduktionsschwäche des Beines und zu einer Hypästhesie im mittleren Drittel der Innenseite des Oberschenkels. Die Prognose ist in den überwiegenden Fällen günstig.

Schwangerschaftsspezifische Erkrankungen mit neurologischen Symptomen

■ Reversible posteriore Leukenzephalopathie

Die reversible posteriore Leukenzephalopathie ist klinisch durch Kopfschmerzen, organisch-psychische Veränderungen, Krampfanfälle und Sehstörungen charakterisiert. In der zerebralen Bildgebung zeigen sich meist reversible Signalabweichungen, vor allem parietookzipital an der Rinden-Mark-Grenze. Dieses Syndrom kann unter immunsuppressiver Behandlung, bei akuter hypertensiver Enzephalopathie und im Rahmen der Schwangerschaft bei Eklampsie bzw. HELLP-Syndrom auftreten (Hinchey et al. 1996). Die neurologischen Auffälligkeiten im Zusammenhang mit der Eklampsie bzw. dem HELLP-Syndrom treten – wie diese Krankheitsbilder selbst – antepartal, unter der Geburt oder bis zu 48 Stunden nach der Geburt auf.

Klinik. Fast alle Patientinnen klagen über Kopfschmerzen. Zweithäufigstes Symptom sind epileptische Anfälle, die sich meist als fokal eingeleitete, sekundär generalisierte Anfälle darstellen. Als Sehstörungen werden Verschwommensehen oder Farbsinnstörungen berichtet. Die kortikale Blindheit, die homonyme Hemianopsie oder der visuelle Neglekt sind weitere Veränderungen des Sehens, die allerdings nicht unbedingt von der Patientin berichtet werden müssen, aber durch eine neurologische Untersuchung festgestellt werden können. Recht häufig sind auch Vigilanzstörungen oder psy-

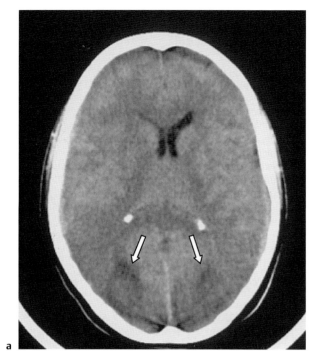

a

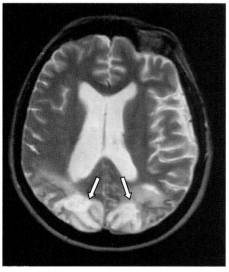

b

Abb. 21.**4a, b**   Hypodense Läsionen (Pfeile) in der Okzipital-region im kranialen Computertomogramm (**a**) bei einer Patientin mit Eklampsie, die sich im T2-gewichteten Magnetresonanztomogramm hyperintens (Pfeile) zeigen (**b**).

chische Auffälligkeiten, wie Orientierungsstörungen und psychomotorische Verlangsamung. Zudem können auch fokale Symptome, wie Hemiparese oder Aphasie, bestehen.

Diagnostik. In der CT zeigen sich bilaterale Hypodensitäten, vor allem im okzipitalen und parietalen Kortex, unter Einbeziehung des angrenzenden Marklagers (Abb. 21.**4a**). Magnetresonanztomographisch lassen sich in den gleichen Regionen Hyperintensitäten in den T2-gewichteten Sequenzen nachweisen (Abb. 21.**4b**), wobei diese auch bis in die Frontalregion reichen können (Schwartz et al. 2000). Seltener sind die Signalabweichungen in den Basalganglien oder im Zerebellum zu finden. Diffusionsstörungen lassen sich in diesen Arealen in der Regel nicht nachweisen, sodass hiermit auch eine gute Abgrenzung gegenüber der zerebralen Ischämie, einer möglichen Differenzialdiagnose, zu treffen ist.

Therapie. Die Präeklampsie/Eklampsie wird durch Senkung des erhöhten Blutdrucks behandelt (z. B. Dihydralazin, 5–10 mg langsam intravenös). Zur Kontrolle der eklamptischen Anfälle ist Magnesiumsulfat als Mittel der Wahl anzusehen. Die neurologischen Symptome bilden sich in der Mehrzahl der Fälle innerhalb von 2 Wochen komplett zurück. Gelegentlich können Residuen in Form von Sehstörungen oder einer Hemiparese persistieren. Die Veränderungen in der Bildgebung bilden sich ebenfalls passend zum klinischen Verlauf häufig zurück. Das Auftreten von intrazerebralen Blutungen bei der posterioren Leukenzephalopathie ist mit einer deutlich höheren Rate an Mortalität bzw. Residuen behaftet. Sowohl das Signalverhalten in der MRT als auch die Reversibilität sprechen für ein Ödem, welches aus einem Endothelschaden resultiert, der seinerseits durch eine bei raschem Blutdruckanstieg passive Überdehnung der Arteriolen bedingt ist.

■ Hypophyseninsuffizienz

Definition. Die akute Hypophyseninsuffizienz ist eine seltene, aber lebensbedrohliche Komplikation der Schwangerschaft.

Klinik. Durch Ischämie oder Blutung kann es besonders postpartal zu einer akuten Hypophyseninsuffizienz kommen *(Sheehan-Syndrom)*, die meistens den Hypophysenvorderlappen betrifft. Neben den hormonellen Veränderungen kann es durch eine raumfordernde Wirkung dieses akuten Geschehens zu Kopfschmerzen, Sehstörungen oder Okulomotoriusparesen kommen.

Diagnostik. Laborchemisch ist häufig eine Hyponatriämie festzustellen. Die Diagnose wird durch eine MRT gesichert, die in der Akutphase eine selläre Raumforderung ohne Kontrastmittelaufnahme zeigt.

Therapie. Um eine Addison-Krise zu vermeiden, müssen die Patientinnen sofort mit Kortison behandelt werden, gegebenenfalls sind andere Hormone zu substituieren bzw. Elektrolytstörungen zu korrigieren. Bei ausgeprägter oder progredienter neurologischer Symptomatik muss die Raumforderung durch einen transsphenoidalen Zugang neurochirurgisch entfernt werden.

Literatur

1. Aminoff MJ. Pregnancy and disorders of the nervous system. In: Aminoff MJ, ed. Neurology and General Medicine, 3rd edn. Churchill Livingstone; 2001:575–92.

2. Batocchi AP, Majolini L, Evoli A, Lino MM, Minisci C, Tonali P. Course and treatment of myasthenia gravis during pregnancy. Neurology. 1999;52:447–52.
3. Beriæ A. Peripheral Nerve Disorders in Pregnancy. In: Devinsky O, Feldmann E, Hainline B, eds. Neurological Complications in Pregnancy. New York: Raven Press; 1994:179–92.
4. Confavreux C, Vukusic S. Natural history of multiple sclerosis: implications for counselling and therapy. Curr Opin Neurol. 2002;15:257–66.
5. Daffertshofer M, Grips E, Dempfle CE, Hennerici M. Heparin in der Akutphase des ischämischen Schlaganfalls. Datenlage und klinische Relevanz. Nervenarzt. 2003;74:307–19.
6. Dias MS, Sekhar LN. Intracranial hemorrhage from aneurysms and arteriovenous malformations during pregnancy and puerperium. Neurosurgery. 1990;27:855–66.
7. Diener HC. Zerebrale Ischämie. In: Brandt T, Dichgans J, Diener HC, Hrsg. Therapie und Verlauf neurologischer Erkrankungen. Stuttgart: Kohlhammer; 1998:271–94.
8. Fast A, Shapiro D, Ducommun EJ, Freidmann LW, Bouklas T, Floman Y. Low back pain in pregnancy. Spine. 1987;12:368–71.
9. Fetter M. Intrazerebrale Blutungen. In: Brandt T, Dichgans J, Diener HC, Hrsg. Therapie und Verlauf neurologischer Erkrankungen. Stuttgart: Kohlhammer; 1998:295–307.
10. Fox MW, Harms RW, Davis DA. Selected neurological complications of pregnancy. Mayo Clin Proc. 1990;65:1595–618.
11. Hamann GF, Siebler M, von Scheidt W. Schlaganfall – Klinik, Diagnostik, Therapie. Interdisziplinäres Handbuch. Ecomed; 2002.
12. Hill EC. Maternal obstetric paralysis. Am J Obstet Gynecol. 1962;83:1452.
13. Hilsinger RL, Adour KK, Doty HE. Idiopathic facial paralysis, pregnancy and the menstrual cycle. Ann Otol Rhinol Laryngol. 1975;84:433–42.
14. Hinchey J, Chaves C, Appignani B, et al. A reversible posterior leukencephalopathy syndrome. N Engl J Med. 1996;334:494–500.
15. Holmes LB, Harvey EA, Coull BA, et al. The teratogenicity of anticonvulsant drugs. N Engl J Med. 2001;344:1132–8.
16. Kaaja E, Kaaja R, Matila R, Hiilesmaa V. Enzyme-inducing antiepileptic drugs in pregnancy and the risk of bleeding in the neonate. Neurology. 2002;58:549–53.
17. Kittner SJ, Stern BJ, Feeser BR, et al. Pregnancy and the risk of stroke. N Engl J Med. 1996;335:768–74.
18. La Ban MM, Perrin JCS, Latimer FR. Pregnancy and the herniated disc. Arch Phys Med Rehabil. 1983;64:319–21.
19. Lanska DJ, Kryscio RJ. Peripartum stroke and intracranial venous thrombosis in the National Hospital Discharge Survey. Obstet Gynecol. 1997;89:413–8.
20. Lee KA, Zaffke ME, Baratte-Beebe K. Restless legs syndrome and sleep disturbance during pregnancy: the role of folate and iron. J Womens Health Gend Based Med. 2001;10:335–41.
21. Pearson MG. Meralgia paresthetica: with reference to its occurrence in pregnancy. J Obst Gynaec Brit Emp. 1957;64:427.
22. Schwartz RB, Feske SK, DeGirolami U, et al. Preeclampsia-eclampsia: clinical and neuroradiographic correlates and insights into the pathogenesis of hypertensive encephalopathy. Radiology. 2000;217:371–6.
23. Silberstein SD. Headache and female hormones: what you need to know. Curr Opin Neurol. 2001;14:323–33.
24. Vermeulen M, Lindsay KW, van Gijn J. Subarachnoid hemorrhage. Philadelphia: WB Saunders; 1992.
25. Wand JS. Carpal tunnel syndrome in pregnancy. J Hand Surg. 1990;15:93.
26. Wiebers DO, Whisnant JP, Sundt TM, et al. The natural history of unruptured intracranial aneurysms. N Engl J Med. 1981;304:696–8.

22 Schwangerschaft, Postpartalzeit und seelische Störungen

P. Hoff, C. Hoff

Einführung

Besonderheiten. Da Schwangerschaft und Wochenbett in jeder Hinsicht für die Frau außergewöhnliche und emotional bedeutungsvolle Ereignisse sind, nimmt es nicht wunder, dass es häufig zu stärkeren Befindlichkeitsschwankungen kommt. Diese sind oft nur passager und nicht gravierend, können aber sehr wohl auch Vorboten einer ernsthaften und dringend behandlungsbedürftigen seelischen Störung sein. Dabei spielen die in der Schwangerschaft auftretenden Störungen mit Blick auf Häufigkeit und Ausprägungsgrad eine geringere Rolle als diejenigen, die sich im Wochenbett manifestieren, was im Einzelfall auch sehr schwere Erkrankungsverläufe noch während der Schwangerschaft nicht ausschließt. Grundsätzlich unterscheiden sich die im Zusammenhang mit der Schwangerschaft auftretenden seelischen Störungen zwar nicht kategorisch von vergleichbaren Störungen außerhalb dieser speziellen Lebenssituation, doch sind sie häufig in typischer Weise akzentuiert. Überdies sind in therapeutischer Hinsicht eine Reihe von Besonderheiten zu berücksichtigen.

Vorbemerkung zur modernen psychiatrischen Diagnostik. Diese ist kriteriengeleitet und arbeitet mit Entscheidungsbäumen („operationale Diagnostik"). Die beiden bekanntesten Beispiele für operationale Diagnosemanuale in der Psychiatrie sind die ICD-10 (International Classification of Diseases, 10. Version) der Weltgesundheitsorganisation WHO (WHO 1991) und das in den USA sowie generell im Bereich der psychiatrischen Forschung besonders weit verbreitete DSM-IV (Diagnostic and Statistical Manual of Mental Disorders, 4. Version) der amerikanischen psychiatrischen Vereinigung APA (APA 2000). Diese diagnostischen Systeme wollen implizite Vorannahmen über die Ätiologie der Erkrankung möglichst vermeiden und vor allem deskriptiv erfassbare Sachverhalte berücksichtigen. Mit Blick auf die in unserem Zusammenhang besonders wichtigen affektiven Störungen und hier wiederum auf die depressiven Erkrankungen bedeutet dies, dass von der früheren Einteilung in endogene, reaktive und neurotische Depressionen weitgehend Abstand genommen wird zugunsten einer Einteilung nach Schweregraden. Zur Erinnerung: Die über viele Jahrzehnte verbreitete klassische Einteilung affektiver Störungen unterschied die „körperlich begründbaren" affektiven Erkrankungen von den „endogenen" und diese wiederum von den „psychogenen". Als Orientierungsmarke ist diese Einteilung zwar nach wie vor von Bedeutung, doch wird sie aufgrund jüngerer Forschungsergebnisse nicht mehr als tatsächlich kategoriales Modell akzeptiert. Körperlich begründbare af-

fektive Störungen sind nach dieser Lesart solche, bei denen eine schädigende Noxe entweder bekannt oder sehr wahrscheinlich ist. Die endogenen affektiven Erkrankungen entsprechen im Wesentlichen dem Formenkreis der manisch-depressiven Erkrankung, bei der Phasen seelischer Gesundheit mit solchen schwer depressiver und auch manischer Stimmung abwechseln. Die reaktiven und sonstigen psychogenen Störungen hingegen haben ihre Wurzeln in aktuellen situativen Belastungen oder auch in weit zurückreichenden und verhärteten Konfliktkonstellationen, deren befriedigende Lösung der betreffenden Person nicht gelungen ist. Im letzteren Fall war lange Zeit der Begriff der „neurotischen Depression" üblich, der von der aktuellen psychiatrischen Diagnostik vor allem wegen seines umstrittenen theoretischen Hintergrundes gerne vermieden wird. So unterscheiden sowohl ICD-10 als auch DSM-IV – unabhängig vom Entstehungsmodus (!) – die leichte, die mittelgradige und die schwere depressive Episode. Diese zunächst sehr speziell psychiatrisch anmutende Debatte ist aber auch im jetzigen Kontext von Bedeutung, da ja gerade in Schwangerschaft und Wochenbett eine depressive Störung in aller Regel nicht auf *eine* Ursache zurückzuführen ist, sondern ihre Wurzeln in einem komplexen Zusammenspiel somatischer (z. B. endokrinologischer), „endogener" (z. B. familiäre Belastung) und reaktiver Momente (Einstellung zur Schwangerschaft, aktuelle Lebenssituation) hat. Die moderne psychiatrische Klassifikation nach Schweregraden kommt insoweit dem Gynäkologen bzw. Psychiater, der eine schwangere Patientin mit depressiver Störung behandelt, entgegen. Dessen ungeachtet stellt natürlich auch im Zeitalter des ICD-10 eine tragfähige Arzt-Patientinnen-Beziehung einen für die Qualität der Diagnostik und Therapie entscheidenden Faktor dar.

Leichtgradige Befindlichkeitsstörungen

Stimmungsschwankungen während der Schwangerschaft und vor allem postpartal sind in Anbetracht der besonderen Lebenssituation der Patientin eben so häufig wie verständlich. Es wäre völlig verfehlt und würde erheblich zur Verunsicherung der Patientin und ihres Umfelds beitragen, würde man jede leichte Befindlichkeitsstörung sogleich zu einem behandlungsbedürftigen Krankheitsbild erklären. Untersuchungen gehen davon aus, dass bei mehr als 70 % der schwangeren Frauen vereinzelt depressive Symptome zum Ausdruck kommen, wobei aber nur etwa jede siebte dieser Frauen die Kriterien einer behandlungsbedürftigen seelischen Störung erfüllt. Aber genau in dieser Grenzziehung liegt das

Problem: Was ist noch eine „normale" Stimmungsschwankung, und ab wann zeigt sich eine ernsthafte, möglicherweise sogar für Mutter und Kind gefährliche seelische Störung? Zur Erkennung dieser Grenze leistet die moderne psychiatrische Diagnostik gute Dienste, eben weil sie zuverlässiger und transparenter ist als ihre Vorläufer: Erfüllt der seelische Zustand einer Patientin zum Beispiel die Kriterien für eine „schwere depressive Episode ohne psychotische Symptome" nach ICD-10 (F32.2), dann spricht dies klar für eine unmittelbare Behandlungsbedürftigkeit. Doch darf der formalisierte diagnostische Prozess, wie oben erläutert, auch nicht überschätzt werden. Nach wie vor gilt: Das Vertrauensverhältnis zwischen Patientin und behandelndem Arzt ist einer der entscheidenden Faktoren bei der Erkennung, Bewertung und Behandlung seelischer Störungen in Schwangerschaft und Postpartalzeit.

Affektive Störungen

Bei den affektiven Störungen stehen zumeist die Auffälligkeiten von Affekt, Antrieb, Initiative, Psychomotorik und zahlreichen autonomen Funktionen, vor allem der Biorhythmen, im Vordergrund. Dies geht nahezu regelhaft mit Beeinträchtigungen kognitiver Funktionen – wie Konzentration, Aufmerksamkeit und formales Denken – einher. Zu den affektiven Störungen zählen in der ICD-10 die depressive (F32 und F33), die manische (F30) sowie die bipolare („manisch-depressive") Störung (F31), ferner die „anhaltenden affektiven Störungen" mit ihren beiden Unterformen der Dysthymie (F34.1; diese entspricht ungefähr der früheren „neurotischen Depression") und der Zyklothymia (F34.0). Außerdem gibt es depressiv und ängstlich getönte Anpassungsstörungen (F43.2), früher „depressive Reaktion" genannt, sowie depressive Syndrome im Rahmen verschiedener Typen von Persönlichkeitsstörungen und Suchterkrankungen. Selbstverständlich beobachtet man häufig das Phänomen der psychiatrischen Komorbidität, also etwa das parallele Bestehen eines schweren depressiven Syndroms, einer Alkoholabhängigkeit und einer narzisstischen Persönlichkeitsstörung. Die zeitliche und vor allem kausale Relation der unterschiedlichen Störungen untereinander kann im Einzelfall schwierig zu eruieren sein.

■ Schwangerschaft

Definition. Grundsätzlich ist zu unterscheiden zwischen solchen affektiven Störungen, die erstmals während der Schwangerschaft auftreten, und solchen, unter denen die Patientin bereits früher gelitten hat und die während der Schwangerschaft ein Rezidiv zeigen. Die Gefahr eines solchen Rezidivs ist nicht nur durch die besondere seelische und körperliche Situation während der Schwangerschaft gegeben, sondern auch dadurch, dass eine etablierte psychopharmakologische Behandlung – z. B. eine langjährige Phasenprophylaxe mit Lithiumsalzen – während einer Schwangerschaft abgesetzt wird. Prinzipiell können alle Arten von affektiven Störungen während der Schwangerschaft auftreten. Von besonderer praktischer Bedeutung sind aber die depressiven Syndrome, die deswegen im Folgenden näher erläutert werden. Hinsichtlich spezieller diagnostischer und therapeutischer Fragen, etwa bei manischen oder hirnorganisch beeinträchtigten Patientinnen, muss auf die psychiatrische Fachliteratur verwiesen werden.

Epidemiologie, Klinik. Eine groß angelegte englische Studie von Johanson et al. (2000) berichtet über eine Häufigkeit depressiver Syndrome in der Schwangerschaft von 10 %. Das klinische Erscheinungsbild kann dabei extrem unterschiedlich sein. Es beinhaltet neben den charakteristischen psychopathologischen Symptomen häufig auch eine ganze Reihe von körperlichen Beschwerden. Das psychopathologische Kardinalsymptom ist die herabgesetzte Stimmung, wobei dies nicht unbedingt Trauer im engeren Sinn bedeuten muss, sondern von den betroffenen Patientinnen oft auch mit den Begriffen „innere Leere", „Verzweiflung" und „Gleichgültigkeit" umschrieben wird. Die meisten Patientinnen beklagen den Verlust von Interesse und Freude, haben keinen Antrieb, müssen sich zu Alltäglichkeiten zwingen und fühlen sich schnell ermüdbar. Die Patientinnen leiden unter verminderter Konzentrationsfähigkeit und Aufmerksamkeit. Das Denken ist häufig gehemmt und/oder verlangsamt, oft dreht es sich in grüblerischer Weise im Kreis. Es dominieren negative Zukunftsperspektiven sowie das Gefühl der Hoffnungslosigkeit. Das Selbstwertgefühl ist reduziert bis aufgehoben. Die Patientinnen geben sich selbst die Schuld für Fehlentwicklungen, was bis hin zum Schuldwahn, ja zum nihilistischen Wahn der eigenen Nichtexistenz gehen kann. Dies führt häufig zu suizidalen Gedanken und auch zu Suizidhandlungen. Die Psychomotorik depressiver Menschen ist in der Regel auffällig. Dies kann allerdings ganz verschiedene Tönungen annehmen. Man kann im Groben die agitierte Depression, bei der Patientinnen unruhig, getrieben und klagsam sind (wobei oft gerade die *innere* Unruhe als besonders quälend erlebt wird), unterscheiden von der gehemmten Depression, die durch starken Rückzug, verminderten Antrieb und reduzierte bis aufgehobene Kommunikation (Extremfall: Mutismus und Stupor) charakterisiert ist. Alle Übergangs- und Mischbilder kommen vor. Depressive Menschen berichten häufig über Störungen im körperlichen Bereich, beispielsweise Appetitverlust, Libidoverlust, Schlafstörungen (vorwiegend in Form von frühem Erwachen), verschiedene Verdauungsbeschwerden, Kopfschmerzen, allgemeines Krankheitsgefühl. Sehr charakteristisch, wenn auch nicht beweisend für manche Unterformen depressiver Störungen, ist das „Morgentief", die regelhaft auftretende Erfahrung der Patientin, dass es ihr in den Morgen- und Vormittagsstunden seelisch wie körperlich besonders schlecht geht, wohingegen sich das Befinden nachmittags und abends leicht bessert, in seltenen Fällen auch bis zur Normalität.

In der Schwangerschaft wird die depressive Symptomatik regelhaft von **schwangerschaftstypischen Themen** beeinflusst, wenn nicht sogar dominiert. Oft sind dies Befürchtungen im Zusammenhang mit der bevorstehenden Mutterrolle, der Gesundheit des Kindes und der schwierigen Verbindung der beiden Bereiche „Mutterschaft" und „Berufstätigkeit", um nur einige zu nennen.

Eine besondere Rolle spielen depressive Zustandsbilder, die als **„Antwort" auf eine Fehl- oder Totgeburt** auftreten oder die sich nach einem Schwangerschaftsabbruch einstellen, vor allem wenn diese Erreignisse spät (nach der 12. Schwangerschaftswoche) auftreten oder vorgenommen werden. Diese typisch reaktiven depressiven Syndrome können schwerste Formen mit akuter Suizidalität annehmen. Die Entwicklung derartiger Zustandsbilder hängt neben dem Stadium der Schwangerschaft ganz wesentlich ab von der individuellen Vorgeschichte der Patientin, ihrer Einstellung zur Schwangerschaft und, ganz allgemein, ihrer persönlichen Wertewelt und konkreten Lebenssituation. In seltenen Fällen können sogar, vor allem wenn eine entsprechende psychiatrische Anamnese vorliegt, zusätzlich psychotische Symptome auftreten, etwa die unkorrigierbare Überzeugung von der eigenen Insuffizienz, Schuld oder Versündigung.

Diagnostik. Die nachfolgende Übersicht zeigt die Symptomkonstellation einer schweren depressiven Episode nach ICD-10.

▮ Übersicht ▮

F32.2: schwere depressive Episode ohne psychotische Symptome, nach ICD-10
In einer schweren depressiven Episode zeigt der Betreffende meist erhebliche Verzweiflung oder Agitiertheit, es sei denn, Hemmung ist ein führendes Symptom. Verlust des Selbstwertgefühls, Gefühle von Nutzlosigkeit oder Schuld sind meist vorherrschend, in besonders schweren Fällen besteht ein hohes Suizidrisiko.
Depressive Stimmung, Verlust von Interesse oder Freude und erhöhte Ermüdbarkeit müssen vorhanden sein. Zusätzlich müssen 4 oder mehr der folgenden Symptome vorhanden sein, von denen einige besonders ausgeprägt sein sollten:
• verminderte Konzentration und Aufmerksamkeit,
• vermindertes Selbstwertgefühl und Selbstvertrauen,
• Schuldgefühle und Gefühle von Wertlosigkeit,
• negative und pessimistische Zukunftsperspektiven
• Gedanken an oder erfolgte Selbstverletzung oder Suizidhandlungen,
• Schlafstörungen,
• verminderter Appetit.
(…) Die depressive Episode soll mindestens 2 Wochen andauern; wenn die Symptome jedoch besonders schwer sind und sehr rasch auftreten, kann es gerechtfertigt sein, die Diagnose nach weniger als 2 Wochen zu stellen. Es ist sehr unwahrscheinlich, dass ein Betroffener während einer schweren depressiven Episode in der Lage ist, soziale, häusliche und berufliche Aktivitäten fortzuführen, allenfalls teilweise oder sehr begrenzt.

Differenzialdiagnostik. Differenzialdiagnostisch ist bei in der Schwangerschaft auftretenden depressionsverdächtigen Symptomen in erster Linie an eine körperliche Verursachung zu denken. So können etwa Stoffwechselstörungen wie Diabetes mellitus oder Schild-

drüsenunter- bzw. -überfunktionen und Anämien Symptome hervorrufen, die von denen einer depressiven Störung zunächst kaum zu unterscheiden sind. Grundsätzlich können depressive Symptome natürlich auch in der Schwangerschaft Anzeichen für eine beginnende andere seelische Störung sein, z. B. einer psychotischen Erkrankung oder einer Angststörung.

Therapie. Grundsätzlich ruht die Therapie depressiver Störungen auf 3 Säulen: psychotherapeutische Intervention, medikamentöse Behandlung und Einbeziehung des unmittelbaren und weiteren Umfeldes. In der besonderen Situation der schwangeren Patientin – insbesondere bei der ersten Schwangerschaft – wird man zunächst versuchen, durch stützende, aber problemorientierte Gespräche Einblick in den Entstehungshintergrund eines depressiven Syndroms zu gewinnen. Allein dies wird bei manchen Patientinnen schon zu einer deutlichen Entlastung führen.

Ist eine **medikamentöse Therapie** indiziert, so gilt prinzipiell der Grundsatz, diese in der Schwangerschaft nur mit größtmöglicher Vorsicht und Zurückhaltung durchzuführen. Es handelt sich immer um eine Güterabwägung zwischen dem Risiko einer unbehandelt immer schwerer werdenden depressiven Störung und einer möglichen teratogenen Wirkung der eingesetzten antidepressiven Substanz. Im ersten Trimenon sollte eine medikamentöse Behandlung, wann immer möglich, ganz vermieden werden. **Trizyklische Antidepressiva** (TZA; etwa Amitriptylin, Doxepin, Imipramin) und die neueren **selektiven Serotoninwiederaufnahmehemmer** (SSRI; etwa Citalopram/Escitalopram, Fluoxetin, Paroxetin) können im zweiten und dritten Trimenon eingesetzt werden. Obwohl die meisten Studien keine Hinweise auf ein erhöhtes teratogenes Risiko ergeben haben, ist eine definitive Einschätzung nicht möglich. Generell wird empfohlen, die niedrigst mögliche Dosierung zu wählen. Sollte der Einsatz von **Neuroleptika** erforderlich werden, wie im Fall einer schweren psychotischen Depression, so empfiehlt sich die Gabe eines Butyrophenons (z. B. Haloperidol), da dies besonders geringe teratogene Wirkungen hat.

▌ Von großer Bedeutung ist es, ein Neuroleptikum, wenn immer möglich, etwa 2 Wochen vor der Geburt abzusetzen, da ansonsten beim Neugeborenen extrapyramidale Nebenwirkungen auftreten können, die im Einzelfall über Wochen persistieren.

Die Behandlung mit **Benzodiazepinen** in der Schwangerschaft ist problematisch. Insbesondere im ersten Trimenon sind sie ganz zu vermeiden, da ihre Verabreichung mit dem überzufällig häufigen Auftreten gravierender Fehlbildungen, einschließlich Spina bifida und Herzfehler, in Verbindung gebracht wurde. Da hier vermutlich eine deutliche Korrelation zwischen der Gesamtmenge der eingenommenen Benzodiazepine und der Fehlbildungswahrscheinlichkeit besteht, sollten Benzodiazepine, wenn sie wirklich unerlässlich sein sollten, so niedrig dosiert und nur so kurzfristig wie nötig verordnet werden. Auch hier ist es empfehlenswert,

Tab. 22.1 Biologische Behandlungsverfahren depressiver Störungen in Schwangerschaft und Stillzeit (modifiziert nach Juckel 2003)

Substanzklassen/Verfahren	Schwangerschaft	Stillperiode
Trizyklische Antidepressiva (TZA)	geringes teratogenes Risiko, Gabe im zweiten und dritten Trimenon in niedriger Dosierung möglich	trotz geringem Risiko für den Säugling Abstillen vorziehen, Gabe in niedriger Dosierung im Einzelfall möglich
Selektive Serotoninwiederaufnahmehemmer (SSRI)	geringes teratogenes Risiko, Gabe im zweiten und dritten Trimenon in niedriger Dosierung möglich	trotz geringem Risiko für den Säugling Abstillen vorziehen, Gabe in niedriger Dosierung im Einzelfall möglich
Neuroleptika	nach dem ersten Trimenon eher Butyrophenone als Phenothiazine oder Clozapin anwenden	sollten vermieden werden
Benzodiazepine	vor allem im ersten Trimenon vermeiden; wenn unerlässlich, so kurzfristig und so niedrig dosiert wie möglich	sollten vermieden werden
Elektrokrampftherapie (EKT)	sichere Methode	sichere Methode

die Behandlung mehrere Wochen vor dem Geburtstermin zu beenden. Die Neugeborenen von solchen Müttern, die längere Zeit und bis zur Geburt Benzodiazepine eingenommen haben, weisen häufig das Syndrom des „Floppy Infant" auf, das durch Trinkschwäche, fehlenden Saugreflex und einen allgemein reduzierten Muskeltonus charakterisiert ist. Die Gabe des Phasenprophylaktikums **Lithium** während der Schwangerschaft ist sehr problematisch, da in früheren Berichten die Fehlbildungsrate vor allem hinsichtlich der Ebstein-Anomalie etwa um den Faktor 20 erhöht gefunden wurde (d'Elia et al. 1987). Spätere Befunde und Metaanalysen ergaben ein zwar deutlich geringeres Risiko (Cohen et al. 1994), doch sollte nach wie vor eine Lithiumprophylaxe bei Frauen im gebärfähigen Alter nur unter zuverlässiger Kontrazeption durchgeführt werden. Nach Eintritt einer Schwangerschaft wird eine solche Behandlung erst recht nur nach strenger Abwägung des Pro und Kontra und nach sorgfältiger Aufklärung der Patientin fortgeführt oder gar neu begonnen werden. Es handelt sich also jedes Mal um ausgesprochen individuelle Situationsanalysen und Entscheidungen. Obwohl bezüglich der als Phasenprophylaktika eingesetzten **Antiepileptika** (vor allem Carbamazepin und Valproinsäure) die Datenlage bei weitem noch nicht so umfassend ist wie diejenige zum Lithium, sprechen die vorliegenden Befunde eher für als gegen eine teratogene Wirkung, insbesondere hinsichtlich möglicher Fehlbildungen des Neuralrohrs. Die Gabe beider Substanzen ist demzufolge nur im besonders begründeten Einzelfall und wiederum nur nach umfassender Aufklärung vertretbar (Lindhout u. Omtzigt 1992).

Im Fall schwerster, ansonsten therapierefraktärer depressiver Erkrankungen in der Schwangerschaft – also im Sinne einer Ultima Ratio – sollte die Applikation der **Elektrokrampftherapie** (EKT) erwogen werden. Zwar wird dies in jedem Einzelfall einer sorgfältigen Vorbereitung und Information von Patientin und Angehörigen bedürfen, doch ist festzuhalten, dass es sich bei der Elektrokrampftherapie – kundige Indikationsstellung und Anwendung vorausgesetzt – um eine für Mutter und Kind ungefährliche Behandlungsmethode handelt

(Abrams 1992). Selbstverständlich ist in einem solchen Fall die Überweisung der Patientin in ein entsprechend spezialisiertes Zentrum erforderlich.

Eine Übersicht über die verschiedenen biologischen Therapieoptionen bei der Schwangerschaftsdepression gibt Tabelle 22.1. Detaillierte Übersichten zur psychopharmakologischen Therapie in der Schwangerschaft finden sich unter anderem bei Hippius und Benkert (1996), Kapfhammer und Meller (2001) sowie bei Altshuler et al. (1996).

Prognose. Die Prognose depressiver und sonstiger affektiver Störungen in der Schwangerschaft unterscheidet sich nicht prinzipiell von derjenigen in anderen Lebensabschnitten. Vor allem ist sie von Fall zu Fall außerordentlich heterogen und reicht von der raschen und vollständigen Rückbildung einer leichten, nur fraglich „krankhaften" traurig-ängstlichen Verstimmung über eine schwere, wochenlang andauernde depressive Episode, die gleichwohl noch während der Schwangerschaft eine Restitutio ad integrum erfährt, bis hin zur chronifizierenden und mit dauerhafter Beeinträchtigung einhergehenden depressiven Erkrankung. Generell gilt, dass affektive Störungen bei den heute zur Verfügung stehenden differenzierten Behandlungsmöglichkeiten in der Regel gut auf die Therapie ansprechen. Voraussetzung ist, dass diese Behandlung auf einer umfassenden psychopathologischen Befunderhebung beruht sowie rechtzeitig eingeleitet und konsequent durchgeführt wird.

Betreuung während der Schwangerschaft. Die Betreuung der depressiven schwangeren Patientin sollte auf die spezifischen Sorgen und Befürchtungen eingehen. Wesentliches Ziel dabei ist, der Patientin einerseits durch klare Handlungskonzepte und Aufklärung über Natur und Behandelbarkeit der Störung Vertrauen und, soweit im Rahmen des depressiven Syndroms überhaupt möglich, Selbstsicherheit zu vermitteln, andererseits aber das Risiko und die Behandlungsbedürftigkeit vor allem bei ausgeprägt depressiven Bildern nicht zu verschweigen. Auch kritische Themen, vor allem die Frage nach suizidalen Ideen oder gar Plänen, müssen mit angemessener Zurückhaltung, aber letztlich offen angesprochen werden. Die immer noch anzutreffende Meinung, man könne einen depressiven Menschen durch die Frage nach Suizidalität erst „auf die Idee bringen", ist unbegründet. Es besteht ganz im Gegenteil eher das Risiko, eine suizidale Person erst recht in der typischen präsuizidalen Einengung des psychischen Feldes zu fixieren, wenn sie noch nicht einmal in der besonders geschützten Arzt-Patienten-Beziehung Gelegenheit bekommt, das quälende Thema zu erörtern.

■ Postpartalzeit

„Post-partum-Blues"

Definition. Der Post-partum-Blues beschreibt häufige und in der Regel selbstlimitierende kurzfristige depressive Zustände, die wenige Tage nach der Geburt beginnen und sich ebenfalls in wenigen Tagen wieder verlieren. Die unschöne deutschsprachige Bezeichnung „Heultage" ist mittlerweile in der Literatur weitgehend durch den englischen Begriff „Post-partum-Blues" ersetzt worden.

Epidemiologie. Je nach diagnostischen Kriterien wird die Häufigkeit dieser vorübergehenden Störung mit 25 % bis nahezu 75 % angegeben.

Ätiologie. Ätiologisch wird am ehesten ein Zusammenhang mit dem raschen Abfall der Spiegel der gonadalen Steroidhormone nach der Geburt vermutet. Es sind keine klaren Zusammenhänge des Post-partum-Blues mit lebenssituativen Faktoren nachgewiesen worden.

Klinik. Die Symptomatik ist gekennzeichnet von emotionaler Labilität, starkem Ansprechen auf emotionale Stimuli, gelegentlich auch Reizbarkeit. Ein durchgehendes und anhaltendes schwer depressives Erleben gehört hingegen nicht zu diesem Zustandsbild.

Therapie. Üblicherweise hört der labile emotionale Zustand nach einigen Tagen spontan auf. Eine Therapie, die über Zuwendung und stützende Gespräche hinausgeht, ist dann nicht erforderlich. Zu beachten ist allerdings, dass das Auftreten eines ausgeprägten Post-partum-Blues ein Risikofaktor ist für die Entwicklung einer schweren und behandlungsbedürftigen postpartalen Depression. Prolongierte Verläufe des Post-partum-Blues werden in etwa 20 % der Fälle beschrieben.

Zusammenfassend ist festzustellen, dass der Post-partum-Blues ein häufiges und in der Regel harmloses Störungsbild ist. Es wird auch die Meinung vertreten, dass es sich hierbei überhaupt nicht um eine seelische Störung, sondern um ein weitgehend normales, bei einzelnen Patientinnen unterschiedlich stark ausgeprägtes Durchgangsstadium handelt. Andererseits darf es auch nicht bagatellisiert oder ignoriert werden, weil dann die Entwicklung einer schwereren und sicher behandlungsbedürftigen depressiven Störung übersehen werden könnte.

Postpartale Depression

Epidemiologie. Dieses behandlungsbedürftige, mitunter sogar ausgesprochen schwer verlaufende Krankheitsbild tritt bei etwa 10–15 % aller Entbindungen auf. Es entwickelt sich in der Regel schleichend und weit weniger schnell als der Post-partum-Blues. Wochen- bzw. monatelange Entwicklungszeiten werden beobachtet. Auch der Verlauf des voll ausgeprägten Krankheitsbildes kann zwischen wenigen Wochen und mehr als einem Jahr schwanken.

Ätiologie. Ätiologisch wird, wie bei anderen depressiven Störungen auch, eine multifaktorielle Entstehung angenommen. Neben den hier besonders bedeutsamen hormonellen Faktoren spielen sonstige geburtsbedingte körperliche und seelische Einflüsse ebenso eine Rolle wie aktuelle Lebenssituation, allgemeine Einstellung zur Schwangerschaft und zum neugeborenen Kind, Persönlichkeit und weitere Lebensplanung. Eine Extremsituation für die betroffene Frau stellt der Verlust des Kindes unter oder kurz nach der Geburt dar, ein mit etwa 6 ‰ (geschätzte Häufigkeit für die Bundesrepublik Deutschland) nicht so seltenes Ereignis. Auch hier werden die Persönlichkeit der Patientin sowie die Stabilität ihrer sozialen Beziehungen, vor allem derjenigen zum Lebenspartner, eine entscheidende Rolle dafür spielen, ob ein solches schweres Trauma angemessen verarbeitet werden kann. Angemessen kann dabei durchaus bedeuten, dass sich ein vorübergehendes depressives Zustandsbild einstellt, welches aber im positiven Fall gerade nicht in eine gravierende und möglicherweise dauerhafte seelische Störung übergeht.

Klinik, Diagnostik. Vom klinischen Erscheinungsbild her können alle Typen depressiver Syndrome in der Postpartalzeit auftreten, angefangen von leichten reaktiv-depressiven Verstimmungen über ausgeprägte gehemmt oder agitiert depressive Syndrome bis hin zu schwersten Ausprägungen wie im Fall der wahnhaften Depression. Diesbezüglich gilt also das oben zur Schwangerschaftsdepression Gesagte. Natürlich bekommt die postpartale Depression, wie jede andere seelische Störung auch, ihr spezifisches Gepräge durch die Persönlichkeit und die Lebensumstände der betroffenen Person. Oft spielen Insuffizienzgefühle hinsichtlich der Versorgung des Neugeborenen eine Rolle, bis hin zur wahnhaften Überzeugung vom umfassenden und womöglich noch schuldhaften eigenen Versagen. Hier ist es dann kein weiter Weg mehr bis zu Suizidfantasien oder gar konkreten Suizidgedanken und -handlungen.

> Bei jeder depressiven Störung im Wochenbett sollte – auch bei einer primär nicht als ausgesprochen schwer imponierenden depressiven Symptomatik – eine sorgfältige Prüfung des Suizidalitätsrisikos erfolgen.

Therapie. Auch bei der Therapie gibt es keine prinzipiellen Unterschiede zu sonstigen depressiven Erkrankungen. Im Fall der medikamentösen Behandlungen ist zu bedenken, dass alle verabreichten Psychopharmaka mehr oder weniger intensiv in die Muttermilch übertreten, was ein im Einzelfall schwer einschätzbares Risiko für das neugeborene Kind darstellt. Abstillen ist für den Fall, dass eine medikamentöse Pharmakotherapie unabdingbar ist (etwa bei der psychotischen Depression), im Allgemeinen vorzuziehen. Auf jeden Fall muss die Patientin – auch dies eine Regel, die für jede psychiatrische Therapie gilt – über die jeweilige Nutzen-Risiko-Abwägung einer Behandlung bzw. Nichtbehandlung sorgfältig aufgeklärt werden. Diese Aufklärung ist klar zu dokumentieren. Auch bei der postpartalen Depression muss in sehr gravierenden Fällen eine Elektrokrampftherapie in Erwägung gezogen werden, zumal diese Behandlungsform das Abstillen (abgesehen von den Behandlungstagen selbst) nicht erzwingt.

Prognose. Hier gilt das Gleiche, was oben mit Blick auf die Schwangerschaftsdepression ausgeführt wurde.

Betreuung während der Postpartalzeit. In der emotional besonders dichten Postpartalzeit kommt der Vermittlung von sachlicher Information und dem Hinweis auf die Behandelbarkeit depressiver Störungen eine große Bedeutung zu. Dadurch kann vor allem den oft schweren Insuffizienz- und Schuldgefühlen der Patientinnen entgegengewirkt werden.

Psychotische Störungen

Definition. Psychosen sind schwerwiegende Erkrankungen, die alle seelischen Bereiche beeinträchtigen. Vor allem betrifft dies die kognitiven Funktionen, was klinisch als Aufmerksamkeits- und Konzentrationsstörung, als formale und inhaltliche Denkstörung (Wahn) sowie als Sinnestäuschung und Ich-Störung imponiert, sowie den affektiven Bereich, dessen psychotische Alteration klinisch als schwere Verunsicherung, Angst, Depressivität oder auch inadäquate Euphorie, Gereiztheit und Affektlabilität in Erscheinung treten kann. „Psychose" ist also nicht grundsätzlich verschieden von „affektiver Störung", sondern hat, im Gegenteil, im klinischen Bild einiges mit der affektiven Störung gemeinsam. Praktisch bedeutet dies – als Faustregel mit allerlei Ausnahmen –, dass bei psychotischen Störungen die Wahrnehmung und Bewertung der uns allen gemeinsamen Realität stärker gestört ist als bei affektiven Erkrankungen. Dies schließt nicht aus, dass auch bei schweren Verlaufsformen affektiver Störungen die Realitätskontrolle massiv gestört sein kann: So wird eine Patientin mit Wochenbettdepression im Fall eines depressiven Wahnes beispielsweise der unkorrigierbaren wahnhaften Überzeugung sein, eine von Grund auf schlechte Person, gar der Teufel zu sein, unerhörte Schuld auf sich geladen zu haben und, weil dies allen anderen Menschen längst bekannt sei, durch ihren Suizid (oder gar „erweiterten Suizid") die Umwelt von sich selbst „erlösen" zu müssen.

Betreuung. Wenn der behandelnde Gynäkologe weiß, dass eine Schwangere früher bereits psychotische Epi-

soden durchgemacht hat, etwa im Rahmen einer schizophrenen Erkrankung, so wird er besondere Vorsicht walten lassen, etwa durch verstärkte Einbeziehung des Partners oder durch ein verkürztes Intervall für Untersuchungen. Sehr sinnvoll wird es in einer solchen Situation oft sein, in Absprache mit der Patientin auch dann einen psychiatrischen Fachkollegen zu Rate zu ziehen, wenn noch keine psychopathologischen Auffälligkeiten bestehen. Wenn die Patientin Erfahrung mit psychotischen Symptomen und deren guter therapeutischer Beeinflussbarkeit hat, sollte der Gynäkologe nicht die Sorge haben, durch die frühzeitige Einbeziehung des Psychiaters die Patientin zu verunsichern oder gar zu provozieren. Im Gegensatz zu geläufigen Vorstellungen können viele Psychosepatienten nicht zuletzt aufgrund der heute flächendeckend angebotenen psychoedukativen Maßnahmen ihren Zustand im Vorfeld eines drohenden Rezidivs oder in einer potenziell kritischen Lebenssituation wie der Schwangerschaft sehr wohl zuverlässig einschätzen. Solche Personen erleben dann kompetente psychiatrische Unterstützung eben nicht als Bedrohung, sondern im günstigsten Fall als Hilfe zur Selbsthilfe. Schwieriger aber kann sich die Lage gestalten, wenn die Patientin noch nie seelische Störungen hatte und während der Schwangerschaft Erlebens- oder Verhaltensweisen auftreten, die für die Angehörigen oder den Gynäkologen den ernsthaften Verdacht auf eine schwere seelische Störung entstehen lassen. Hier kommt es auf eine tragfähige Arzt-Patientinnen-Beziehung an: Ist diese gegeben, wird der Arzt die Thematik offen ansprechen und allfällige Konsequenzen, etwa eine Überweisung an den Psychiater, mit der Patientin erörtern können. Ist sie hingegen nicht gegeben, besteht das Risiko, eine schwerwiegende Erkrankung zu verschleppen und dadurch im schlimmsten Fall einen wesentlich schwereren oder protrahierteren Verlauf zu generieren als er bei rechtzeitiger suffizienter Intervention eingetreten wäre.

■ Schwangerschaft

Epidemiologie, Ätiologie. Das erstmalige Auftreten einer psychotischen Störung während der Schwangerschaft ist selten. Häufiger hingegen exazerbieren vorbestehende psychotische Erkrankungen. Dies hängt zum einen eng mit der besonderen biologischen und seelischen Situation der Schwangeren zusammen, zum anderen spielt eine wegen der Gravidität vorgenommene Reduktion oder ein Absetzen einer regelmäßigen Psychopharmakotherapie eine wichtige Rolle.

Klinik, Diagnostik. Im Fall eines Rezidivs oder einer Exazerbation einer bereits vorbestehenden psychotischen Erkrankung wird das in der Schwangerschaft auftretende klinische Bild ähnlich demjenigen sein, das früher beobachtet wurde. Allenfalls wird sich eine besondere inhaltliche Note dadurch ergeben, dass die Themenbereiche „Schwangerschaft" und „Geburt" eine prominente Rolle spielen. Die Diagnostik sollte auch hier nach den erwähnten operationalen Kriterien von ICD-10 oder DSM-IV erfolgen. Als Beispiel zeigt die nachfolgende

Übersicht die charakteristischsten Symptome einer schizophrenen Psychose nach ICD-10. Zu bedenken ist aber, dass psychotische Episoden sowohl innerhalb als auch außerhalb des schizophrenen Formenkreises gerade im Umfeld von Schwangerschaft und Postpartalzeit zu sehr unterschiedlichen klinischen Erscheinungsbildern führen können. Die hier genannten Symptome dienen somit als Richtschnur und bedürfen im Einzelfall der fachärztlichen Differenzierung.

Übersicht

Kernsymptome der Schizophrenie, nach ICD-10 (F20)

- 1. Gedankenlautwerden, Gedankeneingebung oder Gedankenentzug, Gedankenausbreitung
- 2. Kontrollwahn, Beeinflussungswahn, Gefühl des Gemachten (deutlich bezogen auf Körper- oder Gliederbewegungen oder bestimmte Gedanken, Tätigkeiten oder Empfindungen), Wahnwahrnehmungen
- 3. kommentierende oder dialogische Stimmen, die über den Patienten und sein Verhalten sprechen, oder andere Stimmen, die aus einem Körperteil kommen
- 4. anhaltender, kulturell unangemessener und völlig unrealistischer Wahn (…)
- 5. anhaltende Halluzinationen jeder Sinnesmodalität, begleitet entweder von flüchtigen oder undeutlich ausgebildeten Wahngedanken ohne deutliche affektive Beteiligung oder begleitet von anhaltenden überwertigen Ideen oder täglich für Wochen oder Monate auftretend
- 6. Gedankenabreißen oder Einschiebungen in den Gedankenfluss, was zu Zerfahrenheit, Danebenreden oder Neologismen führt
- 7. katatone Symptome, wie Erregung, Haltungsstereotypien oder wächserne Biegsamkeit (Flexibilitas cerea), Negativismus, Mutismus und Stupor
- 8. „negative" Symptome, wie auffällige Apathie, Sprachverarmung, verflachte oder inadäquate Affekte (…) Verknüpfungsalgorithmus: Erforderlich für die Diagnose „Schizophrenie" ist mindestens ein eindeutiges Symptom (2 oder mehr, wenn weniger eindeutig) der (…) Gruppen 1–4 *oder* mindestens 2 Symptome der Gruppen 5–8. Diese Symptome müssen fast ständig während eines Monats oder länger deutlich vorhanden gewesen sein (…).

Therapie. Sie entspricht prinzipiell dem üblichen Vorgehen bei der Psychosenbehandlung, nämlich der möglichst individuell gestalteten Verbindung von Psychopharmakotherapie, sachlichen Informationen über die Erkrankung und den Umgang mit ihr („Psychoedukation"), stützenden, mitunter auch stärker biographie- und konfliktbezogenen psychotherapeutischen Gesprächen und schließlich, wenn von der Patientin gewünscht, der Einbeziehung ihres persönlichen und beruflichen Umfeldes (sozialpsychiatrische Interventionen). Die bereits mehrfach angesprochene besondere Vorsicht im Umgang mit Psychopharmaka in der Schwangerschaft ist selbstverständlich auch hier geboten, insbesondere im ersten Trimenon und kurz vor der Geburt. Die in Tabelle 22.**1** aufgeführten und im Text erläuterten Angaben über biologische Behandlungsverfahren bei depressiven Störungen gelten auch hier im Zusammenhang mit den Psychosen. Detaillierte Übersichten zur psychopharmakologischen Therapie in der Schwangerschaft finden sich, wie bereits erwähnt, etwa bei Hippius und Benkert (1996), Kapfhammer und Meller (2001) sowie Altshuler et al. (1996).

Prognose. Die Gesamtprognose wird allein durch ein Wiederauftreten einer psychotischen Erkrankung in der Schwangerschaft in der Regel nicht nachhaltig beeinflusst.

Betreuung während der Schwangerschaft. Genau wie im Fall gravierender depressiver Syndrome wird eine psychotische Ersterkrankung, aber auch ein Rezidiv die betroffene Schwangere nebst dem sozialen Umfeld massiv verunsichern. Vor allem bei solchen Frauen, die sich im Rahmen der Schwangerschaft ohnehin emotional labiler fühlen, muss diesem Umstand durch aktives Ansprechen und kontinuierliche Begleitung Rechnung getragen werden. Eine ausschließlich medikamentöse Behandlung ist nicht ausreichend. Für viele Frauen besonders wichtig ist die Aufklärung darüber, dass allein das Faktum einer psychotischen Erkrankung in der Schwangerschaft keinen Schaden für das Kind bedeuten muss, da es zuverlässige Behandlungsmöglichkeiten gibt.

■ Postpartalzeit

Epidemiologie, Ätiologie. Psychotische Störungen kurz nach der Geburt sind mit 1–2‰ zwar ebenfalls seltene, aber in der Regel gravierende, dringend behandlungsbedürftige und potenziell für Mutter und Kind gefährliche Ereignisse. Die Ätiologie ist auch hier multifaktoriell und umfasst neben reaktiven Faktoren (Lebenssituation, aktuelle Konflikte, Überlastung) genetische Aspekte (frühere psychotische Episoden, familiäre Belastung mit Psychosen) und hormonelle Faktoren, ohne dass diese im Einzelnen bekannt sind. Bei Primiparae ist die Inzidenz von psychotischen Störungen deutlich höher als bei Multiparae (Kendell et al. 1987). Auch hier gilt, dass das Erkrankungsrisiko deutlich höher ist, wenn die Patientin bereits früher an psychotischen Störungen im weitesten Sinne erkrankt war. Dies gilt besonders für bipolare affektive und schizoaffektive Störungen, wo Rezidivraten von bis zu 47% beschrieben sind; geringer sind diese Raten hingegen für Schizophrenien (bis zu 25%). Im Fall einer früheren postpartalen Psychose wird das Risiko einer erneuten Erkrankung mit 17% angegeben (McNeil 1986).

Klinik, Diagnostik. Das klinische Erscheinungsbild von postpartalen psychotischen Störungen, oft auch Wochenbettpsychosen genannt, kann außerordentlich unterschiedlich sein, hat aber oft das Gepräge einer schizoaffektiven Psychose: Häufig handelt es sich nämlich um sehr akute, „bunte" psychotische Zustandsbilder, bei denen sich affektive Symptome – wie manische Gehobenheit oder Gereiztheit, schwere Angst oder depressive Verzweiflung – mit „produktiv-psychotischen" Symptomen – wie Wahnideen, gelegentlich auch Halluzinationen auf akustischem („Stimmenhören") oder, seltener, optischem oder sonstigem Sinnesgebiet – verbinden. Die Inhalte des psychotischen Erlebens der Patientinnen sind zumeist eng verbunden mit den Themen der Schwangerschaft, der Geburt und der weiteren Entwicklung der Familie. Auch psychomotorische Symptome, wie Erregtheit oder Stupor, sind nicht selten, sodass sich klinisch das Bild einer katatonen Psychose bieten kann. Schwere psychotische Episoden in der Postpartalzeit bergen das Risiko, dass sich ängstlich-paranoid oder manisch getönte aggressive Impulse der Patientin gegen sich selbst (Suizidalität) oder gegen das Neugeborene (Infantizid) oder gegen beide („erweiterter Suizid", „Mitnahmesuizid") richten. Da es sich häufig um akute psychotische Bilder handelt, kann auch eine derartige drastische Zuspitzung rasch erfolgen. Patientinnen mit neu aufgetretener postpartaler Psychose sind daher grundsätzlich als psychiatrische Notfälle zu betrachten, bei denen, von Ausnahmen abgesehen, eine stationäre Aufnahme erforderlich ist.

Therapie. Therapeutisch gelten bei postpartalen Psychosen dieselben Grundsätze wie bei sonstigen Psychosen. Das produktiv psychotische Zustandsbild spricht zumeist gut und rasch auf eine neuroleptische Medikation an. Dabei können klassische Neuroleptika – wie Flupentixol, Haloperidol oder Perazin – ebenso zum Einsatz kommen wie die jüngeren atypischen Neuroleptika, etwa Amisulprid, Olanzapin oder Risperidon. Abstillen ist nötig, weil Neuroleptika und ihre Metaboliten in die Muttermilch übergehen, wobei zu manchen neueren Substanzen hierzu noch keine Daten vorliegen. Abgesehen von der pharmakologischen Seite wird die Patientin oft auch allein wegen ihres psychischen Befindens abstillen müssen.

Prognose. Der Verlauf postpartaler Psychosen kann, wie bei sonstigen psychotischen Störungen auch, sehr unterschiedlich sein. Im Allgemeinen handelt es sich aber um akute Psychosen, die eine gute therapeutische Beeinflussbarkeit und eine eher gute Langzeitprognose aufweisen. Sie führen mehrheitlich nicht zu der für eine Untergruppe schizophrener Erkrankungen typischen Ausbildung eines Residualsyndroms, in früherer Terminologie „schizophrener Defekt" genannt, das eine dauerhafte Persönlichkeitsänderung – vor allem im Sinne von Antriebs- und Initiativemangel, sozialem Rückzug und affektiver Verflachung – darstellt. Allerdings kommt es in über der Hälfte der Fälle früher oder später zu Rezidiven, die nicht unbedingt an eine neuerliche Schwangerschaft oder Geburt gekoppelt sein müssen. Auch der Übergang in chronische psychotische Verläufe kommt vor, ist aber selten. Diese Verlaufscharakteristika werden nach abgeklungener Wochenbettpsychose häufig Gegenstand von Beratungsgesprächen mit der Patientin und ihrem Partner sein, da für viele Frauen das Erleben einer psychotischen Dekompensation kurz nach der Geburt eines Kindes ein einschneidendes, dauerhaft belastendes und verunsicherndes Ereignis darstellt, vor allem wenn die Patientin zuvor noch nie eine seelische Störung hatte.

Betreuung während der Postpartalzeit. Hier entsteht ein oft nicht leicht zu lösender Konflikt: Auf der einen Seite führt die psychotische Symptomatik zu einer mehr oder weniger deutlichen Einschränkung der Handlungskompetenz der Mutter, sodass die Versorgung des Neugeborenen zu ihrer Entlastung teilweise oder ganz von Dritten übernommen wird, auf der anderen Seite besteht eine zentrale Angst der psychisch erkrankten Mutter häufig gerade darin, zu versagen, der neuen Rolle nicht gewachsen zu sein, ständig Hilfe zu brauchen. Hier kann sich schnell ein Teufelskreis entwickeln, der zur Verschärfung der schon allein durch die Erkrankung angespannten Situation beiträgt. Die Kunst im therapeutischen Umgang mit diesen Patientinnen liegt darin, eine Balance zwischen den genannten widerstreitenden Interessen und Werten zu finden und der Patientin zu vermitteln. Wegen der Akuität psychotischer Zustandsbilder in der Postpartalzeit und der damit gegebenen raschen Fluktuationen des psychopathologischen Befundes muss diese Balance regelmäßig überprüft werden. Bei schweren psychotischen Erkrankungen wird dies regelhaft im ambulanten Bereich nicht möglich sein.

Sucht

Epidemiologie. Alkohol-, Drogen- und Medikamentenmissbrauch bzw. die jeweilige Abhängigkeitserkrankung sind häufige (und immer häufiger werdende) Störungen. Aus diesem Grund wird auch der Frauenarzt regelhaft mit Fragen des Umgangs mit suchtassoziierten Problemen in Schwangerschaft und Postpartalzeit konfrontiert. Bei schweren Süchten, insbesondere Polytoxikomanie, kommt es neben dem tragfähigen Vertrauensverhältnis zwischen Patientin und Behandler/-in entscheidend auf die Vernetzung der verschiedenen Personen und Institutionen an, die in einer solchen Situation involviert sind, vor allem Hausarzt, Fachärzte (Frauenheilkunde und Psychiatrie), Klinik, Sozialamt, Jugendamt.

Alkoholabhängigkeit. Generell führt eine vor und während der Schwangerschaft bestehende Suchterkrankung zu einem erheblich erhöhten Risiko für Mutter und Kind. Dies bezieht sich auf Fehlbildungen einerseits sowie auf zahlreiche Schwangerschafts- und Geburtskomplikationen andererseits. Bei Schwangeren mit einem regelmäßigen Alkoholkonsum tritt bei etwa 2,5 % der Feten bzw. Neugeborenen eine toxische Schädigung auf (Alkoholembryopathie, fetales Alkoholsyndrom; Abel 1984). Das fetale Alkoholsyndrom kann neben einem verlangsamten Wachstum auch zu zentralnervösen Störungen, einschließlich gravierenden Lernbehinderungen, und zu einer ganzen Reihe von morphologischen Auffälligkeiten, vor allem in der Ausbildung des Gesichtsschädels, führen. Aber auch unterhalb dieses Störungslevels werden – etwa 4-mal so häufig wie das fetale Alkoholsyndrom selbst – zahlreiche körperliche und psychische Alkoholfolgen bei Kindern beschrieben, deren Mütter in der Schwangerschaft Alkohol missbräuchlich einsetzten (Coles et al. 1987). Dies wird deswegen hier erwähnt, weil es als starkes Argument im Gespräch mit der alkoholgefährdeten Schwangeren eingesetzt werden kann. Ansonsten gelten im Umgang mit der schwangeren Alkoholabhängigen die gleichen Regeln wie außerhalb einer Schwangerschaft. Das abrupte Stoppen eines massiven Alkoholkonsums bei Bekanntwerden einer Schwangerschaft kann zu schweren Entzugserscheinungen bis hin zu einem Entzugsdelir führen.

Opiat- und Benzodiazepinabhängigkeit. Im Fall der opiatabhängigen Mutter sind vor allem die einige Stunden bis wenige Tage post partum auftretenden Entzugssyndrome beim Neugeborenen zu erwähnen. Sie reichen von leichter Unruhe über starkes Schreien und Weinen bis hin zu massiven Problemen bei der Ernährung, epileptischen Anfällen und sogar Störungen der Atmungsregulation. Auch bei Müttern mit schwerer Benzodiazepinabhängigkeit werden entsprechende Entzugssyndrome bei den Neugeborenen beobachtet.

Polytoxikomanie. Vor allem bei polytoxikomanen Schwangeren mit dem in der Regel desolaten sozialen Umfeld wird man sich für die Fortführung bzw. den Neubeginn einer Substitutionsbehandlung mit Methadon oder Buprenorphin entscheiden. Dies führt zwar nicht zur Drogenabstinenz, die in solchen Situationen realistischerweise ohnehin nicht erreicht werden kann, schafft aber allein schon über die regelmäßigen Kontakte zum substituierenden Arzt immerhin ein Mindestmaß an Kontrolle über die medizinische und psychosoziale Lage der Patientin.

Grundsätzlich ist es empfehlenswert, bei schwangeren Patientinnen, die eine ausgeprägte Suchterkrankung haben, einen **psychiatrischen Facharzt** hinzuzuziehen, um das therapeutische Procedere zu planen.

Sonstige Erkrankungen

Selbstverständlich werden auch alle anderen, hier nicht im Einzelnen erörterten seelischen Störungen, unter denen eine Patientin auch schon früher litt, mit in die Schwangerschaft „hineingenommen" und erfahren durch sie oft eine besondere Prägung. Dies gilt etwa für Persönlichkeitsstörungen (ICD-10: F6), für Angst-, Zwangs-, dissoziative und somatoforme Störungen (früher meist unter dem Überbegriff der „neurotischen Störungen" zusammengefasst; ICD-10: F4) und für die verschiedenen Anpassungsstörungen (ICD-10: F43). Allerdings ergeben sich hier durch die Schwangerschaft und die Postpartalzeit in der Regel keine so gravierenden Abweichungen in der Diagnostik und Therapie, dass eine eigene Darstellung nötig wäre. Die oben mit Blick auf die beiden großen Krankheitsgruppen der affektiven und psychotischen Störungen dargelegten allgemeinen Richtlinien für den Umgang mit psychopathologischen Auffälligkeiten in Schwangerschaft und Postpartalzeit gelten auch hier.

Besonderer Erwähnung bedarf hingegen ein spezieller Aspekt, nämlich die **Bedeutung kindlichen sexuellen und sonstigen Missbrauchs** auf den späteren Verlauf von Schwangerschaft und Mutterschaft bei der traumatisierten Patientin. Das Wissen um (früh-)kindliche Traumatisierungen und deren Auswirkungen auf die

biographische Entwicklung schlechthin, im Besonderen aber auf die Genese gravierender seelischer Störungen wie der Borderline-Persönlichkeitsstörung (ICD-10: F60.31) hat sich in den vergangenen Jahren stark erweitert. Sowohl durch Schwangerschaft und Geburt selbst als auch durch geburtshilfliche ärztliche Maßnahmen können Missbrauchserfahrungen reaktualisiert werden, selbst wenn sie zuvor durch eine Amnesie der Patientin über Jahre nicht bewusst zugänglich waren. Klinisch werden im Einzelfall neben depressiven und ängstlichen Zustandsbildern alle Symptome einer posttraumatischen Belastungsstörung (PTSD) beobachtet, deren Schweregrad eine stationäre psychiatrische Behandlung erforderlich machen kann. Unabhängig vom Ausprägungsgrad des Problems gilt, dass die Frage nach früheren sexuellen oder sonstigen Gewalterfahrungen immer Bestandteil einer sorgfältigen geburtshilflichen Anamneseerhebung sein muss. Einen umfassenden Überblick über die gesamte Thematik geben Leeners et al. (2003).

Schlussbemerkung

Psychische Störungen in der Schwangerschaft und in der Postpartalzeit sind stets eine diagnostische und therapeutische Herausforderung – auch mit Blick auf die häufig geforderte interdisziplinäre Zusammenarbeit zwischen Gynäkologie und Psychiatrie. Letztere ist weder selbstverständlich noch einfach: Mancher Gynäkologe und manche Gynäkologin wird trotz guter Gründe zögern, einer Patientin die Konsultation eines Psychiaters zu empfehlen. Auch könnte die Patientin einen solchen Rat dezidiert zurückweisen, obwohl er berechtigt oder gar dringend ist. Hier sind auf allen Seiten sachliche Information und Abwägung nötig: Eine voreilige „Psychiatrisierung" einer leichten Stimmungsschwankung kann selbstverständlich nachteilig sein; aber – und hier dürfte eindeutig das größere Risiko für die betroffene Patientin und ihr Kind liegen – die zu späte oder ganz versäumte Erkennung einer behandlungsbedürftigen seelischen Störung wirkt sich immer gravierend und mitunter sogar fatal aus. Die Abwägung der verschiedenen Handlungsalternativen in den im Alltag nicht seltenen Zweifelsfällen gehört zu den besonders schwierigen und verantwortungsvollen Aufgaben bei der ärztlichen Betreuung Schwangerer.

Literatur

1. Abel E. Fetal alcohol syndrome and fetal alcohol effects. New York: Plenum; 1984.
2. Abrams R. Electroconvulsive Therapy, 2nd edn. Oxford, New York, Melbourne: Oxford University Press; 1992.
3. Altshuler LL, Cohen L, Szuba MP, et al. Pharmacological management of psychiatric illness during pregnancy: dilemmas and guidelines. Am J Psychiatry. 1996;153:592–606.
4. APA (American Psychiatric Association). Diagnostic and statistical manual of mental disorders, 4th edn (DSM-IV-TR). Washington: APA; 2000 (deutsch: Göttingen: Hogrefe; 2003).
5. Appleby L, Mortensen PB, Faragher EB. Suicide and other causes of mortality after post-partum psychiatric admission. Br J Psychiatry. 1998;173:209–11.

6. Bagedahl-Strindlund M, Monsen Borjesson K. Postnatal depression: a hidden illness. Acta Psychiatr Scand. 1998;98:272–5.

7. Brockington I. Motherhood and mental health. Oxford, New York, Tokyo: Oxford University Press; 1996.

8. Cohen LS, Friedman JM, Jefferson JW, Johnson EM, Weiner ML. A reevaluation of risk of in utero exposure to Lithium. JAMA. 1994;271:146–50.

9. Coles C, Smith I, Lancaster J, Falek A. Persistence over the first month of neurobehavioral alterations in infants exposed to alcohol prenatally. Infant Behavior and Development. 1987;10:23–37.

10. D'Elia J, Katz JR, Simpsons GM. Teratogenicity of psychotherapeutic medications. Psychopharmacol Bull. 1987;23:531–85.

11. Herz E, Thoma M, Umek W, et al. Nicht-pychotische postpartale Depressionen. Geburtsh Frauenheilk. 1997;57:282–8.

12. Hippius H, Benkert O. Psychiatrische Pharmakotherapie, 6. Aufl. Berlin, Heidelberg, New York: Springer; 1996.

13. Johanson R, Chapman G, Murray D, Johnson I, Cox J. The North Staffordshire Maternity Hospital prospective study of pregnancy-associated depression. J Psychosom Obstet Gynecol. 2000;21:93–7.

14. Jones I, Craddock N. Familiality of the puerperal trigger in bipolar disorder: Results of a family study. Am J Psychiatry. 2001;158:913–7.

15. Juckel G. Depressive Störungen im Rahmen des weiblichen Zyklus und der Schwangerschaft. In: Hegerl U, Hoff P, Hrsg. Depressionsbehandlung unter komplizierenden Bedingungen. Komorbidität, Multimedikation, Geriatrische Patienten. Bremen, London, Boston: Uni-Med; 2003:76–88.

16. Kapfhammer HP, Meller I. Psychopharmakotherapie in Schwangerschaft und Stillzeit. In: Riecher-Rössler A, Frauen in Psychiatrie und Psychotherapie. Basel: Karger; 2001:183–219.

17. Kendell RE, Chalmers JC, Platz C. Epidemiology of puerperal psychoses. Br J Psychiatry. 1987;150:662–73.

18. Kornstein SG, Clayton AH, eds. Women's mental health. A comprehensive textbook. New York, London: Guilford Press; 2002.

19. Kurstjens S, Wolke D. Postnatale und später auftretende Depressionen bei Müttern: Prävalenz und Zusammenhänge mit obstetrischen, soziodemographischen sowie psychosozialen Faktoren. Z Klin Psychol Psychother. 2001;30:33–41.

20. Leeners B, Richter-Appelt H, Schönfeld K, Neumaier-Wager P, Görres G, Rath W. Schwangerschaft und Mutterschaft nach sexuellen Missbrauchserfahrungen im Kindesalter. Dt Ärztebl. 2003;100:715–9.

21. Lindhout D, Omtzigt JGC. Pregnancy and the risk of teratogenicity. Epilepsia. 1992;33(Suppl 4):41–8.

22. McNeil TF. A prospective study of postpartum psychoses in a high-risk group: 1. Clinical characteristics of the current postpartum episodes. Acta Psychiatr Scand. 1986;74:205–16.

23. Miller LJ, ed Postpartum mood disorders. Washington: American Psychiatric Press; 1999.

24. O'Hara MW, Swain A. Rates and risk of postpartum depression – a meta-analysis. Int Rev Psychiatry. 1996;8:37–54.

25. Riecher-Rössler A. Psychische Störungen und Erkrankungen nach der Entbindung. Fortschr Neurol Psychiatr. 1997;65:97–107.

26. Righetti-Veltema M, Conne-Perreard E, Bousquet A, Manzano J. Risk factors and predictive signs of post partum depression. J Affect Disord. 1998;49:167–80.

27. Robling SA, Paykel ES, Dunn VJ, Abbott R, Katona C. Long-term outcome of severe puerperal psychiatric illness: a 23 year follow-up study. Psychol Med. 2000;30:1263–71.

28. Rohde A. Psychiatrische Erkrankungen in der Schwangerschaft und im Wochenbett. Gynäkologe. 2001;34:315–23.

29. Rohde A, Marneros A. Zur Prognose der Wochenbettpsychosen: Verlauf und Ausgang nach durchschnittlich 26 Jahren. Nervenarzt. 1993;64:175–80.

30. WHO (World Health Organisation). Tenth Revision of the International Classification of Diseases, Chapter V (F): Mental and behavioural disorders (including disorders of psychological development). Clinical descriptions and diagnostic guidelines. Geneva: WHO; 1991 (deutsch: Bern, Göttingen, Toronto: Huber; 1991).

31. Wisner KL, Perel JM, Findling RL. Antidepressant treatment during breast-feeding. Am J Psychiatry. 1996;153:1132–7.

23 Auge und Schwangerschaft

N. Schrage

Ursachen von Veränderungen des Auges während der Schwangerschaft

Die Veränderungen des Auges während der Schwangerschaft beruhen auf Umstellungen im hormonellen und metabolischen System der Mutter. Es gibt verschiedene Einflüsse auf die Mutter, die sich in schwerwiegenden Änderungen des Auges niederschlagen können. Dies sind Vorerkrankungen, insbesondere chronischer Hypertonus, Diabetes mellitus, Nierenerkrankungen, endokrinologische Erkrankungen und präexistente Augenkrankheiten. Augenmedikationen, die während der Schwangerschaft gegeben werden, sind sehr oft in ihrer Wirkung auf die Frucht nicht erforscht (siehe unten), weiterhin sind perinatal aufgrund adrenerger oder parasympathotoner Angriffsorte der Medikamente Veränderungen der Atemaktivität wie auch des postpartalen Tonus des Kindes und die Wehenaktivität der Mutter beeinflusst.

> Insbesondere können auch die normalen ophthalmologischen Untersuchungsmaßnahmen mit Mydriasis, z. B. mit Neosynephrine oder Adrenalin, zu Komplikationen in der Schwangerschaft führen.

Die Beachtung verschiedenster pharmazeutischer Hinweise zur Schwangerschaft und zur Applikation von Medikamenten werden als bekannt vorausgesetzt, und es wird nur bei spezifischen Medikationen der Augenheilkunde auf diese eingegangen.

Schwangerschaft und gesundes Sehorgan

Typische Veränderungen finden sich bei vielen Schwangeren und führen häufiger zur Verunsicherung, die durch ein informatives Gespräch über die Harmlosigkeit der Symptome geklärt werden kann.

Chloasma gravidarum. Zu diesen Veränderungen gehört das Chloasma gravidarum mit einer vermehrten Pigmentierung im Gesichtsbereich, insbesondere auch an den Lidern in bis zu 75% aller Fälle, vermutlich durch einen Anstieg des Spiegels des hypophysären MSH (melanozytenstimulierendes Hormon) verursacht.

Lidödeme. Häufig sind auch Ödeme im Bereich des Gesichts, verursacht durch die allgemeine Wassereinlagerung. Diese Ödeme manifestieren sich insbesondere in Form von Lid- und Periorbitalödemen. Eine exzessive

Zunahme solcher Ödeme zeigt den Beginn einer Präeklampsie an (vgl. Kapitel 7).

Heterophorie. Durch die Schwangerschaft kommt es zu einer stärkeren Erschöpfung, sodass sich ein latentes Schielen (Heterophorie), welches bei 70–80% der Menschen nachweisbar ist, bemerkbar machen kann. Hier imponieren insbesondere Konvergenz- und Abduktionsschwäche in der Frühschwangerschaft, wie auch Akkommodationsstörungen.

Kontaktlinsenunverträglichkeit. Einlagerungen von Wasser unter Verminderung der ekkrinen Tränenproduktion führen in der Schwangerschaft häufig zu einer Kontaktlinsenunverträglichkeit, die nach Ende der Schwangerschaft reversibel ist.

Refraktionsänderungen. Weiterhin führen solche hormonell bedingten Einlagerungen von Wasser in das optische System des Auges zu Veränderungen der Brillenwerte durch passagere Linsenquellungen, Ödeme der Hornhaut und Einlagerungen in die Sklera. Eine Verschiebung zu kurzsichtigeren Werten von etwa 0,8–1 Dioptrie ist ein häufiges (12%) Phänomen in der Schwangerschaft, welches vollständig reversibel ist (Pizzarello 2003). Insbesondere refraktive chirurgische Maßnahmen sollten daher nicht im Verlauf oder bei geplanter Schwangerschaft durchgeführt werden. Hier sind durch Regression und Wundheilungsstörungen spätere Fehlsichtigkeiten in 60% der Fälle und diskrete Hornhautnarben (Haze) in 80% der Fälle als Komplikationen beschrieben (Sharif 1997). Dies bedingt auch gewisse Instabilitäten in der Brechkraft von Hornhaut und Linsen bei Zustand nach excimerchirurgischem Vorgehen oder Hornhauttransplantationen.

Gefäßveränderungen. Weiterhin sind Gefäßveränderungen nachweisbar, die biomikroskopisch mit einer körnigen Strömung der Blutsäule auf der Bindehaut und einer passageren tonischen Engstellung der Arteriolen der Netzhaut imponieren. Diese Engstellungen können Vorläufer der Eklampsie sein. Es wurden allerdings auch asymptomatische Cotton-Wool-Herde der Netzhaut beschrieben (Remky u. Arend 2000; vgl. Kapitel 7).

Gesichtsfeldeinschränkungen. In der Schwangerschaft können Gesichtsfeldausfälle in der statischen Schwellenwertperimetrie gefunden werden. Diese werden auf passagere Schwellungen der Hypophyse zurückgeführt, welche auf das Chiasma drückt. Diese Veränderungen müssen unbedingt engmaschig, bei Progression wöchentlich, kontrolliert werden, um einen schweren Sehnervenschaden zu verhüten, sind aber nach der Geburt meist schnell regredient, doch darf ein Prolaktinom nicht übersehen werden (Cruysberg u. Deutman 1982). Gegebenenfalls ist hier eine neurochirurgische Intervention notwendig.

> Alle diese Erscheinungen sind zunächst unter Kontrolle als „normale" reversible Begleiterscheinungen der Schwangerschaft anzusehen. Es besteht kein Grund für eine Beunruhigung der Schwangeren, jedoch sollten die Symptome der Gefäßveränderungen und Gesichtsfeldeinschränkungen zu einer engmaschigen Kontrolle führen.

Prädispositionen für Augenveränderungen während der Schwangerschaft

■ Allgemeinerkrankungen

Diabetes mellitus (vgl. Kapitel 19). Ein bestehender Diabetes mellitus (typischerweise Typ 1, aber auch Typ 2) oder ein Maturity-Onset-Diabetes hat eine Prävalenz von 0,2–1% aller Schwangeren und stellt vorwiegend bei einer vorbestehenden präproliferativen oder proliferativen Retinopathie ein Risiko für eine Verschlechterung dar. Durch die Stoffwechselveränderungen mit Umstellung der hormonellen Situation, Wassereinlagerung und Stoffwechselveränderungen unter Gestageneinfluss in der Frühphase der Schwangerschaft können diabetische Retinopathien exazerbieren. Hier gilt die Empfehlung, dass eine Schwangere mit Diabetes zu Beginn der Vorsorge durch den Augenarzt untersucht werden sollte, um eine diabetische Retinopathie zu erkennen und deren Verschlechterung während der gesamten Schwangerschaft zu behandeln. Engmaschige Kontrollen des Augenhintergrundes in Zeitabständen von 3–6 Wochen sollten im Fall einer präproliferativen oder schwereren Form der diabetischen Retinopathie durchgeführt werden. Die Indikation zur Laserkoagulation sollte eher früh gestellt werden, damit eine typische Verschlechterung unbedingt schnell behoben wird. Ein während der Schwangerschaft auftretender Diabetes (Gestationsdiabetes) führte nach den bisherigen Studien nie zu einer diabetischen Retinopathie (Puza u. Malee 1996). Dies hängt mit der Dauer der Gefäßerkrankung zusammen, die typischerweise beim Gestationsdiabetes nur kurz anhält. Ein ophthalmologisches Konsil bei einem Gestationsdiabetes ohne weitere Vorerkrankung ist daher wenig sinnvoll und verunsichert die Schwangeren unnötig.

Präeklampsie – Hypertonie. Eine einsetzende Präeklampsie mit deutlichem Blutdruckanstieg nach der 24. Schwangerschaftswoche ist typischerweise, je nach Schweregrad, mit akuten ischämischen Symptomen der Netzhaut vergesellschaftet. Die initialen Gefäßspasmen, die sich als fokale Verengungen der retinalen Arteriolen darstellen (32%), gehen bei schwererem Verlauf mit ei-

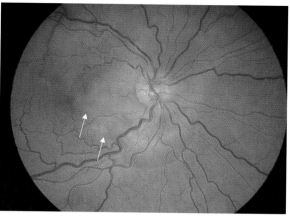

Abb. 23.1 Fundus hypertonicus Grad III mit Stauungspapille und exsudative zentrale Netzhautablösung mit deutlich sichtbarer subretinaler Flüssigkeit bei einer schweren Eklampsie. Die Arterien sind deutlich enggestellt (Kupferdrahtarterien), und feine, weiche Exsudate finden sich in der temporalen unteren Gefäßstraße. Die Sehkraft war auf beiden Augen auf <30% eingeschränkt und erholte sich nach der Sektio in der 32. Schwangerschaftswoche auf 100%.

nem Fundus hypertonicus Grad III (10%) mit Cotton-Wool-Herden bis hin zu einem Fundus hypertonicus Grad IV mit Papillenödem, exsudativen retinalen Komplikationen und schwerer akuter Visusminderung bis hin zur Amaurose (6%) einher (Abb. 23.1). Die Augenhintergrunduntersuchung kann hier bei der Abklärung hilfreich eingesetzt werden, wobei ein negativer Fundusbefund eine Präeklampsie nicht ausschließt; 50% der Präeklampsiepatientinnen sind ohne retinale Symptome. Eine Therapie der Präeklampsie, unter anderem mit Antihypertensiva, kann in bis zu 60% der Fälle die durch Exsudation veränderte Netzhaut wieder normalisieren, es sind aber auch in bis zu 20% der Fälle bleibende Visusminderungen beschrieben (Riss et al. 1983).

Hypophysentumoren sind in der Schwangerschaft eher selten, können aber, wenn sie bereits vor der Schwangerschaft vorhanden waren, deutlich progredient werden. In der Schwangerschaft entwickeln sich selten Prolaktinome oder hypophysäre lymphozytäre Entzündungen. Diese sind post partum meist rückläufig. Die Gesichtsfeldausfälle einer einfachen Hypophysenschwellung unter vermehrter Hypophysenaktivität sind in der Regel kaum nachweisbar. Diese Schwellungen der Hypophyse gehen im Allgemeinen mit einer massiven Steigerung der Produktion von Prolaktin, aber auch von LH (luteinisierendes Hormon), einher. Fortschreitende Gesichtsfeldausfälle machen eine neurochirurgische Intervention notwendig. Die Abklärung erfolgt mittels wiederholter Goldmann-Perimetrien monokular mit den Marken III/4, I/4 und – wenn möglich – auch lichtschwächeren kleinen Marken. Besondere Bedeutung kommt der Perimetrie bei horizontalen Ausfällen zu.

Wichtig ist die Abklärung mittels kranialer Feinschicht-computertomographie, besser jedoch mittels Magnetresonanztomographie, um die sellären Strukturen und deren Beziehung zu Chiasma und Tractus opticus zu klären. Vergleichsaufnahmen können Größenänderungen eindeutig identifizieren. Die Prognose eines frühzeitig diagnostizierten Gesichtsfeldausfalls nach neurochirurgischer Resektion von Adenomen der Hypophyse ist in Bezug auf eine Wiederherstellung des Gesichtsfeldes gut.

■ Augenerkrankungen

Starke Kurzsichtigkeit. Eine starke Kurzsichtigkeit mit peripheren Netzhautdegenerationen wird immer wieder angeschuldigt, unter der Geburt zur Netzhautablösung zu führen. Dies ist bei der Pathophysiologie der Netzhautablösung äußerst unwahrscheinlich. Als kurze Erklärung hierzu ist zu erwähnen, dass das Auge hydrostatisch über einen Bereich von 6–260 mmHg mechanisch stabil ist. Eine gravierende Druckänderung, z. B. durch Presswehen, führt zu einer hydrostatischen Druckerhöhung, aber nicht zu einer Bewegung zwischen Netzhaut und der unterliegenden Aderhaut bzw. einem Glaskörperzug an der Netzhaut. Eine über das normale Maß der bei Myopie gefundenen Rate an Netzhautablösungen unter vaginalen Geburten hinausgehende Zahl ist in der Literatur nicht beschrieben. Es finden sich allerdings unter Presswehen bei hoher Myopie mit Werten von mehr als –10 Dioptrien in etwa 10 % der Fälle Netzhautblutungen und fokale Makulaödeme als Folge der besonderen Schwäche des Gefäßsystems der Choroidea und der Netzhaut bei diesen Patientinnen. Insbesondere idiopathische neovaskuläre subfoveale Membranen können bei einer Presswehe bluten. Solche Blutungen können ophthalmologisch post partum behandelt werden. Eine Sektio oder gar ein Schwangerschaftsabbruch aufgrund einer hohen Kurzsichtigkeit ist sicher nicht indiziert. Falls sich bei einer Schwangeren ein Fuchs-Fleck findet, welcher inzwischen genauer als „idiopathische subfoveale myopische chorioidale neovaskuläre Membran" (CNV) bezeichnet wird und in einer vergleichbaren Situation beim Presumed ocular Histoplasmosis Syndrome (POHS) vorkommt, so ist die Erwägung einer Sektio aufgrund des erhöhten Blutungsrisikos dieser neovaskulären fragilen Gefäße durchaus sinnvoll, sicher aber nicht zwingend. Grund für die hier gebotene Vorsicht ist die operative Konsequenz mit dringendem vitreoretinalem chirurgischen Vorgehen bei Erblindungsgefahr bei subretinalen Massenblutungen (<6 ml!), bei Myopie und bei POHS. Diese Massenblutungen in das Auge sind aber bei einer guten Eigenheilung dieser CNV-Membranen äußerst selten.

Endokrine Orbitopathie (Morbus Basedow). Die endokrine Orbitopathie ist eine unter Einfluss des Schilddrüsenhormons TSH (Thyroid stimulating Hormone) und verschiedener Autoantikörper gegen Schilddrüsenhormone (TAK, TRAK und MAK) entstehende Erkrankung mit autonomer Proliferation des orbitalen Fettgewebes mit Protrusion des Auges und Druck auf den Sehnerv bis

hin zur Amaurose. Über eine starke Verschlechterung dieses Krankheitsbildes während der Schwangerschaft ist in Einzelfällen berichtet worden, hier wurde neben der sonst gut wirksamen Kortisonstoßtherapie auch die hochselektive Bestrahlung der Orbita mittels Telekobalttherapie angewendet. In schweren Fällen kann eine operative Dekompression der Orbita notwendig werden. Alle Therapieoptionen stehen hier ohne Gefahr für das Kind zur Verfügung, sodass eine Indikation zum Schwangerschaftsabbruch nicht gegeben ist (Nussgens et al. 1993).

Aderhautmelanom. Es wurde über verschiedene Fälle berichtet, bei denen Aderhautnävi und bereits bekannte maligne Melanome während der Schwangerschaft ein deutliches Wachstum zeigten. Die Ursachen dieser Größenzunahme sind nicht bekannt, werden aber in der hormonellen Umstellung und dem damit verbundenen erhöhten Spiegel an MSH bei der Schwangeren vermutet. Die Diagnose erfolgt durch Ophthalmoskopie, Ultraschalluntersuchung des Auges mittels einer hochauflösenden B-Bild-Sonographie mit Größenvermessung und in Zweifelsfällen durch eine Magnetresonanztomographie unter Fixationskontrolle. In speziellen T1-T2-Gewichtungsverhältnissen lassen sich für das Aderhautmelanom spezifische Signale erzielen, die bei der Diagnose helfen. Therapeutische Schritte zielen auf die lokale Tumorkontrolle und Abklärung sowie Operation von solitären Metastasen ab. Eine lokale Tumorzerstörung lässt sich in Abhängigkeit von der Größe der Tumoren durch die Argonlaserkoagulation bei Prominenzen von <1 mm, durch die transpupillare Thermotherapie mit dem Infrarotlaser bei einer Prominenz von <1,5 mm und operativ durch das Aufnähen einer Rutheniumkalotte bzw. einer Jod-135-Kalotte bei Prominenzen von <5 mm erreichen. Weitere Verfahren bei größeren Tumoren sind die Resektion des Tumors mit dem gesamten Auge durch Enukleation und die lokale „Foulds Resection". Diese Therapien sind je nach Befund einzuleiten. Selbst die Bestrahlung mittels Rutheniumkalotte ist innerhalb der Schwangerschaft möglich, da der β-Strahler nur ein sehr geringes γ-Aufbaufeld hat, welches nach bisherigem Kenntnisstand keine teratogene Wirkung entfaltet. Der Schutz der Mutter hat hier Vorrang. Die 5-Jahres-Überlebensraten sind denen von gleichaltrigen Nichtschwangeren mit 71 % vergleichbar. Es wurden meist gesunde Kinder zur Welt gebracht. Da alle therapeutischen Möglichkeiten zur Verfügung stehen und sich die Prognose für die Mutter nicht verändert, ist ein Schwangerschaftsabbruch aus medizinischer Indikation nach bisherigem Kenntnisstand nicht indiziert (Shields et al. 1991).

Aderhauthämangiom. Von Aderhauthämangiomen ist bekannt, dass diese während der Schwangerschaft stark an Volumen zunehmen und bluten können. Da diese Hamartome gutartig sind, ist eine radikale Therapie nur in dem Maße erforderlich, wie das Sehen der Schwangeren gefährdet ist. Eine Glaskörperblutung kann vitrektomiert werden, und ein exzentrisch gelegenes Hämangiom kann durch Laserkoagulation zerstört werden. Ein zentrales Hämangiom der Retina lässt sich nach neueren Erkenntnissen durch die photodynamische Therapie mit dem Photosensibilisator Verteporphin plus Laseraktivierung behandeln. Da im Rahmen dieser Therapie ein Photosensibilisator intravenös appliziert werden muss und Erfahrungen zur Teratogenität mit dem Photosensibilisator Verteporphin (Visudyne) nicht vorliegen, sollte eine solche Therapie erst nach der Geburt durchgeführt werden. Andererseits sind teratogene Effekte von Hämoglobinabkömmlingen, wie Verteporphin, nicht zu erwarten. Eine transpupillare Thermotherapie dagegen ist während der Schwangerschaft sicher und ohne Gefährdung des Kindes möglich. Ein blutendes oder sich vergrößerndes Hämangiom ist kein medizinischer Grund für einen Schwangerschaftsabbruch.

Chorioretinopathia centralis serosa. Die Chorioretinopathia centralis serosa ist eine klassische psychosomatische Erkrankung, die sich nach bisherigen Erfahrungen in der Schwangerschaft erneut aktivieren bzw. verschlechtern kann. Die Erkrankung tritt typischerweise einseitig auf und wird von den Patientinnen in Form von „Wässrigsehen", Mikropsie oder Makropsie und zentralen Verzerrungen (Metamorphopsie) bemerkt. Die gemessene Sehkraft (Visus) kann lange Zeit unbeeinträchtigt sein. Ein Visusabfall zeigt ein progredientes Geschehen an. Faktoren der lokalen Ödembildung können hormonell bedingt sein, gesicherte Erkenntnisse hierüber gibt es allerdings nicht. Klinisch wurden ansonsten bei dieser Erkrankung extrem selten auftretende subretinale fibrinöse Ödeme beschrieben. Eine reaktivierte oder erstmalig auftretende Chorioretinopathia centralis serosa in der Schwangerschaft sollte die Frage aufwerfen, ob ein negierter starker psychischer Konflikt bzw. eine extreme Überlastung durch die neue Situation der Schwangerschaft und des erwarteten Kindes entstanden ist. Gesprächangebote sollten, wenn notwendig, durch eine psychosomatische Beratung flankiert werden. Der Spontanverlauf der in der Literatur berichteten 19 Fälle war gut. Rezidive bei erneuter Schwangerschaft waren häufig. Eine Therapie mit lokal applizierten Zyklooxigenaseinhibitoren (Voltaren ophtha), etwa 5- bis 8-mal täglich in das betroffene Auge getropft, kann die Ödeme deutlich reduzieren. Eine systemische Wirkung dieser Tropfmenge ist allerdings möglich (siehe unten, Tabelle 23.**3**).

Glaukom. Die Verschlechterung eines vorbestehenden Glaukoms ist in der Schwangerschaft eher selten. Größere Studien beschreiben eine sinkende Inzidenz mit Fortschreiten der Schwangerschaft. Der Augendruck sinkt im ersten Trimenon wenig, dagegen zum dritten Trimenon hin erheblich, und zwar um im Mittel 2,3 mmHg bei gesunden Schwangeren. Der reale Druck liegt nach Kenntnis der Zusammenhänge einer Zunahme der Hornhautdicke in der Schwangerschaft und der daraus resultierenden falsch zu hohen Messung des Augeninnendrucks voraussichtlich noch deutlich darunter. Eine bereits vorher durchgeführte Glaukomtherapie sollte unter laufenden Druckkontrollen des Augenarztes sukzessive niedriger dosiert weitergeführt werden. Eine Umstellung auf die nach heutiger Kenntnis am ehesten mit der Schwangerschaft zu vereinbarenden

Medikamente, wie Timolol (ein- bis 2-mal/Tag) und auch Dorzolamid als Augentropfen (2- bis 3-mal/Tag), sollten alle primär chronischen Offenwinkelglaukome während der Schwangerschaft behandelbar machen. Die Datenlage zu den Glaukommedikationen ist allerdings eher spärlich. Außer für Acetazolamid und Timolol existieren praktisch keine Daten. Prostaglandinanaloga (Latanoprost und Abkömmlinge) und α-Adrenergika wie auch das neue Brimonidin sollten wegen der potenziellen Wirkungen auf den Fetus und die Muskulatur des Uterus möglichst vermieden werden.

Mütterliche Faktoren für fetale und embryonale Erkrankungen des Auges

Einflüsse auf die Organogenese des fetalen Auges wirken während der 2. und 8. Woche der Schwangerschaft. Teratogene Einflüsse sind am gefährlichsten während des ersten Trimenons. Insofern sind Medikamentengaben und allgemeine, die Organogenese beeinflussende Therapien in der Frühphase der Schwangerschaft möglichst zu vermeiden.

■ Allgemeine Erkrankungen der Mutter und kindliche Augenentwicklung

Insbesondere ist bei mütterlichem Diabetes mellitus eine Hypoplasie des Sehnervs beschrieben. Allgemeine Fehlbildungen des Auges korrelieren mit einem mütterlichen Alkoholabusus.

■ Infektiöse Erkrankungen während der Schwangerschaft

Toxoplasmose (vgl. Kapitel 28). Es besteht ein Risiko der Toxoplasmaserokonversion für Schwangere, welches über das Maß der natürlichen Infektionsrate hinausgeht. Dies gilt insbesondere für Schwangere, die in engem Kontakt mit Haustieren leben (Avelino et al. 2003). Eine nachgewiesene Serokonversion sollte unbedingt antibiotisch behandelt werden. Bei nachgewiesener Serokonversion ist durch eine Amniozentese eine mögliche Infektion des Fetus zu untersuchen. Durch die systemische Behandlung der Mutter kann eine Infektion des Kindes in der Hälfte der Fälle (3 von 6 Fällen) verhindert werden (Greco et al. 2003). Dies wurde in einer französischen Studie unter Einbeziehung gründlicher fundoskopischen Untersuchung der Augen der Säuglinge bestätigt, sodass die Autoren bei einer Toxoplasmose der serokonvertierten Mutter eine medizinische Indikation zum Schwangerschaftsabbruch nur bei sonographisch nachgewiesenen Veränderungen des Großhirns und einem positiven Amniozentesebefund (Polymerasekettenreaktion) als gegeben sehen (Wallon et al. 2002).

Kongenitale Toxoplasmose. Diese Erkrankung der Mutter führt zu einer oft unbemerkten und meist nicht schweren Erkrankung des Kindes, die während des ersten oder zweiten Trimenons stattfindet. Es kann in schweren Fällen zu einem Absterben der Frucht, zur schweren mentalen Fehlentwicklung oder, in minderschweren Fällen, zu einer Retinochorioiditis kommen. Weitere Begleiterkrankungen bestehen häufig in einer Atrophie des Sehnervs, Irisfehlbildungen, Katarakt und Mikrophthalmie. Eine Erkrankung mit Toxoplasmen im dritten Trimenon kann in seltenen Fällen zu einem späteren Ausbruch der Toxoplasmose führen. Verschiedene Studien zeigten bei genauer ophthalmoskopischer Untersuchung bei mindestens 19 % der Säuglinge mit nachgewiesener kongenitaler Toxoplasmose aktive (4 %) oder inaktive retinale toxoplasmotische Herde (15 %).

Syphilis. Eine Syphiliserkrankung während der Schwangerschaft führt zu einer Pigmentretinopathie und einer interstitiellen Keratitis. Weitere Kennzeichen sind in der Hutchinson-Trias zusammengefasst. Diese Erkrankung ist im deutschsprachigen Raum derzeit sehr selten.

Zytomegalievirusinfektion (vgl. Kapitel 28). Eine Infektion mit dem Zytomegalievirus (CMV) kann zu einer der Toxoplasmose ähnlichen Netzhauterkrankung führen. Weiterhin sind Infektion des Zerebrums eine der typischen Komplikationen, die mittels Ultraschall weitestgehend ausgeschlossen werden können. Die CMV-Infektion der Mutter ist nur bei starker Beeinträchtigung des Immunsystems, wie bei AIDS oder bei Lymphomen, klinisch in Form eines Infekts oder einer CMV-Retinitis mit einer flächenbrandartigen weißlichen Autolyse der Netzhaut, kombiniert mit Blutungen der zerstörten Gefäße, zu sehen. Diese Erkrankung verlangt nach einer systemischen Therapie mit Foscavir und Ganciclovir. Inwieweit ein Schwangerschaftsabbruch indiziert ist, muss anhand der Infektion des Feten und der bereits eingetretenen zerebralen Komplikationen im Einzelfall unter einem Therapieversuch entschieden werden.

Röteln (vgl. Kapitel 28). Die Erkrankung an Röteln im ersten Trimenon kann zu kongenitaler Kataraktbildung, Glaukom und Pigmentretinopathie führen. Die Prognose für die Sehkraft des Kindes bei einer kongenitalen Katarakt in Kombination mit einer frühen Rötelnerkrankung der Mutter ist wegen der gleichzeitigen Netzhauterkrankung meist ausgesprochen schlecht. Die Kinder versterben meist nicht an der Erkrankung, jedoch sind sie zum großen Teil – nicht nur bezüglich des Sehens – schwer behindert. Daher wird eine Rötelnimpfung vor der Schwangerschaft unbedingt empfohlen. Die Entscheidung für oder gegen einen Schwangerschaftsabbruch sollte von dem Befund einer Amniozentese und nachweisbaren zerebralen Schäden abhängig gemacht werden.

■ Andere maternale Faktoren für die kindliche Augenfehlentwicklung

Vitaminmangel. Eine Mangelernährung an Vitaminen ist im deutschsprachigen Raum selten. Die fettlöslichen Vitamine sind allerdings bei einigen Systemkrankheiten und Magen-Darm-Erkrankungen – wie Sprue, Zöliakie, Resorptionssyndrome – in ihren Spiegeln deutlich erniedrigt und sollten, um eine gute Entwicklung des Feten zu gewährleisten, parenteral intramuskulär oder intravenös substituiert werden. Insbesondere der Mangel an Vitamin A führt zu therapieresistenten Mikrophthalmien und Anophthalmien, der Mangel an Vitamin D zu einer gut therapierbaren kongenitalen Katarakt.

Medikamentennebenwirkungen. Es gibt viele Medikamente, deren Nebenwirkungen auf den Feten nicht oder nur unzureichend erforscht sind. Daher sind hier nur exemplarische Medikationen aufgeführt, von denen sichere Zusammenhänge bekannt sind. Klassische Medikamente, welche speziell okuläre Fehlbildungen verursachen, sind die Hydantoine. Diese Fehlbildungen werden im fetalen Hydantoinsyndrom mit Anomalien der Tränenwege, Hypertelorismus, Ptosis, Strabismus und Epikanthus beschrieben. Annähernd alle Zytostatika und Therapeutika in der Krebsbehandlung führen zu Fehlbildungen wie Mikrophthalmus, Ptosis, Strabismus, Hornhauttrübungen, Veränderungen des Kammerwinkels, Irisdefekten und einer Hypoplasie des Sehnervs. Eine genaue Zusammenstellung der ophthalmologisch verwendeten Medikationen findet sich in den Tabellen 23.**1** bis 23.**3**.

Drogenbedingte Erkrankungen. Bei Alkoholmissbrauch der Mutter wird als geringstes Symptom ohne Krankheitswert eine Tortuositas der retinalen Gefäße gefunden. Es kommt zu schweren mentalen Retardierungen und Kleinwuchs. Unter Einfluss mütterlichen Methadonmissbrauchs scheint es zu einer deutlichen Erhöhung der Inzidenz eines Strabismus zu kommen. Bei Kokainabusus konnten bisher keine negativen Effekte nachgewiesen werden, es wird allerdings vermutet, dass die Kokaineinnahme der Mutter zu einer Erhöhung der Rate kindlicher Netzhautblutungen führt. Allgemein wir bei Drogenkonsumentinnen eine erhöhte Rate an kleinen, untergewichtigen, frühgeborenen Kindern mit einer höheren Komplikationsrate gefunden. Dies ist allerdings nur in den wenigsten Fällen auf eine Droge allein zurückzuführen, da es sich bei Drogenkonsumentinnen häufig um Polytoxikomanen handelt.

Tabelle 23.**1** Medikamente, die ohne teratogene Effekte in üblicher Dosierung zu verabreichen sind (Zimmerman et al. 1997)

Antibiotika	• Cephalosporine • Sulfonamide
Steroide	

Tabelle 23.**2** Medikationen mit bekannten Nebenwirkungen in üblicher Dosierung (Zimmerman et al. 1997)

Medikament	Potenzieller Effekt
Chloramphenicol Propanolol	Gray-Syndrom beim Kind Hypoglykämie, Bradykardie

Tabelle 23.**3**   Augenheilkundliche Substanzen mit Bewertung zu Schwangerschaft und Stillzeit (Zimmerman et al. 1997)

Substanzen	Bewertung
Antihistaminika	
Chlorpheniramin, Diphenhydramin, Pyrilaminmaleat, Tripelenamin, Triprolidin	Diarrhöen, Frühgeburtlichkeit
Zykloplegika	
Atropin, Homatropin, Scopolamin	kleinere Malformationen: Klumpfuß, Inguinalhernien, Tachykardie (passager); geht zwar in die Milch über, allerdings ist Stillen möglich
Epinephrin, Phenylephrin, Phenylpropanolamin	fetale Hypoxie durch Vasokonstriktion der uterinen Gefäße
Antimikrobielle Substanzen	
Aminoglykoside (Gentamycin, Tobramycin, Kanamycin, Streptomycin)	Toxizität auf den VIII. Hirnnerv bei Tobramycin und Streptomycin
Bacitracin	keine Hinweise auf Toxizität oder Teratogenität
Cephalosporine	gehen in die Muttermilch über
Nalixidinsäure	hämolytische Anämie bei Glukose-6-Phosphat-Dehydrogenase-Defekten
Fluoroquinolone: Norfloxacin Ciprofloxacin	embryotoxisch und fetotoxisch! teratogen (Knorpelschäden in Tierversuchen); Stillen nicht empfohlen
Sulfonamide	schwere Gelbsucht nach mütterlicher Sulfonamideinnahme, allerdings konnten diese Ergebnisse in späteren Studien nicht belegt werden
Aciclovir	keine Hinweise auf Schäden
Vidarabin	keine Hinweise auf Schäden
Idoxouridin	keine Hinweise auf Schäden
Antiinflammativa	
Kortikosteroide: Dexamethason, Prednison, Prednisolon	keine Hinweise auf Schäden
nichtsteroidale Antirheumatika: Ibuprofen, Diclofenac, Flurbiprofen, Ketorolac, Tromehamine, Suprofen	kongenitale Defekte, Konstriktion des Ductus Botalli mit nachfolgender persistierender pulmonaler Hypertonie
Zytotoxische Mediaktionen	
Cyclophosphamid	Wachstumsverzögerung intrauterin, Immunsuppression neonatal, Neutropenie, Karzinogenese!
5-Fluorouracil	hohe Dosierungen führten beim Tier zu Aborten
Mitomycin C	keine klinischen Erfahrungen, im Tierversuch Skelett- und Neuralrohrdefekte
Cyclosporin A	erhöhte Rate an Aborten, embryotoxisch, fetotoxisch, kontraindiziert in der Stillzeit
Antiglaukomatosa	
Timolol	postnatale intensivmedizinische Überwachung wegen β-Blockade notwendig, Bradykardie, Hyperglykämie; Übergang von Augentropfen in Muttermilch bewiesen! selbst bei hohen lokalen Dosierungen liegen die Effekte jedoch weit unter der kardial wirksamen Dosis beim Kind, daher vereinbar mit dem Stillen
Betaxolol	keine Humandaten zur Schwangerschaft; kontraindiziert beim Stillen, da β-Blockade möglich
Levobunolol	fetale Schädigung bei höchsten Dosierungen im Tierversuch; geht in wirksamen Dosen in die Muttermilch über, daher beim Stillen kontraindiziert
Metipranolol	Fehlbildungen bei Tierfeten; Verdacht auf wirksame Dosen in der Muttermilch, daher beim Stillen kontraindiziert
Cartelolol	Fehlbildungen bei Tierfeten; Verdacht auf wirksame Dosen in der Muttermilch, daher beim Stillen kontraindiziert
Miotika	
Physostigmin	bei Müttern mit Myasthenia gravis sind schlaffe, hypotone Neugeborene beschrieben (20%)

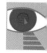

Tabelle 23.**3** (Fortsetzung)

Substanzen	Bewertung
Miotika	
Carbachol, Demacarium, Echothophat, Isoflurophat	keine Daten verfügbar, strenge Indikationsstellung
Pilocarpin	keine Daten verfügbar, strenge Indikationsstellung
Sympathomimetika	
Dipivefrin	keine Daten verfügbar, strenge Indikationsstellung
Acetazolamid	Fallbericht über ein Teratom, andererseits große Kohorte von 1024 Expositionen ohne Fehlbildungen
Methazolamid	keine Daten verfügbar, strenge Indikationsstellung
Dorzolamid	Veränderungen der Wirbelsäule beim Feten im Tierversuch; ansonsten keine Daten verfügbar, strenge Indikationsstellung
Osmotisch wirksame Substanzen	
Mannitol	keine Daten verfügbar, strenge Indikationsstellung
Glycerol	keine Daten verfügbar, strenge Indikationsstellung
Isosorbid	keine Daten verfügbar, strenge Indikationsstellung
Prostaglandinsynthesehemmer	
Latanoprost, Travatat	keine Daten verfügbar, strenge Indikationsstellung
Diagnostika	
Natriumfluorescein	bei 116 dokumentierten Fällen (Olk et al. 1991) 1 Totgeburt, 1 Syndaktylie, 1 Maldescendis testis, 1 Spontanabort 3 Tage nach Angiographie in der 4. Schwangerschaftswoche
Indozyaningrün	keine Daten verfügbar, strenge Indikationsstellung; 2 Fallberichte bei Eklampsie ohne Bericht einer Komplikation

Chemische Stoffe als Ursache teratogener Veränderungen. Retinoide und 5-Azazytidin verursachen speziell in der Frühschwangerschaft Augenfehlbildungen. Auch für Aciclovir ist eine Augenaplasie beschrieben worden. Ebenso ist das z. B. in Bitter Lemon enthaltene Chinin speziell schädlich für die Augenentwicklung.

Infektionen unter der Geburt

Vaginale Abstriche des Geburtskanals gehören während der Schwangerschaft zur Routinevorbereitung der Geburt. Dies geschieht, um die für den Säugling gefährlichen Infektionen unter der Geburt zu verhindern.

■ Gonoblenorrhö und Chlamydieninfektionen

Ophthalmia neonatorum. Die Infektion mit Chlamydia trachomatis, aber auch mit Gonokokken, führt zu einer gefährlichen Entzündung zunächst des äußeren Auges und bei Nichterkennen dieser äußeren Infektion zu einer Panophthalmie des Auges des Neugeborenen. Diese Entzündungen müssen unmittelbar behandelt werden, da neben nicht reversiblen Hornhauttrübungen eine Totalnekrose beider Augen des Neugeborenen die Folge

sein kann. Da ein kindlicher Blepharospasmus unter der Infektion zu einem Verhalt des Eiters führen kann, muss sich der Arzt beim Öffnen der Lider selbst schützen. Insbesondere bei der floriden Gonoblenorrhö kann der Eiter aus dem Auge herausspritzen und den Arzt mit Gefahr für das eigene Augenlicht infizieren. Es sollten bei der Untersuchung unter dieser Verdachtsdiagnose eine Schutzbrille und Handschuhe getragen werden. Der typische Unterschied zwischen der differenzialdiagnostisch abzugrenzenden Chlamydienkonjunktivitis und der Gonoblenorrhö liegt im Zeitpunkt des Auftretens der Erkrankung. Die Gonoblenorrhö manifestiert sich innerhalb der ersten 4 Lebenstage, die Chlamydienkonjunktivitis innerhalb der ersten 2 Lebenswochen. Die Infektion mit Chlamydia species verläuft meist etwas langsamer und verspätet, ist aber nicht minder gefährlich. Beide Erkrankungen werden heute mit der Prophylaxe durch Polyvinylpyrrolidonjodtropfen oder mittels Erythromycinaugentropfen, selten noch mit der Credé-Prophylaxe mit Silbernitratlösung aus dafür vorgesehenen Augentropfeinmaldosen, behandelt. Durch diese Prophylaxe konnten die Infektions- und Erblindungsraten im Säuglingsalter drastisch gesenkt werden. Wichtig ist, dass Silbernitratlösungen nur aus Einmaldosen appliziert werden sollten, da sich in größeren Applikationsbehältern immer wieder Konzentrationserhöhungen mit einem erheblichen toxischen Potenzial und der

Folge von Augenverätzungen gefunden haben. Wir empfehlen daher die Prophylaxe mit einem Tropfen der für Säuglinge zugelassenen Polyvinylpyrrolidonjodlösung in unverdünnter, zur chirurgischen Haut- und Schleimhautdesinfektion zugelassenen Lösung in jedes Auge. Damit werden Gonokokken und Chlamydien gleichermaßen gut behandelt.

■ Herpes-simplex-Virus-Infektion

Herpes-simplex-Virus-Infektionen im Geburtskanal sind selten. Komplikationen dieser Infektion sind allerdings schwerwiegend und häufig. Es findet sich in 17 % der Fälle die Entwicklung einer schweren Konjunktivitis, Keratitis oder Katarakt bis hin zu Chorioretinitis mit nachfolgender Sehnervenatrophie. Insbesondere zeigen 40 % der Kinder mit einer Herpes-simplex-Virus-Infektion der Augen neurologische Symptome, wie z.B. Krampfanfälle. Eine nachgewiesene Herpes-simplex-Virus-Infektion sollte daher zu einer genauen neurologischen Untersuchung des Säuglings führen. Eine lokale Behandlung mit Acicloviraugensalbe sollte immer beidseitig erfolgen, um einer Amblyopie durch Salbenapplikation vorzubeugen. Die systemische Gabe von Aciclovir nach Maßgabe eines Neonatologen sollte auf jeden Fall erwogen werden, um schwerwiegende Folgeerkrankungen zu verhindern.

Indikationen zur Sektio aus ophthalmologischer Sicht

Strenge Indikation. Ein mit Herpes-simplex-Viren, Condylomata acuminata, Gonokokken oder Chlamydien infizierter Geburtskanal stellt eine strenge Indikation dar.

Relative Indikationen sind:
➤ chorioidale neovaskuläre Membran eines Auges mit Blutungsgefahr bei POHS und starker Myopie,
➤ stark progrediente Hämangiome der Retina,
➤ schwerste Glaukome mit randständig exkaviertem Sehnerv,
➤ Hypophysentumoren mit deutlicher Gesichtsfeldeinschränkung.

Indikationen zum Schwangerschaftsabbruch aus ophthalmologischer Sicht

Bei zu erwartender Blindheit des Kindes sollte die Möglichkeit des Schwangerschaftsabbruchs ausführlich mit den Eltern besprochen werden. Der Autor möchte allerdings auf die vielen blind geborenen Menschen hinweisen, die er als vollwertige und hochintelligente Menschen kennen gelernt hat.

Beratungsadressen

Berufsverband der Deutschen Augenärzte
Berufsverband der Augenärzte Deutschlands e.V. (BVA)
Tersteegenstr. 12, 40474 Düsseldorf
Postfach 30 01 55, 40401 Düsseldorf
Telefon: 02 11/4 30 37–00
Fax: 02 11/4 30 37–20
E-Mail: bva@augeninfo.de BVA-Logo

Deutscher Blindenverband
Deutscher Blinden- und Sehbehindertenverband e.V.
Rungestraße 19
10179 Berlin
Telefon: 0 30/28 53 87–0
Fax: 0 30/28 53 87–20
E-Mail: info@dbsv.org

Verband zur Frühförderung von Sehbehinderten
Blinden- und Sehbehindertendienst
Haus der Kirche
Hauptstraße 23
01097 Dresden
Telefon: 03 51/5 63 32 00
Fax: 03 51/8 17 23 01
E-Mail: SMDD_BSD@t-online.de

Sehbehindertenfortbildungseinrichtungen
Berufsförderungswerk Düren gGmbH
Karl-Arnold-Straße 132–134
52349 Düren
Telefon: 0 24 21/59 80
Fax: 0 24 21/59 81 90
E-Mail: info@bfw-dueren.de
http://www.bfw-dueren.de

Selbsthilfegruppe Pro Retina Deutschland
Vaalserstr. 108
52074 Aachen
Telefon: 02 41/87 00 18
Fax: 02 41/87 39 61
E-mail: Pro-Retina@t-online.de

Augenheilkundliche Medikationen und Wirkungen auf Schwangerschaft und Stillzeit

Siehe hierzu die Tabellen 23.**1** bis 23.**3**.

Literatur

1. Avelino MM, Campos D, de Parada Jdo C, de Castro AM. Pregnancy as a risk factor for acute toxoplasmosis seroconversion. Eur J Obstet Gynecol Reprod Biol. 2003; 108(1):19–24.
2. Cruysberg JR, Deutman AF Visual disturbances during pregnancy caused by central serous choroidopathy. Br J Ophthalmol. 1982;66(4):240–1.
3. Greco P, Vimercati A, Angelici MC, et al. Toxoplasmosis in pregnancy is still an open subject. J Perinat Med. 2003; 31(1):36–40.

4. Nussgens Z, Roggenkamper P, Schweikert HU. Entwicklung einer endokrinen Orbitopathie in der Schwangerschaft. Klin Monatsbl Augenheilkd. 1993;202(2):130–3.

5. Olk RJ, Halperin LS, Soubrane G, Coscas G. Fluorescein angiography – is it safe to use in a pregnant patient? Eur J Ophthalmol. 1991;1(2):103–6.

6. Pizzarello LD. Refractive changes in pregnancy. Graefes Arch Clin Exp Ophthalmol. 2003;241(6):484–8.

7. Puza SW, Malee MP. Utilization of routine ophthalmologic examinations in pregnant diabetic patients. J Matern Fetal Med. 1996;5(1):7–10.

8. Remky A, Arend O. Single isolated cotton-wool spots. Ophthalmologica. 2000;214(2):143–8.

9. Riss B, Drobec P, Riss P. Inzidenz und Signifikanz von Fundusveränderungen in der EPH Gestose. Klin Monatsbl Augenheilkd. 1983;183(3):180–3.

10. Sharif K. Regression of myopia induced by pregnancy after photorefractive keratectomy. J Refract Surg. 1997;13(5 Suppl):S445–6.

11. Shields CL, Shields JA, Eagle RC Jr, De Potter P, Menduke H. Uveal melanoma and pregnancy. A report of 16 cases. Ophthalmology. 1991;98(11):1667–73.

12. Wallon M, Gaucherand P, Al Kurdi M, Peyron F. Toxoplasma infections in early pregnancy: consequences and management. J Gynecol Obstet Biol Reprod (Paris). 2002;31(5): 478–84.

13. Zimmerman TJ, Kooner KS, Sharir M, Fechtner RD, eds. Textbook of ocular Pharmacology. Philadelphia, New York: Lippincott-Raven; 1997.

24 Schwangerschaft und Erkrankungen von Hals, Nase und Ohren

M. Westhofen

Vorbemerkungen

Hals-Nasen-Ohren-(HNO-)ärztliche Beratung, Diagnostik und Therapie sind während und zum Teil auch vor der Schwangerschaft anzuraten, wenn Funktionseinschränkungen der Atemwege sowie der Sensororgan- und Hirnnervenfunktionen oder Neubildungen an Kopf und Hals der Frau erstmals auftreten oder bereits vorbestehen. Wahl des Zeitpunkts der Therapie sowie Kontraindikationen aufgrund der Gravidität sind nebeneinander zu berücksichtigen. Angesichts der aktuellen Fortentwicklungen im Bereich der nichtinvasiven präpartalen Bildgebung werden die präpartale Fehlbildungs- und Funktionsdiagnostik durch HNO-spezifische Verfahren erläutert. Das in Deutschland bedauerlicherweise immer noch nicht zum Regelstandard erhobene Neugeborenen-Hörscreening wird eigens dargestellt, da es interdisziplinär durch HNO-Ärzte und Geburtshelfer vorgenommen werden sollte, um die aktuell überwiegend verzögerte Erkennung der Gehörlosigkeit (kongenitale Taubheit) zu vermeiden.

Aus der Sicht beider beteiligten Fächer ist systematisch zwischen Erkrankungen zu unterscheiden, die durch die Schwangerschaft verursacht werden, und solchen, die die Schwangerschaft beeinträchtigen können. Für die praktische Beratung und die Indikation der Behandlung ist diese Differenzierung weniger maßgebend.

Erkrankungen während der Schwangerschaft

■ Erkrankungen des Ohres

Tubendysfunktion

Die Funktion der Tuba Eustachii ist an die ungestörte Nasenatmung und die offene Passage im Nasopharynx gebunden. Die Tuba Eustachii wird muskulär beim Schlucken, Gähnen und Pressen geöffnet. Bei starkem Pressen wird die Tube passiv, das heißt ohne Beteiligung der Gaumen- und Tubenmuskulatur, durch den hohen Druck im Pharynx geöffnet. Die Tuba Eustachii ist mit respiratorischem Epithel ausgekleidet.

Tubenkatarrh

Definition. Akute oder chronische Einengung der Tuba Eustachii durch katarrhalische Mukositis der Tubenschleimhaut, meist im Rahmen akuter Infekte der oberen Luftwege oder bei Schwangerschaftsrhinopathie (siehe dort).

Ätiologie, Pathogenese. Schwellung der Tuben- oder Nasopharynxschleimhaut durch behinderte Nasenatmung; entsteht durch akute Infekte der oberen Luftwege, durch allergische oder Intoleranzreaktionen oder vasomotorisch. Ursächlich kommen Rhinopathia gravidarum (bei etwa 20 % aller Schwangeren) (Armengot et al. 1990, Barton 1958, Bellizzi et al. 1983, Chester 1950, Ellegard 2003, Ellegard u. Karlsson 2000, Ellegard et al. 1998, Hamano et al. 1998, Palmer u. Claman 2002), akute virale oder allergische Rhinitis, Septumdeviation, Muschelhyperplasie und Erscheinungsformen der chronischen Rhinopathie in Betracht. Tumoren des Nasopharynx und der Mesobasis sind seltene Ursachen. Dadurch wird die physiologische Tubenöffnung beeinträchtigt, die Gasphase in Mittelohr und Mastoid wird verändert, nach Metaplasie der Paukenschleimhaut entsteht die sekretorische Otitis mit Paukenerguss, der seinerseits die Mittelohrbelüftung beeinträchtigt. Es entstehen Ohrdruck und Hörminderung. Rauchen und eine Vorgeschichte mit Tubenkatarrh oder Otitis media sind prädisponierend.

Klinik. Ohrdruck und bei Fortbestehen Otalgie und Schwerhörigkeit ein- oder beidseitig sind hinweisend. Eine ähnliche Symptomatik kann auch im Zusammenhang mit Innenohrfunktionsstörungen auftreten. Daher ist die Hörprüfung mittels Stimmgabel nur orientierend und Tonschwellenaudiometrie sowie gegebenenfalls Impedanzaudiometrie zur Differenzierung notwendig. Bei nicht adäquater Therapie können im Rahmen einer akuten Otitis media eine Ruptur des Trommelfells und eine Otorrhoe auftreten. Zu Beginn werden Ohrdruck und Hörminderung, bei Fortschreiten eine Otalgie ein- oder beidseitig bemerkt. Die Symptome treten meist als Folge einer ausgeprägten Rhinopathia gravidarum oder durch eine vorbestehende Einengung des Endonasalraums infolge einer Septumdeviation oder einer Muschelhyperplasie, seltener auch einer Polyposis nasi, auf.

Diagnostik. Die Mikrootoskopie ist zur Beurteilung der Einziehung des Trommelfells und der Verkürzung des Hammergriffs unerlässlich. Die Impedanzaudiometrie kann erfolgen, wenn keine akute Otitis media vorliegt. In vielen Fällen mit geringer Beschwerdeintensität und gegebenenfalls intermittierenden Beschwerden ist neben der Tympanometrie (Erfassen der Compliance des Trommelfell-Gehörknöchelchen-Apparats) die Tubenfunktionsprüfung mit Toynbee- und Valsalva-Manöver hilfreich. Die Tonschwellenaudiometrie dient zur Differenzierung der Schwerhörigkeit der Patientinnen und zur Klärung der Differenzialdiagnosen.

Therapie. Bei akut auftretenden Beschwerden und Befunden ist während der Schwangerschaft der Einsatz von Xylometazolin wegen seines α-sympathomimetischen Effekts nur zurückhaltend zu indizieren. Dies gilt auch für die hohe Einlage, das heißt das Einbringen von Xylometazolin auf Mull- oder Watteträgern in die Nasenhaupthöhle für die Dauer von 10–15 Minuten zur Abschwellung der Nasenschleimhaut und des Tubenostiums. Angesichts der kleinen verabreichten Dosis von Xylometazolin ist von einer Gefährdung des Kindes nicht auszugehen. Dennoch sollte die Verordnung stets mit dem Geburtshelfer abgesprochen werden. Pressen sollte wegen der Gefahr aszendierender Infektionen vermieden werden. Nach erfolgreicher Behandlung ist den Schwangeren das Pressen zur Entbindung möglich. Nach Aufklärung über das Krankheitsbild und Ausschluss anderer Ursachen kann zunächst die Verlaufskontrolle vereinbart werden. Der Einsatz lokal wirksamer Kortikoide als Spray führt ebenfalls zu einer im Vergleich zu Xylometazolin geringeren Abschwellung der Nasenschleimhaut und zu einer deutlicheren Sekretionshemmung (Demoly et al. 2003, Incaudo 1987). In der Frühschwangerschaft sollte ihr Einsatz unterbleiben. Epistaxis als Folge der therapiebedingt trockenen Schleimhautverhältnisse nach abschwellender Behandlung kann durch 3- bis 5-stündliche Applikation fettender Nasensalbe oder von Nasenöl vermieden werden. Weitere Kontrollen erfolgen entsprechend der Beschwerdeintensität.

Symptom der offenen Tube

Definition. Durch Rückgang des peritubaren Fettkörpers ist die Tuba Eustachii zwischen den Schluckakten nicht kontinuierlich verschlossen, sondern steht dauernd offen.

Ätiologie, Pathogenese. Die Ursachen für den Rückgang des Fettkörpers während der Schwangerschaft sind nicht schlüssig geklärt. Hormonelle Einflüsse werden angenommen. Außerhalb der Schwangerschaft tritt die klaffende Tube bei starker Reduzierung des Körpergewichts auf. Die Häufigkeit wird mit etwa 10 % angegeben (Derkay 1988, Weissman et al. 1993). Durch die kontinuierlich offene Tube gelangt der Schall der eigenen Stimme sowohl über den Nasopharynx und die Tuba Eustachii an die mediale Fläche des Trommelfells als auch über den äußeren Gehörgang an die laterale Fläche. Wegen der geringen Laufzeitunterschiede beider Schallsignale kommt ein halliger Höreindruck zustande. Eine Hörminderung besteht nicht.

Klinik. Bisweilen halliger Höreindruck nur bei Wahrnehmung der eigenen Stimme. In wenigen Fällen wird über ein Druckgefühl oder eine subjektive Einschränkung des Hörvermögens geklagt. Eine weitergehende Beeinträchtigung oder Risiken ergeben sich aus der Erkrankung nicht.

Diagnostik. Bisweilen ist bei der mikrootoskopischen Untersuchung eine atemsynchrone Bewegung des Trommelfells erkennbar. Diese lässt sich selbst in gering ausgeprägten Fällen impedanzaudiometrisch aufzeichnen. Bei kurzzeitiger beidseitiger Kompression beider Jugularvenen kommt es zur vorübergehenden Beschwerdefreiheit (während des Manövers) durch die venöse Füllung des peritubaren Fettkörpers.

Therapie. Eine effektive Behandlung während der Schwangerschaft ist nicht möglich. Mit der Normalisierung der Beschwerden ist wenige Wochen nach der Schwangerschaft zu rechnen, falls das Ausgangskörpergewicht wieder erreicht wird.

Otitis media

Folge der oben genannten Tubendysfunktion kann die **sekretorische Otitis** mit Metaplasie der Paukenschleimhaut und Paukenerguss sein. Durch Aszension bei Infekten der oberen Luftwege kann die **akute Otitis media** entstehen. Langwährende Tubenfunktionsstörungen mit bereits vorbestehenden Befunden einer **chronischen Otitis** können während der Schwangerschaft eine Otorrhoe verursachen oder verstärken. Insbesondere bei vorbestehendem **Cholesteatom** können hieraus Komplikationen während der Schwangerschaft resultieren, die zu obligaten Operationsindikationen führen.

Sekretorische Otitis media

Definition. Sterile Otitis media durch chronisch eingeschränkte Tubenfunktion (siehe dort).

Ätiologie, Pathogenese. Bei chronischer Tubenventilationsstörung ohne begleitende Infekte der oberen Luftwege werden die Gasphase im Mittelohr und der Mittelohrdruck verändert. In der Folge entwickelt sich eine Metaplasie der Paukenschleimhaut. Dabei kann das zähe Mittelohrsekret die Pauke nicht mehr verlassen, sodass das Mukoserotympanon entsteht.

Klinik. Die Symptomatik entsteht langsam progredient. Die Patientinnen klagen über Ohrdruck und Hörminderung. Bei Flugreisen gelingt der Druckausgleich nicht oder nur stark protrahiert, gelegentlich mit starker Otalgie.

Diagnostik. Otoskopie oder besser Mikrootoskopie weist gelblichen Erguss mit nur geringer Gefäßinjektion des Trommelfells aus. Meist sind Ergussblasen hinter dem Trommelfell erkennbar.

Therapie. Bei leerer Anamnese vor der Gravidität kann über die Dauer von bis zu 3 Monaten unter Beobachtung abgewartet werden. Bei unbehinderter Nasenatmung und offenen Verhältnissen im Nasopharynx ist mit der Normalisierung post partum zu rechnen. Bei Entwicklung bereits in früheren Phasen des Schwangerschaftsverlaufs sind Parazentese und Paukenröhrcheneinlage möglich, falls den Patientinnen ein kurzer Eingriff in Lokalanästhesie zugemutet werden kann.

Akute Otitis media

Definition. Die bakterielle Infektion mit Mukositis der Mittelohrräume entsteht bei gestörter Tubenfunktion, meist über die Tuba Eustachii aufsteigend, spontan oder bei Valsalva- oder Pressmanöver. Trommelfell und Mittelohr sind betroffen. Die akute Otitis media führt zur Störung der Schallleitung und dadurch zu ipsilateraler Schwerhörigkeit.

Ätiologie, Pathogenese. Die Tubenventilationsstörung ist meist durch nasale Virusinfekte bedingt. Nachfolgend beginnt die bakterielle Superinfektion des Mittelohrs. Häufige Keime sind Pseudomonas aeruginosa, Staphylococcus aureus, Streptococcus pneumoniae, Moraxella catarrhalis, Haemophilus influenzae und Proteus mirabilis. Die Innenohrbeteiligung durch Diffusion von Toxinen durch die Fenstermembranen und die daraus folgende Meningitis oder akute Ertaubung sind mögliche Komplikationen. Bei freiliegendem N. facialis im Bereich des Mittelohrs werden bisweilen akute Paresen beobachtet.

Klinik. Leitsymptome sind Otalgie und Hörminderung. Über das frühe Stadium der Mukositis entwickelt sich die eitrige Otitis media mit Paukenempyem und unbehandelt die Spontanperforation des Trommelfells mit eitriger Otorrhoe.

Diagnostik. Die Otoskopie liefert den klinisch entscheidenden Befund. Die Tonschwellenaudiometrie dient dem Ausschluss der Innenohrbeteiligung. Durch Untersuchung des Spontannystagmus mittels Lupenbrille nach Frenzel kann orientierend eine Labyrinthbeteiligung ausgeschlossen werden.

Therapie. Die Verabreichung abschwellender Nasentropfen (Xylometazolin) sollte wegen deren Gehalts an α-Sympathomimetika zurückhaltend erfolgen. Die Antibiotikatherapie kann mit Erythromycin, Amoxicillin oder Cefoxitin nach Maßgabe des Geburtshelfers erfolgen (Niebyl 1992). Bei Innenohrbeteiligung sollten unmittelbar in Oberflächenanästhesie die Parazentese und gegebenenfalls die Einlage eines Belüftungsröhrchens (Paukenröhrchen) erfolgen.

Grippeotitis

Definition. Bullöse akute Otitis media durch Virusinfekt mit hohem Risiko für eine Innenohrbeteiligung.

Ätiologie, Pathogenese. Meist isolierte Otitis media ohne begleitende Tubenfunktionsstörung.

Klinik. Leitsymptom ist die starke Otalgie bereits zu Beginn der Otitis media. Gleichzeitig besteht eine Schallleitungsschwerhörigkeit. Die zusätzliche Beteiligung des Innenohrs wird durch die Patientinnen in aller Regel nicht bemerkt. Eine Labyrinthbeteiligung ist selten.

Diagnostik. Die Otoskopie mit Nachweis der bullösen, oft sanguinolenten Trommelfellvorwölbung entscheidet die Diagnostik.

Therapie. Die lokale mikroinstrumentelle Applikation von Castellani-Lösung wirkt adstringierend. Analgetika sollten gegebenenfalls zusätzlich verordnet werden.

Chronisch mesotympanale Otitis media

Definition. Im Rahmen einer rezidivierenden Otitis media entstandene zentrale Trommelperforation. Die langsam progrediente Entzündung kann zur Zerstörung der Gehörknöchelchenkette führen. Bedrohliche Destruktionen der Otobasis treten nicht auf.

Ätiologie, Pathogenese. Bei rezidivierender Otitis media infolge chronischer Tubenventilationsstörung bilden sich atrophe Trommelfellnarben. Diese halten den Rezidiven der akuten Otitis media meist nicht stand. Bei starker Schwellung oder granulierender Entzündung treten klare oder eitrige Ohrsekretionen auf.

Klinik. Die Patientinnen geben bei kleinen Perforationen bisweilen ein zischendes Ohrgeräusch beim Pressen an. Bei größeren Perforationen stehen die Hörminderung und bisweilen die Otorrhoe im Vordergrund. Eine akut auftretende Otorrhoe wird oft nach dem Baden bemerkt. Bei granulierender Otitis wird über eine fötide Otorrhoe geklagt. Die Trommelfellperforation wird beim Pressen durch den Luftstrom wahrgenommen, solange eine Tubenöffnung dabei erreicht wird.

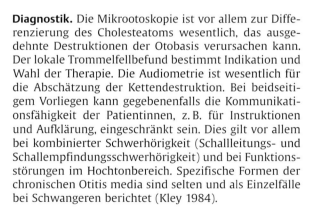

Diagnostik. Die Mikrootoskopie ist vor allem zur Differenzierung des Cholesteatoms wesentlich, das ausgedehnte Destruktionen der Otobasis verursachen kann. Der lokale Trommelfellbefund bestimmt Indikation und Wahl der Therapie. Die Audiometrie ist wesentlich für die Abschätzung der Kettendestruktion. Bei beidseitigem Vorliegen kann gegebenenfalls die Kommunikationsfähigkeit der Patientinnen, z. B. für Instruktionen und Aufklärung, eingeschränkt sein. Dies gilt vor allem bei kombinierter Schwerhörigkeit (Schallleitungs- und Schallempfindungsschwerhörigkeit) und bei Funktionsstörungen im Hochtonbereich. Spezifische Formen der chronischen Otitis media sind selten und als Einzelfälle bei Schwangeren berichtet (Kley 1984).

Therapie. Die Therapie kleinster Perforationen kann konservativ durch Anfrischen der Perforation versucht werden, falls die Funktion der Tuba Eustachii nachweisbar ist. Therapie der Wahl ist die Tympanoplastik. Sie sollte elektiv post partum geplant werden. Pressen zum Partus ist ab 3 Wochen postoperativ möglich.

Cholesteatom

Definition. Destruierende chronische Entzündung der Mittelohrräume und der Ohrschädelbasis mit knöcherner Destruktion der Gehörknöchelchenkette und des Felsenbeins.

Ätiologie, Pathogenese. Durch eine chronische Tubenventilationsstörung entstehen Trommelfellretraktionen, durch Metaplasie können hinter dem geschlossenen Trommelfell mit verhornendem Plattenepithel aus-

Tabelle 24.**1** Komplikationen des Cholesteatoms, die insbesondere bei starkem Pressen akut auftreten können, wenn das Cholesteatom bereits vorbesteht

Komplikation	Klinische Zeichen
akute Mastoiditis	Schmerz retroaurikulär, Rötung mastoidal
Sinusvenenthrombose (-thrombophlebitis)	Kopfschmerz, gegebenenfalls Fieber
Meningitis	Kopfschmerz, Lichtscheu, Eintrübung
Labyrinthitis	Hörminderung, Ohrdruck, Schwindelbeschwerden
Perilymphfistel	Schwindelbeschwerden, gegebenenfalls Hörminderung, bei Pressen bisweilen Zunahme des Befunds
Fazialisparese	peripherer Paresetyp

gekleidete Epithelzysten entstehen. Diese können analog zum Epitheloid der Schädelbasis extreme Ausdehnungen annehmen. Durch die Druckwirkung des Cholesteatoms entstehen die knöcherne Arrosion und die benachbarte granulierende Ostitis des Felsenbeins.

Klinik. Die Patientinnen geben in der Regel auf Befragen eine lange Vorgeschichte mit rezidivierender Otitis media, meist seit der Kindheit, an. Leitsymptome sind die Schwerhörigkeit und die Ohrsekretion. In nicht wenigen Fällen wird die Erkrankung wegen ihrer geringen Beschwerden bei selbst ausgedehnten Befunden unterschätzt. Komplikationen des Cholesteatoms ergeben sich aus der topographischen Nachbarschaft der funktionellen anatomischen Strukturen im Felsenbein.

Diagnostik. Führend ist der otoskopische/mikrootoskopische Befund. Die Retraktionstaschen sind ohne Optiken oft nicht vollständig einsehbar. Die Tonschwellenaudiometrie und gegebenenfalls auch die Labyrinthfunktionsprüfung sind obligat, um die Arrosion von Cochlea und Labyrinth zu erkennen.

Therapie. Die Behandlung erfolgt zwingend operativ. Der Zeitpunkt der Operation hängt von der Größe des Befunds und den im Einzelfall zu erwartenden Komplikationen ab. Bei fehlenden Komplikationen (Tabelle 24.**1**) und nicht bedrohlicher fötider Ohrsekretion kann die Operation elektiv postpartal erfolgen. Der Eintritt einer Komplikation oder einer Kombination von Komplikationen nach Tabelle 24.**1** zwingt zu einem sofortigen operativem Vorgehen (Westhofen 2001), da ansonsten unter anderem Meningitis, Enzephalitis oder Sinus-sigmoideus-Thrombophlebitis drohen. Insofern ist die Indikation angesichts der Risiken bei vorliegenden Komplikationen unabhängig vom Zeitpunkt der Gravidität zwingend.

Zoster oticus

Definition. Herpes-Zoster-Infektion des Ohrs mit Beteiligung des äußeren Ohrs, des Gehörgangs und des Trommelfells sowie des N. cochlearis, des N. vestibularis und des N. facialis (siehe unten).

Ätiologie, Pathogenese. Herpes-Zoster-Infektion.

Klinik. Zu Beginn der Erkrankung kann die Funktionsstörung durch Paralyse der beteiligten Hirnnerven (VII und VIII) vor den typischen Hautefloreszenzen auftreten. Für die Patientinnen steht die Fazialisparese im Vordergrund. Schwindelbeschwerden, Hörminderung und bisweilen Tinnitus treten zusätzlich auf. Inkomplette klinische Bilder sind häufig.

Diagnostik. Funktionsdiagnostik des N. facialis mit Fotodokumentation, Tonschwellenaudiometrie, Labyrinthfunktionsprüfungen (siehe „Vestibulärer Schwindel"), Stapediusreflexregistrierung und Schirmer-Test sind ohne Relevanz für die Therapieindikation.

Therapie. Die Entscheidung über die Verabreichung von Aciclovir muss wegen der Beschränkung auf strenge Indikationen mit der werdenden Mutter gemeinsam getroffen werden. Wegen der schlechten Prognose der Zosterfazialisparese sollte in diesen Fällen die Therapie angeraten werden. Bei Hörminderung ist die Indikation abhängig vom Grad der Hörminderung. Ab einer Hörminderung von 30 dB im Hauptsprachbereich ist die Hörminderung kommunikationsrelevant. Gegebenenfalls kann zusätzlich die Sprachaudiometrie (Freiburger Einsilberverstehen) herangezogen werden.

Idiopathischer sensorineuraler Hörsturz

Definition. Akute Minderfunktion der Cochlea ungeklärter Ursache.

Ätiologie, Pathogenese. Als mögliche Ursachen werden Autoantikörper gegen Haarzellen, Ischämie der A. cochlearis oder ihrer Äste, akute Elektrolytstörungen in Endo- oder Perilymphraum sowie Störungen der Haarzellmembranfunktionen angenommen. Psychosomatische Ursachen bei Patientinnen mit entsprechender Disposition sind bekannt. Nach Pressen während des Spontanpartus sind akute Hörsturzereignisse berichtet worden. Im strengen Sinne handelt es sich dabei nicht um den idiopathischen Hörsturz.

Klinik. Die Patientinnen geben eine akute ein-, seltener beidseitige Hörminderung und Ohrdruck an. Bei Beteiligung des Labyrinths treten zusätzlich Schwindelbeschwerden auf.

Diagnostik. Mikrootoskopisch liegen Normalbefunde vor. Die Tonschwellenaudiometrie weist eine Schallempfindungsschwerhörigkeit aus. Mittels otoakustischer Emissionsmessung lässt sich die Funktionsstörung den äußeren Haarzellen zuordnen, falls die Hörminderung <45 dB Schwellenverlust beträgt. Durch Beurteilung der ipsilateralen Labyrinthfunktion kann die

Prognose beurteilt werden. Bei Labyrinthbeteiligung ist mit einer Einschränkung der Remission um 20–30% zu rechnen. Die vollständige Ausschlussdiagnostik weiterer Ursachen darf frühestens 3 Wochen nach dem Akutereignis erfolgen, da die entsprechenden Untersuchungen mit hohen Schallpegeln verbunden sind (Magnetresonanztomographie, akustisch evozierte Potenziale, Sprachaudiometrie). Hämatokrit und Hämoglobinwert sowie der Blutdruck sind zu kontrollieren und gegebenenfalls einzustellen.

Therapie. Die Planung der Therapie erfolgt in enger interdisziplinärer Zusammenarbeit zwischen Geburtshelfer und HNO-Arzt. Die Indikationsstellung hat streng zu erfolgen. Gegebenenfalls kann die orale Verabreichung von Prednisolon erfolgen. Hierzu werden üblicherweise 250 mg Prednisolon/Tag oral oder intravenös verabreicht. Die Dosierung wird abfallend alle 2 Tage halbiert und mit 12,5 mg/Tag abgeschlossen.

> Durchblutungsfördernde Medikamente (wie z. B. Pentoxifyllin) sind während der Schwangerschaft oral und intravenös kontraindiziert.

Hydroxyäthylstärke (6%) kann in einer Dosierung von 500 ml/Tag über die Dauer von 3–6 Stunden verabreicht werden, wenn keine geburtshilflichen Kontraindikationen vorliegen. Gegebenenfalls sollte ein erfahrener Verhaltenstherapeut oder Spezialist für psychosomatische Medizin zugezogen werden.

Tinnitus

Definition. Permanentes oder intermittierendes Ohrgeräusch oder Ohrensausen unterschiedlichen Charakters, isoliert oder gemeinsam mit Hörminderung auftretend. Nach Persistenz über 3 Wochen besteht chronischer Tinnitus.

Ätiologie, Pathogenese. Bei eingeschränktem Hörvermögen tritt Tinnitus infolge der gestörten Spontanfeuerungsmuster im N. acusticus auf. Bei Normalhörigkeit sind häufig die myofaziale Dysfunktion und nächtliches Knirschen ursächlich. Die Tinnitusempfindung wird stark von der psychischen Gesamtkonstitution, der Stresstoleranz und der empfundenen Belastungssituation der betroffenen Patientinnen beeinflusst. Selten kann auch eine Funktionsstörung des Mittelohrs einen Tinnitus verursachen. Pulsatiler Tinnitus kann durch Fortleitung der Karotispulsation auf die benachbarte Cochlea entstehen und bei arterieller Hypertension in der Schwangerschaft ein wichtiger Indikator sein. Zu den seltenen Ursachen für pulsatilen Tinnitus gehört der Glomustumor der Otobasis.

Klinik. Die Patientinnen klagen meist über die starke Belästigung durch kontinuierliche Ohrgeräusche, die den Nachtschlaf stören können. Tinnitus wirkt stärker belästigend als die bisweilen begleitend auftretende Schwerhörigkeit. Vorbestehender Tinnitus kann unter depressiver Stimmungslage verstärkt Beschwerden verursachen. Insoweit ist während der Gravidität insbesondere

bei Patientinnen mit Schwangerschaftspsychose in der Vorgeschichte an einen Frühindikator für ein Rezidiv zu denken.

Diagnostik. Die Tinnitusintensität kann durch die Verdeckungsaudiometrie nach Feldmann skaliert werden. Die Untersuchung kann die Behandlungsindikation nicht unterstützen, jedoch zur Verlaufsbeobachtung dienen. Die Tonschwellenaudiometrie dient der Untersuchung des Hörvermögens. Die Kontrolle des Blutdrucks ist unerlässlich.

Therapie. Bei akut auftretendem Tinnitus im Rahmen eines idiopathischen sensorineuralen Hörsturzes erfolgt das Vorgehen wie dort beschrieben. Bei Vorliegen spezieller Befundkonstellationen kann die Anpassung von Hörhilfen eine Hilfe erbringen. Im Fall des myofazialen Syndroms und bei Vorliegen einer deutlichen Lateralbewegung bei Kieferöffnung kann das nächtliche Tragen einer Aufbissschiene eine Besserung erbringen. Gegebenenfalls ist eine psychosomatische oder psychotherapeutische Mitbehandlung mit der Patientin zu vereinbaren.

Otosklerose

Definition. Umschriebene Störung des Knochenstoffwechsels im Bereich des Os temporale mit Ausbildung einer Stapesankylose oder von Herden in der Kapsel der Cochlea mit dadurch bisweilen verursachter Innenohrbeteiligung durch Kapselotosklerose.

Ätiologie, Pathogenese. Die Ursachen für die Umbauprozesse im Bereich der Fissula ante fenestram, des Ringbands in der ovalen Nische und der Labyrinthkapsel sind bislang nicht geklärt. Eine Progredienz der Erkrankung während der Schwangerschaft wird vielfach angegeben, jedoch von einer Reihe von Autoren bestritten (Elbrond 1981, Elbrond u. Jensen 1979, Gristwood u. Venables 1983, Gussman 1980, Klabenes 1964). Die Erkrankung tritt mit einer Bevorzugung des weiblichen Geschlechts (Verhältnis 3:2) meist zwischen dem 18. und dem 30. Lebensjahr auf.

Klinik. Die Patientinnen klagen über eine langsam progrediente Schwerhörigkeit, ein- oder beidseitig, synchron oder metachron. Oft werden beide Ohren zeitlich nacheinander betroffen. Die so genannte Parakusis Willisii, ein verbessertes Hörvermögen in geräuschvoller Umgebung durch Ausblenden der höherfrequenten leiseren Störgeräusche bei Unterhaltungen, durch die Schwerhörigkeit wird nur selten auf Befragen bestätigt.

Diagnostik. Die Otoskopie ist unauffällig. Tonschwellenaudiometrisch findet sich eine Störung der Schallleitung oder bei Einsetzen der Kapselotosklerose (Labyrinthkapsel) eine kombinierte Schwerhörigkeit.

Therapie. Wegen der meist langsamen Progredienz der Erkrankung ist eine Behandlung während der Schwangerschaft nicht angezeigt. Bei einem Schallleitungsanteil der Schwerhörigkeit von mindestens 15 dB ist postpartal die operative Sanierung durch einen mikrochirurgischen Eingriff in Lokalanästhesie anzuraten. Die Indikation hängt vom Betrag der gesamten (Schallleitungs- und Schallempfindungs-)Schwerhörigkeit sowie von der Relation beider Anteile zueinander ab. Alternativ ist, abhängig von der Compliance der Patientinnen, die Anpassung eines Hörgeräts möglich.

Ertaubung und Gehörlosigkeit

Definition. Als Ertaubung wird der Verlust des Hörvermögens ein- oder beidseitig bis zu einem Grad, der eine sprachliche Kommunikation selbst mit Hörgeräten nicht zulässt, bezeichnet, als Gehörlosigkeit die kongenital beidseits fehlende Hörfunktion mit dem vollständigen Verlust auditiver Kommunikation.

Ätiologie, Pathogenese. Syndromale oder nicht-syndromale Hörstörungen, die genetisch disponiert sein können oder exogen durch ototoxische Medikamente oder neurotoxische Infektionen verursacht werden, sind bekannt. Eine zunehmende Anzahl vor allem nicht-syndromaler Hörstörungen sind distinkten Genloci zuzuordnen. Häufigste Ursache ist die Connexin-26-Mutation. Ein kongenital fehlendes Hörvermögen (Gehörlosigkeit) kann unter anderem durch intrauterine Infektionen oder Fehlbildungen der Cochlea verursacht werden, eine Ertaubung durch Fehlbildung im Bereich der Otobasis oder der Cochlea mit progredienter Funktionsminderung oft unter dem Bild rezidivierender Hörstürze, durch das Cogan-Syndrom, das Pendred-Syndrom sowie einzeitig durch Felsenbeinfrakturen oder durch ototoxische Medikamente. Ein akuter Verlust der Hörfähigkeit während der Geburt ist durch das Pressen und die Erhöhung des intrakraniellen Drucks möglich, der über einen offenen Aquaeductus cochleae über den Perilymphraum Cochlea und Labyrinth erreichen kann. Akute Hörstörungen sind nach Spinalanästhesie durch akuten Druckabfall intrakraniell beschrieben (Killickan et al. 2002). Auch dabei wird der Druckabfall via Aquaeductus cochleae zum Innenohr vermittelt.

Klinik. Bei unbehandelter Gehörlosigkeit bis zum Alter von etwa 7 Jahren ist in der Regel lebenslang keine auditive Orientierung vorhanden. Damit ist nachfolgend die sprachliche Kommunikation nur mittels Gebärdensprache oder lautsprachbegleitenden Gebärden möglich. Da die Versorgung von gehörlosen Kindern seit mehr als 15 Jahren mit elektronischen Innenohrimplantaten (Cochleaimplantat, CI) in Deutschland vorgenommen wird, ist zunehmend mit Müttern zu rechnen, die ein CI tragen. Die äußerlich erkennbar getragenen Geräteanteile ähneln einem Hörgerät. Das Implantat liegt meist kaum tastbar supraaurikulär unter der Haut. Die Patientinnen können einem Gespräch bei langsamer Artikulation meist folgen. Bei einer Reihe von Patientinnen ist die Hörbehinderung infolge der Implantatfunktion nicht zu bemerken. Die ein- oder beidseits *akut auftretende* Hörminderung wird von Patientinnen unmittelbar wahrgenommen. Die Hörminderung nach Spinalanästhesie oder nach Pressen tritt unmittelbar oder innerhalb we-

niger Stunden auf. Dabei ist nach einer vorbestehenden Hörminderung ein- oder beidseitig zu fahnden.

Diagnostik. Bei lange unverändert vorbestehender hochgradiger Hörminderung ist eine weitergehende Diagnostik bei der Mutter von geburtshilflicher Seite aus nicht notwendig. Präpartal ist eine Tonschwellenaudiometrie anzuraten, um bei postpartal fraglichem Hörvermögen gegebenenfalls sichere Indikationen zur Behandlung stellen zu können. Das Neugeborenen-Hörscreening ist postpartal in diesen Fällen obligat. Bei postpartal erstmals aufgetretener Hörminderung oder Zunahme einer vorbestehenden Hörminderung ist die sofortige Tonschwellenaudiometrie geboten. Das Krankheitsbild wird als Eilfall priorisiert. Unter der Lupenbrille nach Frenzel ist nach einem Spontannystagmus zu fahnden sowie mittels Elektro- oder Videonystagmographie und thermischer Prüfung die Labyrinthfunktion zu untersuchen.

Therapie. Die Kommunikation mit hörbehinderten Patientinnen erfordert Geduld, Zeit und Einfühlungsvermögen. Niemals sollte die erschwerte Kommunikation vorzeitig abgebrochen und durch Kommunikation mit Gatten, Familie oder Bekannten ersetzt werden. In besonderen Fällen kann das Zuziehen von Gebärdendolmetschern sinnvoll sein. Für Patientinnen, die mit einem CI versorgt sind, treten analoge Einschränkungen in der Regel nicht auf.

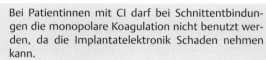

Bei Patientinnen mit CI darf bei Schnittentbindungen die monopolare Koagulation nicht benutzt werden, da die Implantatelektronik Schaden nehmen kann.

Die akute Hörminderung mit oder ohne Labyrinthbeteiligung wird durch Gabe von Prednisolon oral (250 mg) über 2 Tage mit anschließender Dosisreduktion behandelt (siehe „Idiopathischer Hörsturz"). Bei fehlendem Ansprechen oder weiterem Funktionsabfall sind Tympanotomie und Abdeckung der ovalen und runden Nische mit Bindegewebe geboten. Der Eingriff ist in Lokalanästhesie möglich. Für die frühzeitige Wiederherstellung der Kommunikationsfähigkeit und der auditiven Orientierung ist die Anpassung von Hörgeräten vorzunehmen. Die Anpassung kann gegebenenfalls in der Frühphase nach der Erkrankung nach 14 Tagen zunächst probatorisch erfolgen.

Vestibulärer Schwindel

Definition. Durch Funktionsstörungen des Labyrinths verursachter Dauer- oder Attackenschwindel.

Ätiologie, Pathogenese. Analog zur Ätiologie bei Hörsturz sind immunologische Ursachen, Durchblutungsstörungen und lokale Elektrolytstörungen innerhalb des Peri- oder Endolymphraums bekannt. Die Hyperemesis gravidarum geht nicht mit vestibulären Funktionsstörungen einher, jedoch werden hormonelle Einflüsse auf vestibuläre Funktionen in diesem Zusammenhang diskutiert (Black 2002). Externe Stimuli werden offenbar unter dem hormonalen Einfluss der Gravidität im vestibulären System wie auch in anderen sensorischen Modalitäten moduliert weiterverarbeitet (Goodwin 2002). Nach heftigem Pressen kann ein- oder beidseitig eine Labyrinthminderfunktion auftreten. Als Ursache wird unter anderem der offene Aquaeductus cochleae angenommen. Ein- oder beidseitig können die Cristae der Bogengänge und/oder die Maculae der Otolithenorgane betroffen sein. Eine Sonderform des vestibulären Schwindels stellt der benigne paroxysmale Lagerungsschwindel dar, der durch Versprengung von Otokonien in den hinteren oder seltener den lateralen Bogengang verursacht wird.

Klinik. Während der Gravidität sind Schwindelbeschwerden vor allem in Rückenlage nicht selten (vgl. Kapitel 33). Der häufige benigne paroxysmale Lagerungsschwindel tritt anfallsweise meist beim Umdrehen im Bett auf und kann auch bei schräg nach oben gerichteten Kopfdrehungen akut Drehschwindel auslösen. Akut auftretende Labyrinthfunktionsstörungen werden durch plötzlichen Dreh-, Kipp- oder Schwank-, seltener durch Liftschwindel offenbar. Die Menière-Erkrankung ist durch die attackenweise auftretende Trias aus Hörminderung, Tinnitus und Drehschwindel gekennzeichnet. Bisweilen treten Übelkeit und Erbrechen auf. Im Fall akuter Schwindelbeschwerden nach Spontangeburt mit Pressen müssen perilymphatische Hypertension, Perilymphfistel und intrakranielle Blutungen als Ursachen ausgeschlossen werden.

Diagnostik. Der Versuch der Auslösung sollte zunächst die Provokationen durch Kopf- und durch Körperlage unterscheiden. Hierzu wird die Patientin mit gerade liegendem Kopf in Rückenlage unter Beibehalten der Kopfposition in die Seitenlage gebracht. Die Hallpike-Lagerungsprozedur zur Untersuchung des benignen paroxysmalen Lagerungsschwindels sollte nur nach Rücksprache mit dem Geburtshelfer erfolgen. Zeitlich vorausgehend sollte nach einem Spontannystagmus mittels der Lupenbrille nach Frenzel gefahndet werden. Die thermische Prüfung des Labyrinths gibt Aufschluss über die Funktion des lateralen Bogengangs, die vestibulär evozierten myogenen Potenziale liefern Befunde über die Makulafunktion des Sacculus. Letztere Untersuchung darf nur bei Fehlen einer akuten cochleären Funktionsstörung vorgenommen werden.

Therapie. Bei Nachweis vestibulärer Genese des Schwindels kann mit Ausnahme des letzten Trimenons Dimenhydrinat (Antihistaminikum vom Typ der β_1-Blocker) zur Therapie des akuten Schwindels mit vegetativer Begleitsymptomatik verabreicht werden, wenn keine geburtshilfliche Kontraindikation vorliegt. Das Bewegungsgefühl und die vegetative Begleitsymptomatik werden dadurch gebessert. Dimenhydrinat vermag im letzten Trimenon die Wehentätigkeit zu verstärken. Die Übelkeit mit Hyperemesis und bisweilen damit verbundene Schwindelbeschwerden nicht streng vestibulärer Genese (siehe oben) können bei strenger Indikationsstellung mit Meclozin oder in schweren Fällen mit Pro-

methazin behandelt werden (Kallen u. Mottet 2003, Leathem 1986). Promethazin sollte nicht im ersten Trimenon und nicht zum Ende der Schwangerschaft verabreicht werden. Vor weiteren Maßnahmen sollte das Einsetzen der vestibulären Kompensation nach Ablauf von 3 Tagen geprüft werden, falls entzündliche otogene und zentralnervöse Ursachen sicher ausgeschlossen sind. Selbst bei persistierender Labyrinthfunktionsstörung setzt eine zentralnervös koordinierte Dämpfung des vestibulookulären Reflexes ein, die die Beschwerden bessert und die Aktivität des Spontannystagmus dämpft. Diagnostische Rückschlüsse sind daher in dieser Zeit erschwert. Die Gabe von Betahistin bei Morbus Menière ist in der Gravidität kontraindiziert. Eine abschließende Beurteilung der Therapienotwendigkeit und der Indikation spezifischer Therapiemaßnahmen sollte nach dem Partus erfolgen.

Idiopathische Fazialisparese (Bell'sche-Parese)

Definition. Inkompletter oder kompletter Ausfall des N. facialis durch trophische Störung, z. B. ischämisch bedingt.

Ätiologie, Pathogenese. Ischämie und nachfolgend Ödem der Neuronen, dadurch Kompression im Canalis Fallopii, weitere Gefäßstenosierung durch die Kompression, selbstverstärkender Prozess. In seltenen Fällen Lyme-Borreliose.

Klinik. Über Stunden zunehmende Schwäche der Gesichtsmuskulatur simultan oder sequenziell in den einzelnen Ästen, die unterschiedlich stark betroffen sein können.

Diagnostik. Durch Otoskopie gelingt der Ausschluss lokaler entzündlicher Ursachen. Tonschwellenaudiometrie und Labyrinthfunktionsprüfung dienen dem Ausschluss weiterer otogener Funktionsstörungen. Die serologische Untersuchung sollte die Lyme-Borreliose, den Herpes Zoster und eine HIV-Infektion ausschließen.

Therapie. Die Therapie mit Prednisolon sollte mit dem Geburtshelfer abgestimmt werden. Sie kann oral mit reduzierter Startdosis von 125 mg/Tag ausschleichend erfolgen.

> Durchblutungsfördernde Pharmaka sind während der Schwangerschaft kontraindiziert (Falco u. Eriksson 1989, Gransaerd u. Meulenbroeks 2000, Jessen u. Shaenboen 1996, Mair et al. 1973).

■ Erkrankungen der Nase

Rhinopathia gravidarum

Definition. Die im Verlauf der Frühschwangerschaft auftretende Schwellung der Nasenschleimhaut, insbesondere der Nasenmuscheln, betrifft etwa 20% aller Schwangeren.

Ätiologie, Pathogenese. Die Ursachen sind vielfältig. Östrogeneinflüsse auf die histaminerge Reaktion der Nasenschleimhaut werden angegeben (Armengot et al. 1990, Haeggstrom et al. 2000), jedoch von anderen Autoren kontrovers beurteilt (Bende u. Gredmark 1999, Bende et al. 1989). Immunglobulin-E-abhängige Reaktionen sind bei Patientinnen mit Rhinopathia gravidarum gehäuft zu finden (Ellegard u. Karlsson 1999). Der muköziliare Transport bei Vorliegen einer Schwangerschaftsrhinopathie ist reduziert, während er bei gesunden Schwangeren verstärkt ist (Ellegard 2003, Hellin Meseguer et al. 1994). Rauchen ist ein Risikofaktor für das Entstehen der Erkrankung (Ellegard 2003). Die Rhinopathia gravidarum wird als eigene Krankheitsentität vereinzelt infrage gestellt und vielmehr der unabhängig von der Gravidität verlaufenden Akuisierung von Rhinopathien anderer Genese zugeordnet (Mabry 1986).

Klinik. Meist werden eine Behinderung der Nasenatmung und Sekretlaufen im Rachen angegeben. Bisweilen sind bereits analoge Beschwerden in geringerem Umfang aus der Zeit vor der Schwangerschaft bekannt.

Diagnostik. Die Nasenendoskopie, gegebenenfalls in Lokalanästhesie, trägt zur Differenzierung der chronischen Sinusitis und der Polyposis nasi et sinuum bei. Eine vorbestehende Muschelhyperplasie und/oder Septumdeviation ist dabei erkennbar. Die Rhinomanometrie kann das Ausmaß der Nasenatmungsbehinderung quantifizieren und damit die Verlaufskontrolle sowie Therapieentscheidungen unterstützen.

Therapie. Solange keine Komplikationen der behinderten Nasenatmung, wie akute eitrige oder katarrhalische Sinusitis, bestehen, sollte die Schwangere auf die noch vor der Geburt zu erwartende Spontanbesserung der Beschwerden hingewiesen werden. Bei Progress der Beschwerden kann in Lokalanästhesie gegebenenfalls die submuköse Laserconchotomie erfolgen, die der früher oft durchgeführten Strichätzung überlegen ist. Beide Eingriffe sind in Lokalanästhesie möglich.

Riechstörung

Definition. Einschränkung der olfaktorischen Wahrnehmung um mehr als 10fache der jeweiligen Wahrnehmungsschwelle für Gesunde.

Ätiologie, Pathogenese. Bei endonasaler Schwellung ist die ventilatorische Hyposmie oft im Rahmen der Rhinopathia gravidarum ursächlich. Eine Veränderung der olfaktorischen Wahrnehmung, die bisweilen in der Frühschwangerschaft angenommen und hormonellen Einflüssen zugeordnet wird, ist unter kontrollierten Studienbedingungen nicht nachzuweisen (Savovic et al. 2002).

Diagnostik. Bei eingeschränkter Riechfunktion ist zunächst nach Obstruktionen der Nasenatmung und chronisch-entzündlichen rhinobasalen Prozessen zu suchen.

Therapie. Nach Ausschluss raumfordernder entzündlicher und tumoröser Erkrankungen ist die Information der Patientinnen über die Reversibilität der Riechstörung nach dem Partus adäquat.

Akute katarrhalische Rhinitis

Definition. Akute Mukositis infolge eines Virusinfekts.

Ätiologie, Pathogenese. Infekt der oberen Luftwege mit Influenza-, Picorna-, Parainfluenza- oder Adenoviren. Innerhalb von 5–10 Tagen folgen das ischämische Stadium, das hyperämische Stadium, das Stadium der Superinfektion und die Erholung.

Klinik. Im Rahmen des akuten Infekts werden Abgeschlagenheit, verstopfte Nase und Sekretlaufen geklagt. Bisweilen tritt Fieber auf.

Diagnostik. Durch Rhinoskopie und Nasenendoskopie sind bakterielle Superinfektionen früh erkennbar. Bei eitriger Sekretion im mittleren Nasengang ist die Diagnose der akuten Sinusitis zu stellen. Die Ultraschalluntersuchung kann Empyeme des Sinus maxillaris oder frontalis und gegebenenfalls auch der Cellulae ethmoidales nachweisen.

Therapie. Während der Schwangerschaft sollte nur unter strenger Indikation die nasale Abschwellung mit Xylometazolin (α-Sympathomimetikum) erfolgen.

Epistaxis

Definition. Blutung endonasal aus dem Bereich des Locus Kiesselbachii oder aus Rami nasales posteriores.

Ätiologie, Pathogenese. Prädisponierende Faktoren sind lokal die Septumdeviation, die chronische und die allergische Rhinopathie und die Rhinopathia gravidarum sowie arterielle Hypertension und Gerinnungsstörungen. Arterielle Hypertension, Präklampsie oder HELLP-Syndrom sind jeweils auszuschließen. Häufigste Ursache ist die Manipulation im Rahmen einer Rhinopathie oder Rhinitis, bisweilen unbewusst nachts oder im Rahmen der Rhinopathie mit dem Taschentuch (Epistaxis gravidarum) (Lederer 1959). Seltenere Ursachen sind das seltene Granuloma teleangiectatum, Hämangiome und Gerinnungsstörungen.

Klinik. Abhängig vom Ausmaß der Blutungsquelle können blutige Sekretionen oder für Mutter und Kind lebensbedrohliche Blutungen ein- oder beidseitig auftreten.

Diagnostik. Neben der sofortigen endonasalen Untersuchung sollten der Blutdruck gemessen und eine Gerinnungsstörung ausgeschlossen werden.

Therapie. Abhängig vom Ausmaß der Blutung kann die lokale Einlage von Xylometazolin, die Touchierung mit 10%igem Silbernitrat oder in Oberflächensprühlokalanästhesie die bipolare Koagulation vorgenommen werden. Wegen der Gefahr der Septumperforation darf die bipolare Koagulation am Nasenseptum nur einseitig erfolgen. Bei Blutungen an der seitlichen Nasenwand oder aus dem Bereich der Muscheln ist in diesen Fällen die Argonplasmakoagulation erfolgreich einzusetzen. Bei Versagen der Maßnahmen ist die vordere Fingerlingnasentamponade für 24 Stunden beidseits notwendig. Bei starker Blutung oder der Gefahr der Aspiration ist in interdisziplinärer Abstimmung die Blutstillung in Allgemeinnarkose angebracht. Dabei kann auf endonasale mikroskopische Techniken mit gezielter mikroinstrumenteller bipolarer Koagulation oder Argonplasmakoagulation zugegriffen werden. Gegebenenfalls ist dabei die operative Korrektur einer Septumdeviation notwendig, um den Zugang zu ermöglichen. Bei septalen Blutungsquellen ist die Septumplastik durch die einsetzende Vernarbung im weiteren Verlauf die Therapie der Wahl nach Versagen der oben genannten Verfahren. Ist bei Blutungen im Choanalbereich oder bei Blutungen aus weit dorsal liegenden Nasenabschnitten die Bellocq-Tamponade indiziert, sollte eine antibiotische Abdeckung mit Cefoxitin erfolgen, um eine akute eitrige Sinusitis (siehe unten) als Folge der Tamponade zu vermeiden. Als Ultima Ratio kann die interventionelle radiologische Embolisierung erfolgen.

Akute Rhinosinusitis

Definition. Akut auftretende entzündliche Schleimhautschwellung der oberen Atemwege unterschiedlicher Ätiologie.

Ätiologie, Pathogenese. Durch Akutreaktion auf externe Reize sowie virale, bakterielle oder Pilzinfektionen verursachte Schleimhautschwellung mit begleitender Hyperämie und Hypersekretion. Durch nachfolgenden Ostienverschluss der Nasennebenhöhlen mit hypoxiebedingter Schleimhautschwellung oder bakterieller Superinfektion zusätzliche Schwellung der Sinusschleimhaut. Weiterer Verlauf gegebenenfalls mit Sekretretention und Empyem.

Klinik. Die Schmerzlokalisation ist abhängig von der betroffenen Nasennebenhöhle: Stirnkopfschmerz bei Sinusitis frontalis, Schmerz zwischen und hinter den Augen bei Sinusitis ethmoidalis, Zahnschmerz bei Sinusitis maxillaris, Schmerz unter dem Vertex bei Sinusitis sphenoidalis.

Diagnostik. Der endonasale Befund durch die anteriore Rhinoskopie muss durch die Nasenendoskopie ergänzt werden. Wenn mit dem Geburtshelfer die lokale Einlage von Xylometazolin 0,1 % und gegebenenfalls zusätzlich eines Lokalanästhetikums abgestimmt werden kann, ist die Einsicht durch die Endoskopie leichter möglich. Ein Nasenabstrich mit mikrobieller Untersuchung ist nur bei fehlendem Ansprechen auf die Therapie notwendig. Die akute Rhinosinusitis ist zu Beginn von der Schwangerschaftsrhinopathie nicht immer klar zu unterscheiden. Zur Diagnostik der Sinusitis, insbesondere des Empyems, ist die Ultraschalluntersuchung geeignet. Sie besitzt eine vergleichbar hohe Sensitivität und Spezifität

wie die Übersichtsröntgenuntersuchung der Nasennebenhöhlen (Karantanas et al. 1997).

Therapie. Die lokale Applikation von Xylometazolin 0,1 % in 3-stündlichen Abständen muss wegen der α-sympathomimetischen Wirkung mit dem Geburtshelfer abgestimmt werden. Die Gabe kortikoidhaltiger Nasensprays führt zu einer Reduktion der Sekretion und in geringerem Maß auch der Schwellung. Sie ist im ersten Trimenon kontraindiziert. Bei Nachweis eitriger Sekretion und nur geringer Öffnung der Ostien durch lokal abschwellende Maßnahmen ist die orale Gabe eines Antibiotikums indiziert. Cefoxitin ist als erste Wahl, Erythromycin bei bekannten Unverträglichkeiten oder Allergien geeignet. Gegebenenfalls kann nach lokaler Einlage eines Lokalanästhetikums die mittlere Muschel abgespreizt werden, um den Abfluss des Empyems zu erlauben.

Chronisch-polypöse Rhinosinusitis

Definition. Auf spezifische Allergene oder im Rahmen von Intoleranzreaktionen entstehende Metaplasie der Nasen- und Nasennebenhöhlenschleimhaut.

Ätiologie, Pathogenese. Spätphase einer Typ-I-Immunantwort oder Intoleranzreaktion mit Beteiligung von Granulozyten, Makrophagen, Monozyten und T-Lymphozyten. Rezidivierende Infekte der oberen Luftwege unterstützen initial sowie während des Progresses der Erkrankung die Schleimhautmetaplasie. Nicht selten tritt im Verlauf eine Asthmabronchitis auf.

Klinik. Chronischer Schnupfen mit starker Sekretion und Sekretlaufen im Rachen, bei weiterer Zunahme Druckgefühl und Kopfschmerz, dessen Lokalisation von der betroffenen Nebenhöhlenregion abhängt. Am häufigsten wird ein Druckgefühl zwischen und hinter den Augen angegeben. Meist bestehen entsprechende Beschwerden über einen langen Zeitraum. Komplikationen bei vorbestehenden Erkrankungen können durch akute Superinfektion der Polyposis nasi et sinuum entstehen. Dabei kann die orbitale Komplikation zunächst zu einer Lidschwellung, später zu einer Orbitalphlegmone mit Exophthalmus und unbehandelt zur Amaurosis führen. Bei intrakranieller Komplikation drohen Meningitis und frontobasaler Hirnabszess.

Diagnostik. Während der Schwangerschaft sollte die Diagnostik auf die endonasale Endoskopie beschränkt werden, solange keine klinischen Hinweise auf orbitale oder intrakranielle Komplikationen vorliegen. Die Pilzsinusitis und die allergische Pilzsinusitis können knöcherne Destruktionen verursachen, die an tumoröse Neubildungen denken lassen. Postpartal ist die Computertomographie der Rhinobasis in koronarer Schichtung notwendig. Über den Einsatz von Computertomographie oder Magnetresonanztomographie im Fall einer Komplikation sollte während der Schwangerschaft interdisziplinär zwischen Geburtshelfer, Radiologen und HNO-Arzt Einvernehmen hergestellt werden.

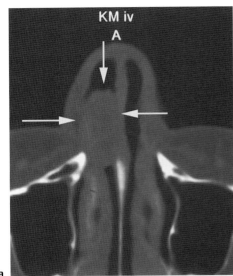
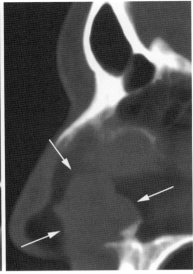

Abb. 24.**1**   Computertomografie eines pyogenen Granuloms 2 Wochen post partum. Befund im unteren Nasengang rechts. Keine wesentliche knöcherne Destruktion, axiale (**a**) und sagittale (**b**) Schnittführung. (Aufnahmen mit freundlicher Genehmigung Prof. Günther, Klinik für Radiologische Diagnostik UKAachen).

a

b

> Allergietestungen sollten während der Schwangerschaft vermieden werden.

Therapie. Die Verabreichung kortikoidhaltiger Nasensprays kann bei intensiven Beschwerden und drohenden Komplikationen außerhalb des ersten Trimenons erfolgen (Passalacqua et al. 2000). Lokal kann Chromoglyzinsäurespray eingesetzt werden. Systemisch verabreichte Antihistaminika – wie Loratadin, Clemastin und Terfenadin, sind während der Gravidität bei ausgeprägter Symptomatik in strenger Indikationsstellung zusätzlich einsetzbar (Demoly et al. 2003, Keles 2004, Mazzotta et al. 1995, Loebstein et al. 1999). Der Verdacht vermehrt auftretender Hypospadien nach Einnahme von Loratadin und Desloratadin konnte inzwischen im Rahmen einer Studie ausgeräumt werden (Blaiss 2003). Postpartal wird die konservative Therapie mindestens 3 Wochen vor der Computertomographiediagnostik durchgeführt. Somit sind operative Indikationen auf therapieresistente Fälle zu beschränken. Begonnene Hyposensibilisierungen können während der Gravidität fortgesetzt, sollten jedoch nicht begonnen werden.

Pyogenes Granulom der Nase (lobuläres kapilläres Hämangiom)

Definition. Histiozytenreiche, gutartige, gefäßreiche Neoplasie des Endonasalraums unklarer Ätiologie mit rascher Wachstumstendenz und starker Blutungsneigung (Scott u. van Hasselt 1999). Der Tumor zeigt ein gehäuftes Vorkommen im Bereich der Mundhöhle.

Ätiologie, Pathogenese. Der seltene Tumor wird wegen der häufigen Assoziation mit der Gravidität auch als Schwangerschaftstumor bezeichnet. Vereinzelt wird ein Bagatelltrauma mit gestörter Wundheilung als Ursache angenommen. Unter dem hormonellen Einfluss werden eine Zunahme der Konzentration des endothelialen vaskulären Wachstumsfaktors und eine Down-Regulation

des Tumornekrosefaktors beobachtet (Yuan u. Lin 2004, Yuan et al. 2002).

Klinik. Die Patientinnen klagen über eine zunehmende, vorwiegend einseitige Nasenatmungsbehinderung sowie bisweilen eine blutige Sekretion. Gelegentlich kommt es zur Epistaxis mit der Notwendigkeit der Notfalltherapie. Differenzialdiagnostisch sollten dabei Hämangiome und blutende Septumpolypen berücksichtigt werden (Kapella et al. 2001, Tantinikorn et al. 2003). Zusätzlich besteht, abhängig von Größe und Ausdehnung, Kopfschmerz. Bei weiterer Verlegung der Nasennebenhöhlenostien können Komplikationen der akuten Sinusitis entstehen (siehe dort und vgl. „Mundhöhle und Pharyngealraum").

Diagnostik. Rhinoskopie und Endoskopie der Nase können gegebenenfalls in Lokalanästhesie erfolgen (Lim et al. 1994). Bei Nachweis eines endonasalen Prozesses mit unregelmäßig granulierender Oberfläche und Wachstumsprogredienz sollte zum Ausschluss maligner Tumoren gegebenenfalls die Durchführung einer Computer- oder Magnetresonanztomographie mit der werdenden Mutter besprochen werden. Hierzu muss mit dem jeweiligen Radiologen konsiliarisch Übereinkunft erzielt werden, da allgemeingültige Leitlinien zur Magnetresonanztomographie in der Schwangerschaft bislang nicht vorliegen. Vereinzelt wird im ersten Trimenon davon abgeraten. Gadolinium sollte nicht verabreicht werden. Ohne bildgebende Diagnostik ist die operative Therapie nicht planbar und nicht mit hinreichendem Sicherheitsstandard durchführbar. Post partum ist die Computertomographiediagnostik geeignet (Abb. 24.**1**, 24.**2**) (Lance et al. 1992, Mabry 1986).

Therapie. Die Therapie erfolgt grundsätzlich operativ (Forman u. Goldberg 1990, Jones et al. 2000, Manus et al. 1995). Der Zeitpunkt des Eingriffs ist von der Ausdehnung des Prozesses und den rhinobasalen Komplikationen abhängig. Intrakranielle und orbitale Komplikationen sind als Notfallindikationen anzusehen. Bei deutlicher Zunahme der Größe mit Verlegung der Nasenhaupthöhle sollte die Indikation zur Operation sowohl den Patientinnen als auch dem Geburtshelfer nahegelegt werden. Eine Epistaxis kann gegebenenfalls durch Argonplasmakoagulation gestillt werden, um nachfolgend die oben genannte Diagnostik durchführen zu können. Die Blutstillung kann in Lokalanästhesie erfolgen.

■ Erkrankungen des Halses

Mundhöhle und Pharyngealraum

Akute Tonsillitis

Definition. Fiebrige Streptokokkeninfektion der Tonsilla palatina mit Vergrößerung der Halslymphknoten.

Ätiologie, Pathogenese. Infektion mit β-hämolysierenden Streptokokken.

Klinik. Akuter fiebriger Infekt, Halsschmerzen, zunehmende Schluckbeschwerden. Eine Komplikation insbesondere bei verspätet einsetzender oder nicht optimal dosierter Antibiotikatherapie ist der Peritonsillarabszess. Er ist an der Vorwölbung des betroffenen Gaumenbogens erkennbar.

Diagnostik. Inspektion.

Therapie. Die akute Angina lacunaris wird bei der Schwangeren durch Erythromycin oder Cefuroxim oral behandelt. Der peri-/retrotonsilläre Abszess wird akut durch Punktion, abhängig vom Lokalbefund, unmittelbar operativ im Rahmen einer Abszesstonsillektomie entlastet.

Pyogenes Granulom

Definition, Ätiologie, Pathogenese, Klinik. Siehe „Pyogenes Granulom der Nase".

Diagnostik. Pharyngoskopie, Pharynxendoskopie.

Therapie. Nur bei kleinen Befunden ist das Abwarten bis post partum gerechtfertigt. Wegen der Blutungsneigung und der damit verbundenen Gefahr der Aspiration sollte mit dem Geburtshelfer und dem Anästhesisten die endoskopische operative Entfernung vereinbart werden. Dazu sollte neben der monopolaren und der bipolaren Koagulation das Argonplasmaverfahren bereitgehalten werden, um zuverlässig eine blutfreie Resektion zu gewährleisten (Wang et al. 1997).

Larynx und Stimme

Stimmveränderungen während der Gravidität

Definition. Während vorübergehend die Stimmlage tiefer wird und der Tonumfang abnimmt, bestehen nach der Entbindung das geänderte Timbre und die oft grö-

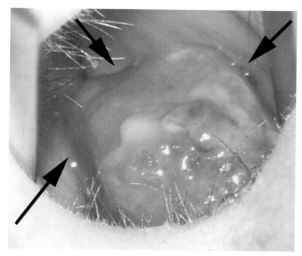

Abb. 24.**2** Endonasaler Befund zu Abb. 24.**1** noch während der Gravidität 4 Wochen vor Erstellen des Computertomogramms. Nasale Endoskopie nach lokaler bipolarer Koagulation in Lokalanästhesie.

ßere Modulationsfähigkeit der Stimme fort. Gravierende persistierende Stimmänderungen, die über das Maß hinausgehen, das Singstimmen beeinträchtigen kann, und die für die sprachliche Kommunikation zu Beschwerden führen, sind selten (Nessel 1959, von Deuster 1977).

Ätiologie, Pathogenese. Veränderungen der Stimmlage und des Stimmtimbres werden vor allem dem Einfluss der Östrogene und der damit verbundenen stärkeren Einlagerung von Flüssigkeit in das Gewebe zugeschrieben (Bauer 1967, Flach et al. 1969).

Klinik. Bis zum 8. Monat können Änderungen der Stimmlage vor allem für Gesangstimmen störend werden. Mit Fortschreiten der Schwangerschaft wirkt die Umstellung von der Bauchatmung auf die Brustatmung zusätzlich störend auf die Stimmgebung. Die Belastung der Stimme sollte während der Schwangerschaft daher reduziert werden. Verlaufskontrollen mit Stimmfelduntersuchungen sind als Hilfe zur Beratung geeignet.

Diagnostik. Neben der Larynxendoskopie und der stroboskopischen Untersuchung ist die Stimmfelduntersuchung zur quantitativen Diagnostik und zur Verlaufskontrolle geeignet.

Therapie. Auf lokale oder systemische medikamentöse Therapieversuche sollte verzichtet werden. Zur lokalen Botulinumtoxininjektion bestehen keine hinreichend sicheren Erfahrungen an Schwangeren. Die begleitende Beratung zum Einsatz der Stimme in den jeweiligen Phasen der Schwangerschaft unter Berücksichtigung der Stimmfelduntersuchung ist für Singstimmen für die Stimmleistung nach der Entbindung wesentlich.

Laryngopathia gravidarum

Definition. Ödematöse Schwellung mit gestörter Schleimsekretion und Borkenbildung, vor allem im Bereich der Taschenfalten.

Ätiologie, Pathogenese. Weitgehend unbekannt. Eine Koinzidenz mit der Präeklampsie ist beschrieben (Perlow u. Kirz 1990).

Klinik. Heiserkeit und Kloßgefühl werden geklagt. In einzelnen Fällen wurden Luftnot und die Notwendigkeit zur notfallmäßigen Endoskopie beschrieben (Brock-Utne et al. 1977).

Diagnostik. Durch Larynxendoskopie oder Lupenlaryngoskopie kann die Diagnose unmittelbar gestellt werden.

Therapie. Im Vordergrund steht die Therapie der Präeklampsie (vgl. Kapitel 7). Die Dampfvernebelung der Atemluft kann unterstützend eingesetzt werden, falls nicht Krusten die oberen Luftwege bereits beginnend einengen. Bei akuter Dyspnoe muss die starre Notfallbronchoskopie zur Entfernung obstruierender Borken mit Anästhesieunterstützung erfolgen. Eine interdisziplinäre Notfallversorgung mit anwesendem Geburtshelfer sollte im behandelnden Zentrum zur Verfügung stehen. Die Tracheotomie oder die Koniotomie kommt als Sofortmaßnahme unter Notfallbedingungen zum Einsatz.

■ Maligne Kopf-Hals-Tumoren in der Gravidität

Definition. Meist epitheliale Tumoren des Aerodigestivtrakts oder der Schilddrüse. Häufigste maligne Neoplasien bei Schwangeren sind das maligne Melanom, das Schilddrüsenkarzinom, das maligne Lymphom und das Larynxkarzinom (Ferlito et al. 1998, Teplitzky et al. 1998). Einzelfallberichte liegen über das Nasopharynxkarzinom in der Schwangerschaft vor (Star u. Malee 1999).

Ätiologie, Pathogenese. Die Ätiologie epithelialer Tumoren des Aerodigestivtrakts ist an die Exposition gegenüber Tabakrauch und Alkohol gekoppelt. Selten treten bei jungen Patientinnen Tumoren ohne diese Exposition auf. Der statistisch häufigste Tumor während der Schwangerschaft ist das Schilddrüsenkarzinom. Während der Schwangerschaft werden Strumaentwicklung und Entstehung von Schilddrüsenknoten gefördert. Das Wachstum von Schilddrüsenkarzinomen wird unter dem Einfluss der Gravidität nicht signifikant gesteigert (Wemeau u. Do Cao 2002).

Klinik. Heiserkeit und/oder Schluckbeschwerden, die für länger als 14 Tage bestehen, sind die häufigsten hinweisenden Symptome. Bisweilen werden geschwollene Halslymphknoten von den Patientinnen als erstes Symptom beobachtet.

Diagnostik. Tumorverdächtige Befunde der Schilddrüse werden zunächst mittels Echographie und Duplexecho-graphie abgeklärt. Unter echographischer Kontrolle können in Lokalanästhesie Punktionsproben für die zytologische Untersuchung oder besser Stanzbiopsien gewonnen werden. Die szintigraphische Diagnostik sollte während der Schwangerschaft unterbleiben. Die Endoskopie des Naso-, Oro- und Hypopharynx, des Larynx und der Trachea ist mit flexiblen Optiken in Lokalanästhesie möglich. Bei endoskopischem Verdacht sollte die Entscheidung zur Biopsie in Vollnarkose abhängig vom Entbindungstermin mit der Schwangeren und dem Geburtshelfer gemeinsam gefällt werden. Die Ultraschalluntersuchung der Halsweichteile und der Lymphknoten mit Einsatz der Duplexechographie lässt eine Einschätzung der Lymphknotenvergrößerung mit einer Spezifität von >90 % zu. Gegebenenfalls kann die Lymphknotenexstirpation in Lokalanästhesie als erster Schritt vor einer endoskopischen Biopsie in Vollnarkose erfolgen. Die Punktion oder die sicherere Stanzbiopsie von Lymphknotenvergrößerungen ist eine Alternative, die während der Gravidität in Lokalanästhesie eine Diagnose ermöglicht, wenn erfahrene Pathologen zur Verfügung stehen.

Therapie. Für die Behandlung maligner Tumoren der Luft- und Speisewege kann wegen der Seltenheit der Situation und des Einflusses einer Reihe von Parametern auf die Beratung der Patientin keine generelle Empfehlung gegeben werden. Selbst bei lymphogen metastasierten Tumoren ist ein Abbruch der Schwangerschaft medizinisch nicht in jedem Fall indiziert. Die Plazenta sollte postpartal in jedem Fall vollständig histologisch untersucht werden, um eine Metastasierung auszuschließen. Mitteilungen über die Therapie von Kopf-Hals-Karzinomen während der Schwangerschaft liegen vor (Lloyd et al. 2003). Schilddrüsenkarzinome werden im letzten Trimenon operativ therapiert. Bei voroperierten Frauen muss die verabreichte Thyroxindosis während der Gravidität angepasst werden. Zuvor euthyreote Frauen benötigen eine um 26–38 %, hypothyreote Frauen eine um 49–53 % höhere Dosis (Jastrzebska et al. 2001). Über Resektionen maligner Kopf-Hals-Tumoren während der Schwangerschaft liegen Einzelfallberichte vor (Fetoni et al. 2002). Für die Strahlentherapie bei Kopf-Hals-Karzinomen existieren Empfehlungen für die Dosisberechnung bei Schwangeren (Prado et al. 2000). Über letale Ausgänge bei verweigerter Therapie durch die Patientinnen wurde berichtet.

Vorerkrankungen mit Auswirkungen auf Schwangerschaft und Geburt

■ Zustand nach Tracheotomie

Definition. Zustand nach operativ angelegter tracheokutaner Fistel zur Sicherstellung der Atmung bei Verlegung der Atemwege zwischen kranialer Trachea und Mundhöhle.

Klinik. Bei Frauen vor der Schwangerschaft finden sich unterschiedliche Erkrankungen, die Anlass zur Tracheotomie geben. Häufig liegen vor:

➤ bilaterale Rekurrens- oder Vagusparalyse,
➤ rekurrierende angioneurotische Ödeme,
➤ narbige Larynxstenose nach Trauma.

Die Kanülierung ist bei erhaltener Schluckfunktion mit Ventilkanülen möglich, die eine Inspiration über die Kanüle im Tracheostoma und die Exspiration durch eine Perforation in der Kanüle über den Larynx zulassen. In diesen Fällen ist Pressen nur bei gut abzudichtender Kanüle möglich. Vor der Entscheidung über das Vorgehen bei der Geburt ist zu überprüfen, ob die Schwangere durch den luftdichten Abschluss der Glottis in der Lage ist, zu pressen. Gegebenenfalls ist die interdisziplinäre Abstimmung zur Optimierung des Kanülendurchmessers nötig. Bei geeignetem Tracheostoma kann durch eine eingewiesene Assistenz das Pressen unter dem Partus jeweils durch digitalen Verschluss des Tracheostomas gewährleistet werden. Die konsiliarische Beratung durch einen HNO-Arzt ist sinnvoll und notwendig. Wenn nach Überprüfen des Pressens mit optimierter Trachealkanüle durch den Geburtshelfer offenbar ist, dass die Schwangere die Geburt nicht ausreichend durch Pressen unterstützen kann, ist die Schnittentbindung zu planen. Geeignete Trachelkanülen finden sich in Abb. 24.**3**.

Diagnostik. Endoskopie vom Tracheostoma aus nach kaudal und nach kranial.

Therapie. Auswahl der Trachealkanüle mit Sprechventil, gegebenenfalls als geblockte Trachealkanüle. Die Abdichtung der Kanüle kann eventuell durch Umwickeln der Kanüle mit einem gesicherten Salbenstreifen erreicht werden. Bei ausreichend weiter Glottis und ausreichend weitem subglottischen Larynx zum Zeitpunkt der Geburt kann eine Montgomery-T-Kanüle eingelegt werden, deren T-Schenkel zum Sprechen und zum Pressen ohne manuellen Verschluss verschlossen werden kann (Abb. 24.**3 b**).

■ Gehörlosigkeit, Ertaubung

Definition. Gehörlosigkeit: fehlende Hörfunktion beidseits seit Geburt oder vor dem Spracherwerb; Taubheit: erworbener Verlust der Hörfunktion beidseits; Ertaubung: akuter oder langsam progredienter Verlust der Hörfunktion.

Ätiologie, Pathogenese. Syndromale oder nichtsyndromale Hörstörungen, die genetisch disponiert sein können oder exogen durch ototoxische Medikamente oder neurotoxische Infektionen verursacht werden. Sofern die Patientinnen nicht durch Cochleaimplantate versorgt sind, ist die Kommunikation nonverbal vorzunehmen sowie gegebenenfalls für die Aufklärungsgespräche und die Geburt eine Übersetzung durch den Patientinnen gut bekannte Gebärdendolmetscherinnen zu vereinbaren.

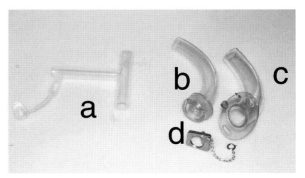

Abb. 24.**3** Trachealkanülen zur Verwendung bei Spontanpartus beim Pressen ggf. mit digitaler Hilfe zum Andruck der Kanüle. Montgomery T-Kanüle ggf. mit aufgesetztem Stopfen auf dem T-Schenkel ohne Notwendigkeit zur Manipulation als Dauerkanüle mit subglottischem und trachealem Schenkel (**a**), dreiteilige Sprechkanüle bestehend aus Ventilkanüleneinsatz (**b**), Trachealkanüle (**c**) und Ventil zur Inspiration über das Tracheostoma und Exspiration via Larynx (**d**).

Therapie. Mit den Patientinnen sollte die Kommunikation unmittelbar erfolgen und keinesfalls auf den gegebenenfalls hörenden Ehepartner oder Begleiter verlagert werden. Ein Neugeborenen-Hörscreening sollte empfohlen werden.

Kindliche Fehlbildungen und Neugeborenen-Screening

■ Warfarinsyndrom

Definition. Nasale Fehlbildung im Rahmen einer Embryopathie durch Einnahme von Warfarin (Marcumar) während des ersten Trimenons.

Ätiologie, Pathogenese. Hemmung eines Vitamin-K-abhängigen Proteins, das die Kalzifikation nasaler Knorpel inhibiert.

Klinik. Nasale Hypoplasie, Kalzifikation der Flügelknorpel und des Nasenseptums. Störung des Schluckakts, Gedeihstörung, bisweilen Dyspnoe durch Nasenatmungsbehinderung.

Diagnostik. Inspektion, Nasenendoskopie.

Therapie. Primär Einlegen von dünnwandigen Silikon-Stents. Gegebenenfalls zusätzlich Verbesserung durch Adenotomie und submuköse Laserconchotomie mittels leistungsgeregeltem Neodym-YAG-Laser.

■ Deviation des Nasengerüsts als Geburtstrauma

Definition. Deviation des Nasengerüsts beim Durchtritt durch den Geburtskanal mit nachfolgender Schiefstellung.

Ätiologie, Pathogenese. Da der Knorpel der äußeren Nase innerhalb der ersten 3 postpartalen Tage noch nicht elastisch und sehr fragil ist, kann es zu Deviationen kommen, die unbehandelt zur knorpeligen Schiefnase des Kindes führen.

Klinik. Schiefstehen der äußeren Nase und Asymmetrie des Naseneingangs.

Diagnostik. Palpation und Inspektion.

Therapie. Mit armierter Pinzette Redressment der Nase. Eingriff ohne Lokalanästhesie innerhalb der ersten 3 Tage post partum möglich. Korrektur später nur nach Abschluss der Wachstumsphase in Jugend- oder Erwachsenenalter durch Rhinoplastik durchführbar.

■ Dysplasien des äußeren Ohrs

Definition. Formanomalien unterschiedlichen Grades oder Fehlen des äußeren Ohrs im Rahmen von otobasalen Fehlbildungen oder als isolierte Fehlbildung.

Ätiologie, Pathogenese. Genetische Disposition oder im Rahmen alkoholischer Fetopathie, bisweilen kombiniert mit Fehlbildung des äußeren Gehörgangs, des Mittelohrs oder des Innenohrs.

> Ein schlecht eingestellter Diabetes mellitus bei Schwangeren führt zu einer deutlich erhöhten Inzidenz von Dysplasien des äußeren Ohrs und der neuralen Innenohrstrukturen (Jorgensen u. Buch 1962, Wang et al. 2002).

Klinik. Hörminderung, ästhetische Beeinträchtigung.

Diagnostik. OAE (otoakustische Emissionen), falls äußerer Gehörgang und Trommelfell angelegt sind. Akustisch evozierte Potenziale, gegebenenfalls bei fehlendem oder sehr engem äußeren Gehörgang Knochenleitungs-BERA (BERA: Brainstem Evoked Response Audiometry). Fotodokumentation.

Therapie. Abhängig vom Grad der Dysplasie ein- oder mehrzeitiges Verfahren der Rekonstruktion des äußeren Ohrs bis zum 6. Lebensjahr. Vor Beginn der Rekonstruktion des äußeren Ohrs gegebenenfalls mikrochirurgischer Aufbau der Schallleitung. Alternativ Versorgung mit knochenverankerten Hörgeräten.

■ Gehörlosigkeit und Neugeborenen-Hörscreening

Definition. Bei 1–3‰ aller Geburten treten konnatale schwerwiegende Hörstörungen auf, die eine sprachliche Kommunikation verhindern. Derzeit beträgt die mittlere Zeit bis zur Diagnosestellung der bilateralen Taubheit in Deutschland 28 Monate. Nach den Ergebnissen zahlreicher Studien steigt die Erkennungsrate durch ein

Neugeborenen-Hörscreening. Hierzu ist die Untersuchung der Kinder innerhalb der ersten 3 Tage postpartal notwendig. Bei späterer Durchführung wird die Untersuchung durch die Kinder nicht mehr schlafend toleriert. Darüber hinaus nehmen die Mütter wegen der anfänglichen Belastungssituation Untersuchungstermine nach Entlassung aus der geburtshilflichen Einheit nicht in hohem Maße wahr. Das Neugeborenen-Hörscreening sollte daher in interdisziplinärer Zusammenarbeit durch den Geburtshelfer initiiert werden.

Ätiologie, Pathogenese. Es werden syndromale und nicht-syndromale Hörstörungen unterschieden. Unter den nicht-syndromalen hereditären Schwerhörigkeiten sind die Connexin-26-Mutationen mit 22 % unter den Patientinnen mit hochgradiger Schwerhörigkeit oder Taubheit/Gehörlosigkeit häufig. Essenziell für die Entwicklung der peripheren Sensororgane und der Hörbahnneuronen beim Neugeborenen ist die Aktivität von Schilddrüsenhormon (Knipper et al. 2000). Unter diabetischen Müttern sind Geburten von gehörlosen und hochgradig schwerhörigen Kindern häufiger. Das Risiko für Kinder, deren Mütter an einem Diabetes mellitus Typ 1 leiden, wird mit dem Faktor 2–4 höher als für Kinder gesunder Mütter angegeben (Jorgensen u. Buch 1962, Wang et al. 2002, Ewart-Toland et al. 2000). Die Anzahl von schwerhörigen Kindern ist unter den Risikogeburten etwa um den Faktor 10 erhöht.

Klinik. Siehe oben.

Diagnostik. Die otoakustischen Emissionen können als TOAE (transitorisch evozierte otoakustische Emissionen) oder gegebenenfalls durch DPOAE (Distorsionsprodukt otoakustische Emissionen) bei Schwerhörigkeiten von >30 dB (TOAE) bzw. >50 dB (DPOAE) nicht mehr abgeleitet werden. Die Diagnostik der otoakustischen Emissionen wird daher als Screening-Verfahren eingesetzt. Bei auffälligen Befunden auch bei unmittelbarer Wiederholung muss mittels BERA (Brainstem Evoked Response Audiometry) die Hörschwelle objektiviert werden. Gegebenenfalls können frequenzselektive objektive Audiometrieverfahren, z. B. die Notched-Noise-BERA, die Hörschwellenbestimmung ermöglichen.

Therapie. Frühestmögliche Beratung der Eltern und Vorstellung in einer Frühfördereinrichtung. Probatorische Anpassung von Hörgeräten im Alter von 3–6 Monaten. Frühestmöglich bei sicherer Diagnose der bilateralen Gehörlosigkeit Einsetzen eines Cochlea-Implantats ein- oder beidseitig.

■ Choanalatresie

Definition. Vollständiger oder subtotaler Verschluss der Choane ein- oder beidseitig.

Ätiologie, Pathogenese. Persistenz der Membrana buccopharyngealis. CHARGE-Syndrom [Ocular Colobomas (Iris, Retina oder N. opticus), Heart Disease, Atresia of Choanae, Retarded Growth and Development and/or

Central Nervous System Anomalies, Genital Hypoplasia, Ear Anomalies and Deafness].

Klinik. Während einseitige Choanalatresien oft über viele Monate unerkannt bleiben, sind Kinder mit bilateralen Choanalatresien bereits wegen der pathologischen APGAR-Werte auffällig. Sie sind nicht in der Lage, die nasale Atemstrecke simultan mit der oropharyngealen Schluckstrecke zu nutzen. Daher ist meist die initiale Intubation des Neugeborenen post partum nicht zu umgehen.

Diagnostik. Erste orientierende Maßnahme ist die Sondierung mit kleinsten Absaugkathetern beidseits. Statt der früher oft empfohlenen Röntgendiagnostik mit nasaler Applikation von Kontrastmittel ist heute die endoskopische Untersuchung meist wegweisend.

Therapie. Bei bilateralem Vorliegen müssen notfallmäßig die scharfe Sondierung der Choanen und die Fixierung von Stents, die über die beiden Nasenhaupthöhlen um das dorsale Septumende herumgeführt werden, erfolgen. Im Alter von 2–3 Wochen kann der erste Schritt der operativen Therapie erfolgen, der die Saugfunktion verbessert.

Literatur

1. Amengot M, Marco J, Ruiz M, Baixauli A. Hormones and the Nasal Mucosa. A Bibliographic Review. An Otorrinolaringol Ibero Am. 1990;17(3):317–28.
2. Barton RT. Vasomotor Rhinitis of Pregnancy. West J Surg Obstet Gynecol. 1958;66(6):347–8.
3. Bauer H. The Effect of Endocrine Disorders on the Voice. Wien Klin Wochenschr. 1967;79(46):850–3.
4. Bellizzi R, Drobotij E, Keller D, Kenevan R. Sinusitis Secondary to Pregnancy Rhinitis, Mimicking Pain of Endodontic Origin: a Case Report. J Endod. 1983;9(2):60–4.
5. Bende M, Gredmark T. Nasal Stuffiness During Pregnancy. Laryngoscope 1999;109(7 Pt 1):1108–10.
6. Bende M, Hallgarde M, Sjogren U, Uvnas-Moberg K. Nasal Congestion During Pregnancy. Clin Otolaryngol. 1989;14(5):385–7.
7. Black FO. Maternal Susceptibility to Nausea and Vomiting of Pregnancy: Is the Vestibular System Involved? Am J Obstet Gynecol. 2002;186(5 Suppl Understanding):S204–09.
8. Blaiss MS. Management of Rhinitis and Asthma in Pregnancy. Ann Allergy Asthma Immunol. 2003;90(6 Suppl 3):16–22.
9. Brock-Utne JG, Downing JW, Seedat F. Laryngeal Oedema Associated With Pre-Eclamptic Toxaemia. Anaesthesia. 1977;32(6):556–8.
10. Chester SW. Pregnancy and the Treatment of Hay Fever, Allergic Rhinitis and Pollen Asthma. Ann Allergy. 1950;8(6):772–3.
11. Demoly P, Piette V, Daures JP. Treatment of Allergic Rhinitis During Pregnancy. Drugs. 2003;63(17):1813–20.
12. Derkay CS. Eustachian Tube and Nasal Function During Pregnancy: a Prospective Study. Otolaryngol Head Neck Surg. 1988;99(6):558–66.
13. Elbrond O. Otosclerosis and Pregnancy. Acta Otorhinolaryngol Belg. 1981;35(5–6):452–7.
14. Elbrond O, Jensen KJ. Otosclerosis and Pregnancy: a Study of the Influence of Pregnancy on the Hearing Threshold Before and After Stapedectomy. Clin Otolaryngol. 1979;4(4):259–66.
15. Ellegard EK. The Etiology and Management of Pregnancy Rhinitis. Am J Respir Med. 2003;2(6):469–75.
16. Ellegard E, Karlsson G. IgE-Mediated Reactions and Hyper-reactivity in Pregnancy Rhinitis. Arch Otolaryngol Head Neck Surg. 1999;125(10):1121–5.
17. Ellegard EK, Karlsson NG. Nasal Mucociliary Transport in Pregnancy. Am J Rhinol. 2000;14(6):375–8.
18. Ellegard E, Oscarsson J, Bougoussa M, et al. Serum Level of Placental Growth Hormone Is Raised in Pregnancy Rhinitis. Arch Otolaryngol Head Neck Surg. 1998;124(4):439–43.
19. Ewart-Toland A, Yankowitz J, Winder A, et al. Oculoauriculovertebral abnormalities in children of diabetic mothers. Am J Med Genet. 2000;90(4):303–9.
20. Falco NA, Eriksson E. Idiopathic Facial Palsy in Pregnancy and the Puerperium. Surg Gynecol Obstet. 1989;169(4):337–40.
21. Ferlito A, Devaney SL, Carbone A, et al. Pregnancy and Malignant Neoplasms of the Head and Neck. Ann Otol Rhinol Laryngol. 1998;107(11 Pt 1):991–8.
22. Fetoni AR, Galli J, Frank P, Marmiroli L, Motta S, Almadori G. Management of advanced adenocarcinoma of maxillary sinus in a young woman during pregnancy: a case report. Otolaryngol Head Neck Surg. 2002;126(4):432–4.
23. Flach M, Schwickardi H, Simon R. What Effect Does Menstruation and Pregnancy Have on the Trained Singing Voice? Folia Phoniatr (Basel). 1969;21(3):199–210.
24. Forman D, Goldberg HI. Microembolization and Resection of a Highly Vascular Pyogenic Granuloma. J Oral Maxillofac Surg. 1990;48(4):415–8.
25. Goodwin TM. Nausea and vomiting of pregnancy: an obstetric syndrome. Am J Obstet Gynecol. 2002;185(5 Suppl Understanding):S184–9.
26. Grandsaerd MJ, Meulenbroeks AA. Lyme Borreliosis As a Cause of Facial Palsy During Pregnancy. Eur J Obstet Gynecol Reprod Biol. 2000;91(1):99–101.
27. Gristwood RE, Venables WN. Pregnancy and Otosclerosis. Clin Otolaryngol. 1983;8(3):205–10.
28. Gussman D. Otosclerosis and Pregnancy. MCN Am J Matern Child Nurs. 1980;5(6):408–11.
29. Haeggstrom A, Ostberg B, Stjerna P, Graf P, Hallen H. Nasal mucosal swelling and reactivity during a menstrual cycle. ORL J Otorhinolaryngol Relat Spec. 2000;62(1):39–42.
30. Hamano N, Terada N, Maesako K, Numata T, Konno A. Effect of Sex Hormones on Eosinophilic Inflammation in Nasal Mucosa. Allergy Asthma Proc. 1998;19(5):263–9.
31. Hellin Meseguer D, Ruiz Cotorruelo V, Ruiz Franco M. The influence of pregnancy on mucociliary nasal transport. An Otorrinolaringol Ibero Am. 1994;21(6):595–601.
32. Incaudo GA. Diagnosis and Treatment of Rhinitis During Pregnancy and Lactation. Clin Rev Allergy. 1987;5(4):325–37.
33. Jastrzebska H, Gietka-Czernel M, Zgliczynski S, Czech W, Lewartowska A, Debski R. Pregnancy in women with thyroid cancer treated with suppressive doses of L-thyroxine. Wiad Lek. 2001;54(Suppl 1):389–97.
34. Jessen MR, Shaenboen MJ. Simultaneous Bilateral Facial Palsy in Pregnancy. J Am Osteopath Assoc. 1996;96(1):55–7.
35. Jones JE, Nguyen A, Tabaee A. Pyogenic Granuloma (Pregnancy Tumor) of the Nasal Cavity. A Case Report. J Reprod Med. 2000;45(9):749–53.
36. Jorgensen MB, Buch NH. Function of Inner Ear and Cranial Nerves in Pregnant Diabetics: Clinical Studies. Pract Otorhinolaryngol (Basel). 1962;24:111–6.
37. Kallen B, Mottet I. Delivery Outcome After the Use of Meclozine in Early Pregnancy. Eur J Epidemiol. 2003;18(7):665–9.
38. Kapella M, Panosetti E, Rombaux P, Delos M, Weynand B. Lobular Capillary Haemangioma of the Nasal Cavity: Observation of Three Specific Cases. Acta Otorhinolaryngol Belg. 2001;55(3):241–6.
39. Karantanas AH, Sandris V. Maxillary Sinus Inflammatory Disease: Ultrasound Compared to Computed Tomography. Comput Med Imaging Graph. 1997;21(4):233–41.

40. Keles N. Treatment of Allergic Rhinitis During Pregnancy. Am J Rhinol. 2004;18(1):23–8.
41. Kilickan L, Gurkan Y, Ozkarakas H. Permanent sensorineural hearing loss following spinal anesthesia. Acta Anaesthesiol Scand. 2002;46(9):1155–7.
42. Klabenes FJ. Pregnancy complicating otosclerosis. Nebr State Med J. 1964;49:550–5.
43. Kley W. Diagnosis of Middle Ear Tuberculosis. HNO. 1984;32(10):424–5.
44. Knipper M, Zinn C, Maier H, et al. Thyroid hormone deficiency before the onset of hearing causes irreversible damage to peripheral and central auditory systems. J Neurophysiol. 2000;83(5):3101–12.
45. Lance E, Schatz C, Nach R, Thomas P. Pyogenic Granuloma Gravidarum of the Nasal Fossa: CT Features. J Comput Assist Tomogr. 1992;16(4):663–4.
46. Leathem AM. Safety and Efficacy of Antiemetics Used to Treat Nausea and Vomiting in Pregnancy. Clin Pharm. 1986;5(8):660–8.
47. Lederer FL. Otolaryngologic problems in the mother and the newborn infant. Ann Otol. 1959;68:933.
48. Lim IJ, Singh K, Prasad RN, Chan HL, Lam RS, Ratnam SS. „Pregnancy Tumour" of the Nasal Septum. Aust N Z J Obstet Gynaecol. 1994;34(1):109–10.
49. Lloyd CJ, Paley MD, Penfold CN, Varadarajan V, Tehan B, Gollins SW. Microvascular free tissue transfer in the management of squamous cell carcinoma of the tongue during pregnancy. Br J Oral Maxillofac Surg. 2003;41(2):109–11.
50. Loebstein R, Lalkin A, Addis A, et al. Pregnancy Outcome After Gestational Exposure to Terfenadine: A Multicenter, Prospective Controlled Study. J Allergy Clin Immunol. 1999;104(5):953–6.
51. Mabry RL. Rhinitis of pregnancy. South Med J. 1986;79(8):965–71.
52. Mair IW, Elverland HH, Johannessen TA. Idiopathic Facial Palsy and Pregnancy. Ann Otol Rhinol Laryngol. 1973;82(2):235–9.
53. Manus DA, Sherbert D, Jackson IT. Management Considerations for the Granuloma of Pregnancy. Plast Reconstr Surg. 1995;95(6):1045–50.
54. Mazzotta P, Loebstein R, Koren G. Treating Allergic Rhinitis in Pregnancy. Safety Considerations. Drug Saf. 1999;20(4):361–75.
55. Nessel E. The Problem of Voice Changes During Pregnancy. Munch Med Wochenschr. 1959;101(23):1007–9.
56. Niebyl JR. Use of Antibiotics for Ear, Nose, and Throat Disorders in Pregnancy and Lactation. Am J Otolaryngol. 1992;13(4):187–92.
57. Palmer GW, Claman HN. Pregnancy and Immunology: Selected Aspects. Ann Allergy Asthma Immunol. 2002;89(4):350–9.
58. Passalacqua G, Albano M, Canonica GW, et al. Inhaled and Nasal Corticosteroids: Safety Aspects. Allergy. 2000;55(1):16–33.
59. Perlow JH, Kirz DS. Severe Preeclampsia Presenting As Dysphonia Secondary to Uvular Edema. A Case Report. J Reprod Med. 1990;35(11):1059–62.
60. Prado KL, Nelson SJ, Nuyttens JJ, Williams TE, Vanek KN. Clinical implementation of the AAPM Task Group 36 recommendations on fetal dose from radiotherapy with photon beams: a head and neck irradiation case report. J Appl Clin Med Phys. 2000;1(1):1–7.
61. Savovic S, Nincic D, Lemajic S, et al. Olfactory perception in women with physiologically altered hormonal status (during pregnancy and menopause. Med Pregl. 2002;55(9–10):380–3.
62. Scott PM, van Hasselt A. Case Report of a Bleeding Nasal Polyp During Pregnancy. Ear Nose Throat J. 1999;78(8):592.
63. Star J, Malee MP. Pregnancy complicated by nasopharyngeal carcinoma. Obstet Gynecol. 1999;94(5 Pt 2):845.
64. Tantinikorn W, Uiprasertkul M, Assanasen P. Nasal Granuloma Gravidarum Presenting With Recurrent Massive Epistaxis. J Med Assoc Thai. 2003;86(5):473–6.
65. Teplitzky S, Sabates B, Yu K, Beech DJ. Melanoma during pregnancy: a case report and review of the literature. J La State Med Soc. 1998;150(11):539–43.
66. von Deuster C. Irreversible Vocal Changes in Pregnancy. HNO. 1977;25(12):430–2.
67. Wang PH, Chao HT, Lee WL, Yuan CC, Ng HT. Severe Bleeding From a Pregnancy Tumor. A Case Report. J Reprod Med. 1997;42(6):359–62.
68. Wang R, Martinez-Frias ML, Graham JM Jr. Infants of diabetic mothers are at increased risk for the oculo-auriculo-vertebral sequence: A case-based and case-control approach. J Pediatr. 2002;141(5):611–7.
69. Weissman A, Nir D, Shenhav R, Zimmer EZ, Joachims ZH, Danino J. Eustachian Tube Function During Pregnancy. Clin Otolaryngol. 1993;18(3):212–4.
70. Wemeau JL, Do Cao C. Thyroid nodule, cancer and pregnancy. Ann Endocrinol (Paris). 2002;63(5):438–42.
71. Westhofen M. HNO Systematisch. Bremen, London, Boston: UNI MED; 2001.
72. Yuan K, Lin MT. The Roles of Vascular Endothelial Growth Factor and Angiopoietin-2 in the Regression of Pregnancy Pyogenic Granuloma. Oral Dis. 2004;10(3):179–85.
73. Yuan K, Wing LY, Lin MT. Pathogenetic Roles of Angiogenic Factors in Pyogenic Granulomas in Pregnancy are Modulated by Female Sex Hormones. J Periodontol. 2002;73(7):701–8.

25 Hautveränderungen in der Schwangerschaft

C. M. Schröder, H. F. Merk

Einleitung

Hautveränderungen in der Schwangerschaft sind häufig und können zu einer großen Verunsicherung der werdenden Mutter führen. Sie beruhen auf mannigfaltigen immunologischen, endokrinen, vaskulären und metabolischen Veränderungen während der Schwangerschaft. Man unterscheidet physiologische Veränderungen der Haut ohne eigentlichen Krankheitswert, die fast alle Schwangeren betreffen, von spezifischen, nur während einer Schwangerschaft auftretenden Dermatosen. Des Weiteren können auch präexistente Dermatosen durch eine Schwangerschaft beeinflusst werden.

Schwangerschaftsbedingte Hautveränderungen ohne Krankheitswert

■ Hyperpigmentierungen

Definition. Erworbene Hypermelanose durch Stimulation der Melanozyten durch erhöhte körpereigene Hormonspiegel. Durch zusätzliche Exposition gegenüber ultravioletter Strahlung können im Gesicht **Melasmen** (alter Name: **Chloasma gravidarum sive uterinum**) entstehen.

Ätiologie. Durch erhöhte körpereigene Hormonspiegel (Östrogen, Progesteron, melanozytenstimulierendes Hormon) kommt es zu einer Stimulation der Melanozyten, die zu einer Vermehrung des Melanins führt.

Klinik. Hyperpigmentierungen treten insbesondere an den Brustwarzen und der Genitalregion, weniger deutlich an den Intertrigostellen und der Linea alba auf. Auch Nävi, Lentigines und Narben werden dunkler. Die Ausprägung dieser Veränderungen variiert stark, sie ist bei brünetten Frauen in der Regel ausgeprägter. Im Gesicht können, insbesondere durch zusätzliche Exposition gegenüber ultravioletter Strahlung, Melasmen (Chloasma gravidarum sive uterinum), scharf begrenzte Pigmentflecken, entstehen (Fritsch 1998).

Differenzialdiagnostik. Folgende Ursachen, außer der Schwangerschaft, kommen für erworbene Hypermelanosen infrage:
➤ exogen zugeführte Hormone,
➤ Medikamente (langfristige Einnahme von hydantoin- oder chlorpromazinhaltigen Medikamenten),
➤ Kosmetika (Vaseline oder photosensibilisierende Substanzen enthaltene Hautcremes),
➤ konsumierende Erkrankungen,
➤ Traumata (Altmeyer et al. 1995).

> Wenn Pigmentmale sich verändern, insbesondere an Größe zunehmen, dunkler werden und die Form verändern, ist immer auch an ein malignes Melanom zu denken. Pigmentmale sollten während der Schwangerschaft besonders sorgfältig kontrolliert werden. Veränderungen eines Pigmentmals sind eine Indikation zur Exzision.

Therapie. Lichtschutz sonnenexponierter Areale, Meidung intensiver Sonnenbestrahlung.

Betreuung während der Schwangerschaft. Es erfolgt die Abheilung der Pigmentierung bis zum Normalzustand. Bei Bestehenbleiben eines Chloasma gravidarum über einen längeren Zeitraum post partum spricht man von einem Chloasma gravidarum perstans (Altmeyer et al. 1995)

■ Veränderungen der Hautanhangsgebilde

Haarveränderungen. Die meisten Frauen meinen, dass ihr Haarwuchs während der Schwangerschaft besonders kräftig sei. Im Trichogramm findet sich jedoch kein Anstieg in der Haardichte, wobei in der zweiten Hälfte der Schwangerschaft der Prozentsatz der Anagenhaare von normalerweise 85 % bis auf etwa 95 % zunimmt. Daher ist der normale Ausfall der Telogenhaare reduziert. Unterschiede der Haarschaftdurchmesser zeigen sich bei schwangeren Frauen im Vergleich zu gleichaltrigen nichtschwangeren Frauen nicht. Ein sich entwickelnder Hirsutismus, begleitet von anderen Zeichen der Virilisation, sollte Anlass sein, nach einem hormonproduzierenden Ovarialtumor zu fahnden. Einige wenige Frauen klagen während der Schwangerschaft über eine Verdünnung der Kopfbehaarung, insbesondere in der Parietalregion. Möglicherweise treten einige Follikel nach der normalen Telogenphase nicht wieder in die nächste Anagenphase ein. Dieser Umstand verursacht die klinisch sichtbare Verminderung der Behaarung. Nach der Entbindung treten die Follikel, deren Anagenphase während der Schwangerschaft verlängert wurde, rasch in die Katagen- und schließlich die Telogenphase ein. Ein als physiologisch zu bewertender vermehrter Haarausfall manifestiert sich daher einige Wochen nach Entbindung und kann über mehrere Monate bestehen bleiben. Ein Haarverlust nach der Geburt kann außerdem durch den psychophysischen Geburtsstress, den Blutverlust und den erniedrigten Plasmaproteinspiegel beeinflusst werden. Eine Behandlung ist in der Regel weder nötig noch möglich (Rook u. Dawber 1995).

Nagelveränderungen. Gelegentlich sind Finger- und Zehennägel glanzlos, es kann selten zu einer Onychoschisis (Aufsplitterung des freien Nagelrandes) oder einer Onychorhexis (Einreißen, Splittern und Spalten der Nagelplatte) kommen. Lokaltherapeutisch werden Versuche mit rückfettenden Maßnahmen, wie Nagelsalben oder Olivenölbäder, empfohlen, eine Onychomykose muss ausgeschlossen werden.

Veränderungen der ekkrinen und apokrinen Schweißdrüsen. Die Aktivität der ekkrinen Schweißdrüsen ist während der Schwangerschaft in der Regel gesteigert, wodurch es zur einer Hyperhidrose kommen kann, die ihrerseits gelegentlich zur Ausprägung einer Miliaria führt. Diese wird begünstigt durch enge Kleidung, Wärme und Adipositas. Die apokrinen Schweißdrüsen nehmen in ihrer Aktivität während der Schwangerschaft ab. In einzelnen Fällen kann es jedoch auch zur Ausbildung einer Acne gravidarum kommen, die bis zum Puerperium persistiert und sich dann spontan zurückbildet.

■ Gefäßveränderungen

Gefäßveränderungen bei Schwangeren betreffen sowohl die vermehrte vaskuläre Permeabilität als auch die Proliferation, hervorgerufen durch den erhöhten Östrogenspiegel. Es kommt zu palmaren Erythemen, Spider-Nävi, Ödemen und Hyperämien der Gingiva.

Palmarerytheme. Palmare und auch plantare Erytheme bilden sich nach Beendigung der Schwangerschaft zurück. Sie treten auch bei systemischem Lupus erythematodes, Hyperthyreose und Leberzirrhose auf, was differenzialdiagnostisch zu erwägen ist.

Spider-Nävi. Spider-Nävi sind stecknadelkopf- bis münzgroße Teleangiektasien mit zentralem arteriellen Gefäßknötchen und strahlenförmig davon ausgehenden Kapillarektasien. Auch sie sind postpartal rückbildungsfähig.

Ödeme. Ödeme, insbesondere an den Sprunggelenken, aber auch an Händen und Augenlidern, sind häufig. Sie müssen von Ödemen anderer Genese (kardial, renal, hepatisch) abgegrenzt werden.

Varizen. Ein stärkeres Hervortreten bzw. die Neubildung von Varizen und Hämorrhoiden ist teilweise auch mechanisch bedingt und nur partiell rückbildungsfähig. Das Tragen von Kompressionsstrümpfen zur Prophylaxe der venösen Stase mit daraus resultierenden Komplikationen ist indiziert.

Gingivitis und Hyperämie der Gingiva. Bis zu 80 % der Schwangeren entwickeln Ödeme und Rötungen der Gin-

giva. Dies kann sehr schmerzhaft sein und die Praktikabilität der Mundhygiene einschränken. Bei etwa 2 % der Gingivaveränderungen werden Granulomata pyogenica, die sehr leicht bluten können, beobachtet.

■ Striae distensae

Definition. Synonyme: Striae atrophicae, Striae cutis atrophicae, Atrophica striata, Hautrisse, Maculae distensae, Striae distensae; hier: Striae gravidarum. Es handelt sich um streifige Atrophien der Haut durch Bindegewebeveränderungen.

Epidemiologie. Striae distensae treten bei 50–90 % der Schwangeren auf.

Ätiologie. Zugrunde liegt eine pathogenetisch unklare, irreversible Konformationsänderung des Kollagenfasergeflechts unter Einfluss hormoneller Faktoren und mechanischer Spannung. Während der Schwangerschaft besteht ein verstärkter Glukokortikoideinfluss, der zur Atrophie der Epidermis wie auch zur Rückbildung von Binde- und Fettgewebe führen kann. Durch die proliferationshemmende Wirkung dieser Hormone kommt es zu einer Verminderung von Fibroblasten, Mastzellen und Histiozyten in der Haut. Zusätzlich entsteht eine Fibroblastenschädigung mit Bildungsstörungen der Bindegewebegrundsubstanz und Vermehrung der Mukopolysaccharide.

Klinik. Striae gravidarum treten insbesondere an den Lokalisationen mit der größten Volumenzunahme – also an Bauch, Hüften, Oberschenkeln und Mammae – auf. Es kommt zu multiplen, parallel verlaufenden, zunächst geröteten Streifen, die im Verlauf weißlich-blass werden und sich etwas eingesunken unter darüber liegender, verdünnter, quergefältelter Haut darstellen.

Differenzialdiagnostik. Striae distensae treten auch bei anderen Zuständen, die sich durch hormonelle Veränderungen auszeichnen, auf: Pubertät, Morbus Cushing, interne oder externe Glukokortikoidanwendung, rasche Gewichtszunahme und Erkrankungen mit endokrinologischen Störungen.

Therapie. Da die zugrunde liegenden hormonalen Veränderungen nicht beeinflussbar sind, können prophylaktische Maßnahmen – wie Massagen, hyperämisierende Cremes oder Ähnliches – die Entstehung von Striae gravidarum nicht verhindern.

■ Molluscum fibrosum gravidarum

Im Bereich von Gesicht und lateralem Hals sowie axillär und submammär zeigen sich kleine, bis 5 mm messende, weiche Fibrome. Das Auftreten wird meist in der zweiten Hälfte der Schwangerschaft beobachtet. Hormonelle Faktoren scheinen der Auslöser zu sein. Prinzipiell ist die Entfernung mittels Scherenschlag möglich.

Schwangerschaftsspezifische Dermatosen

Siehe hierzu Tabelle 25.**1**.

■ Pruritus gravidarum

Definition. Synonyme: Recurrent Cholestasis of Pregnancy, benigne intrahepatische Cholestase bei Schwangerschaft, Ikterus gravidarum, Schwangerschaftsgelbsucht. Es handelt sich um einen meist im dritten Trimenon auftretenden Juckreiz ohne primäre Hautveränderungen, der mit einer Cholestase einhergeht (vgl. Kapitel 9).

Epidemiologie. Die Inzidenz in Europa wird mit 10:10 000 bis 150:10 000 Schwangeren angegeben (Lammert et al. 2000). Das Vorkommen scheint in Ländern wie Chile, Bolivien und Skandinavien höher zu sein, was mit diätetischen Faktoren in Zusammenhang gebracht wird (Reyes 1997). Man beobachtet eine familiäre Häufung der Erkrankung sowie eine Assoziation mit mehrfachen Schwangerschaften. In 20 % der Fälle entwickelt sich ein Ikterus.

Ätiologie. Hormonelle, genetische und Umweltbedingungen sowie möglicherweise diätetische Faktoren scheinen eine Rolle in der Pathogenese des Pruritus gravidarum zu spielen (Lammert et al. 2000). Insbesondere Östrogene und Progesteronmetaboliten werden für cholestatische Effekte verantwortlich gemacht.

Klinik. Zunächst kommt es zu einem lokalisierten, später zu einem generalisierten Juckreiz (Altmeyer et al.

1995). Hautveränderungen treten sekundär durch Kratzen auf. Es kann zu Allgemeinsymptomen – wie Appetitlosigkeit, Nausea und Vomitus – und gelegentlich auch zu einer Dunkelfärbung des Harns kommen. Der mögliche Ikterus entwickelt sich gleichzeitig oder bis zu 2–3 Wochen später.

Diagnostik. Im Laborbefund zeigt sich eine Erhöhung der Cholestaseparameter (vgl. Kapitel 9).

Differenzialdiagnostik. Andere Ursachen für den Pruritus – wie z. B. Diabetes mellitus, Nierenerkrankungen, Malignome oder lymphogranulomatöse Erkrankungen – sind auszuschließen.

Therapie. Milde Formen des Pruritus gestationis sprechen auf Emmollienzien und topische Antipruriginosa, wie z. B. Polidocanol, an. Antihistaminika können bei starkem Juckreiz helfen. Cholestyramin kann nützlich sein, jedoch fehlen hierzu placebokontrollierte Studien. Nachteile dieser Therapie sind, dass sie bei schweren Fällen des Pruritus gestationis ineffektiv zu sein scheint, dass es mehrere Tage braucht, bis sie gegen den Juckreiz hilft, und dass sie keine Änderungen an den vorhandenen biochemischen Abweichungen bewirkt (Kroumpouzos u. Cohen 2003). Weiterhin kann Cholestyramin Vitamin K präzipitieren und so zu Koagulopathien führen (Lammert et al. 2000). In diesem Zusammenhang wurde über einen Fall einer fetalen intrakraniellen Blutung unter Cholestyramintherapie berichtet (Sadler et al. 1995).

Betreuung während der Schwangerschaft. Fetale Risiken sind Tot- und Frühgeburten, die auf einer plazentaren Hypoxie beruhen. Die verminderte fetale Elimination von toxischen Gallensäuren bewirkt eine Vasokon-

Tabelle 25.**1**   Schwangerschaftsdermatosen

Schwangerschafts-dermatose	Klinisches Bild	Laborbefunde	Trimenon
Pruritus gravidarum	Juckreiz, sekundäre Kratzeffloreszenzen, fetales Risiko erhöht	Cholestaseparameter erhöht	III
Herpes gestationis	herpetiform gruppierte, große, pralle Blasen auf urtikariellen Erythemen	C3-Ablagerungen an der Basalmembranzone	II–III
Impetigo herpetiformis	erythematöse Plaques mit randständiger Pustelbildung, ringförmige Figuren	Kalziumspiegel erniedrigt, neutrophile Leukozytose, Blutkörperchensenkungsgeschwindigkeit erhöht, Dysproteinämie, Eisenmangel	II–III
Prurigo gestationis	gruppiert stehende, exkoriierte und verkrustete Papeln, insbesondere am Abdomen und an den Extremitätenstreckseiten	–	II–III
PUPPP	polymorph	–	III
papulöse Dermatitis in der Schwangerschaft	breite Aussaat von juckenden, erythematösen Papeln	Gonadotropinspiegel im Urin erhöht	II–III
Autoimmunprogesteron-dermatitis	Papeln, Pusteln, Knötchen und Komedonen	positiver Intrakutantest und positiver Epikutantest auf Progesteron	I
Schwangerschafts-follikulitis mit Pruritus	erythematöse und follikulär gebundene Papeln und Papulopusteln	–	II–III

PUPPP = Pruritic urticarial Papules and Plaques of Pregnancy

striktion der plazentaren Choriumvenen in vitro und einen Mekoniumabgang. Totgeborene Kinder bei intrahepatischer Cholestase der Mutter liegen oft in mekoniumtingiertem Fruchtwasser, und Mekonium kann zu einer akuten Konstriktion der Umbilikalvenen führen (Kroumpouzos u. Cohen 2003). Die meisten Autoren empfehlen ein frühes fetales kardiotokographisches Monitoring und die Einleitung der Geburt in Woche 38 in milden Fällen bzw. in Woche 36 in schweren Fällen. Nach der Geburt kommt es zu einer schnellen Rückbildung, bei weiteren Schwangerschaften gewöhnlich zum Rezidiv.

■ Herpes gestationis

Definition. Synonyme: Pemphigus gestationis, Pemphigus gravidarum, Dermatitis multiformis gestationis, Hidroa gestationis (Abb. 25.**1**). Variante des Pemphigoids mit juckenden papulösen und urtikariellen Läsionen am Abdomen und seitlichen Stamm. Das Abortrisiko scheint nicht erhöht zu sein, jedoch die Wahrscheinlichkeit von Frühgeburt und Untergewicht des Kindes in Folge einer Plazentainsuffizienz.

Epidemiologie. Die Inzidenz liegt zwischen 1:10000 und 1:40000 Schwangeren. Es handelt sich um eine Schwangerschaftsdermatose des zweiten oder dritten Trimenons. Sie tritt meist schon in der ersten Schwangerschaft auf, betrifft mitunter aber auch nachfolgende. Rezidive in Folgeschwangerschaften sind häufig und verlaufen zumeist schwerer als in der vorangegangenen Schwangerschaft.

Ätiologie. Diese Autoimmunkrankheit geht mit der Produktion von Autoantikörpern gegen kollagenöses BP180-Protein einher. Es handelt sich um das gleiche Autoantigen wie beim bullösen Pemphigoid (Hertl u. Schuler 2002). Nach Bindung dieser Anti-Basalmembran-Antikörper erfolgen Komplementaktivierung (klassischer Aktivierungsweg) und Chemotaxis eosinophiler Leukozyten sowie die Freisetzung proteolytischer Enzyme (z. B. Gelatinasen) (Fritsch 1998). Die verringerte Adhärenz der Zellen führt zur Blasenbildung.

Klinik. Erste Blasen zeigen sich insbesondere periumbilikal und können in der Folge generalisieren. Es finden sich am Abdomen und am seitlichen Stamm juckende,

teils brennende, herpetiform gruppierte, große, pralle Blasen auf urtikariellen Erythemen. Es folgt eine Generalisation mit Aussparung von Gesicht, Schleimhäuten sowie Handflächen und Fußsohlen. Die Hautveränderungen persistieren in der Regel mehrere Wochen. In etwa 20 % der Fälle kommt es zu einem Rezidiv bei den ersten Regelblutungen oder der Einnahme von Kontrazeptiva. „Übergänge" in ein bullöses Pemphigoid wurden beschrieben, ebenso wie das Auftreten beider Erkrankungen gleichzeitig, wobei die Differenzierung dieser beiden Entitäten eine Herausforderung darstellt (Kroumpouzos u. Cohen 2003).

Diagnostik. Histologisch zeigt sich eine subepidermale Blasenbildung mit eosinophilen Granulozyten. In der direkten Immunfluoreszenz sind C3-Ablagerungn an der Basalmembranzone, in einem Drittel der Fälle auch Immunglobulin-G-Ablagerungen nachweisbar. Im Salt Split Skin ist Immunglobulin G epidermal erkennbar. In der indirekten Immunfluoreszenz zeigen sich nur bei etwa 20 % der Patienten zirkulierende Anti-Basalmembranzonen-Antikörper (Hertl u. Schuler 2002). Die Erkrankung ist assoziiert mit HLA-DR$_3$ (61–80 %) und HLA-DR$_4$ (52 %) oder beidem (43–50 %) sowie mit dem C$_4$A- und dem C$_4$B-Null-Gen (Kroumpouzos u. Cohen 2003).

Differenzialdiagnostik. Differenzialdiagnostisch muss an das Erythema exsudativum multiforme, die Dermatitis herpetiformis, das bullöse Phemphigoid, die PUPPP (siehe unten), die Prurigo gravidarum sowie an ein nummuläres Ekzem gedacht werden.

Therapie. Bei Auftreten der ersten urtikariellen Läsionen können topische Glukokortikoide ausreichend sein, bei massiveren Ausbrüchen sind jedoch systemische Glukokortikoidgaben notwendig. Die meisten Patientinnen sprechen auf Dosen von 20–40 mg Prednisolonäquivalent/Tag an. Bei schwerwiegenden Verläufen kann nach der Schwangerschaft die Verabreichung von anderen Immunsuppressiva erforderlich sein. Eine nachfolgende orale Kontrazeption ist aufgrund der Rezidivgefahr kontraindiziert.

Betreuung während der Schwangerschaft. In bis zu 10 % der Fälle weist das Neugeborene durch plazentaren Übergang von Autoantikörpern Herpes-gestationis-ähnliche Hautveränderungen in abgemilderter Form

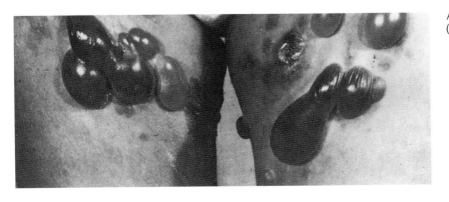

Abb. 25.**1** Herpes gestationis (aus Steigleder, 1992).

auf. Diese sind selbstlimitierend, können sich aber aufgrund des noch nicht voll ausgebildeten Immunsystems des Kindes superinfizieren. Über eine Assoziation mit reduziertem Geburtsgewicht und Frühgeburtlichkeit wird berichtet, jedoch nicht über eine erhöhte fetale Morbidität oder Mortalität (Kroumpouzos u. Cohen 2003); 2–3 Wochen post partum ist mit einer Abheilung zu rechnen. Rezidive bei erneuten Schwangerschaften oder bei hormoneller Kontrazeption sind möglich.

■ Impetigo herpetiformis

Definition. Sehr seltene, potenziell lebensbedrohliche, generalisierte, pustulöse Psoriasis, die nur in der Schwangerschaft oder nach Schädigung der Epithelkörperchen auftritt und von Hypokalzämie und tetanischen Krämpfen begleitet wird.

Epidemiologie. Die Erkrankung ist in weniger als 100 Fällen beschrieben.

Ätiologie. Im Allgemeinen wird die Impetigo herpetiformis als Manifestation einer Psoriasis pustulosa generalisata (Typ Zumbusch) aufgefasst. Gelegentlich wird die Erkrankung auch als eigene Entität diskutiert. Eine vorbestehende Psoriasis ist in der Regel nicht bekannt (Lotem et al. 1989). Ursache soll eine Parathormoninsuffizienz in der Schwangerschaft bzw. eine operative Schädigung der Epithelkörperchen sein. Daher tritt die Erkrankung auch außerhalb der Schwangerschaft und auch bei Männern auf (Altmeyer et al. 1995).

Klinik. Die Impetigo herpetiformis manifestiert sich im letzten Trimenon. Es treten erythematöse Plaques mit randständiger Pustelbildung auf, die ringförmige Figuren ausbilden können. Im Verlauf ist eine Generalisierung bis hin zur Präerythrodermie möglich. Gesicht, Hände und Füße bleiben charakteristischerweise ausgespart. Ein Befall der Mundschleimhaut und eine Onycholyse durch subunguale Pustelbildung sind beobachtet worden. Es kommt zu schweren Allgemeinsymptomen, wie Fieber, Schüttelfrost, Nausea und Vomitus sowie Diarrhö. Durch eine begleitende Hypokalzämie sind tetanische Krämpfe möglich.

Diagnostik. Das klinische Bild ist diagnoseweisend. Laborchemisch zeigen sich eine Hypokalzämie, eine neutrophile Leukozytose, eine Erhöhung der Blutkörperchensenkungsgeschwindigkeit, eine Dysproteinämie und ein Eisenmangel. Der Pustelabstrich ist steril, wobei es im Verlauf zu einer bakteriellen Superinfektion kommen kann. Histologisch finden sich die Veränderungen einer Psoriasis pustulosa: massive intraepidermale Leukozytenansammlungen, fokal in Bezirken vakuolisierter Epidermalzellen verdichtet, sowie subkorneale „Eiterseen".

Differenzialdiagnostik. Auszuschließen sind insbesondere follikuläre Pyodermien und eine Candidose.

Therapie. Therapie der Wahl ist die Gabe von systemi-

schen Glukokortikoiden (30–60 mg Prednisolonäquivalent/Tag). Lokaltherapeutisch kommen austrocknende Maßnahmen, wie Lotio alba aquosa oder auch lokale Glukokortikoide, in Betracht.

Betreuung während der Schwangerschaft. Totgeburten oder eine Plazentainsuffizienz mit den entsprechenden Folgen sind auch heute noch häufige Komplikationen der Impetigo herpetiformis. Bei einer Kortikoidtherapie um den Entbindungszeitraum herum muss die Gefahr einer Nebennierenrindensuppression des Neugeborenen beachtet werden. Unter adäquater Therapie ist die Prognose für die Mutter heutzutage recht gut. Die Erkrankung heilt nach der Entbindung in der Regel ab, kann aber bei weiteren Schwangerschaften erneut auftreten.

■ Prurigo gestationis

Definition. Synonym: Prurigo gravidarum. Es handelt sich um eine heftig juckende, entzündliche, papulöse Hauterkrankung während der Schwangerschaft.

Epidemiologie. Die Inzidenz wird mit 1:300 bis 1:450 Schwangerschaften angegeben.

Ätiologie. Assoziationen mit der intrahepatischen Cholestase bei Schwangerschaft und mit einer atopischen Disposition werden in verschiedenen Studien mit unterschiedlichem Ergebnis diskutiert (Kroumpouzos u. Cohen 2003).

Klinik. Die Erkrankung tritt im zweiten oder dritten Trimenon auf. Das klinische Bild ist durch gruppiert stehende, exkoriierte und verkrustete Papeln, insbesondere am Abdomen und an den Extremitätenstreckseiten, charakterisiert, der Aspekt kann ekzematös sein.

Diagnostik. Pathologische serologische Parameter werden nicht beobachtet, die Histologie ist unspezifisch, und die Immunfluoreszenz ist negativ.

Differenzialdiagnostik. Differenzialdiagnostisch kommen in Betracht: Prurigoform der Dermatitis herpetiformis und der atopischen Dermatitis, Pruritus gravidarum und Herpes gestationis.

Therapie. Schwach wirksame lokale Glukokortikoide sind ausreichend, wie z. B. Hydrokortison oder Prednisolon.

Betreuung während der Schwangerschaft. Der Ausgang der Schwangerschaft ist günstig, das Neugeborene ist gesund. Die Erkrankung heilt nach der Geburt ab, gelegentlich können Hautveränderungen bis 3 Monate nach der Geburt persistieren.

■ Pruritic urticarial Papules and Plaques of Pregnancy (PUPPP)

Definition. PUPPP, auch bekannt als „Polymorphic Eruption of Pregnancy" (PEP), ist die häufigste spezifische Schwangerschaftdermatose. Sie tritt bevorzugt im dritten Trimenon auf und zeigt einen benignen Verlauf.

Epidemiologie. Die Inzidenz wird mit 1:130 bis 1:300 Schwangeren angegeben (Roger et al. 1994). Vorwiegend sind Erstgravidae betroffen. Elling et al. (2000) fanden in einer retrospektiven Studie ein erhöhtes Risiko für Zwillings- und ein noch höheres Risiko für Drillingsschwangerschaften, ein PUPPP zu entwickeln. Die Erkrankung tritt in der Regel im dritten Trimenon auf, in Ausnahmefällen auch nach der Entbindung.

Ätiologie. Die Ätiologie dieser Erkrankung ist unbekannt. Immunologische oder hormonelle Veränderungen zeigen sich, bis auf eine Erhöhung des Serumkortisolspiegels, nicht. Eine schnelle Zunahme des Bauchumfangs und damit eine Traumatisierung der Haut werden als prädisponierende Faktoren diskutiert.

Klinik. Die Hautveränderungen sind polymorph: Es treten heftig juckende Papeln auf, die zu urtikariellen Plaques konfluieren können (Abb. 25.2). Aufgrund des begleitenden Ödems können die Veränderungen teils auch transluzent (Pseudovesikel) sein. Initial treten die Hautveränderungen am Bauch periumbilikal in den Striae distensae auf und können im Verlauf über die Striae hinaus auf Bauch, Nates und den unteren Rumpf übergreifen. Gelegentlich zeigen sich Streuherde an den proximalen Extremitäten. Das Gesicht bleibt in der Regel ausgespart.

Diagnostik. Das klinische Bild ist typisch und wegweisend. Laborveränderungen sind unspezifisch. Histologisch zeigen sich unspezifische entzündliche Infiltrate mit Eosinophilen, die Immunfluoreszenz ist negativ.

Differenzialdiagnostik. Es müssen der Herpes gestationis und ein Arzneimittelexanthem in Betracht gezogen werden.

Therapie. In der Regel sind lokale Kortikosteroide, vorzugsweise in Cremegrundlage (Methylprednisolon oder Prednicarbat), ausreichend, bei schwerem Verlauf können systemische Kortikosteroide erforderlich sein (20–40 mg Prednisolonäquivalent/Tag).

Betreuung während der Schwangerschaft. Die Erkrankung ist benigne und bildet sich wenige Tage nach der Entbindung spontan zurück. Das Neugeborene ist gesund. Rezidive bei späteren Schwangerschaften sind nicht bekannt.

■ Papulöse Dermatitis

Definition. Die Erkrankung ist charakterisiert durch die breite Aussaat von juckenden, erythematösen Papeln.

Epidemiologie. Die Eigenständigkeit dieser Erkrankung wird kontrovers diskutiert. In der Erstbeschreibung aus dem Jahre 1962 wird eine Häufigkeit von 1:2400 Schwangeren angegeben (Spangler et al. 1962).

Klinik. Es kommt zu einer generalisierten Aussaat von stark juckenden, erythematösen, teils urtikariellen, exkoriierten, 3–5 mm großen Papeln.

Diagnostik. Die Gonadotropinwerte im Urin sind erhöht. Die histologischen Veränderungen sind unspezifisch und können nur im Zusammenhang mit dem klinischen Bild eingeordnet werden.

Differenzialdiagnostik. Prurigo gestationis, Arzneimittelexantheme.

Therapie. Systemische Glukokortikoide (z. B. 40 mg Prednisolonäquivalent/Tag).

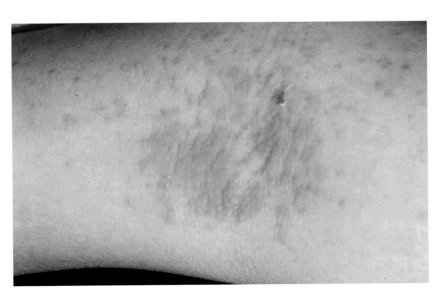

Abb. 25.**2** PUPPP (Pruritic urticarial Papules and Plaques of Pregnancy): erythematöse Papeln, teils konfluierend.

Betreuung während der Schwangerschaft. Es besteht eine erhöhte Inzidenz von Fehlgeburten. Das Wiederauftreten bei Folgeschwangerschaften ist möglich.

■ Autoimmunprogesterondermatitis

Definition. Es handelt sich um eine sehr seltene Autoimmunerkrankung bei Sensibilisierung gegen Progesteron in der Schwangerschaft oder unter oraler Kontrazeption mit variablen klinischen Erscheinungen (Altmeyer et al. 1995).

Epidemiologie. Derzeit sind in der englischsprachigen Literatur mehr als 40 Fälle beschrieben.

Ätiologie. Die Pathogenese der Erkrankung ist weitgehend unklar. Es scheint sich um eine allergische Reaktion gegen endogenes oder exogenes Progesteron und verwandte chemische Substanzen zu handeln (Oskay et al. 2002).

Klinik. Die Erkrankung tritt meist zu Beginn der Schwangerschaft auf. Es kommt zu follikulär gebundenen Papeln, Pusteln, Knötchen und Komedonen an Extremitäten und Nates, gleichzeitig zu Arthralgien, Eosinophilie und Gewichtsverlust (Fritsch et al. 1998). Diese Dermatose kann sich sehr polymorph manifestieren.

Diagnostik. Es bestehen ein positiver Intrakutantest und ein positiver Epikutantest auf Progesteron. Die histopathologischen Veränderungen können variieren: Es zeigen sich unspezifische Veränderungen, die auch ähnlich dem Erythema multiforme, der allergischen Dermatitis und der Prurigo simplex bzw. dem Lichen simplex chronicus sein können (Oskay et al. 2002).

Differenzialdiagnostik. Aufgrund des polymorphen Bildes sind andere Schwangerschaftsdermatosen und mit Juckreiz einhergehende Dermatosen auszuschließen.

Therapie. Es erfolgt die Gabe von konjugierten Östrogenen. Jedoch tritt häufig schon im ersten Trimenom ein Spontanabort ein mit anschließendem raschen Rückgang der Dermatose.

Betreuung während der Schwangerschaft. Nach Abort heilt die Dermatose schnell ab. Es kommt zu Rezidiven in folgenden Schwangerschaften.

■ Schwangerschaftsfollikulitis mit Pruritus

Definition. Es handelt sich um eine seltene Schwangerschaftsdermatose mit juckenden, erythematösen, papulösen und papulopustulösen Hautveränderungen, die post partum folgenlos abheilen.

Epidemiologie. Seit der Erstbeschreibung im Jahre 1981 (Zoberman u. Farmer 1981) wurde über insgesamt 24 Fälle berichtet (Kroumpouzos u. Cohen 2003).

Ätiologie. Die Pathogenese dieser Erkrankung ist weitgehend unbekannt. Es existieren verschiedene Hypothesen über immunologische und hormonelle Verschiebungen, die jedoch unbewiesen sind. Auch als Variante der PUPPP wird diese Erkrankung diskutiert, die Abgrenzung hierzu kann schwierig sein (Kroumpouzos u. Cohen 2003).

Klinik. Die Erkrankung tritt ab dem zweiten Trimenon auf. Es zeigen sich insbesondere rumpfbetont stark juckende, erythematöse und follikulär gebundene Papeln und Papulopusteln. In der Histologie findet sich eine peri- und intrafollikuläre neutrophile Entzündung.

Diagnostik. Der Pustelabstrich ist im Gegensatz zu bakteriell bedingten Follikulitiden steril. Eine Probeexzision erlaubt die Abgrenzung zur Autoimmunprogesterondermatitis.

Differenzialdiagnostik. Follikulitiden anderer Genese sind auszuschließen.

Therapie. Eine effektive kausale Therapie ist nicht bekannt. Hilfreich sind juckreizstillende Lokaltherapeutika, wie z. B. Lotio alba aquosa.

Betreuung während der Schwangerschaft. Es besteht keine Gefahr für das Kind. Die Erkrankung heilt nach Beendigung der Schwangerschaft folgenlos ab.

Hauterkrankungen und Tumoren, die durch die Schwangerschaft beeinflusst werden können

Siehe hierzu Tabelle 25.**2**.

■ Infektionserkrankungen und Autoimmunerkrankungen

Wir verweisen hier auf die Kapitel 26 und 28.

Bezüglich kutaner Infektionen sei festgehalten, dass die zellvermittelte Immunität während einer normalen Schwangerschaft herabgesetzt ist. So treten bestimmte Infektionen häufiger und ausgeprägter auf, wie z. B. die Candidiasis. Auch Condylomata acuminata können sich während der Schwangerschaft rasant ausbreiten und sogar zu einer Verlegung des Geburtskanals führen. Candidainfektionen, genitale Warzen und Herpes-simplex-Virus-Infektionen können während der Geburt auf das Kind übertragen werden. Bei floridem Herpes genitalis oder positiver Zellkultur zum Zeitpunkt der Geburt ist eine Sektio empfehlenswert. Bei einem Befall mit humanen Papillomaviren ist der Bereich des Geburtskanals vor der Geburt operativ zu sanieren, eine Sektio ist nur in Ausnahmefällen indiziert (Fritsch et al. 1998).

Tabelle 25.**2**   Hauterkrankungen und Tumoren, die durch eine Schwangerschaft beeinflusst werden können

Infektionen	• Candidiasis • Trichomoniasis • Condylomata acuminata • Pityrosporumfollikulitis • Herpes-simplex-Virus-Infektion • Varizellen/Herpes zoster • Lepra
Autoimmun-erkrankungen	• Lupus erythematodes • Dermatomyositis • Pemphigus vulgaris • systemische Sklerodermie
Metabolische Erkrankungen	• Porphyria cutanea tarda • Acrodermatitis enteropathica
Bindegewebe-erkrankungen	• Ehlers-Danlos-Syndrom • Pseudoxanthoma elasticum
Tumoren	• bowenoide Papulose • Langerhans-Zell-Histiozytose • Mycosis fungoides • malignes Melanom • Neurofibromatose
Verschiedene	• atopische Dermatitis • Erythema multiforme • Erythrokeratoma variabilis • Psoriasis • Akne • Hidradenitis suppurativa • Fox-Fordyce-Erkrankung

■ Metabolische Erkrankungen

Die Porphyria cutanea tarda ist die häufigste Erkrankung des Porphyrinstoffwechsels in Europa und Nordamerika. Sie ist charakterisiert durch spezifische Hautveränderungen in Form von Hyperpigmentierungen der sonnenexponierten Haut, einer Hypertrichose des Gesichts vom nichtvirilen Typ, Zeichen eines chronischen Schadens durch ultraviolette Strahlung und einer typischen, diffusen, lividen Rötung der Orbitaregion. Auffallend ist die ausgeprägte Verletzlichkeit läsionaler Haut auch nach Minimaltraumata. Daraus resultieren, gerade an den Handrücken, frische und ältere Exkoriationen, Blasen, Blutkrusten, Narben und Milien. Assoziierte Symptome sind weinroter Harn und Leberschäden. Es kommt zu einer exzessiven Akkumulation und Exkretion von Uroporphyrin und Koproporphyrin. Während der Schwangerschaft kann es zu einer Exazerbation der Hautveränderungen im ersten Trimenon kommen. Neugeborene sollten während der Neonatalphase hinsichtlich dieser Erkrankung untersucht werden. Eine genetische Beratung betroffener Familien ist ratsam, ebenso wie die Aufklärung über Auslösefaktoren für Eltern betroffener Kinder (Loret de Mola et al. 1996).

Eine Acrodermatitis enteropathica äußert sich klinisch durch die Trias von akraler Dermatitis (zunächst schuppende, im Verlauf auch großflächig vesikulierende und nässend-krustöse Dermatitis), Alopezie und Diarrhö sowie durch Zeichen der Immundefizienz. Die klinischen Erscheinungen können sich während einer Schwangerschaft verschlechtern. Die Acrodermatitis enteropathica sollte bei therapieresistenten bullösen Dermatosen in der Schwangerschaft differenzialdiagnostisch mit in Erwägung gezogen werden (Bronson et al. 1983).

■ Bindegewebeerkrankungen

Beim Ehlers-Danlos-Syndrom handelt es sich um eine Gruppe hereditärer Störungen der Kollagensynthese. Daraus resultiert ein funktionell minderwertiges Kollagen. Die klinischen Symptome sind Hyperextensibilität von Haut und Gelenken, schlechte Wundheilung, Vulnerabilität der Haut und mechanische Insuffizienz tieferer und innerer Strukturen. Schwangerschaften werden von betroffenen Frauen grundsätzlich gut toleriert, sie haben jedoch ein etwas höheres Risiko für postpartale Komplikationen, wie Hämorrhagien und Wundheilungsstörungen. Beim Ehlers-Danlos-Syndrom Typ IV scheint das Risiko für schwerere Komplikationen höher zu sein, da es sich wahrscheinlich durch eine hohe Fragilität der Gefäße auszeichnet und daher zu gefährlichen Komplikationen auch bei operativen Eingriffen kommen kann. Eine Darmruptur ist beschrieben. Eine präkonzeptionelle Beratung von Frauen mit Ehlers-Danlos-Syndrom hinsichtlich der spezifischen Komplikationen und eine interdisziplinäre Zusammenarbeit sind angezeigt (Lind u. Wallenburg 2002).

Das Pseudoxanthoma elasticum (PXE) ist eine seltene erbliche Erkrankung, die sich klinisch durch kutane, kardiovaskuläre und Augenveränderungen äußert und mit einer Mutation im Transportprotein MRP6 einhergeht. Die Haut erscheint – insbesondere am Hals, intertriginös und an den Ellenbeugen – zu weit und zeigt Einlagerungen multipler, pflastersteinartiger, weicher Plaques. Zugrunde liegt eine Kalzifizierung und Fragmentierung der elastischen Fasern. Schwangerschaftskomplikationen, wie gastrointestinale Blutungen, wurden beschrieben (Lao et al. 1984).

■ Tumoren

Langerhans-Zell-Histiozytosen (Histiozytosis X) sind eine Gruppe von Histiozytosen, die von lokalisierten, selbstlimitierenden Formen bis hin zu systemischen Formen verlaufen können. An der Haut äußert sich die Erkrankung durch disseminierte, erythematöse, fettige, schuppende, erosive Papeln von gelblich bräunlicher Farbe, insbesondere in den Intertrigines, an der Kopfhaut sowie an Schultern und Rücken. Es können daraus konfluierende, beetartige, verrukös-nässende Veränderungen, aber auch derbe, infiltrierte Ulzera entstehen. Ein Oligo- oder Multiorganbefall ist möglich. Insbesondere während einer Schwangerschaft kann es zu einer Exazerbation kommen (Growden et al. 1986).

Eine Verschlechterung einer **Mycosis fungoides**, einem kutanen T-Zell-Lymphom, wird kontrovers diskutiert (Castelo-Branco 2001, Vonderscheid 1981).

Malignes Melanom. Malignome in der Schwangerschaft sind nicht selten. Beobachtet werden insbesondere – geordnet nach abnehmender Häufigkeit – Karzinome der Mamma, der Cervix uteri und der Lunge, Melanome, Lymphome und Leukämien. Die geschätzte Inzidenz des malignen Melanoms in der Schwangerschaft wird mit 0,1–2,8:1000 Schwangerschaften angegeben, wobei es hierzu keine systematischen Untersuchungen gibt. Die Inzidenzraten für das maligne Melanom steigen ständig, und derzeit ist das maligne Melanom die häufigste Ursache für den Tod durch ein Malignom bei Frauen im gebärfähigen Alter (Alexander et al. 2003). Die Prognose schwangerer Frauen unterscheidet sich nicht von der Prognose nichtschwangerer Frauen mit malignen Melanomen gleicher Tumordicke. Einige Studien zeigen, dass schwangere Frauen Melanome mit einer größeren Eindringtiefe aufweisen als nichtschwangere Frauen. Die Ursache hierfür ist unklar. Möglicherweise werden Veränderungen in pigmentierten Läsionen während der Schwangerschaft nicht beachtet bzw. verkannt, da Veränderungen an Pigmentmalen bezüglich Größe und Farbe nicht selten auftreten (siehe auch oben, „Hyperpigmentierungen"). Jedoch erfordern jegliche Veränderungen eine gründliche fachdermatologische Untersuchung, und irreguläre oder asymmetrische Veränderungen sind immer suspekt auf ein Melanom (Abb. 25.**3**) (ABCDE-Regel; Tabelle 25.**3**). Eine effektive Therapie des fortgeschrittenen oder metastasierten Melanoms ist schwierig, daher ist es essenziell, die Erkrankung frühzeitig zu erkennen, eine entsprechende Diagnostik durchzuführen und eine adäquate Therapie einzuleiten (Wrone et al. 1999). Mit der angemessenen Vorbereitung ist eine sichere und erfolgreiche chirurgische Exzision möglich, insbesondere auch unter Lokalanästhesie. Wenn eine Lymphknotenexzision unter Vollnarkose erforderlich ist, sollte diese nach Möglichkeit im zweiten Trimenon durchgeführt werden (Richards u. Stasko 2002). Angesichts der Tatsache, dass das maligne Melanom nicht der häufigste Tumor in der Schwangerschaft ist, scheint es doch der häufigste zu sein, der zu einer Metastasierung des Ungeborenen über die Plazenta führen kann. Außer beim Melanom wurde eine Metastasierung des Kindes nur bei hämatopoetischen Malignomen und beim Lungenkarzinom beschrieben. Daten aus derzeit verfügbaren Publikationen zeigen, dass die maternofetale Übertragung von Tumorzellen ausgesprochen selten ist. Bei einer kleinen Untergruppe der untersuchten Frauen, die einen Mitbefall der Plazenta aufwiesen, war das Kind zu 17 % ebenfalls betroffen, aber von diesen 17 % lagen bei 40 % maligne Melanome vor. Zu prognostischen Zwecken ist die histologische Untersuchung der Plazenta sinnvoll (Alexander et al. 2003). Therapeutische Optionen bei malignem Melanom sind abhängig vom Stadium der Erkrankung und unterliegen einem ständigen Wandel. Hierzu wird auf die aktuelle Literatur verwiesen. Die Betreuung der Patientinnen sollte immer interdisziplinär mit Gynäkologen, Dermatoonkologen und gegebenenfalls Chirurgen erfolgen.

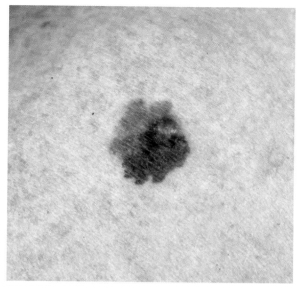

Abb. 25.**3**   Malignes Melanom.

Tabelle 25.**3**   ABCDE-Regel

	Bedeutung	Merkmal
A	Asymmetrie	unregelmäßig
B	Begrenzung	unscharf
C	Colorit	variables Pigmentmuster
D	Durchmesser	>5 mm
E	Erhabenheit	palpabel

Je mehr Kriterien positiv sind, desto höher ist die Wahrscheinlichkeit eines malignen Melanoms.

■ Neurofibromatose

Synonyme. Neurofibromatosis generalisata (von Recklinghausen), Morbus Recklinghausen, tumorbildende Ostitis deformans.

Es handelt sich um eine hereditäre, autosomal-dominant vererbte, selten durch Spontanmutation hervorgerufene neuroektodermale Systemerkrankung. Sie lässt sich in 8 Gruppen von unterschiedlicher Manifestation und Ausprägung einteilen. An der Haut äußert sich die Erkrankung durch so genannte Café-au-Lait-Flecke, Nävi und einzelne oder zahlreiche, erbsgroße oder monströse, hautfarbene bis bläuliche, breit oder gestielt aufsitzende Neurofibrome. Neurofibrome können auch an inneren Organen auftreten. Neben den dermatologischen und neurologischen Symptomen manifestiert sich die Erkrankung außerdem am Skelett (Kyphoskoliose, Spitzfuß, zystische Erweiterungen sowie Verdickungen und Verlängerungen an den Röhrenknochen) und am Auge (Irishamartome) (Altmeyer et al. 1995). Schwangere mit Neurofibromatose haben ein erhöhtes Risiko für perinatale Komplikationen. Insbesondere wurden in einer Studie ein erniedrigtes Gestationsalter zum Zeitpunkt der Geburt (36,8 ± 3,3 Wochen versus 39,2 ± 1,5 Wochen), gehäufte intrauterine Wachstums-

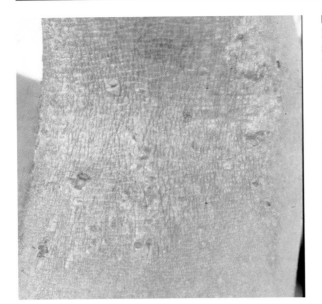

Abb. 25.**4**   Atopische Dermatitis: beugenbetontes, lichenifiziertes Ekzem.

restriktionen (46,2 % versus 8,95 %) und eine erhöhte Totgeburtenrate (23 % versus 1,5 %) sowie eine erhöhte Sektiorate (38,5 % versus 7,7 %) beobachtet. Daher ist eine engmaschige vorgeburtliche Überwachung der Patientinnen erforderlich (Segal et al. 1999).

■ Verschiedene

Atopische Dermatitis

Synonyme. Neurodermitis disseminata, Neurodermitis diffusa, Neurodermitis constitutionalis, Neurodermitis atopica, atopisches Ekzem, endogenes Ekzem, Besnier-Prurigo, Morbus Besnier.

Definition. Das atopische Ekzem ist die dermatologische Manifestation der Atopie, die mit der erhöhten Bereitschaft, Asthma allergicum und Rhinitis allergica zu entwickeln, einhergeht. Unter der Hauterkrankung versteht man ein meist in der frühen Kindheit beginnendes, chronisch-persistierendes oder chronisch-rezidivierendes Ekzem, das sich an altersgemäß typischer Lokalisation manifestiert und dessen Primäreffloreszenz aus Papeln und Papulovesikeln besteht. Unter Atopie versteht man eine genetisch determinierte, familiär gehäuft auftretende Bereitschaft zur Überempfindlichkeit von Haut und Schleimhäuten gegen Umwelt- oder Autoallergene, die zumeist mit einer erhöhten Immunglobulin-E-Konzentration sowie Veränderungen des zellulären Immunsystems und der neurovegetativen Reaktivität einhergeht (Zollner et al. 2002). Vermehrt wird eine atopische Dermatitis ohne erhöhte Immunglobulin-E-Spiegel und entsprechende Sensibilisierungen beobachtet, die daher als intrinsische Form der atopischen Dermatitis von der extrinsischen Form unterschieden wird.

Klinik. Die atopische Dermatitis zeigt, je nach Alter der Patienten, ein heterogenes klinisches Erscheinungsbild, sodass verschiedene Stadien unterschieden werden müssen. Im Erwachsenenalter sind insbesondere das Gesicht, die Periorbitalregion sowie die seitliche Halsregion befallen, außerdem die Beugeseiten der Extremitäten (Abb. 25.**4**) wie auch Hand- und Fußrücken. Die befallenen Areale jucken stark, weisen häufig eine ausgeprägte Lichenifizierung auf und zeigen neben flächigen Ekzemen so genannte Prurigoknötchen, also erythematöse, meist schüsselförmig exkoriierte Noduli. Auch nummuläre Ekzeme, also relativ scharf begrenzte, münzförmige Ekzeme, in regelloser Anordnung können im Erwachsenenalter auftreten. Als diagnostischer Hinweis dient der weiße Dermographismus, der sich durch festes Bestreichen der Haut ausbildet: Durch die mechanische Irritation kommt es – im Gegensatz zum Hautgesunden – zu einer Vasokonstriktion (Abb. 25.**5**). Die Maximalvariante der atopischen Dermatitis ist die Erythrodermie. Normalerweise nimmt die Aktivität der atopischen Dermatitis im Erwachsenenalter ab, bis hin zur vollständigen Abheilung. Eine Trockenheit der gesamten Haut bleibt in der Regel bestehen. Jedoch kann sich der chronisch-rezidivierende Verlauf der Kindheit und der Adoleszenz auch im Erwachsenenalter fortsetzen. Ebenso kann es zur Erstmanifestation der atopischen Dermatitis bei Erwachsenen kommen.

Betreuung während der Schwangerschaft. Während der Schwangerschaft kann es sowohl zu einer Verschlechterung als auch zu einer Verbesserung der atopischen Dermatitis kommen. Das Verhältnis beträgt etwa 2:1. Eine in der Regel externe Therapie durch einen Dermatologen ist indiziert. Sie sollte stadiengerecht antiekzematös, gegebenenfalls auch antiseptisch, sein und insbesondere eine adjuvante Basistherapie beinhalten. Da die Erkrankung genetisch determiniert ist, besteht für das Kind die erhöhte Wahrscheinlichkeit im Vergleich zu Kindern ohne atopisch erkrankte Eltern, im Laufe des Lebens eine der atopischen Erkrankungen auszubilden. Etwa zwei Drittel der Patienten mit atopischer Dermatitis weisen eine atopische Familienanamnese auf. Bei einem betroffenen Elternteil beträgt das Risiko für das Kind, an atopischer Dermatitis zu erkranken, 50 %, bei 2 betroffenen Elternteilen 75 %. Allerdings haben 20 % der Patienten mit atopischer Dermatitis eine leere Familien- und Eigenanamnese.

Urtikaria und Angioödem

Definition. Eine Urtikaria ist durch das aus Quaddel, Rötung und Juckreiz gekennzeichnete Symptom charakterisiert. Angioödeme sind ödematöse Schwellungen der Schleimhäute.

Ätiologie. Eine Urtikaria ist kein eigenständiges Krankheitsbild, sondern kann verschiedene Ursachen haben. In allen Fällen jedoch ist die gemeinsame Endstrecke der Pathophysiologie die Aktivierung von Mastzellen und Basophilen, die zu einer Freisetzung verschiedener Entzündungsfaktoren – wie vor allem Histamin, aber auch

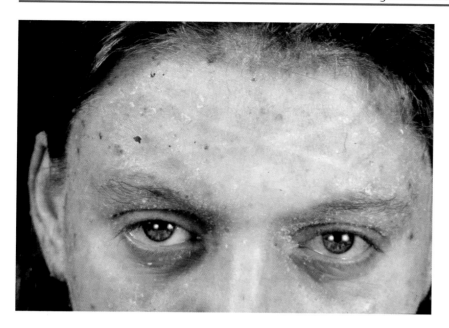

Abb. 25.**5** Atopische Dermatitis: weißer Dermographismus.

Derivate der Arachidonsäure, einschließlich Prostaglandin D2, Leukotriene und Tryptase – führt.

Klinik. Eine Urtikaria kann sich als akute Urtikaria und als chronische Urtikaria manifestieren. Von einer chronischen Urtikaria spricht man, wenn sie länger als 6 Wochen anhält. Eine weitere Form stellen die physikalischen Urtikariaarten dar, die durch physikalische Einwirkungen auf die Haut – wie mechanische Irritation bei der häufigsten Form, der Urticaria factitia, aber auch Kälte, Wärme, Licht und Vibration – ausgelöst werden können. Während die akute Urtikaria zumeist durch allergische Reaktionen, z. B. auf Nahrungsmittel oder Arzneimittel, verursacht wird, sind andere Ursachen der Grund einer chronischen Urtikaria. Infektionen durch Chlamydien, Helicobacter pylori, Streptokokken oder Staphylokokken können mit der chronischen Urtikaria einhergehen und bei Behandlung der Infektion auch zu einer Rückbildung der Urtikaria führen. Bei einem Drittel der Patienten findet sich eine Quaddelreaktion nach intrakutaner Applikation des patienteneigenen Serums, was zumeist mit der Präsenz von Antikörpern gegen den hochaffinen Immunglobulin-E-Rezeptor erklärt wird. Nach Bindung an diese Rezeptoren lösen die Antikörper eine Freisetzung der Entzündungsmediatoren aus Mastzellen und Basophilen aus. Eine weitere Form der chronischen Urtikaria geht einher mit einer Intoleranz gegen Acetylsalicylsäure und andere Hemmer der Zyklooxygenase 1. Die Diagnose gelingt nur durch orale Provokationstestung mit diesen Substanzen. Mit einer Persistenz der Quaddel über 24 Stunden und dem histologischen Bild einer leukozytoklastischen Vaskulitis zeichnet sich die Urtikariavaskulitis aus, die zumeist ein Symptom des Lupus erythematodes ist. Im Gegensatz zu früheren Mitteilungen sieht man vergleichsweise selten Reaktionen auf Nahrungsmittelzusatzstoffe. Um eine solche Intoleranz auszuschließen, wird nach einer 2-wöchigen Karenzdiät eine Provokationstestung mit einer „Supermahlzeit" durchgeführt, die die meisten Substanzen enthält, die solche Intoleranzen auslösen. Selten sieht man dabei urtikarielle Reaktionen oder Angioödeme (Henz et al. 1996; Merk, im Druck).

Differenzialdiagnostik. Die klinische Diagnostik des Symptoms „Urtikaria" ist zumeist einfach und bereitet im Allgemeinen keine Schwierigkeit in der Abgrenzung z. B. zu PUPPP. Bei länger persistierenden Quaddeln ist an eine Urtikariavaskulitis im Rahmen eines Lupus erythematodes zu denken, bei allein auftretenden Angioödemen an ein hereditäres angioneurotisches Syndrom (HANE), das auch erworben sein kann (EANE).

Therapie. Die Therapie der Wahl bei Urtikaria sind Antihistaminika. Bevorzugt werden nichtsedierende Antihistaminika – wie Descarboxyloratadin, Fexofenadin oder Levoceterezin – gegeben; größere Erfahrungen bei der Gabe während der Schwangerschaft liegen für Clemastin vor. Einzelne Beobachtungen existieren über eine vorteilhafte Wirkung der Kombination von Antihistaminika und Leukotrienrezeptorantagonisten, wie Montelukast, jedoch haben diese Medikamente keine Zulassung für diese Indikation. Glukokortikoide versucht man wegen der möglicherweise langen Dauer einer chronischen Urtikaria zu vermeiden. Viele weitere Therapieoptionen, einschließlich Cyclosporin, bestehen, sollten aber während der Schwangerschaft vermieden werden (Merk 2001).

Betreuung während der Schwangerschaft. Bei alleinigem Angioödem ohne Urtikaria sollten Untersuchungen auf HANE oder EANE durch Bestimmung von C3, C4, CH50 und C1-Esterase (funktionell und mittels Antikörper) erfolgen. In-vitro-Untersuchungen (z. B. spezifisches Immunglobulin E) und Hauttestungen können bei

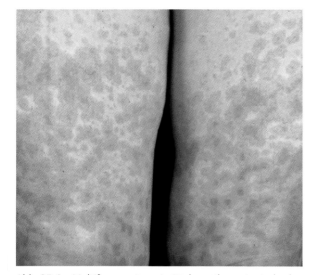

Abb. 25.**6**   Multiformes Arzneimittelexanthem: typische kokardenförmige Effloreszenzen.

Verdacht auf allergische Reaktionen durchgeführt werden, während Provokationstestungen und Diäten auf die Zeit nach der Schwangerschaft verlegt werden sollten.

Prognose. Während die akute Urtikaria nach einiger Zeit sistiert, insbesondere bei allergischer Genese sowie Erkennen und Nachweis des verantwortlichen Allergens, ist die Prognose der chronischen Urtikaria im Einzelfall schwierig. Im Allgemeinen kann man bei einer Kombination der Urtikaria mit einem Angioödem und mit einer physikalischen Urtikaria sowie dem Nachweis von Schilddrüsenantikörpern von einer langen Dauer der Urtikaria ausgehen.

Medikamentenallergie

Definition. Allergien auf Medikamente beruhen auf einer spezifischen Sensibilisierung des Patienten gegenüber diesen – chemisch definierbaren – Substanzen mit der Folge einer T-Lymphozyten-Aktivierung und möglicherweise einer Antikörperbildung, die zu verschiedenen dadurch bedingten Krankheitsbildern führen (Hertl et al. 1995; Merk 2001).

Ätiologie. Vorraussetzung dieser Krankheitsbilder ist die spezifische Erkennung von Medikamenten durch sensibilisierte T-Lymphozyten.

Klinik. Medikamentenallergien manifestieren sich besonders häufig an der Haut. Es bestehen verschiedene Krankheitsbilder, wie Urtikaria und Vaskulitiden, sowie Sonderformen, wie das Erythema nodosum und das besonders häufige Arzneimittelexanthem (Abb. 25.**6**). Neben anaphylaktischen Reaktionen sind vor allem bullöse Reaktionen – wie Erythema exsudativum multiforme (EEM), Stevens-Johnson-Syndrom und die toxische epidermale Nekrolyse (TEN) – gefürchtet (Jäger et al. 1996).

Diagnostik. Ein Wahrscheinlichkeits-Score zur Diagnostik unerwünschter Arzneimittelwirkungen ist Abb. 25.**7** zu entnehmen.

Differenzialdiagnostik. Bei allergischen Sofortreaktionen (Urtikaria/Angioödem/Anaphylaxie) müssen differenzialdiagnostisch pseudoallergische Reaktionen – wie Analgetikaintoleranz, Kontrastmittelintoleranz, Angioödeme auf ACE-Hemmer und AT_2-Rezeptor-Antagonisten – bedacht werden. Ein Erythema exsudativum multiforme kann nicht nur von Medikamenten, sondern auch bei Herpesvirusinfektionen ausgelöst werden.

Therapie. Die Therapie richtet sich nach den im Einzelfall vorliegenden Symptomen, sodass, je nach Beschwerden, die Gabe von Antihistaminika bzw. topischen oder systemischen Glukokortikoiden im Vordergrund steht. Wichtigste Aufgabe bei einer toxischen epidermalen Nekrolyse ist die Vermeidung einer Infektion. Bei Kontrastmittelintoleranzen ist bei notwendiger erneuter Kontrastmittelgabe eine Prämedikation mit Antihistaminika und Glukokortikoiden notwendig (Ring et al. 1996).

Betreuung während der Schwangerschaft. Neben der symptomatischen Therapie kommt es vor allem auf die Identifikation des auslösenden Medikaments an. Genaue Anamnese, Hauttestungen und In-vitro-Testungen – wie die Bestimmung des spezifischen Immunglobulin E, Basophilenaktivierungstests oder der Lymphozytentransformationstest – können hier hilfreich sein. Provokationstestungen wird man erst nach der Schwangerschaft – falls notwendig – durchführen.

Prognose. Gelingt es, das verantwortliche Allergen zu identifizieren, kann eine erneute Exposition vermieden werden und damit auch eine erneute Auslösung der Erkrankung. Dazu ist es wichtig, dem Patienten nach der allergologischen Diagnostik einen Allergiepass auszustellen.

Psoriasis

Synonym. Schuppenflechte.

Definition. Es handelt sich um eine häufige, durch exogene und endogene Noxen triggerbare, entzündliche, nichtinfektiöse Dermatose mit charakteristischen schuppenden Hautveränderungen.

Ätiologie. Trotz zahlreicher Detailkenntnisse sind Ätiologie und Pathogenese nicht vollständig bekannt. Die Erkrankung ist durch immunologisch mediierte Entzündungsprozesse und eine epidermale Hyperproliferation gekennzeichnet.

Klinik. Das typische klinische Erscheinungsbild der Psoriasis vulgaris imponiert mit erythematosquamösen Plaques an den Prädilektionsstellen, d. h. an den Extremitätenstreckseiten, am behaarten Kopf und im Bereich der Lumbosakralregion (Abb. 25.**8**). Der Verlauf der Erkrankung ist episodisch und/oder chronisch-stationär.

Rheinisch-Westfälische Technische Hochschule Aachen
Universitätsklinikum der Medizinischen Fakultät
Hautklinik–Klinik für Dermatologie und Allergologie
Direktor: Univ.-Prof. Dr. Hans F. Merk

Universitätsklinikum Aachen

UAW-Wahrscheinlichkeits-Score
Name des Patienten:_____
Klinische Diagnose der Reaktion:_____
Medikament:_____
Datum der Anamnese:_____

Frage:	Ja	Nein	?	Score
1. Gibt es eindeutige Berichte dieser Reaktion auf dieses Medikament?	+1	0	0	
2. Trat eine UAW nach Einnahme des Medikaments auf?	+2	–1	0	
3. Bildete sich die UAW nach Absetzen des Medikaments bzw. nach Gabe eines Antidots wieder zurück?	+1	0	0	
4. Trat die UAW bei Reexposition mit dem Medikament wieder auf?	+2	–1	0	
5. Gibt es andere mögliche Ursachen als das Medikament, das die UAW auslöste?	–1	+2	0	
6. Trat die UAW nach Plazebo auf?	–1	+1	0	
7. Wurde das Medikament im Blut oder in anderen Körperflüssigkeiten in toxischen Konzentrationen nachgewiesen?	+1	0	0	
8. War die UAW schwerer bei Dosiserhöhung als bei niedrigeren Dosierungen?	+1	0	0	
9. Hatte der Patient früher eine gleiche Reaktion auf ein chemisch oder pharmakologisch ähnliches Medikament?	+1	0	0	
10. Wurde die UAW durch eine objektive Messung (z. B. Allergietest) bestätigt?	+1	0	0	
Gesamt-Score				

Score	Interpretation
>9	eindeutig
5–8	sehr wahrscheinlich
1–4	möglich
0	zweifelhaft

Abb. 25.7 UAW-Wahrscheinlichkeits-Score (nach Naranjo et al. 1981). UAW = unerwünschte Arzneimittelwirkung.

Daneben existieren Sonderformen, wie die psoriatische Erythrodermie, pustulöse Psoriasisvarianten und die arthropathische Form.

Betreuung während der Schwangerschaft. Die Schuppenflechte kann durch eine Schwangerschaft erheblich beeinflusst werden. In der Mehrzahl der Fälle berichten die Frauen über eine Verbesserung der Hauterkrankung und auch einer möglichen Gelenkbeteiligung. Der Verlauf der Erkrankung während einer Schwangerschaft lässt keinen Rückschluss auf das Krankheitsbild bei weiteren Schwangerschaften zu. Als Sonderform der Psoriasis in der Schwangerschaft wird die Impetigo herpetiformis angesehen (siehe dort). Im ersten Trimenon ist eine systemische Behandlung der Psoriasis ausgeschlos-

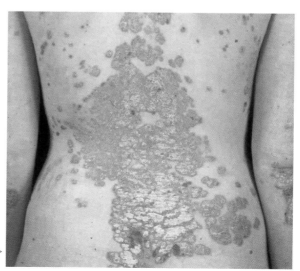

Abb. 25.8 Großflächige erythematosquamöse Plaques in ▷ der Lumbosakralregion.

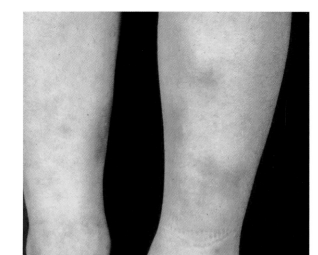

Abb. 25.**9** Erythema nodosum: erythematöse Knoten an den Unterschenkelstreckseiten.

sen. Lokal können Glukokortikoide, wie z. B. Prednicarbat, angewendet werden, auch harnstoffhaltige Zubereitungen und Cignolin können zum Einsatz kommen. Insbesondere die Anwendung von Cignolin setzt voraus, dass die Patientin Erfahrung mit dieser Substanz hat. Gegebenenfalls sollte die Therapie unter stationären Bedingungen durchgeführt werden. Salicylsäurehaltige Präparate (**Cave:** mitunter in Cignolinrezepturen enthalten) sind im letzten Trimenon kontraindiziert.

Erythema nodosum

Das Erythema nodosum ist eine entzündliche Dermatose, die im frühen Erwachsenenalter auftritt und das weibliche Geschlecht bevorzugt betrifft. Klinisch zeigen sich – insbesondere an den Streckseiten der Unterschenkel (Abb. 25.**9**), seltener an Oberschenkeln und Armen – unscharf begrenzte, hellrote, sehr schmerzhafte Knoten. Histologisch ist die Erkrankung durch eine septale Pannikulitis gekennzeichnet. Als Auslösefaktoren werden Streptokokkeninfekte, insbesondere der oberen Luftwege, sowie Yersinieninfektionen und die Sarkoidose genannt. Des Weiteren werden Kontrazeptiva als ursächlich angeschuldigt. Das Erythema nodosum gravidarum tritt insbesondere im ersten Trimenon auf und rezidiviert bei erneuten Schwangerschaften. Es kommt zur spontanen Abheilung, wodurch eine Therapie in der Regel nicht erforderlich ist.

Dermatologische Behandlung in der Schwangerschaft

Hinweise zur Lokaltherapie. Kontrollierte Studien für lokale und systemische Medikamente während der Schwangerschaft, die die Sicherheit für den Feten zeigen, sind naturgemäß nicht verfügbar. Äußerlich sollten

stets schlecht resorbierbare Substanzen verwendet werden, um einen Übertritt in den kindlichen Kreislauf zu vermeiden. Lokale Glukokortikoide sollten nicht fluoriert sein. Bei großflächiger Anwendung gerade auf entzündlich veränderter und damit leichter penetrierbarer Haut ist die mögliche systemische Resorption mit einer wachstumsverzögernden und in hohen Dosen auch teratogenen Wirkung zu bedenken. Topische Antimykotika sind in Schwangerschaft und Stillzeit relativ unbedenklich, insbesondere Clotrimazol und Oxiconazol aus der Imidazolgruppe sowie Ciclopirox, Nystatin, Naftifin und Terbenafin. Lokale Adstringenzien, wie z. B. Tannin, können verwendet werden. Lediglich für Polypyrrolidonjod besteht ab dem 3. Schwangerschaftsmonat eine relative Kontraindikation. Es besteht die Gefahr der Resorption und damit der Induktion einer Hyperthyreose des Neugeborenen (Fritsch et al. 1998).

Literatur

1. Alexander A, Samlowski WE, Grossman D, et al. Metastatic Melanoma in Pregnancy: Risk of Transplacental Metastases in the Infant. J Clin Oncol. 2003;21:2179–86.
2. Altmeyer P, Bacharach-Buhles M, Holzmann H. Bildlexikon der Dermatologie, 2. Aufl. Berlin, Heidelberg: Springer; 1995.
3. Bronson DM, Barsky R, Barsky S. Acrodermatitis entreopathica. J Am Acad Dermatol. 1983;9(1):140–4.
4. Castelo-Branco C, Torne A, Cararache V, Iglesias X. Mycosis fungoides and pregnancy. Oncol Rep. 2001;8:197–9.
5. Elling SV, McKenna P, Powell FC. Pruritic urticarial papules and plaques of pregnancy in twin and triplet prengnancies. J Eur Acad Dermaol Venereol. 2000;14(5):378–81.
6. Fritsch P. Dermatologie und Venerologie: Lehrbuch und Altas. Berlin, Heidelberg: Springer; 1998.
7. Growden WA, Cline M, Tesler A, Hammill H. Adverse effects of pregnancy on multifocal eosinophilic granuloma. Obstet Gynekol. 1986;67(3Suppl):2S–6S.
8. Henz BM, Zuberbier T, Grabbe J. Urticaria – Klinik, Diagnostik, Therapie. Berlin, Heidelberg: Springer; 1996.
9. Hertl M, Merk H. Lymphocyte activation in cutaneous drug reactions. J Invest Dermatol. 1995;105 (1 Suppl):955–985.
10. Hertl M, Schuler G. Bullöse Autoimmundermatosen. Teil 1: Klassifikation. Hautarzt. 2002;53:207–21.
11. Jäger L, Merk HF. Arzneimittel-Allergie. Stuttgart: Fischer; 1996.
12. Kroumpouzos G, Cohen LM. Specific dermatoses of pregnancy: An evidence-based systematic review. Am J Obstet Gynecol. 2003;188:1083–92.
13. Lammert F, Marschall H-U, Glantz A, Matern S. Intrahepatic cholestasis of pregnancy: molecular pathogenesis, diagnosis and management. J Hepatol. 2000;33:1012–21.
14. Lao TT, Walters BNJ, deSwiet M. Pseudoxanthoma elasticum and pregnancy: two case reports. Br J Obstet Gynekol. 1984;91:1049–50.
15. Lind J, Wallenburg HC. Pregnancy and the Ehlers-Danlos syndrome: a retrospective study in a Dutch population. Acta Obstet Gynekol Scand. 2002;81(4):293–300.
16. Loret de Mola JR, Muise KL, Duchon MA. Porphyria cutanea tarda and pregnancy. Obstet Gynecol Surv. 1996;51(8):493–7.
17. Lotem M, Katzenelson V, Rotem A, Hod M, Sandbank M. Impetigo herpetiformis: a variant of pustular Psoriasis or a separate entity? J Am Acad Dermatol. 1989;20:338–41.
18. Merk HF. Therapie der chronischen Urticaria. Allergologie. 2001 a;24:491–502.
19. Merk HF. Allergische Krankheitsbilder – Arzneimittelreaktionen. Dtsch Ärztebl. 2001 b;97:3013–21.

20. Merk HF. Urticaria. Monatsschr Kinderheilk. im Druck.
21. Naranjo CA, Busto U, Sellers EM, et al. A method for estimating the probability of adverse drug reactions. Clin Pharmacol Ther. 1981;30:239–45.
22. Oskay T, Kutluay L, Kaptanocglu A, Karabacak O. Autoimmune progesterone dermatitis. Eur J Dermatol. 2002;12:589–91.
23. Reyes H. Intrahepatic cholestasis: a puzzling disorder of pregnancy. J Gastroenterol Hepatol. 1997;12:211–6.
24. Richards KA, Stasko T. Dermatologic surgery and the pregnant patient. Dermatol Durg. 2002;28(3):248–56.
25. Ring J, Brockow K. Mechanisms of pseudoallergic reactions due to radiographic contrast media. ACI. 1996;8:123–5.
26. Roger D, Vaillant L, Fignon A, et al. Specific pruritic dermatoses of pregnancy: a prospective study of 3192 women. Arch Dermatol. 1994;130:734–9.
27. Rook AR, Dawber RPR. Diseases of the Hair and Scalp. In: Bunse TM, Merk HF, Hrsg. Haarkrankheiten: Diagnose und Therapie. Berlin, Wien: Blackwell; 1995:161–2.
28. Sadler LC, Lane M, North R. Severe fetal intracranial hemorrhage during treatment with cholestyramine for intrahepatic cholestasis of pregnancy. Br J Obstet Gynaecol. 1995;102:169–70.
29. Segal D, Holcberg G, Sapir O, Sheiner E, Mazor M, Katz M. Neurofibromatosis in pregnancy. Maternal and perinatal outcome. Eur J Obstet Gynecol Reprod Biol. 1999;84(1):59–61.
30. Spangler AS, Reddy W, Bardavil WA, Roby CC, Emerson K. Papular dermatitis of pregnancy. JAMA. 1962;181:577–81.
31. Steigleder GK. Dermatologie und Venerologie, 6. Aufl. Stuttgart: Thieme; 1992.
32. Vaughan Jones SA, Hern S, Nelson-Piercy C, Seed PT, Black MM. A prospective study of 200 women with dermatoses of pregnancy correlating clinical findings with hormonal and immunopathological profiles. Br J Dermatol. 1999;141:71–81.
33. Vonderscheid EC, Dellatowe DL, Van Scott EJ. Prolonged remission of tumor-stage mycosis fungoides by topical immunotherapy. Arch Dermatol 1981;117:586–9.
34. Wedi B, Liekenbröcker T, Kapp A. Infektassoziation und Serumaktivität bei der chronischen Urticaria – Ausdruck molekularer Mimikry. Allergologie. 2001;24:480–90.
35. Wrone DA, Duncan LM, Sober AJ. Melanoma and pregnancy: eight questions with discussion. J Gend Specif Med. 1999;2(4):52–4.
36. Zoberman E, Farmer ER. Pruritic folliculitis of pregnancy. Arch Dermatol. 1981;117:20–2.
37. Zollner TM, Boehncke W-H, Kaufmann R, Hrsg. Atopische Dermatitis. Berlin Wien: Blackwell; 2002.

26 Rheumatologische Erkrankungen

T. Reimer

Einleitung

Präkonzeptionelle Beratungen und Therapieoptimierung sind die besten Voraussetzungen für einen günstigen Schwangerschaftsverlauf. Der Verlauf einer rheumatoiden Arthritis bessert sich meist durch eine Schwangerschaft. Aktive Kollagenosen erfordern eine medikamentöse Therapie in der Schwangerschaft zur Senkung der mütterlichen und der fetalen Morbidität. Wenn eine medikamentöse Therapie notwendig ist, sollte diese kontinuierlich durchgeführt werden. Hinsichtlich nichtsteroidaler Antirheumatika (NSAR) liegen die meisten Erfahrungen für Acetylsalicylsäure und Indometacin vor. Eine Patientin mit einer Kollagenose sollte spätestens am Termin entbunden werden. Aufgrund der Unfähigkeit der fetalen Leber, Prednison in seine aktiven Metaboliten umzuwandeln, und der Fähigkeit der Plazenta, Prednisolon in inaktives Prednison zu metabolisieren, sind sowohl Prednison als auch Prednisolon Glukokortikoide der Wahl in der Schwangerschaft zur Therapie von Kollagenosen.

Rheumatoide Arthritis

■ Definition

Die rheumatoide Arthritis (Synonym: chronische Polyarthritis) ist ein chronisches Syndrom, charakterisiert durch eine unspezifische, gewöhnlich symmetrische Entzündung peripherer Gelenke, die zur progredienten Zerstörung artikulärer und periartikulärer Strukturen führen kann, mit oder ohne generalisierter Manifestation.

■ Epidemiologie

Ungefähr 1 % der Gesamtbevölkerung ist erkrankt. Frauen erkranken 2- bis 3-mal häufiger als Männer. Die Krankheit kann in jedem Lebensalter einsetzen, tritt aber am häufigsten zwischen 25 und 50 Jahren auf. Besondere Verlaufsformen sind die juvenile rheumatoide Arthritis und die Altersarthritis.

■ Ätiologie, Pathogenese, Pathophysiologie

Die Ätiologie ist unbekannt. Eine genetische Prädisposition wurde nachgewiesen und bei der weißen Bevölkerung auf einem Pentapeptid des $HLA-DR\beta_1$-Locus von Klasse-II-Histokompatibilitätsantigenen lokalisiert.

Umweltfaktoren spielen möglicherweise eine zusätzliche Rolle. Die immunologischen Veränderungen können durch multiple Faktoren in Gang gebracht werden.

Immunologische Befunde. Zu den auffälligen immunologischen Befunden gehören Immunkomplexe, welche in Zellen der Gelenkflüssigkeit und bei Vaskulitis gefunden werden. Plasmazellen produzieren Antikörper (z. B. Rheumafaktor), die zu diesen Komplexen beitragen. Unter den Lymphozyten, die das synoviale Gewebe infiltrieren, sind vor allem T-Helfer-Zellen, die in der Lage sind, proinflammatorische Zytokine zu produzieren. Makrophagen und deren Zytokine (z. B. Tumornekrosefaktor, TNF) sind in der erkrankten Synovialis ebenso reichlich vorhanden. Durch eine Störung der Regulation in der Kooperation zwischen Lymphozyten und Makrophagen kommt es zu einer immunologisch unterhaltenen Entzündungsreaktion, die sich bevorzugt in der Synovialmembran kleiner und großer Gelenke abspielt. Vermehrt vorhandene Adhäsionsmoleküle tragen zur Emigration und Retention von Entzündungszellen im synovialen Gewebe bei. Die freigesetzten Mediatoren führen zur Gewebedestruktion. Eine gegen definierte Gewebedeterminanten gerichtete spezifische immunologische Reaktion im Sinne einer echten Autoimmunerkrankung liegt dieser Gewebezerstörung nicht zugrunde (Lemmel u. Gromnica-Ihle 2002).

■ Klinik

Symptomatik. Die Krankheit beginnt gewöhnlich schleichend, mit fortschreitender Gelenkbeteiligung, kann aber auch abrupt mit gleichzeitiger Entzündung multipler Gelenke einsetzen. Die Schmerzempfindlichkeit in allen entzündeten Gelenken ist der bezeichnendste Befund. Die symmetrische Beteiligung der kleinen Handgelenke (speziell der proximalen Interphalangeal- und Metakarpophalangealgelenke), der Füße (Metatarsophalangealgelenke), der Handgelenke, der Ellenbogen und der Knöchel ist typisch, aber die Krankheit kann sich in jedem Gelenk manifestieren. Steifheit, die mehr als 30 Minuten nach dem Aufstehen anhält oder nach längerer Inaktivität auftritt, ist kennzeichnend. Deformitäten, insbesondere Beugekontrakturen, können sich schnell entwickeln. Eine ulnare Deviation der Finger mit Abgleiten der Extensorensehnen von den Metakarpophalangealgelenken ist ein typischer Spätbefund.

Extraartikuläre Manifestationen zeigen sich insbesondere in Form von subkutanen Rheumaknoten bei bis zu 30 % der Patienten an Stellen, die chronischen Irritatio-

nen ausgesetzt sind (z. B. an der Streckseite des Unter-
arms). Subkutane Rheumaknoten sind unspezifische,
nekrobiotische Granulome und für gewöhnlich keine
frühe Manifestation. Viszerale Knötchen, Vaskulitiden,
Ulzera der Beine oder eine Mononeuritis multiplex,
Pleura- oder Perikardergüsse, Lymphadenopathie, Felty-
Syndrom, Sjögren-Syndrom oder Episkleritis sind weitere extraartikuläre Manifestationen. Fieber kann auftreten, ist aber im Allgemeinen nicht hoch, außer bei der
Still-Krankheit, einer seronegativen Polyarthritis mit im
Vordergrund stehenden systemischen Krankheitszeichen.

■ Diagnostik

Die Diagnose einer rheumatoiden Arthritis ist vorwiegend aufgrund anamnestischer Angaben sowie klinischer Untersuchungsbefunde zu stellen. Das „American
College of Rheumatology" hat vereinfachte Kriterien für
die Klassifikation der rheumatoiden Arthritis entwickelt.
Gemäß der revidierten Fassung von 1987 müssen 4 der 7
Kriterien vorhanden sein, wobei die Kriterien 1 bis 4 seit
mindestens 6 Wochen vorhanden sein müssen. Ein für
die Erkrankung pathognomonischer Labortest konnte
bisher nicht entwickelt werden. Die bei der Mehrzahl der
Patienten im Serum nachweisbaren Rheumafaktoren
sind Autoantikörper gegen körpereigenes Immunglobulin G. Die Rheumafaktoren werden bei etwa 70 % der Patienten mit rheumatoider Arthritis gefunden. Obwohl
der Rheumafaktor nicht spezifisch ist und bei vielen
Krankheiten (z. B. mit Granulombildung einhergehende
Krankheiten, chronische Infektionskrankheiten, Hepatitis, Sarkoidose, subakute bakterielle Endokarditis) gefunden wird, hilft ein hoher Rheumafaktortiter, die Diagnose zu bestätigen. In den meisten Laboratorien wird ein
Titer von 1:160 im Latexfixationstest als der niedrigste
positive Wert für die Diagnose einer rheumatoiden Arthritis angesehen. Der Titer kann durch die Behandlung
beeinflusst werden und fällt oft ab, wenn sich die entzündliche Aktivität in den Gelenken verringert. Serologische Frühzeichen sind erhöhte Entzündungswerte (C-reaktives Protein, Blutkörperchensenkungsgeschwindigkeit), bei hoher Entzündungsaktivität auch eine Anämie
als Folge der Eisenfehlverwertung. Typische röntgenologische Veränderungen sind periartikuläre Osteoporose,
Unterbrechungen der Grenzlamellen in den kleinen Gelenken des Skeletts von Hand und Vorfuß und schließlich
gelenknahe Usuren, die häufig an den Vorfüßen früher
auftreten als an den Händen.

Übersicht

**Revidierte Kriterien zur Klassifikation der rheumatoiden
Arthritis** (modifiziert nach Arnett et al. 1988) (zur Klassifikation einer rheumatoiden Arthritis müssen 4 der folgenden
Kriterien vorhanden sein, die Kriterien 1 bis 4 seit mindestens 6 Wochen)
- Morgensteifigkeit von mindestens einer Stunde Dauer
- Arthritis von mindestens 3 verschiedenen Gelenkarealen
- Arthritis im Bereich der Hände (Handgelenke, Metakarpophalangealgelenke, proximale Interphalangealge-
lenke)
- symmetrische Arthritis
- Rheumaknoten
- Serumrheumafaktor nachweisbar (positiv bei <5 % gesunder Kontrollpersonen)
- radiologische Veränderungen (typische Veränderungen
der Hände mit Erosionen oder eindeutiger Mineralsalz-
minderung)

■ Therapie

Die Behandlung der rheumatoiden Arthritis besteht aus
einem kombinierten Einsatz von Physiotherapie und
Pharmakotherapie. Die konventionellen physiothera-
peutischen Maßnahmen, einschließlich der lokalen
Kälte- und/oder Wärmetherapie, fördern den Funkti-
onserhalt, dienen der Krankheitsstabilisierung und der
Schmerzlinderung und haben – angepasst an die individuelle Belastbarkeit der Mutter – keinen negativen Einfluss auf die fetale Entwicklung. Für die Pharmakotherapie der rheumatoiden Arthritis stehen sehr unterschiedliche Substanzgruppen zur Verfügung, die hinsichtlich
ihrer Auswirkungen auf Fertilität, Embryogenese,
Schwangerschaftsverlauf, Entbindung und Stillen verschieden bewertet werden müssen. Einige Antirheumatika sollten vor einer geplanten Schwangerschaft prophylaktisch abgesetzt werden.

Nichtsteroidale Antirheumatika (NSAR)

Ein Absetzen von Substanzen dieser großen Gruppe vor
Planung einer Schwangerschaft wird nicht empfohlen.
Für ihren Einsatz während der Schwangerschaft gibt es
keine absoluten Kontraindikationen. Dennoch können
Risiken der NSAR für die frühe Embryogenese nicht ausgeschlossen werden, sodass eine Therapie im ersten Trimenon eine strenge Nutzen-Risiko-Abwägung erfordert. Am Ende der Schwangerschaft können NSAR die
Entbindung prolongieren (Einsatz von Indometacin als
Tokolytikum) und für eine mütterliche und fetale Blutungsneigung verantwortlich sein. Hinsichtlich der fetalen Entwicklung kann es im dritten Trimenon unter
NSAR-Therapie zu einem Verschluss des Ductus arteriosus Botalli kommen (Moise 1993). Daher sollten NSAR
ab der 32. Schwangerschaftswoche abgesetzt werden
(Alternative: Paracetamol). Obwohl Salizylate plazentagängig sind und unter anderem mit der Muttermilch
ausgeschieden werden, verursachen sie nur in seltenen
Fällen Schäden beim Neugeborenen (bei hoher Konzentration hämorrhagische Diathesen). Da eine Reaktivierung der rheumatoiden Arthritis post partum die Regel
ist und für gewöhnlich eine Behandlung erfordert, kann
diese mit der Laktation interferieren.

Substanzen. Trotz geringgradig unterschiedlicher Wir-
kungsprinzipien zwischen den einzelnen Substanzen
sollten die beschriebenen Risiken der NSAR gleichartig
gewertet werden. Ob die selektiven Zyklooxygenase-
(COX-)2-Inhibitoren ein anderes Risikoprofil zeigen,
wird derzeit untersucht. Die Kurzzeitgabe von Celecoxib
über 48 Stunden als Tokolytikum erbrachte keine ma-

ternalen oder fetalen Nebenwirkungen. Im Vergleich zu Indometacin waren keine abnehmenden Flussgeschwindigkeiten im Ductus arteriosus Botalli und keine Verringerung der Fruchtwassermengen erkennbar (Stika et al. 2002).

Kortikosteroide

Kortikosteroide sind die am deutlichsten spürbar wirkenden Mittel mit kurzzeitig entzündungshemmender Eigenschaft. Die rheumatoide Arthritis ist jedoch jahrelang aktiv, während sich der klinische Nutzen der Kortikosteroide im Laufe der Zeit häufig vermindert.

> Wegen ihrer Langzeitnebenwirkungen sollten Kortikosteroide nur nach sorgfältiger und langfristiger Erprobung von potenziell weniger gefährlichen Medikamenten gegeben werden. Relative Kontraindikationen für die Gabe von Kortikosteroiden sind ein peptisches Ulkus, eine Hypertonie, unbehandelte Infektionen, ein Diabetes mellitus und ein Glaukom.

Ein Absetzen der Kortikosteroide ist zumindest bei niedriger Dosierung vor einer Schwangerschaftsplanung nicht erforderlich. Hinsichtlich der mütterlichen Toxizität kann eine niedrige Dosis von Kortikosteroiden während der gesamten Schwangerschaft beibehalten bleiben, sofern Glukosestoffwechsel und Blutdruck regelmäßig kontrolliert werden. Hinsichtlich der fetalen Effekte besteht das Risiko einer intrauterinen Wachstumsretardierung (Fraser u. Sajoo 1995). Kortikosteroide bewirken beim Feten keine Suppression des Hypothalamus-Nebennieren-Systems und führen nicht zu einem Cushing-Syndrom beim Neugeborenen. Von den verschiedenen Glukosteroiden sollte Prednisolon bevorzugt werden, da es am wenigsten auf den Feten übergeht. Bei mono- oder oligoartikulären Synovitiden bietet sich eine intraartikuläre Kortikosteroidapplikation an. Diese Therapieoption mit Depotkortikosteroiden (z. B. Triamcinolonhexacetonid) kann wegen der geringen systemischen Nebenwirkungen während der zweiten Schwangerschaftshälfte angewandt werden.

Langsam wirkende Substanzen (Basistherapeutika)

Indikation. Generell gilt gegenwärtig als Konsensus, dass bei persistierender Erkrankung ein möglichst frühzeitiger Therapiebeginn mit langsam wirkenden Substanzen erfolgen sollte. Falls Schmerz und Schwellung trotz Therapie mit NSAR nach 2–4 Monaten weiterhin bestehen, ist die Gabe eines langsam wirkenden Medikaments (z. B. Gold, Hydroxychloroquin, Sulfasalazin, Penicillamin) indiziert. Leflunomid ist ein neues Basistherapeutikum mit immunmodulierenden Eigenschaften. Leflunomid ist teratogen, sodass eine zuverlässige Empfängnisverhütung gewährleistet sein muss. Aufgrund der langen Halbwertzeit von Leflunomid muss bei Kinderwunsch zur „Entgiftung" mindestens über elf Tage 3 x 8 g Cholestyramin täglich oral eingenommen werden mit nachfolgender Plasmaspiegelkontrolle (Olsen u. Stein 2004). Methotrexat als Immunsuppressi-

vum wird ebenfalls häufig sehr früh im Krankheitsverlauf als Basistherapeutikum mit krankheitsmodulierender Eigenschaft verwendet.

Basistherapeutika und Schwangerschaft. Für alle Basistherapeutika besteht bis auf wenige Ausnahmen (Tab. 26.**1**) wegen der Auswirkungen auf die Fertilität die Notwendigkeit des Absetzens vor einer Schwangerschaftsplanung. Da für die Mehrzahl der Substanzen insbesondere fetale Risiken bei Gabe während der Schwangerschaft nachgewiesen wurden, sollte im Hinblick auf die lange Halbwertzeit dieser Substanzen ein frühzeitiges Absetzen vor Eintritt einer Schwangerschaft erwogen werden (3–6 Monate vorher). Bei ungeplanter Schwangerschaft sollte die Gabe der Basistherapeutika unterbrochen werden.

Zytostatika oder Immunsuppressiva – wie Methotrexat, Azathioprin und Ciclosporin – kommen bei der schweren aktiven rheumatoiden Arthritis zunehmend zum Einsatz. Für alle Substanzen sind zum Teil schwerwiegende, vorwiegend fetale Toxizitäten beschrieben, und sie sollten deshalb insbesondere in der frühen Schwangerschaft nicht zum Einsatz kommen. Methotrexat gilt als Abortivum und führt zu schweren fetalen Missbildungen. Über den Einsatz von Azathioprin liegen Einzelfallberichte vor, ohne dass teratogene Schäden nachgewiesen werden konnten. Offenbar besitzt die fetale Leber einen Enzymdefekt, wodurch Azathioprin nach Plazentapassage nicht in den aktiven Metaboliten umgewandelt wird. Das Stillen unter einer immunsuppressiven Therapie ist eventuell zu vertreten, da nur minimale Konzentrationen von Azathioprin und Methotrexat in der Muttermilch nachgewiesen werden konnten. Erfahrungen zum Einsatz von Sulfasalazin, Kortikosteroiden, Azathioprin, Ciclosporin und Methotrexat in der Schwangerschaft liegen auch aus der Behandlung von Patientinnen mit chronisch entzündlicher Darmerkrankung (Colitis ulcerosa, Morbus Crohn) vor. Die Auswertung dieser Patientenkollektive hinsichtlich fetaler Risiken erbrachte von den fünf genannten Substanzen lediglich für Methotrexat eine absolute Kontraindikation in der Schwangerschaft (Alsted u. Nelson-Piercy 2003).

Antikörpertherapie

Indikation, Wirkung. Ist das Ansprechen auf Basistherapeutika, einschließlich Methotrexat, unzureichend, ist die Gabe von Etanercept und Infliximab zur Behandlung der aktiven rheumatoiden Arthritis möglich. Etanercept ist ein humanes Tumornekrosefaktorrezeptor-(TNFR-)Fusionsprotein und wird 2-mal wöchentlich in einer Dosis von 25 mg subkutan appliziert. Man geht davon aus, dass der Wirkmechanismus von Etanercept auf der kompetitiven Hemmung der Bindung von Tumornekrosefaktor (TNF) an seine Zelloberflächen-TNFR beruht, was zu einer Reduktion der biologischen Aktivität von TNF und somit zu einer Verhinderung der durch TNF hervorgerufenen Zellreaktionen führt. Infliximab ist ein monoklonaler Antikörper gegen TNF-α mit hoher Affinität zur löslichen und transmembranen Form von TNF-α. Infliximab wird bei Erwachsenen intravenös verabreicht. Wegen

Tabelle 26.1 Antirheumatika während der Schwangerschaft (SS)

Substanz	potenzielle mütterliche Risiken	fetale Toxizität	Kommentar zur Therapie in der Schwangerschaft
NSAR	prolongierte Geburt, Blutungsneigung	Blutungsneigung, Verschluss Ductus arteriosus Botalli, pulmonale Hypertonie	Therapieabbruch 6–8 Wochen ante partum
Kortikosteroide	diabetogene und hypertensive Effekte	intrauterine Retardierung	niedrige Dosis möglich
Sulfasalazin	Neutropenie, Myelosuppression	Hyperbilirubinämie in Terminnähe	Einnahme möglich
Gold	Myelosuppression, Proteinurie	unklar	nicht zu empfehlen
Hydroxychloroquin	Makulaveränderungen	Innenohrschäden	kontraindiziert
Penicillamin	keine Daten	Cutis laxa	kontraindiziert
Leflunomid	Lebertoxizität, Myelosuppression	teratogen	kontraindiziert
Methotrexat	Spontanaborte, Lebertoxizität	mutagen und teratogen	kontraindiziert
Cyclophosphamid	keine Daten	kongenitale Missbildungen	kontraindiziert
Ciclosporin	Hypertonie, Niereninsuffizienz, Anämie	intrauterine Retardierung	nicht zu empfehlen
Azathioprin	Myelosuppression	intrauterine Retardierung, Immunsuppression	nicht zu empfehlen
Antikörper	Infektion, fragliche Assoziation zu Lymphomen	keine Daten	mindestens 3 Monate vor SS absetzen

der TNF-α-Hemmung könnte durch die Anwendung von Infliximab während der Schwangerschaft die normale Immunantwort des Neugeborenen beeinflusst werden.

Antikörpertherapie und Schwangerschaft. Ob diese Substanzen die Fertilität, den Schwangerschaftsverlauf oder die fetale Entwicklung negativ beeinflussen, ist noch ungenügend dokumentiert. Gegenwärtig ist von einer Gabe dieser Substanzen während der Schwangerschaft abzuraten. In einer kleinen Fallstudie wurden jedoch keine fetalen Missbildungen nach Gabe von Etanercept (n=14) oder Infliximab (n=2) in der Schwangerschaft berichtet (Chakravarty et al. 2003).

■ Betreuung während der Schwangerschaft

Aufgrund der Häufigkeit der rheumatoiden Arthritis und der genannten Alters- und Geschlechtsverteilung sind Frauen im gebährfähigen Alter relativ häufig betroffen (Häufigkeit: 1:1000 Schwangerschaften). Wenn auch aus genetischen Gründen nicht von einer Schwangerschaft abgeraten werden muss, sollte eine bereits an rheumatoider Arthritis erkrankte Frau im Rahmen der Schwangerschaftsberatung hinsichtlich der möglichen Verlaufsformen aufgeklärt werden. Die Schwangerschaft selbst beeinflusst die rheumatoide Arthritis nicht nachteilig. Es werden im Gegenteil häufig deutliche Besserungen der klinischen Aktivität, eine Verringerung der Zahl schmerzhaft befallener Gelenke und eine Minderung der Entzündungsaktivität beobachtet. Bei etwa 75% aller Schwangeren wird eine Besserung der Beschwerden beobachtet, wohingegen die verbleibenden Patientinnen keine Änderung oder – zu etwa 5% – eine Verschlechte-

rung der Symptomatik berichten. Insbesondere im ersten Trimenon berichten 50% der Schwangeren über einen positiven Effekt der Schwangerschaft auf ihre rheumatische Erkrankung, sodass vielfach die Zweitmedikamente oder sogar die nichtsteroidalen Antirheumatika abgesetzt werden können. Gegenwärtig existiert kein klinischer Marker oder Labortest zum Vorhersagen eines positiven Effekts der Schwangerschaft auf die rheumatoide Arthritis. Jedoch kann nach einem positiven Einfluss der vorausgegangenen Schwangerschaft in der Nachfolgeschwangerschaft wiederum von einem positiven Effekt ausgegangen werden. Auf die fetale Entwicklung übt die rheumatoide Arthritis keinen negativen Einfluss aus. Der günstige Einfluss einer Schwangerschaft wird durch die Effekte von schwangerschaftsabhängigen Hormonen und Peptiden vermutet, die während der Schwangerschaft eine hemmende Wirkung auf die zelluläre Immunreaktivität ausüben. Dies bedeutet andererseits, dass es nach der Entbindung nicht selten zu einer Exazerbation der Krankheitsaktivität kommt. Innerhalb der ersten 2 Monate post partum erreichen zwei Drittel der Wöchnerinnen wieder eine Krankheitsaktivität wie vor der Schwangerschaft. Das Stillen oder Wiedereinsetzen der Regelblutung hat darauf keinen Einfluss.

Kollagenosen in der Schwangerschaft

■ Definition

Unter dem Begriff „Kollagenose" oder „Kollagenkrankheit" werden Krankheiten zusammengefasst, deren gemeinsame Kennzeichen eine hyperergische Reaktionsbereitschaft und eine systemhafte Alteration des Bindegewebeapparats sind. Pathologisch-anatomisch ist die fibrinoide Nekrose das gemeinsame morphologische Substrat. Im Krankheitsverlauf werden verschiedene Organe einbezogen: Nephritis, Lupus des Zentralnervensystems, Adult Respiratory Distress Syndrome (ARDS), pulmonale Hypertension, Myositis, Vaskulitis. Ein Teil dieser Erkrankungen zeigt eine pathologische Mitreaktion des Gefäß- und Kapillarsystems der Nieren. Die vaskuläre Nephropathie als Manifestationsform der Kollagenosen ist oft für die ungünstige Prognose entscheidend, sodass auch in der Schwangerschaft die Überwachung der Nierenfunktion entscheidend ist. In der Schwangerschaft können sich insbesondere in Hinblick auf die Schwere des Krankheitsverlaufs Veränderungen einstellen, sodass in allen Fällen eine Intensivschwangerenberatung (High-Risk-Situation) notwendig ist. Ein Schwangerschaftsverlust kann in jedem Trimenon auftreten. Patientinnen mit normalem Blutdruck und normaler Nierenfunktion können einen unkomplizierten Schwangerschaftsverlauf aufweisen.

■ Ätiologie, Pathogenese, Pathophysiologie

Ätiopathogenetisch wird überwiegend angenommen, dass das Immunsystem an der Gewebezerstörung (Autoimmunerkrankung) via Immunkomplexe und zytotoxischer lymphozytärer Aktivität beteiligt ist. Ein konstitutives Gen für Kollagenosen konnte bisher nicht nachgewiesen werden. Endokrine Faktoren, wie ein veränderter Östrogen- und Androgenmetabolismus, sollen ebenfalls ätiopathogenetisch beteiligt sein. Neue Daten sprechen dafür, dass erhöhte Östrogenspiegel bei der Auslösung von Autoimmunerkrankungen eine Rolle spielen könnten (Lahita 1996). Die Östrogenhydroxylierung ist bei Autoimmunerkrankungen wie dem Lupus erhöht. Östrogenmetaboliten können die B-Zellen-Differenzierung und die T-Zellen-Aktivität stimulieren. Bei Lupus erythematodes wurden auch häufiger Hyperprolaktinämien nachgewiesen. Des Weiteren fiel eine erhöhte Androgenoxidation mit der Folge geringerer Androgenplasmaspiegel auf. Auch Interaktionen zwischen Sexualhormonen und Glukokortikoiden werden vermutet (Masi 1995).

■ Therapie, Betreuung während der Schwangerschaft

> Präkonzeptionelle Beratungen und eine Therapieoptimierung sind die beste Voraussetzung für einen günstigen Schwangerschaftsverlauf (Mascola u. Repke 1997). Eine Patientin mit Kollagenose sollte spätestens am Termin entbunden werden. Bei der Therapie refraktärer Komplikationen (Exazerbation) ist eine vorzeitige Schwangerschaftsbeendigung notwendig.

Aktive Kollagenosen erfordern eine medikamentöse Therapie in der Schwangerschaft zur Senkung der mütterlichen und fetalen Morbidität. Wenn eine medika-

mentöse Therapie notwendig ist, sollte diese kontinuierlich durchgeführt werden. Es bestehen Unsicherheiten bezüglich der Anwendung antirheumatischer Medikamente in der Schwangerschaft. Hinsichtlich nichtsteroidaler Antirheumatika (NSAR) liegen die meisten Erfahrungen für Acetylsalicylsäure (ASS) und Indometacin vor.

Acetylsalicylsäure, Indometacin. ASS kann in Abhängigkeit von der Dosierung zu mütterlichen und fetalen Gerinnungsstörungen führen, wahrscheinlich aufgrund irreversibler Bindungen an der Thrombozytenzyklooxygenase. Rumack et al. (1981) stellten fest, dass 71 % der Kinder, die von Müttern geboren wurden, die 24 Stunden vor der Geburt ASS erhielten, im Computertomogramm intraventrikuläre Blutungen aufwiesen. Zu den Nebenwirkungen von Indometacin gibt es widersprüchliche Angaben. Es wird unter anderem auf intraventrikuläre Blutungen, nekrotisierende Enterokolitis und Sepsis verwiesen (Übersicht bei Rayburn 1998). Nach mütterlicher Indometacintherapie kann die neonatale Nierenfunktion gestört sein. Angewendet wurden auch Ibuprofen, Ketoprofen und Diclofenac. Es liegen keine Hinweise für Teratogenität vor. Eine Konstriktion des Ductus arteriosus in utero bzw. eine postnatale persistierende pulmonale Hypertension ist nicht auszuschließen. NSAR sollten so niedrig wie möglich dosiert und, wenn möglich, in der 32. Schwangerschaftswoche abgesetzt werden.

Glukokortikoide. Eine weitere Säule der Therapie stellen die Glukokortikoide dar. Die Plazentapassage ist für verschiedene Kortikoide unterschiedlich (geringe Passage für Prednison, gute Passage für Betamethason und Dexamethason). Aufgrund der Unfähigkeit der fetalen Leber, Prednison in seine aktiven Metaboliten umzuwandeln, und der Fähigkeit der Plazenta, Prednisolon in inaktives Prednison zu metabolisieren, sind sowohl Prednison als auch Prednisolon Glukokortikoide der Wahl in der Schwangerschaft zur Therapie von Kollagenosen. Kortikosteroide erhöhen nicht die Fehlbildungsrate.

Hydroxychloroquin, Sulfasalazin. Einige Rheumatologen haben schwangere Patientinnen mit aktivem Lupus erythematodes mit Hydroxychloroquin, das weniger toxisch ist als Chloroquin, behandelt. In einem Bericht über den Ausgang von 36 Schwangerschaften unter Chloroquintherapie (300 mg) konnten nur in 2 Fällen kongenitale Anomalien (Fallot-Tetralogie, Hypothyreoidismus) nachgewiesen werden (Buchanan et al. 1996). In einem Fallbericht wird eine Assoziation von Chloroquin und Ototoxizität vermutet. Auch über Anwendungen von Sulfasalazin wurde berichtet. Sulfasalazin kann in der Schwangerschaft kontinuierlich angewandt werden (Briese 1998).

Immunsuppression. Zur immunsuppressiven Therapie, unter anderem mit Ciclosporin, liegen bisher nur wenige Daten vor, wobei eine Teratogenität nicht überzeugend nachgewiesen werden konnte (Esplin u. Branch 1997). Ciclosporin ist als sehr gering teratogen einzustufen. Es gibt Risiken hinsichtlich Frühgeburt und fetaler Wachstumsretardierung sowie der Induktion eines Gestationsdiabetes. Es wurden auch Schwangerschaften unter der Therapie mit Methotrexat, Cyclophosphamid und Azathioprin erfolgreich ausgetragen. Für Methotrexat sind fetale Anomalien bei einer Dosierung von >10 mg bei mindestens einwöchiger Applikation beschrieben worden, unter anderem Ossifikationsstörungen, Spaltbildungen und Extremitätenfehlbildungen. Niedrige Dosierungen (<10 mg), in der Frühschwangerschaft verabreicht, können eventuell toleriert werden (Ostensen et al. 2000). Cyclophosphamid gehört zu den alkylierenden Substanzen, die im ersten Trimenon Gaumenspalten sowie Skelett- und Augenfehlbildungen hervorrufen können (Kirshon et al. 1988). Eine Cyclophosphamidtherapie sollte, wenn nicht unbedingt erforderlich, bereits präkonzeptionell vermieden werden. Cyclophosphamid ist indiziert bei schwerer progressiver Glomerulonephritis. Für Azathioprin sind eine geringe Erhöhung der Fehlbildungshäufigkeit (Ventrikulomegalie, Immunglobulin-A-Defizienz, Leukopenie, kraniale Synostose) und fetaler Wachstumsretardierungen sowie eine erhöhte Präeklampsierate (Grunderkrankung?) bekannt (Übersicht bei Esplin u. Branch 1997). Alle Immunsuppressiva passieren die Plazenta. Eine fetale Langzeitexposition kann eine Panzytopenie und eine Immunsuppression sowie eine Wachstumsretardierung hervorrufen (Rayburn 1998). Andere direkte Effekte von Immunsuppressiva auf das fetale Pankreas, die fetale Leber und die fetalen Lymphozyten wurden beschrieben. Eine Therapie mit Goldsalzen und Penicillamin sollte nach Möglichkeit vor der Schwangerschaft beendet werden.

Ausgewählte Erkrankungen

■ Systemischer Lupus erythematodes (SLE)

Definition. Der systemische Lupus erythematodes ist eine entzündliche Autoimmunerkrankung, die zahlreiche Organe betreffen kann. Autoantikörper und zirkulierende Immunkomplexe führen zur Kapillarschädigung viszeraler Strukturen.

Epidemiologie. Ein systemischer Lupus erythematodes tritt bei Frauen im Verhältnis 10:1 häufiger auf als bei Männern. Die Erkrankung beginnt häufig in jungen Jahren nach der Pubertät. Die Prävalenz beträgt 1:1700 bei Frauen zwischen 15 und 64 Jahren.

Ätiologie. Autoantikörper und zirkulierende Immunkomplexe führen zur Schädigung der Kapillarwände viszeraler Strukturen. Die Anti-Phospholipid-Antikörper sollen eine direkte abortive Wirkung besitzen. Des Weiteren werden sowohl vaskulopathiebedingte, plazentare Durchblutungsstörungen als auch eine verminderte Prostazyklinsynthese des Endothels mit nachfolgender Vasokonstriktion und Bildung von Mikrothromben diskutiert.

Klinik. Die wesentlichen Manifestationen des SLE äußern sich in Hyperkoagulabilität, Haut- („Schmetterlingserythem") und Nierenbeteiligung sowie Arthritis.

Primär kommt es bei 90% der Patienten zur Gelenkmanifestation. Selten tritt eine Beteiligung des Zentralnervensystems auf (SLE des Zentralnervensystems, Enzephalopathie). Bei schweren Verlaufsformen findet man Myokarditis, Hypertonie, neurologische Symptome, Nephritis und restriktive Lungenerkrankung. Das Vorhandensein von Anti-Phospholipid-Antikörpern geht häufiger mit Schwangerschaftskomplikationen einher. Das „American College of Rheumatology" hat Kriterien für die Klassifikation (nicht aber die Diagnosestellung) des SLE vorgeschlagen.

> ### Übersicht
>
> **Kriterien des „American College of Rheumatology" zur Klassifikation des systemischen Lupus erythematodes** (modifiziert nach MSD Manual der Diagnostik und Therapie 2000) (zur Klassifizierung als systemischer Lupus erythematodes müssen mindestens 4 der folgenden Kriterien erfüllt sein)
> - Hautausschlag im Wangenbereich
> - diskoider Hautausschlag
> - Photosensitivität
> - orale Ulzera
> - Arthritis
> - Serositis
> - Nierenbeteiligung
> - Leukopenie (<4000/µl), Lymphopenie (<1500/ml), hämolytische Anämie oder Thrombopenie (<100 000/µl)
> - neurologische Beteiligung
> - Anti-DNA-Antikörper, Anti-Sm-Antikörper oder Anti-Phospholipid-Antikörper
> - ANA in erhöhtem Titer

Diagnostik. Fluoreszenztest auf antinukleäre Faktoren (zu >98% positive ANA-Tests, noch spezifischer sind Anti-DNA-Antikörper), Komplementverminderung, Thrombozytopenie, Leukopenie, positiver Coombs-Test, Hämaturie, zelluläre Bestandteile im Urin, erhöhter Serumkreatininwert. Das Risiko für die Entwicklung eines SLE-„Flares" ist im Verlauf einer Schwangerschaft nicht erhöht. Als Antikörperbestimmungen kommen infrage: Anti-Phospholipid-Antikörper (Anti-Cardiolipin-Antikörper), Anti-Ro-Antikörper (Anti-SSA), Anti-LA-Antikörper (Anti-SSB) und Anti-Sm-Antikörper (hochspezifisch). Falsch-positive Luestests finden sich bei 5–10% der SLE-Patienten.

Differenzialdiagnostik. Differenzierung eines SLE-„Flares" von einer Präeklampsie und vom nephrotischen Syndrom.

Therapie, Betreuung während der Schwangerschaft. Bei unkompliziertem Schwangerschaftsverlauf soll der Geburtstermin nicht überschritten werden. Fetale und maternale Gefahrenzustände, wie intrauterine Mangelversorgung des Feten oder hypertensive Schwangerschaftskomplikationen, machen eine vorzeitige, induzierte Geburt erforderlich (häufig iatrogene Frühgeburt). Bei nachweisbaren Antikörpern (Anti-Ro-Antikörper) sollten bereits im zweiten Trimenon (ab der 12. Schwangerschaftswoche) Glukokortikoide eingesetzt werden, da es möglicherweise zu einer antikörperinduzierten Herzfehlbildung (AV-Block) kommen kann (Petri 1994). Hinsichtlich der Plasmapherese liegen nur wenige Erfahrungen vor. Auch beim Nachweis von Anti-Cardiolipin-Antikörpern sollten ab der 12. Schwangerschaftswoche 40 mg Prednison und 60–80 mg ASS/Tag appliziert werden. Rayburn (1998) empfiehlt ASS, 60–80 mg/Tag, in Kombination mit Prednison, 20–80 mg/Tag. Rosove et al. (1990) empfehlen eine Prophylaxe mit niedermolekularem Heparin, die günstiger ist als eine Heparin-Low-Dose-Anwendung. Im Fall einer Exazerbation sollte mit 60–80 mg Prednison/Tag bis zur klinischen Besserung begonnen werden. Bei ausbleibender Remission empfehlen Duerbeck u. Coney (1998) eine immunsuppressive Therapie mit Azathioprin oder Cyclophosphamid. Unklar ist z. B., ob nach Plazentapassage dieser zytotoxischen Substanzen für die Neugeborenen ein höheres Risiko besteht, an Neoplasien zu erkranken. Schwangere Lupuspatientinnen mit einem nephrotischen Syndrom und Hypertonie sollten mit Thiaziden therapiert werden. Angiotensin-converting-Enzym-(ACE-)Hemmer sind aufgrund der Beeinflussung der fetalen Nierenfunktion erst in zweiter Linie anzuwenden. Für die Therapie der Hypertonie eignet sich Nifedipin. Bei Kopfschmerzen werden trizyklische Antidepressiva (Amitriptylin, Imipramin) bevorzugt. Kongenitale Anomalien sind kasuistisch beschrieben worden. Für Fluoxetin und Sertralin gibt es bisher keine teratogenen Hinweise. Eine notwendige antikonvulsive Therapie erfolgt entsprechend den Hinweisen bei Epilepsie (Dosierung kontinuierlich und individualisiert, z. B. Phenytoin). Weitere Indikationen für eine Prednisontherapie bei SLE und Schwangerschaft sind:

➤ Perikarditis,
➤ Myokarditis,
➤ Pleuritis,
➤ Nephritis,
➤ hämolytische Anämie,
➤ Thrombozytopenie,
➤ Leukopenie,
➤ Beteiligung des Zentralnervensystems.

Schwangerschaftskomplikationen. Die meisten Patientinnen mit einem systemischen Lupus erythematodes können eine Schwangerschaft erfolgreich austragen (Petri 1994). Die routinemäßige Applikation von Glukokortikoiden bei schwangeren SLE-Patientinnen ist nicht erforderlich (Esplin u. Branch 1997). Eine so genannte Stressdosierung (100 mg Hydrokortison 8-stündlich, insgesamt 3 Applikationen) sollte allen denjenigen SLE-Patientinnen unter der Geburt verabreicht werden, die im vorangegangenen Jahr Glukokortikoide zur SLE-Therapie erhielten. Ein systemischer Lupus erythematodes kann in der Schwangerschaft im Vergleich zur präkonzeptionellen Situation unverändert verlaufen; in der Schwangerschaft kann es jedoch auch zu einer Exazerbation eines SLE (Hypertonie, Proteinurie in Kombination mit einem Multiorganversagen) mit einer aktiven Begleitnephritis kommen. Die Symptome entsprechen denen einer schweren Präeklampsie. Bei 50 % der Patientinnen mit Nephritis kann es in der Schwangerschaft zur Exazerbation kommen. Es gibt keine Hinweise darauf, dass neurologische Symptome in der Schwangerschaft häufiger vorkommen. Der Schlaganfall ist eine bekannte SLE-Komplikation. Kopfschmerzen können durch venöse Thrombosen bedingt sein. Beschrieben wurde auch eine Chorea gravidarum in Assoziation mit dem Antiphospholipidsyndrom. Im Zusammenhang mit der Langzeitsteroidtherapie sind Psychosen und Depressionen, besonders beim Nachweis von Antikörpern gegen das ribosomale Protein P, beschrieben worden (Schneebaum et al. 1991). Laborparameter mit prädiktivem Vorhersagewert gibt es bisher nicht. Rezidivierende Aborte (vor allem im ersten Trimenon) korrelieren mit einer hohen Krankheitsaktivität zum Konzeptionszeitpunkt, insbesondere bei Nachweis von Anti-Phospholipid-Antikörpern. Beim SLE werden Abortraten zwischen 4 % und 35 % und Totgeburtenraten zwischen 3 % und 29 % angegeben. Das Gestationshypertonierisiko beträgt bei SLE 20–30 %. Mit einer Verschlechterung des Krankheitsbildes in der Schwangerschaft ist in 13 % der Fälle zu rechnen. Häufiger tritt auch eine Pfropfpräeklampsie auf. Mintz et al. (1986) fanden in 23 % der Fälle von Schwangerschaften bei SLE eine fetale Wachstumsretardierung. Die Azidosehäufigkeit ist bei SLE erhöht, meist im Zusammenhang mit nachweisbaren Anti-Phospholipid-Antikörpern. Bei Feten von an SLE erkrankten Müttern und nachgewiesenen Anti-Ro-Antikörpern (Anti-52 kD SS-A/Ro-Antibodies) kann es zur Ausbildung eines kompletten kongenitalen AV-Blocks (Congenital Complete Heart Block, CCHB) kommen. Das Risiko beträgt dann 5 % und erhöht sich auf 35 %, falls bereits ein Kind mit CCHB geboren wurde (Duerbeck u. Coney 1998). Neben dem kompletten AV-Block können Lupusdermatitis, Thrombozytopenie und Cholestase vorkommen (Reichlin 1998).

■ Sklerodermie

Definition. Die Sklerodermie gilt als chronische Erkrankung unbekannter Ätiologie. Charakteristisch sind fibrosierende, degenerative und vaskuläre Abnormitäten in der Haut (Sklerodermie), an den Gelenkstrukturen und an den inneren Organen (speziell Ösophagus, Intestinaltrakt, Lungen, Herzen und Nieren).

Epidemiologie. Die Sklerodermie tritt bei Frauen im Verhältnis 4:1 häufiger auf als bei Männern und ist im Kindesalter selten.

Ätiologie. Ursächlich für das Abort- und Gestationshypertonierisiko wird eine Intimaverdickung der Nierenarterien diskutiert.

Klinik. Eine Nierenbeteiligung ist bei 50 % der Erkrankungen zu erwarten. Weiterhin gehören das Raynaud-Phänomen, die ösophageale Dysfunktion, die Hautatrophie und der Lungenbefall zur Sklerodermie. Komplikationen sind auch periphere Neuropathien mit Karpaltunnelsyndrom und Trigeminusneuralgie.

Diagnostik. Rheumafaktortests sind bei einem Drittel der Patienten positiv. Antinukleäre Faktoren im Serum sind in ≥ 90 % der Fälle nachzuweisen. Patienten mit diffuser Sklerodermie zeigen häufiger Anti-Scl-70-Antikörper.

Therapie, Betreuung während der Schwangerschaft. Eine vorzeitige Schwangerschaftsbeendigung ist aus mütterlicher Indikation bei Hypertonie, Herzbeteiligung und nephrologischen Komplikationen (Proteinurie!) möglich. Die symptomatische Therapie erfolgt mit Paracetamol, Indometacin und Diclofenac. Kortikoide sind bei Myositiden indiziert. Renale Komplikationen können ein schwerwiegendes Ereignis in der Schwangerschaft darstellen. Eine Therapie mit ACE-Hemmern ist unbedingt indiziert („aggressive" Therapie mit ACE-Hemmern) (Steen 1997).

Schwangerschaftskomplikationen. Die Sklerodermie hat die ungünstigste neonatale Prognose von allen Kollagenosen. Das Abortrisiko wird mit bis zu 30 % angegeben. Es besteh eine Inzidenz an Totgeburten von 3–6 % (Silman 1992). Eine Gestationshypertonie kommt häufiger vor (bis 30 %). Vasospasmen im Bereich der fetoplazentaren Einheit sollen bei der Sklerodermie für eine erhöhte Rate an fetalen Wachstumsretardierungen verantwortlich sein. In der Schwangerschaft ist insbesondere auf die Nierenbeteiligung der Erkrankung zu achten. Eine Beteiligung des Zentralnervensystems kommt selten vor. In der Schwangerschaft verschlechtert sich der Krankheitsverlauf in 31 % der Fälle, eine Remission tritt zu 11 % auf. Mütterliche Todesfälle können die Folge einer nicht beherrschbaren Hypertonie und des Nierenversagens bevorzugt im dritten Trimenon sein. Patientinnen mit einer „diffusen" Sklerodermie haben auch in der Schwangerschaft eine ungünstigere Prognose (Steen 1997). Ein Schwangerschaftsabbruch ist bei kardiopulmonalen und renalen Komplikationen zu erwägen. Andernfalls ist eine sehr sorgfältige Überwachung notwendig.

■ Periarteriitis nodosa (PAN)

Definition. Die Periarteriitis nodosa stellt eine systemische vaskulitische Erkrankung dar, in deren Folge es zur nekrotischen Vaskulitis mit hyaliner Degeneration der Blutgefäße kommt, wobei eine sekundäre Ischämie des Gewebes durch die betroffenen Gefäße unterhalten wird.

Epidemiologie. Der Beginn liegt meist in einem Alter zwischen 40 und 50 Jahren, ist jedoch auch bei Patienten aus anderen Altersgruppen berichtet worden. Die Krankheit tritt bei Männern 3-mal häufiger auf als bei Frauen.

Ätiologie. Die Ätiologie ist unbekannt, möglicherweise ist eine Hypersensitivitätsreaktion mitbeteiligt.

Klinik. Es bestehen kardiale und renale Manifestationen mit neuritischem Symptomenkomplex.

Diagnostik. Eine Leukozytose von 20 000–40 000/µl (80 % der Patienten) sowie Proteinurie (60 %) und mikro-

skopische Hämaturie (40 %) sind die häufigsten pathologischen Veränderungen. Autoantikörper sind selten nachweisbar.

Therapie. Die Therapie muss energisch und vielseitig sein: Kortikosteroide in hoher Dosierung (z. B. Prednison, 60 mg/Tag in geteilten Dosen), Cyclophosphamid (2–3 mg/kg Körpergewicht/Tag oral), Prophylaxe mit niedermolekularem Heparin.

Schwangerschaftskomplikationen. Diese bestehen in Präklampsie und Eklampsie. Bei PAN-Patientinnen in Remission, die schwanger werden, kommt es selten zur Exazerbation. Dennoch wird über eine hohe mütterliche Mortalität (bis 50 %) berichtet. Die Mortalität steigt weiter, falls die Kollagenose PAN in der Schwangerschaft beginnt. Der Schlaganfall stellt die schwerste neurologische Komplikation dar (Übersicht bei Futrell u. Millikan 1994).

■ Wegener-Granulomatose

Definition. Die Wegener-Granulomatose ist eine systemische vaskulitische Erkrankung, die mit Granulomen, insbesondere in Nieren und Lungen, einhergeht.

Epidemiologie. Die Krankheit kann in jedem Lebensjahr auftreten (bevorzugt 40.–50. Lebensjahr). Männer sind etwa doppelt so häufig betroffen wie Frauen.

Ätiologie. Die Ätiologie ist unbekannt. Obwohl die Krankheit einem infektiösen Prozess ähnlich ist, wurde kein verursachendes Agens isoliert. Wegen der charakteristischen Gewebeveränderungen wurde eine Hypersensitivität als Basis der Erkrankung postuliert.

Klinik. Der Beginn kann schleichend oder akut sein. Die Symptome beziehen sich meist auf den oberen Respirationstrakt und betreffen schwere hämorrhagische Rhinorrhö, paranasale Sinusitis, nasale Schleimhautulzerationen, seröse oder purulente Otitis media mit Hörverlust, Husten, Hämoptyse und Pleuritis. Gewöhnlich zeigt sich ein granulomatöser Prozess der Nase, der oft als chronische Sinusitis fehlgedeutet wird. Schließlich kann sich eine charakteristische disseminierte vaskuläre Phase entwickeln, begleitet von nekrotisierenden entzündlichen Läsionen mit Kavitation, diffuser leukozytoplastischer Vaskulitis und fokaler Glomerulitis, die bis zur generalisierten Glomerulonephritis mit anschließender Hypertonie und Urämie fortschreiten kann. Gelegentlich ist die Erkrankung auf eine reine Lungenbeteiligung begrenzt.

Diagnostik. Man findet hohe Titer von Antikörpern gegen neutrophile zytoplasmatische Proteine (ANCA), es gelingt Nachweis der Wegener-assoziierten ANCA (C-ANCA).

Therapie, Betreuung während der Schwangerschaft. Im ersten Trimenon erfolgt der Schwangerschaftsabbruch in Kombination mit der Cyclophosphamidtherapie. Im weiteren Schwangerschaftsverlauf kann die Kombination aus Cyclophosphamidtherapie und Dialyse zu einem günstigen Schwangerschaftsausgang führen.

Komplikationen bei Kollagenosen

■ Lungenbefall

Definition. Die pulmonalen Läsionen, die durch die Kollagenosen verursacht werden, sind entweder primärer oder sekundärer Art. Funktionell besteht eine restriktive Ventilationsstörung.

Epidemiologie. Der Lungenbefall bei Kollagenkrankheiten beträgt für die Polymyalgia rheumatica <1 %, für den Lupus erythematodes 50–70 %, für die Sklerodermie 25–77 %, für die rheumatoide Arthritis 7–54 %, für die Periarteriitis nodosa 30–50 %, für das Sjögren-Syndrom 33 % und für die Dermatomyositis 5–7 %.

Ätiologie. Bei den primären Lungenveränderungen handelt es sich um fibrosierende Alveolitis, interstitielle Pneumonie, Vaskulitis und Granulome. Sekundäre Lungenveränderungen bei Kollagenosen sind meistens infektiöser Natur. Auch können die zur Behandlung der Kollagenose verwendeten Pharmaka (Gold) Lungenveränderungen verursachen.

Klinik, Diagnostik. Eine interstitielle Pneumonie ist radiologisch durch eine milchglasartige Trübung und diffuse feinnoduläre Lungeninfiltrate gekennzeichnet. Bei der Lungenfibrose stehen Zeichen des „Small-Lung-Syndroms", basale Retikulation und „Honey Combing" im Vordergrund. Funktionell besteht eine restriktive Ventilationsstörung mit Partialinsuffizienz. Histopathologisch findet man fibrosierende Alveolitis, interstitielle Pneumonie, Vaskulitis, Granulombildung und Lungenfibrose.

Differenzialdiagnostik. Interstitielle Pneumopathien bekannter und unbekannter Ätiologie.

Therapie. Bei primären Lungenveränderungen erfolgt die Therapie entsprechend der Grundkrankheit. Bei infektiösen Komplikationen werden Antibiotika nach Resistogramm eingesetzt.

■ Endokarditis

Definition. Entzündliche Veränderungen am Endokard und den Herzklappen werden durch eine rheumatische Karditis, eine Infektion mit grampositiven und gramnegativen Erregern sowie durch verschiedene Erkrankungen aus dem Formenkreis der Kollagenosen (Lupus erythematodes, Periarteriitis nodosa, rheumatoide Arthritis, Spondylosis ankylopoetica) hervorgerufen.

Epidemiologie. Die Beteiligung des Endokards an den Organmanifestationen einer Kollagenose ist selten.

Ätiologie. Es besteht ein primärer oder sekundärer Endokardbefall.

Klinik. Eine Beteiligung des Endokrds ist immer dann anzunehmen, wenn neue systolische oder diastolische Herzgeräusche auftreten.

Diagnostik. Histologisch findet man Aschoff-Knötchen bei sekundären rheumatischen Komplikationen.

Differenzialdiagnostik. Rheumatische Karditis, Infektion mit grampositiven und gramnegativen Erregern.

Therapie, Betreuung während der Schwangerschaft. Die Therapie erfolgt entsprechend der Grunderkrankung. Eine Antibiotikaprophylaxe wird während der Schwangerschaft durchgeführt.

■ Myokarditis

Definition. Die unterschiedlichen Grunderkrankungen mit ihrer Symptomatologie stehen im Vordergrund des Krankheitsgeschehens. Die Myokardbeteiligung kann zur Herzinsuffizienz führen.

Epidemiologie. Die Myokarditis ist eine relativ häufige Erkrankung, die sich im Ablauf bakterieller und parasitärer Infektionen sowie von Virusinfektionen und allergisch hyperergischen Reaktionen entwickeln kann.

Ätiologie. Kollagenosen (rheumatoide Arthritis, Dermatomyositis, Sklerodermie, Periarteriitis nodosa) können neben infektiös-toxischen Prozessen, hyperergischen Reaktionen und granulomatösen Erkrankungen eine Myokarditis bedingen.

Klinik, Diagnostik. Die Leitsymptome der Myokarditis sind Abgeschlagenheit, Dyspnoe und Palpitationen. Auskultatorisch fallen Galopprhythmus, Herzgeräusche und Perikardreiben auf. Im EKG können Tachykardien, Arrhythmien und Extrasystolen vorkommen. Im weiteren Verlauf kommt es zum kardiogenen Schock. In den vergangenen Jahren hat die Myokardbiopsie wesentlich dazu beigetragen, unklare Myokarderkrankungen aufzuklären. Dieses Vorgehen kommt in der Gravidität nicht infrage.

Differenzialdiagnostik. Die begleitende Myokarderkrankung steht bei den Kollagenosen klinisch selten im Vordergrund. An die myokardiale Beteiligung bei Morbus Boeck wird dagegen selten gedacht.

Therapie. Die akute Myokarditis sollte, neben medikamentösen Maßnahmen, mit Bettruhe für 3–4 Wochen behandelt werden. Lebensbedrohliche Bradykardien werden mit permanenten Herzschrittmachern versorgt. Tritt im Verlauf der Myokarditis ein kardiogener Schock auf, werden zusätzlich die Gabe von Katecholaminen (Dopamin und Dobutrex) und der Einsatz einer künstlichen Beatmung sowie einer assistierten Zirkulation notwendig. Die spezifische Behandlung der Myokarditis orientiert sich an der ätiologischen Zuordnung. Um den fibrotischen Umbau im Herzmuskel abzuschwächen, werden Glukokortikoide empfohlen.

■ Granulozytenfunktionsstörungen

Definition. Funktionell sind Chemotaxis, Degranulation und Bakterizidie der Granulozyten gestört.

Epidemiologie. Erworbene Granulozytenfunktionsstörungen können bei Hämoblastosen, unter Behandlung mit Zytostatika und ionisierenden Strahlen sowie bei Diabetes mellitus, Kollagenosen, Niereninsuffizienz und Mangelernährung vorkommen. Der Lupus erythematodes und andere Kollagenkrankheiten weisen häufig eine Leukozytopenie auf.

Ätiologie. Diese ist unklar.

Klinik. Es kommen chronisch-rezidivierende Infektionen mit Ausbildung multipler granulomatöser Entzündungsherde in Lymphknoten, Haut und parenchymatösen Organen vor.

Diagnostik. Histopathologisch finden sich amorphe Granula und zytoplasmatische Einschlusskörperchen in den Granulozyten, den Monozyten und den Lymphozyten. Funktionell sind Chemotaxis, Degranulation und Bakterizidie der Granulozyten gestört. Zudem bestehen Granulo- und Thrombozytopenie.

Differenzialdiagnostik. Granulozytenfunktionsstörungen bei Hämoblastosen, unter Behandlung mit Zytostatika und ionisierenden Strahlen sowie bei Diabetes mellitus, Niereninsuffizienz und Mangelernährung, außerdem bei Chediak-Higashi-Syndrom.

Therapie, Betreuung während der Schwangerschaft. Die Therapie erfolgt entsprechend der Grunderkrankung. Bei septischen Prozessen in der Schwangerschaft ist diese zu beenden. Empfohlen wird eine Antibiotikatherapie in Kombination mit einer hochdosierten Immunglobulintherapie (400 mg/kg Körpergewicht).

■ Rapid-progressive Glomerulonephritis

Definition. Kollagenosen zeigen eine hyperergische Reaktionsbereitschaft in Form einer fibrinoiden Nekrose im Gefäß-Bindegewebe-Apparat bis hin zum Auftreten der rapid-progressiven Glomerulonephritis. Bei allen Formen der rapid-progressiven Glomerulonephritis werden Hämaturie, Proteinurie und Azotämie beobachtet.

Epidemiologie. Die rapid-progressive Glomerulonephritis kann idiopathisch ohne erkennbare Ursache auftreten, eine besonders schwere Verlaufsform der endokapillären oder der membranoproliferativen Glomerulonephritis darstellen und als renale Komplikation verschiedener Kollagenosen – wie Lupus erythematodes, Periarteriitis nodosa, Wegener-Granulomatose und Purpura Schönlein-Henoch – in Erscheinung treten. Selten kommt es bei der Sklerodermie zur Nierenbeteiligung.

Ätiologie. Der immunhistologische Befund einer linearen Immunfluoreszenz für Immunglobulin G und C3 entlang der glomerulären Basalmembran weist als auslösender Faktor dieser Erkrankung auf die Gegenwart von Anti-Basalmembran-Antikörpern hin (Immunkomplexnephritis).

Klinik. Hämaturie, Proteinurie und Azotämie treten im Rahmen eines mehr oder minder rasch verlaufenden glomerulitischen Syndroms auf. Aufgrund massiver Gerinnungs- und Fibrinolysevorgänge in den Glomeruli sind extrem erhöhte Konzentrationen von Fibrin- und Fibrinogenspaltprodukten in Urin und Serum nachweisbar. Final kommt es zum Nierenversagen.

Diagnostik. Histopathologisch finden sich hochgradige Entzündungszeichen der Glomeruli. Bei Nierenbeteiligung der Sklerodermie sind Intimafibrosen der Arcuata- und Interlobulararterien mit Ausbildung multipler Rindeninfarkte charakteristisch.

Therapie. Es erfolgt ein Therapieversuch mit hohen Kortikosteroiddosen (100 mg Methylprednisolon/Tag für eine Woche, dann auf 80 mg/Tag für eine Woche reduzieren, dann auf 60 mg/Tag für 2 Wochen usw.), zudem ein Plasmaphereseversuch. Bei der Lupusnephritis konnte die Therapie mit Immunsuppressiva, wie Azathioprin, oder alkylierenden Substanzen die Prognose weiter verbessern.

■ Nierenvenenthrombose

Definition. Nierenvenenthrombosen entwickeln sich primär nur im Säuglingsalter, sekundär als Komplikationen chronischer Erkrankungen im Erwachsenenalter.

Epidemiologie. Beim Erwachsenen sind Nierenvenenthrombosen selten und entwickeln sich überwiegend sekundär als Komplikationen renaler oder extrarenaler Erkrankungen. Nierenvenenthrombosen kommen bei Nephroangiosklerose oder renalen Arteriitiden bei Kollagenosen vor.

Ätiologie. In den meisten Fällen ist davon auszugehen, dass Nierenvenenthrombosen Folge des nephrotischen Syndroms sind; durch Hyperkoagulabilität bilden sich venöse Mikrothromben im renalen Entzündungsbereich, aus denen dann die größeren Nierenvenenthrombosen hervorgehen.

Klinik. Zwischen der hochakuten Form mit ausgeprägter Symptomatik und einer klinisch stummen Verlaufsform gibt es alle Übergänge. Flankenschmerz, Fieber und Hämaturie sind die Leitsymptome.

Diagnostik. Histopathologisch finden sich renale venöse Thromben und Mikrothromben.

Differenzialdiagnostik.   Pyelonephritis,   Urosepsis, Harnstauung.

Therapie. Im Vordergrund steht der Thrombolyseversuch mit Urokinase. Eine Heparinisierung soll das Fortschreiten der Thrombosierung verhindern.

■ Chronische Niereninsuffizienz – Urämie

Definition. Die chronische Niereninsuffizienz ist durch eine Vielzahl von Stoffwechselstörungen charakterisiert. Störungen exkretorischer und endokriner Nierenfunktionen führen zu einem Summationseffekt.

Epidemiologie. Unter den Erkrankungen, die zur chronischen Niereninsuffizienz führen, stehen Glomerulonephritis, Pyelonephritis und Zystennieren an der Spitze, gefolgt von diabetischer Nephropathie, Analgetikanephropathie, Hypertonie, Kollagenkrankheiten, Nephritiden, angeborenen Fehlbildungen sowie Neoplasien.

Ätiologie. Das Urämiesyndrom ist das Ergebnis einer „Stoffwechselsymptomatik".

Klinik. Das klinische Bild ist gekennzeichnet durch Retention harnpflichtiger Substanzen und toxischer Endprodukte, metabolische Azidose sowie Störungen des Wasser- und Elektrolythaushalts.

Diagnostik. Das histopathologische Bild entspricht der Grunderkrankung.

Differenzialdiagnostik. Keine.

Therapie, Betreuung während der Schwangerschaft. Es erfolgen Schwangerschaftsabbruch und Dialyse.

Literatur

1. Alstead EM, Nelson-Piercy C. Inflammatory bowel disease in pregnancy. Gut 2003;52:159-61.
2. Arnett FC, Edworthy SM, Block DA, et al. The American Rheumatism Association 1987 revised criteria for the classification of rheumatoid arthritis. Arthritis Rheum. 1988;31:315-24.
3. Briese V. Medikamentöse Therapie von Kollagenosen in der Schwangerschaft. Gynäkologe. 1998;31:955-61.
4. Buchanan NM, Toubi E, Khamashta MA, Lima F, Kerslake S, Hughes GR. Hydroxychloroquine and lupus pregnancy: review of a series of 36 cases. Ann Rheuma Dis. 1996;55:486-8.
5. Chakravarty EF, Sanchez-Yamamoto D, Bush TM. The use of disease modifying antirheumatic drugs in women with rheumatois arthritis of childbearing age: a survey of practice and pregnancy outcomes. J Rheumatol. 2003;30:241-6.
6. Duerbeck NB, Coney PJ. Systemic lupus erythematosus in pregnancy. Compr Ther. 1998;24:123-8.
7. Esplin MS, Branch DW. Immunosuppressive drugs and pregnancy. Obstet Gynecol Clin North Am. 1997;24:601-16.
8. Fraser FC, Sajoo A. Teratogenic potential of corticosteroids in humans. Teratology 1995;51:45-6.
9. Futrell N, Millikan C. Neurologic disorders of pregnancy. Connective tissue disorders. Neurol Clin. 1994;12:527-39.
10. Kirshon B, Wasserstrum N, Willis R, Herman GE, McCabe ER. Teratogenic effects of first-trimester cyclophosphamide therapy. Obstet Gynecol. 1988;72(3 Pt 2):462-4.
11. Lahita RG. The connective tissue diseases and the overall influence of gender. Int J Fertil Menopausal Stud. 1996;41:156-65.
12. Lemmel EM, Gromnica-Ihle E. Rheumatoide Arthritis. In: Schmailzl KJG, Hackelöer BJ, Hrsg. Schwangerschaft und Krankheit. Stuttgart: Thieme; 2002:276-81.
13. Mascola MA, Repke JT. Obstetrics management of the high-risk lupus pregnancy. Rheum Dis Clin North Am. 1997;23:119-32.
14. Masi AT. Sex hormones and rheumatoid arthritis: cause or effect relationships in a complex pathophysiology? Clin Exp Rheumatol. 1995;13:227-40.
15. Mintz G, Niz J, Gutierrez G, Garcia-Alonso A, Karchmer S. Prospective study of pregnancy in systemic lupus erythematosus. Results of a multidisciplinary approach. J Rheumatol. 1986;13:732-9.
16. Moise KJ Jr. Effect of advancing gestational age on the frequency of fetal ductal constriction in association with maternal indomethacin use. Am J Obstet Gynecol. 1993;168:1350-3.
17. MSD Manual der Diagnostik und Therapie. München: Urban & Fischer; 2000:508-45.
18. O'Dell JR. Therapeutic strategies for rheumatoid arthritis. N Engl J Med. 2004;350:2591-602.
19. Olsen NJ, Stein CM. New drugs for rheumatoid arthritis. N Engl J Med. 2004;350:2167-79.
20. Ostensen M, Hartmann H, Salvesen K. Low dose weekly methotrexate in early pregnancy. A case series and review of literature. J Rheumatol. 2000;27:1872-5.
21. Petri M. Systemic lupus erythematosus and pregnancy. Rheum Dis Clin North Am. 1994;20:87-118.
22. Rayburn WF. Connective tissue disorders and pregnancy. Recommendations for prescribing. J Reprod Med. 1998;43:341-9.
23. Reichlin M. Systemic lupus erythematosus in pregnancy. J Reprod Med. 1998;43:355-60.
24. Rosove MH, Tabsh K, Wasserstrum N, Howard P, Hahn BH, Kalunian KC. Heparin therapy for pregnant women with lupus anticoagulant or anticardiolipin antibodies. Obstet Gynecol. 1990;75:630-4.
25. Rumack CM, Guggenheim MA, Rumack BH. Neonatal intracranial haemorrhage and maternal use of aspirin. Obstet Gynecol. 1981;52(Suppl):525.
26. Schneebaum AB, Singleton JD, West SG, et al. Association of psychiatric manifestations with antibodies to ribosomal P proteins in systemic lupus erythematosus. Am J Med. 1991;90:54-62.
27. Silman AJ. Pregnancy and scleroderma. Am J Rheumatol Immunol. 1992;28:238-40.
28. Steen VD. Scleroderma and pregnancy. Rheum Dis Clin North Am. 1997;23:133-47.
29. Stika CS, Gross GA, Leguizamon G, et al. A prospective randomized safety trial of celecoxib for treatment of preterm labor. Am J Obstet Gynecol. 2002;187:653-60.

27 Orthopädische Erkrankungen

V. Jansson, A. von Liebe

Einleitung

Die Auswirkungen auf den Bewegungsapparat in der Zeit der Schwangerschaft entstehen in den häufigsten Fällen aufgrund des veränderten endokrinen Stoffwechsels oder sie werden durch die statischen Veränderungen hervorgerufen. Insofern handelt es sich hierbei um Phänomene, die am Ende der Schwangerschaft auftreten und sich nach der Geburt des Kindes wieder zurückbilden. Die Beschwerden können allerdings die Freude auf das Kind beträchtlich reduzieren und lassen manche Schwangere den Geburtstermin herbeisehnen. Die Veränderungen am Bewegungsapparat betreffen sowohl die oberen Extremitäten (z. B. Karpaltunnelsyndrom) als auch die unteren Extremitäten. Es sind statische Veränderungen am Bewegungsapparat zu beobachten, wie die Hyperlordose der Lendenwirbelsäule, und auch funktionelle Veränderungen, wie das breitbasige, nach außenrotierte Gangbild der Schwangeren. Die Auswirkungen der Schwangerschaft auf den Bewegungsapparat sind vielfältig.

Karpaltunnelsyndrom

Das mit Abstand am häufigsten auftretende Engpasssyndrom während der Schwangerschaft ist das Karpaltunnelsyndrom.

Definition. Es handelt sich um ein Nervenkompressionssyndrom mit Gefühlsstörungen, Missempfindungen und Schmerzen im Versorgungsgebiet des N. medianus aufgrund einer Einengung desselben im Karpalkanal. Typischerweise leiden vor allem Frauen im dritten Trimenon unter den hervorgerufenen Parästhesien.

Epidemiologie. Das Karpaltunnelsyndrom ist das häufigste Kompressionssyndrom eines peripheren Nervs und tritt bei vielen schwangeren Frauen auf. Der Zeitpunkt der Beschwerdesymptomatik liegt überwiegend im dritten Trimenon (bis 34 %) und postpartal (bis zu 58 %) (Seror 1998). Größtenteils, das heißt bis zu 80 %, sind beide Hände betroffen (Ekmann-Ordeberg et al., 1987).

Ätiologie. Der N. medianus verläuft im Karpaltunnel gemeinsam mit Sehnen/Sehnenscheiden der langen Fingerflexoren und liegt sozusagen in einem Fach zwischen den Handwurzelknochen und dem Retinaculum flexorum. Innerhalb dieses Karpaltunnels können mehrere Ursachen zur Einengung mit daraus resultierender Nervenkompression führen. Es handelt sich dabei oft um ein Missverhältnis zwischen der Weite des Kanals und dem

Volumen des „Kanalinhalts". So können Ödembildungen – lokal oder generalisiert –, Flüssigkeitseinlagerungen, Synovitiden und andere weichteilige Veränderungen, aber auch knöcherne Einengungen, die Kompression des N. medianus im Karpaltunnel verursachen. Für die vermehrte Ödembildung wird im Allgemeinen das während der Schwangerschaft in erhöhter Konzentration vorhandene Hormon Relaxin verantwortlich gemacht. Dieses engt den Karpalkanal mittels Anschwellen des Ligamentum carpi transversum ein. Ebenfalls hormonabhängig ist die Wasserretention mit Ödembildung, welche ebenfalls zu einer Einengung des Kanals führt. Besteht zusätzlich ein knöchern enger Karpaltunnel, so ist eine chronische Kompression des Nervs frühzeitig möglich.

Klinik. Die Schwangeren klagen anfangs häufig über Kribbelparästhesien und Hypästhesien der Fingerspitzen der Finger I–III, zum Teil mit Schwellungsgefühl. Tatsächlich kann auch eine Schwellung der Handgelenkbeugeseite auftreten. Weiter können elektrisierende Schmerzen mit Ausstrahlung in das Handgelenk, den Unterarm, den Ellenbogen oder die Schulter vorhanden sein. Oft bessern sich die Beschwerden durch Ausschütteln oder Hängenlassen des Armes. Die genannten Symptome treten bevorzugt nachts auf. Dies wird häufig als „Brachialgia paraesthetica nocturna" bezeichnet. Im fortgeschrittenen Stadium treten weitere neurologische Ausfälle auf. Hypästhesie und Hypalgesie sind im sensiblen Versorgungsgebiet des N. medianus zu bemerken. Die Feinmotorik verschlechtert sich bis hin zur Kraftlosigkeit der Hand. Bei länger bestehender Kompression des N. medianus besteht eine Tenaratrophie.

Diagnostik. Es lassen sich im Innervationsgebiet des N. medianus – das heißt dorsal an den Phalangen II–IV zur Hälfte distal, volar an den Phalangen I–IV radial sowie im Bereich der radialen Handfläche – Sensibilitätsstörungen finden. Eine Störung der 2-Punkte-Diskrimination kann vorhanden sein. Weitere klinische Provokationstests können hinweisend sein. Möglich ist eine Druckempfindlichkeit (Tinel-Zeichen) oder eine Klopfempfindlichkeit des N. medianus im Bereich des Karpaltunnels (Hoffmann-Zeichen). Auch die maximale Extension (Phalen-Test) kann charakteristische Beschwerden auslösen. Die ungenügende Fähigkeit der Abduktion und Opposition des Daumens kann beim Greifen einer Flasche beobachtet werden. Elektroneurographische Untersuchungen mit Messung der Nervenleitgeschwindigkeit (NLG) sowie Messungen mittels Elektromyographie (EMG) können die motorische Latenz und das veränderte antidrome sensible Nervenaktionspotenzial des N. medianus nachweisen.

Differenzialdiagnostik. Differenzialdiagnostisch kann ein weiteres Engpasssyndrom, das Pronator-teres-Syndrom, in Betracht kommen. Es tritt jedoch bei Schwangeren nicht gehäuft auf. Neurologische Störungen können auch auf einen Bandscheibenprolaps in Höhe C6/C7 hinweisen. Sehr häufig werden fälschlicherweise auch so genannte „Schulter-Arm-Syndrome" diagnostiziert – ein Begriff, der aufgrund fehlender Präzision vermieden werden sollte. Wichtig zu bedenken ist, dass das Karpaltunnelsyndrom gehäuft bei Erkrankungen im rheumatischen Formenkreis und hier auch als erstes Zeichen der Erkrankung in Erscheinung treten kann. Dies ist auch in Anbetracht der Tatsache von Bedeutung, dass rheumatische Erkrankungen während der Schwangerschaft ausgelöst werden können (Seror 1996; Weimer et al.)

Therapie. Bezüglich der Therapie stehen die konservativen Möglichkeiten den operativen gegenüber. Der überwiegende Teil der Literatur bevorzugt die konservative Therapie (Ekmann-Ordeberg et al., 1987; Lindner et al., 1997; Weimer et al.) gegenüber der operativen Intervention (Assmus 2000). Neben krankengymnastischer Beübung, unter anderem mit Dehnung der Flexoren, gehören die physikalischen Anwendungen mit Ultraschallbehandlungen und Iontophorese zum Spektrum der Möglichkeiten. Mit einbezogen werden müssen neben Analgetika auch Infiltrationen in den Karpalkanal mit Lokalanästhetika und Kortison. Größere Studien zeigen, dass mittels dorsaler Handgelenksschienung während der Schwangerschaft gute Erfolge zu erzielen sind. Ein großer Teil dieser Studien spricht sich, aufgrund der beobachteten Beschwerdelinderung nach Beendigung der Schwangerschaft bzw. der Stillzeit, für das konservative Vorgehen aus (Ekmann-Ordeberg et al., 1987; Weimer et al.). Eine Untersuchung jedoch zeigt, dass nach einer Latenzzeit von 2–16 Jahren eine erneute Symptomatik auftreten kann. So sollten resistente Fälle (bei elektrophysiologisch nachgewiesener Medianusschädigung) ope-

rativ versorgt werden (Al-Quattan et al., 1994). Dabei wird das Ligamentum carpi transversum entweder in offener oder in endoskopischer Technik gespalten.

Symphysiolyse

Definition. Von einer Symphysenlockerung ist zu sprechen, wenn der Symphysenspalt schmerzhaft um einige Millimeter erweitert ist. Unter einer Symphysenruptur versteht man eine zerstörte ligamentäre Verbindung zwischen den beiden Ossa pubica mit deutlich erweitertem Symphysenspalt und Stufenbildung.

Epidemiologie. Der Anteil der Schwangeren mit Beschwerden an der Symphyse wird in der Literatur mit bis zu 10% angegeben (Culligan et al. 2002). Zur Symphysenruptur kann es bei 0,02–0,3% der Normalgebärenden kommen (1 pro 5000 Geburten bis 1 pro 300 Geburten) (Seth et al., 2003).

Ätiologie. Während der Schwangerschaft kommt es allgemein zu einer Auflockerung der ligamentären Strukturen. So beginnt sich auch der Symphysenspalt schon in der ersten Hälfte der Schwangerschaft östrogen- und relaxinbedingt um etwa 3 mm zu erweitern und kehrt in der Regel nach 6 Wochen bis 6 Monaten post partum in seine ursprüngliche Weite zurück (Kristiansson et al., 1996). Auf diese Weise kann es zu einer deutlich vermehrten Lockerung der Bandstrukturen kommen. Möglich ist auch eine Symphysenruptur bei fetaler Makrosomie und bei vaginalen operativen Maßnahmen, wie z. B. der Forcepsentbindung (Culligan et al., 2002).

Klinik. Vorwiegend handelt es sich um suprasymphysäre Schmerzen, die in die Oberschenkel und in das Kreuzbein ausstrahlen können. Diese treten im Stand und bei Belastung auf und führen zur Geh- und Stehunfähigkeit.

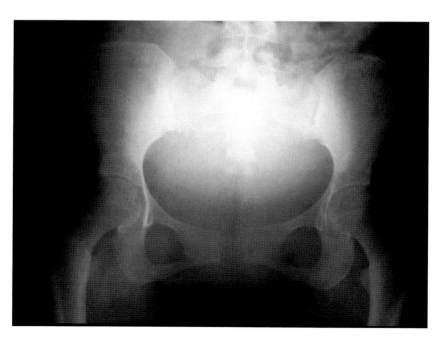

Abb. 27.**1**   Beckenübersicht bei Symphysiolyse mit verbreitertem Symphysenspalt und unscharfer Konturierung der Symphyse (OUK Rostock).

Diagnostik. Die Diagnose wird gewöhnlich klinisch gestellt. Sonographie und Röntgenuntersuchung (Abb. 27.**1**) dienen zur Bestätigung dieser Diagnose. Optisch und palpatorisch lässt sich die Symphysenruptur erfassen. Eine Schmerzauslösung erfolgt bei Beckenkompression. Beide Beine sind außenrotiert, und es bestehen Schmerzen beim Aufstehen und Gehen. Das Becken kippt im Einbeinstand ab. In ausgeprägten Fällen werden Harnverhalt bzw. Harn-/Stuhlinkontinenz beschrieben. Sonographisch lässt sich eine Spalterweiterung der Symphyse nachweisen. Als kritische Marke der Symphysenlockerung wird eine Spalterweiterung von 10 mm angesehen (Bjorklund et al., 1999; Schoellner et al., 2001). Postpartal können Röntgenbilder (Beckenübersicht im Einbeinstand) angefertigt werden. Dabei sind dann ein verbreiteter Symphysenspalt, eine unscharfe Konturierung und eine Stufenbildung der Symphyse sowie eine Verdrehung der Schambeinäste zu erkennen.

Differenzialdiagnostik. Differenzialdiagnostisch müssen der tiefe Becken-Rücken-Schmerz sowie Bandscheibenvorfälle mit Cauda-Conus-Symptomatik bedacht werden.

Therapie. Empfohlen wird aufgrund der guten Langzeitergebnisse überwiegend die konservative Therapie. Als orthopädische Hilfsmittel kommen Trochantergurte oder Miederhosen zum Einsatz (Schoellner et al., 2001). Ebenso haben Lokalinfiltrationen sowie medikamentöse antiphlogistische und analgetische Therapien einen hohen Stellenwert. Eine operative Versorgung kann bei traumatischen Symphysenrupturen notwendig werden (Snow et al., 1997). Zu diskutieren ist diese bei persistierenden Beschwerden bzw. persistierender Symphysenverbreiterung. Mittel der Wahl ist die Zuggurtungsosteosynthese mit Cerclage oder Plattenosteosynthese.

Rückenschmerz

Definition. Es handelt sich um klinische Erscheinungen/Beschwerden, die auf die Lumbalregion und das Sakroiliakalgelenk zurückzuführen sind und auf diese Region beschränkt bleiben.

Epidemiologie. Unterschiedlich stark ausgeprägte Beschwerden in der Lumbosakralregion geben 48–56 % aller Schwangeren während der Schwangerschaft an (Berg et al., 1998; Padua et al., 2002). Das erstmalige Auftreten einer solchen Beschwerdesymptomatik (Prävalenz) liegt bei 27 % (Heiberg 1995; Östgaard et al., 1991). Jüngere Frauen sind häufiger betroffen als ältere (Endressen 1995). Bei einem Teil der schwangeren Frauen sind die Schmerzen so ausgeprägt, dass eine fachorthopädische Behandlung notwendig wird.

Ätiologie. Als Ursache der Wirbelsäulen- und Sakroiliakalgelenkbeschwerden werden mechanische sowie hormonelle Veränderungen in der Zeit der Schwangerschaft diskutiert. Die Stellung der Lendenwirbelsäule im Sinne einer vermehrten Lordose verändert sich biomechanisch nachweislich (Abb. 27.**2**). Dies kann schließlich

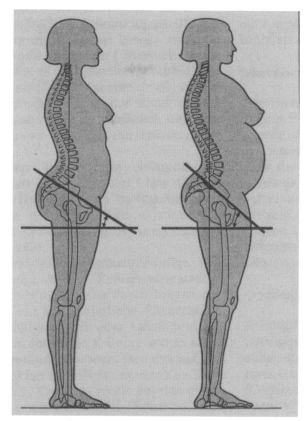

Abb. 27.**2** Änderung der Wirbelsäulenstatik während der Schwangerschaft: links die physiolgische Wirbelsäulenhaltung, rechts das vermehrte Ventralkippen des Beckens und die verstärkte Lendenlordose mit vergrößertem Kreuzbeinbasiswinkel während der Schwangerschaft.

zu einer andersartigen Beanspruchung der langen Rückenmuskulatur mit vermehrter Belastung der kleinen Wirbelgelenke/Facettengelenke führen. Der Körperschwerpunkt verlagert sich nach ventral. Dabei kommt es zur Verstärkung der Lendenlordose und kompensatorisch zu einer vermehrten Kyphosierung der Brustwirbelsäule sowie zu einer Lordosierung der Halswirbelsäule. Dies führt zur verstärkten Beanspruchung einzelner Muskelgruppen. So werden die Abdominalmuskulatur und die langen Rückenmuskeln vermehrt gedehnt, zum anderen die statische Rückenmuskulatur verstärkt angespannt. Des Weiteren werden sowohl die Bandscheibenfächer der Lendenwirbelsäule durch die verstärkte Lendenlordose vermehrt belastet als auch die kleinen Wirbelgelenke/Facettengelenke durch die neue Stellung zueinander unphysiologisch beansprucht, da es mit zunehmender Lordosierung/Kyphosierung zu einer Verschiebung der Gelenkflächen an den Facettengelenken kommt. Dies führt zu einer Reizung der Gelenkkapsel und reflektorisch zu Schmerzempfindung und Tonusveränderung der Muskulatur. Als möglicher weiterer Auslöser der Beschwerdesymptomatik kann über die Lordosierung der Lendenwirbelsäule eine relative Enge im lumbalen Wirbelkanal entstehen. Dies ist allerdings erst dann möglich, wenn raumfordernde Prozesse – wie konstitutionelle Spinalkanalenge, Bandscheibenprotrusionen, degenerative Osteophyten oder Ähnliches – zusätzlich vorhanden sind. Führten lediglich biomechanische Faktoren zur oben genannten Symptomatik, so würden hauptsächlich Schwangere mit starker Gewichtszunahme und/oder Muskelinsuffizienzen zur vermehrten Lordose und zu daraus resultierenden Beschwerden neigen. Da allerdings Schwangere jeglichen Gewichts und, vor allem Jüngere, von Schmerzen im unteren Bereich der Wirbelsäule betroffen sind, wird auch eine veränderte Steifigkeit bzw. Laxizität des Bindegewebes als Auslöser des Becken- Bein-Schmerzes in Betracht gezogen. Diese vermehrte Laxizität des Bindegewebes hätte dann eine Lockerung der Gelenkkapseln an den kleinen Wirbelgelenken und Lockerungen der ligamentären Strukturen am Sakroiliakalgelenk zur Folge (Heckman 1994).

Klinik. Subjektiv wird ein lokal tiefer, diffuser und belastungsabhängiger Kreuzschmerz angegeben. Sind die Facettengelenke mit betroffen so ist eine Schmerzverstärkung bei Retroflexion der Lendenwirbelsäule typisch. Dabei kann der Kreuzschmerz nach glutäal, nach inguinal, in die Trochanterregion (pseudoradikuläres Schmerzsyndrom) oder in das untere Abdomen ausstrahlen. Die Schmerzsymptomatik nimmt abends oft zu und kann sich im Liegen bessern.

Diagnostik. Im Vordergrund steht die klinische Untersuchung. Inspektorisch ist eine vermehrte Lendenlordose mit einer einhergehenden Ventralkippung des Beckens auffällig. Zudem lässt sich neben der Bewegungseinschränkung der Lendenwirbelsäule mit vergrößertem Finger-Boden-Abstand oft ein muskulärer Hartspann an der Rückenstreckmuskulatur beobachten. Die Dornfortsätze der unteren Lendenwirbelsäule können klopf- und druckempfindlich sein. Ist das Sakroiliakalgelenk betroffen, sind Irritationspunkte auf Höhe S1/S3 aufzusuchen. Segmentale Hypomobilitäten können z. B. mittels Vorlaufphänomen und Spine-Test erfasst werden. Die apparative Diagnostik sollte vor allem bei Verdacht auf ein tumoröses Geschehen oder einer Infektion zur Anwendung kommen. Neben den laborchemischen Untersuchungen ist als bildgebendes, nicht strahlenbelastendes Verfahren die Magnetresonanztomographie einzusetzen (Chan et al., 2002).

Differenzialdiagnostik. Bei Erkrankungen aus dem orthopädischen Formenkreis ist der Bandscheibenprolaps mit radikulärer Symptomatik die wichtigste Differenzialdiagnose. In seltenen Fällen treten neurologische Ausfallerscheinungen mit Abschwächung der Muskeleigenreflexe und motorischen Paresen oder gar einer Cauda-equina-Symptomatik auf und erfordern eine operative Intervention. Eine Indikation zum Schwangerschaftsabbruch ist der lumbale Bandscheibenprolaps jedoch nicht. Die Spondylodiszitis mit ihrer teils unspezifischen klinischen Symptomatik (Rückenschmerz, allgemeine Müdigkeit, subfebrile Temperaturen) ist eher selten, aber bei persistierenden Beschwerden zu bedenken. Wichtige Hinweise können laborchemische Untersuchungen geben. Auch tumoröse Prozesse müssen in seltenen Fällen in Betracht gezogen werden. Des Weiteren sind sämtliche abdominellen Erkrankungen zu erwägen, bei denen sich der Schmerz, wie z. B. bei der Pankreatitis oder der Cholezystitis, in den Rücken projiziert. Aber auch ein arterieller Verschluss der Becken-Bein-Arterien oder ein Bauchaortenaneurysma kann eine Schmerzsymptomatik im Bereich des unteren Beckens hervorrufen und muss in die differenzialdiagnostischen Überlegungen mit einfließen.

Therapie. Die konservative Behandlung sollte physiotherapeutische Aspekte beinhalten. Stabilisierende Übungsbehandlungen für die Rückenmuskulatur und Training für die Bauch- und Beckenbodenmuskulatur sind bei Schmerzen der Lendenwirbelsäule anzuwenden. Bei Störungen am Sakroiliakalgelenk ist auch eine manuelle Therapie mit vorsichtigen Mobilisationstechniken möglich (Heckman 1994; Scriven et al., 1995). Als orthopädische Hilfsmittel können spezielle Rumpfmieder verordnet werden, unter anderem Orthesen, welche an den zunehmenden Bauchumfang angepasst werden können (Schmailzl 2002). Diese kräftigen allerdings weder die Bauch- noch die Rückenmuskulatur und sollten daher nur kurzzeitig angewendet werden. Bei der medikamentösen Therapie muss selbstverständlich die Verträglichkeit während der Schwangerschaft und postpartal während der Stillzeit bedacht werden. Vorzuziehen sind Monotherapien, welche lediglich kurzzeitig eingesetzt werden sollten, dies unter Berücksichtigung der jeweiligen Kontraindikationen und Nebenwirkungen. Zur lokalen Infiltration, bei muskulären Verspannung der unteren Lendenwirbelsäule, eignen sich Lokalanästhetika, wie z. B. Bupivacain. Systemisch ist Paracetamol (plazenta- wie auch muttermilchgängig) das Mittel der Wahl bei Schwangeren und stillenden Müttern (Kleinebrecht et al., 2001). Bei Frauen ohne Leberschäden wirkt es nicht embryotoxisch und kann kurzzeitig in einer Dosierung von 3- bis 4-mal 500 mg/Tag verabreicht werden. Die Verwendung von Ibuprofen, Indometacin und Diclofenac kann bis zum zweiten Trimenon erfolgen (Schaefer 2001). Ab der 28. Schwangerschaftswoche ist Zurückhaltung geboten. Dann sind diese Medikamente relativ kontraindiziert, dies unter anderem aufgrund der hemmenden Wirkung der Wehentätigkeit und des möglichen frühzeitigen Verschlusses des Ductus botalli sowie der gegebenenfalls nephrotoxischen Wirkung und der Blutungsgefahr für den Säugling (Schaefer 2001). Als Dosierung ist z. B. bei Ibuprofen die Gabe von bis zu 1800 mg/Tag kurzfristig möglich. Acetylsalicylsäure ist nicht das Mittel der ersten Wahl. Wenn es trotzdem gegeben werden soll, dann im kurzfristigen Einsatz und als Einzelgaben. Aufgrund der Möglichkeit eines vorzeitigen Verschlusses des Ductus botalli und einer vermehrten Blutungsbereitschaft der Mutter und des Feten ist die Gabe im dritten Trimenon obsolet. Als Dosierung kommen 4-mal 250–1000 mg/Tag in Frage. Jedoch kann schon unter einer Dosis von 500 mg die Blutungsbereitschaft des Säuglings erhöht sein. Zu vermeiden ist der Einsatz von Metamizol, Phenazon und Propyphenazon, da diese eine Störung der Hämatopoese hervorrufen können (Rote Liste 2003). Die Indikation zur Verabreichung von Opioidanalgetika ist unter anderem wegen der atemdepressiven Wirkung streng zu stellen. Am ehesten eignet sich Codein in Kombinationspräparaten mit Paracetamol oder Acetylsalicylsäure zur analgetischen Behandlung. Dabei ist zu beachten, dass ein Suchtpotenzial besteht und postpartal beim Säugling eine Atemdepression und Entzugserscheinungen eintreten können. Kortisonpräparate, wie Prednison und Prednisolon, dürfen, obwohl sie plazentagängig sind, unter strenger Indikationsstellung und mit Bedacht systemisch verabreicht werden. Sie bieten sich auch zur lokalen Applikation an. Phytotherapeutika sind aufgrund des häufig vorhandenen Alkoholanteils weder während der Schwangerschaft noch in der Stillzeit zu empfehlen (Sowers et al., 2000).

Osteoporose

Definition. Die Osteoporose ist eine Erkrankung des Skeletts, charakterisiert durch eine Verringerung der Knochenmasse und eine Beeinträchtigung der Mikroarchitektur des Knochengewebes. Sie führt zu einer erhöhten Knochenbrüchigkeit. Nach der Definition der WHO von 1994 liegt eine Osteoporose vor, wenn die Knochendichte um >2,5 Standardabweichungen im T-Score tiefer liegt als der Mittelwert gesunder junger Frauen. Bei einer Sonderform der Osteoporose, der transienten Osteoporose, handelt es sich um eine fokale, meist gelenknahe Osteoporose.

Epidemiologie. Eine erhöhte Osteoporoserate soll es, laut einzelner Studien, bei Mehrgebärenden und bei länger stillenden Müttern geben. Langfristig gibt es keine Evidenz für einen veränderten Knochenaufbau oder ein erhöhtes Osteoporoserisiko für Schwangere oder stillende Mütter. Bezüglich der transienten Osteoporose, insbesondere an der Hüfte, existieren in der Literatur einzelne Fallberichte (Axt-Fliedner et al., 2001; Schapira et al., 2003).

Ätiologie. Während der Schwangerschaft und der Stillzeit besteht ein erhöhter Kalziumbedarf. Dies wird unter anderem auf den neonatalen Skelettaufbau und das Wachstum des Feten zurückgeführt. Einzelne Studien haben eine signifikante Minderung der Knochenmineraldichte um 5–7 % an Wirbelkörpern und Hüftgelenken junger Mütter während der Stillperiode nachgewiesen (Abrahms 1998). Die Ätiologie der transienten Osteoporose ist unbekannt.

Klinik. Klinische Zeichen einer generalisierten Osteoporose während der Schwangerschaft oder der Stillzeit treten sehr selten auf. So ist eine überlastete Rücken- und Nackenmuskulatur mit Druckempfindlichkeit und Rüttelschmerz selten auf osteoporotische Veränderungen, sondern meist auf eine Veränderung der gesamten Körperstatik zurückzuführen. Bei der fokalen transienten Osteoporose zeigt sich die Symptomatik meist mit einseitigem Hüftschmerz im dritten Trimenon.

Diagnostik. Laboruntersuchungen dienen primär nicht zur Bestätigung der Diagnose „Osteoporose", sondern vielmehr zum Ausschluss anderer Krankheitsbilder. Allgemein werden Blutkörperchensenkungsgeschwindigkeit, differenziertes Blutbild, Kalziumspiegel, Konzentration der alkalischen Phosphatase, Kreatininspiegel, Gesamteiweißspiegel, Leberwerte und Konzentration der Desoxypyridinoline im Urin untersucht. Weiter können die Konzentration von TSH (Thyroid stimulating Hormone), Parathormonspiegel, Konzentration von 25-OH-Vitamin-D, Serumeiweißelektrophorese und Kalziumausscheidung im 24-Stunden-Sammelurin gemessen bzw. durchgeführt werden (Sowers et al., 2000). Die bildgebende Diagnostik mittels Röntgenbild, Dual-X-Ray-Absorptiometrie (DXA), quantitativer Computertomographie (QCT) und peripherer quantitativer Computertomographie (PQCT) sind bei Schwangeren aufgrund der Strahlung nicht Mittel der ersten Wahl. Hier kann vielmehr die sonographisch gesteuerte Osteodensitometriemessung zum Einsatz kommen. In mehreren großen Studien zeigte sich, dass die am Kalkaneus gewonnenen Werte ebenfalls verwendbar sind. Für die Diagnostik der transienten Osteoporose kann das konventionelle Röntgenbild hinweisend sein (Abb. 27.**3 a**), gegebenenfalls ist eine Demineralisierung zu erkennen. Mittel der Wahl ist hier jedoch die magnetresonanztomographische Untersuchung (Abb. 27.**3 b**). Dabei ist in der betroffenen Region – meist ist das Hüftgelenk befallen – eine veränderte Signalgebung zu finden (Shahtaheri et al., 1999).

Therapie. Zur Osteoporoseprophylaxe wird – wie unten näher aufgeführt – eine tägliche Gabe von Kalzium und Vitamin D empfohlen (Kalkwarf et al., 1997). Die Therapie der transienten Osteoporose besteht primär in einer analgetischen Therapie, z. B. mit Paracetamol, und einer Entlastung der betroffenen Gelenke, insbesondere der Hüften, mit Gehen an Unterarmgehstützen oder Bettruhe. Die medikamentöse Therapie mit Bisphosphonaten während der Schwangerschaft ist in einer Studie als erfolgreich beschrieben worden (Schapira et al., 2003). Jedoch fehlt eine Zulassung der medikamentösen Therapie mit Bisphosphonaten während Schwangerschaft und Stillzeit.

Betreuung während der Schwangerschaft. Zur Prophylaxe wird während Schwangerschaft und Stillzeit aufgrund des erhöhten Umsatzes die Zufuhr von Kalzium (1–2 g) und Vitamin D (400 E) empfohlen (Friese 2002).

Literatur

1. Abrahms SA. Bone turnover during lactation – can calcium supplementation make a difference? J Clin Endocrinol Metab. 1998;83:1056–8.
2. Al-Quattan MM, Manktelow RT, Bowen CV. Pregnancy- induced carpal tunnel syndrome requiring surgical release longer than 2 years after delivery. Obstet Gynecol. 1994;84:249–51.
3. Assmus H, Hashemi B. Die operative Behandlung des Karpaltunnelsyndroms in der Schwangerschaft. Nervenarzt. 2000;71:470–73.
4. Axt-Fliedner R, Schneider G, Seil R, Friedrich M, Mink D, Schmidt W. Transient bilateral osteoporosis of the hip in pregnancy. A case report and review of the literature. Gynecol Obstet Invest. 2001;51:138–40.

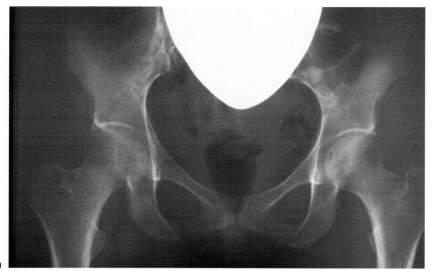

a

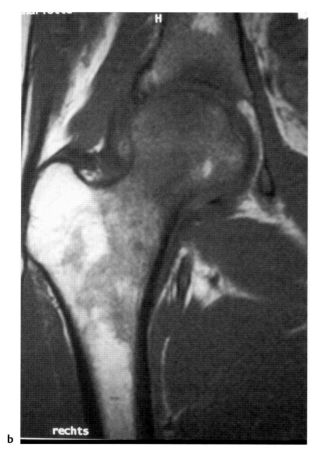

b

5. Berg G, Hammar M, Möller-Nielsen J, Thornblad J. Low back
   pain during pregnancy. Obstet Gynecol. 1998;71:71–5.
6. Bjorklund K, Nordstrom ML, Bergstrom S. Sonographic assessment of symphyseal joint distention during pregnancy
   and post partum with special reference to pelvic pain. Acta
   Obstet Gynecol Scand. 1999;78:125–30.

7. Chan YL, Lam WWM, Lau TK, Metreweli C, Chan DPN. Back
   pain in pregnancy – magnetic resonance imaging correlation. Clin Radiol. 2002; 57(12):1109–12.
8. Culligan P, Hill S, Heit M. Rupture of the symphysis pubis
   during vaginal delivery followed by two subsequent une-
   ventful pregnancies. Obstet Gynecol. 2002;5:1114–6.
9. Ekmann-Ordeberg G, Sälgeback S, Ordeberg G. Carpal tunnel syndrome in pregnancy. A prospective study. Acta Obstet Gynecol Scand. 1987;66:233–5.
10. Endressen EH. Pelvic pain and low back pain in pregnant
    women: An epidemiological study. Scand J Rheumatol.
    1995;24:135–41.
11. Friese K, Melchert F. Arzneimitteltherapie in der Frauen-
    heilkunde. Stuttgart: Wissenschaftliche Verlagsgesell-
    schaft; 2002.
12. Heckman JD, Sassard R. Current concepts review. Muscu-
    loskeletal Considerations in pregnancy. J Bone Joint Surg
    Am. 1994;76:1720–30.
13. Heiberg EE. Pelvic pain and low back pain in pregnant wo-
    men – an epidemiological study. Scand J Rheumatol.
    1995;24:135–41.
14. Kalkwarf KJ, Specker BL, Bianchi DC, Ranz J, Ho M. The effect
    of calcium supplementation on bone density during lacta-
    tion and after weaning. N Engl J Med. 1997;337:523–8.
15. Kleinebrecht J, Fränz J, Wiendorfer A. Arzneimittel in der
    Schwangerschaft und Stillzeit, 6. Aufl. Stuttgart: Wissen-
    schaftliche Verlagsgesellschaft. 2001;288 S.
16. Kristiansson P, Svardsudd K, Schoultz B. Serum relaxin,
    symphyseal pain, and back pain during pregnancy. Am J
    Obstet Gynecol. 1996;175:1342–47.
17. Lindner A, Schulte-Mattler W, Zierz S. Postpartales Nervus
    obturatorius-Syndrom: Fallbericht und Übersicht über die
    Nervenkompressionssyndrome während Schwangerschaft
    und Geburt. Zentralbl Gynakol. 1997;119:93–9.
18. Östgaard HC, Andersson GBJ. Prevalence of back pain in
    pregnancy. Spine. 1991;16:549–52.
19. Padua, L, Padua R, Bondi R, et al. Patient-oriented assess-
    ment of back pain in pregnancy. Eur Spine J.
    2002;11:272–5.
20. Rote Liste Service. Rote Liste Arzneimittelverzeichnis für
    Deutschland. Aulendorf: Editio Cantor; 2003.
21. Schaefer C, Spielmann H. Arzneiverordnung in Schwanger-
    schaft und Stillzeit, 6. Aufl. München, Jena: Urban & Fi-
    scher; 2001: 24–39, 326–35.
22. Schapira D, Braun MY, Gutierrez G, Nahir AM. Severe tran-
    sient osteoporosis of the hip during pregnancy. Successful
    treatment with intravenous biphosphonates. Clin Exp
    Rheumatol. 2003;21:107–10.

23. Schmailzl KJG, Hackelöer B-J. Schwangerschaft und Krankheit. Wechselwirkung, Therapie, Prognose. Berlin: Blackwell; 2002: 500–5.

24. Schoellner C, Szöke N, Siegburg K. Der schwangerschaftsassozierte Symphysenschaden aus orthopädischer Sicht- Untersuchungen zu Veränderungen an der Symphysis pubica in der Schwangerschaft, unter der Geburt und post partum. Z Orthop. 2001;139:458–62.

25. Scriven MW, Jones DA, McKnight L. Current concepts review. Musculoskeletal considerations in pregnancy. J Bone Joint Surg Am. 1995; 77:1465.

26. Seror P. Pregnancy-related carpal tunnel syndrom. J Hand Surg (Br). 1998; 23:98–101.

27. Seth S, Das B, Salhan S. Case report. A severe case of pubic symphysis diastasis in pregnancy. Eur J Obstet Gynecol Reprod Biol. 2003;106:230–2.

28. Shahtaheri SM, Aaron JE, Johnson DR, Purdie DW. Changes in trabecular bone architecture in women during pregnancy. Br J Obstet Gynaecol. 1999;106:432–8.

29. Snow RE, Neubert AG. Peripartum pubic symphysis separation: A case series and review of the literature. Obstet Gynecol Surv. 1997;52:438–43.

30. Sowers MF, Scholl T, Harris L, Jannausch M. Bone loss in adoloescent and adult pregnant women. Obstet Gynecol. 2000;96:189–93.

31. Weimer LH, Yin J, Lovelace E, Gooch CL. Serial studies of carpal tunnel syndrome.

28 Infektionen und Infektionskrankheiten

G. Neumann

Einführung

Bedeutung. Infektionskrankheiten haben auch in der modernen Geburtsmedizin als Morbiditäts- und Mortalitätsursachen große Bedeutung. Sie beeinträchtigen während der Schwangerschaft die Gesundheit der Schwangeren, führen zu pathologischen Schwangerschaftsverläufen und verursachen Erkrankungen des Embryos, des Feten und des Neugeborenen. Die Allgemeininfektion der Schwangeren kann sich unterschiedlich ausbreiten und zu verschiedenen klinischen Manifestationen führen.

Symptomatik. Die allgemeinen Symptome dieser Infektionen sind Fieber, Schüttelfrost, Rhinitis, Pharyngitis, Kopf- und Rückenschmerzen, abdominale Beschwerden sowie weitere uncharakteristische Entzündungszeichen. Zu den häufigsten Organerkrankungen in der Schwangerschaft zählen Infektionen der ableitenden Harnwege und vaginale Infektionen. Es werden aber auch Infektionen der Atemwegsorgane und des Gastrointestinaltrakts sowie andere systemische Infektionen beobachtet, die in den meisten Fällen jedoch nicht unmittelbar mit der Schwangerschaft assoziiert sind. Besonders gefährlich ist die septische Infektionsausbreitung mit den Erregern Enterobacteriaceae, Anaerobier, Enterokokken, Pseudomonaden, Staphylococcus aureus und anderen, die zum septischen Schock mit Multiorganversagen und letalem Ausgang führen können.

Schädigung des Kindes. Von entscheidender Bedeutung für die Möglichkeit der embryonalen oder fetalen Schädigung sind vor allem der Erregertyp, seine Virulenz, das Gestationsalter zurzeit der mütterlichen Infektion und die immunologische Kompetenz der Schwangeren. Bakterielle, virale und parasitäre Infektionen in der Frühschwangerschaft können Ursache für Aborte und Fehlbildungen sein. Im zweiten und dritten Trimenon der Schwangerschaft verursachen sie vorzeitige Wehen, einen vorzeitigen Blasensprung, Frühgeburtlichkeit, Chorioamnionitis, Wachstumsretardierung, intrauterinen Fruchttod sowie Erkrankungen des Neugeborenen. Ein großes medizinisches und sozioökonomisches Problem stellt der pränatal erworbene Hirnschaden dar, von dem vor allem sehr kleine Frühgeborene (<1500 g) betroffen sind. Insbesondere Schädigungen der weißen Hirnsubstanz (perinukleäre Leukomalazie) stehen in einem direkten Zusammenhang mit inflammatorischen Prozessen. So wies Leviton (1999) nach, dass sehr unreife Kinder (<32 Schwangerschaftswochen oder etwa 1500 g) bei anatomisch bestehender Chorioamnionitis

ein 2- bis 6fach erhöhtes Risiko für eine Hirnblutung und ein 1,7fach erhöhtes Risiko für eine perivaskuläre Leukomalazie tragen. Insgesamt betrachtet ergibt sich im Gefolge einer prä-, peri- und postpartalen Infektion eine Vielzahl von Schädigungsmöglichkeiten für den Embryo, den Feten und das Neugeborene. Die rechtzeitige Erkennung von Infektionen in der Schwangerschaft, das Einleiten einer wirksamen Therapie sowie die Vermeidung einer impfpräventablen Infektionskrankheit durch frühzeitige Impfung sind für die Frauenärztin und den Frauenarzt wichtige Aufgaben, die ein spezielles Wissen erfordern. Unter diesem Aspekt werden die wichtigsten Infektionen und Infektionskrankheiten in der Schwangerschaft mit ihren Symptomen sowie der adäquaten Diagnostik und Therapie in den nachfolgenden Abschnitten geschildert.

Bakterielle Infektionen

Die bakterielle vaginale Mikroflora stellt einen ätiologisch wichtigen Zusammenhang zum vorzeitigen Blasensprung, zur vorzeitigen Wehentätigkeit, zur Frühgeburt, zum Amnioninfektionssyndrom und zur kongenitalen Infektion Neugeborener dar. Das umfangreiche Erregerspektrum stammt aus der Resident- und Transientflora, die durch rektovaginale Kolonisation bzw. sexuelle Übertragung im Kompartiment der Vagina gebildet wird. Während die klassischen sexuell übertragbaren Erreger eine primäre Pathogenität aufweisen, kommt es bei den fakultativ pathogenen Mikroorganismen der Vaginalflora, insbesondere bei Störungen des vaginalen mikroökologischen Systems, zu einer genitalen Infektion. (Friese et al. 2003, Saling et al. 1997).

Keimaszension. Bakterielle Vaginalkeime – wie z. B. Streptokokken der Gruppe B, Mykoplasmen und Anaerobier – haben eine Aszensionsgenese, die zu gravierenden klinischen Manifestationen führen kann. Die Keimaszension vollzieht sich zunächst über Dezidua und Eihäute, bevor es zum Befall von Fruchtwasser und Fetus kommt. Dabei ist zu beachten, dass die Keime, auch ohne dass ein vorzeitiger Blasensprung stattgefunden hat, die verschiedenen Zellbarrieren überwinden und eine Infektion hervorrufen können. Charakteristisch für die bakterielle Aszension sind eine massive Aktivierung der Arachidonsäurekaskade mit der konsekutiven Freisetzung der Prostaglandine E_2 und $F_2\alpha$ sowie die direkte zytotoxische Wirkung von bakteriellen Mediatoren [z. B. Lipopolysaccharide (LPS) und liberierte bakterieller Zytokine]. Vor allem gramnegative Anaerobier sind in der Lage, größere Mengen an Phospholipase A_2 zu sezernieren und so direkt die Prostaglandin- und Leukotrienproduktion zu steigern. Andere gramnegative Bakterien setzen Endotoxine frei. Diese Lipopolysaccharide aktivieren die Epithelien von Amnion, Chorion und Dezidua oder sie interagieren mit Zellen des Immunsystems (Friese et al. 2003). Insgesamt gesehen stellen diese beschriebenen Mechanismen aber nur einen Teil eines wesentlich komplexeren Systems dar, das auch auf nichtinfektiösem Weg aktiviert werden kann. Des Weiteren kann unabhängig von der bakteriellen Aszension auch direkt bei der vaginalen Passage des Kindes unter der Geburt eine Neugeboreneninfektion entstehen. Die bakteriellen Genitalinfektionen stellen aufgrund der Häufigkeit, der Rezidivneigung sowie der begrenzten Möglichkeiten zu Prävention und Früherkennung noch immer ein großes Problem für die Perinatalmedizin dar.

■ Bakterielle Vaginose

Epidemiologie. Die bakterielle Vaginose gehört mit zu den am häufigsten vorkommenden Scheideninfektionen. Die Erfassung der Prävalenz dieser Erkrankung ist durch die Vielfalt der ständig variierenden disponierenden, ätiologischen und sozialen Faktoren sehr erschwert. Die Häufigkeit der bakteriellen Vaginose wird bei Frauen in der geschlechtsreifen Phase an einem unausgelesenen Patientengut mit etwa 5 % angegeben, demgegenüber lässt sich eine Häufigkeit in der Schwangerschaft von 10–20 % feststellen (Mc Gregor u. Frencli 2000).

Erregerbezeichnung. Für die bakterielle Vaginose ist ein Erreger im engeren Sinne nicht bekannt. Eine Vielzahl von Bakterienarten steht mit diesem Krankheitsbild in Zusammenhang. Unter Verdrängung der Laktobazillenflora kommt es zu einer Überwucherung der Standortflora, insbesondere mit anaeroben Bakterien, und zu einem verstärkten Vorliegen folgender spezifischer Erreger, von denen eine hohe Assoziation zur bakteriellen Vaginose bekannt ist:
➤ Bakterioides-melaninogenicus-Komplex,
➤ Fusobacterium ssp.,
➤ Gardnerella vaginalis,
➤ Mobiluncus ssp.,
➤ Mycoplasma hominis,
➤ Peptostreptocuccus ssp.,
➤ Streptococcus viridans.

Übertragung. Die sexuelle Übertragbarkeit der bakteriellen Vaginose ist nicht eindeutig geklärt. Es wird aber dennoch ein Zusammenhang mit den für sexuell übertragbare Erkrankungen typischen Risikomustern vermutet. Andererseits kann sich die bakterielle Vaginose aber auch begünstigt durch endogene Faktoren entwickeln. Mikroorganismen der bakteriellen Vaginose haben eine Aszensionsgenese, wodurch geburtsmedizinische Komplikationen entstehen.

Klinik. Die bakterielle Vaginose wird geprägt durch eine schwere Störung des vaginalen mikroökologischen Systems, wodurch es zu einer Verschiebung des Keimspektrums von den aeroben zu den anaeroben Mikroorga-

nismen in der Vagina kommt. Die Keimarten können bis um den Faktor 1000 gegenüber ihrem Auftreten in der Normalflora vermehrt sein. Die Tatsache, dass alle diese Keime auch bei der gesunden Frau gefunden werden, unterstützt die Auffassung, dass dieser Störung eher eine quantitative polymikrobielle Störung zugrunde liegt als eine Infektion im eigentlichen Sinn. Ein Symptom der bakteriellen Vaginose besteht in einem verstärkten Fluor vaginalis, der einen fischartigen Geruch aufweist. Die Patientinnen klagen über Juckreiz und Brennen in der Vagina, außerdem besteht eine Disposition zu Harnwegsinfektionen. Für die bakterielle Vaginose charakteristisch ist die Entstehung von aszendierenden Infektionen mit den Folgeerkrankungen von Uterus und Adnexen sowie eine Assoziation zu anderen Infektionen, etwa mit Chlamydien, Mykoplasmen, Trichomonaden und Gonokokken. In der Schwangerschaft führt die durch eine bakterielle Vaginose ausgelöste aszendierende Infektion zu Chorioamnionitis, vorzeitigem Blasensprung, Frühgeburt, Fieber unter der Geburt und postpartaler Endometritis. Frauen, bei denen eine Sectio caesarea durchgeführt wurde, sind infolge der bakteriellen Vaginose gleichfalls infektionsgefährdet. Die bakterielle Vaginose erhöht außerdem das Risiko für eine bakterielle Infektion des Feten.

Diagnostik. Die Diagnose einer bakteriellen Vaginose gilt als gesichert, wenn mindestens 3 der folgenden Befunde erhoben werden:
➤ homogener dünnflüssiger Fluor,
➤ pH-Wert von >4,5,
➤ mikroskopischer Nachweis von Clue Cells (Nachweis durch Methylenblaufärbung),
➤ positiver Amintest (nach Zugabe von KOH fischartiger Geruch des Vaginalsekrets).

Therapie. Zur Behandlung der bakteriellen Vaginose stehen mit Metronidazol und Clindamycin 2 hochwirksame Pharmaka zur Verfügung, die in der Schwangerschaft nach der 12. Woche oral appliziert werden können (Leitich et al. 2003). Alternativ kommt erst als Mittel der zweiten Wahl die topische intravaginale Behandlung infrage. Eine routinemäßige Mitbehandlung des Sexualpartners ist bei der bakteriellen Vaginose auch in der Schwangerschaft nicht indiziert.

Übersicht
Topische Therapie der bakteriellen Vaginose • 2 %ige Clindamycincreme intravaginal oder • 0,75 %iges Metronidazolgel über 5 Tage **Systemische Therapie der bakteriellen Vaginose** • Metronidazol, 2-mal 500 mg/Tag per os über 7 Tage oder • Clindamycin, 2-mal 300 mg/Tag per os über 7 Tage oder • Cefalexin, 4-mal 250 mg/Tag über 7 Tage

Applikationsform und Dauer der Behandlung hängen von der Schwere der Erkrankung ab. Bei der bakteriellen Vaginose besteht eine hohe Rezidivhäufigkeit.

Prävention. Zur Vermeidung von Frühgeburtlichkeit bereits im frühen Vorfeld stellt die von Saling inaugurierte pH-Wert-Selbstuntersuchung der Frau einen neuen Weg der Präventionsstrategie dar (Saling et al. 1997). Die pH-Wert-Messung erfolgt durch vaginale Einführung eines pH-Streifens im Bereich der hinteren Fornix. Die Messung darf nicht im oberen Vaginalbereich (Zervixnähe) erfolgen, da in diesem Bereich bereits alkalische Messwerte vorliegen. Bei einem vaginalen pH-Wert von >4,5 ist in >80 % der Fälle mit zusätzlichen Symptomen einer bakteriellen Vaginose zu rechnen. Entscheidend für den daraufhin einzuleitenden Therapieerfolg ist jedoch, dass die durch Eigenuntersuchung auffällig gewordene Schwangere auch zeitnah den betreuenden Arzt bzw. die Ärztin zur notwendig werdenden Weiterbehandlung aufsucht.

■ Lyme-Borreliose

Epidemiologie. Die Lyme-Borreliose ist eine in Europa am häufigsten durch Zecken (Ixodes ricinus) übertragene Infektionskrankheit. Die Prävalenz der Zeckendurchseuchung beträgt etwa 20 %. In Deutschland ist nach einem Zeckenstich bei 3–6 % der Betroffenen mit einer Infektion und zu 0,3–1,4 % mit einer manifesten Erkrankung zu rechnen. Zehn Prozent der Erwachsenen haben erhöhte Antikörpertiter als Zeichen einer durchgemachten Borrelieninfektion. Die Infektionsgefährdung in Deutschland ist flächendeckend (Friese et al. 2003).

Erregerbezeichnung. Borrelia burgdorferi umfasst 3 humanpathogene Spezies und gehört zur Familie der Spirochaetaceae.

Übertragung. Die Übertragung der Borrelien erfolgt durch den Stich einer infizierten Zecke (jede 10. Zecke ist Borrelienträger). Borrelien werden auch transplazentar übertragen. Zu Beginn der Schwangerschaft ist die Wahrscheinlichkeit einer maternofetalen Infektion höher als im weiteren Verlauf.

Klinik. Die Symptomatik der Lyme-Borreliose ist außerordentlich vielgestaltig und kann als Multisystemerkrankung bezeichnet werden (Scheffold et al. 2003). Die Definition des Manifestationsspektrums erfasst Erkrankungen der Haut, des zentralen und peripheren Nervensystems und der Gelenke, selten auch des Muskelbindegewebes sowie anderer Organe. Es werden eine frühe lokalisierte (Stadium I), eine disseminierte (Stadium II) und eine persistierende Infektion unterschieden (Friese et al. 2003). Mit der Lyme-Borrelien-Infektion sind in der Schwangerschaft besonders folgende Komplikationen assoziiert:
➤ Fruchttod,
➤ Hydrozephalus,
➤ kardiovaskuläre Fehlbildungen,
➤ intrauterine Wachstumsverzögerung,
➤ kortikale Blindheit,
➤ Gestosen.

Diagnostik. Die Lyme-Borreliose ist zunächst eine klinische Verdachtsdiagnose, die durch Anamnese und Labordiagnostik gestützt wird. Die Labordiagnostik umfasst:
➤ serologische Stufendiagnostik (ELISA = Enzyme-linked immunosorbent Assay; ein positiver Antikörpernachweis spricht nur im Zusammenhang mit den entsprechenden klinischen Befunden für eine Borreliose),
➤ Bestätigungstest (Immunoblot),
➤ Polymerasekettenreaktion.

Therapie. Eine antibiotische Therapie ist in der Frühphase in der Regel am erfolgreichsten. In der Schwangerschaft sind Tetrazykline und Amoxicillin kontraindiziert, sodass Makrolide und Cephalosporine der 3. Generation empfohlen werden. Die Empfehlung für die Therapiedauer variiert zwischen 2 Wochen (Erythema migrans) und 3–4 Wochen bei Spätmanifestation.

Prävention. Die Prävention der Lyme-Borrelien-Infektion besteht in der Expositionsprophylaxe, im schnellen Entfernen der Zecke, wobei die Zecke nicht zerdrückt werden darf, und in der Desinfektion der Hautstelle. Impfpräventionen stehen nicht zur Verfügung.

■ Brucellose (Morbus Bang)

Epidemiologie. Das Auftreten der Brucellose beim Menschen ist eng mit dem Vorkommen und der Verbreitung des Erregers bei Tieren, insbesondere bei landwirtschaftlichen Nutztieren, verbunden. Wirte der Erreger der Brucellosegruppen sind Ziege, Rind, Schwein, Schaf und Hund. Die deutschen Rinderbestände werden gegenwärtig als frei von Brucellien angesehen (Friese et al. 2003).

Erregerbezeichnung. Brucella spp., Brucella abortus, Brucella melitensis, Brucella suis; Familie: Brucellaceae.

Übertragung. Infizierte Nutztiere scheiden den Erreger mit Milch, Stuhl und Urin aus. Eine sehr hohe Erregerdichte wird in Plazentagewebe und in Lochien nachgewiesen. Bei engem Kontakt mit verseuchten Tieren und bei Verzehr von nichtpasteurisierten Milchprodukten oder Weichkäse kann es zu menschlichen Infektionen kommen (meist berufsbedingte Exposition).

Klinik. Beim Menschen kann eine Infektion mit undulierendem Fieber auftreten, die am schwersten bei Brucella melitensis und am leichtesten bei Brucella abortus verläuft. Bei der sehr seltenen Erkrankung in der Schwangerschaft können Aborte auftreten.

Diagnostik. Es erfolgen der Versuch der Erregeraufzucht aus Blut, Urin oder Bioptaten und ein serologischer Antikörpernachweis.

Therapie. Die Therapie erfolgt mit einer Langzeitapplikation von Doxicyclin und Rifampicin (6 Wochen). In der Schwangerschaft sind diese antibiotischen Substanzen aber kontraindiziert. Alternativen zur spezifischen Therapie sind bei schwangeren Frauen problematisch.

Prävention. Expositionsprophylaxe, insbesondere von beruflich gefährdeten Personen.

■ Campylobacterinfektion

Epidemiologie. Die Infektion mit Campylobacter spp. ist eine weltweit verbreitete Zoonose. Sie kann das ganze Jahr über auftreten, zeigt aber eine Häufung im Sommer. In Deutschland sind die Erreger nach Salmonella spp. die zweithäufigste Ursache einer Enteritis. Sie bedingen 2–10% aller infektiösen Enteritiden.

Erregerbezeichnung. In der Gruppe der gramnegativen Campylobacterstäbchenbakterien gibt es verschiedene Arten, von denen in der Schwangerschaft Campylobacter fetus eine besondere Bedeutung hat.

Übertragung. Die Erreger werden vor allem über rohes Fleisch auf den Menschen übertragen.

Klinik. Das Krankheitsspektrum reicht von der akuten Gastroenteritis und Kolitis über systemische Erkrankungen, wie Vaskulitiden, bis hin zu immunpathologischen Erkrankungen. Campylobacter fetus verursacht bei Schwangeren ein fieberhaftes Krankheitsbild mit Schocksymptomatik. Die Erreger werden in seltenen Fällen auch bei febrilen Aborten sowie intrauterinen puerperalen Infektionen nachgewiesen. Die Infektion kann zu Totgeburten, neonataler Sepsis und Meningoenzephalitis führen (Friese et al. 2003).

Diagnostik. Die Routinediagnostik besteht in der kulturellen Erregeranzucht. Mittels Polymerasekettenreaktion werden Campylobacterisolate typisiert. Der Nachweis spezifischer Antikörper gelingt erst nach Abklingen der akuten Symptomatik.

Therapie. Die wichtigsten Maßnahmen bei der Durchfallerkrankung bestehen in der Flüssigkeits- und in der Elektrolytsubstitution. Zur parenteralen Antibiotikatherapie werden als Mittel der Wahl Erythromycin oder Cephalosporine der 3. Generation empfohlen.

Prävention. Die Einhaltung allgemeiner hygienischer und lebensmittelhygienischer Maßnahmen ist von großer Bedeutung.

■ Chlamydieninfektion

Epidemiologie. Die Chlamydieninfektion gehört weltweit zu den häufigsten sexuell übertragbaren Krankheiten. In Deutschland wird mit einer jährlichen Inzidenz von 300 000 gerechnet. Insgesamt sind mehr als 1 Million Einwohner in Deutschland mit diesem Erreger infiziert. Die Prävalenz der zervikalen Chlamydieninfektion wird bei Frauen in der geschlechtsreifen Phase mit 3,8% und bei Schwangeren mit 2–4% angegeben. Spezialpraxen für sexuell übertragbare Erkrankungen, die insbesondere von Frauen mit einer hohen Promiskuität aufgesucht werden, verzeichnen eine Chlamydieninfektionshäufigkeit von bis zu 20% (Friese et al. 2003). Die höchste Prävalenz besteht zwischen dem 15. und dem 25. Lebensjahr.

Erregerbezeichnung. Chlamydia trachomatis (Serotypen D-K) ist ein obligat ATP-abhängiger Schleimhautparasit, der vorrangig den Urogenitaltrakt und das Auge besiedelt. Der Erreger ist auf die intrazelluläre Vermehrung in Wirtszellen und deren ATP-Synthese angewiesen.

Übertragung. Die Übertragung von Chlamydia trachomatis erfolgt durch sexuelle Kontakte sowie perinatal. Bei der genitalen Kontaktinfektion der Frau spielt die Zervix als Eintrittspforte, Keimreservoir und Infektionsquelle für die aszendierende Infektion eine zentrale Rolle. Die Transmissionsrate der Erreger von der infizierten Mutter perinatal auf das Neugeborene beträgt etwa 50%.

Klinik. Die Chlamydieninfektion verläuft überwiegend asymptomatisch. Hinweise auf die Infektion sind Dysurie, Kontakt- und Zwischenblutungen oder unklare Unterbauchschmerzen sowie eine mukopurulente Zervizitis. Die aszendierende Infektion führt zu Endometritis, Salpingitis, Pelveoperitonitis (Pelvic inflammatory Disease, PID) und zur Entstehung einer Perihepatitis. Folgeerkrankungen sind insbesondere die tubare Sterilität und die ektopische Gravidität. Aber auch Komplikationen im Bereich andere Organsysteme werden beobachtet. Die Chlamydieninfektion in der Schwangerschaft erhöht das Risiko eines vorzeitigen Blasensprungs, einer vorzeitigen Wehentätigkeit, einer Frühgeburt, einer Chorioamnionitis und einer Endometritis post partum. Aufgrund des perinatalen Risikos für Mutter und Kind ist das Screening auf Chlamydien in der Schwangerschaft ein fester Bestandteil der Mutterschaftsrichtlinien. Die Transmission von Chlamydia trachomatis auf das Neugeborene führt vorwiegend in der zweiten Lebenswoche zu einer eitrigen Konjunktivitis, die keine differenzialdiagnostische Unterscheidung gegenüber einer Konjunktivitis durch andere Erreger erlaubt. Außerdem können sich eine Pneumonie, eine Otitis media sowie eine Infektion des Nasopharynx entwickeln.

Diagnostik. Mit der Infektionsserologie (Antikörpernachweis) werden frische Infektionen meist nicht erfasst. Diese Methode ist als Screening-Verfahren in der Schwangerschaft nicht geeignet. Die molekularbiologische Diagnostik besteht in der Polymerasekettenreaktion (Spezifität: 98–100%, Sensitivität: 95–100%). Durch Inhibitoren im Untersuchungsmaterial können diese Verfahren gelegentlich auch falsch-negative Ergebnisse aufweisen. Die Polymerasekettenreaktionsdiagnostik ist aus dem Zellmaterial von Zervix und Morgenurin möglich. Die verfügbaren Testsysteme zum Antigennachweis weisen teilweise in bezug auf Sensitivität (60–80%) und Spezifität (97%) große Unterschiede auf.

Therapie. Voraussetzungen für eine erfolgreiche Behandlung von akuten oder chronischen Verlaufsformen der Chlamydieninfektion sind die ausreichend hohe Dosierung eines Antibiotikums und die ausreichend lange Therapiedauer (Weissenbacher 2003). In der Schwangerschaft sind die Doxicyclin- und die Chinolonapplikation kontraindiziert. Es werden zur Chlamydieninfektionsbehandlung bei schwangeren Frauen folgende Antibiotika empfohlen:
➤ Erythromycinethylsuccinat: 4-mal 0,5 g/Tag für 14 Tage (6 Wochen);
➤ Alternativen: Acitromycin, Claritromycin.

Die Beachtung der Partnertherapie ist notwendig.

Prävention. Die Präventionsmaßnahmen entsprechen den allgemeinen Grundsätzen der Verhütung sexuell übertragbarer Krankheiten (Information, Aufklärung, Expositionsprophylaxe). In der Schwangerschaft sind im Rahmen der Schwangerschaftsvorsorge Screening-Untersuchungen auf Chlamydien durchzuführen. Durch eine rechtzeitig eingeleitete Therapie der Schwangeren können Neugeboreneninfektionen verhindert werden.

> Die Credé-Augenprophylaxe mit 1%igem Silbernitrat ist zur Vermeidung einer chlamydienbedingten Neugeborenenkonjunktivitis nicht wirksam.

■ Infektion mit Clostridium perfringens (Gasbrand)

Epidemiologie. Die Gasbrandinfektion ist die schlimmste Wundinfektion, die allerdings in Deutschland nur noch selten beobachtet wird. Gasbranderreger sind weltweit verbreitet. Nach Angaben des Statistischen Bundesamtes erkranken in Deutschland jedes Jahr etwa 150 Menschen an Gasbrand, von denen etwa 30–50% versterben. Über die Anzahl nichtinvasiver clostridialer Infektionen liegen keine gesicherten Daten vor (Friese et al. 2003).

Erregerbezeichnung: Der hauptsächlichste Erreger der Gasbrandinfektion ist das anaerobe Stäbchenbakterium Clostridium perfringens. Weitere Subspezies sind, Clostridium novyi, Clostridium septicum und Clostridium histolyticum. Die Sporen der Erreger bilden Toxine und aggressive Enzyme.

Übertragung. Die Clostridien sind ubiquitär vorhanden und führen bei vielen offenen Verletzungen zu einer Wundkontamination. Bei gynäkologischen/geburtshilflichen Infektionen stammen die Erreger meist aus dem rektovaginalen Bereich. Sie können aber auch in seltenen Fällen von außen durch Schmierinfektionen eingebracht werden. Bei Vulvovaginalabstrichen, die z.B. nach der Geburt abgenommen werden, findet man zu 0,1–1% Clostridium perfringens. Die Bewertung der Pathogenese dieser Keime erfolgt dann klinisch. Die Clostridien können peripartal übertragen werden.

Klinik. Bei massivem Abbau von Zellmaterial entsteht Gas, das durch Verschieben der Gasblasen eine hörbare Krepitation ergibt. Die Patienten haben starke Schmerzen. Die Wunden sind infolge der Gasbildung prall gespannt und rötlich bis dunkel verfärbt. Weitere allgemeine Krankheitszeichen sind hohe Pulsfrequenz, Fieber von >38 °Celsius und Verwirrtsein/Delirium. Später kommt es zu intravasaler Hämolyse, Hypotonie und Nierenversagen bis hin zum Bild des septischen Schocks. In der Geburtshilfe kommt eine Gasbrandinfektion vor allem bei kriminellen septischen Aborten vor, bei denen meist keine ausreichende Antisepsis eingehalten wurde (Barret et al. 2002). Eine peripartale Übertragung aus dem Genitalbereich der Mutter auf das Neugeborene mit der Entstehung einer neonatalen Gasbrandinfektion ist möglich.

Diagnostik. Die klinische Diagnose ist zunächst durch einen schnellen Erregernachweis im mikroskopischen Präparat (Gram-Färbung) zu sichern. Eine kulturelle Erregeranzucht, ein Toxinnachweis sowie weitere Differenzierungsverfahren können die mikroskopische Diagnose erhärten.

Therapie. Die Therapie muss sehr schnell durchgeführt werden. Sie besteht in der chirurgischen Sanierung des Wundbereichs mit vollständiger Abtragung des nekrotischen, anaeroben Gewebes. Gegebenenfalls muss auch eine frühzeitige Entscheidung zur Hysterektomie getroffen werden. Zusätzlich werden Antibiotika appliziert. Die Effektivität der hyperbaren Sauerstofftherapie wird nicht einheitlich beurteilt. Trotz der intensivmedizinischen Maßnahmen ist die Prognose der Gasbrandinfektion auch heute noch sehr ungünstig.

Prävention. Adäquate Wundversorgung, Sterilisation des chirurgischen Instrumentariums, Vermeidung von Traumatisierungen.

■ Listerieninfektion

Epidemiologie. Listerien sind weltweit verbreitet und kommen ubiquitär in der Umwelt vor, vor allem bei Nutz- und Haustieren, Nagetieren und Vögeln. Da die Listerien sehr resistent gegenüber Umwelteinflüssen sind, können im Kot ausgeschiedene Keime auch auf Gemüse, im Wasser und im Erdreich überleben. Besonders gefährdet durch Listerien sind immunsupprimierte Personen, Schwangere und Neugeborene. Schwangere haben gegenüber der Normalbevölkerung ein 12fach höheres Risiko, eine Listeriose durchzumachen (Hof et al. 1997). Das Vorkommen von Listerioseerkrankungen in Deutschland ist wegen fehlender Daten nur schwer einzuschätzen. In den vergangenen Jahren wurden 30–40 konnatale Listerienfälle pro Jahr erfasst.

Erregerbezeichnung. Listeria monocytogenes ist ein grampositives, fakultativ anaerobes Stäbchenbakterium, das sehr umweltresistent ist.

Übertragung. Die Übertragung der Listerien auf den Menschen erfolgt durch:
➤ Verzehr von kontaminierten tierischen und pflanzlichen Lebensmitteln,
➤ Kontakt mit infizierten Tieren oder kontaminiertem Erdboden,
➤ transplazentare Übertragung während der Geburt,
➤ postnatale Übertragung durch Kontaktinfektion.

Klinik. Die Listerieninfektion führt in vielen Fällen nur zu einer lokalen Besiedlung des Intestinaltrakts. Bei immunkompetenten Menschen kommt es selten zu einer Infektion und noch seltener zu einer Erkrankung, die sehr häufig nur als leichte, uncharakteristische fieberhafte Reaktion verläuft. Das Krankheitsbild der Listeriose beim Erwachsenen ist durch schlechtes Allgemeinbefinden, Glieder- und Rückenschmerzen, intermittierende Fieberschübe und manchmal durch die Symptome einer Harnwegsinfektion gekennzeichnet. Eine Listerieninfektion in der Schwangerschaft kann zur intrauterinen Infektion der Frucht führen. Dabei sind 2 Infektionswege möglich: einerseits die hämatogene Infektion im Gefolge einer Bakteriämie der Mutter und andererseits die aszendierende Infektion in die Amnionhöhle, ausgehend von der Vagina. Symptome der Listerieninfektion bei der Schwangeren sind:
➤ Fieber,
➤ Schüttelfrost,
➤ Rhinitis,
➤ Pharyngitis,
➤ Kopf- und Rückenschmerzen,
➤ Bauchschmerzen,
➤ Appendizitis,
➤ Pyelonephritis.

Die Symptome der aszendierenden Infektion äußern sich in:
➤ Fieber,
➤ Metrorrhagien,
➤ zervikalem Fluor,
➤ vorzeitiger Wehentätigkeit.

Die Prognose für den Fetus und das Neugeborene hängt vom Zeitpunkt der Infektion ab. Je früher die Infektion abläuft, umso häufiger entstehen Aborte und ein intrauteriner Fruchttod. In vielen Fällen kommt es auch zur Frühgeburt. Bei der Listeriose des Neugeborenen sind 2 Formen zu unterscheiden:
➤ Die sofort bis 2 Tage nach der Geburt auftretende Frühform (Early Onset) zeigt das septische Krankheitsbild der Granulomatosis infantiseptica mit Atmungs- und Kreislaufstörungen, Sepsis und Meningitis. Die Prognose ist schlecht. Unbehandelt besteht eine hohe Mortalität.
➤ Bei der Spätform (Late Onset), deren Symptomatik erst nach 3–5 (–10) Tagen nach der Geburt beginnt,

steht die Meningoenzephalitis im Vordergrund. Die Prognose der Late-Onset-Form ist günstiger als die der Frühform.

Bei beiden Formen finden sich ein typisches papulöses Hautexanthem sowie granulomatöse Veränderungen, die auch an der Rachenhinterwand, auf den Tonsillen und auf der Plazentaoberfläche vorhanden sein können.

Diagnostik. Es erfolgt der Erregernachweis aus verschiedenen Materialien, wie
➤ Blut,
➤ Liquor,
➤ Eiter,
➤ Vaginalsekret,
➤ Lochien,
➤ Stuhl,
➤ Mekonium.

Als diagnostische Methode kommt die kulturelle Anzucht oder die Polymerasekettenreaktion infrage. Serologische Untersuchungen haben sich nicht bewährt.

Therapie. Zur Behandlung der Listeriose ist eine antibiotische Therapie hilfreich, obwohl in 30 % der Fälle mit einem Versagen der Antibiose gerechnet werden muss. Der Grund dafür besteht in dem Persistieren der Listerien in der Wirtszelle, in welcher die meisten Antibiotika nicht an die Erreger gelangen.

Übersicht

Antibiotikatherapie der Listeriose
• Amoxicillin plus Aminoglykosid (Therapiedauer: 14 Tage, besser 3 Wochen; intrazelluläre Vermehrung der Listerien; Beachtung von Kontraindikationen in der Schwangerschaft)
• Alternativen: Makrolide, Vancomycin

Prävention. Eine Impfung gegen Listerien steht nicht zur Verfügung. Wichtig ist die Einhaltung von lebensmittelhygienischen Maßnahmen (Hof et al. 1997). Schwangere sollten keinen Rohmilchkäse essen und bei Käse mit Rinde dieselbe vor dem Verzehr entfernen. Fleisch- und Fischgerichte sollten gründlich durchgart, Rohmilch abgekocht werden. Auf den Konsum von rohen Eiern und Rohgemüse ist zu verzichten.

■ Mykoplasmeninfektion

Epidemiologie. Mykoplasmen sind weltweit verbreitet. 40 bis 80 % der Frauen und 5–20 % der Männer im sexuell aktiven Alter sind im unteren Genitaltrakt asymptomatisch besiedelt, jeweils abhängig vom Alter, vom sozioökonomischen Status und von der Häufigkeit des Sexualverkehrs (Friese et al. 2003).

Erregerbezeichnung. Im menschlichen Genitaltrakt werden 3 Arten von Mykoplasmen gefunden, die zur Familie Mycoplasmataceae gehören:

➤ Mycoplasma hominis,
➤ Ureaplasma urealyticum,
➤ Mycoplasma genitalium.

Die gramnegativen Mykoplasmen sind zellkernlose Bakterien, die auf das Vorhandensein eines Wirtsorganismus angewiesen sind, auf dessen Oberfläche sie als extrazelluläre Parasiten leben können.

Übertragung. Mykoplasmeninfektionen gehören zu den sexuell übertragbaren Erkrankungen. Ihre Nachweisrate korreliert mit der Zahl der Sexualpartner. Reservoir ist der untere Genitaltrakt, von dem aus aszendierende Infektionen entstehen können. Außerdem ist eine Übertragung auf das Kind während der Geburt möglich.

Klinik. Mykoplasmeninfektionen verlaufen oft asymptomatisch. Die Erreger werden häufig bei Störungen des Vaginalmilieus gefunden, insbesondere im Zusammenhang mit der bakteriellen Vaginose. Ausgehend vom Keimreservoir der Frau (Vagina, Zervix und Urethra) können Mykoplasmen folgende urogenitale Krankheitsbilder verursachen:
➤ nichtgonorrhoische Urethritis,
➤ Zystitis/Pyelonephritis,
➤ Zervizitis,
➤ Salpingitis,
➤ Adnexitis/Pelvic inflammatory Disease (PID).

In der Schwangerschaft führt die Mykoplasmeninfektion zur Chorioamnionitis. Außerdem wird ein Kausalzusammenhang zum vorzeitigen Blasensprung, zur vorzeitigen Wehentätigkeit und zur Frühgeburtlichkeit vermutet. Bei Fieber nach Abort oder Entbindung werden auch Mycoplasma hominis und Ureaplasma urealyticum gefunden. Als Folge der Mykoplasmeninfektion beim Neugeborenen treten gelegentlich Pneumonien, Meningitis sowie Hautinfektionen auf.

Diagnostik. Die Diagnose kann durch den kulturellen Nachweis auf Spezialnährböden (typische spiegelförmige Kolonien) oder besonders bei Mycoplasma genitalium durch den Einsatz einer spezifischen NAT (Nukleinsäure Amplifikationstechniken) erfolgen. Serologische Methoden zum Antikörpernachweis werden nicht routinemäßig eingesetzt.

Therapie. Am wirksamsten gegen alle Mykoplasmenarten sind Tetrazykline, gegen deren Anwendung in der Schwangerschaft aber eine Kontraindikation besteht. Für schwangere Frauen werden als Alternative Makrolide empfohlen. Die Partnerbehandlung sollte in jedem Fall angestrebt werden.

▌ Übersicht ▐

Antibiotikaapplikationen bei Mykoplasmeninfektion
- Mycoplasma hominis: 3-mal 600 mg Clindamycin/Tag über 7–14 Tage
- Ureaplasma urealyticum: 4-mal 500 mg Erythromycin/Tag über 7–14 Tage

---

Prävention. Expositionsprophylaxe.

■ Salmonelleninfektion

Epidemiologie. Salmonellosen sind sporadisch oder als Epidemie weltweit verbreitet. Klinisch und mikrobiologisch ist die Unterscheidung zwischen den Krankheitsbildern Typhus, Paratyphus und der so genannten Enteritis salmonellosae wichtig. Salmonellen stellen die häufigsten Erreger der Enteritis infectiosa dar, einer lebensmittelbedingten Erkrankung, die infolge der perinatalen Infektion auch zu einer Gefährdung des Feten führen kann (Marre et al. 2000).

Erregerbezeichnung. Die Gattung Salmonella gehört zur Familie der Enterobacteriaceae. Das Erregerspektrum zeichnet sich durch einen großen Artenreichtum aus. Wichtige Erreger der Salmonellosen sind:
➤ Salmonella typhi,
➤ Salmonella paratyphi A, B, C,
➤ Salmonella enteritidis,
➤ Salmonella typhi murium.

Übertragung. Die Infektionsübertragung erfolgt in der Regel durch den Verzehr infizierter oder kontaminierter Lebensmittel. Eine fäkal-orale Übertragung von Mensch zu Mensch ist möglich. Die Salmonellen können bei der Geburt oder in der Neugeborenenphase von der Mutter auf das Kind übertragen werden, wenn die Mutter Salmonellendauerausscheiderin ist. Eine Salmonellenübertragung bei der Unterwassergeburt ist beschrieben. Auch beim Stillen ist durch den Mutter-Kind-Kontakt eine Erregertransmission zu befürchten.

Klinik. Der klassische Verlauf der akuten Salmonelleninfektion äußert sich in Form einer Enteritis mit Fieber, Kreislaufbeschwerden, Übelkeit, Erbrechen, Durchfall und Elektrolytverschiebung. Die Salmonellenerkankung kann in der Schwangerschaft schwerer verlaufen als außerhalb derselben. Es besteht wahrscheinlich durch die febrile toxische Komponente der Erkrankung ein Zusammenhang zu Aborten, Früh- oder Totgeburten.

Diagnostik. Der kulturelle Erregernachweis und die biochemische Identifizierung des Erregers sind die Methoden der Wahl. Der Antikörpernachweis spielt wegen geringer Sensitivität und Spezifität nur eine untergeordnete Rolle.

Therapie. Vorrangiges Ziel der Salmonellenenteritistherapie ist die Rehydratation der Patienten mittels Flüssigkeits- und Elektrolytzufuhr. Antibiotika kommen nur in Ausnahmefällen zum Einsatz. Bei der Behandlung von Dauerausscheidern sollte neben der antibiotischen Therapie außerhalb der Schwangerschaft auch die chirurgische Sanierung von eventuell vorhandenen Gallenblasen- und Nierensteinen Beachtung finden. Chinolone sind in der Schwangerschaft kontraindiziert. Als Alternative wird folgende Antibiose empfohlen: Ceftriaxon, 2 g/Tag über 14 Tage. Eine Resistenzbestimmung des Erregers ist erforderlich.

Prävention. Es erfolgen individuelle prophylaktische Maßnahmen:

➤ kein Verzehr von Speisen mit rohen Eiern,
➤ infizierte Frauen und Mütter müssen in besonderem Maße auf die Körperhygiene achten,
➤ für Salmonellendauerausscheiderinnen besteht ein Stillverbot.

■ Infektion mit Streptokokken der Gruppe A

Epidemiologie. Die Streptokokken der Gruppe A sind weit verbreitet. Sie bewirken ein großes Spektrum von Erkrankungen, die in der Geburtshilfe insbesondere durch fieberhafte und septische Verläufe von Bedeutung sind. Streptokokken der Gruppe A verursachen das früher so gefürchtete Kindbettfieber. Insgesamt 0,2–1,0 Todesfälle pro 100 000 Geburten werden auch heute noch durch eine A-Streptokokken-bedingte Puerperalsepsis hervorgerufen (Friese et al. 2003). Selten kommt es zu invasiven, lebensbedrohlichen Infektionen, wie nekrotisierende Fasziitis, und zum streptokokkenbedingten toxischen Schocksyndrom (STSS).

Erregerbezeichnung. Hämolysierende Streptokokken der Gruppe A sind grampositive Kettenkokken, die extra- und intrazellulär vorliegen. Sie bilden Toxine und zeigen eine ausgesprochene Tendenz zur Ausbreitung im Gewebe.

Übertragung. Die Übertragung der Streptokokken der Gruppe A erfolgt durch direkten Kontakt mit infizierten wie auch asymptomatischen Keimträgern (Mutter, Krankenhauspersonal, Begleitpersonen). Bei einer rektovaginalen oder zervikalen A-Streptokokken-Kolonisation besteht sub partu das Risiko der vertikalen Transmission.

Klinik. Die A-Streptokokken-Infektion weist ein breites Erkrankungsspektrum auf, das sich in nichtinvasive und invasive Infektionen unterteilt. Zu den nichtinvasiven Infektionen gehören:
➤ Tonsillitis,
➤ Pharyngitis,
➤ Otitis media,
➤ Sinusitis,
➤ Scharlach.

Die invasiven Infektionen in der Geburtshilfe sind hauptsächlich gekennzeichnet durch:
➤ Endometritis,
➤ Puerperalfieber,
➤ Infektionen chirurgischer Wunden,
➤ Peritonitis,
➤ Puerperalsepsis (Letalität: 20–30 %),
➤ Neugeboreneninfektion.

Die invasive Streptokokkeninfektion kann auch in ein toxisches Schocksyndrom übergehen, das in seiner Verlaufsform dem durch Staphylococcus aureus hervorgerufenem toxischen Schocksyndrom entspricht (siehe unten, „Toxisches Schocksyndrom").

Diagnostik. Die Diagnostik erfolgt durch kulturelle Erregeranzucht, serologische Differenzierung und CRP-(C-reaktives Protein)Bestimmung. Bei der kulturellen Untersuchung ist auf Folgendes zu achten:
➤ Materialgewinnung mittels Abstrichtupfer,
➤ Verwendung von Transportmedien, z. B. Port-A-Cult,
➤ Kultivierung auf Blutagarplatten unter aeroben und anaeroben Bedingungen.

Beim Nachweis von hämolysierenden Streptokokken ist die serologische Differenzierung der angezüchteten Streptokokken durchzuführen.

Therapie. Bei einem A-Streptokokken-Nachweis auch ohne jegliche klinische Symptomatik wird als Mittel der Wahl die Antibiotikabehandlung mit Penicillin durchgeführt (Dosierungsbeispiel: Ampicillin, 3-mal 2 g intravenös über 10 Tage; alternativ: Cephalosporine, Makrolide).

Prävention. Wegen der weiten Verbreitung der Streptokokken der Gruppe A sind den Möglichkeiten der Prävention enge Grenzen gesetzt. Eine Schutzimpfung existiert nicht. In der Geburtshilfe ist es besonders wichtig, die im Rahmen der Hygieneverordnung festgelegten Maßnahmen des antimikrobiellen Systems konsequent durchzuführen.

■ Infektion mit Streptokokken der Gruppe B

Epidemiologie. Etwa 10–15 % aller jungen Frauen weisen eine vaginale Streptokokkenkolonisation auf. Bei etwa einem Drittel der Trägerinnen ist die Besiedlung des Urogenitaltrakts während der gesamten Schwangerschaft nachzuweisen, bei den anderen zwei Dritteln scheint die Kolonisierung vorübergehend oder intermittierend zu sein. Abhängig vom Ausmaß der mütterlichen Kolonisierung werden etwa 50–60 % der Neugeborenen ebenfalls mit Streptokokken der Gruppe B kolonisiert. Bei Vorhandensein verschiedener Risikofaktoren kann sich aus dieser Kolonisierung beim Neugeborenen die konnatale Infektion des Early-Onset-Typs entwickeln. Das Erkrankungsrisiko liegt bei 1–2 %. Die Häufigkeit der postpartalen B-Streptokokken-Infektion vom Late-Onset-Typs ist seltener und wird auf 0,5 % geschätzt (Martius et al. 2000).

Erregerbezeichnung. Streptokokken der Gruppe B sind grampositive Kokken, bei denen 4 verschiedene Serotypen und Subtypen unterschieden werden. Sie können Exotoxine und Enzyme bilden.

Übertragung. Das Neugeborene infiziert sich beim Durchtritt durch den Geburtskanal der mit Streptokokken besiedelten Mutter, aber auch prä- und antepartal, teilweise bei noch erhaltener Fruchtblase. Die postpartale Infektion ist als nosokomiale Infektion zu bewerten. Infektionen mit Streptokokken der Gruppe B der Erwachsenen sind häufig auch Kontaktschmierinfektionen.

Klinik. Das klinische Spektrum der B-Streptokokken-Infektion ist bei Erwachsenen sehr variabel. Es umfasst Harnwegsinfektionen, Septikämien, Pneumonien, Meningitis, Arthritis, Otitis media und andere Krankheiten. Die Streptokokkeninfektion in der Schwangerschaft geht häufig mit einer vorzeitigen Wehentätigkeit einher und führt zu septischen Aborten, zum Amnioninfektionssyndrom sowie zur transitorischen asymptomatischen Bakteriämie. Nach der Geburt bilden die B-Streptokokken-Infektionen einen Zusammenhang zu Sepsis, Puerperalinfektion, Endometritis und Harnwegsinfektionen. Die B-Streptokokken-Infektion des Neugeborenen ist abhängig von verschiedenen Risikofaktoren (Martius et al. 2000):

➤ hohe Keimdichte von Streptokokken der Gruppe B im Urogenitaltrakt der Mutter zum Zeitpunkt der Entbindung,
➤ Dauer zwischen Blasensprung und Entbindung von >18 Stunden,
➤ Fieber unter der Geburt von >38 °Celsius,
➤ Frühgeburt vor vollendeter 37. Schwangerschaftswoche,
➤ Bakteriurie mit Streptokokken der Gruppe B während der Schwangerschaft,
➤ Zustand nach Geburt eines an einer Infektion mit Streptokokken der Gruppe B erkrankten Neugeborenen.

Die Erkrankung der Neugeborenen verläuft meist sehr schwer. Man unterscheidet 2 Verlaufsformen: die frühe Form (Early Onset) und die späte Form (Late Onset):

➤ Die Frühform beginnt vorwiegend am ersten Lebenstag bis 5 Tage danach. Es treten Zeichen einer Sepsis mit Atemnotsyndrom und Schock auf. Es besteht eine Meningitis und seltener eine Pneumonie. Der Verlauf dieser Frühform ist meistens foudroyant. Die Mortalität liegt bei 50–60%.
➤ Die späte Form (Late Onset) beginnt zwischen der ersten Lebenswoche und dem 3. Lebensmonat. Als Krankheitserscheinung manifestiert sich meist eine Meningitis mit relativ guter Prognose.

Diagnose. Der Schwerpunkt der Labordiagnostik liegt in der kulturellen Erregeranzucht und der anschließenden serologischen Gruppenbestimmung. Als Untersuchungsmaterial kommen infrage:

➤ Blut,
➤ Liquor,
➤ Eiter,
➤ Vaginalabstrich,
➤ Zervixabstrich,
➤ Analabstrich.

Ein einmaliger Abstrich während der Schwangerschaft ist nur von begrenzter Aussagekraft für den Zustand während der Geburt. Die Schwangere wird zwischen der 35. und der 37. Schwangerschaftswoche auf Streptokokken der Gruppe B untersucht. Durch Abstriche von Anorektum und Introitus vaginae kann bereits zu diesem Zeitpunkt mit hinreichender Sicherheit eine Aussage über den vermutlichen Kolonisierungsstatus mit Streptokokken der Gruppe B am errechneten Termin getroffen werden.

Therapie. Die Streptokokken sind empfindlich gegen alle β-Laktam-Antibiotika. Zur antibiotischen Behandlung von B-Streptokokken-Infektionen haben sich auch bei schwangeren Frauen Penicillin und Ampicillin durchgesetzt. Zur Prophylaxe der Neugeborenensepsis werden 2 Vorgehensweisen empfohlen (Tabelle 28.**1**).

Prävention. Liegt das Ergebnis der B-Streptokokken-Kultur zum Zeitpunkt der Geburt nicht vor, so wird die antibiotische Prophylaxe empfohlen, wenn folgende Risikofaktoren bestehen:

➤ drohende Frühgeburt vor vollendeter 37. Schwangerschaftswoche,
➤ Blasensprung vor ≥18 Stunden,
➤ mütterliche Temperatur von ≥38 °Celsius.

Die prophylaktische Gabe von Antibiotika noch vor Beginn der Wehentätigkeit und/oder vor einem Blasensprung bei Schwangeren mit einer Besiedlung mit Streptokokken der Gruppe B hat sich als nicht effektiv erwiesen, da bis zu 70% der behandelten Frauen zum Zeitpunkt der Geburt wieder eine Kolonisation mit Streptokokken der Gruppe B aufweisen.

■ Toxoplasmose

Epidemiologie. Die Toxoplasmose ist eine weltweit verbreitete Zoonose. In tropischen Ländern können sich Oozyten sehr lange in der Umwelt halten, und auch wegen schlechter sanitärer Verhältnisse ist die Durchseuchung deutlich höher als in Europa. Der Durchseuchungsgrad für eine Toxoplasmose in Deutschland wird mit etwa 26–54% angegeben (Friese u. Hlobil 1998, Groß et al. 2001). Sie ist abhängig vom Lebensalter der Frau. Die Toxoplasmose gilt als eine der häufigsten pränatalen Infektionen, die durch ein generelles Screening-Verfahren aller Schwangeren, das gegenwärtig aber in den Mutterschaftsrichtlinien nicht verankert ist, zu verhindern wäre. Kinder von antikörperpositiven Schwangeren sind nicht gefährdet, da eine Reaktivierung der Erkrankung für die Schwangerschaft bzw. für eine fetale Gefährdung keine Rolle spielt.

Erregerbezeichnung. Der Erreger Toxoplasma gondii gehört zu den Sporozoen. Er tritt beim Menschen in 2 Formen auf: als Trophozoid und als Pseudozyste. Der Wirt für dieses Protozoon ist die Katze. Die geschlechtliche Vermehrung erfolgt im Katzendarm. Nur erstmalig infizierte Katzen sind Oozytenausscheider (0,5–2% der meist jungen Katzen). Zwischenwirte sind der Mensch, Säugetiere und Vögel. Die ungeschlechtliche Vermehrung von Toxoplasma gondii wird durch die Immunantwort gestoppt. Es bilden sich Zysten, die lebenslang persistieren und deshalb bei Schlachttieren eine wichtige Infektionsquelle für den Menschen darstellen können.

Übertragung. Hauptübertragungswege für Toxoplasma gondii sind:

➤ Kontakt mit Katzenkot,
➤ Verzehr von rohem Fleisch,

Tabelle 28.**1** Intrapartale Chemoprophylaxe zur Vermeidung einer Neugeborenensepsis durch Streptokokken der Gruppe B (GBS) – Kombination aus präpartalem GBS-Screening und der Berücksichtigung von Risikofaktoren (Martius et al. 2000)

Klinische Situation		Empfehlungen
Risikofaktoren: Zustand nach Geburt eines Kindes mit GBS-Infektion • GBS-Bakteriurie während dieser Schwangerschaft • drohende Frühgeburt (<37 vollendete Wochen) • mütterliches Fieber von ≥38 °Celsius unter der Geburt • Blasensprungs vor ≥18 Stunden	→	intrapartale Chemoprophylaxe, z. B. mit Penicillin G intravenös, einmalig 5 Millionen E alle 4 Stunden bis zur Entbindung, oder Ampicillin intravenös, einmalig 2 g und anschließend 1 g alle 4 Stunden
<div align="center">keine Risikofaktoren ↓</div>		
GBS-Screening zwischen der 35. und der 36. Schwangerschaftswoche durch Abstriche von Anorektum und Introitus vaginae	GBS-Nachweis positiv →	intrapartale Chemoprophylaxe empfohlen, z. B. mit Penicillin G intravenös, einmalig 5 Millionen E alle 4 Stunden bis zur Entbindung, oder Ampicillin intravenös, einmalig 2 g und anschließend 1 g alle 4 Stunden
	GBS -Nachweis negativ oder Status unbekannt →	keine Prophylaxe

Vorgehen beim Neugeborenen

• Neugeborene, deren Mütter nicht mindestens 2 Dosen der Antibiotikaprophylaxe bekommen haben, sollen für 72 Stunden engmaschig klinisch überwacht werden.
• Eine empirische antibiotische Therapie bei klinisch unauffälligen Neugeborenen mit einem Gestationsalter von >32 Wochen kann entfallen, wenn mindestens 2 Dosen der Antibiotikaprophylaxe der Mutter gegeben wurden.
• Blutbild und die Konzentration des C-reaktiven Proteins sind für eine Infektion des unauffälligen Neugeborenen nicht prädiktiv.

➤ „Handling" von rohem Fleisch bei der Speisenzubereitung,
➤ Hand-Mund-Übertragung von Zysten,
➤ transplazentarer Übertritt auf den Feten bei akuter Toxoplasmose in der Schwangerschaft.

Klinik. Die Mehrzahl der Toxoplasmosen verläuft asymptomatisch und führt nicht zur Erkrankung. Symptome bei immunkompetenten Personen sind:
➤ zervikale Lymphknotenschwellung und Lymphadenitis,
➤ uncharakteristisches Fieber,
➤ Gliederschmerzen,
➤ grippeähnliche Symptome.

Übersicht

Reaktivierung einer latenten Toxoplasmose bei Immunsuppression
• Schwere zelluläre Immundefekte können zur Reaktivierung einer latenten Toxoplasmose führen.
• Bei immunsupprimierten Patienten (z. B. mit HIV-Infektion) kommt es durch die opportunistische Toxoplasmose zur generalisierten Enzephalitis.
• Bei Transplantationspatienten werden generalisierte septikämische Krankheitsbilder beobachtet.
• Die klinisch apparente Primärtoxoplasmose der immunsupprimierten Patienten ist durch eine hohe Letalität gekennzeichnet.

Während der Schwangerschaft kommt es zu einem transplazentaren Übergang der Trophozoiten. Dieser Vorgang kann einen längeren Zeitraum von etwa 4 Wochen in Anspruch nehmen, sodass erst danach der Erreger im Fruchtwasser nachweisbar wird. Infiziert sich eine Frau in der Schwangerschaft erstmalig mit Toxoplasma gondii, so sind der Zeitpunkt der Infektion, die Infektionsdosis, die immunologische Kompetenz und die mütterliche Antikörperübertragung von ausschlaggebender Bedeutung. Mit fortschreitender Schwangerschaft steigt die Wahrscheinlichkeit einer fetalen Infektion. Dagegen nimmt das Schädigungsrisiko des Kindes gleichzeitig ab. Die Prognose pränatal infizierter Kinder ist umso besser, je später sich die Mutter im Verlauf der Schwangerschaft infiziert hat. Unabhängig vom Schwangerschaftsalter ist die Toxoplasmose zu jeder Zeit ernst zu nehmen. Die unterschiedlichen Manifestationen der pränatalen Toxoplasmose sind in Tabelle 28.**2** zusammengestellt. Am häufigsten erfolgt die Geburt von subklinisch infizierten Kindern, die erst später, in den ersten Lebensjahrzehnten, Toxoplasmosespätmanifestationen aufweisen. Die wichtigsten Spätmanifestationen im Kindesalter bzw. in der Adoleszenz sind:
➤ Chorioretinitis,
➤ postenzephalitische Symptome:
  – Epilepsie,
  – mentale Retardierung,
  – Zerebralparese,
  – Hydrozephalus.

Tabelle 28.2   Manifestationen der Toxoplasmose bei pränataler Infektion (Groß et al. 2001)

Erstes Trimenon	Abort
Zweites/ drittes Trimenon	unterschiedliche Manifestationen: • retinochorioiditische Narben, Hydrozephalus, intrazerebrale Verkalkungen, postenzephalitische Schäden (1%) • Fieber, Splenomegalie, Hepatomegalie, Lympadenitis, Anämie, Ikterus, Retinochorioiditis (10%) • symptomloser Verlauf, es können sich aber in Monaten und Jahren Spätmanifestationen entwickeln (90%)

Tabelle 28.3   Toxoplasmose und Schwangerschaft (bei Erstuntersuchung in der Schwangerschaft Toxoplasmose-Screening); erste Stufe der Diagnostik: Immunglobulin-G-Antikörper-Nachweis)

Bewertung	Konsequenz
Immunglobulin-G-Antikörper-Nachweis negativ: keine Immunität, keine Infektion	• Testkontrolle nach 8–12 Wochen (erster Termin: 6.–8. Schwangerschaftswoche, zweiter Termin: 18.–20. Schwangerschaftswoche, 3. Termin: 28.–32. Schwangerschaftswoche)
Immunglobulin-G-Antikörper-Nachweis positiv: aktive oder inaktive Toxoplasmose	• Immunglobulin-M-Antikörper-Testung

Tabelle 28.4   Toxoplasmose und Schwangerschaft; zweite Stufe der Diagnostik: Immunglobulin-M-Antikörper-Test

Bewertung	Konsequenz
Immunglobulin-M-Antikörper-Nachweis negativ: inaktive/latente Toxoplasmose	• keine weitere Untersuchung notwendig
Immunglobulin-M-Antikörper-Nachweis positiv: aktive oder rückläufige persistierende Infektion (zu 90% Persistenz über 1–3 Jahre)	• Kontrolle nach 2 Wochen (bei hohem Titer akute Infektion möglich), Aviditätsmessung

Tabelle 28.5   Toxoplasmose und Schwangerschaft; dritte Stufe der Diagnostik: Aviditätsmessung zur Bestimmung des Infektionszeitraums und Interpretation der Aviditätsmessung

Avidität	Bewertung	Konsequenz
Index <0,09	Immunglobulin G mit niedriger Avidität	• Es liegt möglicherweise eine frische Toxoplasmose vor.
Index >0,2	Immunglobulin G mit hoher Avidität	• Eine frische Infektion in den vergangenen 4 Monaten kann ausgeschlossen werden.

Diagnostik. Für die Diagnostik einer Toxoplasmose sind auch in der Schwangerschaft serologische Antikörperbestimmungen von besonderer Bedeutung. Mit dem Antikörpernachweis lassen sich hauptsächlich folgende praxisrelevante Fragen beantworten (Friese u. Hlobil 1998):

➤ Besteht eine Immunität (liegt also eine latente Infektion vor)?
➤ Besteht eine akute oder plötzlich durchgemacht Infektion (ohne dass Vorbefunde bekannt sind)?
➤ Liegt bei einer Kontrolluntersuchung einer primär antikörpernegativen Frau eine Serokonversion vor?

Die **serologischen Untersuchungen** erfolgen so früh wie möglich bereits im ersten Trimenon der Schwangerschaft nach einem Stufenkonzept. In der ersten Stufe wird ein Suchtest auf bestehende Immunglobulin-G-Antikörper durchgeführt. Wenn keine Immunglobulin-G-Antikörper im Schwangerenserum nachweisbar sind, erfolgen weitere Untersuchungen im Abstand von 8–12 Wochen. Ist der Immunglobulin-G-Antikörper-Nachweis positiv, wird stufenweise abgeklärt, ob eine frische Infektion vorliegt. Dazu wird in einer weiteren Stufe ein Immunglobulin-M-Antikörper-Nachweis (ELISA) vorgenommen. Fällt dieser Test negativ aus, sind weitere Untersuchungen nicht notwendig. Es liegt in diesem Fall eine inaktivierte, bereits durchgemachte Toxoplasmose vor. Es besteht eine Immunität und damit kein Risiko für eine fetale Toxoplasmosegefährdung. Werden Immunglobulin-M-Antikörper festgestellt, so folgt in einem weiteren Schritt ein hochsensitiver Bestätigungstest (Enzyme-linked fluorescent Assay, ELFA). Ergibt dieser Test ein negatives Ergebnis, ist von einer durchgemachten Infektion auszugehen. Bestätigt der ELFA das Ergebnis, so bedeutet dies zunächst nicht, dass eine Gefahr für das ungeborene Kind besteht, da Immunglobulin-M-Antikörper noch Jahre nach einer Erstinfektion persistieren können. Unter Einbezug der spezifischen Immunglobulin-G-Aviditätsbestimmung kann der Infektionszeitpunkt präzisiert werden, da die Avidität im Laufe der Zeit nach und nach ansteigt. Bei einem Aviditätsindex von $\geq 0,2$ kann eine frische Infektion von unter 4 Monaten ausgeschlossen werden. Das Ergebnis sollte in einer zweiten Probeentnahme nach 14–21 Tagen bestätigt werden. Bei einem Index von $<0,09$ kann eine frische Infektion von <4 Monaten nicht ausgeschlossen werden. Es ist bei der Durchführung dieser Untersuchung auch in jedem Fall das Schwangerschaftsalter zur Interpretation des serologischen Ergebnisses zu berücksichtigen. Die einzelnen Schritte des diagnostischen Toxoplasmosestufenkonzepts sind in den Tabellen 28.3 bis 28.5 zusammengestellt.

Pränatale Toxoplasmosediagnostik. Für die pränatale Diagnostik stehen in erster Linie die Polymerasekettenreaktionsbefunde aus dem Fruchtwasser und die sonographische Feindiagnostik (Degum II/III) zur Verfügung. Vor Durchführung der Fruchtwasserpolymerasekettenreaktionsdiagnostik müssen folgende Bedingungen erfüllt sein:

➤ Die Infektion der Mutter sollte älter als 4 Wochen sein (erkennbar an der serologischen Befundkonstellation), weil bei einer zu frühen Punktion der Erreger möglicherweise das Fruchtwasser noch gar nicht erreicht hat, und somit die Gefahr eines falsch negativen Befundes der Polymerasekettenreaktion besteht.

➤ Die Schwangere sollte mindestens die 16. Schwangerschaftswoche erreicht haben.

➤ Es sollte keine Pyrimethamin-/Sulfadiazintherapie vorausgegangen sein (negative Laborergebnisse möglich).

> Wenn eine fetale Toxoplasmose nachgewiesen wurde und gleichzeitig auch sonographische Anzeichen der fetalen Schädigung vorliegen, ist ein Schwangerschaftsabbruch in Erwägung zu ziehen. Die Möglichkeit des Abbruchs muss dann mit den Eltern in einem ausführlichen Beratungs- und Aufklärungsgespräch besprochen werden.

Diagnostik bei Neugeborenen und Säuglingen. Neugeborene und Säuglinge sollten auf Toxoplasmose untersucht werden, wenn die Mutter während der Schwangerschaft eine Erstinfektion durchgemacht hat bzw. der klinische Verdacht einer Toxoplasmose besteht. Es erfolgt ein direkter Erregernachweis aus Plazenta, Nabelschnurblut oder Gewebe. Da Immunglobulin-G-Antikörper diaplazentar von der Mutter auf das Kind übergehen, ist ihr Vorhandensein nicht beweisend für eine Infektion. Der Titerverlauf hat jedoch diagnostische Bedeutung. Persistieren die Immunglobulin-G-Antikörper bis 12 Monate nach der Geburt, so liegt eine Infektion des Neugeborenen vor, und weitere serologische Untersuchungen sind notwendig. Beweisend für eine kindliche Infektion ist der Nachweis von Immunglobulin-M- oder Immunglobulin-A-Antikörpern, da diese vom infizierten Kind selbst gebildet werden. Hierbei ist der Immunosorbent-Agglutinations-Assay (ISAGA) zu empfehlen, da mit ihm auch kleine Mengen von Immunglobulin M nachgewiesen werden können.

Therapie. Bei Bestätigung oder bei begründetem Verdacht auf eine kongenitale Toxoplasmose wird frühzeitig mit einer medikamentösen Behandlung begonnen. Dabei empfiehlt sich bis zum Ende der 15. Schwangerschaftswoche die Applikation von Spiramycin (3,0 g in 3 Teildosen). Von der 16. Schwangerschaftswoche an wird unabhängig von der zuvor durchgeführten Spiramycintherapie Sulfadiazin (50 mg/kg Körpergewicht/Tag, bis 4,0 g, oral in 4 Einzeldosen) appliziert. Zusätzlich erhält die Patientin 50 mg Pyrimethamin am ersten Tag und 25 mg an den Folgetagen oral als Einmaldosis. Diese Behandlung sollte über 4 Wochen durchgeführt werden. Außerdem erhält die Patientin Folinsäure zur Vorbeugung von Störungen der Hämatopoese. Durch die pränatale Antibiotikatherapie wird zwar nicht die Zahl der kindlichen Infektionen, wohl aber die Zahl der geschädigten Kinder deutlich vermindert. In einer tabellarischen Übersicht (Tabelle 28.**6**) wird noch einmal das Schema zur Toxoplasmosetherapie dargestellt. Die Toxoplasmosebasistherapie wird in der Regel über einen Zeitraum von 4 Wochen durchgeführt. Es ist bisher noch nicht erwiesen, dass eine über 4 Wochen hinausge-

Tabelle 28.**6**   Toxoplasmose und Schwangerschaft: Therapie

Präparat	Tagesdosis	Therapiedauer
Vor der 16. Schwangerschaftswoche		
Spiramycin	9 MIU (3,0 g): 3-mal 2 Tabletten	4 Wochen
Ab der 16. Schwangerschaftswoche, unabhängig von einer vorherigen Spiramycintherapie		
Sulfadiazin	4,0 g: 4-mal 2 Tabletten	4 Wochen
Pyrimethamin	erster Tag: 50 mg; dann 25 mg (einmal 1 Tablette)	4 Wochen
Folinsäure	10 mg	4 Wochen

Kontrolle des Blutbildes und des Urinstatus einmal wöchentlich
MIU = Milli-International units

hende Therapie für das Kind einen zusätzlichen Behandlungseffekt erbringt, wohl aber ist mit einer Zunahme von Nebenwirkungen und mit einer schlechten Compliance zu rechnen (Groß et al. 2001). Es kann davon ausgegangen werden, dass die sich entwickelnde Immunität bei der Mutter die parasitämische Infektionsphase spätestens nach 4 Wochen natürlich beendet und dass wahrscheinlich die hohen Konzentrationen an spezifischen Leihantikörpern auch eine Schutzwirkung auf den fetalen Organismus haben. Wenn allerdings durch die pränatale Diagnostik eine fetale Toxoplasmose nachgewiesen wurde, ist eine Antibiose bis zum Ende der Schwangerschaft zu empfehlen (Medikation und Dosierung: 4-wöchige Sulfadiazin-/Pyrimethamin-/Folinsäuregabe im Wechsel mit 4-wöchiger Spiramycinapplikation). Bei unauffälligem Schwangerschaftsverlauf sollten infizierte Kinder auch postpartal etwa bis zum 12. Lebensmonat antibiotisch weiterbehandelt werden.

Prävention. Schwangere Frauen, bei denen keine Toxoplasmoseimmunität besteht, sind intensiv über Präventionsmaßnahmen aufzuklären. Die Prävention umfasst im Wesentlichen folgende Maßnahmen:

➤ kein Genuss von rohem oder halbgarem Fleisch (roher Schinken, Salami und Pökelfleisch sind nicht infektiös),

➤ sorgfältige Reinigung der Hände nach „Handling" von rohem Fleisch,

➤ Waschen von rohem Gemüse und Salat vor dem Verzehr,

➤ Tragen von Handschuhen bei der Gartenarbeit, sorgfältige Reinigung der Hände nach der Arbeit,

➤ Vermeiden von Kontakt mit jungen Katzen und unbekannten Katzen,

➤ Entfernen des frischen Katzenkots innerhalb von 12 Stunden aus dem Wohnbereich (Toilette, vergraben), Kotkästen sind täglich von anderen Personen mit heißem Wasser zu reinigen.

■ Sexuell übertragbare Erreger (klassische Geschlechtskrankheiten)

Calymmatobacterium granulomatis (Granuloma inguinale/Donovaniose)

Epidemiologie. In Europa ist diese Infektion nicht heimisch, die Endemiegebiete liegen in tropischen und subtropischen Regionen. Betroffen sind hauptsächlich Frauen. Die Schwangerschaft begünstigt die Manifestation der Erkrankung (Friese et al. 2003).

Erregerbezeichnung. Calymmatobacterium granulomatis ist ein gramnegatives Stäbchen, das sich intrazellulär vermehrt.

Übertragung. Die Infektion wird durch Geschlechtsverkehr, aber auch durch nichtvenerische Kontakte übertragen. Es gibt keinen Hinweis auf eine Übertragung des Erregers auf den Fetus und das Neugeborene.

Klinik. Die Primärläsion ist eine schmerzlose, derbe Papel oder ein subkutaner Knoten, der innerhalb weniger Tage exulzeriert. Das Ulkus wächst peripher und bildet ulzerogranulomatöse Läsionen aus, die zu narbigen Strikturen, zur Fibrose und später zum Lymphstau führen. Bei Schwangeren findet man die Ulzera überwiegend im äußeren Genitalbereich. Das Granuloma inguinale hat keinen Einfluss auf den Schwangerschaftsverlauf. Auch bei einem Befall der Geburtswege wird keine Disseminierung der Erreger nach der Geburt beobachtet. Häufig finden sich noch andere Koinfektionen, wie Syphilis oder HIV-Infektion.

Diagnostik. Durch Inspektion des äußeren Genitale kann bei Vorliegen von übelriechenden, eitrigen, blutigen Läsionen die Verdachtsdiagnose gestellt werden. Nach Giemsa-Färbung des Abstrichpräparats wird die mikroskopische Diagnostik durch Nachweis von kurzen gramnegativen Stäbchen gestellt, die im Zytoplasma von Makrophagen (Donovan-Körperchen) gefunden werden. Der kulturelle Nachweis mittels Zellkultur ist möglich, aber aufwendig.

Therapie. Die Erreger sind empfindlich gegenüber Tetrazyklinen und Makroliden. Für schwangere Frauen empfehlen sich die Makrolide in der Applikation über einen längeren Zeitraum, da die Erreger intrazellulär gelagert sind. Die Behandlung muss infizierte Sexualpartner mit einbeziehen.

Prävention. Die einzige Möglichkeit der Prävention besteht in der Expositionsprophylaxe durch Anwendung von Kondomen.

Chlamydien, Serovarietäten L₁ bis L₃ (Lymphogranuloma venereum)

Epidemiologie. Diese Geschlechtskrankheit ist in Europa außerordentlich selten und wird aus tropischen Ländern eingeschleppt.

Erregerbezeichnung. Chlamydia trachomatis in den Serovarietäten L_1 bis L_3.

Übertragung. Die Chlamydia-trachomatis-Serovarietäten L_1 bis L_3 werden durch sexuelle Kontakte übertragen und verursachen das Bild einer klassischen Geschlechtskrankheit.

Klinik. An klinischen Erscheinungen lässt sich eine regionäre Lymphknotenschwellung, die in 60% der Fälle einseitig hart und schmerzlos ist, mit einer lividen Verfärbung der Haut über den Lymphknoten beobachten. Auch Primärerscheinungen an der Portio sind möglich. Beim anorektalen Syndrom des Lymphogranuloma venereum findet man neben der Lymphangitis häufig eine Hyperplasie des perirektalen und intestinalen Gewebes. Als weitere Folgen können perianale Abszesse auftreten, die zu rektovaginalen/analen Fistelbildungen sowie zu Stenosen führen.

Diagnostik. Nach Antikörpermarkierung können die Erreger mit Hilfe eines Fluoreszenzmikroskops sichtbar gemacht werden. Als weitere Testverfahren stehen ELISA und Polymerasekettenreaktion zur Verfügung.

Therapie. Die Therapie erfolgt mit Erythromycin (Dosierung: 4-mal 500 mg/Tag oral über 7 Tage). Wenn ein anorektales Syndrom besteht, muss gegebenenfalls bei einer bestehenden Schwangerschaft zum Geburtszeitpunkt durch Sectio caesarea entbunden werden.

Prävention. Expositionsprophylaxe.

Haemophilus ducreyi (Ulcus molle, weicher Schanker)

Epidemiologie. Das Ulcus molle kommt in Europa nur selten vor. Endemiegebiete sind Zentralamerika, Afrika und Südostasien, sodass gelegentlich durch Touristen auch Infektionen nach Europa eingeschleppt werden können. Männer erkranken dabei häufiger als Frauen.

Erregerbezeichnung. Haemophilus ducreyi (kurzes gramnegatives Stäbchenbakterium).

Übertragung. Der Erreger ist wenig infektiös. Er dringt durch verletzte Haut oder Schleimhautgewebe ein und verursacht eine sexuell übertragbare Erkrankung.

Klinik. Klinisch werden perigenital schmerzhafte, rote Papeln, Vesikulopusteln und Ulzerationen gefunden, die multipel auftreten können und Schmerzen verursachen. Die Lymphknoten schwellen an, verbacken mit der Haut und sind druckschmerzhaft. Bei Durchbruch entleert sich dünnflüssiger Eiter. Schwangerschaftskomplikationen durch eine Haemophilus-ducreyi-Infektion oder eine materno-fetale Erregertransmission sind nicht bekannt.

Diagnostik. Zur Diagnose eignet sich das Abstrichpräparat, aus dem bei positivem Befall Haemophilus ducreyi in fischzugartiger Anordnung nachgewiesen werden kann. Kulturverfahren sind möglich.

Therapie. Die Behandlung erfolgt mit Erythromycin (Dosierung: 4-mal 500 mg/Tag über 7 Tage).

Prävention. Expositionsprophylaxe.

Neisseria gonorrhoeae (Gonorrhö)

Epidemiologie. Die Gonorrhö gilt als die häufigste klassische Geschlechtskrankheit mit einer weltweiten Ausbreitung. Man geht von bis zu 25 Millionen Neuerkrankungen pro Jahr aus. In vielen Entwicklungsländern ist die Prävalenz der Gonorrhö besonders hoch und teilweise sogar außer Kontrolle geraten. In Deutschland wird mit einer Häufigkeit von etwa 4 Fällen pro 100 000 Einwohner gerechnet. Es sind dabei vorwiegend Jugendliche und junge Erwachsene betroffen (Hof 1998). Die Tendenz der Häufigkeit der Gonorrhöfälle war in den vergangenen Jahren stark fallend. In jüngster Zeit wird dagegen ein erneuter Anstieg verzeichnet.

Erregerbezeichnung. Neisseria gonorrhoeae sind gramnegative Diplokokken. Es gibt verschiedene serologische Typen mit unterschiedlicher Pathogenität.

Übertragung. Die Übertragung der Gonokokken erfolgt fast ausschließlich durch den ungeschützten Geschlechtsverkehr oder durch anderen unmittelbaren Kontakt (oral, anal). Frauen erkranken nach einmaligem sexuellen Kontakt mit einer Wahrscheinlichkeit von 60–90 %. Infizierte Schwangere können unter der Geburt die Gonokokken auf das Kind übertragen. Außerhalb des menschlichen Organismus sind die Erreger nicht überlebensfähig. Es besteht keine Möglichkeit der Übertragung durch Tiere oder Gegenstände. Ansteckungen z. B. auf öffentlichen Toiletten sind sehr unwahrscheinlich.

Klinik. Bei etwa 50 % der Frauen mit urogenitaler Gonorrhö verläuft die Erkrankung asymptomatisch. Gelegentlich entstehen Beschwerden, die gekennzeichnet sind durch Schmerzen beim Wasserlassen, häufigen Harndrang sowie zervikalen Fluor. Am häufigsten ist bei einer Gonokokkeninfektion der Frau die Zervix betroffen, aber auch Urethra, Rektum, Bartholin-Drüsen und Nasopharynx können infiziert werden. Nach Aszension der Gonokokken außerhalb der Schwangerschaft kommt es zu Endometritis, Salpingitis und Pelvic inflammatory Disease (PID) mit der Folge der Infertilität. In seltenen Fällen entwickelt sich eine Bakteriämie mit schwerwiegenden Erkrankungen:

➤ Gelenkentzündungen,
➤ Konjunktivitis,
➤ Retinitis,
➤ Endokarditis und Perikarditis,
➤ Entzündung der Haut mit Bildung schmerzhafter roter Pusteln,
➤ Fieber und Schüttelfrost.

Bei Patienten mit einer urogenitalen Gonorrhö besteht häufig gleichzeitig eine nichtgonorrhoische Urethritis (NGU) durch Koinfektionen mit Chlamydia trachomatis, Ureaplasma urealyticum, Trichomonas vaginalis und anderen Erregern. Es ist außerdem beim Krankheitsbild

der Gonorrhö auch auf Doppelinfektionen mit Treponema pallidum oder HIV zu achten. Die Gravidität kann die klinischen Erscheinungen der Gonorrhö verstärken und eine schnelle Vermehrung der Gonokokken bedingen (Friese et al. 2003). Es besteht eine erhöhte Gefahr einer systemischen Ausbreitung. Außerdem ist infolge einer vorausgegangenen gonokokkenbedingten Schädigung des Feten das Risiko der Extrauteringravidität gegeben. Bei der akuten oder chronischen Gonorrhö können die Erreger während der Geburt von der Mutter auf das Kind übergehen und die Konjunktivalschleimhaut des Neugeborenen infizieren. Die Gonoblenorrhö führt unbehandelt zur Zerstörung der Kornea mit nachfolgender Erblindung. Im Wochenbett ist eine Aszension der Gonokokken möglich, erkenntbar am fieberhaften Wochenbettverlauf.

Diagnostik. Die Diagnose wird durch den Erregernachweis gestellt. Bei der Frau erfolgen die mikroskopische (Gram-Färbung) und die kulturelle (Selektivnährböden) Untersuchung eines Abstrichs von Urethra und Zervix. Abstriche aus Rektum, Pharynx und Konjunktividen können notwendig sein. Wegen zunehmender Resistenzbildung muss bei jeder nachgewiesenen Infektion eine Resistenztestung durchgeführt werden. Differenzialdiagnostisch sind in jedem Fall Begleitinfektionen zu beachten, die zu einer nichtgonorrhoischen Urethritis führen. Nach Abschluss einer Behandlung sind immer Kontrollabstriche zur kulturellen Untersuchung durchzuführen.

Therapie. Wegen zunehmender Resistenzen der Gonokokken gegen Penicilin G sind zur Therapie von schwangeren Frauen Cephalosporine der 2. oder 3. Generation Arzneimittel der ersten Wahl. Als Einmaltherapie werden folgende intramuskuläre/intravenöse Applikationen empfohlen:

➤ Cefuroxin (einmal 1 g),
➤ Cefotaxim (einmal 1 g),
➤ Ceftriaxon (einmal 0,5 g).

Zur oralen Therapie kann Cefixin in einer Einmaldosis von 0,4 g gegeben werden. Bei Vorliegen einer komplizierten Gonorrhö muss die antibiotische Behandlung um bis zu 7–14 Tage verlängert werden. Eine bis 2 Wochen nach Beendigung der Therapie ist es notwendig, bakteriologische Kontrolluntersuchungen durchzuführen. Außerdem sind weitere sexuell übertragbare Infektionserreger auszuschließen (Syphilis-Screening). Der Partner muss in die Gonorrhöbehandlung einbezogen werden, unabhängig davon, ob Beschwerden vorhanden sind oder nicht (Hof 1998).

Prävention. Die sachgerechte Information und die Aufklärung über das sexuelle Risikoverhalten sowie die Kondomverwendung beim Geschlechtsverkehr sind wichtige Maßnahmen der Gonorrhöprävention. Eine aktive Schutzimpfung gegen diese Infektion steht nicht zur Verfügung. Zur Vermeidung einer Gonoblenorrhö wird auch heute noch die Credé-Augenprophylaxe durchgeführt. Sie besteht im Einträufeln von 1 %iger Silbernitratlösung in den Konjunktivalsack. In 10 % der

Fälle kann es dabei zu einer chemischen Konjunktivitis kommen, die aber keine nachfolgenden Schäden hinterlässt. Bei Einverständnis der Eltern und Vorliegen eines negativen kulturellen Gonokokkenbefunds der Mutter kann auf die Credé-Augenprophylaxe verzichtet werden.

Treponema pallidum (Syphilis, Lues)

Epidemiologie. Die Syphilis ist eine weltweit vorkommende Infektionskrankheit, deren Häufigkeit in den Industriestaaten deutlich abgenommen hat. Überwiegend betroffen sind Entwicklungsländer in Afrika und Südostasien, aber auch die Nachfolgestaaten der ehemaligen Sowjetunion. In Deutschland ist die Syphilisinzidenzrate von 85 im Jahr 1950 auf derzeit 1,39 (Männer: 1,87; Frauen: 0,87) gefallen. Die Syphilis betrifft überwiegend Jugendliche und junge Erwachsene. Die im Jahr 1999 beobachtete Inzidenz der konnatalen Syphilis betrug 0,77. In jüngster Zeit wird aber erneut über eine Zunahme der Syphilishäufigkeit in Deutschland berichtet und ein Anstieg der behandlungsbedürftigen Syphilisfälle in der Schwangerschaft auch in einigen Bundesländern verzeichnet (Enders u. Hagedorn 2002). Die Bevölkerungsbewegung in Europa von Ost nach West sowie der Sextourismus können zu einer weiteren Einschleppung der Syphilisinfektion nach Deutschland führen, sodass sich die endemische Lage auch für diese Geschlechtskrankheit sehr schnell ändern kann.

Erregerbezeichnung. Der Erreger der Syphilis ist das schraubenförmige Bakterium Treponema pallidum.

Übertragung. Die Syphilis wird hauptsächlich durch sexuelle Kontakte übertragen. Die Kontagiosität ist im Primär- und Sekundärstadium am größten. In seltenen Fällen kann die Syphilis auch bei einem Haut- und Schleimhautkontakt mit infektiösen Primärläsionen sowie über Blut oder bei Nadelstichverletzungen stattfinden. Bei Schwangeren erfolgt eine transplazentare Übertragung hauptsächlich im Stadium I oder II der Syphiliserkrankung. Auch bei einer Lues latens (seropositiv), bei der sich die Erreger im Blut ausbreiten, besteht die Möglichkeit der materno-fetalen Transmission. Der Syphiliserreger kann zu jedem Zeitpunkt der Schwangerschaft, bevorzugt aber ab der 18. Schwangerschaftswoche, auf den Feten übertragen werden. Die vertikale Transmissionsrate unbehandelter Schwangerer ist vom Erkrankungsstadium abhängig und weist die in Tabelle 28.7 zusammengestellten Werte auf.

Tabelle 28.**7**   Stadienabhängige Übertragungsrate von Treponema pallidum in der Schwangerschaft (Enders u. Hagedorn 2002)

Erkrankungsstadium bei Entbindung	Übertragungsrate (%)
primäre Syphilis	29
sekundäre Syphilis	59
frühlatente Syphilis	50
späte Syphilis	13

Klinik. Klinisch wird zwischen der erworbenen und der so genannten angeborenen Syphilis unterschieden. Die erworbene Syphilis ist eine zyklische Infektionskrankheit, die in verschiedenen Stadien abläuft:

➤ **Primärstadium (Stadium I):** Das Primärstadium der Syphilis tritt nach einer 3-wöchigen Inkubationszeit vornehmlich im Bereich der Labien, der Vulva oder an der Portio in Erscheinung. Extragenitale Primäraffekte sind dagegen wesentlich seltener. Man muss aber an solche denken, wenn eine hartnäckige Ulzeration im Bereich der Lippen oder des Rachens mit regionärer Lymphknotenschwellung vorliegt. Der klassische Primäraffekt fällt durch seine harte Konsistenz auf (harter Schanker). Andererseits sind aber auch kleine weiche Primäraffekte in der Genitalregion von diagnostischer Bedeutung. Meistens ist in diesem Stadium eine indolente Lymphadenitis in den Leistenbeugen vorhanden.

➤ **Sekundärstadium (Stadium II):** Die 6–12 Wochen nach dem Primäraffekt auftretenden Erscheinungen der Sekundärperiode sind ebenfalls überwiegend im Genitalbereich zu beobachten. Sie bestehen in einem syphilitischen Exanthem mit breiten Kondylomen (Condylomata lata), die sich gelegentlich auch unter den Mammae, in den Achselhöhlen und als Schleimhautflecken an der Mundschleimhaut entwickeln. Insgesamt gesehen kommt es im Sekundärstadium zu einer Generalisierung der Infektion mit Auftreten von zahlreichen Allgemeinbeschwerden.

➤ **Latenzstadium:** Nach Abklingen der Symptome des Sekundärstadiums geht die Erkrankung in das Stadium der Latenz über. Die latente Syphilis bezeichnet die symptomfreie Phase zwischen dem Sekundärstadium und der Spätsyphilis. Im Stadium der frühen Latenz können auch die Symptome der sekundären Syphilis erneut wieder auftreten.

➤ **Spätsyphilis, Tertiärstadium (Stadium III):** Das Tertiärstadium der Syphilis ist gekennzeichnet durch das Auftreten von tuberonodösen Syphiliden und Gummen an der Haut. Bei Befall des kardiovaskulären und zentralnervösen Systems kann es zu Aortenaneurysmen, Tabes dorsalis und Schlaganfall kommen, nicht selten mit letalem Ausgang.

Bei der **Syphilis connata** sind 2 Formen zu unterscheiden:

➤ **Syphilis congenita praecox:** Dieses Krankheitsbild manifestiert sich bis zum 2. Lebensjahr und entspricht der Syphilis des Erwachsenen.

➤ **Syphilis congenita tarda:** Die Syphilis congenita tarda entspricht der Spätsyphilis des Erwachsenen und beginnt etwa ab dem 2. Lebensjahr. Das charakteristische klinische Erscheinungsbild ist die Hutchinson-Trias mit Keratitis parenchymatosis, Innenohrschwerhörigkeit und Tonnenzähnen. Darüber hinaus sind jedoch im Prinzip alle anderen Organe mitbeteiligt. Eine Übersicht zum klinischen Bild der Syphilis gibt Tabelle 28.**8**.

Eine Schwangerschaft wirkt sich nicht auf den klinischen Verlauf der Syphilis aus. Demgegenüber hat aber das Erkrankungsstadium der Syphilis einen Einfluss auf

Tabelle 28.**8** Klinische Manifestation der Syphilis (Enders u. Hagedorn 2002)

Krankheits-stadium	Klinische Manifestation	Inkubationszeit
Primärstadium	• harter Schanker, regionale Lymphadenopathie	3 Wochen (3–90 Tage)
Sekundär-stadium	• Exanthem, Fieber, Pharyngitis, Abgeschlagenheit, generalisierte Lymphadenopathie, Schleimhautläsionen, Haarausfall, Meningitis	2–12 Wochen (2 Wochen bis 6 Monate)
Latenzstadium (frühe und späte Latenz)	• keine Symptome, klinisch unauffällig (im Stadium der Latenz ist der Patient in der Regel nicht mehr infektiös, es kann aber zu einer Rekurrenz der Symptome der sekundären Syphilis und vor allem auch zu einer Übertragung der Infektion auf den Feten kommen)	Erkrankungsdauer: • frühe Latenz: <1 Jahr (England: <2 Jahre; ältere Literatur: <4 Jahre) • späte Latenz: >1 Jahr (England: >2 Jahre; ältere Literatur: >4 Jahre)
Tertiärstadium	• Gummata (monozytäre Infiltrate mit Gewebedestruktion in allen Organen möglich, am häufigsten aber in Leber, Haut und Knochen) • kardiovaskuläre Manifestationen (Aortenaneurysma, Aorteninsuffizienz, Stenose der Koronarostien)	• 1–46 Jahre (im Mittel 15 Jahre) • 10–30 Jahre
Neurosyphilis	• asymptomatisch–akute Meningitis • meningovaskuläre Meningitis • progressive Paralyse • Tabes dorsalis (progressive Paralyse und Tabes dorsalis werden im deutschen Sprachgebrauch auch als „quartäre Syphilis" bezeichnet)	• <2 Jahre • 5–7 Jahre • 10–20 Jahre • 15–20 Jahre
Konnatale Syphilis	• frühe konnatale Syphilis (Hydrops fetalis, Exanthem, Hepatomegalie, Anämie, Thrombozytopenie, Rhinitis, Beteiligung von Zentralnervensystem, Knochen, Augen, Nieren und Innenohr sowie anderen Organen) • späte konnatale Syphilis (Sattelnase, interstitielle Keratitis, Säbelscheidentibia, Innenohrschwerhörigkeit, Hutchinson-Zähne und andere)	• Auftreten der Symptome vor Beendigung des 2. Lebensjahres • Auftreten der Symptome nach Beendigung des 2. Lebensjahres

Tabelle 28.**9** Schwangerschaftsausgang in Abhängigkeit vom Erkrankungsstadium einer Syphilis bei Entbindung (Enders u. Hagedorn 2002)

Erkrankungssta-dium bei Entbindung	Früh-geburtlich-keit (%)	Totgeburt (%)	Perinatal-sterblichkeit (%)	Konnatale Syphilis (%)	Gesundes Kind (%)
Primäre und sekundäre Syphilis	50*	• reife Totgeborene: 18,2 • unreife Totgeborene: 6,8	• reife Neugeborene: 1,8 • unreife Neugeborene: 11,8	50	0
Frühlatente Syphilis	20	16	4	40	20
Späte Syphilis	9	10	1	10	70

* Totgeburten, Frühgeburtlichkeit und Perinatalsterblichkeit insgesamt

den Schwangerschaftsausgang (Tabelle 28.**9**), das heißt der Infektionszeitpunkt der Mutter bestimmt auch die Schwere der kindlichen Erkrankung und den Schwangerschaftsverlauf. Die Syphilisinfektion schwangerer Frauen ist durch eine erhöhte Inzidenz von Spontanaborten, Totgeburten, Frühgeburten und Hydrops fetalis sowie eine erhöhte perinatale Sterblichkeit gekennzeichnet. Während der Schwangerschaft werden praktisch alle Organe infiziert. Etwa 50% aller Feten sterben ab, lebend geborene Kinder können als Folge der Infektion eine frühe oder späte konnatale Syphilis mit ihren jeweiligen Defektzuständen entwickeln.

Diagnostik. Die Möglichkeit zur Erkennung einer Syphilis besteht hauptsächlich im direkten Erregernachweis mittels Dunkelfeldmikroskopie und in verschiedenen serologischen Nachweisverfahren. Im Stadium I wird Untersuchungsmaterial aus dem Primäraffekt (Reizsekret) entnommen und mit der Dunkelfeldmikroskopie untersucht. Dabei ist die typische schraubenförmige Morphologie der Erreger erkennbar. Die serologische Syphilisdiagnostik erfolgt im Rahmen eines Stufenprogramms, das aus verschiedenen Nachweisverfahren besteht:

Tabelle 28.**10** Tests, die in der serologischen Diagnostik der Syphilis eingesetzt werden (Friese et al. 2003)

Tests für Suchreaktion	Tests für Bestätigung	Tests für Behandlungsbedürftigkeit und Therapiekontrolle
• TPHA (Treponema-pallidum-Mikrohämagglutinations-Assay): erkennt IgG- und IgM-Antikörper; Test wird frühestens 2 Wochen p.i. reaktiv • Treponema-pallidum-ELISA: quantitativ; diagnostische Sensitivität und Spezifität wie bei TPHA	• FTA-Abs (Fluoreszenz-Treponema-pallidum-Antikörper-Absorptionstest, qualitativ): erkennt IgG- und IgM-Antikörper; Test wird bei der frühen Primärsyphilis und in späten Infektionsstadien reaktiv • Treponema-pallidum-ELISA (quantitativ): kann als Bestätigungstest für den TPHA eingesetzt werden sowie als Ersatz für FTA-Abs • Tp-WB (Treponema-pallidum-Western-Blot, qualitativ): IgG- und IgM-Treponema-pallidum-spezifische Antikörper gegen die Polypeptide mit einem Molekulargewicht von 47 000, 17 000 und 15 500 können erkannt werden	• VDRL-Test (Veneral-Disease-Research-Laboratory-Test) oder RPR (Rapid-Plasma-Reagin-Card-Test): quantitativer Nachweis von antilipoidalen, nicht-treponema-spezifischen Antikörpern in signifikanter Titerhöhe ($\geq$1:10) • FTA-Abs-IgM (Fluoreszens-Treponema-pallidum-Antikörper-Absorptionstest mit isolierter IgM-Fraktion oder Ähnlichem; Trennmethode für IgG und IgM): dieser quantitative und/oder qualitative Test wird bei der frühen Primärsyphilis und in allen weiteren Stadien reaktiv; zur Abklärung der kongenitalen Syphilis • Treponema-pallidum-IgM-ELISA (qualitativ) als µ-Capture-Test: diagnostischer Einsatz wie FTA-Abs-IgM-Test mit isolierter IgM-Fraktion oder Ähnlichem; Trennmethode für IgG und IgM • Treponema-pallidum-Western-Blot-IgM: diagnostischer Einsatz wie FTA-Abs-Test

ELISA = Enzyme-linked immunosorbent Assay, Ig = Immunglobulin, p.i. = post infectionem

➤ **Screening-Methode:** Der Antikörpersuchtest erfolgt mit dem TPHA-(Treponema-Pallidum-Mikrohämagglutinations-Assay-)Test oder einem polyvalenten Enzymimmunassay. Der TPHA-Test ist hochspezifisch, wird ab der 3. Woche post infectionem positiv und bleibt es lebenslang.

➤ **Bestätigungstest:** Der FTA-Abs-Test (Fluoreszens-Treponema-pallidum-Antikörper-Absorptionstest) erkennt Immunglobulin-M- und Immunglobulin-G-Antikörper. Er wird bei der frühen Primärsyphilis und im späten Infektionsstadium reaktiv. Der Test besitzt eine hohe Empfindlichkeit, jedoch sind auch falsch-positive Reaktionen (Schwangerschaft) möglich.

➤ **Test für Behandlungsbedürftigkeit und Therapiekontrolle:** Mit dem FTA-Abs-IgM-Test (siehe Tabelle 28.**10**) ist es möglich, die Frühdiagnose der Syphilis bereits ab der 12. Woche post infectionem noch vor Auftreten des Primäraffekts zu stellen. Dieser Test dient außerdem zur Abklärung einer konnatalen Syphilis. Ein negatives Testergebnis, das bei erfolgreicher Therapie innerhalb weniger Monate eintritt, spricht für eine Ausheilung der Syphilis.

➤ **19-S-FTA-Abs-IgM-Test:** Dieser Test wird wie der FTA-Abs-IgM-Test zur Frühdiagnose eingesetzt, er weist jedoch eine größere Sensibilität auf, da möglicherweise störendes Immunglobulin G vorher eliminiert wird, das bei frischen Syphilisinfektionen gegenüber dem Immunglobulin M überwiegen kann.

➤ **VDRL-(Veneral-Disease-Research-Laboratory-) Test:** Dieser Test beruht auf einer Flockungsreaktion, die durch Interaktion von Kardiolipin (als Antigen) mit den Antikörpern im Patientenserum, die gegen die Phospholipide der Zellwand von Treponemen ge-

richtet sind, entsteht. Dieser Test, obwohl unspezifisch, ist sehr gut zur Verlaufs- und Therapiekontrolle geeignet und findet weltweit Anwendung. Der Test ist etwa ab der 2. Woche post infectionem positiv (Titerverlauf entscheidend). Eine Erweiterung des Syphilisnachweisspektrums ist durch den Immunoblottest gegeben, der für spezifische spezielle Fragestellungen, z. B. nicht plausible Befunde der Basisserologie, in Betracht kommt (Tabelle 28.**10**).

Schwangere Frauen sind so früh wie möglich im ersten Trimenon und kurz vor der Geburt serologisch auf Syphilisantikörper zu untersuchen. Bei Frauen nach einem Abort, einer Totgeburt oder einer Frühgeburt sollte generell auch die Syphilisserologie durchgeführt werden. Bei allen Patientinnen mit einer positiven Syphilisserologie wird der Ausschluss einer HIV-Infektion dringend empfohlen. Bei Risikopatientinnen ist eine Kontrolle der Syphilisserologie zu Beginn des dritten Trimenons und zum Zeitpunkt der Entbindung dringend anzuraten. Jeder Säugling wird zunächst mittels TPHA (siehe Tabelle 28.**10**) serologisch untersucht. Bei positivem Testausfall werden die weiteren Nachweisverfahren eingesetzt. Der positive Immunglobulin-M-Nachweis im Serum des Neugeborenen ist das wichtigste Merkmal für eine intrauterin durchgemachte Infektion, während die sonstigen serologischen Befunde lediglich ein Spiegelbild der mütterlichen Antikörperwerte bilden. Bei der sonographischen Diagnostik weisen eine fetale Hepatosplenomegalie, ein Aszites, ein Hydrops fetalis und eine hydropische Plazenta auf eine intrauterine Syphilisinfektion hin.

Therapie. Die Syphilistherapie sollte ausschließlich bei Vorliegen eindeutiger serologischer Befunde bzw. nach

Tabelle 28.**11**   Stadiengerechte Therapie der Syphilis nach den Richtlinien der „Deutschen STD-Gesellschaft" (DSG), den „Centers for Disease Control and Prevention", USA (CDC), und der „Clinical Effectiveness Group" („Association of Genitourinary Medicine and the Medical Society for the Study of Venereal Disease"), England (CEG) (Enders u. Hagedorn 2002)

Stadium	DSG	CDC	CEG
primäre, sekundäre und latente Syphilis (Erkrankungsdauer <1 Jahr nach Ausschluss einer HIV-Infektion)	Clemizolpenicillin G (1 Million IE/Tag intramuskulär über 14 Tage)	Benzathinpenicillin G (2,4 Millionen IE intramuskulär als Einmaldosis)	Procainpenicillin G (600 000 IE/Tag intramuskulär über 10 Tage)
späte latente Syphilis^{*, ***} (Erkrankungsdauer <1 Jahr oder Latenzzeit unbekannter Dauer) nach Ausschluss einer HIV-Infektion	Clemizolpenicillin G (1 Million IE/Tag intramuskulär über 21 Tage)	Benzathinpenicillin G (2,4 Millionen IE intramuskulär an den Tagen Tag 1, 8 und 15)	Procainpenicillin G (600 000 IE/Tag intramuskulär über 17 Tage)
späte Syphilis^{*, ***} (Erkrankungsdauer <1 Jahr) nach Ausschluss einer HIV-Infektion	entsprechend der Therapie bei spätlatenter Syphilis		
Neurosyphilis^{**, ***} (Erkrankungsdauer <1 Jahr) nach Ausschluss einer HIV-Infektion	kristallines Penicillin G (5 Millionen IE, 6-mal/Tag intravenös über 14–21 Tage)	kristallines Penicillin G (3–4 Millionen IE, 4- bis 6-mal/Tag intravenös über 10–14 Tage), alternativ Procainpenicillin G (2,4 Millionen IE/Tag intramuskulär) plus Probenecid (4-mal 500 mg/Tag per os) über 14 Tage	Procainpenicillin G (1,8–2,4 Millionen IE/Tag intramuskulär) plus Probenecid (4-mal 500 mg/Tag per os) über 17–21 Tage
konnatale Syphilis	kristallines Penicillin G (2-mal 50 000 IE/kg Körpergewicht/Tag intravenös an den Tagen 1–7 und 3-mal 50 000 IE/kg Körpergewicht/Tag intravenös an den Tagen 8–10)	kristallines Penicillin G (2-mal 50 000 IE/kg Körpergewicht/Tag intravenös an den Tagen 1–7 und 3-mal 50 000 IE/kg Körpergewicht/Tag intravenös an den Tagen 8–10); Säuglinge, die älter sind als 4 Wochen, erhalten 200 000–300 000 IE/kg Körpergewicht/Tag intravenös, verteilt auf 4–6 Einzeldosen/Tag, für 10 Tage	Procainpenicillin G (50 000 IE/kg Körpergewicht/Tag intramuskulär über 10–14 Tage)

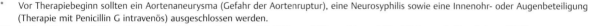

*   Vor Therapiebeginn sollten ein Aortenaneurysma (Gefahr der Aortenruptur), eine Neurosyphilis sowie eine Innenohr- oder Augenbeteiligung (Therapie mit Penicillin G intravenös) ausgeschlossen werden.

**   Optional kann nach Therapieende die einmalige Gabe von 2,4 Millionen IE Benzathinpenicillin G intramuskulär erfolgen (CDC).

*** Vor allem im Frühstadium der Syphilis (70–90 %), seltener im Spätstadium (10–25 %), kann in den ersten 24–48 Stunden nach Therapiebeginn eine Jarisch-Herxheimer-(J-H-)Reaktion auftreten. Bei kardiovaskulärer Syphilis und Neurosyphilis können im Rahmen der J-H-Reaktion schwerwiegende Nebenwirkungen (Aortenruptur, ödematöser Koronarverschluss, Status epilepticus und andere) auftreten. Die Gabe von Prednison vor Therapiebeginn wird von manchen Autoren empfohlen, hat aber über die Abschwächung der fieberhaften Reaktion hinaus keinen gesicherten Nutzen.

erfolgtem Erregernachweis durchgeführt werden. Das Mittel der ersten Wahl ist in allen Stadien der Erkrankung, wenn auch in unterschiedlicher Dosierung und Anwendungsdauer, Penicillin. Schwangere Frauen sind im Prinzip nach dem gleichen Schema wie nichtschwangere Frauen zu behandeln. Eine Übersicht zur stadiengerechten Syphilistherapie wurde von der „Deutschen STD-Gesellschaft" (DSG) und internationalen Gremien (CDC, CEG), insbesondere in Bezug auf die Schwangerschaft und die konnatale Syphilis, zusammengestellt (Tabelle 28.**11**). Die Therapieempfehlungen dieser Gesellschaften unterscheiden sich in der Präparateauswahl, der Dosierung und der Therapiedauer. Die Angaben basieren auf langjährigen Erfahrungen mit den jeweils traditionell gewählten Therapieformen. In Deutschland wird zur Therapie der Syphilis Clemizolpenicillin G empfohlen,

Benzathinpenicillin G gilt zurzeit als Reservemittel. Besteht der Verdacht auf eine Penicillinallergie, wird die Durchführung einer Hauttestung, gegebenenfalls die Desensibilisierung, und im direkten Anschluss die Einleitung einer Therapie mit Penicillin empfohlen oder eine alternative ambulante Behandlung vorgenommen. Die Durchführung einer effektiven antibiotischen Therapie, hauptsächlich mit Penicillin, kann bei 70–90 % der Patienten mit früher Syphilis eine Jarisch-Herxheimer-Reaktion auslösen. Die Reaktion verläuft meist mild und ist nach 24–48 Stunden wieder abgeklungen. Häufigste Symptome sind dabei Fieber, Myalgien, Kopfschmerzen, Tachykardie und Hypotonie. Folgen der Jarisch-Herxheimer-Reaktion können Frühgeburten bei Schwangeren und bei massiven fetalen Infektionen auch eine Totgeburt sein. Eine Alternative zur Penicillintherapie besteht in Ceftriaxon (Dosierung: 2 g/Tag über 14 Tage). Bei einer bestehenden Cephalosporinallergie wird Erythromycin empfohlen (Dosierung: 2 g/Tag über 3 Wochen). Eine Präventivbehandlung des Neugeborenen ist notwendig, wenn die seropositive Mutter noch nie, nicht ausreichend oder erst am Ende der Schwangerschaft mit Penicillin G behandelt worden ist. Insgesamt gesehen ist es wichtig, die Syphilis nach frühzeitiger Erkennung stadiengerecht zu behandeln. Im Anschluss an die Therapie müssen regelmäßig serologische und klinische Kontrollen erfolgen. Eine Untersuchung des Partners und gegebenenfalls eine Therapie sind unbedingt notwendig. Bei einer lege artis durchgeführten Therapie der Mutter vor der Schwangerschaft ist eine erneute Sicherheitsbehandlung während der Schwangerschaft *nicht* erforderlich, sofern sich bei serologischen Verlaufskontrollen keine Hinweise auf eine mögliche aktive Infektion ergeben.

Prävention. Die primäre Prävention besteht in der Vermeidung des Kontakts mit syphilitischen Effloreszenzen. Einen weitgehenden Schutz bietet dabei die Kondomanwendung (Safer Sex). Bei Müttern mit Verdacht auf eine frische Syphilis, die nicht ausreichend therapiert wurde, besteht ein Stillverbot. Die prophylaktischen Maßnahmen, wie erregerspezifische serologische Untersuchungen im Rahmen der Mutterschaftsvorsorge, haben dazu beigetragen, dass die Syphilis connata in Deutschland zu einer sehr seltenen Krankheit geworden ist.

■ Peripartale Infektionen

Amnioninfektionssyndrom (Chorioamnionitis)

Epidemiologie. Unter dem Amnioninfektionssyndrom wird ein Krankheitsbild verstanden, das durch prä- oder subpartale Infektion der Eihaut, des Fruchtwassers, der Dezidua und des Feten gekennzeichnet ist. Risikofaktoren für ein Amnioninfektionssyndrom sind hauptsächlich:
➤ Zervixinsuffizienz,
➤ vorzeitiger Blasensprung (zu >80 % Ursache für ein Amnioninfektionssyndrom),
➤ Frühgeburt (zu 5–10 % Ursache für ein Amnioninfektionssyndrom),
➤ protrahierter Geburtsverlauf.

Die Entstehung eines Amnioninfektionssyndroms hängt von der Art und der Virulenz der Keime ab, die sich im Genitaltrakt befinden bzw. bei operativen Eingriffen übertragen werden. Das Amnioninfektionssyndrom bedeutet für Mutter und Kind ein lebensgefährliches Risiko, sodass sehr frühzeitig die Risikofaktoren im Zusammenhang mit den Zeichen der Infektion erkannt und konsequent behandelt werden müssen (Briese 1999).

Erregerbezeichnung. Beim Amnioninfektionssyndrom handelt es sich zumeist um eine Mischinfektion mit obligat oder fakultativ aeroben bzw. anaeroben Erregern. Die dabei hauptsächlich zu berücksichtigenden Keime sind:

➤ Bacteroides spp.,
➤ Chlamydia trachomatis,
➤ Enterokokken,
➤ Escherichia coli,
➤ Listeria monocytogenes,
➤ Mycoplasma hominis,
➤ Peptostreptokokken,
➤ Prevotella spp.,
➤ Staphylococus aureus,
➤ Streptokokken der Gruppen A und B,
➤ Ureaplasma urealyticum.

Übertragung. Das Amnioninfektionssyndrom kommt im Wesentlichen auf 2 Wegen zustande:
➤ hämatogen und transplazentar bei einer Bakteriämie der Mutter (z. B. Listeria monocytogenes, Treponema pallidum),
➤ aszendierend durch Erreger aus der Resident- und Transientflora der Vagina und der Zervix (in den meisten Fällen entsteht das Amnioninfektionssyndrom infolge der aszendierenden Infektion).

Klinik. Die klinische Symptomatik beim Amnioninfektionssyndrom reicht von einem subklinischen Verlauf bis zum akuten und sogar septischen Bild. Das Vollbild des Amnioninfektionssyndroms mit Infektion der Eihäute, des Fruchtwassers, der Plazenta und des Feten findet sich relativ selten. In der Mehrzahl der Fälle handelt es sich um eine Chorioamnionitis. Die mütterlichen Infektionszeichen des Amnioninfektionssyndroms sind:
➤ Fieber von >38 °Celsius,
➤ Tachykardie von >120/Minute,
➤ Leukozytose mit Linksverschiebung,
➤ fötid riechendes und verfärbtes Fruchtwasser,
➤ dolenter Uterus (Kantenschmerz),
➤ wechselnde Kontraktionstätigkeit

Die fetalen Infektionszeichen äußern sich insbesondere im Auftreten einer fetalen Tachykardie (>160/Minute). Die häufigsten Folgen der mütterlichen Infektion sind:
➤ manifestierende Puerperalinfektionen,
➤ Endometritis,
➤ Endomyometritis,
➤ Adnexitis puerperalis,
➤ Pelveoperitonitis bis hin zur Sepsis.

Die kindliche Gefährdung besteht in einer postnatalen bakteriellen Infektion mit den Folgen der Sepsis, der Pneumonie und der Meningitis. Insbesondere Streptokokken der Gruppe B können den postnatalen Verlauf komplizieren (Briese 1999).

Diagnostik. Die Diagnose des Amnioninfektionssyndroms beruht auf dem Nachweis klinischer, mikroskopischer und verschiedener Laborparameter.

Übersicht

Klinische Diagnostik des Amnioninfektionssyndroms
- erhöhte Temperatur der Mutter
- fetale Tachykardie
- druckschmerzhafter Uterus
- fötid riechendes Fruchtwasser
- leukozytärer Fluor cervicalis

Mikroskopische Diagnostik des Amnioninfektionssyndroms
- mikroskopischer Erregernachweis (Gram-Färbung aus Abstrichen von Vagina, Zervix und Fruchtwasser)

Kulturelle Diagnostik des Amnioninfektionssyndroms
- Blutkulturen zum Nachweis von Aerobiern und Anaerobiern

Labordiagnostik des Amnioninfektionssyndroms
- Konzentration des C-reaktiven Proteins im Serum
- Leukozytenzahl (Differenzialblutbild)
- Zytokinbestimmung
- Glukosekonzentration im Fruchtwasser
- Gerinnungsstatus

Nach der Entbindung sollte zur nachträglichen Sicherung der Infektion eine histologische und bakteriologische Untersuchung der Eihäute und der Plazenta erfolgen. Die Bakteriologie, ante und intra partum durchgeführt, ist insbesondere für die Behandlung des Neugeborenen von Bedeutung.

Therapie. Jedes Amnioninfektionssyndrom kann ohne Therapie in einer Sepsis enden. Es ist daher notwendig, so schnell wie möglich mit einer hochdosierten Antibiotikabehandlung zu beginnen und die Entbindung anzustreben. Die Antibiose erfolgt mit einer kalkulierten oder gezielten Antibiotikatherapie, die ein breites Erregerspektrum erfassen muss (Briese 1999). Folgende Antibiotikakombinationen werden zur Behandlung des Amnioninfektionssyndroms eingesetzt:
- Breitbandpenicillin, Clindamycin;
- Cephalosporin, Clindamycin;
- Breitspektrumpenicillin, Gentamycin, Clindamycin;
- Breitbandpenicillin, Cephalosporin, Metronidazol;
- Imipenem, Breitbandpenicillin, Metronidazol;
- Imipenem, Cephalosporin, Metronidazol;
- Tazobactam plus Piperacillin, Gentamycin, Metronidazol;
- Clavulansäure plus Amoxicillin, Gentamycin, Metronidazol (vor allem bei Beteiligung von Listerien).

Bei Progression der Amnioninfektion sollte die Schwangerschaft ohne Zeitverlust beendet werden. Es besteht dann auch eine großzügige Indikation zur Sectio caesarea. Bei einer Sepsis, insbesondere wenn der Uterus bereits grün/gelb oder tigerfellartig verfärbt ist (Myometriumbefall), darf auch nicht mit der Hysterektomie gezögert werden. Eine Heparinisierung und die Gabe von Frischplasma erfolgen vor Manifestation des septischen Schocks.

Prävention. Durch die strikte Beachtung der Frühsymptomatik eines Amnioninfektionssyndroms und rechtzeitiger Antibiotikaapplikation in hoher Dosierung lässt sich im Allgemeinen das Vollbild des Amnioninfektionssyndroms verhindern.

Sepsis

Epidemiologie. Die Sepsis ist weltweit eine der wichtigsten Ursachen für Morbidität und Mortalität. Mehr als 700 000 Fälle von schwerer Sepsis werden jährlich in den USA registriert. In Deutschland wird derzeit mit einer Sepsisinzidenz von 0,5–1 % aller Krankenhauspatienten und etwa 20 % aller Patienten auf Intensivstationen gerechnet (Zabel u. Rietschel 2000). In der Geburtsmedizin werden septische Verlaufsformen insbesondere im Zusammenhang mit folgenden Grunderkrankungen beobachtet:
- Abort,
- Amnioninfektionssyndrom,
- schwere Purperalinfektion,
- Peritonitis (postoperativ),
- septische Pyelonephritis (sehr selten).

Der Infektionsherd als Ausgangspunkt der Invasion pathogener Keime und deren Toxins lässt sich in allen Organen lokalisieren.

Erregerbezeichnung. Die Lokalisation des Sepsisherds definiert auch die Wahrscheinlichkeit des Erregerspektrums. Sepsiserreger im Urogenitaltrakt sind hauptsächlich aerobe und anaerobe Keime einer polymikrobiellen Mischflora. Es werden in diesem Bereich folgende Erreger isoliert:
- Enterokokken,
- Escherichia coli,
- Klebsiellen,
- Pseudomonaden,
- Streptokokken.

Übertragung. Eine Sepsis entsteht, wenn sich innerhalb eines Körpers ein Herd gebildet hat, von dem kontinuierlich oder periodisch pathogene Mikroorganismen oder seine Toxine in den Blutkreislauf gelangen und mit einer Reihe humoraler und zellulärer Komponenten des biologischen Kaskadensystems im Wirtsorganismus Wechselwirkungen auslösen. Der primäre Infektionsherd kann neben dem Urogenitaltrakt prinzipiell auch in allen anderen Organen lokalisiert sein.

Klinik. Das Krankheitsbild der Sepsis bildet sich aus einem infektiösen Herd, aus dem Bakterien und Toxine in die Blutbahn eingeschwemmt werden. Der Organismus reagiert darauf mit einer Freisetzung von präinflammatorischen Zytokinen und Mediatoren. Klinisch manifestiert sich die Sepsis meist in einer frühen hyperdynamen Phase mit gesteigerter Gewebeperfusion, die später übergeht in eine bedrohliche hypodyname Phase, die durch eine verminderte Gewebeperfusion, eine Gewebehypoxie, eine sinkende Stoffwechselaktivität und ein Multiorganversagen gekennzeichnet ist (Zabel u. Rietschel 2000). Die Definition der verschiedenen Infektionszustände der Sepsis erfolgt nach folgenden Kriterien:

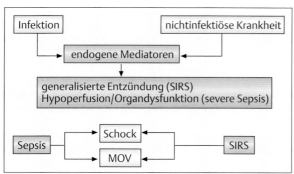

Abb. 28.**1**   Komplikationen bei Systemic inflammatory Response Syndrome (SIRS) und schwerer Sepsis (Severe Sepsis) (Zabel u. Rietschel 2000). MOV = Multiorganversagen.

➤ **Klassische Sepsis:** Sie stellt die hämatogene Generalisation einer Lokalinfektion dar und führt zu typischen klinischen Symptomen:
  – unregelmäßiges, schubweises Fieber,
  – Schüttelfrost,
  – Hyperventilation,
  – Blutdruckabfall,
  – Tachykardie,
  – Bewusstseinsstörung,
  – Verwirrtheit.
➤ **Septisches Syndrom:** Das Sepsissyndrom ist die Assoziation einer Sepsis mit einer veränderten Organperfusion und/oder veränderten Organfunktionen. Dieser schwere Infektionszustand weist alle klinischen Symptome der Sepsis auf, ohne dass ein Erregernachweis in der Blutkultur gelingt.
➤ **SIRS (Systemic inflammatory Response Syndrome):** Unter dem Symptomenkomplex des SIRS verbergen sich unterschiedliche, auch nicht mikrobiell verursachte Krankheitsbilder, sodass das SIRS keine Diagnose, sondern die Beschreibung eines klinischen Zustandsbildes darstellt, dessen Ursache erst aufgeklärt werden muss (Abb. 28.**1**).
➤ **Septischer Schock:** Der septische Schock ist die schwerste Form der Sepsis, die eine inadäquate Gewebeperfusion und einen Schock verursacht hat. Es persistiert die septische Hypotension trotz adäquater Flüssigkeitstherapie, und außerdem bestehen Hyperfusionszeichen oder Organdysfunktionen. In einem hohen Prozentsatz der Fälle verläuft das Schockgeschehen trotz aller Therapiemaßnahmen progredient, um schließlich in einem Multiorganversagen zu münden. Die Letalität des septischen Schocks liegt bei 70 % (Zabel u. Rietschel 2000).
➤ **Puerperale Sepsis:** Die klassische Puerperalsepsis (I.P. Semmelweis) ist dadurch gekennzeichnet, dass von einer Geburtswunde (z. B. Plazentahaftstelle) aus hochvirulente Keime eindringen und im Genitalbereich einen meist nicht palpablen Sepsisherd schaffen. Von hier aus gelangen die Keime in die Blutbahn (Keimstreuung). Der Verlauf dieser heute extrem selten vorkommenden Erkrankung kann so dramatisch sein, dass schon nach Stunden der Tod an Herz-Kreislauf-Versagen eintritt. Zuweilen entwickelt sich zusätzlich das Bild des Endotoxinschocks.

Besonders im Wochenbett kann es prinzipiell bei allen septischen Infektionen des Genital- und seltener des Harntrakts zum Endotoxinschock kommen. Die Ätiologie der Infektion von Uterus und Schwangerschaftsprodukt ist durch Häufigkeit und Charakter therapeutischer und diagnostischer Eingriffe in der Schwangerschaft bestimmt.

Diagnostik. Die Kriterien der Sepsisdiagnostik bestehen in der klinisch evidenten Infektion und folgenden Parametern:
➤ Fieber, rektal gemessen, von >38,3 °Celsius oder Hypothermie (rektal gemessene Temperatur von <35,6 °Celsius),
➤ Tachykardie (>90/Minute),
➤ Tachypnoe (>20/Minute).
➤ Nachweis eines Parameters einer inadäquaten Organfunktion:
  – Änderung des mentalen Status,
  – pCO_2 von <75 mmHg (bei Raumluft),
  – Laktatspiegelanstieg,
  – Urinvolumen von <30 ml/Stunde.

Die folgenden biochemischen Parameter dienen der Charakterisierung und Quantifizierung von Organdysfunktionen und können durch weitere Werte ergänzt werden:
➤ Leukozytenzahl von >12 000/µl oder von <4000/µl oder >10 % stabkernige Leukozyten im Differenzialblutbild,
➤ Thrombozytenzahl,
➤ Serumkreatininwert,
➤ Serumlaktatspiegel,
➤ Gesamtbilirubinwert,
➤ Prokalzitoninspiegel.

Bei Patienten mit dem Bild einer Sepsis ist vor Beginn der Antibiotikatherapie eine mikrobiologische Untersuchung durchzuführen: 2 Blutkulturen (aerob und anaerob) über einen Zeitraum von 4 Stunden, Erregernachweis aus dem Sepsisherd.
  Die Schwere des Multiorganversagens wird durch die Zahl der betroffenen Organe oder durch einen quantifizierenden Parameter (MOV-Score) definiert.

Therapie. Das Therapieziel bei Sepsis besteht in der Eliminierung oder zumindest in der Eingrenzung des Infektionsherds und in der antibiotischen Maximaltherapie. Die antibiotische Initialtherapie wird zunächst ohne Kenntnis des Erregers als kalkulierte Antibiotikatherapie durchgeführt, die sich an klinischen Gesichtspunkten orientieren muss (PEG-Empfehlungen 2001). Die gezielte Antibiotikabehandlung sollte so schnell wie möglich erfolgen. Sie richtet sich nach den jeweiligen Erregern, deren Resistenzsituation sowie nach dem klinischen Erfolg der bereits durchgeführten Initialbehandlung. Die antibiotische Therapie sollte mit einer parenteralen Antibiotikakombination durchgeführt werden, z. B.:
➤ Cephalosporin, Clindamycin;
➤ Breitbandpenicillin, Cephalosporin, Metronidazol;
➤ Imipenem, Chephalosporin, Metronidazol.

Weitere Therapiemaßnahmen bestehen in den bekannten intensivmedizinischen Strategien. Die wesentlichen therapeutischen Maßnahmen beim septischen Schock sind in Abhängigkeit von wichtigen klinischen Parametern in Abb. 28.2 dargestellt. Die wichtigste Maßnahme zur Schockbehandlung besteht in der Volumensubstitution, bei der die zirkulierende Flüssigkeitsmenge bis zum Normalwert erhöht wird. Zur Volumensubstitution werden Elektrolytlösungen, Plasmaersatzflüssigkeiten, Plasmapräparate und Blut eingesetzt. Die Kontrolle der Flüssigkeitszufuhr erfolgt durch Messung des zentralen Venendrucks und des arteriellen Mitteldrucks. Neben der Volumenauffüllung ist auch die Applikation von kreislauf- bzw. herzwirksamen Arzneimitteln von großer Bedeutung:

➤ Dopamin erweitert die Nieren- und Mesenterialgefäße und steigert die Kontraktionskraft des Herzens (Dosierung: 2–5 mg/kg Körpergewicht/Minute).
➤ Doputamin beeinflusst deutlich weniger die peripheren Gefäße; durch diese Substanz wird der linksventrikuäre Flüssigkeitsdruck gesenkt (Dosierung: 5–19 μg/kg Körpergewicht/Minute).
➤ Antikoagulanzien: Zur Prophylaxe und/oder Therapie der beim Schock auftretenden Gerinnungsstörung werden vor allem Heparin und Fibrinolytika angewendet.

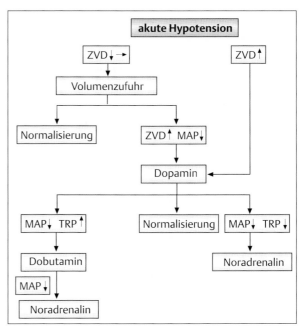

Abb. 28.2   Therapeutische Maßnahmen bei Schock (Mutschler et al. 2001). MAP = arterieller Mitteldruck (Mean arterial Pressure), TPR = peripherer Gefäßwiderstand (Total peripheral Resistance), ZVD = zentraler Venendruck.

Septischer Abort

Epidemiologie. Die Entstehung eines septischen Aborts ist auch heute noch insbesondere in Ländern gegeben, in denen die Abruptio entweder illegal oder für breite Bevölkerungsschichten nicht zugänglich ist und wo meist die Grundregeln eines antimikrobiellen Regimes nicht konsequent eingehalten werden. Der septische Abort ist gegenwärtig noch immer durch eine hohe Morbidität und Mortalität gekennzeichnet.

Erregerbezeichnung. Das Erregerspektrum des septischen Aborts ist polymikrobiell. Es finden sich gramnegative Stäbchenbakterien, wie Escherichia coli, und eine Vielzahl von anaeroben Bakterien.

Übertragung. Die Infektion entsteht, ausgehend vom Keimreservoir der Vagina und der Zervix, durch Aszension. Außerdem disponieren Plazentareste oder operative Traumen zur Infektion. Durch Endotoxinbildung der gramnegativen Erreger im mütterlichen Kreislauf kann es zum septischen Abort kommen.

Klinik. Die klinischen Zeichen des septischen Aborts sind:
➤ Temperaturen von >39 °Celsius,
➤ Schüttelfrost,
➤ putrider Fluor oder putrides Fruchtwasser.

Es besteht eine Druckschmerzhaftigkeit des Uterus und der Adnexe. Die Patientinnen zeigen ein schweres Krankheitsbild mit Bewusstseinstrübung, Unruhe, Blutdruckabfall und Gerinnungsstörung. Die Schocksymptomatik führt zum Multiorganversagen mit einer hohen Letalität.

Diagnostik. Der septische Abort ist anhand des klinischen Bildes und anamnestischer Angaben diagnostizierbar. Es erfolgen außerdem eine mikroskopische und kulturelle Untersuchung von Zervixabstrichen sowie die Anfertigung von Blutkulturen. Die weiteren diagnostischen Parameter entsprechen denen der Sepsisdiagnostik (siehe oben, „Sepsis").

Therapie. Als therapeutische Maßnahme ist neben der antibiotischen Sepsisbehandlung die Entfernung des infizierten Schwangerschaftsgewebes durch Kürettage indiziert. Verbessert sich unter der initialen Antibiotikabehandlung der Allgemeinzustand der Patientin, so kann mit der Uterusentleerung zunächst auch gewartet werden, bis die Infektion unter Kontrolle ist. Zeigt die Antibiotikatherapie jedoch keinen Erfolg, ist die Entfernung des kompletten Sepsisherdes (Hysterektomie) oft die Ultima Ratio zur Rettung des Lebens der Patientin.

Toxisches Schocksyndrom (TSS)

Epidemiologie. Das TSS beruht auf einer Infektion mit Staphylococcus aureus, die meist das Genitale betrifft und infolge einer Toxinproduktion zu einer Allgemeinerkrankung führt. Das TSS steht bei der Mehrzahl der erkrankten Frauen im Zusammenhang mit der Menstruation und dem Gebrauch von besonders saugfähigen Tampons. Aber auch bei Wundinfektionen durch Staphylococcus aureus nach vaginaler oder abdominaler Entbindung kann es zum TSS kommen (Friese et al. 2003). In der Schwangerschaft sind Fälle von einem TSS bisher nicht bekannt geworden.

Erregerbezeichnung. Das schwere Krankheitsbild des TSS wird durch das Endotoxin F verschiedener Staphylococcus-aureus-Stämme verursacht.

Übertragung. Als Eintrittspforte der Toxine gelten insbesondere Geburtsverletzungen nach vaginalen Entbindungen oder die Laparotomiewunde nach Schnittentbindung. Staphylococcus-aureus-Stämme der Vagina und der Zervix können auf aszendierendem Weg zu einem TSS führen.

Klinik. Die akute Erkrankung ist gekennzeichnet durch Fieber, Durchfall, Erbrechen sowie durch ein generalisiertes makulöses Exanthem mit nachfolgender Desquamation. Im späteren Verlauf entwickeln sich eine Hypotension und ein Multiorganversagen mit der bekannten ungünstigen Prognose.

Diagnostik. Die Staphylococcus-aureus-Stämme lassen sich im Abstrich von der Primärläsion und bei etwa 60 % der Patienten auch in der Blutkultur kulturell nachweisen.

Therapie. Therapeutisch können staphylokokkenwirksame Antibiotika (Penicillin, Clindamycin) eingesetzt werden. Bei schwerem Krankheitsverlauf sind die beim septischen Schock üblichen Therapiemaßnahmen einzusetzen.

■ Puerperale Infektionen

Eine puerperale (Wochenbett-)Infektion wird angenommen, wenn in den ersten 10 Tagen an 2 aufeinander folgenden Tagen Temperaturen von 38 °Celsius und mehr auftreten. Bei den puerperalen Infektionen handelt es sich vorwiegend um aszendierende Infektionen der Uterushöhle und des Uterusinhalts (Endometritis, Endomyometritis), die sich dann in das Myometrium, in die Adnexe, auf das Peritoneum sowie in die venösen Gefäße ausbreiten und zu einer septischen Allgemeininfektion führen können. Eine besondere Form der horizontalen Erregerübertragung entsteht durch das Stillen und führt zur postpartalen Infektionskrankheit der Mastitis.

Endometritis puerperalis

Epidemiologie. Die Endometritis puerperalis gehört zu den häufigsten Wochenbettinfektionen. Disponiert sind besonders Patientinnen nach operativen Eingriffen, langer Geburtsdauer, vorzeitigem Blasensprung sowie mit gehäuften vaginalen Manipulationen.

Erregerbezeichnung. Die häufigsten Erreger sind Anaerobier in Kombination mit einer Vielzahl von aeroben Keimen. Zudem werden spezifische Erreger, wie Neisseria gonorrhoeae und Chlamydien, bei der Endometritis puerperalis gefunden. Streptokokken der Gruppe A führen meist zu einem foudroyanten Verlauf dieser Infektion.

Übertragung. Die Infektion entsteht durch Aszension der Keime aus dem Zervikovaginalbereich in das Cavum uteri.

Klinik. Das klinische Bild ist gekennzeichnet durch Fieber sowie einen druckschmerzhaften und weichen Uterus, der sich unzureichend zurückbildet. Die Lochien haben einen charakterischen faulig-fötiden Geruch. Es besteht eine Lochiometra.

Diagnostik. Die mikrobiologische Diagnose aus dem Zervikalabstrich muss auch die Untersuchung auf Neisseria gonorrhoeae und Chlamydia trachomatis einschließen. Sonographisch erfolgt der Ausschluss von Plazentaresiduen.

Therapie. Die Behandlung einer Endometritis puerperalis sowie einer Lochiometra wird zunächst mit Uteruskontrationsmitteln und hochdosierter Antibiotikaapplikation versucht. Es empfiehlt sich die stationäre Behandlung, da operative Intervention (Kürettage) und parenterale Antibiotika- und Heparingabe häufig erforderlich sind, um die gefürchtete Puerperalsepsis zu vermeiden.

Mastitis puerperalis

Epidemiologie. Die Inzidenz der Mastitis ist insbesondere durch die Einhaltung der Hygienevorschriften in der Klinik und durch die Wöchnerin selbst stark rückläufig. Mit dem Auftreten einer Mastitis puerperalis ist bei 1–2 % aller stillenden Frauen zu rechnen. Das Maximum der Infektionsentstehung liegt in der 2. postpartalen Woche (Rogmans 2003).

Erregerbezeichnung. Als Mastitiserreger wird zu 94 % Staphylococcus aureus, seltener Streptokokken, Proteus, Escherichia coli, Pneumokokken und Klebsiellen nachgewiesen.

Übertragung. Bei der Mastitis puerperalis handelt es sich in erster Linie um eine nosokomiale Infektion, bei der die Erreger von der Mutter oder dem Pflegepersonal auf den Nasen-Rachen-Raum des Säuglings übertragen werden. Die Erregerübertragung auf die Mammae erfolgt beim Stillen. Die Erreger dringen meist durch Rhagaden im Bereich der Brustwarze in die Lymphspalten des Bindegewebes ein (interstitielle Mastitis). Der seltenere Infektionsweg von der Brustwarze in den Ductus lactiferi (parenchymatöse Mastitis) wird meist durch einen Milchstau begünstigt.

Klinik. Das klinische Bild der Mastitis ist meist eindeutig. Es finden sich die klassischen Entzündungszeichen – Schwellung, Rötung und Schmerzen –, bei Fortschreiten des Prozesses auch druckschmerzhafte Achsellymphknoten. Persistiert die Entzündung unbehandelt einige Tage, kommt es zur Entstehung von Abszessen.

Diagnostik. Die Diagnostik stellt sich aus dem klinischen Bild. Durch Palpation und Sonographie ist differenzialdiagnostisch eine Phlegmone von Abszessen zu unterscheiden.

Therapie. Neben lokalen (Kühlung, Ruhigstellung) und systemischen Maßnahmen, gegebenenfalls ergänzt durch die niedrigdosierte Verabreichung eines Prolaktinhemmers, muss bei Fehlen einer Besserung innerhalb von 12–24 Stunden frühzeitig die antibiotische Therapie erfolgen (Breitbandpenicilline, Cephalosporine, Erythromycin). Die Milch wird abgepumpt und verworfen (keimhaltig). Der reife Abszess wird inzidiert, unter gleichzeitiger Gegeninzision am unteren Pol der Abszesshöhle und Drainage der Wundhöhle.

Prävention. Einhaltung der Hygienevorschriften.

■ Literatur

1. Barret JP, Whiteside JL, Boadman LA. Fatal clostridial sepsis after spontaneous abortion. Obstet Gynecol. 2002;99:899–901.
2. Briese V. Amnioninfektionssyndrom Gynäkologe. 1999;6:301–9.
3. Enders M, Hagedorn HJ. Syphilis in der Schwangerschaft. Z Geburtsh Neonatol. 2002;206:131–7.
4. Groß U, Roos T, Friese K.Toxoplasmose in der Schwangerschaft. Dtsch Ärztebl. 2001;98A:3293–300.
5. Friese K, Hlobil H. Pränatale Toxoplasmose – brauchen wir ein Screening in der Schwangerschaft? Frauenarzt. 1998;39:271–4.
6. Friese K, Schäfer A, Hof H. Infektionskrankheiten in Gynäkologie und Geburtshilfe. Berlin, Heidelberg: Springer; 2003.
7. Hof H. Gonorrhoe. In: Friese K, Kachel W, Hrsg. Infektionserkrankungen der Schwangeren und des Neugeborenen, 2. Aufl. Berlin, Heidelberg: Springer; 1998:219.
8. Hof H, Nichterlein T, Kretschmar M. Managment of Listeriosis. Clin Microbiol Rev. 1997;10:345–57.
9. Leitich H, Brunbauer M, Bodner-Adler B, Kaider A, Egarter C, Husslein P. Antibiotic treatment of bacterial vaginosis in pregnancy. Am J Obstet Gynecol. 2003;188:752–8.
10. Leviton A. Maternal infection, fetal inflammatory response, and brain damage in very low birth weight infants. Pediatr Res. 1999;46:566–75.
11. Marre E, Mertens TH, Trautmann M, Vanek E. Klinische Infektiologie. München, Jena: Urban & Fischer; 2000.
12. Martius J, HoymeUB, Roos R, Jorch G. Empfehlungen zur Prophylaxe der Neugeborenensepsis (frühe Form) durch Streptokokken der Gruppe B. Frauenarzt. 2000;41:689–91.
13. Mc Gregor JA, Frencli I. Bacterial vaginosis in pregnancy. Obstet Gynecol Survey. 2000;55:1–19.
14. Mutschler E, Geisslinger G, Kroemer HK, Schäfer-Korting M. Lehrbuch der Pharmakologie und Toxikologie, 8. Aufl. Stuttgart: Wissenschaftliche Verlagsgesellschaft; 2001.
15. PEG-Empfehlungen. Antimikrobielle Therapie der Sepsis. Chemother J. 2001;10:43–55.
16. Rogmans G. Mastitis puerperalis. Zentralbl Gynakol. 2003;125:35–7.
17. Saling E, Al-Taie TH, Schumacher E, Placht A. Läßt sich die Frühgeborenenrate durch Vermeidung bzw. Behandlung der ascendierenden Infektion senken? Perinat Med. 1997;9:26–30.
18. Scheffold N, Bergler-Klein J, Sucker CH, Cyran J. Kardiovaskuläre Manifestationsformen der Lyme-Borreliose. Dtsch Ärztebl. 2003;100A:912–20.
19. Weissenbacher ER. Infektiologische Empfehlungen und Leitlinien zur Diagnostik und Therapie in Gynäkologie und Geburtshilfe, 3. Aufl. München: Medifact-publishing; 2003.
20. Zabel P, Rietschel ETH. Sepsis. In: Marre E, Mertens TH, Trautmann M, Vanek E, Hrsg. Klinische Infektiologie. München, Jena: Urban & Fischer; 2000.

Virale Infektionen

■ Einführung

Infektion des Kindes. Unter den in der Schwangerschaft vorkommenden Infektionen verdienen die Virusinfektionen eine besondere Beachtung. Es besteht insbesondere für Embryo und Fetus das Risiko, während der Intrauterinentwicklung, in der prä- und peripartalen Lebensphase sowie postpartal gravierende Schäden zu erleiden. Die Virusübertragung von der Schwangeren auf die Frucht bzw. von der Mutter auf das Neugeborene erfolgt durch die vertikale Transmission, bei der verschiedene Infektionswege in Betracht kommen:

➤ hämatogene transplazentare Übertragung bei mütterlicher Virämie (z. B. Infektion mit Parvovirus B19, Röteln, Zytomegalie);
➤ aszendierende Infektion aus der Zervix in die Amnionhöhle, entweder bei intakter Fruchtblase durch die Eihäute oder häufiger nach einem Blasensprung, bei dem der direkte Zugang durch die maternofetale Grenzschichten gewährleistet ist (z. B. Herpes-simplex-Virus-Infektion, Zytomegalie);
➤ Kontaktinfektion unter der Geburt bei der Passage des Kindes durch den Geburtskanal (Herpes-simplex-Virus-Infektion, Zytomegalie);
➤ orale Übertragung (z. B. Stillen bei Zytomegalie).

Einflussfaktoren. Bei den einzelnen mütterlichen Virusinfektionen lassen eine Vielzahl von Einflussfaktoren von vornherein ein unterschiedliches embryofetales Risiko erwarten. Auf der einen Seite sind die spezifischen virologischen Eigenschaften der Erreger sowie ihre Art und Virulenz maßgebend für die Schwere und den Verlauf der Infektion. Auf der anderen Seite spielen das immunologische Abwehrvermögen der Schwangeren und der Gestationszeitpunkt, zu dem die Infektion abläuft, eine besondere Rolle. Die in der Plazenta ablaufenden Gewebeprozesse können auch eine abschirmende Barriere bilden, denn die Viren benötigen für die Infektion des Gewebes ein geeignetes Spektrum an Zielzellen, die in der Plazenta oder den Eihäuten vorhanden sein müssen. Zu einer kongenitalen Fehlbildung (Embryopathie) kommt es vor allem bei den vertikalen Virusinfektionen während der Organogenese. Nach dem 3. Schwangerschaftsmonat entstehen Schädigungen (Fetopathien), die zunehmend den entsprechenden Erkrankungen des Säuglings und des Kleinkindes entsprechen.

Vertikalinfektionen. Viele Vertikalinfektionen werden am Ende der Schwangerschaft bei aufgelockerter Plazentaschranke (perinatal) bzw. unter der Geburt (konnatal) übertragen und können wegen des noch unreifen zellulären Immunsystems des Säuglings, trotz transplazentar übertragener Antikörper von der Mutter, klinisch schwer verlaufen (Friese et al. 2003). Des Weiteren persistieren Viren im fetalen Gewebe und können auch noch nach der Geburt über Jahre hinaus jederzeit reaktiviert werden. Es muss dann mit Spätfolgen bis in die Kindheit hinein gerechnet werden. Eine Übersicht zur Pathogenität und zum Infektionsweg der wichtigsten

Tabelle 28.**12** Pathogenität und Infektionsweg vertikaler viraler Infektionen während und am Ende der Schwangerschaft (nach Marre et al. 2000)

Infektionserreger	Erstes Trimenon	Zweites Trimenon	Drittes Trimenon	Perinatalperiode	Infektionsweg zur Leibesfrucht
Rötelnvirus (RV)	+++	++	–	–	Virämie → Kyema bzw. Plazenta
Zytomegalievirus (CMV)	(+)	+	++	+++	• Virämie → Kyema bzw. Plazenta • genital aszendierend → Amnion oder sub partu • Brustmilch
Herpesviren (HSV-1, HSV-2)	((+))	((+))	((+))	+++	genital aszendierend → Amnion oder sub partu
Varizella-Zoster-Virus (VZV)	((+))	((+))	((+))	+++	Virämie → Plazenta
Parvovirus B19	Abort	Abort	Abort	–	wie Rötelnvirus
Hepatitis-B-Virus (HBV)	((+))	(+)	+	+++	maternofetale Mikrobluttransfusion
Hepatitis-C-Virus (HCV)	((+))	((+))	((+))	(+)	maternofetale Mikrobluttransfusion
HIV	(+)	(+)	+	++	maternofetale Mikrobluttransfusion

vertikalen Virusinfektionen während und am Ende der Schwangerschaft ist in Tabelle 28.**12** dargestellt (Marre et al. 2000).

Das vorliegende Kapitel befasst sich mit den wichtigsten Virusinfektionen im Hinblick auf die Schwangerschaft und das embryofetale Risiko, außerdem wird im Einzelnen zur Impfprävention viraler Erkrankungen in der Schwangerschaft Stellung genommen.

■ Enterovireninfektion

Epidemiologie. Enteroviren sind weltweit verbreitet. Sie treten in gemäßigten Klimazonen mit einer saisonalen Häufung im Spätsommer und im Herbst auf. Das Reservoir der Enteroviren ist der Mensch. Die verschiedenen Enteroviren stehen mit kongenitalen und neonatalen Infektionen in Verbindung. Ein teratogenes Potenzial besteht aber nicht.

Erregerbezeichnung. Unter den Enteroviren, die sich insgesamt in etwa 64 Serotypen unterteilen, finden sich die folgenden Arten:
➤ Poliovirus,
➤ Coxsackieviren A und B,
➤ ECHO-(Enteric-cytopathogenic-human-Orphan-)Viren.

Die Erreger wurden aufgrund physikalischer und biochemischer Ähnlichkeiten sowie wegen epidemiologischer und genetischer Beziehung in eine Gruppe eingeordnet.

Übertragung. Enteroviren werden vorwiegend fäkaloral übertragen, aber auch durch Tröpfcheninfektion direkt von Mensch zu Mensch. Möglich ist außerdem eine Infektion durch mit Stuhl oder Speichel kontaminierte Gegenstände. Mütter übertragen Enteroviren bei engem Kontakt auf ihr Kind. In Einzelfällen wird über eine transplazentare Virusübertragung berichtet.

Klinik. Obwohl die Enteroviren zu 90–95 % asymptomatische Infektionen verursachen, können sie andererseits aber auch sehr verschiedene Krankheitsbilder hervorrufen.

Übersicht

Durch Coxsackie-, ECHO- und Enteroviren verursachte Krankheiten
• Zentralnervensystem: Meningitis, Enzephalitis, chronische Meningoenzephalitis
• Skelett und Herzmuskel: Myokarditis, Perikarditis, Pleurodynie (Bornholm-Krankheit)
• Haut- und Schleimhaut: Herpangina, Hand-, Fuß- und Mundkrankheiten, makulopapulöses Exanthem
• obere Luftwege: Schnupfen, Sommergrippe
• Auge: akute hämorrhagische Konjunktivitis
• Perinatalkrankheiten: Myokarditis, Hepatitis, Enzephalitis

Insgesamt betrachtet gibt es keine strenge Korrelation von Enterovirustypen zu einem spezifischen Erkrankungsbild. Besonders häufig aber werden die Enteroviren im Zusammenhang mit der aseptischen Meningitis gefunden, die meist epidemieartig auftritt (Friese et al.

2003). Es gibt deutliche Hinweise darauf, dass die Nicht-polioenteroviren, insbesondere Coxsackieviren, während der Schwangerschaft von der Mutter auf das Kind übertragen werden (Palmer et al. 1997, Strong u. Yong 1995). Bei der Geburt oder in den ersten Lebenstagen kann es zu einer Neugeboreneninfektion kommen. Neugeborene sind insbesondere durch die nosokomiale Coxsackievirusinfektion gefährdet, die zu einer generalisierten Erkrankung führen kann. In schweren Fällen kommt es innerhalb von 8 Tagen post partum zu fulminanten Infektionen mit viraler Sepsis, akuter Myokarditis, Perikarditis und Enzephalitis. Eine Hepatitis, einhergehend mit Hämorrhagien und Nierenversagen, nimmt häufig einen letalen Ausgang.

Diagnostik. Der Erregernachweis erfolgt mittels Virusanzucht in der Zellkultur und anschließender Typisierung (Neutralisationstest) bzw. durch Virusnachweis mittels Polymerasekettenreaktion aus Stuhl, Rachenspülwasser und Liquor.

Therapie. Eine spezifische Therapie der Enterovirusinfektionen mit antiviralen Substanzen ist gegenwärtig nicht möglich. Es kann lediglich eine symptomatische Behandlung durchgeführt werden.

Prävention. Eine Impfung gegen Enteroviren, mit Ausnahme der Polioviren, steht nicht zur Verfügung, sodass an Präventionsmaßnahmen in erster Linie die Einhaltung hygienischer Vorschriften notwendig ist. Der Kontakt mit dem virushaltigen Stuhl von Erkrankten und Personen in der Rekonvaleszenz ist zu meiden. Außerdem ist eine regelmäßige Händedesinfektion durchzuführen. Die Coxsackie-B-Virus-Infektion ist auf Neugeborenenstationen besonders gefürchtet. Eine Präventionsmaßnahme von entscheidender Bedeutung besteht hier in der fachgerechten Windelentsorgung (Hygieneregime). Eine räumliche Trennung infizierter Patienten ist vorzunehmen.

■ Epstein-Barr-Virus-Infektion

Epidemiologie. Infektionen mit dem Epstein-Barr-Virus (EBV) kommen weltweit vor, wobei die sozialen und hygienischen Bedingungen den Zeitpunkt der Primärinfektion beeinflussen. In den Industrienationen erfolgt ein Durchseuchungsschub mit Eintritt der Pubertät (Kissing Disease). Danach erreicht die Durchseuchungsrate 80–90 %, wobei Männer und Frauen gleichermaßen betroffen sind.

Erregerbezeichnung. Das EBV gehört zur Familie der Herpesviren. Es kann im Organismus persistieren.

Übertragung. Die Übertragung erfolgt durch infektiösen Speichel, meist im Rahmen eines intimen oder oralen Kontakts (Kissing Disease). Bei immunsupprimierten Patienten kann es zu einer Reaktivierung kommen. Eine maternofetale Transmission ist nicht auszuschließen.

Klinik. Infektionen mit EBV können als sehr unterschiedliche Krankheitsbilder verlaufen. Die meisten Infektionen sind inapparent. Das charakteristische Krankheitsbild einer EBV-Infektion ist die infektiöse Mononukleose (Pfeiffer-Drüsenfieber) mit Angina, Lymphadenopathie, Hepatosplenomegalie und in bis zu 79 % der Fälle mit nukleärer Lymphozytose. Seltene Komplikationen einer EBV-Infektion sind:

➤ thrombozytopenische Purpura,
➤ aplastische und hämolytische Anämie,
➤ Milzruptur,
➤ Enzephalitis,
➤ Guillain-Barré-Syndrom.

Im Zusammenhang mit der EBV-Infektion werden auch EBV-assoziierte maligne Erkrankungen beobachtet (z. B. Burkitt-Lymphom, nasopharyngeales Karzinom, T-Zell-Lymphom).

Eine primäre EBV-Infektion in der Schwangerschaft ist äußerst selten, da die meisten Frauen im gebärfähigen Alter bereits eine asymptomatische EBV-Infektion durchgemacht haben. Aufgrund der hohen Durchseuchung in der Bevölkerung sind etwa 3–4 % der Schwangeren für eine Infektion anfällig (Friese et al. 2003). Durch die maternofetale EBV-Transmission wird das Risiko für eine erhöhte Rate an Aborten und Frühgeburten sowie für die Entstehung von Fehlbildungen für möglich gehalten.

Diagnostik. Die Diagnostik der EBV-Infektion erfolgt durch den serologischen Nachweis von Immunglobulin G, Immunglobulin M oder Immunglobulin-G-Antikörpern gegen die verschiedenen Strukturantigene der EBV. Der Nachweis der EBV-DNA aus dem Rachenabstrich mittels Polymerasekettenreaktion ist nur in Sonderfällen angezeigt.

Therapie. Die Therapie einer EBV-Infektion kann nur symptomatisch erfolgen. Antivirale Therapieansätze haben sich bisher nicht als effektiv erwiesen.

Prävention. Spezifische Schutzmaßnahmen gegenüber einer EBV-Infektion sind gegenwärtig nicht verfügbar.

■ Herpes-genitalis-Infektion

Epidemiologie. Das Virus kommt nur beim Menschen vor. Die Durchseuchung beträgt >95 %. Die Infektion erfolgt oral mit dem Herpes-simplex-Virus-(HSV-)Typ 1 meist schon in der Kindheit und mit dem HSV-Typ 2 genital mit Beginn der Geschlechtsreife. Schwangere erkranken 3fach häufiger an einer genitalen HSV-Infektion als nichtschwangere Frauen (Friese et al. 2003). Die neonatale Erkrankungsrate wird mit 1:7500 Neugeborene angegeben. Sie liegt damit relativ niedrig. Es besteht jedoch eine hohe neonatale Morbidität.

Erregerbezeichnung. Die HSV der Typen 1 und 2 sind DNA-Viren und gehören zur Familie der Herpesviridiae.

Tabelle 28.**13** Herpeserkrankung und Stillen (nach Peters u. Drexel 2001)

Erkrankung	Stillen erlaubt
Herpes simplex der Brustregion, Primärinfektion	nein
rekurrierende Herpes-simplex-Virus-Infektion außerhalb der Brustregion	ja
bei primärer Herpes-simplex-Virus-Infektion der Mutter bei Kontakt mit dem Säugling Antikörperstatus der Mutter klären	

Übertragung. Die Übertragung des HSV erfolgt hauptsächlich durch Sexualkontakte mit meist asymptomatischen Virusausscheidern und nur in Ausnahmefällen durch eine Schmierinfektion. Die maternofetale Virustransmission findet am häufigsten unter der Geburt statt. Eine aufsteigende Infektion aus dem Zervikovaginalbereich durch die Amnionhöhle kann den Feten infizieren.

Klinik. Beim Krankheitsbild des Herpes simplex ist grundsätzlich zwischen einer Primärinfektion und dem Rezidiv zu unterscheiden:
➤ **Primärinfektion:** Beim primären Herpes genitalis treten nach einer 4- bis 5-tägigen Inkubationszeit erythromatöse Papeln auf, die sich zu Vesikeln und Pusteln entwicklen, welche sich über die Vulva, die Vagina und die Zervix verteilen. Nach weiteren 4–5 Tagen entleeren sich diese Läsionen und bilden schmerzhafte Ulzera, die nach weiteren 6 Tagen eintrocknen und im Verlauf von einer Woche wieder abheilen. Es bestehen außerdem zum Teil starke Schmerzen, Brennen, Pruritus und Fluor vaginalis. Auch Dysurie und inguinale Lymphknotenschwellung sind häufig zu beobachten. Bei 75 % der Primärinfektionen kommt es zu Fieber, allgemeinem Unwohlsein und Myalgien.
➤ **Rezidiv:** Die rezidivierende HSV-Infektion verläuft milder und ist von geringer Zeitdauer. Charakteristische Prodromalsymptome sind Parästhesien im Genitalbereich. Die Effloreszenzen beschränken sich meist auf nur eine Seite des externen Genitale. Das Rezidiv im Vulvabereich führt meist zu schmerzhaftem Brennen. Das vaginale Rezidiv ist in der Regel schmerzlos. Eitriger Fluor ist oft das einzige Symptom.

Die HSV-Typen 1 und 2 haben keine teratogene Wirkung. Dagegen führt die intrauterine Infektion häufiger zu einem Abort oder zu einer Frühgeburt. Das höchste Risiko für die Frucht liegt bei einer genitalen HSV-Infektion in der Peripartalperiode (Friese et al. 2003, Petersen et al. 1999). Eine aufsteigende Infektion aus dem Zervikovaginalbereich durch die Amnionhöhle kann den Feten infizieren. Im Vordergrund steht jedoch die Gefahr der unmittelbaren Übertragung während der Geburt. Etwa drei Viertel aller perinatalen HSV-Erkrankungen des Kindes werden durch den Typ 2 und ein Viertel durch den Typ 1 verursacht. Die HSV-Typ-1-Infektion

stammt entweder von genitalen oder nichtgenitalen Herden der Mutter oder vom Pflegepersonal, z. B. bei einem Herpes labialis. Das Risiko einer Erkrankung beträgt für das Neugeborene bei einem primären Herpes genitalis der Mutter 40–60 %, bei einer rekkurierenden Infektion 4–10 %. Die Infektion macht sich beim Neugeborenen innerhalb der ersten 11 Lebenstage bemerkbar. Erfolgt die Ansteckung bereits intrauterin, so können die hochinfektiösen Herpesbläschen schon bei der Geburt auf der kindlichen Haut sichtbar sein und auf den Krankheitsprozess hinweisen, der sich mit septischen Herden in Leber, Milz, Lungen, Nebennieren und vor allem im Gehirn manifestiert. Die neonatale Infektion führt zu einem generalisierten Herpes mit neurologischen Defekten. Es besteht eine hohe Letalität.

Diagnostik. Das klinische Bild der HSV-Infektion ist oft typisch, sodass eine Labordiagnostik nicht unbedingt notwendig ist. Die Sicherung der Diagnose kann durch den direkten Erregernachweis aus Bläscheninhalt mittels Polymerasekettenreaktion, Elektronenmikroskopie oder Virusanzucht aus der Viruskultur erfolgen. Serologische Antikörperbestimmungen zeigen an, dass eine Infektion bereits durchgemacht wurde. Bei den anogenitalen Effloreszenzen muss differenzialdiagnostisch auch an andere venerische Erkrankungen gedacht werden.

Therapie. Von den virustatischen Arzneimitteln wird sowohl bei der primären als auch bei der rezidivierenden Herpes-genitalis-Infektion ab der 15. Schwangerschaftswoche Aciclovir (Zovirax; 5-mal 200 mg/Tag über 5 Tage) appliziert. Unabhängig von der medikamentösen Behandlung sollte bei akuter symptomatischer Herpes-genitalis-Infektion eine Sectio caesarea vor oder spätestens innerhalb von 4–6 Stunden nach einem Blasensprung erfolgen. Beim Rezidiv ist eine vaginale Entbindung unter der Therapie mit 5-mal 200 mg Aciclovir/Tag möglich. Eine prophylaktische Sectio caesarea ist bei der HSV-Infektion nicht indiziert. Die Therapie des neonatalen Herpes erfolgt mit 10 mg Aciclovir/kg Körpergewicht alle 8 Stunden über 10 Tage.

Stillen. Eine Aciclovirbehandlung der Mutter führt zwar vor allem bei parenteraler Gabe zum Übertritt des Wirkstoffs in die Muttermilch, die eventuell beim Säugling auftretenden Nebenwirkungen können aber bei Abwägen des Nutzeffekts akzeptiert werden. Bei Befall einer Brustwarze muss der lokale Kontakt dieser Seite mit dem Säugling vermieden werden. Die Milch ist bis zur Abheilung der Läsion zu verwerfen (Peters u. Drexel-Fink 2001) (Tabelle 28.**13**).

Prävention. Da bei einer HSV-Infektion ein hohes Ansteckungsrisiko besteht, sind hauptsächlich folgende Präventivmaßnahmen einzuhalten:
➤ Vermeidung einer maternofetalen Transmission durch primäre Sectio caesarea bei Schwangeren mit akuten Läsionen im Geburtskanal zum Zeitpunkt der Geburt,
➤ Aciclovirgabe (vor allem bei primärer HSV-Infektion),

➤ während der Schwangerschaft Gebrauch von Kondomen sowie Vermeidung orogenitaler Kontakte bei Frauen, die HSV-1- und HSV-2-negativ sind,

➤ Isolierung verdächtiger Neugeborener von anderen Neugeborenen,

➤ im Fall einer primären genitalen oder oralen Herpesinfektion sollen Mutter und Kind voneinander isoliert werden, bis die Läsion bei der Mutter abgeheilt ist; liegt eine rekurrierende HSV-Infektion der Mutter außerhalb der Brustregion vor, so ist eine Isolierung nicht erforderlich; bei Herpes labialis muss die Mutter beim Umgang mit dem Säugling einen Mundschutz tragen.

■ Infektion mit dem humanen Immundefizienzvirus (HIV)

Epidemiologie. Die HIV-Infektion hat sich seit ihrer Erkennung Anfang der 1980er Jahre weltweit verbreitet, mit Schwerpunkten in Osteuropa und Zentralafrika, Asien und Teilen von Südamerika (Friese et al. 2003). In Deutschland wird die Zahl der HIV-Infizierten auf 38000 geschätzt. Es wird mit etwa 2000 Neuinfektionen pro Jahr gerechnet. Frauen machen heute etwa 25% der jährlich von einer Neuinfektion Betroffenen aus. Der größte Teil hat sich durch heterosexuelle Transmission infiziert, und nur die wenigsten zählen zu den so genannten Risikogruppen. Die Zahl neuinfizierter Kinder konnte durch die umfangreichen Vorbeugungsmaßnahmen zur Verhinderung einer Mutter-Kind-Übertragung auf wenige Einzelfälle reduziert werden. Die Letalität der HIV-Infektion ist aber im Vergleich zu anderen Infektionskrankheiten noch immer relativ hoch. Unbehandelt versterben innerhalb von 15 Jahren etwa zwei Drittel der Infizierten an den Folgen der HIV-Infektion (Gröger et al. 2002). Demgegenüber haben aber die Fortschritte in der antiretroviralen Therapie in neuerer Zeit die Lebenserwartung der HIV-Infizierten nicht nur verlängert, sondern vielfach auch die Lebensqualität deutlich verbessert. Es besteht die Hoffnung, dass die HIV-Infektion, wenn schon immer noch nicht heilbar, doch wenigstens kontrollierbar geworden ist (Friese et al. 2003). Da 75% der Betroffenen zwischen 20 und 39 Jahre alt sind, ist es vorstellbar, dass bei einem stabilen Infektionsverlauf die HIV-infizierte Frau auch einen Kinderwunsch äußert. Unter diesem Aspekt gewinnen Behandlung und Beratung von HIV-diskordanten Paaren zunehmende Bedeutung. Über aktuelle Zahlen und die Entwicklung der HIV-Infektion wird regelmäßig im epidemiologischen Bulletin sowie anderen Publikationen des Robert-Koch-Instituts in Berlin berichtet.

Erregerbezeichnung. Das humane Immundefizienzvirus gehört zu den Retroviridae. Es werden das HIV-1- und das HIV-2-Virus unterschieden. Vom HI-Virus-Typ 1 sind 9 und vom HI-Virus-Typ 2 insgesamt 5 Subtypen bekannt.

Übertragung. Das HI-Virus wird vor allem sexuell in Abhängigkeit von der Viruslast übertragen. Sperma, Blut und Vaginalsekret weisen eine hohe Viruskonzen-

Tabelle 28.**14** Mütterliche Risikofaktoren für eine maternofetale HIV-Transmission (nach Friese et al. 2003)

HIV-assoziierte Risiken	Geburtsmedizinische Risiken
• erhöhte HIV-RNA-Zahl • erhöhte HIV-Virämie • erhöhte p24-Antigenämie • verminderte CD4+-Zell-Zahlen • Konzentration neutralisierender Antikörper verringert • HIV-Varianten • progrediente HIV-Infektion	• vaginale Entbindung • Zeitspanne ab Dauer des Blasensprungs • Amnioninfektion • Frühgeburt • vorzeitige Wehen • induzierter Spätabort • blutiges Fruchtwasser, vorangehender (erster) Zwilling
Postpartal	
rasche Progression zu AIDS	Stillen

tration auf. Weitere Übertragungsmöglichkeiten sind gegeben durch intravenös verabreichtes Blut bzw. Blutprodukte und intravenösen Drogenkonsum sowie durch die maternofetale Transmission. Zudem gelten auch genitale Begleitinfektionen (sexuell übertragbare Erkrankungen) als Kofaktoren der HIV-Übertragung. Nach heutigem Wissensstand ist anzunehmen, dass Menschen, die HIV-infiziert sind, auch ein Leben lang infektiös bleiben und damit eine potenzielle Ansteckungsquelle bilden. Das HI-Virus kann während der Schwangerschaft auf den Feten übertragen werden und postpartal über die Muttermilch das Kind infizieren. Auffällig ist die Häufigkeit der peri- und intrapartalen Transmission. Es erfolgen 75% der Virustransmissionen unter der Geburt oder kurz davor. Postpartal findet durch das Stillen zu 25% eine HIV-Übertragung statt. Die maternofetale HIV-Transmission hat eine multifaktorielle Genese. Es bestehen erkrankungsassoziierte und geburtsmedizinische Risikofaktoren, die in Tabelle 28.**14** zusammengestellt sind. Insgesamt ist festzustellen, dass die Übertragungswahrscheinlichkeit von HIV von der Mutter auf das Kind heute durch die antiretrovirale Therapie während der Schwangerschaft in Verbindung mit einer primären Sektio am wehenlosen Uterus und durch das Stillverbot auf <2% gesenkt werden konnte.

Klinik. Die der HIV-Erkrankung zugrunde liegenden immunpathologischen Mechanismen sind extrem komplex und bilden einen vielschichtigen Prozess mit vielfach überlappenden Phasen. Der wesentliche, für den klinischen Verlauf entscheidende Faktor besteht in der Unfähigkeit des infizierten Organismus, die HI-Viren zu eliminieren und ihre Ausbreitung im Organismus langfristig zu unterbinden. Demzufolge verläuft die HIV-Infektion progredient und ohne Rückbildungstendenz. Am Ende des in der Regel letal ausgehenden Krankheitsprozesses stehen eine starke Immunsuppression und der Zusammenbruch des Immunsystems, das nicht mehr in der Lage ist, sich spontan zu regenerieren. Die HIV-Erkrankung durchläuft das nur in seltenen Fällen klinisch apparente Stadium der Primärinfektion, eine symptomfreie Latenzphase, die zeitlich sehr variabel ist, ein in etwas weniger als der Hälfte der Fälle auftretendes Stadium mit generalisierter Lymphadenopathie und schließlich das Stadium der Immundefizienz (AIDS):

➤ **Primärinfektion:** Bei etwa 10–20 % der Infizierten tritt etwa 1–6 Wochen nach der Infektion ein mononukleoseähnliches Krankheitsbild mit Fieber, Angina, Lymphknotenschwellung und gelegentlich Hauterscheinungen auf.

➤ **Klinische Latenzphase:** Nach der Infektion kann die Erkrankung ein halbes Jahr bis >15 Jahre klinisch völlig ohne Symptome verlaufen. In dieser Zeit sind gegen HIV gerichtete Antikörper und HIV-RNA im peripheren Blut nachweisbar.

➤ **Generalisierte Lymphadenopathie:** Etwa 40 % der HIV-Infizierten entwickeln vor dem Übergang in das Immundefizienzstadium AIDS eine generalisierte Lymphadenopathie.

➤ **AIDS:** AIDS ist das Endstadium der HIV-Infektion. Kennzeichnend für das Immundefizienzstadium ist das Auftreten von zahlreichen opportunistischen Infektionen, Malignomen und neurologischen Erkrankungen.

Schwangerschaft und Geburt führen nicht zu einer Verschlechterung des Verlaufs einer vorbestehenden HIV-Infektion. Bei der HIV-infizierten Schwangeren gibt es auch keinen Hinweis auf ein HIV-spezifisches Syndrom oder auf die Auslösung von speziellen Fehlbildungsmustern (Friese et al. 2003, Gröger et al. 2002). Der durch die Schwangerschaft physiologisch vermittelte immunsuppressive Einfluss auf die mütterlichen T-Lymphozyten ist peripher zu gering, um klinisch relevant zu werden. Demgegenüber ist aber bei HIV-infizierten Schwangeren ein erhöhtes Morbiditätsrisiko in der Schwangerschaft zu erwarten. Die schwangerschaftsassoziierten Risiken für eine HIV-infizierte Schwangere sind in der nachfolgenden Übersicht zusammengefasst.

▐ Übersicht ▐

Schwangerschaftsassoziierte Risiken für eine HIV-infizierte Schwangere
- Abort
- vorzeitiger Blasensprung
- vorzeitige Wehentätigkeit
- Frühgeburt
- Totgeburt
- uteroplazentare Dysfunktionen
- Koinfektionen (Candida, Herpes-simplex-Virus, humane Papillomaviren)
- Chorioamnionitis
- schwere Anämie
- Gestationsdiabetes
- Pruritus und Hautaffektionen
- zervikale Dys- und Neoplasien

Für den Fetus besteht das Risiko hauptsächlich in Form von intrauteriner Wachstumsretardierung, niedrigem Geburtsgewicht sowie postpartaler Morbidität und Mortalität. Bei den perinatal infizierten Kindern kommt es zu etwa 20–30 % zu einer frisch einsetzenden schweren Verlaufsform der HIV-Infektion. Diese Neugeborenen haben bereits bei der Geburt eine hohe Viruslast und zeigen einen schnellen Verlust der T-Helferzellen bereits im Säuglingsalter. Das Auftreten opportunistischer Infektionen und/oder einer schweren Enzephalopathie in den ersten 18 Lebensmonaten führt zur frühen Diagnose von AIDS. Ohne eine gezielte Therapie liegt in diesen Fällen die Lebenserwartung bei <5 Jahren. Die langsam progredient verlaufende HIV-Infektion findet sich in 70–75 % der Fälle. Bei diesem Krankheitsbild kommt es erst über einen längeren Zeitraum zur Ausprägung von opportunistischen Infektionen, Lymphadenopathien, Tumoren sowie neurologischen Schäden. Die langsamere Krankheitsprogredienz ist vergesellschaftet mit genetischen Faktoren einer Immunkompetenz und der Persistenz niedrigvirulenter HIV-Isolate (Friese et al. 2003).

Diagnostik. Die Diagnostik der HIV-Infektion erfolgt mit verschiedenen Verfahren. Da in der Anfangsphase der Infektion noch keine Antikörper nachweisbar sind, lässt sich eine Infektion in diesem Stadium nur durch den Virusnachweis über Virusanzucht (sehr aufwändig, keine Routineuntersuchung), durch den Antigennachweis (p24) oder durch den Nukleinsäurenachweis (Polymerasekettenreaktion) diagnostizieren. Als Methode der Wahl im Rahmen des HIV-Screenings in der Schwangerschaft gilt der Nachweis spezifischer Antikörper gegen HIV-1 und HIV-2. Da falsch-reaktive Ergebnisse auftreten können, muss ein positives Ergebnis stets durch andere Untersuchungsmethoden, z. B. Western-Blot-Bestätigungstest, gesichert werden. Ein modernes Schema zur Untersuchung von HIV-infizierten Frauen in der Schwangerschaft wurde von Friese et al. 2003 zusammengestellt (Tabelle 28.**15**). In der Schwangerschaft sollte bei jeder Patientin so früh wie möglich nach Aufklärung und Beratung sowie mit dem Einverständnis der Patientin ein HIV-Test durchgeführt werden. Ein generelles HIV-Screening in der Schwangerschaft ist sinnvoll, da präventive Maßnahmen zur Senkung einer Infektionsübertragung möglich sind. Der HIV-Test und das HIV-Testergebnis sowie die diesbezügliche Beratung dürfen nicht im Mutterpass dokumentiert sein. Das Testergebnis sollte immer persönlich – nicht telefonisch, schriftlich oder über Dritte – der Patientin mitgeteilt werden. Nach dem einfühlsamen Erstgespräch, das von Aufklärung und Beratung begleitet wird, muss die Patientin umgehend in ein Zentrum mit HIV-Schwerpunkt überwiesen werden (Gröger et al. 2002). Im Rahmen der interdisziplinären Zusammenarbeit von Gynäkologen, Geburtshelfern, Internisten und Pädiatern erfolgen dort eine spezialisierte Beratung und Behandlung sowie auch die psychosoziale Betreuung. Insgesamt muss immer daran gedacht werden, dass die Belastungen für die Schwangere durch die HIV-assoziierten Ängste und die möglichen existenziellen Krisen außergewöhnlich groß sind. Die allgemeine Schwangerschaftsvoruntersuchung der HIV-infizierten Patientin erfolgt entsprechend den aktuellen Mutterschaftsrichtlinien.

Therapie. Das Behandlungsziel bei HIV-positiven Patienten besteht hauptsächlich darin, durch eine wirksame Suppression der HIV-Replikation eine ausreichende Immunfunktion des Organismus zu erhalten, die

Tabelle 28.**15**   Untersuchung HIV-infizierter Frauen in der Schwangerschaft (nach Friese et al. 2003)

Untersuchung		Konsequenz
HIV-Diagnostik	Testbestätigung: CD-Typisierung (2, 3, 4, 8), HIV-RNA-Polymerasekettenreaktion (p24)	Einschätzung der HIV-bedingten Immunsuppression und der Virusproliferation; nach weiterer Kontrolle Entscheidung über den Zeitpunkt der ART
weitergehende Serodiagnostik	Hepatitis B, Hepatitis C, Toxoplasmose, Zytomegalievirus	(gegebenenfalls plus Hepatitis-C-Virus-RNA)
genitale Diagnostik	Kolposkopie und HPV-Typisierung, bakterielle Vaginose und andere sexuell übertragbare Erkrankungen	Bei HPV-Risikotypen oder CIN regelmäßige Kontrollen in der Gravidität, da Progression möglich; bei bakterieller Vaginose lokale Behandlung mit Clindamycin
Vorstellung beim Internisten		Staging und Festlegung der ART; Entscheidung über weitere prophylaktische oder therapeutische Maßnahmen
Kontrolle bis zur 24. Schwangerschaftswoche alle 4 Wochen	einmalige Wiederholung der CD-Typisierung plus HIV-RNA	–
ab der 24. Schwangerschaftswoche jede Woche	2-malige Wiederholung der CD-Typisierung plus HIV-RNA	vorzeitige Wehen-/Muttermundreifung? Endgültige ART-Festlegung und Termin zur primären Sektio
nach Beginn der ART	Wiederholung der CD-Typisierung plus HIV-RNA	ist die Viruslast nach einer weiteren Untersuchung erhöht, Suche nach Resistenzen und Therapieerweiterung
nach Beginn der ART	Therapieüberwachung	Erfassung von Nebenwirkungen in Kooperation mit dem Internisten

ART = antiretrovirale Therapie, CD = Cluster of differentiation, CIN = cervikale intraepitheliale Neoplasie, HPV = humane Papillomaviren

Progression der Krankheit zu verhindern, das Leben der Patienten zu verlängern und die Lebensqualität zu verbessern. Eine Heilung der HIV-Erkrankung ist durch die gegenwärtig zur Verfügung stehenden Therapieformen noch immer nicht möglich. Bei den HIV-positiven schwangeren Frauen geht es neben der eigenen gesundheitlichen Behandlungsindikation außerdem um die Verhinderung einer maternofetalen Virustransmission. Die HIV-Therapie in der Schwangerschaft besteht insbesondere in der antiretroviralen Therapie (ART), einer primären Sectio caesarea am wehenlosen Uterus sowie in der antiviralen Prophylaxe. Postpartum besteht ein generelles Stillverbot.

Zur **medikamentösen Therapie** einer HIV-Infektion stehen eine Reihe von Medikamenten zur Verfügung, die sich in 3 Substanzgruppen einteilen:
➤ Nukleosidanaloga (NA, NRTI),
➤ nichtnukleosidale Reverse-Transkritase-Inhibitoren (NN, NNRTI),
➤ Proteinaseinhibitoren (PI).

Bei der Auswahl von antiviralen Medikamenten in der Schwangerschaft müssen die veränderte Pharmakokinetik, Resistenzsituationen sowie Teratogenetik und Kanzerogenität der zum Einsatz kommenden Präparate Berücksichtigung finden. Von den derzeit zur ART eingesetzten Substanzen wird Zidovudin als sicher nichtteratogen bzw. nichtkanzerogen eingestuft. Bei den meisten anderen Substanzen beschränken sich die Erfahrungen auf wenige Einzelfallberichte, die zwar keine Hinweise auf spezielle Fehlbildungsmuster geben, aufgrund der kleinen Zahlen eine fundierte Risikobewertung der einzelnen Substanzen aber nicht zulassen (Simon et al.

2002). Bei einer mütterlichen Behandlungsindikation erfolgt gegenwärtig die Therapie in Form einer Dreifachkombinationsbehandlung mit einem Proteaseinhibitor oder einem nichtnukleosidalen Reverse-Transkriptase-Inhibitor. Besonders ist darauf zu achten, dass die Medikation von Efavirenz wegen häufiger zerebraler Fehlbildungen, die im Tierexperiment festgestellt wurden, bei Schwangeren nicht zum Einsatz kommt (Simon et al. 2002). Bei Verdacht auf AZT-(Azidothymidin [Zidovudin, Handelsname Retrovir])Resistenz, erkennbar durch eine unverändert hohe Viruslast bzw. ein erneutes Ansteigen der Viruslast, empfiehlt sich eine Resistenzbestimmung. Ohne eindeutige mütterliche oder geburtshilfliche Indikation sollte in der Schwangerschaft keine Kombinationstherapie über einen längeren Zeitraum durchgeführt werden (Belastung durch Nebenwirkungen). Die Indikation für eine ART richtet sich hauptsächlich nach den prognostischen Parametern von Viruslast und CD_4-Zell-Zahl sowie nach dem klinischen Bild. Schwangere mit CD_4-Zell-Zahlen mit >300/µl und einer Viruslast von <20 000/ml erhalten ab der 32. Schwangerschaftswoche AZT. Bei unkompliziertem Schwangerschaftsverlauf wird die Schwangerschaft in der 36. Schwangerschaftswoche durch einen primären Kaiserschnitt unter AZT-Infusion und Präparation der Eihäute sowie Vermeidung einer Kontamination des Fruchtwassers mit mütterlichem Blut beendet. Bei vorzeitigen Wehen in der Frühschwangerschaft sollte bei nicht bereits therapierten Schwangeren neben der tokolytischen Behandlung bis zur und unter der Entbindung eine AZT-Applikation erfolgen. Bei vorzeitigen Wehen mit der Gefahr der Frühgeburt ab der 34. Schwangerschaftswoche gilt es, unverzüglich eine Schnittentbindung unter AZT-Infusion vorzunehmen (Friese et al. 2003). Insgesamt betrachtet müssen Auswahl und Durchführung einer HIV-Therapie stets in einem Zentrum erfolgen, das Erfahrungen auf diesem Gebiet hat. Bei der Durchführung der verschiedenen Therapiestrategien sind in jedem Fall auch die aktuell detaillierten Richtlinien bzw. Empfehlungen zu berücksichtigen, in denen das Vorgehen bei normaler Schwangerschaft, aber auch bei Schwangerschaftsrisiken/-komplikationen, sehr genau spezifiziert ist und die außerdem auch Empfehlungen zur Schwangerschaftsvorsorge HIV-positiver Frauen sowie zur Kreißsaalversorgung der HIV-exponierten Neugeborenen enthalten.

Prävention. Eine Impfung gegen HIV-1 und HIV-2 ist derzeit nicht möglich. Deshalb beschränkt sich die Prävention auf eine Aufklärung der Bevölkerung hinsichtlich einer Gefährdung durch ungeschützten Sexualverkehr (Kondome, Safer Sex) sowie auf die sorgfältige Kontrolle von Blutkonserven, Plasmaprodukten und Transplantaten. Drogenabhängige sind auf die Gefahren der gemeinsamen Nutzung von Spritzen/Kanülen hinzuweisen. Bei akzidentellen Stichverletzungen sollte eine antiretrovirale Expositionsprophylaxe mit Kombinationspräparaten erfolgen. Eine sekundäre Sectio caesarea unter prophylaktischen Gesichtspunkten ist nur dann zu diskutieren, wenn diese bei gleichzeitiger regelmäßiger Wehentätigkeit in der Eröffnungsperiode bei nicht über 5 Stunden zurückliegendem Blasensprung durchgeführt wird. Auf das Stillen ist zu verzichten, da durch die Muttermilch und durch Wunden an den Brustwarzen eine Infektion des Kindes zu befürchten ist.

■ Infektion mit humanen Papillomaviren (HPV)

Epidemiologie. Die genitalen HPV-Infektionen zählen zu den häufigsten sexuell übertragbaren Erkrankungen, die vor allem junge Frauen im frühen reproduktiven Alter betreffen. In der Altersgruppe der 20- bis 25-Jährigen liegt der Häufigkeitsgipfel für nachweisbare HPV-Infektionen in Abhängigkeit vom Sexualleben bei 30–50 %. Die Prävalenz nimmt mit zunehmendem Alter deutlich ab und wird in der Altersstufe von 35–50 Jahren mit 3–10 % angegeben. Bei 80 % der HPV-Infizierten ist nach einem Zeitraum von 12 Monaten der Erreger nicht mehr nachweisbar. Bei 20 % wird eine Persistenz oder eine Progredienz beobachtet (Friese et al. 2003).

Erregerbezeichnung. Humane Papillomaviren werden den Parvoviren zugeordnet. Es konnten bisher über 100 verschiedene Typen mit erheblicher Varianz isoliert werden.

Übertragung. Die Übertragung der HP-Viren findet neben der sexuellen Transmission auch durch einen direkten Kontakt von Mensch zu Mensch statt. Eine Übertragung durch kontaminierte Gegenstände ist außerdem möglich. Zur maternofetalen Transmission der genitalen Infektion kommt es in maximal 2 % der Fälle (Tseng et al. 1998).

Klinik. Insgesamt werden 3 Kategorien der HPV-Infektion unterschieden:
➤ latente Infektion,
➤ aktive Infektion mit subklinischer und klinischer Manifestation,
➤ epitheliale Neoplasie und Karzinombildung.

Bei den HPV-Infektionen überwiegen die latenten und subklinischen Verläufe. Davon abzugrenzen sind die durch das Papillomavirus induzierten Neoplasien, die sich aus vulvären, vaginalen und zervikalen sowie analen und perianalen Läsionen entwickeln. Das onkogene Potenzial der HPV ist unterschiedlich stark ausgeprägt. So genannte Low-Risk-Typen (z. B. HPV-6 und -11) verursachen in der Regel gutartige Veränderungen (Condylomata acuminata). Bei Vorliegen eines High-Risk-Typs (z. B. HPV-16 oder -18) haben die Patienten ein 100 fach höheres Risiko, an einer Dysplasie oder an einem Karzinom zu erkranken. In der Schwangerschaft ist ein leichtes Wachstum von Kondylomen möglich, die sich aber postpartal meist zurückbilden. Eine Progredienz epithelialer Läsionen wird während der Schwangerschaft nicht beobachtet. Ein Risiko für die HPV-Übertragung auf die Neugeborenen besteht hauptsächlich bei Erstgebärenden, die jünger als 20 Jahre sind. Die Folge ist eine juvenile Papillomatose des Larynx. Eine transplazentare Virusübertragung findet nicht statt (Tseng et al. 1998).

Diagnostik. Die Diagnostik latenter HPV-Infektionen spielt in der Praxis eine untergeordnete Rolle. Ein Screening aller Frauen auf HPV-DNA ist wegen des hohen Anteils latenter Infektionen nicht aussagekräftig und wegen der hohen Kosten auch nicht indiziert. Die Diagnostik von aktiven sichtbaren Infektionen erfolgt hauptsächlich klinisch. Atypische Läsionen und Tumoren werden histologisch diagnostiziert. Die Erkennung subklinischer HPV-Infektionen und HPV-induzierter Neoplasien erfordert die gezielte Suche nach Läsionen per Kolposkopie mit Essigsäure sowie durch die konventionelle oder flüssigkeitsgestützte zytologische Diagnostik. Wegen der eingeschränkten Spezifität beider Methoden sollte bei unklaren Präkanzerosen ein molekularer HPV-Nachweis erfolgen. Die etablierten Methoden zum Nachweis und zur Typisierung von HPV im Gewebe und in Abstrichen sind der DNA-Nachweis mittels Hybridisierung und Nukleinsäureamplifikationstechniken. Die dazu eingesetzten Methoden sind der Hybrid-Capture-II-Nachweis von HPV-Gruppen und die Polymerasekettenreaktion. Außerdem ist es notwendig, auch sexuell übertragbare Begleitkrankheiten auszuschließen (Friese et al. 2003).

Übersicht

Diagnostik der HPV-Infektion mittels klinischer Untersuchung des gesamten unteren Genitaltrakts (Weissenbacher 2002)
- Kolposkopie
- Vulvoskopie
- Essigsäure/Schiller-Jodprobe
- Zytologie und Histologie
- molekulare Diagnostik (Hybrid-Capture-II-Nachweis, Polymerasekettenreaktion)

- Ausschluss von sexuell übertragbaren Begleiterkrankungen
- gegebenenfalls urologische/proktologische Diagnostik und Partneruntersuchung

Therapie. Die Behandlung von Kondylomen in der Schwangerschaft erfolgt durch Laservaporisation, Trichloressigsäure oder chirurgische Sanierung. Der optimale Therapiezeitpunkt ist aber nicht festgelegt. Es erscheint jedoch sinnvoll, die Behandlung nach Möglichkeit außerhalb der Zeitspanne für eine Frühgeburtlichkeit durchzuführen. Superinfektionen der Wundflächen können zu einer aszendierenden Infektion mit nachfolgender vorzeitiger Wehentätigkeit oder zum Blasensprung führen. Eine Sektioindikation ist in extrem seltenen Fällen gegeben. Sie ist dann indiziert, wenn die Geburtswege durch extensive Kondylome verlegt sind (Tseng et al. 1998).

Prävention. Eine Reduktion der Ansteckungs- oder Re-Infektionsgefahr durch die prophylaktische Kondomverwendung bei HPV-assoziierten Erkrankungen ist nicht bewiesen. Bis andere sexuell übertragbare Infektionen ausgeschlossen oder behandelt sind, wird aber die Verwendung von Kondomen empfohlen. Als Prävention sind gegenwärtig noch keine aktiven Immunisierungen möglich. Auch für die Prävention der maternofetalen Übertragung gibt es keine gezielten Möglichkeiten.

■ Influenza

Epidemiologie. Die Influenza ist weltweit saisonal verbreitet, auf der nördlichen Halbkugel von November bis April, auf der südlichen Halbkugel von Mai bis Oktober. Die Krankheit kann sporadisch, endemisch und in Abständen auch epidemisch auftreten. Dabei wird ein großer Teil der Bevölkerung (10–20%) infiziert. Wenn die Krankheit auch relativ leicht verläuft, so verursacht sie doch wegen der Folgekrankheiten, besonders bei Kindern und Erwachsenen mit chronischen Erkrankungen sowie bei älteren Menschen, schwere Komplikationen mit Todesfällen (Übersterblichkeit) (Neumann 2002). Wegen der Gefährlichkeit der Krankheit wird die Verbreitung der Virusgrippe und ihrer Antigenbeschaffenheit ständig von der WHO weltweit überwacht.

Erregerbezeichnung. Die Influenza wird durch Orthomyxoviren der Typen A, B und C hervorgerufen, von denen die Typen A und B verschiedene Antigenvarianten aufweisen. Neue Antigendriftvarianten der Influenza A und B sind verantwortlich für das Auftreten von Epidemien und regional begrenzten Ausbrüchen. Die Immunität wird vermittelt durch Immunglobulin-A- und Immunglobulin-G-Antikörper gegen 2 Virusoberflächenantigene.

Übertragung. Die Grippeviren werden vorwiegend durch Tröpfcheninfektion übertragen. Größere Menschenansammlungen oder intensiver Publikumsverkehr begünstigen die Ausbreitung der Influenza. Es besteht eine hohe Kontagiosität.

Klinik. Die Influenza ist eine schwere Erkrankung der mittleren und unteren Luftwege mit Viruspneumonie und oft sekundär bakteriell bedingter Bronchopneumonie. Als Komplikation der Virusgrippe tritt eine Myokarditis/Perikarditis mit nachfolgenden Rhythmusstörungen und Kreislaufkollaps auf. Außerdem können Erkrankungen des Zentralnervensystems (Enzephalitis und Meningitis) entstehen. In der lang andauernden Rekonvaleszenz werden anhaltende Schweißausbrüche und eine allgemeine Schwäche beobachtet. Die echte Virusgrippe sollte nicht mit banalen Atemwegsinfektionen verwechselt werden, die häufig auch als grippale Infekte bezeichnet werden. Eine influenzabedingte Übersterblichkeit von Schwangeren wurde in den Pandemien von 1918/1919 und von 1957/1958 beobachtet (Neumann 2002). Insbesondere bei schwangeren Frauen im dritten Trimenon und im frühen Puerperium entsteht ein erhöhtes Risiko für schwere Komplikationen und Todesfälle, selbst dann, wenn diese Frauen keine Risikofaktoren aufweisen. Die Allgemeinsymptome Fieber und Tachykardie können sekundär zu einer Frühgeburtlichkeit beitragen. Ein möglicher Zusammenhang zwischen einer Influenza in der Schwangerschaft und Fehlbildungen ist nicht eindeutig erwiesen. Gegenwärtig liegen auch keine eindeutigen Ergebnisse vor, die eine erhöhte Neugeborenensterblichkeit bei Influenza der Mutter belegen könnten. Demgegenüber ist aber bekannt, dass die Infektionsrate mit Influenzaviren bei Kindern erheblich höher liegt als bei Erwachsenen. Die influenzaassoziierte Mortalität steigt mit dem Alter stark an, ist aber auch bei Säuglingen und Kleinkindern überhöht.

Diagnostik. Die Diagnose wird meistens anhand des klinischen Bildes gestellt. Die Unterscheidung von anderen respiratorischen Infektionen ist oft schwierig. Es bestehen atypische Präsentationen bei alten Menschen. Eine Isolierung auf Zellkultur zum Erregernachweis ist Spezialaboratorien vorbehalten und nur im Einzelfall indiziert. Die serologische Diagnostik wird zumeist mit dem S-Antigen (typenspezifisch) oder dem V-Antigen (subtypenspezifisch) durch die Komplementbindungsreaktion vorgenommen. Eine weitere Methode zum Antikörpernachweis ist der ELISA-(Enzyme-linked-immunosorbent-Assay-)Test. Schnelltestverfahren sind im Hinblick auf Sensitivität/Spezifität nicht ausreichend evaluiert.

Therapie. Zur Prophylaxe und frühzeitigen Therapie der Influenza Typ A werden Amantadinpräparate eingesetzt. Die Medikamente können aber innerhalb kurzer Zeit zu resistenten Varianten führen. Sie sind nur bei der Influenza Typ A wirksam. Bei Schwangeren ist die Anwendung von Amantadinpräparaten kontraindiziert, da im Tierversuch teratogene Wirkungen auftraten. Die Wirksubstanz wird auch mit der Muttermilch ausgeschieden, sodass stillende Mütter auf dieses Medikament verzichten sollten. Bei einer Grippe in der Schwangerschaft steht die symptomatische Therapie der Patientin im Vordergrund.

Prävention. Eine präventive Impfung mit Totimpfstoffen ist gefährdeten Personen anzuraten, möglichst vor einer zu erwartenden Epidemie. Schwangerschaft und Stillzeit sind keine Kontraindikationen zur Influenzaimpfung. Eine Abwägung des Nutzen-Risiko-Verhältnisses ist aber in jedem Fall notwendig (mögliche Impfreaktionen).

■ Infektion mit dem Lymphozytäre-Choriomeningitis-Virus (LCMV)

Epidemiologie. Das LCM-Virus ist weit verbreitet, mit Schwerpunkten in Europa, Nord- und Südamerika. In Deutschland existiert ein Nord-Süd-Gefälle in der Durchseuchung der Bevölkerung. Im Norden besitzen bis zu 10 % der Bevölkerung Antikörper gegen das LCM-Virus, im Süden sind es dagegen nur etwa 0,1 %. Da ein großer Teil der Infektionen beim Menschen subklinisch verläuft, lässt sich die Häufigkeit der LCM-Virus-Infektionen insgesamt schwer abschätzen (Marre et al. 2000).

Erregerbezeichnung. Lymphozytäre-Choriomeningitis-Virus (RNA-Virus).

Übertragung. Das LCM-Virus wird durch Hamster und Hausmäuse übertragen. Der Hauptwirt ist die Hausmaus. Die Infektion erfolgt durch Aspiration von infiziertem Material sowie durch direkten Kontakt mit Nasensekret, Speichel, Urin und Kot der infizierten Tiere. Eine transplazentare LCMV-Übertragung ist während der gesamten Schwangerschaft möglich.

Klinik. Bei der LCM-Virus-Infektion sind verschiedene klinische Erscheinungsformen bekannt. Die Krankheit beginnt meist mit einer uncharakteristischen grippalen Symptomatik. Nach einem nur kurzen beschwerdefreien Intervall von wenigen Tagen kann es zur Meningitis kommen, die in eine meningoenzephalitische oder enzephalomyelitische Form übergehen kann. Es werden außerdem Pneumonie, Arthritis und Parotitis beobachtet. Die akuten Krankheitserscheinungen klingen nach 2–3 Wochen mit oft langwieriger Rekonvaleszenz wieder ab. Wird eine Schwangere mit dem LCM-Virus infiziert, so besteht die Gefahr einer Schädigung des Embryos bzw. des Feten. Es kommt in der Frühschwangerschaft zu Aborten und in der Spätschwangerschaft zu Meningoenzephalitis, Ausbildung eines Hydrozephalus sowie Chorioretinits, kongenitaler Myopie und geistiger Retardierung (Friese et al. 2003).

Diagnostik. Die serologische Diagnostik der LCMV-Infektion erfolgt durch Immunglobulin-M- bzw. Immunglobulin-G-Nachweis im Lasertest. Die Erfassung der Antikörper ist bereits in der 1.–2. Krankheitswoche möglich. Antikörper sind noch Jahre nach der Infektion nachweisbar.

Therapie. Eine spezifische Therapie sowie eine Schutzimpfung gegen LCMV stehen gegenwärtig nicht zur Verfügung.

Prävention. Schwangere sollten den Kontakt mit Goldhamstern und Hausmäusen meiden.

■ Masern

Epidemiologie. Die Maserninfektion ist weltweit verbreitet. In Deutschland werden pro Jahr bis zu 100 000 Masernfälle gezählt, davon 20 % im Alter von 25–44 Jahren. Die Inzidenzen verschieben sich zunehmend mehr in das Jugend- und Erwachsenenalter. Bei einem von 1000–2000 Masernerkrankten kommt es zu einer postinfektiösen Enzephalitis, nicht selten mit bleibenden Schäden. Eine Maserninfektion bei Schwangeren wird aufgrund einer hohen Durchseuchung im Kindesalter selten beobachtet (Neumann 2000a).

Erregerbezeichnung. Das Masernvirus ist ein humanpathogenes RNA-Virus. Die Masernviren bilden einen Serotyp, jedoch mehrere Genotypen, die eine regionale Zuordnung der Viruszirkulation ermöglichen.

Übertragung. Das natürliche Reservoir der Masernviren bilden infizierte und akut erkrankte Menschen. Die Übertragung erfolgt aerogen über Tröpfcheninfektion (Husten, Niesen, Sprechen) oder inapparent durch Re-Infizierte. Der Kontagionsindex liegt bei nahezu 100 %.

Klinik. Das klinische Bild der Masernerkrankung ist durch einen zweiphasigen Verlauf gekennzeichnet:
- **Prodromalstadium:** Im Prodromalstadium dominieren die katarrhalischen Erkrankungen der oberen Luftwege – wie Bonchitis, Pharyngitis, Angina und Rhinitis – sowie Konjunktivitis. An der Innenseite der Wangenschleimhaut treten kalkspritzerartige Flecken (Koplik-Flecken) auf.
- **Exanthemstadium:** Im Exanthemstadium kommt es zum Ausbruch des makulopapulösen Exanthems. Retroaurikulär beginnend breitet es sich auf den gesamten Körper aus. Fünf bis 7 Tage später erfolgt die Rückbildung. Die Infektiosität besteht 4–5 Tage vor und bis zu 6 Tage nach Exanthemausbruch. Das Überstehen der akuten Infektion hinterlässt eine lebenslange Immunität. Ein erneuter Fieberanstieg deutet auf die Entstehung von schweren Komplikationen hin, die sich manifestieren als Otitis media, Bronchopneumonie, Masernenzephalitis (Häufigkeit: 1:1000 bis 1:2000; Letalität: 10–35 %) und subakute sklerosierende Panenzephalitis (5 Fälle pro 1 Million Erkrankungen; Letalität: 10 %). Außerdem bestehen bei 10 % der Patienten bakterielle und virale Superinfektionen. Bei Immundefizienten sind besonders schwere Verläufe und nicht selten auch letale Ausgänge zu beobachten.

Bei Masern in der Schwangerschaft erhöhen sich Morbidität und Mortalität der Mutter im Vergleich zu nichtschwangeren Frauen. Die Hauptkomplikationen sind Pneumonie und Hepatitis. Das Risiko für Abort, intrauterinen Fruchttod und Frühgeburtlichkeit ist bei mütterlichen Masern besonders von der Mitte des zweiten bis zu

Beginn des dritten Trimenons erhöht. Entgegen früheren Berichten sind jedoch keine Fehlbildungen oder systemische Entwicklungsstörungen zu befürchten (Neumann 2002). Masern am Ende des dritten Trimenons und um den Entbindungstermin herum können zu neonatalen Masern mit Auftreten der Symptome ab dem 10.–12. Lebenstag führen. Dies ist jedoch relativ selten der Fall, und das Risiko von pneumonischen Komplikationen ist gering. Bei früh postnatal erworbener Infektion mit Auftreten der Symptome nach dem 14. Lebenstag sind die Masernverläufe meist mild und unkompliziert.

Diagnostik. In typischen Fällen lässt sich die Diagnose der Maserninfektion aus dem klinischen Bild stellen. Eine serologische Diagnostik ist bereits zu Beginn der Erkrankung durch den Nachweis spezifischer Immunglobulin-M- und Immunglobulin-G-Antikörper möglich. Spezifische Immunglobulin-M-Antikörper bis zum 3. Tag nach Exanthemausbruch und ein signifikanter Immunglobulin-G-Titer-Anstieg (2 Serumpaare im Abstand von 2 Wochen) bestätigen die Diagnose. Immunglobulin-G-Antikörper persistieren lebenslang und geben einen Hinweis auf die Masernimmunität.

Therapie. Die Therapie erfolgt symptomatisch, da eine virusspezifische Behandlung nicht möglich ist. Zur Abschwächung der klinischen Symptomatik kann in Ausnahmefällen, z. B. bei Schwangeren oder immundefizienten Patienten, die Immunglobulingabe innerhalb von 6 Tagen nach Masernkontakt erwogen werden. Die sekundären bakteriellen Infektionen werden mit Antibiotika behandelt.

Prävention. Eine aktive Immunisierung ist während der Schwangerschaft kontraindiziert. Das Stillen ist erst nach dem Auftreten von Masernantikörpern erlaubt.

■ Mumps

Epidemiologie. Die Mumpsinfektion ist auf der ganzen Welt verbreitet. In Deutschland werden jährlich etwa 50 000–100 000 Mumpserkrankungen beobachtet, mit einer starken Ausprägung von Spätmanifestationen bei Jugendlichen und Erwachsenen. Etwa 80 % der Erwachsenen haben komplementbindende Antikörper gegen das Virus. In Folge der in Deutschland bestehenden unzureichenden Immunisierungsraten finden alle 3–5 Jahre Kleinraumepidemien statt. Eine primäre Mumpsinfektion in der Schwangerschaft ist selten (Neumann 2000 a).

Erregerbezeichnung. Das Mumpsvirus gehört als RNA-Virus zur Familie der Paramyxoviridae. Es ist nur einem Serotyp zuzuordnen. Die Unterscheidung von Wild- und Impfvirus ist mittel molekularbiologischer Techniken möglich.

Übertragung. Die Übertragung des Mumpsvirus erfolgt von Mensch zu Mensch, hauptsächlich über Tröpfcheninfektionen. Die Virusvermehrung beginnt in den Zellen der Parotis und des Respirationstrakts. Auch bei einem subklinischen Infektionsverlauf können Kontaktpersonen infiziert werden. Eine transplazentare Viruspassage ist möglich.

Klinik. Bei der Mumpsinfektion bestehen zunächst Prodromalerscheinungen, wie Mattigkeit, subfebrile Temperaturen sowie Kopf-, Hals- und Ohrenschmerzen. Es können sich danach verschiedene Krankheitsbilder entwickeln, wie Parotitis, Pankreatitis und Diabetes mellitus, Orchitis und Meningoenzephalitis. Die Mumpsinfektion verläuft bei schwangeren Frauen nicht schwerer als außerhalb der Schwangerschaft. Eine Mumpsinfektion kann innerhalb der ersten 3 Schwangerschaftsmonate zu Aborten führen. Embryopathien sind nicht bekannt (Neumann 2002). Kongenitale Infektionen und perinatale Erkrankungen bei Neugeborenen von Müttern mit akutem Mumps am Ende des dritten Trimenons bzw. um den Entbindungstermin herum sind möglich, aber relativ selten. Hierbei kommt es beim Neugeborenen meist nur zur unkomplizierten Parotitis. Es gibt auch einige Fälle mit Thrombozytopenie, respiratorischem Disstress und schweren Penumonien mit tödlichem Ausgang. Die Mumpsinfektion hinterlässt im Allgemeinen eine lebenslange Immunität. Es treten Immunglobulin-M-, Immunglobulin-G- und Immunglobulin-A-Antikörper auf. Immunglobulin-A-Antikörper terminieren die Virusausscheidung. Es gibt Anhaltspunkte dafür, dass die Impfimmunität nicht so dauerhaft ist wie die Durchseuchungsimmunität. Insbesondere bei niedrigen Antikörperwerten treten Re-Infektionen auf.

Diagnostik. Die Diagnostik erfolgt meist klinisch. Ein serologischer Antikörpernachweis ist möglich. Der spezifische Immunglobulin-M-Nachweis und ein signifikanter Immunglobulin-G-Antikörper-Titer-Anstieg sichern die Diagnose. Der direkte Antigennachweis und die Virusanzüchtung aus Rachenabstrich, Speichel und Liquor sind Speziallaboratorien vorbehalten.

Therapie. Die Behandlung erfolgt symptomatisch. Antibiotikaapplikationen sind nicht indiziert. Die Wirksamkeit von Standardimmunglobulinapplikationen ist fraglich.

Prävention. Eine aktive Immunisierung in der Schwangerschaft gilt als kontraindiziert, da es sich bei dem Impfstoff um einen Lebendvirusimpfstoff handelt. Gesicherte Empfehlungen zum Stillen bei akuter Mumpserkrankung der Mutter können auch anhand publizierter Daten nicht getroffen werden. Der Nachweis spezifischer Antikörper erscheint aber ein sinnvolles Kriterium für das Stillen zu sein.

■ Parvovirus-B19-Infektion

Epidemiologie. Das Parvovirus B19 ist weltweit verbreitet. Die Durchseuchungsrate im Erwachsenenalter beträgt 60 % und steigt mit zunehmendem Alter auf >90 %. Das Virus tritt epidemisch bevorzugt im Frühjahr auf. Alle 5 Jahre soll es größere Epidemien geben (Enders 1997).

Erregerbezeichnung. Das Parvovirus B19 gehört zur Familie der Parvoviridae. Es ist ein sehr widerstandsfähiges Virus.

Übertragung. Die Virusübertragung erfolgt hauptsächlich durch Tröpfcheninfektion (hohe Kontagiosität) oder durch kontaminierte Blutkonserven bzw. Blutprodukte. Eine transplazentare Übertragung ist während der gesamten Schwangerschaft möglich. Die Virusübertragung erfolgt bei etwa 9 % der Primärinfektionen (Grab et al. 2002).

Klinik. Die akute Parvovirus-B19-Infektion kann aymptomatisch verlaufen. Klinische Manifestation ist das Erythema infectiosum (Ringelröteln), hauptsächlich im Gesicht sowie an den Extremitäten. Komplikationen sind sehr selten. Durch Sistieren der Erythropoese entwickelt sich gelegentlich eine bedrohliche aplastische Krise. Bei Frauen sind Arthralgien beschrieben, die über einen längeren Zeitraum persistieren. Infektionen in der Frühschwangerschaft führen häufig zum Abort. In der 10.–28. Schwangerschaftswoche können sich eine Anämie und ein Hydrops fetalis ausbilden. Das Vollbild des Hydrops fetalis zeigt eine Herzinsuffizienz mit Aszites, Pleuraergüssen und Fruchttod. Fehlbildungen werden nicht beobachtet (Palmer et al. 1997, Strong u. Yong 1995).

Diagnostik. In der Schwangerschaft erfolgt ein indirekter Ringelrötelninfektionsnachweis durch die serologische Untersuchung (Nachweis von Immunglobulin-M- und Imunglobulin-G-Antikörpern). Die Antikörperbildung erfolgt unmittelbar nach Ablauf der Inkubationszeit bzw. mit Krankheitsbeginn. Bei positivem Immunglobulin-M-Nachweis besteht eine akute Infektion. Bezüglich der präpartalen Diagnostik ist die Ultraschalluntersuchung des Feten wichtig, die wiederholt wöchentlich über 8–10 Wochen vorgenommen werden sollte. Eine Fruchtwasseruntersuchung kann vor der 16. Schwangerschaftswoche und die fetale Blutanalyse an der 17. Schwangerschaftswoche erfolgen. Es kann dann eine serologische Immunglobulin-M-Bestimmung bzw. eine Erregerdignostik mittels Polymerasekettenreaktion durchgeführt werden.

Therapie. Als zurzeit einziges mögliches Behandlungskonzept hat sich bei der fetalen Anämie die frühzeitige intrauterine Bluttransfusion erwiesen (bei Hämoglobinwerten von <8 g/dl). Entscheidend ist jedoch, dass die intrauterine Therapie keine Langzeitschäden in Form einer eingeschränkten neurologischen Entwicklung zur Folge hat. Eine aktive Immunisierung gegen das Parvovirus B19 steht nicht zur Verfügung. Die passive Immunisierung mit normalen Immunglobulinen wäre prinzipiell möglich, da fast alle Immunglobulinpräparate Parvovirus-B19-Immunglobulin-G-Antikörper in unterschiedlicher Konzentration enthalten; sie wird aber von der STIKO (Ständige Impfkommission) gegenwärtig nicht empfohlen, da ihr Wert umstritten ist (Neumann u. Philipp 2003).

Prävention. Da eine spezifische Expositionsprophylaxe nicht zur Verfügung steht, müssen schwangere Frauen den Kontakt zu mit Ringelröteln infizierten Personen meiden.

■ Poliomyelitis

Epidemiologie. Durch das Eradikationsprogramm der WHO sind weite Teile der Welt (Amerika, Australien, Westeuropa und Deutschland) poliofrei. Wildviren gibt es zurzeit noch in diversen Ländern Afrikas und Asiens. Durch eingeschleppte Viren (Einschleppkrankheit) können jedoch jederzeit lokale Epidemien entstehen. Für nichtimmune Personen jeden Alters besteht dann eine Poliomyelitisinfektionsgefahr.

Erregerbezeichnung. Erreger der Poliomyelitis sind die Polioviren der Typen 1–3, die zum Genius Enterovirus der Picornagruppe gehören.

Übertragung. Die Polioviren werden hauptsächlich durch Schmutz- und Schmierinfektionen (fäkal-orale Übertragung) von Mensch zu Mensch übertragen. Eintrittspforte für die Poliomyelitisviren ist der Intestinaltrakt. Tröpfcheninfektionen sind selten. Polioviren können in seltenen Fällen transplazentar auf die Frucht übertragen werden.

Klinik. Mehr als 90 % der Infizierten zeigen einen inapparenten Infektionsverlauf. Bei den symptomatischen Infektionen lassen sich unterschiedliche Schweregrade unterscheiden. Am häufigsten ist die Minor Illness mit Fieber, Abgeschlagenheit, Kopfschmerzen und eventuell auch gastrointestinaler Symptomatik, die nach einigen Tagen wieder abklingt. Darüber hinaus kann die Poliovirusinfektion auch zu einer aseptischen Meningitis führen, deren Prognose gut ist (Marre et al. 2000). In 1 % der Fälle wird das klassische Bild der paralytischen Poliomyelitis mit akut auftretenden schlaffen Lähmungen beobachtet. Die Manifestationsrate steigt mit zunehmendem Alter an. Die Erkrankung hinterlässt eine lebenslange Immunität, die typenspezifisch ist. In der Schwangerschaft können gehäuft Aborte auftreten. Früh- und Totgeburtenrate sind erhöht. Bei Lähmung der mütterlichen Atemmuskulatur entsteht eine fetale Hypoxie. Poliomyelitiserkrankungen mit aufsteigenden Lähmungen, bulbären Paralysen sowie Atem- und Schluckbeschwerden sind eine Indikation zur Sectio caesarea. Bei leichten Krankheitsbildern sollte die Spontangeburt abgewartet werden (Neumann 2002).

Diagnostik. Die Poliomyelitisdiagnostik erfolgt anhand des klinischen Bildes und durch den Erregernachweis aus Rachenabstrich oder Stuhl. Ein serologischer Antikörpernachweis ist möglich. Es werden dabei typenspezifische Antikörper erfasst, die für epidemiologische Fragestellungen und für den Nachweis der Immunität, speziell bei Immunsupprimierten, geeignet sind.

Therapie. Eine spezifische antivirale Therapie gegen Polioviren gibt es nicht. Die Behandlung erfolgt symptomatisch oder gegebenenfalls durch intensivmedizinische Maßnahmen. Eine Poliomyelitisschutzimpfung ist in Schwangerschaft und Stillzeit nicht kontraindiziert.

Tabelle 28.**16**   Rötelnvirusinfektion: klinische Manifestation der Rötelnembryopathie (nach Enders 1997)

Die Rötelnembryopathie bzw. das so genannte Rubellasyndrom umfasst:

- klassische Trias der Organfehlbildung an Herz (51–80 %), Augen (50–55 %) und Ohren (60 %)
- Manifestationen fetaler Entwicklungsstörungen, Dystrophie, Mikrozephalus sowie statomotorische und geistige Retardierung (etwa 40 %)
- erweitertes Rubellasyndrom mit viszeralen Symptomen, wie geringes Geburtsgewicht, Hepatosplenomegalie mit Ikterus, Exanthem, Thrombozytopenie, Anämie, Myokarditis, Pneumonie, Enzephalitis, Osteopathie; die Letalität beträgt etwa 30 %, bei Überleben Normalisierung innerhalb des 1.–4. Lebensmonats
- Late-Onset-Rubellasyndrom mit Beginn zwischen dem 4. und dem 6. Lebensmonat: Wachstumsstillstand, chronisches Exanthem, rekurrierende Pneumonie, Immunglobulin-G- und Immunglobulin-A-Hypogammaglobulinämie, Vaskulitis; die Letalität beträgt, besonders bei Pneumonie, bis zu 70 %
- Spätmanifestationen mit Hörschäden im jugendlichen Alter, Diabetes mellitus, endokrinen Störungen, Krampfleiden, progressiver Panenzephalitis

Schwangere sollten allerdings nur bei entsprechendem Risiko, vorzugsweise im zweiten Trimenon der Schwangerschaft, geimpft werden, z. B. bei Reisen in Endemiegebiete (Neumann 2002).

■ Röteln

Epidemiologie. Röteln sind weltweit verbreitet. In Deutschland treten alle 5–7 Jahre Kleinraumepidemien auf. Ein Risiko für Schwangere ohne Rötelnschutz entsteht insbesondere durch die Immunitätsdefizite bei Kindern im Vorschulalter und durch seronegative Männer. Erst wenn Impfraten von >90 % bei der MMR-(Masern-Mumps-Röteln-)Impfung der Kleinkinder im Verlauf des 2. Lebensjahres erreicht werden, besteht auch die Chance zur Ausrottung der konnatalen Röteln (Neumann 2002).

Erregerbezeichnung. Das Rötelnvirus ist ein RNA-Virus, das der Familie der Togaviren zugeordnet wird. Es ist serologisch einheitlich und bildet nur einen Serotyp.

Übertragung. Die Übertragung der Röteln erfolgt durch Tröpfcheninfektion über den oberen Respirationstrakt. Der Kontagionsindex wird mit bis zu 70 % angegeben. Infektiosität besteht bereits 7 Tage vor Beginn des Exanthems und kann bis zu 15 Tage danach anhalten. Patienten mit subklinischen Infektionen können die Röteln ebenfalls übertragen. In der Schwangerschaft führt die mütterliche Virämie zur transplazentaren Infektion des Embryos mit möglichen Folgen der Rötelnembryopathie. Säuglinge mit angeborenen Röteln sind oft über einen Zeitraum von bis zu einem Jahr durch die Virusausscheidung hochgradig infektiös.

Klinik. Nach einem kurzen fieberhaften Prodromalstadium mit leichten katarrhalischen Erscheinungen treten Lymphadenopathien auf, die vor allem an den nuchalen, postaurikulären und okzipitalen Lymphknoten ausgeprägt sind. Gleichzeitig oder 1–2 Tage später folgt das kleinfleckige Exanthem, meist hinter den Ohren, dann im Gesicht/am Hals und innerhalb weniger Stunden kontinuierlich an Rumpf und Extremitäten. Die Rückbildung des Exanthems wird nach wenigen Tagen beobachtet. Bei fast 50 % der Infizierten besteht ein subklinischer

Verlauf. Komplikationen sind selten. Bei weiblichen Jugendlichen und Erwachsenen werden häufig Arthralgien und Arthritiden beobachtet. Beteiligt sind mehrere Gelenke (Finger, Hand-, Kniegelenke). Die Veränderungen bilden sich nach kurzer Zeit spontan ohne Restschäden zurück. Enzephalitiden sind ein Rarität, sie zeigen in der Regel einen günstigen Verlauf. Thrombozytopenie, Myokarditis und Hämaturie sind weitere, seltene, gutartig verlaufende Komplikationen der postnatal erworbenen Röteln. Die Pirmärinfektion mit Röteln kurz vor oder während der Schwangerschaft kann zu den schwerwiegenden Komplikationen der Embryo- und Fetopathie führen. Während der virämischen Phase, die am 8. Tag nach Exposition beginnt, werden die Viren transplazentar auf die Frucht übertragen. Das Virus gelangt in die Plazenta und von dort direkt oder durch embolieinfizierte nekrotische Endothelzellen der Zottengefäße in den fetalen Kreislauf. Häufigkeit und Art der unterschiedlichen Symptome und der kindlichen Schädigung hängen im Wesentlichen vom Zeitpunkt der Infektion ab. Je früher die Infektion erfolgt, desto größer ist entsprechend der kritischen Phase der Organentwicklung die Gefahr von Missbildungen. Die verschiedenen Formen einer Rötelnembryopathie bestehen neben der klinischen Trias, dem so genannten Gregg-Syndrom, in dem erweiterten Rubellasyndrom, dem Late-Onset-Rubellasyndrom sowie den Spätmanifestationen (Tabellen 28.**16** und 28.**17**). Die intrauterin infizierten Neugeborenen sterben in den meisten Fällen in den ersten 2 Monaten an der Rötelnembryopathie. Demgegenüber werden aber auch intrauterin infizierte Kinder gesund geboren, insbesondere dann, wenn die Infektion zu einem späteren Zeitpunkt, nach der 18. Gestationswoche, erfolgte. Die Rötelnsymptome können aber auch im zweiten Trimenon so mild bzw. uncharakteristisch sein, dass sie bei der Geburt nicht erkennbar sind und sich erst in späteren Jahren mit Gehörverlust und Entwicklungsstörungen manifestieren (Enders 1997). Das intrauterin infizierte Neugeborene gilt als infektiös. Das Virus wird durchschnittlich bis zu einem Jahr post partum ausgeschieden. Hauptsächlich im Rachen, im Darm und in den Harnwegen ist es nahezu in allen Organen nachweisbar, in der Augenlinse sogar bis zu mehrere Jahre und länger, möglicherweise auch im Zentralnervensystem, da noch 10 Jahre post partum eine subakute sklerosierende Panenzephalitis auftreten kann.

Tabelle 28.**17** Häufigkeit von Fruchtschäden bei einer gesicherten mütterlichen Rötelnvirusinfektion in der Schwangerschaft (nach Enders 1997)

Schwangerschaftswoche	2–6	7–9	10–12	13–17	18–21
Häufigkeit von Fruchtschäden (%)	>60	25	20	10	<3,5

Tabelle 28.**18** Rötelnimmunitätsgrenzen (Neumann u. Philipp 2003)

HAH-Titer	Bedeutung
<1:8	Immunität nicht vorhanden
1:8 bis 1:32	Immunität nur dann anzunehmen, wenn im HIG- oder ELISA-Test bei negativem Immunglobulin-M-Nachweis gleichfalls ein positiver Immunglobulin-G-Nachweis erfolgt
>1:32	Immunität
>1:512	nach 2 Wochen Antikörperkontrolle

ELISA = Enzyme-linked immunosorbent Assay, HAH = Hämagglutinationshemmtest, HIG = Hämolyse in Gel

Diagnostik. Die Rötelndiagnose wird durch den Nachweis virusspezifischer Immunglobulin-M-Antikörper und den signifikanten Immunglobulin-G-Antikörper-Titer-Anstieg in der Regel sicher gestellt. Im Vordergrund der Rötelndiagnostik in der Frauenarztpraxis steht die Einschätzung des Immunstatus bei rötelnexponierten bzw. an Röteln erkrankten Schwangeren (Tabelle 28.**18**). Bei der pränatalen Diagnostik erfolgen darüber hinaus die Polymerasekettenreaktion zum Rötelnvirusgenomnachweis in Fruchtwasser und Gewebe durch Chorionzottenbiopsie sowie die fetale Immunglobulin-M-Bestimmung durch Chordozentese.

Therapie. Eine spezifische Therapie der Röteln steht nicht zur Verfügung. Je nach Symptomatik ist nur Bettruhe oder eine symptomatische Behandlung erforderlich.

Die Indikation für eine **passive Immunisierung** besteht hauptsächlich in der Rötelninfektionsprophylaxe bei Schwangeren ohne schützende Antikörper. Ihre Anwendung wird für seronegative Frauen mit Rötelnkontakt in den ersten 16 Schwangerschaftswochen ausgewiesen. Die Effektivität dieser passiven Immunisierung wird aber in neuerer Zeit immer mehr infrage gestellt, zumal kein hochspezifisches Rötelnimmunglobulin zur Verfügung steht (Neumann u. Philipp 2003). Eine Rötelninfektion des Feten kann durch die passive Immunisierung mit Immunglobulin daher derzeit nicht sicher verhindert werden, das heißt schwangere Frauen ohne bzw. mit fraglicher Rötelnimmunität müssen über diesen Umstand aufgeklärt werden. Eine passive Immunisierung kann auch bei rechtzeitiger Applikation des Immunglobulins innerhalb von 1–2 Tagen nach der Exposition die aktive Infektion möglicherweise unterdrücken, nicht aber die Virämie mit nachfolgender fetaler Infektion verhindern.

> Bei nachgewiesener Rötelninfektion im ersten Trimenon der Schwangerschaft sollte der Frau wegen der Möglichkeit von Aborten, Totgeburten und teratogener Schädigung gegebenenfalls eine Interruptio empfohlen werden.

Prävention. Die Immunitätslage muss vor der Schwangerschaft bestimmt werden. Seronegative gesunde Schwangere sind bis 3 Monate nach der Geburt zu impfen, damit ein Schutz für die nächste Schwangerschaft vorhanden ist. Stillen ist möglich. Es gibt keine Hinweise darauf, dass Stillen zu klinisch manifesten Röteln beim Säugling geführt hat.

■ Varizellen

Epidemiologie. Das Varizella-Zoster-Virus ist weltweit endemisch verbreitet. Die meisten Infektionen treten bereits im frühen Kindesalter auf. Es besteht eine zunehmende Verlagerung in das Jugend- und Erwachsenenalter. Die Durchseuchungsrate liegt in der Pubertät bei 90 % und im Erwachsenenalter bei 95–97 %. Varizellen in der Schwangerschaft werden mit 0,1–0,7 Fällen pro 1000 Schwangerschaften selten beobachtet. Nichtgeschützte unterliegen wegen der hohen Kontagiosität einer ständigen Infektionsgefahr (Neumann 2000 b).

Erregerbezeichnung. Das Varizella-Zoster-Virus (VZV) ist ein DNA-Virus aus der Gruppe der Herpesviren. Es hat eine geringe genetische Variabilität und kann lebenslang im Organismus persistieren.

Übertragung. Varizellen sind hochgradig infektiös. Der Kontagionsindex liegt bei 100 %. Übertragungswege sind:
- ➤ Tröpfcheninfektion durch virushaltige Tröpfchen, die beim Atmen oder Husten ausgeschieden werden;
- ➤ Schmierkontakte aus virushaltigem Bläscheninhalt oder Krusten;
- ➤ transplazentare Übertragung (selten, kann aber bei etwa 1–2 % der Varizellenerkrankungen bei Schwangeren zum kongenitalen Varizellensydrom führen, sofern die Erkrankung vor der 21. Schwangerschaftswoche aufgetreten ist).

Klinik. Die Infektion mit dem VZV führt zu den Krankheitserscheinungen der Varizellen und des Herpes zoster (Zoster)

Die Primärinfektion mit dem VZV läuft in der überwiegenden Mehrzahl der Fälle apparent unter dem Bild der **Windpocken** ab. Dabei kommt es zum schubweisen Auftreten eines stark juckenden, makulopapulösen Exanthems in folgender Reihenfolge:

➤ roter Fleck,
➤ Papel,
➤ Bläschen,
➤ Krustenbildung,
➤ Superinfektionen (häufig bakteriell),
➤ Bläschen mit Narbenbildung.

Das VZV persistiert latent nach dem Abklingen der Symptome der Primärinfektion in Neuronen und Satellitenzellen von spinalen und zentralen Ganglien. Bei Reaktivierung, insbesondere durch Abnahme der zellulären Immunität, gelangen die Viren über die peripheren Nerven in die Haut, wo sie die typischen **Zosterefloreszenzen** und die schmerzhafte Neuritis auslösen.

Zu den bedeutendsten **Komplikationen der Windpocken** zählen:
➤ Pneumonie,
➤ Otitis media,
➤ Enzephalitis,
➤ Thrombozytopenie,
➤ hämorrhagische Nephritis,
➤ Myokarditis.

Besonders gefährdet sind Patientinnen mit Immunschwäche, bei denen das Risiko einer schweren Erkrankung mit disseminierten Verlaufsformen besteht.

Die **Varizellenprimärinfektion in der Schwangerschaft** kann zu schweren Komplikationen führen. Dabei ist die fetale Schädigung abhängig vom Gestationszeitpunkt. Bei einer Varizelleninfektion in den ersten 4–5 Schwangerschaftsmonaten werden Aborte sowie Früh- und Mangelgeburt beobachtet. In 2 % der Fälle kann das kongenitale VZV-Syndrom entstehen (Tabelle 28.**19**) (Enders et al. 1994).

Erkrankt die Mutter 4 Tage vor bis 2 Tage nach der Geburt an Windpocken, kann es beim Neugeborenen zu lebensbedrohlichen Varizellen kommen. Die Letalität liegt bei 30 %, wobei die häufigste Todesursache eine interstitielle Pneumonie ist. Varizellen nach dem 10. Lebenstag sind exogen erworben und haben bei reifen Neugeborenen eine gute Prognose. Demgegenüber kann bei Frühgeborenen die Varizellenerkrankung in den ersten 6 Lebensmonaten bedrohlich verlaufen.

Das **Krankheitsbild des Zoster** entsteht durch eine Reaktivierung des in den Spinalganglien persistierenden VZV. Infolge dieses Reaktionsmechanismus ist es möglich, dass jeder einmal an Windpocken erkrankt und im späteren Leben eine Zosterinfektion bekommen kann. Das Krankheitsbild des Zoster äußerst sich durch lokalisierte, einseitige, meist brennende Schmerzen und Rötung in einem Dermatom. Später kommt es in dieser Region zur Entwicklung von Papeln und Bläschen. Diese enthalten infektiöse Viren. Bei Befall der Kopfnerven können schwere Krankheitsbilder mit Dauerdefekten auftreten. Bei Zoster in der Schwangerschaft sind weder kindliche Schädigungen noch postpartale Infektionen zu erwarten.

Diagnostik. Die Varizellendiagnostik erfolgt anhand des klinischen Bildes sowie durch den serologischen Nachweis spezifischer Immunglobulin-G- und Immunglobulin-M-Antikörper. Bei Kindern mit kongenitalem Vari-

Tabelle 28.**19** Klinische Manifestation des kongenitalen Varizellensyndroms (nach Enders et al. 1994)

Klinisches Bild	Häufigkeit (%)
Hautskarifikation, Ulzeration, Narben	100
Hypoplasie der Gliedmaßen	86
geringes Geburtsgewicht	82
Paralyse mit Muskelatrophie einer Gliedmaße	70
Katarakt und/oder andere Augendefekte, Horner-Syndrom	64
Konvulsion und/oder psychomotorische Retardierung	50
rudimentäre Finger	42
Chorioretinitis	41
Hirnatrophie	29
Letalität	47

zellensyndrom ist die serologische Diagnostik weniger aussagekräftig, sodass hier der Varizellen-DNA-Nachweis mit der Polymerasekettenreaktion im Blut bzw. Abstrich oder in Gewebeproben durchgeführt wird.

| **Übersicht** |

Pränatale Varizellendiagnostik
• Ultraschalluntersuchung in der 22./23. Schwangerschaftswoche
• Polymerasekettenreaktion aus Fruchtwasser oder fetalem Blut

---

Therapie. Die symptomatische Therapie der Varizellen besteht in der Gabe von Antipyretika sowie von juckreizstillenden Mitteln. Antibiotika sollten bei bakteriellen Superinfektionen verabreicht werden. Eine Aciclovirtherapie ist innerhalb von 24–74 Stunden nach Krankheitsbeginn möglich. Bei Varizellenverdacht am Entbindungstermin ist die zusätzliche Tokolyse sinnvoll, um die Geburt um 3–4 Tage zu verzögern, damit die mütterlichen Immunglobulin-G-Antikörper, deren Konzentration erst etwa 5–6 Tage nach akuter Infektion ansteigt, auf den Feten bzw. das Neugeborene übertragen werden können (Friese et al. 2003).

Passive Immunisierung. Bei direktem Varizellenkontakt und Feststellung des seronegativen Immunstatus wird in den ersten 20 Schwangerschaftswochen wegen der Gefahr des kongenitalen Varizellensyndroms die Gabe des spezifischen Varizellenimmunglobulins innerhalb von 24–96 Stunden empfohlen. Es muss dabei aber stets berücksichtigt werden, dass selbst bei optimaler Dosierung und zeitgerechter Applikation die Varizelleninfektion durch passive Immunisierung nur zu etwa 50 % verhindert werden kann. In den restlichen 50 % der Fälle kommt es zum subklinischen bzw. attenuierten oder aber zum normalen Verlauf (Neumann u. Philipp 2003). Mit der passiven Immunglobulinapplikation in der

Schwangerschaft kann auch nicht immer ein Schutz vor teratogenen Schädigungen erreicht werden. Bei manifesten Varizellen ist die Gabe von Varizellenimmunglobulin nur zur Therapie indiziert, z. B. bei mütterlicher Infektion 4–5 Tage vor dem Geburtstermin. Zu diesem Zeitpunkt wird der noch seronegativen Mutter Varizella-Zoster-Immunglobulin verabreicht, um auch transplazentar auf den Feten Antikörper zu übertragen. Bei mütterlichen Varizellen 2–3 Tage nach der Entbindung erhält nur das Neugeborene eine Immunglobulinprophylaxe (Friese et al. 2003, Neumann 2002).

Prävention. Bei der Varizellenerstinfektion der Mutter und negativem Antikörperstatus müssen Mutter und Kind voneinander isoliert werden. Es besteht ein Stillverbot, bis bei der Mutter Antiköper nachzuweisen sind. Bei Schwangeren mit Varizelleninfektion wird eine passive Immunisierung durchgeführt. Eine aktive Immunisierung ist nur außerhalb der Schwangerschaft möglich.

■ Zytomegalie

Epidemiologie. Infektionen mit dem Zytomegalievirus (CMV) sind weltweit verbreitet. Inzidenz und Prävalenz der Erkrankung stehen in engem Zusammenhang mit dem sozioökonomischen Status und der Bevölkerungsdichte. Bei Jugendlichen über 15 Jahren erreicht die Durchseuchung mit 60 % bereits das Niveau der erwachsenen Bevölkerung. Neuinfektionen werden hauptsächlich im frühen Kindesalter und mit der Aufnahme sexueller Beziehungen beobachtet. Die CMV-Infektion hat für die Schwangerschaft große Bedeutung. In Europa werden mehr als 9000 Kinder mit einer CMV-Infektion geboren, teilweise mit Früh- und Spätschäden (Enders et al. 1994).

Erregerbezeichnung. Das CMV ist ein zur Gruppe der Herpesviren zählendes Virus. In Abhängigkeit vom Immunstatus repliziert es in einer Vielzahl verschiedener Gewebe und Zelltypen.

Übertragung. Die CMV-Übertragung erfolgt durch den direkten engen Kontakt mit virushaltigen Körperflüssigkeiten, wie Urin, Speichel, Vaginal- und Zervikalsekret sowie Spermien und Muttermilch. In der virämischen Phase einer primären mütterlichen Infektion vermag das Virus in jedem Trimenon transplazentar die Frucht zu erreichen. Bei einer Reaktivierung kann die Übertragung ebenfalls transplazentar ablaufen. Die intrauterine Infektion erfolgt dann aber besonders durch Aszension der Erreger aus der Zervix. Die Viren werden mit fortschreitender Schwangerschaft zunehmend häufiger aus dem Zervixsekret ausgeschieden. Daher stellt der Geburtsweg die Hauptquelle für die peripartalen Infektionen dar. Die postpartale Übertragung erfolgt überwiegend durch die Muttermilch, in der sich bei etwa 50 % der infizierten Mütter Viren nachweisen lassen. Säuglinge und Kleinkinder können CMV über Jahre in Urin und Speichel ausscheiden und stellen damit eine weitere Infektionsquelle dar (Friese et al. 2003).

Kinik. Ausmaß und Verlauf einer CMV-Infektion sind insbesondere vom Immunstatus der Patienten abhängig. Die CMV-Erstinfektion zeigt bei immunkompetenten Patienten meist einen asymptomatischen Verlauf oder unspezifische Symptome, wie Fieber, Müdigkeit und Lymphknotenschwellung. In seltenen Fällen kann es auch zu mononukleoseähnlichen Krankheitsbildern kommen. Nach der Primärinfektion entsteht meist eine chronisch-persistierende Infektion, aus der heraus eine Reaktivierung entstehen kann. Das CMV ist in Deutschland die häufigste Ursache von prä- und peripartalen Virusinfektionen (Friese et al. 2003). Das Hauptrisiko für die kindliche Erkrankung ist dabei immer mit der mütterlichen Erstinfektion verbunden. Bei der Erstinfektion mit dem CMV kann es in etwa 25 % der Fälle zu einem so genannten kongenitalen Zytomegaliesyndrom kommen, das gekennzeichnet ist durch eine Vielzahl klinischer Manifestationen, die zu schweren Folgeschäden führen können und an denen etwa 10 % der Erkrankten versterben (Friese et al. 2003).

▌ Übersicht ▌

Kongenitales CMV-Syndrom

- zerebral: Mikrozephalie, Hydrozephalus, lmphozytäre Meningitis, Enzephalitis mit oder ohne Verkalkung, periventrikuläre Verkalkungen, Neugeborenenkrämpfe, Chorioretinitis
- viszeral: Hepatosplenomegalie, Aszites, Leberenzymwerterhöhung, Ikterus, Thrombozytopenie (petechiale Blutungen), Purpuraanämie
- weitere Folgen der CMV-Infektion: Frühgeburtlichkeit, intrauterine Wachstumsretardierung, Neugeborenensepsis, CMV-Ausscheidung im Urin

---

Die Spätschäden der CMV-Infektion sind insbesondere charakterisiert durch:
➤ Sprachstörungen,
➤ Taubheit,
➤ Intelligenzdefekte,
➤ geistige und körperliche Entwicklungsrückstände.

Nach prä- und perinatalen Infektionen kann die Virusausscheidung im Urin mehrere Jahre lang anhalten.

Diagnostik. Zur Feststellung des Immunstatus sowie einer akuten oder rezidivierenden CMV-Infektion werden Antikörperbestimmungen durchgeführt. Mittels der serologischen Diagnostik erfolgt der Nachweis spezifischer Immunglobulin-G-/Immunglobulin-M-Antikörper im Rahmen einer Serokoversion. Die pränatale Diagnostik wird zunehmend bei schwangeren Frauen mit auffälligen serologischen Befunden oder suspekten Ultraschallbefunden bei unbekannter oder unauffälliger CMV-Serologie durchgeführt (Virusnachweis mittels Polymerasekettenreaktion, Immunglobulin-M-Bestimmung in Fruchtwasser und Fetalblut). Suspekte Ultraschallbefunde über die 24. Schwangerschaftswoche hinaus und der positive Virusnachweis in Fruchtwasser und Fetalblut weisen auf einen kongenital infizierten und erkrankten Feten hin.

Therapie. Zur virustatischen Behandlung der CMV-Infektion stehen Ganciclovir (in der Schwangerschaft nicht indiziert) sowie Foscarnet oder Aciclovir zur Verfügung. Eine aktive Immunisierung gegen das CMV ist derzeit nicht verfügbar.

Passive Immunisierung. Während Schwangerschaft und Stillzeit können humane CMV-neutralisierende, spezielle Immunglobuline (Cytoglobin 5%, Cytotect CP) indikationsbezogen appliziert werden. Aufgrund der langen klinischen Erfahrung mit Immunglobulinen sind keine schädlichen Auswirkungen auf den Verlauf der Schwangerschaft, den Feten und das Neugeborene zu erwarten. Insgesamt gesehen ist aber festzustellen, dass die passive Immunisierung keinen zuverlässigen Schutz bietet, da die speziellen Immunglobuline die CMV nicht in ausreichendem Maße neutralisieren können (Neumann u. Philipp 2003).

Prävention. Die CMV-Vorsorge besteht vor allem in der Erkennung von Schwangeren mit fehlendem Immunschutz. Etwa 60% der Frauen im gebärfähigen Alter haben die Infektion bereits durchgemacht und besitzen Antikörper, sodass eine Erstinfektion nicht mehr stattfinden kann. Es sollte daher bei Frauen in der Frühschwangerschaft frühzeitig eine serologische Untersuchung erfolgen. Bei einem fehlenden Immunschutz müssen diese Frauen auf jeden Fall den Kontakt zu erkrankten Kindern und Erwachsenen meiden (Beratung über Hauptinfektionsquellen, gegebenenfalls Feststellung des CMV-Immunstatus des Sexualpartners). Außerdem sind weitere serologische Kontrolluntersuchungen durchzuführen. Bei Neugeborenen muss die Entscheidung zum Stillen individuell und möglichst in Absprache mit dem Kinderarzt erfolgen. Bei Frühgeborenen, deren Mütter CMV-infiziert sind, besteht grundsätzlich ein Stillverbot.

■ Impfungen während der Schwangerschaft

Die Schutzimpfungen der Frau bewirken einen Individualschutz gegen bestimmte Infektionskrankheiten, der bei späteren Schwangerschaften dem Kind zugute kommen kann. In der Schwangerschaft spielt das Immunsystem in der kompletten Mutter-Kind-Einheit eine besondere Rolle. Antikörper der Mutter, die durch den vorausgegangenen Impfschutz gebildet wurden, gehen durch den diaplazentaren Immunglobulintransfer auf das Kind über und schützen es bis etwa 6 Monate post partum vor einer Infektion. Die Antikörperübertragung beginnt nach der 20. Schwangerschaftswoche und ist kurz vor der Geburt beendet.

Leihimmunität. Die von der Mutter durch den plazentaren Immunglobulin-G-Transfer gewährleistete Leihimmunität soll das Kind bis zur Heranreifung seines eigenen Immunsystems, das zwischen dem 4. und dem 6. Lebensmonat in ausreichendem Maße mit der Produktion von Immunglobulin-M- und Immunglobulin-G-Antikörpern beginnt, vor Infektionen bewahren. Die Wirksamkeit dieses immunologischen „Nestschutzes" ist

Tabelle 28.**20**   Kontraindizierte und erlaubte Schutzimpfungen in der Schwangerschaft (modifiziert nach Enders 1997, Neumann 2002)

Kontraindiziert: Lebendimpfstoffe	Nicht kontraindiziert: Toxoide, Tot- und Subunit-Impfstoffe
• Masern (A) • Mumps (A) • Röteln (A) • Varizellen (I) • Gelbfieber (RS) • Cholera (RS)	• Tetanus (A) • Diphtherie (A) • Poliomyelitis (IPV) (A) • Hepatitis A (A) • Hepatitis B (A) • Influenza A und B (A, I) • Zeckenenzephalitis (FSME) (I, RS) • Tollwut (I) • Typhus (RS) • Meningokokken- und Pneumokokkeninfektion (A, RS)

A   = Impfungen mit breiter Anwendung und erheblichem Wert für die Volksgesundheit

I   = Indikationsimpfung bei erhöhter Gefährdung von einzelnen Personen und Angehörigen von Risikogruppen

RS   = Reiseimpfungen in Sonderfällen bzw. Impfungen bei regionalem Expositionsrisiko (z. B. FSME) bzw. beruflichem Expositionsrisiko für bestimmte Infektionen; Nutzen-Risiko-Abwägung beachten!

IPV = Poliomyelitis-Totimpfstoff

FSME = Frühjahr-Sommer-Meningoenzephalitis

zeitlich begrenzt, da die Antikörper in den ersten Lebensmonaten bereits wieder abgebaut werden. Das gesunde Kind erreicht seinen vollen Immunglobulin-G-Spiegel mit etwa 4–6 Jahren, den vollen Immunglobulin-M-Spiegel mit 1–2 Jahren und die Erwachsenennorm der Immunglobulin-A-Serumspiegel erst in der Pubertätsphase (Neumann 2002).

Aktive Immunisierung. Bei der aktiven Immunisierung in der Schwangerschaft gilt allgemein der Grundsatz, bei gegebener Indikation „so wenig wie möglich, jedoch so viel wie nötig" zu impfen. Vor Durchführung der Impfungen muss stets die Abwägung eines fetalen bzw. mütterlichen Risikos durch die natürliche Infektion im Vergleich zum Impfrisiko erfolgen. In der Schwangerschaft können bei Bedarf Auffrischimpfungen sowie notwendige Grundimmunisierungen vorgenommen werden. Impfungen mit attenuierten viralen oder bakteriellen Lebendimpfstoffen sind in der Schwangerschaft kontraindiziert, um ein mögliches theoretisches Risiko einer Fruchtschädigung durch den Impfstoff zu vermeiden (Tabelle 28.**20**). Bei vor oder während der Schwangerschaft erfolgten akzidentellen Lebendimpfstoffapplikationen ergibt sich aber keine Indikation für eine Interruptio, da bisher keine Daten über Fruchtschädigungen durch solche Impfstoffe vorliegen. Für Impfungen mit Toxoiden, Totimpfstoffen oder rekombinanten Impfstoffen in der Schwangerschaft bestehen in der Regel keine Gegenindikationen (Sur et al. 2003).

Passive Immunisierung. Obwohl die passive Immunisierung in den meisten Fällen heute weitgehend durch die aktive Impfung ersetzt worden ist, bestehen auch in der Schwangerschaft weiterhin spezielle Indikationen, insbesondere für eine postexpositionelle Immunglobu-

Tabelle 28.**21**   Passive Immunisierung in der Schwangerschaft (Neumann u. Phillip 2003)

Virus	Zeitpunkt, bis zu dem spätestens eine Immunprophylaxe erfolgen sollte	Immunprophylaxe mit intravenösen oder intramuskulären Präparaten
Hepatitis-A-Virus	14. Tag	normales Immunglobulin
Hepatitis-B-Virus	1. Tag	spezifisches Hepatitis-B-Immunglobulin
Masernvirus	7. Tag	normales Immunglobulin
Mumpsvirus	1. Tag	normales Immunglobulin
Rötelnvirus	5. Tag	spezifisches Immunglobulin
Varizella-Zoster-Virus	4. Tag	spezifisches Varizella-Zoster-Immunglobulin
Zytomegalievirus (CMV)	1. Tag	spezifisches CMV-Immunglobulin

linprophylaxe. Im Hinblick auf einen sicheren wirksamen Schutz vor einer Fruchtschädigung bzw. einer Erkrankung sind aber bei der passiven Immunisierung erhebliche Einschränkungen zu beachten. Der Nutzen von intravenösen und intramuskulären Immunglobulinapplikationen wird im Einzelnen sehr unterschiedlich bewertet (Neumann u. Philipp 2003). Die Simultanimpfung gegen Tetanus, Tollwut und Hepatitis B gilt in der Schwangerschaft postexpositionell als zuverlässige und effektive Immunisierungsmaßnahme. Mit der gleichzeitigen aktiven und passiven Immunisierung erfolgt die Überbrückung des schutzlosen Intervalls von etwa 3 Wochen, bis aufgrund der aktiven Immunisierung schützende Antikörper gebildet werden. Die speziellen Immunglobuline behindern in der angegebenen Immunisierungsdosis nicht die Ausbildung der Immunität und haben auch keine fruchtschädigenden Wirkungen. In der Schwangerschaft können zur Immunprophylaxe weitere spezifische Immunglobulinpräparate bzw. normale Immunglobuline eingesetzt werden, die sich im Wesentlichen auf die Virusinfektionen Mumps, Masern, Röteln, Varizellen und Zytomegalie sowie die Hepatiden A und B beziehen (Tabelle 18.**21**). Der Erfolg dieser Immunisierungsmaßnahmen wird aber in der Literatur sehr unterschiedlich bewertet. Es ist auf jeden Fall nur dann mit einem Wirkungseffekt zu rechnen, wenn die Immunglobuline frühzeitig und in einer ausreichenden Dosierung appliziert werden (Neumann u. Philipp 2003). Aufgrund des häufig nicht eindeutigen klinischen Bildes ist es oft schwierig, den richtigen Expositionszeitpunkt zu bestimmen, sodass die passive Immunisierung zu spät erfolgt und damit wirkungslos sein kann. Auf jeden Fall sind vor Durchführung einer passiven Immunisierung zu berücksichtigen,

➤ wann der Kontakt mit der infizierten Person stattfand,
➤ ob der Zeitpunkt des Kontakts länger zurückliegend angegeben wird als die Wirksamkeit der Immunglobulinprophylaxe bekannt ist,
➤ ob eine spezifische Immunität vorliegt, das heißt ein ausreichender Immunglobulinantikörpertiter gegen das vermutete Virus bei der Schwangeren (anamnestische Angaben, Hinweise auf eine frühere aktive Immunisierung) besteht.

Auf der Basis dieser Angaben sollte abgeschätzt werden, ob eine passive Immunisierung notwendig und erfolgversprechend ist. Eine Übersicht zur speziellen passiven Immunisierung bei Exposition in der Schwangerschaft ist in den einzelnen Kapiteln der Krankheitsbilder verzeichnet.

Impfung von Frühgeborenen. Frühgeborene in gutem Allgemeinzustand werden gemäß den Empfehlungen der STIKO unabhängig von ihrem Geburtsgewicht entsprechend dem empfohlenen Impfalter geimpft (Ständige Impfkommission am Robert-Koch-Institut 2003).

Impfungen in der Stillzeit. Während der Stillzeit bzw. im Wochenbett kann die Mutter ohne Bedenken alle von der STIKO empfohlenen und indizierten Impfungen erhalten. Für die Verabreichung der parenteralen Lebend- wie auch Totimpfstoffe spielen die Antikörper in der Muttermilch keine Rolle, das heißt sie können die Wirkung der Impfung nicht beeinflussen. Umgekehrt haben Impfungen auch keinen negativen Einfluss auf die Abwehrstoffe in der Muttermilch. Es ist bekannt, dass gestillte Kinder auf viele Impfungen, z. B. Masernimpfung, besser reagieren als ungestillte Kinder.

■ Literatur

1. Enders G. Röteln und Ringelröteln. In: Friese K, Kachel W, Hrsg. Infektionserkrankungen der Schwangeren und des Neugeborenen. Berlin, Heidelberg: Springer; 1997:67–79.
2. Enders G, Miller E, Cradock-Watson J, Bolley I, Ridehalgh M. Consequence of varicella and herpes zoster in pregnancy; prospective study of 1739 cases. Lancet. 1994;343:1548–51.
3. Friese K, Schäfer A, Hof H. Infektionskrankheiten in Gynäkologie und Geburtshilfe. Berlin, Heidelberg: Springer; 2003.
4. Grab D, Kittelberger M, Flock F, Terinde R. Kindliche Entwicklung nach maternaler Ringelröteininfektion in der Schwangerschaft. Gyn. 2002;7:299–303.
5. Gröger S, Grosch-Wörner I, Friese K. HIV-Infektion und AIDS. In: Schmaizl KJG, Hackelöer BJ, Hrsg. Schwangerschaft und Krankheit: Wechselwirkung, Therapie, Prognose. Berlin: Blackwell; 2002:263–75.
6. Marre E, Mertens TH, Trautmann M, Vanek E. Klinische Infektiologie. München, Jena: Urban & Fischer; 2000.
7. Neumann G. Masern, Mumps, Röteln (MMR). Erkrankung und Impfprävention. Gynäkologe. 2000 a;33:583–92.
8. Neumann G. Varizellen. Gynäkologe. 2000 b;33:593–7.

9. Neumann G. Impfkompendium für die Frauenarztpraxis. Hamburg: Omnimed; 2002.
10. Neumann G, Philipp G. Anwendung von Immunglobulinen in der Frauenheilkunde. Hamburg: Omnimed; 2003.
11. Palmer AL, Rotbart HA, Tyson RW, Abzug MJ. Adverse effects of maternal enterovirus infektion on the fetus and placenta. J Infect Dis. 1997;176:1437–44.
12. Peters F, Drexel-Fink CH. Stillen bei Erkrankungen der Mutter. Frauenarzt. 2001;42:428–31.
13. Petersen EE, Doer HW, Groß G, Petzold D, Weissenbacher ER, Wutzler P. Der Herpes genitalis. Dtsch Ärztebl. 1999;96A:2358–65.
14. Simon T, Funke AM, Hero B, Reiser-Hartwig S, Fuhrmann U. Effektivität und Nebenwirkungen der antiretroviralen Therapie bei HIV infizierten Schwangeren. Zentralbl Gynakol. 2002;124:413–7.
15. Sur DK, Wallis DH, O'Connell TX. Vaccinations in Pregnancy. Am Fam Physician. 2003;68:299–304.
16. Ständige Impfkommission (STIKO) am Robert-Koch-Institut. Impf-Empfehlungen; Stand Juli 2003. Epidemiol Bull. 2003;32:245–60.
17. Strong BS, Yong SA. Intrauterine coxsackie virus, group B type 1, infection: viral cultivation from amniotic fluid in the third trimester. Am J Perinatol. 1995;12:78–9.
18. Tseng CJ, Liang CC, Soong YK, Pao CC. Perinatal transmission of HPV in infants: relationship between infection rate and mode of delivery. Obstet Gynecol. 1998;91:92–6.
19. Weissenbacher ER. Infektiologische Empfehlungen und Leitlinien zur Diagnostik und Therapie in Gynäkologie und Geburtshilfe, 3. Aufl. München: Medifact-publishing; 2002.

Pilzinfektionen

■ Infektionen mit Dermathophyten

Für den Menschen sind nur wenige Dermathophyten von Bedeutung. Die Infektion mit den Hauptpilzen Trichophyton, Mikrosporum und Epidermophyton hat keinen Einfluss auf die Schwangerschaft oder die Geburt. In sehr seltenen Fällen kann es unter der Geburt zu einer Infektion des Neugeborenen kommen (Friese et al. 2003).

■ Candidose

Epidemiologie. Die vulvovaginale Candidose gehört zu den häufigsten genitalen Infektionskrankheiten. Als Faktoren, die das Entstehen der Sprosspilzinfektion begünstigen, gelten eine mangelhafte Resistenzlage des Organismus, ein Diabetes mellitus, konsumierende Grunderkrankungen, langzeitige Antibiotika-, Kortikosteroid- und Zytostatikaapplikationen sowie die Schwangerschaft. Auch das Lebensalter beeinflusst die Disposition. Die Frequenz der vaginalen Sprosspilzbesiedlung schwankt bei nichtschwangeren Frauen in der geschlechtsreifen Phase zwischen 10 % und 20 % und liegt bei Schwangeren um 30 %. Die Bedeutung der Sprosspilzinfektion bei Schwangeren besteht hauptsächlich in der materno-fetalen Transmission und den Nachfolgeerkrankungen des Neugeborenen. Ein Kausalzusammenhang zur Frühgeburt ist nicht eindeutig belegt.

Erregerbezeichnung. Der häufigste Erreger der vulvovaginalen Pilzinfektion ist Candida albicans. In geringer Häufigkeit finden sich Non-Candida-albicans-Arten, wie Candida glabrata, Candida krusei, Candida parapsilosis und andere Candidaspezies (Darai et al. 1998).

Übertragung. Als Infektionsquellen des genitalen Sprosspilzbefalls werden der Darmtrakt und die rektovaginale Infektion angesehen. Aber auch die Genitalien der Geschlechtspartner sind als Infektionsquelle mit zu berücksichtigen. Weitere Übertragungsmöglichkeiten sind durch gemeinsame Benutzung von Toilettenartikeln und Wäsche sowie auch durch die gynäkologische Untersuchung gegeben. Die materno-fetale Transmission erfolgt über 3 Infektionswege:
➤ von der mütterlichen Vagina während der Geburt,
➤ über die pilzbesiedelte mütterliche Brustwarze beim Stillen,
➤ vom personellen und instrumentellen Milieu auf der Neugeborenenstation.

Klinik. Die klinischen Symptome der genitalen Pilzinfektion sind unterschiedlich. Sie betreffen hauptsächlich Vulva und Vagina. Ein verstärkter Fluor, der rahmig oder krümelig sein kann, steht im Vordergrund. Entzündungserscheinungen der Vagina führen bei chronischem Verlauf zu einer Rötung im Bereich der Vulva mit Kratzerosionen und Lichenifikationen. Subjektiv wird über Juckreiz, Brennen und Wundsein geklagt. Beim Geschlechtsverkehr können Dyspareunien auftreten. Schwangere Frauen mit Sprosspilzbefall gelten hauptsächlich als eine potenzielle Infektionsquelle für das Neugeborene. Etwa zwei Drittel der Neugeborenen werden unter der Geburt mit Pilzen kontaminiert (Blaschke-Hellmessen 1972). Besonders gefährdet sind außerdem Früh- und Neugeborene von diabetogenen Müttern, Neugeborene mit einem Atemnotsyndrom sowie Neugeborene, die unter einer Antibiotikatherapie stehen. Die Ausbreitung der subpartalen Soorinfektion des Neugeborenen beginnt am häufigsten oral. Es entstehen weiße Beläge in der Mundhöhle, die sich insbesondere bei Frühgeborenen und resistenzschwachen Kindern auf den Pharynx, den Larynx und auf den Ösophagus ausdehnen. Die Aspiration der Pilze führt zur bronchopulmonalen Mykose. Durch Verschlucken der Erreger kommt es zu einer Besiedlung des gesamten Intestinaltrakts, sodass eine intestinale Candidose mit schweren Verdauungsstörungen entstehen kann (Pappu-Katikanemi et al. 1990). Eine Ausbreitung auf dem Blutweg birgt die Gefahr der Candidaseptikämie und kann zum Sprosspilzbefall von Gehirn, Endokard und Nieren führen. Insgesamt gesehen kann die Sprosspilzbesiedlung des Neugeborenen von einem blanden, gutartigen Befall bis zur akuten disseminierten Mykose führen.

Diagnostik. Die Pilzdiagnostik erfolgt durch den Erregernachweis aus dem mikroskopischen Bild und durch die kulturelle Anzucht. Mittels spezieller Indikatornährböden ist auch eine einfache Erregerdifferenzierung möglich. Die serologische Antikörperbestimmung hat im Rahmen einer Pilzdiagnostik in der Schwangerschaft keine Bedeutung.

Therapie. Zur Vermeidung einer Sprosspilzinfektion Neugeborener durch die mütterliche Vagina unter der Geburt ist es notwendig, die Sprosspilzdiagnostik während der Schwangerschaft zu intensivieren. Von den spezifischen Antimykotika werden bei schwangeren Frauen hauptsächlich lokal applizierbare Antimykotika, wie z. B. Clotrimazol, eingesetzt. Sie sind in der Schwangerschaft uneingeschränkt anwendbar. Bei den systemischen Triazolen Fluconazol und Itraconazol bestehen demgegenüber während der gesamten Schwangerschaft Kontraindikationen zur Anwendung (Friese u. Mendling 1996). Durch die Behandlung der Schwangeren wird es nicht möglich sein, in jedem Fall sprosspilzfreie Geburtswege zu erzielen, weil eine Re-Infektion nach bereits abgeschlossener Therapie immer wieder möglich ist, sodass eine Behandlung der Schwangeren nur zu einer Reduzierung, nicht aber zu einer vollständigen Beseitigung der vaginalen Sprosspilzkontamination vor der Geburt führen kann. Bei der gezielten Sprosspilztherapie in der Schwangerschaft spielt der Zeitpunkt des Therapiebeginns eine wesentliche Rolle (King et al. 1998). Die größte Senkung der vaginalen Sprosspilzbesiedlung zum Zeitpunkt der Geburt ist mit einer Behandlung in der 37. Schwangerschaftswoche zu erreichen (Senkung von 30% auf 10%). Unabhängig davon sollen aber Sprosspilzdiagnostik und -behandlung selbstverständlich zu jedem Zeitpunkt der Schwangerschaft erfolgen, wenn subjektive oder objektive Symptome auf eine vulvovaginale Candidose hinweisen. Bei Frühgeborenen mit einem Geburtsgewicht von <1500 g sowie intensivmedizinischer Behandlung sollte bei einer Candidabesiedlung eine mehrwöchige Behandlung der Neugeborenen mit oral appliziertem Nystatin zur Reduktion der intestinalen Kolonisation erfolgen (Teichmann u. Steigerwald 1994). Neuere Untersuchungen haben ergeben, dass eine lokale Partnerbehandlung keine signifikante Verbesserung der Heilungsquote bei den Frauen erbracht hat.

Prävention. Die Prävention besteht in der Prädispositionsprophylaxe.

■ Literatur

1. Blaschke-Hellmessen R. Experimentelle Untersuchungen zur Epidemiologie der Hefepilzerkrankungen bei Säuglingen und Kleinkindern. Mykosen. 1972;15:23–6.
2. Darai G, Handermann M, Hinz E, Sonntag HG. Lexikon der Infektionskrankheiten des Menschen. Berlin, Heidelberg: Springer; 1998.
3. Friese K, Mendling W. Therapie der vaginalen Mykosen oral vs. lokal. Gynäkologe. 1996;29:221–8.
4. Friese K, Schäfer A, Hof H. Infektionskrankheiten in Gynäkologie und Geburtshilfe. Berlin, Heidelberg: Springer; 2003.
5. King CT, Rogers PD, Cleary JD, Chapman SW. Antifungal therapy during pregnancy. Clin Infect Dis. 1998;27:1151–60.
6. Pappu-Katikaneni LD, Rao KPP, Banister E. Gastrointestinal colonization with yeast species and candida septicemia in very low weight infants. Mycoses. 1990;33:20–3.
7. Teichmann AT, Steigerwald U. Infektionen in Gynäkologie und Geburtshilfe. Stuttgart: Wissenschaftliche Verlagsgesellschaft; 1994.

Parasitäre Infektionen

■ Einführung

Zu den Parasiten zählen im deutschsprachigen Raum Protozoen (Einzeller), Helminthen (Würmer) und Arthropoden (Gliederfüßler). In der Pathogenese der Parasiten spielen die Mechanismen der Adhärenz und der Zytotoxizität, der Schädigung durch Nährstoffentzug und der Invasion eine große Rolle. Ein besonderes Merkmal der parasitären Erkrankung ist die Tendenz zum chronischen Verlauf und zur Erregerpersistenz. Im Gegensatz zu den Protozoen und Helminthen, die meist als Endoparasiten im Wirt leben, sind Arthropoden (z. B. Läuse und Milben) in der Regel als Ektoparasiten auf ihrem Wirt zu finden (Friese et al. 2003).

Trichomonas vaginalis, Toxoplasma gondii. Aus der Gruppe der Protozoen sind Trichomonas vaginalis und Toxoplasma gondii (siehe oben, „Bakterielle Infektionen") aufgrund unterschiedlicher Pathogenitätsmechanismen für den Schwangerschaftsverlauf und die fetale Entwicklung von Bedeutung.

Helminthen. Bei den Helminthen, die morphologisch in
➤ Nematoden (Fadenwürmer),
➤ Zestoden (Bandwürmer) und
➤ Trematoden (Saugwürmer)

unterteilt werden, besteht in der Regel keine direkte Gefährdung des Feten durch den Wurmbefall der Mutter, weil die Würmer in keinem Entwicklungsstadium die Plazenta durchbrechen (Ausnahme: Trichinose). Bei einem massiven Befall und lang anhaltender Besiedlung kann die allgemeine Stoffwechsellage der Schwangeren jedoch derart gestört sein, dass eine Schwangerschaft in Mitleidenschaft gezogen wird. Fehlbildungen sind aber nicht bekannt.

Krätzmilben, Filzläuse. Die zu den Arthropoden gehörenden und meist sexuell übertragenen Krätzmilben und Filzläuse sind auch in der Schwangerschaft durch Pruritus und entzündliche Reaktionen sehr lästig.

> Insgesamt gesehen ist bei den parasitären Erkrankungen in der Schwangerschaft und im Wochenbett auf die Besonderheiten der spezifischen Therapie zu achten. Nutzen und Risiko sind sorgfältig gegeneinander abzuwägen, um Schädigungen des Feten oder des Säuglings beim Stillen durch unbedachte medikamentöse Applikationen zu vermeiden.

■ Helmintheninfektionen

Nematodeninfektionen

Ascariasis

Epidemiologie. Der Spulwurm ist weltweit verbreitet. Ascariasisinfektionen treten gehäuft in Entwicklungsländern mit einem geringen Hygienestandard auf

(50–90 % der Bevölkerung können befallen sein). In Deutschland gehört diese Infektion zu den seltenen Erkrankungen (Bialaek u. Knobloch 1999 b).

Erregerbezeichnung. Ascaris lumbricoides (Spulwurm).

Übertragung. Der Spulwurm wird über roh verzehrte Lebensmittel übertragen, besonders über Salat, der durch menschlichen Stuhl mit Wurmeiern kontaminiert ist (Kopfdüngung).

Klinik. Die klinischen Symptome (Bronchitis, Fieber, allergische Hautreaktionen, Asthma bronchiale, eosinophile Lungeninfiltrate, seltener Hämoptysis, verschiedenartige abdominelle Beschwerden) sind vorwiegend toxisch-allergischer Natur. Mechanische Störungen (Ascarileus, Peritonitis durch Darmwandperforation, Cholangitis, Leberabszesse, Pankreatitis und andere) sind in unseren Breiten selten. Erwachsene Würmer werden bisweilen auch außerhalb des Magen-Darm-Kanals angetroffen, z. B. im weiblichen Genitaltrakt , wo sie Schmerzen, Abszesse und Menorrhagien verursachen können. Eine Gefährdung des Neugeborenen unter der Geburt ist durch mütterlichen Kot nicht zu befürchten. Die mit dem Stuhl ausgeschiedenen Wurmeier werden erst nach einem meist mehrwöchigen Aufenthalt im Freien infektionsfähig (Kazura 1996).

Diagnostik. Die Diagnose wird makroskopisch (bei analem Abgang oder Erbrechen von adulten Würmern) oder mikroskopisch (in der Stuhlprobe finden sich zahlreiche Eier; bei leichtem Befall Anreicherungsverfahren erforderlich) gestellt.

Therapie. Zur Therapie in der Schwangerschaft ist Pyrantelpamoat geeignet (Kazura 1996). Ausgezeichnet vermizid wirkt auch Mebendazol (Vermox), 2-mal täglich eine Tablette à 100 mg an 3 aufeinander folgenden Tagen. Da jedoch im Tierversuch vor allem Skelettanomalien beim Feten beobachtet wurden, ist Mebendazol während der ersten 3 Monate einer Schwangerschaft kontraindiziert. In der Stillzeit sind beide Präparate kontraindiziert.

Prävention. Keine Verwendung von menschlichen Fäkalien als Dünger.

Infektion mit Enterobius vermicularis (Oxyuris vermicularis, Madenwurm)

Epidemiologie. Oxyuren sind weltweit verbreitet, mit Bevorzugung der gemäßigten Breiten. Die Prävalenz wird auf durchschnittlich 10 % geschätzt. Die Infektion ist besonders häufig bei Kleinkindern zu finden.

Erregerbezeichnung. Enterobius vermicularis (Oxyuris vermicularis).

Übertragung. Die Übertragung der Madenwürmer erfolgt direkt von Mensch zu Mensch. Wegen der kurzen Entwicklungszeit der Eier (4–6 Stunden) ist jeder Parasitenträger auch durch Re-Infektion gefährdet (Anus-, Finger-, Mundinfektion). Die Aufnahme infektionsfähiger Eier durch das Neugeborene erscheint bei Verwurmung der Mutter während des Geburtsvorgangs prinzipiell möglich. Ein manifester Befall bei Säuglingen ist jedoch sehr selten. Die Gründe dafür werden in erster Linie in der raschen Darmpassage und der fehlenden Magensäure vermutet.

Klinik. Klinische Symptome bestehen in Pruritus ani, Analekzem, verschiedenartigen Abdominalbeschwerden und neurotischen Zustandsbildern, während Appendizitis und/oder Peritonitis sehr seltene Komplikationen darstellen. Vielfach verläuft der Befall auch beschwerdefrei. Schwangerschaftskomplikationen durch Oxyuren sind nicht bekannt (Bialek u. Knobloch 1999 b).

Diagnostik. Die weißen, kleinen Würmer sind makroskopisch an ihrer peitschenartigen Bewegung zu erkennen. Die makroskopische Diagnostik erfolgt mittels Abklatschpräparat mit Tesafilm vom After. Im Rahmen der mikroskopischen Wurmdiagnostik sind in jedem Fall auch Kontaktpersonen mit zu untersuchen.

Therapie. Mebendazol. Pyrvinium (z. B. Molvac) kann in Schwangerschaft und Stillzeit gegeben werden. Oft kommt es nur zu einer vorübergehenden Sanierung, und Rezidive sind häufig, deshalb Therapiewiederholung nach 2–4 Wochen sowie Untersuchung der Familie.

Prävention. Die Prävention besteht in der Expositionsprophylaxe.

Infektion mit Trichinella spiralis (Trichinose)

Epidemiologie. Bei der Trichineninfektion handelt es sich um eine weltweit vorhandene Säugetierzoonose. In Deutschland ist diese Parasitose durch die obligatorische Fleischbeschau sehr selten geworden. Ausreichendes Erhitzen oder tiefes Einfrieren (24 Stunden bei bis −30 °Celsius) tötet die Muskeltrichinen sicher ab.

Erregerbezeichnung. Trichinella spiralis (Fadenwurm).

Übertragung. Die Übertragung erfolgt durch Verzehr von ungenügend erhitzem zystenhaltigem Fleisch (Schweine-, Bären-, Pferdefleisch).

Klinik. Die Trichinen reifen im Dünndarm zu adulten Formen. Die Larven wandern aus der Mukosa in die Blut- und Lymphgefäße. Danach kommt es zur Zystenbildung in der Muskulatur. Es besteht eine unspezifische abdominale Symptomatik mit hohem Fieber, Exanthem und Lidödembildung. Außerdem können sich eine Myokarditis und eine Enzephalitis sowie eine hämorrhagische Diathese entwickeln. Bei massivem Befall kommt es zu einem septischen Bild. Eine spezifische Beeinflussung des Schwangerschaftsverlaufs oder embryotoxische Wirkungen werden durch die Trichonose in der Regel nicht ausgelöst (Bialek u. Knobloch 1999 b).

Diagnostik. In der invasiven Phase ist es möglich, die Trichinenlarven mikroskopisch im Blut nachzuweisen. In der chronischen Phase erfolgt der Nachweis in der Muskulatur (Biopsie). Antikörper sind frühestens ab der 3. Erkrankungswoche nachweisbar.

Therapie. Mebendazol (Vermox), 3-mal 300 mg/Tag per os über 3 Tage, dann 3-mal 500 mg/Tag über 10 Tage (Diav-Citrin et al. 2003).

Prävention. Tierärztliche Fleischbeschau, Verzehr nur von ausreichend erhitztem Fleisch.

Infektion mit Trichuris trichiura (Peitschenwurm)

Epidemiologie. Die Trichuriasis ist weltweit verbreitet, insbesondere jedoch in tropischen Ländern, wo 30–60 % der Bevölkerung infiziert sind. In gemäßigten Zonen wird vorwiegend ein geringer Befall ohne wesentliche klinische Bedeutung beobachtet.

Erregerbezeichnung. Trichuris trichiura (Peitschenwurm).

Übertragung. Die Übertragung gefolgt durch orale Aufnahme embryonierter Eier über fäkal kontaminierte Nahrungsmittel (Gemüse).

Klinik. Die Patienten sind meist beschwerdefrei oder klagen über verschiedene uncharakteristische Abdominalbeschwerden. Eine Hepatosplenomegalie wurde wiederholt mit einem Peitschenwurmbefall in Zusammenhang gebracht. Nur bei massiver Manifestation sind chronische Kolitis, Gewichtsverlust und bedrohliche Anämie zu befürchten. Eine parasitenspezifische Beeinflussung des Schwangerschaftsverlaufs oder embryofetotoxische Erkrankungen sind nicht bekannt (Bialek u. Knobloch 1999 b).

Diagnostik. Mikroskopische Untersuchung des Stuhls auf Eier von Trichuris trichiura.

Therapie. Mebendazol, 2-mal 100 mg/Tag über 3 Tage.

Prävention. Die Prävention besteht in der Expositionsprophylaxe.

Infektionen mit Zestoden (Platt- und Bandwürmer)

Zestodeninfektionen werden durch den Rinder-, den Schweine- und den Fischbandwurm sowie durch Echinococcusarten hervorgerufen.

Taenidosen

Epidemiologie. Rinder-, Schweine- und Fischbandwurm sind weltweit verbreitet. Man rechnet mit etwa 100 Millionen Bandwurmträgern, bei denen am häufigsten der Rinder- und selten der Fischbandwurm gefunden wird.

Erregerbezeichnung. Taenia saginata (Rinderbandwurm), Taenia solium (Schweinebandwurm), Diphyllobothrium latum (Fischbandwurm).

Übertragung. Die Übertragung erfolgt durch den Verzehr von rohem Rind-, Schweine- oder Fischfleisch.

Klinik. Unter den Taenidosen ist der Rinderbandwurm der klinisch bedeutsamste. Die Symptome bestehen in Appetitlosigkeit, Erbrechen, Kopfschmerzen, Gewichtsabnahme, Schlaflosigkeit, Analpruritus und Durchfall oder Obstipation. Außerdem besteht eine ausgesprochen starke psychische Belastung. Komplikationen sind selten (Bandwurmileus, Darmperforation, Befall von Gallenblase und Gallenwegen sowie von Pankreas und Appendix). In der Schwangerschaft kann der Fischbandwurmbefall zu Folsäure- und Vitamin-B_{12}-Mangelerscheinungen (Megaloblastenanämie) führen (Hahn et al. 1999). Dies sollte in Anbetracht des hohen Bedarfs an essenziellen Nährstoffen in der Schwangerschaft besonders beachtet werden. Eine Beeinträchtigung des Schwangerschaftsverlaufs ist nur bei stark ausgeprägter Allgemeinsymptomatik gegeben. Fetotoxische und embryotoxische Reaktionen durch Taenidosen sind nicht bekannt (Bialek u. Knobloch 1999 b). Die Gefahr des Befalls des Neugeborenen unter der Geburt durch Wurmeier aus der klaffenden Analöffnung der Gebärenden ist zu vernachlässigen, da der Magensaft der Kinder die Schale der Bandwurmeier nicht aufzulösen vermag.

Diagnostik. Die Diagnose der Bandwurmerkrankung wird durch den Nachweis der charakteristischen Proglottiden (Bandwurmglieder) oder der typischen Wurmeier gestellt. Bildgebende Verfahren oder serologische Untersuchungen sind nicht hilfreich.

Therapie. Zur Therapie wird Praziquantel oder Niclosamid eingesetzt. Innerhalb von Stunden treibt der Wurm ab (Marre et al. 2000). Eine zusätzliche Trinkkur kann den Vorgang unterstützen. Die Behandlung ist effektiv, jedoch muss gelegentlich ein zweiter Behandlungszyklus durchgeführt werden.

Prävention. Umwelthygiene, Vermeidung des Rohfleischverzehrs.

Infektion mit Echinococcus granulosus/multilocularis (Hunde-, Fuchsbandwurm)

Epidemiologie. Echinococcus granulosus ist weltweit verbreitet. In Mitteleuropa ist der Parasit aber relativ selten. Die Letalität der Erkrankung beträgt etwa 2–4 %. Echinococcus-multilocularis-Erkrankungen kommen beim Menschen sporadisch vor. Über Neuerkrankungen wird aus bestimmten Regionen des Jura in Süddeutschland, in der Schweiz und in Frankreich berichtet. Die hohe Durchseuchung der Fuchspopulation mit adulten Wurmeiern – in einigen Gebieten >75 % der untersuchten Füchse – kann für Menschen, die in der Landwirtschaft tätig sind oder ihre Freizeit regelmäßig im ländlichen Milieu verbringen, ein erhebliches Risiko darstellen.

Erregerbezeichnung. Echinococcus ist ein Bandwurm, der im Menschen nur als Larve in verschiedenen Organen vorkommt. Es sind zu unterscheiden:
➤ Echinococcus granulosus (Endwirt Hund/Katze),
➤ Echinococcus multilocularis (Endwirt Fuchs).

Übertragung. Die Bandwurmeier werden durch den Kot von Hunden oder häufiger von Füchsen übertragen. Direkt oder durch den Verzehr von Salat oder Waldbeeren gelangen sie in den menschlichen Darm und vermehren sich innerhalb von Finnenblasen in verschiedenen Organen, meistens in der Leber.

Klinik. Es kommt zur Bildung zystischer (Echinococcus granularis) oder tumorartiger (Echinococcus multilocularis) Prozesse mit Zerstörung und Verdrängung von Geweben bzw. Organen. Sitz und Größe der Prozesse sind abhängig von der Parasitenart. Sie konzentrieren sich insbesondere auf Leber und Lunge. Während der Schwangerschaft können die Zysten, z. B. bei Einsetzen der Wehentätigkeit, rupturieren. Es kommt dann zu schweren anaphylaktischen Schockreaktionen und zur peritonealen Aussaat der Parasiten (Friese et al. 2003).

Diagnostik. Serologisch ist ein indirekter Parasitennachweis möglich. Der Larvennachweis erfolgt durch die histologische Untersuchung des Operationsmaterials.

Therapie. Vor Eintritt der Schwangerschaft sollte bereits die operative Zystenentfernung erfolgt sein. Bei Inoperabilität ist eine Mebendazol- bzw. Praziquanteltherapie indiziert. Diese Medikamente sollten möglichst in den ersten 3 Monaten der Schwangerschaft nicht gegeben werden. Ferner ist in der Stillzeit bei dieser Medikamenteneinnahme ein Stillverbot zu berücksichtigen.

Prävention. In Endemiegebieten Hunde- bzw. Fischkontamination meiden, keine rohen Waldfrüchte verzehren.

■ Infektion mit Phthirus pubis (Filzlaus)

Epidemiologie. Die Filzlaus befällt Regionen mit apokrinen Schweißdrüsen, wie Scham-, Achsel- und Brusthaare. Bei starkem Befall sind auch Barthaare und Wimpern betroffen. Es besteht kein direkter Einfluss auf die Schwangerschaft.

Erregerbezeichnung. Die Filzlaus hat eine Größe von 1,5–2 mm. Sie ist ein flügelloses Insekt, das als Ektoparasit auf Haut oder Haare lokalisiert bleibt.

Übertragung. Die Übertragung der Filzlaus geschieht bei Erwachsenen fast ausschließlich durch den Geschlechtsverkehr.

Klinik. Die Bisse der Filzlaus jucken nur wenig. Die Stichstellen imponieren infolge des langen Saugaktes durch Blutaustritt als bläuliche Makula. Kratzspuren können sich sekundär bakteriell infizieren.

Diagnostik. Filzläuse und Nissen sind leicht mit der Lupe zu finden.

Therapie. Die Therapie des Filzlausbefalls erfolgt medikamentös mit Pyretrum oder Kokosöl. Diese Substanzen können im Gegensatz zu Lindan auch während Schwangerschaft und Stillzeit angewendet werden. Außerdem ist die mechanische Beseitigung der Läuse sowie ihrer Nissen notwendig (Bialek u. Knobloch 1999 a).

Prävention. Expositionsprophylaxe durch sorgfältige Körperhygiene.

■ Scabies (Krätze)

Epidemiologie. Die begatteten Weibchen der Krätzemilbe graben sich als Ektoparasiten in die verhornte Haut ein und legen dort Eier ab. Aus den Eiern schlüpfen Larven, die sich Gänge bohren, um an die Oberfläche zu gelangen.

Erregerbezeichnung. Die Krätze (Scabies) wird durch die Grabmilbe Sarcoptes scabiei var. hominis verursacht.

Übertragung. Die Scabiesmilben werden durch sexuelle Kontakte übertragen. Zudem besteht auch die Möglichkeit, dass die Milben bei engem körperlichen Hautkontakt von der Mutter auf das Kind übertragen werden.

Klinik. Das Leitsymptom für Scabies ist der starke Juckreiz, der sich in der Bettwärme besonders verstärkt. Es bilden sich papulovesikuläre bis urtikarielle Hautefloreszenzen, vorwiegend in der Perigenitalregion. Durch Kratzen entstehen bakterielle Superinfektionen der Haut. Bei Frauen sind juckende Effloreszenzen auf den Mammae und um die Mamillen herum scabiesverdächtig (Fölster-Holst 2000). An der Vulva finden sich eruptive, gerötete Hauteffloreszenzen. Die Scabiesmilben nehmen keinen Einfluss auf den Verlauf einer Schwangerschaft.

Diagnostik. Die klinische Diagnostik kann durch den mikroskopischen Parasitennachweis in Proben aus den geöffneten Grabgängen erfolgen.

Therapie. Mittel der Wahl in Schwangerschaft und Stillzeit ist die Applikation von Benzylbenzoat in 10- bis 20 %iger Emulsion. Die Einreibung wird an 2 aufeinander folgenden Tagen durchgeführt, wobei nach Möglichkeit der ganze Körper einzubeziehen ist. Anschließend erfolgen Reinigungsbad und Wäschewechsel (Fölster-Holst 2000).

Prävention. Einhaltung von Hygieneregeln.

■ Trichomonadeninfektion

Epidemiologie. Die Trichomonas-vaginalis-Infektion ist eine weltweit verbreitete sexuell übertragbare Erkrankung des unteren Genitaltrakts. Es gibt gegenwärtig keine sicheren Daten zur Prävalenz. In Deutschland wird geschätzt, dass etwa 3 % der Frauen im geschlechtsreifen Alter an einer Trichomoniasis erkranken (Mendling 2002). Im Vergleich zu früheren Jahren besteht eine rückläufige Tendenz. Die Prävalenz der Trichomonadeninfektion ist bei Schwangeren im Vergleich zu nichtschwangeren Frauen erhöht.

Erregerbezeichnung. Trichomonas vaginalis, begeißeltes Protozoon aus der Gruppe der Flagellaten.

Übertragung. Die Trichomonas-vaginalis-Infektion wird durch den Sexualkontakt übertragen. Andere Infektionswege – wie Badewäsche, Handtücher, Wasser in Schwimmbecken und Toiletten – werden diskutiert, aber für unwahrscheinlich gehalten. Die Trichomonaden sind nicht sehr umweltresistent.

Klinik. Die Trichomonas-vaginalis-Infektion ist eine lokale Erkrankung des unteren Genitaltrakts. Sie kann in vielen Fällen asymptomatisch verlaufen. Das klinische Bild ist gekennzeichnet durch eine Kolpitis mit dünnflüssigem, grünlich gelbem, schaumigem, übelriechendem Fluor sowie Brennen und Juckreiz in der Vagina. Es können heftige erosive Entzündungen auch an Portio und Zervix auftreten (Rein u. Müller 1990). Außerdem werden Urethra, paraurethrale Drüsen und Harnblase befallen. Die Trichomonadensymptomatik kann durch mitbestehende andere Infektionen (bakterielle Vaginose, Pilzerkrankung, Gonokokkeninfektion) modifiziert werden. In der Schwangerschaft ist die Trichomoniasis durch eine stärkere Symptomatik gekennzeichnet als bei nichtschwangeren Frauen. Es besteht eine Assoziation von Trichomonas-vaginalis-Infektionen zur vorzeitigen Wehentätigkeit, zum vorzeitigen Blasensprung und zur Frühgeburt. Bei bis zu 5 % der weiblichen Neugeborenen wird bei Infektionen der Mutter unter der Geburt eine vaginale Trichomonadenbesiedlung nachgewiesen (Mendling 2002). Frauen mit einer Trichomonas-vaginalis-Infektion am Ende der Schwangerschaft haben ein erhöhtes Risiko, post partum an einer Endometritis zu erkranken.

Diagnostik. Zur Diagnose der Trichomonas-vaginalis-Infektion dient in erster Linie die mikroskopische Betrachtung des Nativpräparats (möglichst Phasenkontrastmikroskopie). Bei jeder Erstuntersuchung in der Schwangerschaft sollte ein Nativpräparat aus Vaginalinhalt mit Kochsalzlösung bei 400facher Vergrößerung beurteilt werden. Das akute Stadium der Trichomonadeninfektion ist im mikroskopischen Bild gut erfassbar. Es finden sich massenhaft bewegliche Trichomonaden, die sich leicht von Leukozyten, Sprosspilzzellen und Epithelzellen abgrenzen. Färbepräparate sind zur Trichomonadendiagnostik ungeeignet, da sich die Erreger meist nicht anfärben lassen. Die höchste Trefferquote in der Trichomonas-vaginalis-Diagnostik wird mit der Kultur erzielt. Dieses Verfahren ist für die Praxis aber viel zu aufwändig und nur in Einzelfällen zu empfehlen. Bei einer nachgewiesenen Trichomoniasis ist im Rahmen einer Ausschlussdiagnostik nach Begleitinfektionen (bakterielle Vaginose, Infektion mit Pilzen und Gonokokken) zu fahnden.

Therapie. Die Therapie der Trichomonas-vaginalis-Infektion besteht in der systemischen Applikation von Metronidazol oder Tinidazol (einmalig 2 g oral). Eine Heilung kann in 90 % der Fälle erwartet werden. Bei rezidivierender Trichomoniasis muss höher dosiert und länger behandelt werden (2–3 g/Tag über 7–10 Tage). Von entscheidender Wichtigkeit für den Therapieerfolg ist auch die gleichzeitige Partnerbehandlung. In der Stillzeit ist die einmalige Behandlung mit 2 g Metronidazol bei Unterbrechen des Stillens für 12–48 Stunden (Verwerfen der Milch) ratsam. Auch wenn beim Menschen keine teratogenen Wirkungen beobachtet wurden, sollten Nitroimidazole, wie Metronidazol und Tinidazol, möglichst nicht in den ersten 12 Schwangerschaftswochen gegeben werden (Alternative Behandlung in der Gravidität: Metronidazol, 500 mg intravaginal über 10 Tage). Bei der Behandlung von Trichomonas-vaginalis-Infektionen sind außerdem eventuelle Therapiemaßnahmen im Zusammenhang mit Begleitinfektionen zu berücksichtigen.

Prävention. Kondome verhindern die Übertragung der Trichomoniasis beim Geschlechtsverkehr. Insgesamt sind die sexualhygienischen Maßnahmen (Safer Sex) einzuhalten.

■ Literatur

1. Bialek R, Knobloch J. Parasitäre Infektionen in der Schwangerschaft und konnatale Parasitosen – I. Teil: Protozoeninfektionen. Z Geburtshilfe Neonatatol. 1999 a;203:55–62.
2. Bialaek R, Knobloch J. Parasitäre Infektionen in der Schwangerschaft und konnatale Parasitosen – II. Teil: Helmintheninfektionen. Z Geburtshilfe Neonatatol. 1999 b;203:101–9.
3. Diav-Citrin O, Shechtman S, Arnon J, Lubart I, Ornoy A. Pregnancy outcome after gestational exposure to mebendazole: a prospective controlled study. Am J Obstet Gynecol. 2003;188:282–5.
4. Fölster-Holst R, Rufli T, Christophers E. Die Skabiestherapie unter Berücksichtigung des frühen Kindesalters, der Schwangerschaft und Stillzeit. Hautarzt. 2000;51:7–13.
5. Friese K, Schäfer A, Hof H. Infektionskrankheiten in Gynäkologie und Geburtshilfe. Berlin, Heidelberg: Springer; 2003.
6. Hahn H, Falke D, Kaufmamm HE, Ullmann U. Medizinische Mikrobiologie und Infektiologie, 3. Aufl. Berlin, Heidelberg: Springer; 1999.
7. Kazura JW. Helminthie diseases; Ascariasis. In: Behrmann RE, Kliegman RM, Arvin AN, eds. Textbook of Pediatrics, 15 th edn. Philadelphia: Saunders; 1996:992–8.
8. Marre E, Mertens TH, Trautmann M, Vanek E. Klinische Infektiologie. München, Jena: Urban & Fischer; 2000.
9. Mendling W. Die Trichomoniasis. Frauenarzt. 2002;43:40–3.
10. Rein MF, Müller M. Trichomonas vaginalis and trichomoniasis. In: Holmes KK, Mardh PA, Sparling PF, Weisner PJ, eds. Sexually transmitted diseases, 2 nd edn. New York: McGraw-Hill; 1990:481–92.

Tropische Infektionskrankheiten

■ Einführung

Erreger der in den Tropen beheimateten Infektionskrankheiten sind Viren, Rickettsien, Bakterien, Pilze, Protozoen und Helminthen. Zwischenwirte sind unter anderem Schnecken, Fische und Säugetiere, einschließlich einiger Primaten. Besonderheiten sind in der Schwangerschaft gekennzeichnet durch den veränderten Immunstatus, der parasitäre Erkrankungen begünstigt, die Anreicherung von Infektionserregern in der Plazenta, welche Störungen des fetalen Wachstums und des Schwangerschaftsverlaufs zur Folge haben können, sowie durch die Möglichkeit der vertikalen Infektion des ungeborenen Kindes, ferner durch den plazentaren Durchtritt von toxischen Medikamenten, die der Schwangeren zur Behandlung von Tropenkrankheiten verabreicht werden müssen bzw. aus prophylaktischen Gründen gegeben werden, und durch die Möglichkeit der peripartalen Infektion des Kindes durch die infizierte Mutter.

Im nachfolgenden Abschnitt werden die wichtigsten tropischen Infektionskrankheiten im Zusammenhang mit der Schwangerschaft betrachtet.

■ Protozoeninfektionen

Amöbiasis

Epidemiologie. Die Amöbiasis ist eine weltweit verbreitete Protozoenerkrankung, die häufig bei AIDS-Patienten sowie Rückkehrern aus warmen Ländern gefunden wird. Die Ausbreitung der Erkrankung hängt vor allem von der Zahl der Zystenausscheider und den hygienischen Bedingungen ab.

Erregerbezeichnung. Entamoeba histolytica.

Übertragung. Die Zysten von Entamoeba histolytica befinden sich im Wasser, in Nahrungsmitteln und in Fäkalien. Die Übertragung erfolgt durch fäkal-orale Zystenaufnahme.

Klinik. Die Amöbiasis tritt in Form eines symptomlosen Befalls des Dünndarmtrakts durch Zysten in Form einer schweren Kolitis (Amöbenruhr) oder in Form einer invasiven Amöbiasis mit Organbefall, vorwiegend als Lebernekrose (Leberabszess), auf (Bialek u. Knobloch 1999). In der Schwangerschaft sollte die Diagnose einer Amöbiasis im Rahmen einer Durchfallerkrankung so früh wie möglich gestellt werden, damit eine Behandlung mit nichtabsorbierbaren Darmlumenmitteln ermöglicht und damit eine invasive Amöbiasis mit extraintestinaler Lokalisation verhindert wird (Hahn et al. 1999). Die Seltenheit einer neonatalen Infektion wird durch in der Muttermilch enthaltene Antikörper erklärt (Bialek u. Knobloch 1999).

Diagnostik. Die Diagnostik der invasiven Amöbiasis richtet sich nach dem Manifestationsort der Erkankung, dem Direktnachweis von Magnaformen im Stuhl (intestinale Amöbiasis) und dem Antikörpernachweis (extraintestinale Amöbiasis) (Hahn et al. 1999). Weitere diagnostische Hilfsmittel sind Sonographie der Leber und Computertomographie des Oberbauchs.

Therapie. Bei der Amöbiasis besteht die Therapie der ersten Wahl in der Anwendung von Nitroimidazolen: Metronidazol, Ornidazol, Trinidazol. Bei der medikamentösen Therapie sind die Kontraindikationen in der Schwangerschaft zu berücksichtigen.

Lambliasis

Epidemiologie. Die Lambliasis ist weltweit verbreitet, insbesondere in warmen Ländern.

Erregerbezeichnung. Giardia lambia.

Übertragung. Die Übertragung erfolgt durch kontaminierte Lebensmittel (Salat, Rohgemüse) und Wasser.

Klinik. Die Lambliasis äußert sich in Form einer Enteritis, die kurze oder länger andauernde Durchfallerkrankungen bis zum Malabsorptionssyndrom verursacht. Es gibt keine gesicherten Hinweise darauf, dass die Lambliasis in der Schwangerschaft schwerer verläuft als bei nichtschwangeren Frauen (Gardner u. Hill 2001).

Diagnostik. Die Diagnostik wird durch den direkten Nachweis der Zysten oder der Trophozoiten im Stuhl oder im Duodenalsaft gestellt.

Therapie. Kurzzeitige (Einmal-)Therapie mit Metronidazol, Ornidazol oder Trinidazol.

Kryptosporidiose

Epidemiologie. Kryptosporidien sind ubiquitär verbreitet. Sie kommen in tropischen und subtropischen Ländern gehäuft vor.

Erregerbezeichnung. Cryptosporidium spp. Protozoon.

Übertragung. Die Übertragung der Krypotsporidien erfolgt von Tier zu Mensch und von Mensch zu Mensch oder über kontaminiertes Wasser.

Klinik. Kryptosporidien siedeln sich im Dünndarm an und verursachen, je nach Abwehrlage, Durchfallerkrankungen. Bei einer Kryptosporidiose in der Schwangerschaft ist auf einen Mangel an Vitamin B_{12} sowie auf Elektrolytverluste zu achten. Erregerbedingte fetotoxische Schädigungen sind nicht beschrieben (Bialek u. Knobloch 1999).

Diagnostik. Kryptosporidien werden im Stuhl durch direkten Nachweis und mittels Färbemethoden diagnostiziert.

Therapie. Eine gesicherte Behandlung gibt es nicht. Therapieversuche mit Paromomycin erbrachten eine vorübergehende klinische Besserung.

Malaria

Epidemiologie. Mehr als 40% der Weltbevölkerung leben in malariagefährdeten Gebieten. Höchstes Risiko besteht in Afrika, Asien, Mittel- und Südamerika sowie in Ozeanien (Deutsche Gesellschaft für Tropenmedizin und internationale Gesundheit e.V.). Die Malaria ist die bedeutendste importierte Tropenkrankheit Europas. In Deutschland werden jährlich etwa 1000 Malariafälle gemeldet, bei denen es sich fast ausnahmslos um Erkrankungen von Ferntouristen, die in tropische Länder gereist waren, handelt. Dabei sind schwangere Frauen besonders gefährdet.

Erregerbezeichnung. Es sind 4 verschiedene Malariaerreger bekannt, die prinzipiell beim Menschen zu einer Erkrankung führen können. Man unterscheidet:
➤ Plasmodium falciparum (Malaria tropica),
➤ Plasmodium vivax und Plasmodium ovale (Malaria tertiana),
➤ Plasmodium malariae (Malaria quartana).

Übertragung. Die Plasmodien werden durch den Stich von weiblichen Anophelesmücken in der Zeit zwischen Sonnenuntergang und Morgendämmerung auf den Menschen übertragen. Eine materno-fetale diaplazentare Übertragung ist in seltenen Fällen möglich. Die peripartale Parasitenübertragung auf das Kind wird außerdem beschrieben.

Klinik. Zu den häufigsten Krankheitszeichen der Malaria gehören plötzlich auftretendes Fieber, Schüttelfrost, Schweißausbrüche sowie starke Rücken- und Kopfschmerzen. Zusätzlich können Bauchschmerzen und Durchfälle auftreten (Weigand 2003). Bei der klinischen Untersuchung finden sich Hepatosplenomegalie, Ikterus, zerebrale Eintrübung und Oligurie. Die Malaria tropica ist die einzige Malariaerkrankung, die unbehandelt innerhalb weniger Tage zu schweren Organkomplikationen – wie interstitielle Pneumonie, Leber- und Nierenfunktionsstörungen – mit Todesfolge führt. Schwangere Frauen sind deutlich häufiger von der Malaria betroffen als nichtschwangere Frauen. Besonders gefährlich ist in der Schwangerschaft die Malaria tropica (Friese et al. 2003). Bei der Malariainfektion in der Schwangerschaft finden sich eine hohe Parasitämie sowie ein schwerer Krankheitsverlauf mit einer gesteigerten Komplikationsrate. Es bildet sich eine Plazentainsuffizienz mit Wachstumsretardierung heraus. Außerdem besteht ein Risiko für Früh- und Fehlgeburten. Der Fetus ist in besonderem Maße durch die Anämie der Mutter und die Plazentainsuffizienz gefährdet. Bei einer intrauterinen Malariainfektion entwickelt sich eine kongenitale Malaria, die post partum oft nicht entdeckt wird. Die infizierten Kinder fallen dann etwa 2–4 Wochen post partum durch Fieber, Anämie und Hepatosplenomegalie auf.

Diagnostik. Die Malariadiagnostik erfolgt durch den mikroskopischen Erregernachweis in einem speziell angefärbten Bluttropfen (dicker Tropfen oder Blutausstrich). Zur schnellen Orientierung ist ein Antigennachweis im Blut (Malariaquicktest) möglich. Diese Ergebnisse sind aber nicht sehr zuverlässig. Serologische Nachweisverfahren spielen bei der Malariadiagnostik eine geringe Rolle.

Therapie. Die Auswahl der geeigneten Strategien zur Malariatherapie hängt insbesondere von der Resistenzlage der Malariaerreger ab. Bei Schwangeren ist die Anwendung von Chloroquin und Proguanil möglich. Eine Mefloquineinnahme während der Schwangerschaft muss zumindest in der Frühschwangerschaft als kontraindiziert bewertet werden, da Fehlbildungen des Feten in Einzelfällen beschrieben wurden. Für Malarane und die neueren Atemesinderivate sind keine ausreichenden Daten für die Schwangerschaft und die Neugeborenenperiode bekannt. Fast alle der genannten Präparate können in geringer Konzentration in die Muttermilch übergehen, sodass bei Anwendung während der Stillzeit das Abstillen sinnvoll wäre. Lediglich bei einer Cloroquinanwendung kann weiter gestillt werden (Friese et al. 2003).

Prävention. Eine Schutzimpfung gegen Malaria steht gegenwärtig nicht zur Verfügung. Die Möglichkeiten der Prävention umfassen die Expositions- und die Chemoprophylaxe (Deutsche Gesellschaft für Tropenmedizin und internationale Geundheit e.V.). Eine Expositionsprophylaxe kann das Risiko einer Malariaerkrankung deutlich vermindern. Dazu sind folgende Maßnahmen notwendig:
➤ Aufenthalt in moskitosicheren Räumen,
➤ Schlafen unter Moskitonetz, am besten imprägniert mit insektenabtötenden Substanzen,
➤ Tragen entsprechender Kleidung (langärmlige Blusen und Hemden, lange Hosen, Socken) in der Dämmerung und bie Dunkelheit,
➤ Anwendung von Repellents.

Die Chemoprophylaxe bietet keinen absoluten Schutz vor einer Malaria, erhöht aber die Sicherheit entscheidend. In der Schwangerschaft ist die Prophylaxe mit einer Kombination aus Chloroquin und Proguanil möglich, während für Mefloquin im ersten Trimenon eine Kontraindikation besteht.

Afrikanische Trypanosomiasis (Schlafkrankheit)

Epidemiologie. Die Erreger der Schlafkrankheit kommen nur im tropischen Afrika vor.

Erregerbezeichnung. Trypanosoma cruzi gambiense, Trypanosoma cruzi rhodesiense.

Übertragung. Die Erreger dringen nach dem Stich der Tsetsefliege über das Lymphgefäßsystem in die Blutbahn ein. Nach Wochen bis Monaten passieren sie die Blut-Liquor-Schranke.

Klinik. Die Krankheit verläuft in 2 verschiedenen Stadien:
➤ Stadium I: Schwellung an der Stichstelle, im Gesicht regionäre Lymphome, später Auftreten von Fieber;
➤ Stadium II: Beteiligung des Zentralnervensystems (Enzephalitis).

Während der Schwangerschaft besteht ein hohes Risiko für Aborte sowie Früh- und Totgeburten, hauptsächlich durch direkte Plazentaschädigung.

Diagnostik. Erregernachweis, Antikörpernachweis.

Therapie.
➤ Stadium I: Suramin, Pentamidine, Efflornitin (wesentliche Nebenwirkungen von Suramin sind schwere Nierenerkrankungen mit Nierenversagen, von Pentamidine schwere Pankreas- und Nierenschädigungen);
➤ Stadium II: die Behandlung mit arsenhaltigen Präparaten in diesem Stadium bedeutet ein sehr großes Risiko für den Feten, der schwer toxisch geschädigt werden kann (Weigand 2003); außerdem muss mit Aborten unter der Behandlung gerechnet werden.

Amerikanische Trypanosomiasis (Chagas-Krankheit)

Epidemiologie. Die Chagas-Krankheit ist auf Lateinamerika beschränkt (Weigand 2003).

Erregerbezeichnung. Trypanosoma cruzi.

Übertragung. Die Übertragung erfolgt durch blutsaugende Raubwanzen. Außerdem ist eine diaplazentare Erregerübertragung möglich.

Klinik. Nach uncharakteristischem Fieber kommt es später zur Kardiomyopathie und zu einer Megaorganbildung (Megaösophagus, Megakolon). Während der Schwangerschaft kann Trypanosoma cruzi angereichert in der Plazenta gefunden werden. Dort entstehen offensichtlich auch Gefäßveränderungen, die histologisch nachweisbar sind. Sie bedingen Mikrozirkulationsstörungen, die zu Ernährungsstörungen des Feten führen. Die Plazenta ist 30–50 % schwerer als bei Nichtinfizierten. Krankheitszeichen der Mutter bestehen in der Schwangerschaft nur selten. Die Geburtsgewichte von Kindern erkrankter Mütter sind deutlich erniedrigt. Sowohl in der akuten als auch in der latenten Phase muss mit Fehlgeburten und einer höheren Rate an Frühgeburten gerechnet werden. Zehn Prozent bis 20 % der Neugeborenen von Chagas-kranken Müttern sind ebenfalls an der Chagas-Krankheit erkrankt. Totgeburten sind häufig; 65 % der Kinder sterben, wenn keine Therapie eingeleitet wird.

Diagnostik. Die Diagnostik erfolgt durch Antikörpernachweis, direkten Nachweis von Trypanosoma cruzi im Blut, in Lymphknoten oder in anderen Organen und durch Zenodiagnose (gesunde Raubwanzen saugen Blut, mehrere Wochen danach wird der Kot auf Trypanosomen untersucht). In der chronischen Phase werden die Organveränderungen durch EKG, Sonographie bzw. Röntgenuntersuchung festgestellt. Klinische Hinweise, wie wochenlanges Stuhlverhalten oder schwerste Rhythmusstörungen sowie Zeichen der Herzinsuffizienz im Rahmen der Kardiomyopathie, weisen auf die Krankheit hin.

Therapie. Die medikamentöse Therapie erfolgt mit Nifurtimax und Benznidazol. Ob eine Behandlung der Schwangeren in der Frühschwangerschaft mit diesen Medikamenten vertretbar ist, wurde noch nicht endgültig entschieden, da die verschiedenen Medikamente fetotoxische Nebenwirkungen aufweisen.

Prävention. Alle Mädchen im präpubertären Alter in Endemiegebieten müssen auf Chagas-Antikörper untersucht und bei positivem Nachweis vor Eintritt einer Schwangerschaft behandelt werden. Eine entsprechende Beratung der Bevölkerung in endemischen Gebieten ist notwendig (Weigand 2003).

Viszerale Leishmaniase (Kala-Azar)

Epidemiologie. Die Leishmaniase ist in den Tropen und in den Subtropen verbreitet. Die Erreger kommen in Südamerika, in Ostafrika, in China, in Indien, im vorderen Orient und im Mttelmeerraum vor.

Erregerbezeichnung. Leishmania donovani, Leishmania chagasis.

Übertragung. Kala-Azar wird durch Leishmanien verursacht, die durch Sandfliegen übertragen werden.

Klinik. Die viszerale Leishmaniase ist eine gefährliche Erkrankung mit dramatischen Verläufen. Die Leitsymptome bestehen in Fieber sowie Milz- und Leberschwellungen (HART 1997). Bei Schwangeren werden keine abweichenden Krankheitsverläufe beschrieben.

Diagnostik. Erregernachweis nach Knochenmark- oder Milzpunktion, serologische Diagnostik.

Therapie. Die Behandlung der viszeralen Leishmaniase erfolgt mit Amphotericin B oder mit 5-wertigen Amoniumverbindungen (HART 1997). Eine Behandlung der viszeralen Leishmaniase ist in der Schwangerschaft unerlässlich, obwohl sich die Toxizität der Medikamente negativ auf den Schwangerschaftsverlauf auswirken kann. Eine Entscheidung ist nur im individuellen Fall zu treffen, beispielsweise kurz vor dem Geburtstermin abwartende Haltung oder gegebenenfalls operative Entbindung.

Kutane und mukokutane Leishmaniase (Orientbeule, Bagdad-Beule, Espindia)

Epidemiologie. Vorkommen vorwiegend im Mittelmeerraum, im nahen und mittleren Osten sowie in Nord- und Westafrika.

Erregerbezeichnung. Erreger sind Leishmanien diverser Arten.

Übertragung. Die Übertragung erfolgt durch Sandfliegen, zumeist während der Dämmerung.

Klinik. An der Einstichstelle kommt es zur Entstehung von Knötchen mit nachfolgender Geschwürbildung. Bei der mukokutanen Leishmaniase entstehen Schleimhautläsionen. Ein unterschiedlicher Verlauf in der Schwangerschaft ist gegenüber nichtschwangeren Frauen nicht bekannt.

Diagnostik. Die Diagnostik erfolgt durch den Erregernachweis. Serologische Verfahren sind nicht verlässlich.

Therapie. Die kutane Leishmaniase wird mit Paromyxinsalbe behandelt. Bei der mukokutanen Leishmaniase erfolgt eine Behandlung mit Amphotericin B (Weigand 2003). Die Therapie kann wegen der Toxizität der Medikamente die Schwangerschaft beeinträchtigen. Die Therapieindikation muss daher mit besonderer Sorgfalt gestellt werden. Bei einzelnen Hautläsionen, mit Ausnahme des Leishmania-brasilian-Komplexes, ist eine Behandlung oft indiziert.

■ Helmintheninfektionen

Ancylostomiasis (Hakenwurmerkrankung)

Epidemiologie. Hakenwürmer sind in allen warmen Ländern verbreitet, kommen aber in Mitteleuropa nur noch selten vor.

Erregerbezeichnung. Ancylostoma duodenale.

Übertragung. Der Hakenwurm siedelt sich im oberen Dünndarm an, bindet sich an die Schleimhaut und saugt dort Blut. Der Mensch wird durch Larven, die sich aus kontaminiertem Boden durch die Haut einbohren, befallen.

Klinik. Bei der Ancylostomiasis handelt es sich um eine intestinale Wurmerkrankung. Bei schwerem Wurmbefall kommt es zu einer ausgeprägten Eisenmangelanämie. Durch kardiovaskuläre Schädigung können Ödeme entstehen, die in der Schwangerschaft oft missgedeutet werden (Darai et al. 1998). Feto- oder embryotoxische Schädigungen sind nicht bekannt.

Diagnostik. Die Diagnose erfolgt durch den Nachweis von Wurmeiern im Stuhl.

Therapie. Eine Eisensubstitution ist meistens notwendig. Eine medikamentöse Behandlung in der Schwangerschaft erfolgt mit dem nichtabsorbierbaren Mebendazol.

Infektion mit Larva migrans (Hautmaulwurf)

Epidemiologie. Touristen ziehen sich diese Erkrankung vor allem an Stränden Afrikas, Malaysias, Sri Lankas, Thailands sowie an tropischen Stränden Südamerikas und der Karibik zu.

Erregerbezeichnung. Larva migrans cutanea: Es handelt sich dabei um tierpathogene Spezies, insbesondere von Hunden und Katzen, für die der Mensch ein Fehlwirt ist.

Übertragung. Zu dieser Erkrankung kommt es, wenn sich Nematodenlarven von Hunden- und Katzenwürmern beim Barfußgehen oder Liegen auf Böden, die mit Hunde- oder Katzenkot verunreinigt sind, in die Haut einnisten. Diese Larvenart kann aber die menschliche Haut nicht vollständig durchbohren (Weigand 2003).

Klinik. Aufgrund der Wanderung der Larven in der Haut entwickeln sich irregulär geformte Gänge, und es kommt zur Ausbildung kleiner, geröteter Papeln. Es besteht ein starker lokaler Juckreiz, der das Allgemeinbefinden erheblich beeinträchtigt. Die Schwangerschaft ist durch die Larva migrans selbst nicht gestört.

Diagnostik. Die Diagnostik erfolgt anhand anamnestischer Angaben und des klinischen Bildes.

Therapie. Benzimidazole lokal, eventuell Albendazol systemisch. Eine medikamentöse Behandlung in der Schwangerschaft ist nicht unbedingt ratsam. Bei schweren allergischen Erscheinungen der Haut ist eine symptomatische Lokalbehandlung zu empfehlen.

Infektion mit Gnathostoma spinigerum

Epidemiologie. Verbreitung in Süd-Ost-Asien und Südamerika.

Erregerbezeichnung. Es handelt sich um Larven, die vorwiegend in katzenartigen Tieren und in Hunden gefunden werden und die weitere Zwischenwirte haben (Fische, Krabben).

Übertragung. Bei der Aufnahme von rohem oder ungenügend mariniertem Fisch können die Larven aufgenommen werden. Der Mensch gilt als Fehlwirt.

Klinik. Besonderheiten in der Schwangerschaft sind nicht bekannt.

Diagnostik. Die Diagnostik erfolgt anhand es klinischen Bildes.

Therapie. Eine medikamentöse Therapie ist nicht verfügbar. Die Larvenentfernung ist chirurgisch möglich.

Strongyloidiasis

Epidemiologie. Die Strongyloidis-stercoralis-Larven sind – wie Ancylostoma – in allen warmen Ländern verbreitet.

Erregerbezeichnung. Rundwürmer (Strongyloidis stercoralis).

Übertragung. Die Strongyloidis-stercoralis-Larven können aus dem Boden in die Haut eindringen. Nach dem Eindringen in die Haut erfolgt eine Wanderung über die Lunge in den Darm.

Klinik. Das klinische Bild besteht in einer endogenen Infektion. Spezifische Einflüsse auf die Schwangerschaft sind nicht bekannt.

Diagnostik. Nachweis von Eiern mit beweglichen Larven im Duodenalsaft oder von beweglichen Larven im Stuhl.

Therapie. Für die Therapie stehen Pyrantel und Mebendazol zur Verfügung, die auch in der Schwangerschaft, jedoch nicht in der Stillzeit, gegeben werden können. Die Behandlung mit Tiabendazol kann in der Schwangerschaft wegen der erheblichen Nebenwirkungen – wie starkes Erbrechen, Übelkeit und andere – problematisch sein.

Filariosen

Definition. Es handelt sich um verschiedene Krankheitsbilder durch unterschiedliche Filarienspezies.

Diagnostik. Nachweis von Mikrofilarien im Blut oder im Gewebe.

Besonderheiten in der Schwangerschaft. Ausgeprägte Ödeme im Bereich der Vulva oder an den Mammae sind von anderen, insbesondere schwangerschaftsbedingten Erkrankungen zu differenzieren.

Loiasis

Definition. Es handelt sich um eine Wurmerkrankung, die vorwiegend subkutan abläuft und wobei die Larven im Blut angesiedelt sind.

Diagnostik. Nachweis von Mikrofilarien im Blut.

Therapie. Diethylcarbamazin; chirurgische Entfernung von Makrofilarien, wenn sie unter der Haut oder in der Konjunktiva sichtbar sind.

Besonderheiten in der Schwangerschaft. Kardiovaskuläre Erscheinungen sind in der Schwangerschaft von Symptomen anderer Ursache abzugrenzen. Die Behandlung mit Diethylcarbamazin kann schwere allergische Reaktionen hervorrufen. Eine Behandlung in der Schwangerschaft mit diesem Medikament ist nicht empfehlenswert (Friese et al. 2003).

Onchozerkose

Definition. Es handelt sich um eine vorwiegend kutan bzw. subkutan ansiedelnde Rundwurmerkrankung durch Onchocerca volvulus. Die Onchozerkose tritt in Mittelamerika, in Afrika und in arabischen Ländern auf (Weigand 2003).

Diagnostik. Nachweis von Mikrofilarien in der Haut, gelegentlich chirurgische Exstirpation von Knoten, in denen adulte Würmer leben.

Besonderheiten in der Schwangerschaft. Bei den häufig auftretenden Augenerkrankungen sind andere Krankheiten (Toxoplasmose) abzugrenzen. Eine Behandlung mit Diethylcarbamazin ist während der Schwangerschaft auf keinen Fall zu empfehlen und auch nicht notwendig, da die Schwangerschaft durch die Onchozerkose nicht beeinträchtigt wird.

Dracunculose

Definition. Es handelt sich um eine in der Haut angesiedelte Erkrankung durch Dracunculus medinensis mit Vorkommen in Afrika und Asien. Die Infektion erfolgt durch das Trinken von kontaminiertem Wasser mit parasitierten Wasserflöhen. Die Larven werden bei der Verdauung frei, wachsen zu adulten Würmern heran und siedeln sich subkutan, vorwiegend in den Unterschenkeln, an (Hahn et al. 1999).

Diagnostik. Klinische Untersuchung und Nachweis subkutaner Knoten bzw. geschlängelter Wurmverlauf unter der Haut.

Besonderheiten in der Schwangerschaft bestehen nicht.

Therapie. Chirurgische Entfernung.

Bilharziose (Schistosomiasis)

Epidemiologie. Die Larven der verschiedenen Saugwürmer leben im Süßwasser von tropischen und subtropischen Ländern und durchlaufen in Wasserschnecken einen zyklischen Reifungsprozess.

Erregerbezeichnung. Schistosoma (Bilharzia): Saugwürmer verschiedener Spezies:
➤ Schistosoma haematobium (Blasenbilharziose),
➤ Schistosoma mansoni (Darmbilharziose),
➤ Schistosoma japonicum (Darmbilharziose),
➤ Schistosoma intercalatum (Darmbilharziose),
➤ Schistosoma mecongi (Darmbilharziose).

Übertragung. Das Baden im Süßwasser in tropischen Ländern birgt die Gefahr der perkutanen Infektion. Zwischenwirt sind Süßwasserschnecken.

Klinik. Die Bilharziose ist eine Erkrankung mit Beteiligung verschiedener Organe. Die chronisch-granulomatöse Entzündung führt in der Blase und im Kolon zu Schleimhautläsionen mit Blutungen und narbigen Strukturen. Bei jahrzehntelangen Prozessen besteht das Risiko der Karzinomentwicklung. Die Bilharziose kann auch Zervix und Tuben befallen. Zwischenblutungen in der Schwangerschaft sind in endemischen Gebieten zumeist auf eine Uterusbilharziose zurückzuführen. Etwa ab der 15. Schwangerschaftswoche kann auch die Plazenta mit Eiern infiziert sein. Eine fetale Schädigung ist in diesem Zusammenhang aber nicht zu erwarten.

Diagnostik. Der Nachweis erfolgt durch Eier im Stuhl, im Urin (meist blutig) oder im Gewebe. Serologische Testverfahren ergeben lediglich einen Hinweis auf die spezifische Infektion.

Therapie. Mittel der ersten Wahl zur Behandlung aller Bilharzioseformen ist Praziquantel. Die Heilungsraten sind hoch. Für die Anwendung in der Schwangerschaft bestehen keine Kontraindikationen (Olds 2002).

Prävention. Verzicht auf das Baden in Binnengewässern von Risikogebieten.

Clonorchiasis, Opisthorchiasis

Epidemiologie. Die Erkrankung ist in Süd-Ost-Asien, Osteuropa und Sibirien verbreitet.

Erregerbezeichnung. Clonorchis sinensis (Saugwürmer), Opisthorchis viverrini, Opisthorchis felineus.

Übertragung. Die Erkrankung wird durch Leberegel hervorgerufen. Diese werden durch Genuss von rohen Süßwasserfischen und Krebsen aufgenommen und wachsen im Menschen zu adulten Würmern heran.

Klinik. Die adulten Würmer siedeln sich in den Gallenwegen an. Leitsmptome sind Leber- und Gallenbeschwerden. Bei chronischen Infektionen besteht ein erhöhtes Risiko für die Entwicklung eines Gallenwegkarzinoms. Die Parasiten haben keine Einwirkung auf den Schwangerschaftsverlauf sowie auf eine embryo- oder fetotoxische Schädigung.

Diagnostik. Einachweis in Stuhl oder Duodenalsaft.

Therapie. Praziquantel.

Paragonimiasis (Lungenegel)

Epidemiologie. Die Erkrankung entsteht durch einen Egel, der in den Tropen und in den Subtropen, vorwiegend in Süd-Ost-Asien, in verschiedenen Spezies auftritt (Hahn et al. 1999).

Erregerbezeichnung. Paragonimus spp. (Saugwürmer).

Übertragung. Oral durch Verzehr roher Süßwasserkrebse.

Klinik. Nach Aufnahme der Larven durch die Nahrung siedeln sich die Würmer in der Lunge an. Das klinische Bild ist durch chronischen Husten, eine bronchitisähnliche Symptomatik und eine Hämoptyse gekennzeichnet. Es bestehen keine schwangerschaftsspezifischen Einflüsse.

Diagnostik. Ei-Nachweis, serologische Diagnostik.

Therapie. Praziquantel.

Sparganose

Epidemiologie. Es handelt sich um eine vorwiegend im Fernen Osten auftretende Wurmerkrankung.

Erregerbezeichnung. Spirometra mansoni.

Übertragung. Die Infektion erfolgt in der Regel durch infizierte Froschlurchen. Eine vaginale Infektion ist möglich.

Klinik. Die Wurmerkrankung tritt zumeist an der Haut oder am Auge auf. Die Schwangerschaft wird durch eine Sparganose nicht berührt.

Diagnostik. In Endemiegebieten muss bei Läsionen in der Vagina sowie bei Augeninfektionen eine Sparganose ausgeschlossen werden. Die Diagnostik erfolgt durch den Parasitennachweis.

Therapie. Eine medikamentöse Therapie steht nicht zur Verfügung. Es erfolgt die chirurgische Wurmentfernung.

■ Bakterielle Erkrankungen

Cholera

Epidemiologie. Die Cholera ist in Asien, Afrika und Lateinamerika verbreitet. Das Risiko, an Cholera zu erkranken, ist im internationalen Reiseverkehr bei Einhaltung der Hygienestandards verhältnismäßig gering (Weigand 2003).

Erregerbezeichnung. Vibrio cholerae (Bakterien), diverse Serotypen, und Vibrio cholerae El Tor.

Übertragung. Die Cholera wird durch kontaminiertes Trinkwasser und mit Abwässern in Kontakt gekommene Nahrungsmittel auf den Menschen übertragen. Weitere Infektionsquellen sind rohe Fischprodukte und Muscheln. Die Erreger gelangen auf oralem Weg in den Magen-Darm-Trakt und vermehren sich im Dünndarm. Mit Stuhl und Erbrochenem werden große Flüssigkeitsmengen und die Vibrionen ausgeschieden (Hahn et al. 1999).

Klinik. Nach dem Auftreten von typischen Allgemeinsymptomen kommt es zu dünnflüssigen, fäkalen Durchfällen und zur charakteristischen, durch Endotoxine bedingten, schmerzlosen Entleerung von reiswasserartigen Stühlen. Bei diesem Krankheitsbild steht die schnell zunehmende Wasser- und Elektrolytverarmung im Vordergrund. Bei der Cholera ist die Mortalität von Schwangeren erhöht. Es kommt häufig zu Fehl-, Früh- und Totgeburten (Friese et al. 2003).

Diagnostik. Nachweis von Vibrionen im Stuhl, direkt und in der Kultur; Polymerasekettenreaktion zum Nachweis des Choleratoxigens, Nachweis spezifischer Antikörper.

Therapie. An erster Stelle steht die orale oder intravenöse Rehydrierung mit glukosehaltiger Elektrolytlösung. Antibiotika mindern bei schwerem Verlauf die Diarrhö.

Prävention. Vermeidung der Aufnahme von kontaminiertem Wasser. Eine Choleraimpfung ist nur partiell wirksam; möglicherweise schwächt sie das Bild der Cholera ab.

Lepra

Epidemiologie. Die Lepra tritt lokalisiert vorwiegend in tropischen und subtropischen Ländern auf. Sie spielt im Rahmen des internationalen Ferntourismus aber keine Rolle (Weigand 2003).

Erregerbezeichnung. Mycobacterium leprae (säurefeste Stäbchen).

Übertragung. Zur Übertragung kommt es sehr wahrscheinlich bei einem längerfristigen engen Kontakt mit unbehandelten Leprakranken über Nasensekret (Tröpfcheninfektion) und kutane Ulzera in kleineren Hautläsionen. Eine diaplazentare Übertragung des Erregers ist möglich.

Klinik. Die Lepra ist eine chronisch verlaufende Infektionskrankheit, bei der 2 stabile Typen, die tuberkuloide und die lepromatöse Lepra, sowie eine instabile Gruppe (Borderline-Lepra) unterschieden werden. Es besteht eine Erregerprädilektion für das Nervengewebe und die Haut (Hahn et al. 1999).

▌ Übersicht ▌

Klinische Formen der Lepra
- indeterminierte Lepra: früheste Erkrankungsmanifestationen mit einzelnen, hypopigmentierten, makulösen Hautläsionen
- tuberkuloide Lepra: vereinzelte, gut abgegrenzte, hypopigmentierte, am Rand oft papulös elevierte, sensibilitätsgestörte Hautareale; periphere Hautnerven meist unilateral verdickt
- lepromatöse Lepra: zahlreiche, beidseits symmetrisch angeordnete, makulopapulöse Läsionen der Haut oder der Schleimhaut der oberen Atemwege, die sich zu knotigen und flächenhaften Infiltrationen entwickeln
- Borderline-Lepra: Erkrankungsform mit Charakteristika beider Formen

---

Eine in Inkubation befindliche Lepra kann während der Schwangerschaft infolge der verminderten zellulären Immunität exazerbieren bzw. neu auftreten. Sind Läsionen schon vorher diagnostiziert, können in graviditate plötzlich neue hinzutreten. Nervenschädigungen können sich während der Schwangerschaft deutlich verschlechtern. Man rechnet mit einer Verschlechterung der Neuritis in der Schwangerschaft um durchschnittlich 50%. Die Konzentration von Tyroxin (T_4) steigt an, wobei ein direkter Zusammenhang mit der Lepra angenommen wird, möglicherweise als Folge einer Exazerbation. Der Typ 1 der Leprareaktion wird während der Schwangerschaft sehr viel häufiger gesehen als bei nichtschwangeren Frauen. Mit einer Verschlechterungsreaktion ist insbesondere im dritten Trimenon der Schwangerschaft zu rechnen (Friese et al. 2003). Nach der Entbindung ist die positive Umkehrreaktion häufiger zu sehen, da die zelluläre Immunität offensichtlich wieder besser wird. Der Typ 2 der Reaktion bei lepromatöser Lepra tritt im dritten Trimenon und nach der Entbindung häufiger auf. Neugeborene von an Lepra erkrankten Müttern weisen ein niedrigeres Geburtsgewicht und ein verlangsamtes Wachstum auf. Das Risiko der Infektion ist für das Neugeborene bei unbehandelten Müttern mit lepromatöser Lepra sowie bei Geburt im Leprosarium offensichtlich höher.

Diagnostik. Erregernachweis, histologische Untersuchung, Polymerasekettenreaktion; Nachweis eines lepraspezifischen PGL-1-Antikörpertiters. Besondere Aufmerksamkeit verdient die Assoziation von Lepra und HIV-Infektion.

Therapie. Die antibiotische Therapie erfolgt mit diversen Mitteln gemäß den Empfehlungen der WHO.

Prävention. Eine lepraspezifische Impfung steht nicht zur Verfügung.

■ Virale Erkrankungen

Dengue-Fieber

Epidemiologie. Das Dengue-Fieber gehört zu den häufigsten Viruserkrankungen, welche vorwiegend in Süd-Ost-Asien, im pazifischen Raum, in Westafrika und in der Karibik auftreten. In den Tropen sind hauptsächlich Kinder betroffen. Auch die Kinder, deren Leihimmunität von der Mutter mit den Monaten nach der Geburt schwindet, sind gefährdet (WHO 1997).

Erregerbezeichnung. Flavivirus (RNA-Virus), diverse Serotypen.

Übertragung. Das Virus wird durch Stechmücken (Aedesspezies) übertragen. Eine materno-fetale Virustransmission ist möglich.

Klinik. Das Krankheitsbild weist unterschiedliche Verlaufsformen auf. Neben dem klassischen Dengue-Fieber mit der Trias aus Fieber, Exanthem und Gelenk-, Muskel- und Kopfschmerzen sowie einer milden atypischen Verlaufsform gibt es das Dengue-hämorrhagische Fieber (DHF) und das Dengue-Schocksyndrom (DSS). Es besteht eine gute Prognose bei der milden und bei der klassischen Verlaufsform. DHF und DSS weisen dagegen eine Letalität um 36% auf, vor allem bei Kindern unter einem Jahr (WHO 1997). Schwangere Frauen und der Fetus sind insbesondere bei den schweren hämorrhagischen Verläufen gefährdet. Es kann zu Frühgeburten und zum intrauterinen Fruchttod kommen. Bei auftretenden Infektionen in der Spätschwangerschaft können die Neugeborenen innerhalb der ersten 14 Lebenstage Zeichen einer Infektion entwickeln.

Diagnostik. Virusnachweis aus dem Blut, serologischer Nachweis von spezifischen Antikörpern.

Therapie. Symptomatisch.

Prävention. Senkung des Infektionsrisikos durch Schutzmaßnahmen zur Vermeidung von Insektenstichen.

Ebola-Virus-Infektionen

Epidemiologie. Diese Tropenkrankheit ist hauptsächlich in Zentralafrika verbreitet.

Erregerbezeichnung. Filoviren, bisher 4 Serotypen bekannt.

Übertragung. Die Infektionsübertragung erfolgt durch engen Kontakt von Mensch zu Mensch, wahrscheinlich über bluthaltige Körpersekrete.

Klinik. Die Erkrankung beginnt mit unspezifischen Symptomen, wie Fieber, Kopf- und Muskelschmerzen, Konjunktivitis, Pharyngitis und Nausea. Bei der Mehrzahl der Patienten finden sich im weiteren Verlauf Blutungen aus dem Gastrointestinal- und dem Genitaltrakt, bisweilen auch Ekchymosen. Relativ häufig werden Enzephalitis, Oligurie, Anurie und Nierenversagen beobachtet. Etwa 50–80% der Patienten versterben unter dem Bild eines kardiopulmonalen Schocks (Hahn et al. 1999). Bei 25% von 73 Schwangeren, die während der Epidemie in Zaire 1976 starben, trat ein Abort auf; 10 Kinder wurden von Müttern geboren, die an der Ebola-Virus-Infektion starben. Alle Kinder starben innerhalb von 19 Tagen. Vieles spricht für die perinatale bzw. postnatale Infektion durch die erkrankten Mütter.

Diagnostik. Elektronenmikroskopischer Virusnachweis (nur in Sicherheitslaboratorien durchführbar), serologischer Antikörpernachweis.

Therapie. Die Therapie erfolgt symptomatisch. Derzeit ist keine kausale Therapie verfügbar. Entbindungen dürfen nur unter Beachtung größtmöglicher Schutzmaßnahmen durchgeführt werden.

Prävention. Vermeidung von engem Kontakt mit erkrankten Personen, Chemoprophylaxe.

■ Literatur

1. Bialek R, Knobloch J. Parasitäre Infektionen in der Schwangerschaft und konnatale Parasitosen – I. Teil: Protozoeninfektionen. Z Geburtshilfe Neonatatol. 1999;203:55–62.
2. Darai G, Handermann M, Hinz E, Sonntag HG. Lexikon der Infektionskrankheiten des Menschen. Berlin, Heidelberg: Springer; 1998.
3. Deutsche Gesellschaft für Tropenmedizin und internationale Gesundheit e.V. Empfehlungen zur Malariaprophylaxe schwangerer Frauen. www.dtg.mwn.de/malaria/gravide.htm.
4. Friese K, Schäfer A, Hof H. Infektionskrankheiten in Gynäkologie und Geburtshilfe. Berlin, Heidelberg: Springer; 2003.
5. Gardner TB, Hill DR. Treatment of giardiasis. Clin Microbiol Rev. 2001;14:114–28.
6. Hahn H, Falke D, Kaufmamm HE, Ullmann U. Medizinische Mikrobiologie und Infektiologie, 3. Aufl. Berlin, Heidelberg: Springer; 1999.
7. HART. Donovanosis. Clin Infect Dis. 1997;25: 24–32.
8. Olds GR. Administration of praziquantel to pregnant and lactating women. Acta Tropica. 2002;86:185–95.
9. Weigand G. Ärztlicher Ratgeber für Fernreisende, 4. Aufl. Ostfildern: Fink; 2003.
10. WHO. Dengue haemorrhagic fever. Diagnosis, treatment, prevention and control, 2nd edn. Genf: WHO; 1997.

29 Vergiftungen in der Schwangerschaft

C. Schaefer

Die über Einzelfallberichte hinausgehenden Publikationen zur Überdosis von Arzneimitteln und Chemikalien und zur Optimierung einer Antidottherapie in der Schwangerschaft sind nicht allzu zahlreich (z. B. Bailey 2003, Czeizel et al. 1988 und 1997, Little et al. 1998, McElhatton et al. 2001, Tenenbein 1994). Daher ist eine differenzierte Risikobewertung spezieller toxischer Wirkungen auf den Feten schwierig. Eine epidemiologische Studie aus Ungarn untersuchte den Schwangerschaftsverlauf von 109 Frauen, die wegen akuter Vergiftungen während verschiedener Phasen der Schwangerschaft im Krankenhaus behandelt worden waren. Ein Suizidversuch lag in 70 % der Fälle vor, meist mit Arzneimitteln (Czeizel et al. 1988). Von den 96 lebendgeborenen Kindern wiesen 7 Fehlbildungen auf, wobei nur 2 eindeutig auf die Intoxikation zurückzuführen waren. Bei der Beurteilung aller Entwicklungsparameter war der mit 6,5 % erhöhte Anteil geistig retardierter Kinder der einzig signifikante Befund, der aber aufgrund der kleinen Fallzahl nicht verallgemeinert werden sollte. In einer späteren, deutlich erweiterten Untersuchung derselben Autoren findet sich ebenfalls keine signifikant erhöhte Fehlbildungsrate, selbst unter den 27 Schwangeren, die zwischen den Wochen 5 und 10 der Schwangerschaft hohe Medikamentendosen in suizidaler Absicht eingenommen hatten (Czeizel et al. 1997). In einer neueren dänischen Studie mit 122 Schwangeren fand man zwar eine verdoppelte Rate an Spontanaborten, aber kein erhöhtes Fehlbildungsrisiko und keine Zunahme der Frühgeburten (Flint et al. 2002).

Vergiftungen mit speziellen Arzneimitteln

◼ Eisenpräparate

Studienergebnisse. Es gibt mehrere Publikationen zur nicht seltenen Eisenüberdosierung in der Schwangerschaft (Dugdale u. Powell 1964, Lacoste et al. 1992, McElhatton et al. 1993 und 1998, Tran et al. 1998 und 2000). In einer Fallserie wurden 85 Schwangere mit Überdosis nachverfolgt. Sechs waren im ersten Trimenon exponiert, 37 im zweiten und 41 im dritten. Insgesamt endeten 73 Schwangerschaften mit der Geburt eines gesunden Neugeborenen, 5 davon waren Frühgeborene, eines hatte einen angeborenen Genitalherpes und ein anderes – nach mütterlicher Eisenintoxikation in der 36./37. Schwangerschaftswoche – einen ausgeprägten Neugeborenenikterus. Fünf Kinder wiesen unterschiedliche Fehlbildungen auf, alle waren im zweiten oder dritten Trimenon exponiert. Zwei Spontanaborte in Wo-

che 22 bzw. 29 wurden beobachtet, einer nach unmittelbar vorangehender Vergiftung, ein anderer nach einem Abdominaltrauma. Fünf Schwangerschaften wurden abgebrochen. Serumeisenspiegel wurden in 51 Fällen ermittelt, davon lagen 21 im mittleren toxischen Bereich (60–89 μmol/l) und 8 im hochtoxischen Bereich (>90 μmol/l) (McElhatton et al. 1998).

Therapie. Eine Chelattherapie mit intravenös verabreichtem Deferoxamin ist indiziert, wenn der Serumeisenspiegel bei >55 μmol/l liegt oder wenn eine Überdosis anzunehmen ist und die Schwangere krampft, bewusstlos ist oder im Schock. In diesen Fällen ist kein Serumeisenspiegel abzuwarten. In der oben genannten Fallserie erhielten 41 Frauen Deferoxamin und 20 eine andere Entgiftungsbehandlung (Ipecac: 10 Frauen; Magenspülung: 6 Frauen; Aktivkohle: 3 Frauen; Bikarbonat: eine Frau). Alle Mütter überlebten. Es wurden keine spezifischen toxischen Wirkungen des Deferoxamins beobachtet. Ähnliche Ergebnisse wurden von anderen Autoren beschrieben (Khoury et al. 1995, Turk et al. 1993).

Fazit. Es ist mit keinem erheblichen Risiko für den Feten zu rechnen, wenn die Mutter – wie eine Nichtschwangere – nach einer Eisenintoxikation adäquat behandelt wird. Allerdings sind aufgrund der geringen Fallzahlen mit Überdosis im ersten Trimenon keine abschließenden Aussagen zur Teratogenität zu treffen. Ein Schwangerschaftsabbruch aus Furcht vor einer Schädigung der Frucht ist im Allgemeinen nicht gerechtfertigt.

◼ Paracetamol

Metabolisierung. Beim Erwachsenen wird Paracetamol zu einem aktiven Metaboliten verstoffwechselt, der in hohen Dosen hepatotoxisch ist, in geringerer Konzentrationen jedoch durch Konjugation mit Glutathion entgiftet werden kann. Diese Konjugationsleistung scheint der Fetus mit fortschreitender Schwangerschaft besser zu bewältigen. Die Metabolisierung von Paracetamol erfolgt in der fetalen Leber 10-mal langsamer als in der Leber des Erwachsenen. Hierdurch bildet der Fetus weniger toxische Metaboliten und ist dadurch relativ geschützt.

Studienergebnisse. Vom teratologischen Beratungszentrum Newcastle in Großbritannien wurden 450 Schwangere mit Paracetamolüberdosis erfasst und nachverfolgt (McElhatton et al. 2001), davon 40 nach Einnahme von Kombinationspräparaten, die zusätzlich

Dextropropoxyphen enthielten. In 140 Fällen lag die Einnahme im ersten Trimenon. Insgesamt 11 Kinder wiesen verschiedenartige Fehlbildungen auf, die nicht für eine Kausalbeziehung zwischen Einnahme und Auffälligkeit sprachen, zumal die Exposition jenseits des ersten Trimenons lag. Die Spontanabortrate war mit 8–10 % nicht erhöht. Keines der Neugeborenen oder der untersuchten abortierten Feten wies Zeichen einer Leber- oder Nierenschädigung auf. Dies betrifft auch ein Kind, dessen Mutter in der 32.–33. Schwangerschaftswoche 2-mal derartig hohe Paracetamoldosen eingenommen hatte, dass eine Lebertransplantation erwogen wurde (Rosevear u. Hope 1989).

Therapie. Soweit Daten zu Acetylcystein als Antidot vorliegen, deuten diese nicht auf eine spezifische entwicklungstoxische Eigenschaft hin. Wie auch außerhalb einer Schwangerschaft, muss in Abhängigkeit von der Serumkonzentration des Paracetamols unverzüglich mit einer Antidottherapie begonnen werden, im Interesse von Mutter und Fetus. Ein Aufschieben dieser Therapie hat in einzelnen Fällen zum Absterben des Feten bzw. zum Tod der Mutter geführt. Andererseits gibt es keine Hinweise auf eine Fetotoxizität, wenn toxische Symptome bei der Mutter ausbleiben oder toxische Serumspiegel nicht erreicht werden. Daher ist in den weitaus meisten Fällen einer Paracetamolüberdosis ein Schwangerschaftsabbruch aus Furcht vor einer Schädigung der Frucht nicht gerechtfertigt.

■ Acetylsalicylsäure

Studienergebnisse. Zur Acetylsalicylsäure-(ASS-)Überdosis in der Schwangerschaft gibt es nur wenige Verlaufsdokumentationen. Ein Fallbericht zur Einnahme von 16,25 g ASS in der 38. Schwangerschaftswoche beschreibt bei der Mutter einen Salicylatspiegel von 31,7 mg/dl nach stationärer Aufnahme. Wegen Anzeichen für einen fetalen Disstress mit einer Bradykardie bis 60/Minute und späten Dezelerationen wurde eine Entbindung per Kaiserschnitt vorgenommen. Der direkt davor ermittelte ASS-Wert bei der Mutter betrug nur noch 14 mg/dl. Beim Neugeborenen lag der ASS-Spiegel jedoch bei 35,2 mg/dl. Der Nabelarterien-pH betrug 7,49, der pCO_2 27 mmHg und der Bikarbonatwert 18 mmol/l. Die weitere Entwicklung des Kindes bis zur Entlassung war unauffällig (Anonymus 2000). Das teratologische Beratungszentrum Newcastle in Großbritannien hat 101 Schwangerschaften nachverfolgt. In 26 Fällen hatte die Mutter ausschließlich ASS genommen, in 75 Fällen Kombinationspräparate oder zusätzlich andere Medikamente. Nur ein Kind wies eine Fehlbildung (Fußdeformität) auf, 82 Neugeborene waren gesund (McElhatton et al. 2001). Die in manchen Fällen bei der Mutter gemessenen ASS-Spiegel lagen über denen, die im Tierversuch bereits teratogene Schäden induzieren. Entwickelte die Mutter keine schweren toxischen Symptome, so traten auch andere Auffälligkeiten, wie Spontanabort bzw. intrauteriner Fruchttod und fetale Blutungen, nicht gehäuft auf. Dies steht im Gegensatz zur andernorts beobachteten Zunahme der Spontanab-

ortrate nach therapeutischer Anwendung von nichtsteroidalen Antirheumatika (NSAID), wie ASS, Ibuprofen etc. (Li et al. 2003, Nielsen et al. 2001). Palatnick u. Tenenbein (1998) postulierten, dass der Fetus aufgrund einer höheren Sensibilität gegenüber ASS gefährdeter sei als die Mutter.

Therapie. Generell muss die Mutter bei entsprechend hohen ASS-Spiegeln wie eine Nichtschwangere behandelt werden. Ein Schwangerschaftsabbruch aus Furcht vor einer Schädigung der Frucht ist im Allgemeinen nicht gerechtfertigt.

■ Ibuprofen

Zur Überdosierung von Ibuprofen in der Schwangerschaft gibt es nur wenige Verlaufsdokumentationen. In einer Fallserie mit 60 Schwangerschaften fanden sich ein Kind mit einer nicht teratogen verursachten Fehlbildung des weichen Gaumens (Überdosis in der 27. Woche), 4 Spontanaborte und 16 Schwangerschaftsabbrüche (McElhatton et al. 2001). Diese Daten deuten nicht auf spezifische teratogene Effekte hin, auch wird aus dieser Fallserie die von anderen Autoren gemachte Beobachtung einer leicht erhöhten Spontanabortrate nach therapeutischer Anwendung von NSAID nicht bestätigt (Li et al. 2003). Schwangere mit Ibuprofenüberdosis müssen ebenso wie Nichtschwangere behandelt werden. Ein Schwangerschaftsabbruch aus Furcht vor einer Schädigung der Frucht ist im Allgemeinen nicht gerechtfertigt.

■ Antidepressiva

Trizyklische Antidepressiva, wie z. B. Amitriptylin und Dothiepin, können in Überdosis schwere toxische Symptome, einschließlich Herzrhythmusstörungen und Krampfanfälle, verursachen und hierüber zumindest mittelbar auch den Feten gefährden. In einer Fallserie des teratologischen Beratungszentrums Newcastle in Großbritannien mit 18 Schwangeren, die zwischen 150 und 1000 mg Amitriptylin eingenommen hatten, kam es in 16 Fällen zur Geburt eines gesunden Kindes, ein intrauteriner Fruchttod wurde registriert, und eine Schwangerschaft wurde abgebrochen (McElhatton et al. 2001). Bei den gesunden Neugeborenen hatten 6 Mütter die Überdosis im ersten Trimenon eingenommen, 8 im zweiten (davon hatten 3 mittlere bis schwere Vergiftungssymptome) und 2 im dritten. Der intrauterine Fruchttod ereignete sich kurz nach einer Mischintoxikation mit schwerer Symptomatik in der 24. Woche. Von 21 Schwangeren (ebenfalls Newcastle) mit Dothiepinüberdosis nahmen 10 die Medikamente im ersten Trimenon, 8 im zweiten und 3 im dritten. Achtzehn gesunde Neugeborene wurden registriert, bei denen 2 Mütter schwere Vergiftungssymptome entwickelten, eine Mutter hatte Krampfanfälle. Ein Neugeborenes wies ein systolisches Herzgeräusch auf (Exposition in der 23. Woche, zusätzlich Alkoholproblematik), jeweils eine Schwangerschaft endete mit Spontanabort und Abbruch. Zu den abortierten Feten liegen keine Untersuchungsbefunde vor.

Fluoxetin. Zum Serotoninwiederaufnahmehemmstoff Fluoxetin wurden ebenfalls 21 Schwangerschaften mit Überdosis nachverfolgt. In 16 Fällen erfolgte die Einnahme im ersten Trimenon. Unter diesen waren 13 Neugeborene unauffällig, 3 Kinder zeigten Auffälligkeiten: ein kavernöses Hämangiom, ein Hautanhängsel am Ohr plus Nävus an der Wange, eine schwere Fehlbildung des Zentralnervensystems. Da alle 3 Mütter eine Mischintoxikation aufwiesen, ist ein kausaler Bezug (zu Fluoxetin) nicht ohne weiteres herzustellen (McElhatton et al. 2001).

Zusammenfassend muss bei schwerer mütterlicher Symptomatik mit Krampfanfällen und Bewusstlosigkeit (vorwiegend bei trizyklischen Antidepressiva) mit einem erhöhten Risiko für Schwangerschaftsauffälligkeiten gerechnet werden. In jedem Fall muss die Mutter wie außerhalb der Schwangerschaft behandelt werden. Ein Schwangerschaftsabbruch aus Furcht vor einer Schädigung der Frucht ist im Allgemeinen nicht gerechtfertigt.

■ Andere Arzneimittel

Bromid. Eine neonatale Bromidintoxikation mit Hypotonie und späterer normaler Entwicklung des Kindes nach Einnahme einer hohen Dosis durch die Mutter am Ende der Schwangerschaft belegt die Anreicherung dieses Arzneimittels im Feten (Pleasure u. Blackburn 1975).

Benzodiazepine. Fallsammlungen zu Diazepamintoxikationen haben bisher kein spezifisches entwicklungstoxisches Risiko erkennen lassen (Cerqueira et al. 1988). Eine neuere Publikation beschreibt eine Schwangere in der 33. Woche, die etwa 100 mg eines Benzodiazepins, wahrscheinlich Diazepam, eingenommen hatte. In ihrem Serum fanden sich 175 μg/l des Benzodiazepins, im Urin 303 μg/l. Nach stationärer Aufnahme wurden in der Kinetokardiotokographie etwa 8 Stunden nach Ingestion im kurzfristigen Frequenzverhalten die erwarteten Phasen silenter bis eingeschränkt undulatorischer Oszillation der fetalen Herzfrequenz beobachtet. Darüber hinaus fanden sich unmittelbar nach Klinikaufnahme Dezelerationen, die nicht mit Uteruskontraktionen einhergingen, sondern mit Phasen gesteigerter Kindsbewegungen. Die Basalfrequenz war dabei nicht besonders auffällig. Nach etwa 6 Stunden hatte sich dies, als Normalisierung gedeutet, wieder umgekehrt, das heißt es folgten Akzelerationen auf die Kindsbewegungen. Die fetale Symptomatik wurde als passagere Hypoxämie gedeutet (Heinrich 1996).

Colchicin. In der 34. Schwangerschaftswoche nahm eine Frau 8 mg Colchicin/kg Körpergewicht ein. Das Kind wurde 10 Stunden später per Sektio geboren, war gesund und wies nur einen sehr niedrigen Colchicinspiegel im Serum auf (<5 ng/ml). Trotz intensivmedizinischer Maßnahmen verstarb die Mutter (Blache et al. 1982).

Digitalis. Ein Fallbericht beschreibt eine Digitalisintoxikation mit 8,9 mg Digitoxin im 7. Schwangerschaftsmonat. Nach Spontangeburt in der 30. Woche verstarb das Kind am 3. Lebenstag. Beidseits fanden sich hämorrhagische Infarkte der Nieren und degenerative neuronale Veränderungen im Zentralnervensystem, die als hypoxische Folge der anhaltenden Bradykardie gewertet wurden (Sherman u. Locke 1960).

Haloperidol. Nach einer Überdosis von 300 mg Haloperidol in der 34. Schwangerschaftswoche wurden für einige Tage verminderte Kindsbewegungen im Ultraschall beobachtet. Das dann in der 39. Woche geborene Kind hat sich, bis zum 18. Lebensmonat nachbeobachtet, normal entwickelt (Hansen et al. 1997).

Podophyllotoxin, in hoher Dosis äußerlich aufgetragen, wurde im Zusammenhang mit psychiatrischer Symptomatik mit einem mütterlichen Todesfall und einem intrauterinen Fruchttod beschrieben (Chamberlain et al. 1972, Montaldi et al. 1974, Slater et al. 1978, Stoudemire et al. 1981, Ward et al. 1954) sowie in Assoziation mit einer Fehlbildung von Extremitäten, Herz und Ohr nach Exposition zwischen der 5. und der 9. Schwangerschaftswoche (Karol et al. 1980).

Tierische Gifte

Schlangenbisse. Über 60 Fälle von Schlangenbissen bei Schwangeren wird in der Literatur berichtet, nur bei einem Teil davon wird der Verlauf detailliert beschrieben (Dao et al. 1997, Pantanowitz u. Guidozzi 1996). Außerdem gibt es einige wenige Kasuistiken zu Spinnenbissen (Pantanowitz u. Guidozzi 1996). Genaueres zur Wirksamkeit der artspezifischen Neurotoxine, Zytotoxine, Hämatotoxine und Myotoxine auf den Feten ist nicht bekannt. Berichtet wird z. B. über 4 Frauen in Sri Lanka, von denen in der 32.–34. Schwangerschaftswoche je 2 von Kobras und Vipern gebissen wurden (James 1985). Drei der Frauen zeigten keine Vergiftungssymptome, sie bemerkten jedoch übereinstimmend eine starke Abnahme der Kindsbewegungen. Auch die fetale Herzfrequenz sank. Nach Gabe spezifischer Antiseren normalisierten sich Kindsbewegungen und Herzfrequenz innerhalb von 24 Stunden. Diese 3 Mütter brachten termingerecht gesunde Kinder zur Welt. Die vierte Schwangere bemerkte ebenfalls innerhalb der ersten 24 Stunden eine Abnahme der Kindsbewegungen, sie wurde jedoch erst mit Antiserum behandelt, nachdem sich ein schweres Vergiftungsbild mit Hämolyse und Nierenversagen entwickelt hatte. Kurz darauf kam es zu einer Totgeburt. Die von den Schwangeren übereinstimmend beobachtete Verminderung der Kindsbewegungen zeigt, dass Schlangengift den Feten anscheinend schon bei niedrigen Dosen erreicht, selbst wenn bei der Mutter keine Vergiftungssymptome zu beobachten sind. In einer anderen Fallserie mit 4 Schwangeren in Burkina Faso kam es bei zweien zu einem intrauterinen Fruchttod. Eine dieser beiden Mütter starb selbst infolge einer schweren Gerinnungsstörung und einer Anämie (Dao et al. 1997). Nur in einem Fall wird über Fehlbildungen eines Kindes berichtet, nachdem die Mutter im 3. Monat von einer Viper gebissen worden war. Das Kind hatte einen Hydrozephalus und zahlreiche andere Anomalien und starb kurz nach der Geburt (Pantanowitz u. Guidozzi 1996). Ein teratogenes Potenzial beim Menschen lässt sich aus dieser Kasuistik nicht ableiten. Zum intrauterinen Fruchttod bzw. Spontanabort kam es in etwa der Hälfte der über 60 publizierten Verläufe. Der Anteil ist bei den mit Antiserum Behandelten sogar etwas höher, dies kann jedoch durch den zu unterstellenden schwereren Krankheitsverlauf verursacht sein. Auch Frühgeburt und Plazentaablösung mit oder ohne Koagulopathie können Folgen von Schlangenbissen sein.

Spinnenbisse. Zwei Kasuistiken zu Spinnenbissen (Schwarze Witwe) in der Schwangerschaft berichten über gesunde Neugeborene. Die Mütter waren mit Antiserum und symptomatisch behandelt worden (Übersicht bei Pantanowitz u. Guidozzi 1996).

Eine Antiserumbehandlung nach Bissen von Giftieren steht bislang nicht im Verdacht, entwicklungstoxisch zu wirken. Sie kann jedoch im Fall einer mütterlichen Anaphylaxie mittelbar auch den Feten gefährden.

Bienenstiche. Ein Einzelbericht über ein Kind mit multiplen Fehlbildungen, dessen Mutter im 3. Schwangerschaftsmonat von einer Biene gestochen wurde (Schneegans et al. 1961), hat anekdotischen Charakter und belegt selbstverständlich keinen Kausalzusammenhang.

Fazit. Die Behandlung mit Antiseren nach Schlangen- oder Giftspinnenbissen darf nicht wegen der Schwangerschaft unterbleiben. Sie kann auch bei Fehlen von Vergiftungssymptomen der Mutter indiziert sein, wenn die fetale Diagnostik Auffälligkeiten der Herzaktion oder eine Abnahme der Kindsbewegungen zeigt.

Pflanzliche Gifte

■ Mykotoxine

Nach Pilzvergiftung mit dem hochgiftigen **Knollenblätterpilz** (Amanita phalloides) erlitt eine Patientin im ersten Schwangerschaftsdrittel einen Abort (Kaufmann et al. 1978). Das zyklische Oktapeptidtoxin α-**Amanitin** hemmt die Proteinsynthese und kann über die Plazenta hinweg die fetale Leber schädigen. In einem weiteren Fall brachte eine Patientin nach Vergiftung im 8. Monat und erfolgreicher Behandlung mittels Plasmapherese ein gesundes Kind zur Welt (Belliadro et al. 1983). Im Blut der zuletzt genannten Patientin ließ sich α-Amanitin nachweisen, in der Amnionflüssigkeit gelang der Nachweis jedoch nicht. In einer weiteren Untersuchung zu 22 (Knollenblätter-)Pilzvergiftungen in der Schwangerschaft ergab sich bei adäquater Therapie der Mutter kein Anhalt für entwicklungstoxische Wirkungen, bis auf ein gegenüber einer Kontrollgruppe niedrigeres durchschnittliches Geburtsgewicht. Die Fallzahl ist allerdings zu gering, um dies eindeutig als intoxikations-

bedingte intrauterine Wachstumsverzögerung zu interpretieren (Timar u. Czeizel 1997).

■ Andere Pflanzliche Gifte

Aflatoxine, Cytochalasin. Obwohl einige pflanzliche Giftstoffe wie z. B. Aflatoxine sowie Cytochalasin B und D bei manchen Tieren teratogen wirken, gibt es bisher keine sicheren Anhaltspunkte dafür, dass diese Giftstoffe auch beim Menschen Fehlbildungen hervorrufen (Übersicht bei Schardein 2000). In einer Untersuchung fand sich jedoch ein Zusammenhang zwischen geringerem Geburtsgewicht und dem Nachweis von Aflatoxin im mütterlichen Blut (de Vries et al. 1989).

Pflanzliche Heilmittel werden auch in der Schwangerschaft häufig eingenommen. Ein Bericht über ein Kind mit Androgenisierungserscheinungen nach mütterlicher Ginsengtherapie (Koren et al. 1990) lässt erahnen, dass auch pflanzliche Gesundheitsprodukte nicht immer harmlos sind. Dafür spricht auch eine Publikation über Leberschäden bei einem Neugeborenen, dessen Mutter große Mengen Pflanzentees zu sich genommen hatte, die Pyrrolizidinalkaloide enthielten (Roulet et al. 1988). Pestwurz, Beinwell, Huflattichsorten u.a. gehören zu den Pflanzen mit derartigen Alkaloiden.

Wie langwierig die Klärung hypothetischer Assoziationen zwischen Fehlbildungen und Giften in Nahrung oder Heilmitteln pflanzlicher Herkunft sein kann, wird an dem von Renwick (1972) vermuteten Zusammenhang zwischen Neuralrohrdefekten (Exenzephalie, Spina bifida) und dem Verzehr von bräunlich verfärbten Kartoffeln deutlich. Es dauerte fast ein Jahrzehnt, bis zweifelsfrei gezeigt werden konnte, dass die genannten Fehlbildungen nicht Folge des Verzehrs von (verdorbenen) Kartoffeln waren (Übersicht bei Schardein 2000).

Bakterielle Endotoxine

Weder zu bakteriellen Toxinen, Staphylokokken, Escherichia coli und Salmonellen, noch zu Botulismus und Diphtherie gibt es Berichte über spezielle embryotoxische Auswirkungen (Übersicht bei Schardein 2000).

Andere Gifte

■ Kohlenmonoxid (CO)

Fetale Exposition. CO überwindet die Plazenta und kann im fetalen Blut zu gleichen Konzentrationen wie im mütterlichen Blut führen. Empirische Beobachtungen, tierexperimentelle Ergebnisse und theoretische Berechnungsmodelle zeigen, dass im Feten mit einer mehrstündigen Verzögerung sowohl beim Anfluten als auch beim Abbau des CO zu rechnen ist. Erst nach etwa 14–24 Stunden wird ein Equilibrium erreicht; die Eliminationshalbwertszeit beträgt beim Feten das 4- bis 5 fache vom mütterlichen Wert (Übersicht bei Barlow u. Sullivan 1982)!

Schäden des Zentralnervensystems beim Feten werden insbesondere dann beschrieben, wenn die Mutter bewusstseinseingeschränkt war bzw. eine Grad-4- oder -5-Symptomatik aufwies, auch dann, wenn sie sich rasch wieder erholt hat! Zu den möglichen späteren klinischen Auffälligkeiten beim Kind zählen mentale und motorische Entwicklungsretardierungen, aber auch schwere zerebralparetische Schädigungen. Der reife Fetus reagiert empfindlicher auf eine CO-Intoxikation als der Embryo während der Organogenese!

Eine geringgradige akute Exposition mit vorübergehenden, leichten mütterlichen Symptomen entsprechend Grad 1–2, wie Kopfschmerzen und Übelkeit, und eine chronische CO-Exposition im Rahmen der beim Rauchen bzw. umweltbedingt üblichen Belastungen (1 Packung Zigaretten/Tag oder bis etwa 30 ppm Raum- bzw. Stadtluft aufgrund gewerblicher oder Umweltbelastung, resultierend in mütterlichen CO-Hämoglobin-Konzentrationen von 2–10 %) sind nicht eindeutig mit fetalen Schäden korreliert (Koren et al. 1991; Übersicht bei Barlow u. Sullivan 1982). Allerdings darf man nicht annehmen, dass der Fetus einer Raucherin eine zusätzliche CO-Exposition besser toleriert, weil er bereits daran gewöhnt ist – im Gegenteil: Seine Toleranz ist möglicherweise schon ausgeschöpft. Abgesehen von den Schäden des Zentralnervensystems ist eine teratogene, also fehlbildungsauslösende, Wirkung des CO nicht wahrscheinlich. Seit über 70 Jahren (Maresch 1929) gibt es Berichte über CO-Vergiftungen in der Schwangerschaft, die sowohl unauffällige Verläufe als auch Fruchttod und Defekte des Zentralnervensystems beschreiben (z. B. Aubard u. Magne 2000, Kopelman u. Plaut 1998, eigene Beobachtungen).

Therapie. Bedenken zur fetalen Verträglichkeit der hyperbaren Oxygenierung wegen möglicher Retinaschädigung oder vorzeitigem Verschluss des Ductus arteriosus wurden geäußert, aber nicht bestätigt (Silverman u. Montano 1997). Auf jeden Fall ist eine unterbehandelte schwere CO-Intoxikation das größere fetotoxische Risiko.

Fazit. Aufgrund der stark verzögerten Kinetik des CO im fetalen Organismus und des daraus resultierenden erhöhten Risikos einer hypoxischen Schädigung des Zentralnervensystems beim Kind müssen die Indikation zur hyperbaren Oxygenierung bei Schwangeren mit CO-bedingten Bewusstseinseinschränkungen großzügig gestellt und die Therapie länger durchgehalten werden als Symptome und CO-Konzentrationsverlauf bei der Mutter nahe legen. Jede Schwangere mit Bewusstseinseinschränkungen durch CO, einer bei >20 % liegenden CO-Hämoglobin-Konzentrationen oder Abweichungen der fetalen Herzfrequenz (Dezelerationen, Tachykardie, silente Herzfrequenz) muss so rasch wie möglich hyperbar behandelt werden und bis zu Beginn der Therapie 100 % Sauerstoff erhalten.

> Da CO den Feten stark verzögert erreicht und nur sehr langsam wieder abgebaut wird, ist auch ein um viele Stunden verzögerter Behandlungsbeginn bei bereits einsetzender Spontanbesserung mütterlicher Symptome noch sinnvoll und indiziert!

■ Arsen

Mehrere Fallberichte beschreiben Arsenvergiftungen bei Schwangeren nach dem ersten Trimenon. In den meisten Fällen waren die Neugeborenen gesund, zum Teil trotz intoxikationsbedingter Enzephalopathien bei der Mutter. Es wurden jedoch auch letale Verläufe berichtet sowie Frühgeburten mit kurz darauf verstorbenem Neugeborenen (Bollinger et al. 1992, Daya et al. 1989, Kantor u. Levin 1948, Lugo et al. 1969).

■ Methanol

Eine Methanolvergiftung in der Schwangerschaft kann den Feten bei länger bestehender Azidose sekundär schädigen. Zunächst scheint er durch seine langsamere Verstoffwechselung des Methanols zu Formaldehyd und anderen toxischen Metaboliten relativ geschützt zu sein, obwohl ein Übergang der Substanzen über die Plazenta zu erwarten ist. Die klassische Therapie mit intravenösem Ethanol exponiert natürlich auch den Feten mit Alkohol und ist aufgrund der möglichen neurologischen Folgen, die vom „Binge-Drinking" und von der Tokolyse mit Alkohol bekannt sind, nicht als unbedenklich zu bewerten. Daher wird Fomepizol als alternatives Antidot erörtert (Velez et al. 2003). Auf jeden Fall darf weder bei Methanol noch bei Ethylenglykol eine Therapie aus falscher Rücksicht auf den Embryo unterbleiben (Tenenbein 1997). Ein Fallbericht mit Methanolintoxikation in der Spätschwangerschaft beschreibt ein gesundes Neugeborenes nach Behandlung der Mutter mit Ethanol, Hämodialyse und Alkalisierung (Hantson et al. 1997).

■ Paraquat

Von 9 Schwangeren, die in suizidaler Absicht größere Mengen des Herbizids Paraquat eingenommen hatten, überlebten nur 2 Mütter und kein Fetus. Die Paraquatkonzentrationen waren auf der fetalen Seite höher als im mütterlichen Serum (Talbot et al. 1988). Ein weiterer Fallbericht beschreibt die Einnahme von 80–100 ml Paraquat in suizidaler Absicht in der 6. Schwangerschaftswoche. Die Mutter wurde erfolgreich unter anderem mittels Hämodialyse behandelt. Die Schwangerschaft schien sich unbeeinträchtigt weiter zu entwickeln, wurde aber in der 9. Woche abgebrochen. Im fetalen Gewebe fanden sich Paraquatkonzentrationen von 0,25 µg/g und in der Amnionflüssigkeit von 0,05 µg/ml. Die mütterlichen Serumwerte sollen zu diesem Zeitpunkt deutlich darunter gelegen haben (initial waren es 4,8 µg/ml). Die Autoren diskutieren einen größeren Schutz des Embryos gegenüber Paraquat im Vergleich mit dem reifen Feten. Sie weisen darauf hin, dass insbesondere bei Intoxikationen später in der Schwangerschaft der dann ohnehin stärker gefährdete Fetus ein für die Mutter riskantes Reservoir für rückflutendes Paraquat darstelle und unter diesem Aspekt ein Schwangerschaftsabbruch erörtert werden müsse (Tsatsakis et al. 1996).

■ Thallium

Über rund 20 Fälle von Thalliumingestion aus suizidaler Absicht oder zur Provokation eines Aborts wird berichtet sowie über einen Fall mit chronischer Intoxikation durch ein thalliumhaltiges Rodentizid am Arbeitsplatz. Die meisten Kinder überlebten die mütterliche Vergiftung bei adäquater Therapie der Mutter. Außer Alopezie scheinen Frühgeburtlichkeit und intrauterine Wachstumsretardierung, nicht aber Fehlbildungen, mögliche Folgen einer pränatalen Exposition – auch im ersten Trimenon – zu sein (Hoffmann 2000).

Vergiftungen behandeln – Zusammenfassung

Noxe, Antidot. Häufig wird die Frage gestellt, wie eine Schwangere nach Suizidversuch behandelt werden kann und muss. Dabei spielen sowohl die Sorge um eine spezifische Embryotoxizität der in Überdosis eingenommenen Noxe eine Rolle als auch die Unbedenklichkeit der indizierten Antidotbehandlung. Bisherige Erfahrungen belegen, dass eine Gefährdung des Feten von der Noxe und nicht von der Antidotbehandlung ausgeht. Dies wurde z. B. bei Methanolintoxikation (Hantson et al. 1997) ebenso beobachtet wie bei Überdosen von Paracetamol und Eisenpräparaten. Andererseits gibt es praktisch zu keinem Antidot epidemiologische Studien, die insbesondere die Anwendung im ersten Trimenon zum Gegenstand haben und die Verträglichkeit für den Embryo belegen. Es liegen ausschließlich Fallberichte und Fallserien vor, die bislang jedoch keinerlei Hinweise auf Teratogenität geben – vom Chelatbildner **Penicillamin**, der **Ethanoltherapie** und **Methylenblau** (nach Injektion in die Amnionhöhle) abgesehen. Zum Teil gibt es auch umfangreiche und Unbedenklichkeit nahe legende Erfahrungen zu Antidotsubstanzen, die vor allem für andere Indikationen eingesetzt werden (z. B. **Atropin**, **Pyridoxin**).

Paracetamol- und Eisenvergiftung. Bei der auch in der Schwangerschaft nicht selten beschriebenen Paracetamolvergiftung in suizidaler Absicht besteht ein Risiko der mütterlichen und fetalen Leberschädigung. Die Therapie mit dem Antidot Acetylcystein (Fluimucil Antidot) richtet sich, wie bei Nichtschwangeren, nur nach der von der Mutter wahrscheinlich eingenommenen Menge Paracetamol oder nach den ermittelten Paracetamolserumkonzentrationen (McElhatton et al. 1996). Acetylcystein überwindet quantitativ die Plazenta und ist auch beim Feten als Antidot wirksam (Horowitz et al. 1997). Gleiches gilt für Eisenvergiftungen in suizidaler Absicht. Das Unterlassen einer Antidottherapie mit Deferoxamin (Desferal) gefährdet Mutter und Fetus (McElhatton et al. 1991, Olenmark et al. 1987).

Fazit. Grundsätzlich muss jede Schwangere mit einer Intoxikation so behandelt werden wie eine Nichtschwangere, das heißt alle therapeutischen Maßnahmen, die aus klinisch-toxikologischer Sicht angebracht sind, sollten Anwendung finden. Allerdings sollte die Entgiftungsbehandlung aktuellen Richtlinien folgen. Da diese sich insbesondere in der jüngeren Vergangenheit aufgrund neuer Erkenntnisse teilweise grundlegend geändert haben, sollte gegebenenfalls in kompetenten Giftinformationszentren (siehe Tabelle 29.**1**) nachgefragt oder in entsprechenden Fachbüchern nachgelesen werden (z. B. Mühlendahl et al. 2003). Tabelle 29.**2** gibt einen Überblick zu ausgewählten Vergiftungen und wichtigen Therapiemaßnahmen. Potenzielle Auswirkungen von Arzneimitteln, Antidota und anderen chemischen Substanzen auf den Feten können im Pharmakovigilanz- und Beratungszentrum für Embryonaltoxikologie Berlin (Telefon: 030/30308111) erfragt oder im von dort herausgegebenen Buch (Schaefer et al. 2001) nachgelesen werden.

Tabelle 29.**1** Giftinformationszentren in Deutschland

Berlin	Beratungsstelle für Vergiftungserscheinungen, Tel.: 0 30/1 92 40, Fax: 0 30/30 68 67 21 Giftberatung Virchow-Klinikum, Station 43, Tel.: 0 30/4 50 55 35 55, Fax: 0 30/4 50 55 39 09
Bonn	Informationszentrale gegen Vergiftungen, Zentrum für Kinderheilkunde, Tel.: 02 28/1 92 40, Fax: 02 28/2 87 33 14
Erfurt	Gemeinsames Giftinformationszentrum der Länder Mecklenburg-Vorpommern, Sachsen, Sachsen-Anhalt, Thüringen, Tel.: 03 61/73 07 30, Fax: 03 61/7 30 33 17
Freiburg	Universitätskinderklinik, Informationszentrale für Vergiftungen, Tel.: 07 61/1 92 40, Fax: 07 61/2 70 44 57
Göttingen	Giftinformationszentrum Nord, Zentrum für Toxikologie, Tel.: 05 51/1 92 40, Fax: 05 51/3 83 18 81
Homburg	Informations- und Beratungszentrum für Vergiftungsfälle, Tel.: 0 68 41/1 92 40, Fax: 0 68 41/16 84 38
Mainz	Beratungsstelle bei Vergiftungen, II. Medizinische Poliklinik, Tel.: 0 61 31/1 92 40, Fax: 0 61 31/23 24 68
München	Giftnotruf München, Toxikologische Abteilung der II. Medizinischen Klinik, Tel.: 0 89/1 92 40, Fax: 0 89/41 40 24 67
Nürnberg	Toxikologische Intensivstation, II. Medizinische Klinik des städtischen Krankenhauses, Tel.: 09 11/3 98 24 51, Fax: 09 11/3 98 29 99

Tabelle 29.**2**   Ausgewählte Vergiftungen mit aktuellen Empfehlungen zu Entgiftungsmaßnahmen

Substanz	Primäre Maßnahmen	Weitere Maßnahmen
Acetylsalicylsäure	(wiederholt) Kohle, Magenentleerung, Urinalkalisierung	Hämodialyse
Arsen	Magenspülung, Dimercaptopropansulfat (DMPS)	–
Benzodiazepine	Kohle	–
Colchicin	Magenspülung, wiederholt Kohle, Glaubersalz	–
Digitalis	(wiederholt) Kohle, Digitalisantidot BM	Schrittmacher
Eisenpräparate	Magenentleerung, Milch, Deferoxamin	–
Fluoxetin	Kohle, Glaubersalz	–
Haloperidol	Kohle, Glaubersalz	–
Ibuprofen	Kohle, Glaubersalz	–
Knollenblätterpilz	wiederholt Kohle, Silibinin (bis zu dessen Verfügbarkeit auch Penicillin G)	Lebertransplantation
Kohlenmonoxid	(hyperbare) Sauerstofftherapie	–
Methanol	Absaugen durch Magensonde, Fomepizol, Ethanol intravenös	Hämodialyse
Paracetamol	Kohle, Acetylcystein	Lebertransplantation
Paraquat	Kohle, Magenspülung	Hämodialyse
Thallium	Magenentleerung, Kohle, Glaubersalz, Eisen-(III-)Hexacyanoferrat (II) = Berliner Blau (Antidotum Thallii Heyl)	Hämodialyse
Trizyklische Antidepressiva	(wiederholt) Kohle, Magenspülung, Glaubersalz	anticholinerges Syndrom: Physostigmin

Die Angaben geben lediglich einen Überblick zu den wichtigsten bewährten Maßnahmen. Die Entgiftung muss selbstverständlich dem Einzelfall angepasst werden und umfasst die zusätzliche symptomatische und intensivmedizinische Therapie. Gegebenenfalls muss ein kompetentes Giftinformationszentrum befragt (siehe Tabelle 29.**1**) oder in entsprechenden Fachbüchern nachgelesen werden (z. B. Mühlendahl et al. 2003).

Literatur

1. Anonymus. Aspirin overdose in mother and fetus. North American Conference of Clinical Toxicology (NACCT). Abstract Review 2001.
2. Aubard Y, Magne I. Carbon monoxide poisoning in pregnancy. Br J Obstet Gynaecol. 2000;107:833–8.
3. Bailey B. Are there teratogenic risks associated with antidotes used in the acute management of poisoned pregnant women. Birth Defects Research (Part A). 2003;67:133–40.
4. Barlow SM, Sullivan FM. Reproductive hazards of industrial chemicals. London: Academic Press; 1982.
5. Belliadro E, Massano G, Accomo S. Amatoxins do not cross the placental barrier. Lancet. 1983;1:1381.
6. Blache JL, Jean PH, Vigouroux C, Granthil C. Fatal colchicine poisoning. Two particular cases. (Abstract). Intens Care Med. 1982;8(5):249.
7. Bollinger CT, van Zijl P, Louw JA. Multiple organ failure with the adult respiratory distress syndrome in homicidal arsenic poisoning. Respiration. 1992;59:57–61.
8. Cerqueira MJ, Olle C, Bellart J, et al. Intoxication by benzodiazepines during pregnancy. Lancet. 1988;1:1341.
9. Chamberlain MJ, Reynolds AL, Yeoman WB. Toxic effect of podophylline application in pregnancy. Br Med J. 1972;3:391–2.
10. Czeizel A, Szentesi I, Szekeres I, Molnár G, Glauber A, Bucski P. A study of adverse effects on the progeny after intoxication during pregnancy. Arch Toxicol. 1988;62:1–7.
11. Czeizel AE, Tomcsik M, Timar L. Teratologic evaluation of 178 infants born to mothers who attempted suicide by drugs during pregnancy. Obstet Gynecol. 1997;90:195–201.
12. Dao B, Da E, Koalaga AP, Bambara M, Bazie AJ. Morsures de serpents au cours de la grossesse. Méd Trop. 1997;57:100–1.
13. Daya MR, Irwin R, Parshley MC, Harding J, Burton BT. Arsenic ingestion in pregnancy. Vet Hum Toxicol. 1989;31:347.
14. De Vries HR, Maxwell SM, Hendrickse RG. Foetal and neonatal exposure to aflatoxins. Acta Paediatr Scand. 1989;78:373–8.
15. Dugdale AE, Powell LW. Acute iron poisoning: its effects and treatment. Med J Australia. 1964;2:990–2.
16. Flint C, Larsen H, Nielsen GL, Olsen J, Soerensen HT. Pregnancy outcome after suicide attempt by drug use: a Danish population-based study. Acta Obstet Gynecol Scand. 2002;81:516–22.
17. Hansen LM, Megerian G, Donnenfeld AE. Haloperidol overdose during pregnancy. Obstet Gynecol. 1997;90:659–61.
18. Hantson P, Lambermont LY, Mathieu P. Methanol poisoning during late pregnancy. J Toxicol Clin Toxicol. 1997;35:187–91.
19. Heinrich J. KCTG-Verlaufsbeobachtung nach Diazepam-Intoxikation. Zentralblatt Gynäkol. 1996;118:689–92.
20. Hoffmann RS. Thallium poisoning during pregnancy: a case report and comprehensive literature review. Clin Toxicol. 2000;38:767–75.
21. Horowitz RS, Dart RC, Jarvie DR, Bearer CF, Gupta U. Placental transfer of N-acetylcysteine following human maternal acetaminophen toxicity. J Toxicol Clin Toxicol. 1997;35:447–51.
22. James RF. Snake bite in pregnancy. Lancet. 1985;2:731.
23. Kantor HI, Levin PM. Arsenic encephalopathy in pregnancy with recovery. Am J Obstet Gynecol. 1948;56:370–4.
24. Karol MC, Connor CS, Murphey KJ. Podophyllum: suspected teratogenicity from topical application. Clin Toxicol. 1980;16:283–6.
25. Kaufmann MM, Müller A, Paweletz N, Haller U, Kubli E. Fetal damage due to mushroom poisoning with Amanita

phalloides during the first trimester of pregnancy. Geburtsh Frauenheilk. 1978;38:122–4.

26. Khoury S, Odeh M, Oettinger M. Deferoxamine treatment for acute iron intoxication in pregnancy. Acta Obstet Gynecol Scand. 1995;74:756–7.

27. Kopelman AE, Plaut TA. Fetal compromise caused by maternal carbon monoxide poisoning. J Perinat. 1998;18:74–7.

28. Koren G, Randor S, Martin S, Dannemann D. Maternal ginseng use associated with neonatal androgenization. JAMA. 1990;264:2866.

29. Koren G, Sharav T, Pastuszak A. A multicenter, prospective study of fetal outcome following accidental carbon monoxide poisoning in pregnancy. Reprod Toxicol. 1991;5:397–405.

30. Lacoste H, Goyert GL, Goldman LS, et al. Acute iron intoxication in pregnancy: Case report and review of the literature. Obstet Gynecol. 1992;80:500–1.

31. Li D-K, Liu L, Odouli R. Exposure to non-steroidal anti-inflammatory drugs during pregnancy and risk of miscarriage: population-based cohort study. BMJ. 2003;327:368–72.

32. Little BB, Gilstrap LC, Van Beveren TT. Drug overdoses during pregnancy. In Gilstrap LC, Little BB, eds. Drugs and Pregnancy, 2nd edn. New York: Chapman & Hall; 1998:377–404.

33. Lugo G, et al. Acute maternal arsenic intoxication with neonatal death. Am J Dis Child. 1969;117:328–30.

34. Maresch R. Über einen Fall von Kohlenoxydgasschädigung des Kindes in der Gebärmutter. Wien Med Wochenschr. 1929;79:454–6.

35. McElhatton PR, Bateman DN, Evans C, et al. The outcome of pregnancy following iron overdose by the mother. Br J Clin Pharmacol. 1998;45:212–3.

36. McElhatton PR, Garbis H, Schaefer C. Poisons and overdoses. In: Schaefer C, ed. Drugs during pregnancy and lactation. Amsterdam: Elsevier; 2001:206–13.

37. McElhatton PR, Roberts JC, Sullivan FM. The consequences of iron overdose and its treatment with desferrioxamine in pregnancy. Hum Exp Toxicol. 1991;10:251–9.

38. McElhatton PR, Sullivan FM, Volans GN. Outcome of pregnancy following deliberate iron overdose by the mother. Hum Experiment Toxicol. 1993;12(6):579.

39. McElhatton PR, Sullivan FM, Volans GN. Paracetamol overdose in pregnancy: analysis of the outcomes of 300 cases referred to the Teratology Information Service. Reprod Toxicol. 1997;11:85–94.

40. Montaldi D, Giambrone JP, Courney NG. Podophyllin poisoning associated with the treatment of condyloma accuminatum. A case report. Am J Obstet Gynecol. 1974;119:1130–1.

41. Mühlendahl E, Oberdisse U, Bunjes R, Brockstedt M, Hrsg. Vergiftungen im Kindesalter, 4. Aufl. Stuttgart: Thieme; 2003.

42. Nielsen GL, Sorensen T, Larsen H, Pedersen L. Risk of adverse birth outcome and miscarriage in pregnant users of non-steroidal anti-inflammatory drugs: population based observational study and case-control study. BMJ. 2001;322:266–70.

43. Olenmark M, Biber B, Dottori O, Rybo G. Fatal iron intoxication in late pregnancy. Clin Toxicol. 1987;25:347–59.

44. Palatnick W, Tenenbein M. Aspirin poising during pregnancy: Increased fetal sensitivity. Am J Perinatol. 1998;15:39–41.

45. Pantanowitz L, Guidozzi F. Management of snake and spider bite in pregnancy. Obstet Gynecol Review. 1996;51:615–20.

46. Pleasure JR, Blackburn MG. Neonatal bromide intoxication: prenatal ingestion of a large quantity of bromides with transplacental accumulation in the fetus. Pediatrics. 1975;55:503–6.

47. Renwick JH. Spina bifida, anencephaly, and potato blight. Lancet. 1972;2:976–86.

48. Rosevear SK, Hope PL. Favourable neonatal outcome following maternal paracetamol overdose and severe fetal distress. Case report. Br J Obstet Gynaecol. 1989;96:491–3

49. Roulet M, Laurini R, Rivier L, Calarne A. Hepatic veno-occlusive disease in newborn infant of a woman drinking herbal tea. J Pediatr. 1988;112:433–6.

50. Schaefer C, Spielmann H, Vetter K. Arzneiverordnung in Schwangerschaft und Stillzeit, 6. Aufl. München: Urban & Fischer; 2001.

51. Schardein JL. Chemically Induced Birth Defects, 3rd edn. New York: Dekker; 2000.

52. Schneegans E, Keller R, Kohmer A, Puch JV. Mort néonatale par malformations multiples a la suite de l'action du poison d'abeilles. Ann Pédiatr. 1961;37:376–9.

53. Sherman JL Jr, Locke RV. Transplacental neonatal digitalis intoxication. Am J Cardiol. 1960;6:834–7.

54. Silverman RK, Montano J. Hyperbaric oxygen treatment during pregnancy in acute carbon monoxide poisoning. J Reprod Med. 1997;42:309–11.

55. Slater GE, Rumack BH, Peterson RG. Podophllin poisoning: systemic toxicity following cutaneous application. Obstet Gynecol. 1978;52:94–6.

56. Stoudemire A, Baker N, Thompson TL. Delirium induced by topical application of podophyllin: a case report. Am J Psychiatry. 1981;138:1505–6.

57. Talbot AR, Fu CC, Hsieh MF. Paraquat intoxication during pregnancy: A report of 9 cases. Vet Hum Toxicol. 1988;30:12–7.

58. Tenenbein M. Poisoning in Pregnancy. In: Koren G, ed. Maternal & Fetal Toxicology, 2nd edn. New York: Dekker; 1994:223–52.

59. Tenenbein M. Methanol poisoning during pregnancy – prediction of risk and suggestions for management. J Toxicol Clin Toxicol. 1997;35:193–4.

60. Timar L, Czeizel AE. Birth weight and congenital anomalies following poisonous mushroom intoxication during pregnancy. Reprod Toxicol. 1997;11:861–6.

61. Tran T, Wax JR, Philput C, Steinfeld JD, Ingardia CJ. Intentional iron overdose in pregnancy – management and outcome. J Emerg Med. 2000;18:225–8.

62. Tran T, Wax JR, Steinfeld JD, Ingardia CJ. Acute intentional iron overdose in pregnancy. Obstet Gynecol. 1998;92:678–80.

63. Tsatsakis AM, Perakis K, Koumantakis E. Experience with acute paraquat poisoning in Crete. Vet Human Toxicol. 1996;38:113–7.

64. Turk J, Aks S, Ampuero F, Hryhorczuk DO. Successful therapy of iron intoxication in pregnancy with intravenous deferoxamine and whole bowel irrigation. Vet Hum Toxicol. 1993;35(5):441–4.

65. Velez LI, Kulstad E, Shepherd G, Roth B. Inhalational methanol toxicity in pregnancy treated twice with fomepizole. Vet Hum Toxicol. 2003;45:28–30.

66. Ward JW, Clifford WS, Monaco AR. Fatal systemic poisoning following podophylline treatment of condyloma accuminatum. South Med J. 1954;47:1204–6.

30 Chirurgie, Verletzungen und Unfälle in der Schwangerschaft

M. Beck, T. Mittlmeier

Einleitung

Verletzungen in der Schwangerschaft bedeuten, dass es der behandelnde Arzt gleichzeitig mit 2 Patienten zu tun hat, die beide in unterschiedlichster Form direkt und indirekt durch das Trauma verletzt sein können. Dieser Umstand, die erheblichen Umstellungen der kardiopulmonalen und hämatologischen Physiologie der werdenden Mutter sowie das Risiko einer fetalen Strahlenexposition durch notwendige Röntgendiagnostik erfordern eine an die Verletzungsschwere der Mutter und das Alter des Fetus angepasste differenzierte Diagnostik und Therapie.

 Der Schutz des Lebens der Mutter muss oberstes Ziel der chirurgischen Diagnostik und Therapie sein.

Je schwerer die Schwangere verletzt ist, umso vordringlicher ist ihre suffiziente Behandlung, auch um sekundäre Schäden des Fetus durch kardiopulmonal bedingte Hypoxie und hämatologische Entgleisungen zu vermeiden. Die sekundär einzustufende Diagnostik und Therapie der Verletzungsfolgen des Fetus ist vom Fortschritt der Schwangerschaft abhängig. Die Zeitspanne zwischen der 24. und der 28. Schwangerschaftswoche gilt als früheste Grenze einer traumatologisch indizierten vorzeitigen Sectio caesarea bei verletzungsbedingter uteroplazentarer Insuffizienz, therapiepflichtigen fetalen Verletzungen oder schwersten, potenziell letalen mütterlichen Verletzungen.

Die physiologischen Umstellungen des mütterlichen Körpers während der Schwangerschaft müssen dem behandelnden Arzt immer präsent sein und berücksichtigt werden, um eine adäquate, bestmögliche Therapie durchführen zu können.

Physiologie

Blutvolumen. Während der Schwangerschaft kommt es physiologischerweise zu einer mütterlichen Blutvolumenerhöhung von etwa 40–50 % mit maximaler Volumenmenge zwischen der 28. und der 32. Schwangerschaftswoche. Die Erythrozytenmenge nimmt im Verhältnis zum Plasmavolumenanstieg geringer zu, sodass daraus ein Abfall des Hämatokritwertes auf 32–34 % im Sinne einer dilatativen Anämie resultiert.

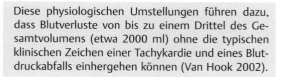 Diese physiologischen Umstellungen führen dazu, dass Blutverluste von bis zu einem Drittel des Gesamtvolumens (etwa 2000 ml) ohne die typischen klinischen Zeichen einer Tachykardie und eines Blutdruckabfalls einhergehen können (Van Hook 2002).

Uterusperfusion. Einer der Kompensationsmechanismen ist die für den Fetus deletäre Drosselung der Uterusperfusion. Erst wenn die Reduktion der Uterusdurchblutung 20–35 % erreicht, sinkt der Blutdruck der Mutter ab. Die Drosselung der Uterusperfusion kann in diesem Zeitintervall jedoch schon zur relevanten fetalen Hypoxie und Bradykardie geführt haben, was im Extremfall den Fruchttod zur Folge hat (Bettex u. Schneider 1989).

Weitere hämatologische Veränderungen sind ein Anstieg der Konzentration des Fibrinogens und der Faktoren VII, VIII, IX, X und XII sowie ein Abfall der Spiegel der Plasminaktivatoren. Es besteht also ein Zustand der Hyperkoagulation. Eine beginnende Verbrauchskoagulopathie (disseminierte intravaskuläre Gerinnung, DIG) bei einer schwerverletzten Schwangeren kann dadurch maskiert und zu spät erkannt werden. Weiterhin kann eine DIG durch traumatisch bedingte Freisetzung von plazentarem Thromboplastin nach einem direkten Trauma des Uterus oder der Plazenta ausgelöst werden (Daponte et al. 2003).

Druck in der V. cava inferior. Mit Fortschreiten der Schwangerschaft erhöht sich der venöse Druck in der V. cava inferior durch Kompression des wachsenden Uterus auf die abdominellen Gefäße. Zum einen kommt es hierdurch bei Verletzungen der unteren Extremitäten und des Beckens durch den erhöhten Druck im inferioren peripheren Venensystem zu erhöhten Blutverlusten, zum anderen kann die Rückenlage der Schwangeren eine aortocavale Kompression bewirken, die zu einer 25 %igen Reduktion des effektiven kardialen Outputs führt (Lees et al. 1967). Im Fall eines traumatisch bedingten Blutverlusts kann eine gleichzeitige Rückenlage zur akuten hämodynamischen Instabilität führen.

Die Motilität des Gastrointestinaltrakts ist bei der werdenden Mutter ab dem zweiten Trimenon herabgesetzt, daher besteht ein erhöhtes Aspirationsrisiko.

Veränderungen des Uterus. Im Laufe der Schwangerschaft wird der Uterus von einem gut geschützten intrapelvinen Organ ab der 12. Woche zu einem intraabdominellen Organ, das im dritten Trimenon zum größten intraabdominellen Organ heranwächst. Mit zunehmender Größe wird die Uteruswand dünner, der intrauterine Flüssigkeitssaum um den Fetus geringer. Die Gefahr einer Verletzung des zunehmend exponierteren Uterus und somit auch des Fetus durch ein stumpfes oder penetrierendes Bauchtrauma steigt.

Respiratorische Veränderungen. Auch die respiratorischen Veränderungen während der Schwangerschaft müssen bei der Verletzten berücksichtigt werden. Durch den langsam zunehmenden Zwerchfellhochstand von bis zu 4 cm kommt es am Ende der Schwangerschaft zu einer Einbuße der funktionellen Residualkapazität von 20 % mit Verringerung der Sauerstoffreservekapazität und verminderter Apnoetoleranz (Archer u. Marx 1974).

Epidemiologie

6 bis 7 % aller schwangeren Frauen erleiden einen Unfall. Die prozentualen Angaben über die Verletzungsursachen variieren. Alle Studien führen jedoch als die häufigste Ursache den Verkehrsunfall als PKW-Insassin, Fußgängerin oder Radfahrerin mit Angaben von 54,4–66 % an. Bei den stationär beobachteten Patientinnen macht der Anteil sogar bis zu 80 % aus (Connolly et al. 1997, Shah et al. 1998). Der Sturz oder Fall ist die Ursache für weitere 20–25 % der Fälle. Die Häufigkeit durch sportliche Aktivitäten verursachter Verletzungen nimmt zum Ende der Schwangerschaft hin verständlicherweise kontinuierlich ab (Colburn 1999, Connolly et al. 1997). Als weitere häufige Ursache, insbesondere im ersten und beginnendem zweiten Trimenon, findet sich häuslich-familiäre Gewaltanwendung. Sie macht 10–20 % der Fälle aus. Gerade im angloamerikanischen und südafrikanischen Raum zeigt sich in den vergangenen Jahren eine steigende Tendenz (Colburn 1999, Connolly et al. 1997, Daponte et al. 2003). Studien aus Amerika belegen, dass schwangere Frauen sogar häufiger häusliche Gewalt erfahren als Nichtschwangere (Poole et al. 1996). Die in diesen Ländern gehäuft vorkommenden Stich- und Schussverletzungen sind in Europa erfreulicherweise eher Raritäten und finden sich in der Literatur nur als Fallberichte (Sakadamis et al. 2003).

Meist jedoch handelt es sich um Bagatellverletzungen, die ambulant behandelt werden können. Nur 0,3–0,4 % der Schwangeren müssen nach einem Unfall zur weiteren Versorgung oder Überwachung stationär aufgenommen werden. Die meisten Unfälle ereignen sich mit 50–60 % im dritten Trimenon, die restlichen 40–50 % der Fälle verteilen sich in etwa gleich auf das erste und zweite Trimenon. Unter den Todesursachen bei den Schwangeren stellt der Unfalltod mit 22 % die häufigste nichtgeburtshilfliche Ursache dar (Baerga-Varela et al. 2000, Van Hook 2002).

Präklinische Versorgung

Lagerung. Die schwangere Unfallverletzte sollte grundsätzlich in Linksseitenlage transportiert werden, um einer Kompression der V. cava inferior vorzubeugen. Bei Verdacht auf Wirbelsäulenverletzung empfiehlt sich die Lagerung auf der Vakuummatratze, die dann im evakuierten Zustand als Gesamteinheit mit der Verletzten linksseitig angekippt werden kann. Als zusätzliche Maßnahme kann bei fortgeschrittener Schwangerschaft eine vorsichtige manuelle abdominelle Linksverlagerung des Uterus durch einen Helfer erfolgen.

Sauerstoff- und Volumengabe. Wegen des erhöhten Sauerstoffbedarfs bei reduzierter funktioneller Residualkapazität und hoher Sensibilität des Fetus gegenüber einer maternalen Hypoxie sollten grundsätzlich eine kontinuierliche Sauerstoffzufuhr erfolgen und eine frühzeitige Intubation mit maschineller Beatmung bei geringsten Zeichen einer beginnenden Hypoxie durchgeführt werden. Da durch das erhöhte Blutvolumen größere Blutverluste klinisch latent ablaufen können, empfehlen sich grundsätzlich die Anlage eines periphervenösen Zugangs und eine großzügige Substitution mit Vollelektrolytlösung.

Tokolyse. Die prophylaktische präklinische Gabe eines Tokolytikums ist umstritten. Vorzeitige Uteruskontraktionen können zwar durchbrochen und damit einer fetalen Hypoxie entgegengewirkt werden; durch die applizierten β-Sympathomimetika reagiert der Kreislauf der Mutter aber mit Tachykardie und Blutdruckabfall, was bei kritischen maternalen Kreislaufverhältnissen zur Dekompensation und zur signifikanten Minderung der uteroplazentaren Durchblutung führt. Die Gabe eines Tokolytikums kann in der notärztlichen Versorgung der verunfallten Schwangeren somit nicht empfohlen werden (Lehmann 1991).

> Der Transfer der Verletzten sollte in eine Klinik erfolgen, die über die Abteilungen Gynäkologie, Unfallchirurgie und Neonatologie verfügt, um eine umfassende und bestmögliche Versorgung der beiden potenziellen Unfallopfer zu gewährleisten.

Bildgebende Diagnostik

Teratogenität. Die Durchführung der unfallchirurgischen Röntgendiagnostik bei der schwangeren Unfallverletzten unterliegt einer variierenden Indikationsstellung, die sich am Schweregrad der Verletzung orientiert. Grundsätzlich weist der Embryo wie auch der Fetus eine hohe Sensibilität gegenüber Röntgenstrahlen auf. Gerade im Zeitraum der Organogenese bis zum 6. Schwangerschaftsmonat besteht das Risiko einer teratogenen Strahlenbelastung. Die sensibelste Zeitperiode für eine Teratogenese des zentralen Nervensystems beispielsweise liegt zwischen der 10. und 17. Woche (Toppenberg et al. 1999).

3-Stufen-Konzept. Die „Deutsche Gesellschaft für Medizinische Physik" und die „Deutsche Röntgengesellschaft" haben ein 3-Stufen-Konzept bei pränataler Strahlenexposition entwickelt; als repräsentativ wird die Äquivalenzdosis HU im Uterus angesehen:

➤ Stufe I umfasst eine Uterusdosis von bis zu 20 mSv. Es besteht kein erhöhtes Risiko für das Auftreten von Fehlbildungen und geistiger Retardierung sowie einer Erhöhung der postnatalen Tumorrate. Weit über 90 % der strahlenexponierten Schwangeren fallen in diese Gruppe. Der strahlenapplizierende Arzt sollte ein entsprechendes Protokoll mit den Werten der Dosisschätzung anfertigen und die Unbedenklichkeit attestieren. Die Dosisabschätzung erfolgt orientierend anhand von Tabellen.

➤ Stufe II umfasst die Fälle mit einer Gesamtdosis von 20–100 mSv. Die Dosisberechnung wird genauer durch Berechnung mit Untersuchungsparametern sowie geräte- und patiententypischen Daten. Eine Indikation zur Interruptio besteht aus ärztlicher Sicht nicht.

➤ Stufe III beinhaltet die Fälle mit einer Gesamtdosis von >100 mSv. Die Gesamtdosisberechnung erfolgt auf der Basis individueller Untersuchungsparameter sowie geräte- und patientenspezifischer Daten.

> Bei Gesamtdosen von >200 mSv sollte nach den Empfehlungen der „Deutschen Röntgengesellschaft" die Abruptio besprochen und empfohlen werden (DGMP- und DRG-Bericht 2002).

Strahlenbelastung. Im klinischen Alltag bedeutet dies, dass uterusferne Röntgenaufnahmen, zu denen Aufnahmen des Schädels, der Halswirbelsäule, des Thorax, der oberen Extremitäten und der unteren Extremitäten distal der Oberschenkelmitte zählen, als völlig unproblematisch einzuschätzen sind. Eine Extremitätenaufnahme führt zu einer ungefähren Strahlenexposition der uterofetalen Einheit von 0,01 mSv. Eine Abdomen- und eine Beckenübersichtsaufnahme erbringen jeweils eine geschätzte Belastung von 3,0 mSv. Eine Computertomographie der Lendenwirbelsäule (12. Brustwirbelkörper bis 5. Lendenwirbelkörper) führt nach grober Schätzung ebenfalls zu einer Uterusäquivalenzdosis von 3,0 mSv, eine Computertomographie des Beckens hingegen schon zu einer geschätzten Dosis von 31,1 mSV (Tabelle 30.**1**).

Dosisberechnung. Im amerikanischen Sprachraum erfolgt die Berechnung nach der Energiedosis (D) in rad. Die allgemein als unproblematisch akzeptierte kumulative Energiedosis während der Schwangerschaft wird mit 5 rad angegeben. Eine Röntgenuntersuchung des Thorax in 2 Ebenen geht mit einer zu erwartenden Dosis von nur 0,00007 rad einher. Die zu erwartende Dosis bei einer Computertomographie des Abdomens liegt bei etwa 3,5 rad. Erfolgte eine umfassende Röntgendiagnostik des Abdomens, des Beckens und der Hüftregion, muss eine exaktere Dosisberechnung durchgeführt werden. Das „American College of Obstetricians and Gynecologists" sieht auch bei hohen Strahlendosen keine absolute Indikation zur Abruptio (Toppenberg et al. 1999).

Tabelle 30.**1**   Uterusäquivalenzdosen bei verschiedenen bildgebenden Untersuchungen

Bildgebende Untersuchung	Uterusäquivalenzdosis (HU) in mSv (grob geschätzt)
Röntgenuntersuchung der Extremitäten	0,01
Röntgenuntersuchung des Abdomens	3,0
Röntgenuntersuchung des Beckens	3,0
Computertomographie der Lendenwirbelsäule	3,0
Computertomographie des Beckens	31,1

> Grundsätzlich sollte sich die röntgenologische Diagnostik auf die unumgänglichen Aufnahmen beschränken und nur dann erfolgen, wenn keine gleichwertigen alternativen Untersuchungsmethoden im akzeptablen Zeitfenster zur Diagnosestellung zur Verfügung stehen. Durch optimale Einblendung, hochverstärkende Folien und hochempfindliche Filme kann die Strahlendosis niedrig gehalten werden.

Reduktion der Strahlenexposition. Liegen nur geringfügig einzustufende Verletzungen vor, ist trotz der geringen Schädigungsgefahr eine zurückhaltende Indikationsstellung gerechtfertigt. Verletzungen großer Gelenke mit ligamentären Komponenten können primär sonographisch oder kernspintomographisch abgeklärt werden. Empfohlene Kompromisse mit der Durchführung nur einer Röntgenebene unter Verzicht der zweiten Standardebene halten wir jedoch für den falschen Weg (Würtenberger et al. 2003). Steht einmal die Indikation zur Röntgenuntersuchung fest, sollte sie auch vollständig und nach den Regeln der ärztlichen Kunst durchgeführt werden.

Schwerverletzte. Die strengeren Maßstäbe bei der Indikationsstellung treten zunehmend in den Hintergrund, je schwerer die Schwangere verletzt ist. Eine schwerverletzte oder polytraumatisierte Schwangere bedarf ohne Ausnahme einer umfassenden und subtilen standardisierten radiologischen Abklärung nach den üblichen Algorithmen, um durch komplette Diagnosestellung und zielgerichtete Therapie weiteren Schaden von der Schwangeren und dem Fetus abzuwenden (Maghsudi u. Nerlich 1998). Auch eine höhere Strahlenbelastung durch notwendige Computertomographien ist hier zu akzeptieren.

Die abdominelle Sonographie nach stumpfem Bauchtrauma in der Schwangerschaft zeigt beim erfahrenen Untersucher die gleiche Sensitivität und Spezifität wie bei nichtschwangeren Patienten auf, sodass die diagnostische Peritoneallavage nur noch in Ausnahmefällen durchgeführt werden sollte (Goodwin et al. 2001). Die Sonographie ist weiterhin eine zuverlässige und ubiquitär durchzuführende Verlaufs- und Kontrolluntersuchung.

Klinische Untersuchung und Versorgung

Mit Einlieferung der schwangeren Unfallverletzten sollte eine interdisziplinäre Zusammenarbeit zwischen Geburtshelfer und Unfallchirurg beginnen. Die Prioritäten der Untersuchungen werden von der Verletzungsschwere der Mutter und dem Alter der Schwangerschaft bestimmt. Die Behandlung der Mutter rückt mit zunehmender Verletzungsschwere und nicht überlebensfähigem Fetusalter in den Vordergrund.

Unfallchirurgische Diagnostik. Der unfallchirurgische klinische Untersuchungsgang entspricht den normalen Regeln. Hat die Schwangere ein stumpfes Bauchtrauma erlitten, sollte eine abdominelle Sonographie erfolgen, und zwar zur Suche nach Organverletzungen und freier Flüssigkeit. Die Durchführung der Röntgendiagnostik bei der schwangeren Unfallverletzten unterliegt den im Abschnitt „Bildgebende Diagnostik" variierenden Indikationsstellungen, die sich am Schweregrad der Verletzung orientieren.

Geburtshilfliche Diagnostik. Parallel zur chirurgischen Abklärung erfolgt eine geburtshilfliche Untersuchung der Schwangeren. Die Weite des Muttermundes wird beurteilt. Vaginale Blutungen können auftreten bei Verletzungen der Vagina, des Uterus und der Plazenta. Durch die gynäkologische Sonographie erfolgen die Bestimmung des Schwangerschaftsalters, die Beurteilung des Fetus sowie die Bestimmung von Ausdehnung und Sitz der Plazenta. Mit besonderer Sorgfalt muss die Suche nach Zeichen der vorzeitigen Plazentalösung erfolgen, wie z. B. nach retroperitonealen Hämatomen. Die Kardiotokographie gibt Auskunft über die fetale Herzfrequenz und eine eventuelle Wehentätigkeit (Neufeind u. Diemer 1990). Rhesusfaktornegative Schwangere sollen Anti-D-Immunglobulin zur Vorbeugung einer Autoimmunisierung erhalten (Connolly et al. 1997). Mit dem Kleihauer-Betke-Test können als semiquantitatives Verfahren weiterhin fetale Erythrozyten (HbF-Zellen) im mütterlichen Blut nachgewiesen werden. Ergibt die Schätzung >30 ml übergetretenes fetales Blut, sollte bei rhesusnegativen Müttern die Anti-D-Immunglobulin-Dosis von 250–300 µg entsprechend erhöht werden. Ein positiver Test sollte nach 24 Stunden wiederholt werden, um eine anhaltende feto-maternale Blutung mit der Gefahr des Verblutens des Feten rechtzeitig zu erkennen (Schneider 1993).

Tetanusschutz. Liegen offene Verletzungen vor, muss der Tetanusschutz überprüft werden. Die aktive Tetanusauffrischungsimpfung wie auch die passive Tetanusschutzimpfung können bedenkenlos bei ungenügendem Impfschutz durchgeführt werden.

Überwachung. Hat eine Schwangere ein abdominelles Trauma ohne weitere eigene relevante Verletzungen erlitten, ist zu entscheiden, in welcher Form und Länge eine weitere Überwachung stattfinden muss. Da selbst geringgradige stumpfe Bauchtraumen mit einer Fehlge-

burtrate von 2–3 % einhergehen – meist bedingt durch eine vorzeitige Plazentalösung –, gehen die Empfehlungen zu einer 4- bis 6-stündigen Überwachung mit dauerhafter Kardiotokographieaufzeichnung. Kontraktionsfrequenzen von >1/15 Minuten und fetale pathologische Herzfrequenzen deuten auf ein erhöhtes Fehlgeburtrisiko hin und erfordern eine mindestens 24-stündige Überwachung. Auch Patientinnen mit posttraumatischer vaginaler Blutung sowie Druckdolenz des Abdomens und des Uterus sollten mindestens 24 Stunden überwacht werden (Curet et al. 2000, Goodwin u. Breen 1990, Schneider 1993).

Fetales Trauma/fetales Outcome

Einteilung. Die Auswirkungen eines Traumas auf den Fetus können in Verletzungen der uteroplazentaren Einheit, direkte Verletzungen des Feten und indirekte Folgen des mütterlichen Traumas unterteilt werden. Indirekte Folgen entstehen hauptsächlich durch mütterliche Hypovolämien und Ventilationsstörungen, die über eine Reduktion der Uterusperfusion und Erniedrigung der Sauerstoffsättigung den Fetus schädigen. Die Verletzungen der uteroplazentaren Einheit sind meist mit einem Becken- oder Abdominaltrauma vergesellschaftet. In den meisten Fällen ist hier die Plazenta betroffen. Die traumatisch bedingte Plazentalösung ist die häufigste Ursache für den fetalen Tod. Die Kardiotokographieverlaufsbeobachtung über mindestens 4 Stunden gilt als die sensitivste diagnostische Maßnahme zur Erfassung einer vorzeitigen Plazentalösung. Als pathologisch gilt >1 Kontraktion/15 Minuten oder eine fetale Tachykardie (Schneider 1993). Kardiotokographisch nachweisbare Kontraktionen mit einer Häufigkeit von >1/10 Minuten bedeuten ein Risiko der Plazentaablösung von 20 % (Dahmus u. Sibai 1993, Van Hook 2002). Eine Ruptur des Uterus ist die erheblich seltenere Verletzung der uteroplazentaren Einheit. Sie tritt meist im dritten Trimenon auf und ist assoziiert mit schweren Beckenverletzungen oder massiven abdominellen Traumata.

Direkte fetale Verletzungen sind ebenfalls Raritäten. Sie betreffen meist den fetalen Schädel und das Gehirn bei mütterlichen Beckenfrakturen, gehäuft in der Spätschwangerschaft, wenn der Kopf bereits in das kleine Becken eingetreten ist. Weniger als 1 % der Fälle eines stumpfen Bauchtraumas führen zu direkten fetalen Verletzungen und Frakturen.

Prognostische Faktoren. Mehrere Kliniken mit relativ großen Patientinnenzahlen haben versucht, vorhersehbare Faktoren zu finden, mit denen zuverlässig das fetale Überleben nach mütterlichem Trauma zu bestimmen ist. Die Mayo-Klinik in Rochester identifizierte in einer Studie mit 61 Patientinnen die mütterliche Hypotonie und die erniedrigte fetale Herzfrequenz als einzige prognostisch signifikante Faktoren (Baerga-Varela et al. 2000). Theodorou et al. (2000) dagegen fanden als Risikofaktoren für ein fetales Sterben einen mütterlichen Injury Severity Score (ISS) von >9 Punkten und ein nichtüberlebensfähiges Schwangerschaftsalter von <24

Wochen. Der Kreislaufzustand der Mutter bei Einlieferung war ohne signifikante Relevanz für das fetale Überleben. Als signifikante Risikofaktoren für ein vorzeitiges Schwangerschaftsende stellten sich ein ISS von >16, eine notwendige operative Versorgung und ein Wert auf der Glasgow Coma Scale (GCS) von <12 heraus. Shah et al. (1998) fanden ebenfalls als signifikante Vorhersageparameter des fetalen Absterbens den mütterlichen Tod und einen hohen ISS-Wert der Mutter von 34,6 im Vergleich zu 7,4 bei Müttern mit überlebenden Feten. Ohne signifikanten Einfluss waren der Wert auf der GCS, ein pathologisches Tokogramm und eine pathologisch erniedrigte fetale Herzfrequenz.

Polytrauma

Versorgung. Ein Polytrauma ist definiert als eine Verletzung mehrere Körperregionen oder Organsysteme, wobei eine Verletzungskomponente oder die Kombination mehrerer Verletzungen potenziell lebensbedrohlich ist. International anerkannt ist die Klassifizierung der Verletzungsschwere nach dem Injury Severity Score (ISS). Primäre Behandlung und Diagnostik eines polytraumatisierten Patienten erfolgen nach festen Algorithmen und Standards, die durch die Fachgesellschaften und spezielle Arbeitsgruppen erarbeitet wurden (Stürmer 2001). Die Therapie der polytraumatisierten Schwangeren darf von diesen Standards nicht abweichen. Weiterhin müssen die speziellen physiologischen Umstellungen der Schwangerschaft bei Volumensubstitution und Ventilation berücksichtigt werden. Aspekte des Strahlenschutzes sind in dieser Ausnahmesituation komplett zu vernachlässigen. Ob Schädigungen des Fetus vorliegen, ist zunächst von sekundärem Interesse. Das Leben der Mutter hat Vorrang, und eine konsequente, zeitgerechte, adäquate Diagnostik und Therapie der mütterlichen Verletzungen sind der beste Weg, sekundäre traumatische Schäden des Fetus zu verhindern. Erst wenn Erstversorgung und Stabilisierung der Mutter erfolgt sind, sollte durch die geburtshilflichen Untersuchungen der Zustand des Feten evaluiert werden. Ab der 32. Schwangerschaftswoche sollten eine Sectio caesarea und eine simultane Versorgung der mütterlichen Verletzungen immer erwogen werden (Prokop et al. 1996). Werden diese Grundsätze der Polytraumatherapie konsequent verfolgt, so zeigen Schwangere gleiche Morbiditäts- und Mortalitätsraten wie Nichtschwangere (Shah et al. 1998).

Verletzungsmuster. Unterschiede ergeben sich bei den Verletzungsmustern. Schwangere Polytraumatisierte zeigen eine höhere Inzidenz an schwerwiegenden abdominellen Verletzungen, jedoch eine geringere Inzidenz an Thorax- und schweren Kopfverletzungen. Als Risikofaktoren eines fetalen Todes nach Polytrauma wurden der mütterliche Unfalltod, ein hoher ISS-Wert, schwere Abdominalverletzungen und der hämorrhagische mütterliche Schockzustand identifiziert (Shah et al. 1998).

Abdominaltrauma

Verletzungsmuster. Durch die Größenzunahme des Uterus mit Lageveränderung der übrigen intraabdominellen Organe ändert sich das Verletzungsmuster bei der Schwangeren mit stumpfem Bauchtrauma. Ab der 12. Woche erreicht der Uterus Symphysenhöhe und kann als abdominelles Organ gelten. Um die 20. Woche herum erreicht er Nabelhöhe und ab der 36. Woche die unteren Rippenränder. Bedingt durch die gesteigerte Vaskularität und den erhöhten zentralvenösen Druck ist mit einer erhöhten Rate an Milzrupturen, retroperitonealen Verletzungen und Hämatomen zu rechnen. Beim schweren stumpfen Bauchtrauma liegt die Rate der hämodynamisch relevanten Leber- und Milzverletzungen bei bis zu 25 % (Badaoui et al. 2003, Icely u. Chez 1999, Van Hook 2002). Die Rate an Hohlorganverletzungen ist hingegen im Vergleich zu nichtschwangeren Patienten geringer, bedingt durch die veränderte laterale und posteriore Lage.

Fetale Verletzungen und Frakturen finden sich nur in <1 % der Fälle beim schwereren stumpfen Bauchtrauma. Bei begleitenden Beckenverletzungen steigt die Anzahl der fetalen Kopf- und Hirnverletzungen deutlich an.

Uterusrupturen sind erst ab dem zweiten Trimenon zu erwarten und selten, die Häufigkeit beim stumpfen Bauchtrauma wird mit 0,6 % angegeben. Die fetale Letalität bei dieser Verletzung liegt bei annähernd 100 %, die mütterliche Sterblichkeit hingegen bei <10 % (Pearlman et al. 1990).

Plazentalösungen sind wesentlich häufiger und treten schon bei 2–3 % aller leichten Abdominaltraumen und in bis zu 50 % der Fälle beim schweren stumpfen Bauchtrauma auf. Ursache ist die Abscherung der unelastischen Plazenta bei traumatisch bedingter Verformung der relativ elastischen Uteruswand (Pearlman et al. 1990, Van Hook 2002).

Penetrierende abdominelle Verletzungen durch Schuss- und Stichwaffen sind im europäischen Raum Raritäten. Ein Patientenkollektiv von 14 Fällen überblicken Awwad et al. (1994) aus der Zeit des Bürgerkriegs im Libanon von 1975 bis 1991. Die fetale Letalität lag bei 50 %, die Höhe der Eintrittswunde lässt Schlüsse auf das zu erwartende Verletzungsmuster zu. Eintrittswunden im oberen Abdominalbereich sollten immer eine Laparotomie nach sich ziehen. Im Fall einer vorderen Eintrittsstelle auf Fundusniveau bei stabilen mütterlichen und fetalen Kreislaufverhältnissen kann zunächst konservativ therapiert werden (Sakadamis et al. 2003).

Beckenfrakturen

Studienergebnisse. Frakturen des Beckenrings und des Acetabulums entstehen meist im Rahmen hochenergetischer Unfallmechanismen und sind häufig assoziiert mit Verletzungen weiterer Körperabschnitte. Eine Literaturmetaanalyse der Jahre 1966–2000 zeigte, dass

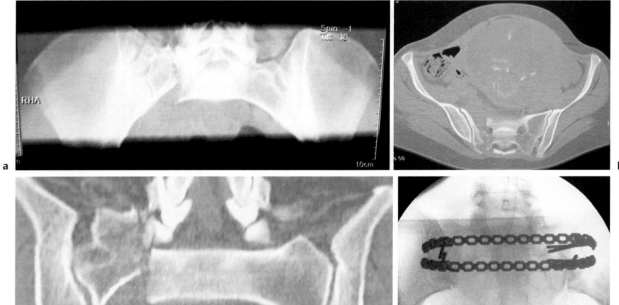

a

b

c

d

Abb. 30.**1**

a   Becken-C-Verletzung mit vertikaler und horizontaler In-
stabilität. Die auf den hinteren Beckenring eingeblendete
Beckenaufnahme zeigt die dislozierte transforaminale
Sakrumfraktur rechts.

b, c Die Computertomographie des Sakrums ermöglicht die
genaue Beurteilung des Ausmaßes der knöchernen Verletzung und dient der präoperativen Planung.

d   Postoperatives Ergebnis nach dorsaler Doppelplattenosteosynthese.

Wir bedanken uns für die Überlassung des klinischen Falles
und der Röntgen- und Computertomographiebilder bei Prof.
Dr. med. J. Windolf, Universitätsklinikum Hamburg-Eppen-
dorf, Klinik für Unfall-, Hand- und Wiederherstellungschirurgie.

weltweit kein Zentrum über große Fallzahlen verfügt
und nur 101 publizierte und auswertbare Fälle zusam-
menkamen (Leggon et al. 2002). Exemplarisch sei eine
Arbeit von Pape et al. (2000) genannt, die über einen
Zeitraum von 25 Jahren unter 4200 polytraumatisierten
Patienten 7 schwangere Mehrfachverletzte mit Beckenfrakturen behandelten. Beckenverletzungen gehen mit
einer hohen mütterliche Mortalität von 9% und einer
noch höheren fetalen Mortalität von 35% einher. Einziger statistisch signifikanter Prognosefaktor für das fetale und maternale Outcome war die Gesamtverlet-
zungsschwere der Mutter. Frakturausmaß und -klassifi-
kation, Gestationsalter und Publikationsjahr korrelierten nicht mit der Prognose (Leggon et al. 2002). Die hohen Mortalitätsraten der Feten sind durch Verletzungen
der uteroplazentaren Einheit bedingt, weiterhin gehen
Beckenverletzungen mit einer deutlichen Zahl an fetalen Schädelfrakturen einher (12%) (Leggon et al. 2002).

Versorgung. Das normalerweise standardisierte offene
operative Vorgehen bei höhergradig dislozierten Aceta-
bulum- und instabilen Beckenringverletzungen erfordert eine modifizierte Indikationsstellung. Dislozierte
Frakturen des hinteren Pfannenrandes und des Pfeiler
können ohne wesentliche Gefährdung der Schwangerschaft zeitgerecht versorgt werden (Neumann et al.

2003). Durch den vergrößerten Uterus sind die Zu-
gangswege zum Beckeninneren (Iliosakralgelenk, vor-
derer Hüftpfannenrand und -pfeiler) erschwert, und die
intraoperativen intrapelvinen Manipulationen können
gerade beim vorderen Zugang zur Schädigung der Leibesfrucht führen. Neben einer verzögerten Versorgung
von bis zu 4 Wochen bei der dislozierten Hüftpfannen-
fraktur von Schwangeren, die kurz vor der Entbindung
stehen, ist eine längerfristige Extensionsbehandlung
denkbar. Beide Therapieoptionen bergen aber das hohe
Risiko der Entstehung einer posttraumatischen Coxar-
throse, da sowohl bei der verspäteten Versorgung als
auch bei der semikonservativen Extensionsbehandlung
oft keine stufenfreie Ausheilung zu erreichen ist. Bei der
instabilen Beckenringverletzung ist eine ausschließliche
Stabilisierung durch einen Fixateur externe als Kompro-
misslösung möglich (Pape et al. 2000). Alternativ kann
unter Umgehung eines inneren Zugangsweges eine dorsale Stabilisierung des hinteren Beckenrings durch
überbrückende Osteosynthesen oder Distanzspondylo-
desen erfolgen.

Beispiel. Die Abbildungen 30.**1 a** bis 30.**1 d** zeigen eine
instabile Beckenringverletzung Typ C mit Frakturen des
vorderen Beckenrings und einer transforaminalen Sakrumfraktur rechts einer im 5. Monat schwangeren Pa-

Tabelle 30.**2**   Verfahrenswahl bei Extremitätenfrakturen

Frakturform	Frühfunktionell/ konservativ	Gips/Brace	Plattenosteo- synthese	Intramedulläres Verfahren	Fixateur externe
Schaftfrakturen der langen Röhrenknochen	–	+++ (Humerus)	+++ (Unterarm)	+++ (Femur, Tibia)	+
Frakturen kurzer Röhrenknochen	–	+	+++	++	+
Metaphysäre Frakturen	+	+	+++	+	–
Gelenkfrakturen	(+)	(+)	+++	–	–

+++ Verfahren der Wahl, ++ alternatives Verfahren, + mögliches Verfahren, (+) Ausnahmeindikation

tientin nach Verkehrsunfall. Zur präoperativen Diagnostik wurde neben der Beckenübersichtsaufnahme (Abb. 30.**1 a**) eine auf das Sakrum beschränkte strahlenreduzierte Computertomographie durchgeführt (Abb. 30.**1 b, c**). Die operative Versorgung der dislozierten und hochgradig instabilen Verletzung erfolgte über einen dorsalen Zugang durch eine überbrückende ilioiliakale Doppelplattenosteosynthese (Abb. 30.**1 d**). Die weitere Schwangerschaft verlief komplikationslos, zum vorgesehenen Geburtstermin erfolgte die vaginale Entbindung eines gesunden Kindes, die Frakturen waren zu diesem Zeitpunkt knöchern verheilt.

Periphere knöcherne und ligamentäre Verletzungen

Allgemeine Richtlinien. Die Therapie peripherer Frakturen bei schwangeren Verletzten unterscheidet sich nicht von den allgemein gültigen unfallchirurgischen Richtlinien der Knochenbruchbehandlung. Unverändert haben die von Lorenz Böhler propagierten Richtlinien „Frakturreposition", „Stabilisation" und „aktive Bewegungstherapie" Bestand. Eine orientierende Übersicht über die grundsätzliche Verfahrenswahl bei Extremitätenfrakturen gibt Tabelle 30.**2** (Mittlmeier et al. 1999).

Versorgung. Die Risiken einer operativen Frakturversorgung einer Schwangeren mit normaler Kindsentwicklung unterscheiden sich nicht wesentlich vom Risiko einer Nichtschwangeren. Eine übungs- oder gar belastungsstabile Osteosynthese ermöglicht eine frühzeitige Mobilisation der Patientin und reduziert das Thromboserisiko im Vergleich zur Gips- oder Extensionsbehandlung erheblich. Nur die korrekte Reposition sowie die achsengerechte übungsstabile Retention einer Fraktur schaffen die optimalen Voraussetzungen für eine korrekte Ausheilung ohne bleibende Bewegungsdefizite und verhindern die posttraumatische Arthrose betroffener oder angrenzender Gelenke durch Achsfehler oder Gelenkinkongruenzen (Abb. 30.**2 a–e**).

Die Röntgendiagnostik sollte trotz geringem Strahlenrisiko bei peripheren Aufnahmen auf die nötigsten Untersuchungen beschränkt bleiben und die Intervalle der Röntgenkontrolluntersuchungen möglichst groß gewählt werden.

Ligamentäre Verletzungen betreffen hauptsächlich das obere Sprunggelenk, das Kniegelenk und das Schultergelenk. Diese Verletzungen erfordern in aller Regel keine sofortige operative Versorgung, sondern lassen eine definitive konservative Behandlung oder eine sekundäre operative Band- und Gelenkstabilisierung nach Ende der Schwangerschaft zu.

Literatur

1. Archer GW, Marx GF. Arterial oxygen tension during apnoea in parturient women. Br J Anaesth. 1974;46:358–60.
2. Awwad JT, Azar GB, Seoud MA, Mroueh AM, Karam KS. High-velocity penetrating wounds of the gravid uterus: review of 16 years of civil war. Obstet Gynecol. 1994; 83:259–64.
3. Badaoui R, El-Kettani C, Radji M, Samkaoui M-A, Byhet N, Ossart M. Spleen trauma during pregnancy. Ann Fr Anesth Reanim. 2003;22:736–8.
4. Baerga-Varela Y, Zietlow SP, Bannon MP, Harmsen WS, Ilstrup DM. Trauma in pregnancy. Mayo Clin Proc. 2000;75:1243–8.
5. Bettex J-D, Schneider H. Polytrauma in der Schwangerschaft. Gynäkol Rundsch. 1989;29:129–47.
6. Colburn V. Trauma in pregnancy. J Perinat Neonatal Nurs. 1999;13:21–32.
7. Connolly A, Katz V L, Bash KL, McMahon MJ, Hansen WF. Trauma and pregnancy. Am J Perinatol. 1997;14:331–6.
8. Curet MJ, Schermer CR, Demarest GB, Bieneik EJ, Curet LB. Predictors of outcome in trauma during pregnancy: Identification of patients who can be monitored for less than 6 hours. J Trauma. 2000;49:18–25.
9. Dahmus MA, Sibai BM. Blunt abdominal trauma: are there predictive factors for abruptio placentae or maternal-fetal distress? Am J Obstet Gynecol. 1993;169:1054–9.
10. Daponte A, Khan N, Smith MD, Degiannis E. Trauma in pregnancy. SAJS. 2003;41:51–4.
11. DGMP- und DRG-Bericht. Pränatale Strahlenexposition aus medizinischer Indikation. 2002;7:1–48.
12. Goodwin H, Holmes JF, Wisner DH. Abdominal ultrasound examination in pregnant blunt trauma patients. J Trauma. 2001;50:689–93.
13. Goodwin TM, Breen MT. Pregnancy outcome and feto-maternal hemorrhage after non-catastrophic trauma. Am J Obstet Gynecol. 1990;162:665–71.
14. Icely S, Chez RA. Traumatic liver rupture in pregnancy. Am J Obstet Gynecol. 1999;180:1030–1.
15. Lees M, Scott D, Carr MG, et al. Circulatory effects of recumbent postural changes in late pregnancy. Clin Sci. 1967;32:453–9.
16. Leggon RE, Wood GC, Indeck CI. Pelvic fractures in pregnancy: Factors influencing maternal and fetal outcomes. J Trauma. 2002;53:796–804.

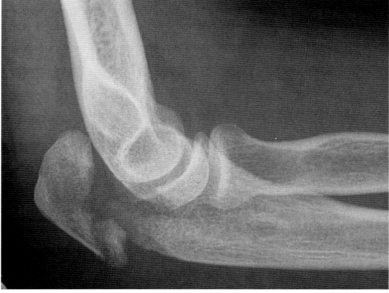

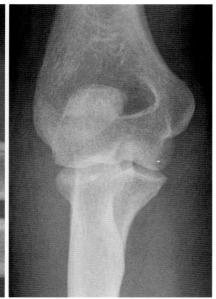

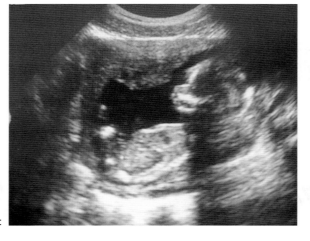

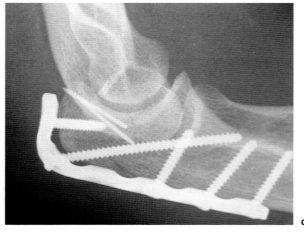

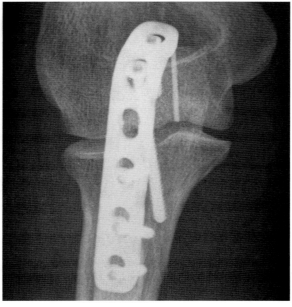

Abb. 30.**2**

a–c 32-jährige Patientin, 16. Schwangerschaftswoche, Olekranonmehrfragmentfraktur, intakte Gravidität.

d, e Osteosynthese mit Kleinfragmentplatte, freie Kirschner-Drähte zur Gelenkflächenrekonstruktion. Schwangerschaftsverlauf komplikationslos, gesundes Kind.

17. Lehmann V. Geburtshilfliche Notsituationen. In: Sefrin P, Hrsg. Notfalltherapie, 5. Aufl. München: Urban & Schwarzenberg; 1991:602–12.

18. Maghsudi M, Nerlich M. Polytrauma-Management. Chirurg. 1998;69:313–22.

19. Mittlmeier TH, Khodadadyan C, Haas NP. Grundsätze der Akutversorgung. In: Mutschler W, Haas N, Hrsg. Praxis der Unfallchirurgie. Stuttgart: Thieme; 1999:55–98.

20. Neufeind P, Diemer H-P. Trauma und Schwangerschaft. Gynäkologe. 1990;23:79–80.

21. Neumann C, Asbach P, Fuechtmeier B, Maghsudi M, Nerlich M. Operative Versorgung einer Acetabulumfraktur in der Schwangerschaft. Unfallchirurg. 2003;106:419–23.

22. Pape H-C, Pohlemann T, Gänsslen A, Simon R, Koch C, Tscherne H. Pelvic fractures in pregnant multiple trauma patients. J Orthop Trauma. 2000;14:238–44.

23. Pearlman MD, Tintinalli JE, Lorenz RP. Blunt trauma during pregnancy. N Engl J Med. 1990;323:1609–13.

24. Poole GV, Martin JN, Perry KG, et al. Trauma in pregnancy: The role of interpersonal violence. Am J Obstet Gynecol Neonatal Nurs. 1996;174:1873–8.

25. Prokop A, Swol-Ben J, Helling HJ, Neuhaus W, Rehm KE. Trauma im letzten Trimenon der Gravidität. Unfallchirurg. 1996;99:450–3.

26. Sakadamis AK, Ballas KD, Rafailidis S, Alatsakis B, Sounidakis N, Grolios G. Penetrating liver trauma in pregnancy. Non operative treatment. Eur J Trauma. 2003;29:253–61.

27. Schneider H. Trauma und Schwangerschaft. Arch Gynecol Obstet. 1993;253(Suppl):4–14.

28. Shah KH, Simons RK, Holbrook T, Fortlage D, Winchell R J, Hoyt D. Trauma in pregnancy: maternal and fetal outcomes. J Trauma. 1998;45:83–6.

29. Stürmer KM. Polytrauma. Leitlinie für die Unfallchirurgische Diagnostik und Therapie. Unfallchirurg. 2001;104:902–12.

30. Theodorou DA, Velmahos GC, Souter I, et al. Fetal death after trauma in pregnancy. Am Surg. 2000;66:809–12.

31. Toppenberg KS, Hill DA, Miller DP. Safety of radiographic imaging during pregnancy. Am Fam Physician. 1999;59:1813–8.

32. Van Hook JW. Trauma in pregnancy. Clin Obstet Gynecol. 2002;45:414–24.

33. Würtenberger C, Dorbritz C, Oudkerk M, ten Duis HJ. Traumatologische Röntgendiagnostik beim Kind und in der Schwangerschaft. Akt Traumatol. 2003;33:165–9.

31 Anästhesie und Intensivmedizin in der Schwangerschaft

O. Kunitz, J. Schnoor

Anästhesie

Operative Eingriffe. Die Betreuung der Schwangeren stellt für den Anästhesisten eine besondere Herausforderung dar, da alle getroffenen Maßnahmen immer auch mögliche negative Folgen für den Fetus nach sich ziehen können. Zwischen 0,5 % und 2,0 % aller Schwangeren müssen sich einem operativen nichtgeburtshilflichen Eingriff unterziehen. Häufige Indikationen sind Erkrankungen am Ovar (etwa 26 %) und die akute Appendizitis (etwa 19 %). Ansonsten gibt es eine Vielzahl von Kasuistiken zu nahezu allen Eingriffen während der Schwangerschaft bis hin zu komplexen intrakraniellen oder kardiochirurgischen Operationen (Kuczkowski 2003, Rosen 1999).

Bei der Auswahl des Anästhesieverfahrens sind unter anderem das Gestationsalter, Art und Umfang des geplanten Eingriffs, die physiologischen Veränderungen während der Schwangerschaft sowie individuelle Risikofaktoren (z. B. Gestationshypertonie, Gestationsdiabetes oder vorbestehende Organerkrankungen) zu berücksichtigen. Alle eingesetzten Pharmaka müssen nach einer möglichen Beeinflussung der uteroplazentaren Einheit oder einer direkten Schädigung des Feten beurteilt werden. In der gesamten perioperativen Phase ist daher eine enge interdisziplinäre Zusammenarbeit mit dem Geburtshelfer und dem Neonatologen erforderlich. Neben der gemeinsamen Abstimmung des besten Zeitpunkts für den operativen Eingriff sollten das perioperative Management, die Möglichkeit eines intraoperativen fetalen Monitorings und ein „Notfallplan" für eine eventuelle sofortige Entbindung berücksichtigt werden.

■ Anästhesierelevante Veränderungen des mütterlichen Organismus in der Schwangerschaft

Es kommt zu einer Vielzahl physiologischer Veränderungen, von denen besonders folgende eine Relevanz für die anästhesiologische Betreuung haben (Engels 2001):
➤ respiratorische,
➤ kardiovaskuläre,
➤ hämatologische,
➤ gastrointestinale.

Respiratorische Veränderungen. Das Atemzugvolumen, die Atemfrequenz und somit das Atemminutenvolumen steigen an, die funktionelle Residualkapazität (FRC), das Residualvolumen und das exspiratorische Reservevolumen nehmen ab. Dies führt zu einer erhöhten alveolären Ventilation mit einer Zunahme des arteriellen Sauerstoffpartialdrucks und einer Abnahme des Kohlendioxidpartialdrucks. Der Sauerstoffverbrauch steigt im Verlauf der Schwangerschaft an, und bei erniedrigter FRC kommt es somit zu einem deutlich schnelleren Abfall des Sauerstoffpartialdrucks bei Apnoe (z. B. im Rahmen der Narkoseeinleitung) mit der Gefahr der Hypoxie von Mutter und Kind.

Kardiovaskuläre Veränderungen. Das Herz-Kreislauf-System passt sich den veränderten Bedürfnissen durch eine Erhöhung des Blutvolumens, der Herzfrequenz und des Schlagvolumens an. Hierdurch erhöht sich das Herzzeitvolumen und ermöglicht eine Steigerung der Uterusdurchblutung. Bei bis zu 15 % der Schwangeren entwickelt sich eine manifeste Hypotonie mit verminderter uteroplazentarer Perfusion. Dies muss gerade bei Durchführung einer Regionalanästhesie oder einer Narkoseeinleitung berücksichtigt werden und erfordert gegebenenfalls sowohl ein erweitertes kontinuierliches hämodynamisches Monitoring als auch eine rasche und aggressive Therapie. Umgekehrt findet sich bei etwa 5–7 % der Frauen eine Gestationshypertonie. Hierbei kommt es unter anderem zu einer Erhöhung des peripheren Widerstands, einer Verminderung des intravasalen Volumens bei Abnahme des kolloidosmotischen Drucks und konsekutiv zu einer Hämokonzentration mit Viskositätserhöhung. Die Therapie dieser Veränderung mit z. B. Antihypertensiva, Acetylsalicylsäure oder Heparin kann einerseits zum notwendigen Verzicht auf eine Regionalanästhesie führen (z. B. Antikoagulation, ASS), andererseits zu ausgeprägten hämodynamischen Reaktionen (Antihypertensiva) oder Interaktionen mit Muskelrelaxanzien (Magnesium).

Hämatologische Veränderungen. Die Zunahme des Blutvolumens um 1–1,5 Liter geht mit einer Abnahme des Hämoglobingehalts und des Hämatokritwertes einher. Zu beachten ist eine mögliche Eisenmangelanämie, die bei schweren Verläufen vor einem geplanten operativen Eingriff ausgeglichen werden sollte.

Gastrointestinale Veränderungen. Gegen Ende der Schwangerschaft führen die erhöhten Progesteronspiegel zu einer verzögerten Magen-Darm-Passage. Gleichzeitig finden sich eine gesteigerte Produktion von Magensäure und eine Abnahme des Kardiatonus. In Kombination mit einer deutlichen Zunahme der Uterusgröße und einer räumlichen Verdrängung des Magens erhöht sich die Aspirationsgefahr im Rahmen einer Narkoseeinleitung deutlich (siehe unten). Daher gilt die Schwangere ab der 12. Schwangerschaftswoche als „nicht nüchtern" und wird im Rahmen der Anästhesieeinleitung wie jeder nichtnüchterne Notfallpatient (Blitz- oder Ileuseinleitung) behandelt. Zusätzlich sollten vorher durch die Gabe von Antazida und H_2-Rezeptoren-Blockern der Magensaft-pH-Wert angehoben und die Magensäuresekretion vermindert werden. Bewährt hat sich die Gabe von etwa 30 ml Natriumzitratlösung 10–20 Minuten vor Anästhesiebeginn. Die Gabe von H_2-Rezeptoren-Blockern (z. B. Ranitidin, 150 mg per os) muss 1–2 Stunden vorher erfolgen.

■ Anästhetika in der Schwangerschaft

Bei der Beurteilung der einzelnen Substanzen sind immer 2 Hauptfragen zu beantworten:
➤ Wie hoch ist die potenziell mutagene und teratogene Wirkung der Substanz auf das Kind (im ersten Trimenon)?
➤ Wie stark beeinflusst die Substanz die uteroplazentare Einheit?

Die diversen tierexperimentellen Untersuchungen, meist an Mäusen oder Ratten, bieten hier leider nur bedingt übertragbare Ergebnisse.

Hypnotika. Thiopental gilt in einer Dosierung bis 5 mg/kg Körpergewicht als sicher. Der Effekt auf den uterinen Blutfluss und den Uterustonus ist gering. Propofol ist noch nicht für die Anwendung in der Schwangerschaft zugelassen, und es liegen derzeit noch keine ausreichenden epidemiologischen Daten im Sinne der Evidence-based Medicine bei Schwangeren vor. Da keine unmittelbaren Vorteile gegenüber den Barbituraten vorhanden sind, gelten diese nach wie vor als Induktionshypnotika der ersten Wahl (Ausnahmen: Barbituratallergie, Asthma bronchiale, akute Porphyrien). Etomidat zeichnet sich durch seine geringen kardiovaskulären Nebenwirkungen aus und bietet sich gerade in Notfallsituationen an, die mit Hypovolämie und Kreislaufdepression einhergehen. Es kann jedoch über eine Suppression der Nebenniere zu einer erniedrigten Serumkortisolkonzentration führen und könnte daher die postpartale Anpassung des Neugeborenen im Rahmen der geburtshilflichen Anästhesie beeinträchtigen. Während der Schwangerschaft ist es derzeit als sicher einzustufen. Berichte über Fehlbildungen nach Etomidatgabe liegen nicht vor. Ketamin hat nur geringen Einfluss auf die Uterusdurchblutung und bietet sich aufgrund seiner positiv inotropen Wirkung ebenfalls bei hämodynamisch instabilen Patientinnen, wie z. B. der Schwangeren mit Trauma, an. Hauptnebenwirkungen sind ein Anstieg der Herzfrequenz und des arteriellen Blutdrucks. Kontraindikationen für Ketamin sind dementsprechend die Gestationshypertonie und die Präeklampsie.

Opioide. Für Morphin und Meperidin sind im Tierexperiment teratogene Effekte nachgewiesen. An opioidabhängigen Schwangeren konnten eine Wachstumsrestriktion des Kindes, eine frühzeitige Wehenauslösung

und eine erhöhte fetale Morbidität festgestellt werden. Codeinpräparate sollten wegen einer möglichen Teratogenität vor allem im ersten Trimenon vermieden werden. Die in der Anästhesie gebräuchlichen Opioide, wie Fentanyl und seine Analoga, gelten bei kurzfristiger Anwendung während der Schwangerschaft als unbedenklich.

Inhalationsanästhetika. Es ist bekannt, dass die „minimale alveoläre Konzentration" (MAC-Wert) für Inhalationsanästhetika in der Schwangerschaft abnimmt. Das bedeutet de facto eine Wirkverstärkung. Dies wird derzeit den gesteigerten Progesteronspiegeln zugeschrieben (Chan et al. 1996). Lachgas hat in den vergangenen Jahren zunehmend an Bedeutung verloren. Es führt unter anderem zu einer Inhibition der Methioninsynthase und über diesen Weg zu einer Störung der DNA-Synthese. In verschiedenen tierexperimentellen Untersuchungen konnte eine teratogene Wirkung gezeigt werden. Seine Anwendung wird für das erste und das zweite Trimenon nicht empfohlen. Halothan ist seit 2 Jahren in Deutschland vom Markt genommen und spielt daher in der Anästhesie keine Rolle mehr. Sowohl für Enfluran als auch für Isofluran liegen zwar vereinzelte tierexperimentelle Daten mit einer erhöhten Inzidenz an Lippen-Kiefer-Gaumen-Spalten vor, die Übertragbarkeit dieser Ergebnisse auf den Menschen muss jedoch zurückhaltend gewertet werden. Beim Menschen hat sich dies trotz hoher weltweiter Verbreitung der Substanzen bisher nicht bestätigt. Die neueren Inhalationsanästhetika Sevofluran und Desfluran gelten bisher ebenfalls als sicher. Eine sehr interessante, weil theoretisch vollkommen sichere Substanz stellt Xenon dar. Xenon ist als Edelgas nahezu inert und wird im menschlichen Organismus praktisch nicht metabolisiert. Es steht derzeit kurz vor seiner Zulassung als Anästhetikum. Klinische Daten an Schwangeren liegen aber bisher noch nicht vor.

Muskelrelaxanzien. Diese Substanzen passieren die Plazentaschranke nur in geringem Maße. Teratogene Effekte sind nicht beschrieben. Durch eine Erniedrigung des Plasmacholinesterasespiegels und ein verändertes Verteilungsvolumen kann es in der Schwangerschaft jedoch zu einer gesteigerten Empfindlichkeit gegenüber neuromuskulär blockierenden Substanzen kommen. Außerdem wird die Wirkung durch eine Magnesiumtherapie während der Schwangerschaft verstärkt. Daher sollte intraoperativ immer ein neuromuskuläres Monitoring (mittels Nervenstimulator) erfolgen.

> Ein Überhang von Muskelrelaxanzien ist mit der Gefahr einer postoperativen Atemdepression und einer konsekutiven Hypoxie der Mutter verbunden und muss daher unbedingt vermieden werden.

Lokalanästhetika. Die klinisch gebräuchlichen Lokalanästhetika gelten als unbedenklich. Bei einer rückenmarknahen Regionalanästhesie (Spinal- oder Epiduralanästhesie) kommt es jedoch regelhaft zu einer Sympathikolyse. Dies kann eine mütterliche Hypotonie auslösen oder verstärken und damit die uteroplazentare Perfusion vermindern.

Insgesamt bleibt festzustellen, dass es für keines der gebräuchlichen Anästhetika gesicherte Hinweise auf Teratogenität oder Mutagenität gibt. Die erhöhte Rate an Aborten oder Frühgeburten im Rahmen erforderlicher operativer Eingriffe hat vielfältige Ursachen. Neben einem möglichen Einfluss der Anästhesie sind hier vor allem die direkte mechanische Manipulation durch den operativen Eingriff selbst sowie eine Beeinträchtigung der uteroplazentaren Durchblutung aufgrund intraoperativer Blutverluste, Hypovolämie oder einer aortokavalen Kompression zu nennen (Probst 2003, Rosen 1999, Schott u. Schmidt 1998).

■ Allgemeinanästhesie versus Regionalanästhesie

Die Wahl des Anästhesieverfahrens richtet sich neben den eingangs erwähnten Aspekten natürlich auch nach dem geplanten operativen Eingriff. So sind z. B. neurochirurgische oder kardiochirurgische Eingriffe in der Regel nur in Allgemeinanästhesie durchzuführen. Ist jedoch eine Regionalanästhesie möglich, so stellt sie heute die bevorzugte Methode dar, weil die Allgemeinanästhesie bei der Schwangeren mit einem erhöhten Risiko der erschwerten Intubation und der Aspiration vergesellschaftet ist (siehe unten). Gerade die Spinalanästhesie ermöglicht alle Eingriffe an den unteren Extremitäten oder im Urogenitalbereich mit einer minimalen Gabe von Lokalanästhetika. Hierbei ist die Wahl des Lokalanästhetikums von untergeordneter Rolle. Bei der Durchführung der rückenmarknahen Verfahren ist darauf zu achten, dass eine mütterliche Hypotension unbedingt vermieden wird. Gerade bei einer Spinalanästhesie kann es – bedingt durch die rasche Sympathikolyse – zu plötzlichen Blutdruckabfällen kommen. Alle Blutdruckabfälle von >30 % gegenüber dem Ausgangswert oder auf Werte von <100 mmHg systolisch erfordern eine umgehende Therapie. Prophylaxe und Therapie der Hypotension umfassen folgende Maßnahmen:

➤ prophylaktische Gabe von 1–2 Litern Vollelektrytlösung (alternativ 500 ml Elektrolytlösung plus 500 ml HAES),
➤ 15° Linksseitenlage unmittelbar nach Anlage der Regionalanästhesie,
➤ engmaschige Blutdruckkontrolle (alle 1–2 Minuten in den ersten 10 Minuten nach Gabe des Lokalanästhetikums),
➤ fetales Monitoring bei Anlage der Regionalanästhesie (Kardiotokographie),
➤ frühzeitige Gabe eines Vasopressors.

Akrinor. Im deutschsprachigen Raum wird als Vasopressor in der Regel Akrinor – eine Mischung aus Cafedrin-HCL und Theoadrenalin-HCL – eingesetzt, da es zu keiner relevanten Vasokonstriktion uteriner oder plazentarer Arterien führt. In einer 2-ml-Ampulle sind 200 mg Cafedrin-HCL und 10 mg Theoadrenalin-HCL enthalten. Diese wird auf 10 ml verdünnt und dann nach Wirkung fraktioniert in 1- bis 2-ml-Schritten verabreicht.

■ Die schwierige Intubation und die Aspirationsgefahr

Intubation. Im letzten Trimenon steigt das Risiko einer schwierigen Intubation bei der Schwangeren (etwa 1:250) bis auf das 8 fache gegenüber dem Risiko bei der nichtschwangeren Patientin. Dies ist die Hauptursache für die erhöhte anästhesiebedingte mütterliche Sterblichkeit bei Allgemeinanästhesie gegenüber der Regionalanästhesie. Gerade die Tatsache, dass eine Allgemeinanästhesie heute fast nur noch bei einer Notsektio durchgeführt wird, verringert die Erfahrung des Anästhesisten mit dieser Situation. Umso wichtiger ist es, dass dies in den Trainingsprogrammen der Facharztausbildung berücksichtigt wird und dass sowohl die Algorithmen für die Behandlung des schwierigen Atemwegs als auch das erforderliche Instrumentarium dem Anästhesieteam, das die Schwangere betreut, vertraut sind.

Aspiration. Zusätzlich hat die Schwangere – aufgrund der oben erwähnten gastrointestinalen Veränderungen – ein erhöhtes Risiko der Regurgitation und der Aspiration von Mageninhalt im Rahmen der Anästhesieeinleitung und -ausleitung, und zwar bedingt durch den Verlust der Schutzreflexe (Erstbeschreibung 1946 durch Mendelson, so genanntes Mendelson-Syndrom). Die Aspirationspneumonie hat auch heute noch eine Mortalität von 10–25 % und ist damit die am meisten gefürchtete Komplikation (Chesnut 1997, Hawkins et al. 1997).

Unabhängig vom gewählten Anästhesieverfahren müssen folgende Punkte zur Vorbereitung und Durchführung einer sicheren Anästhesie während der Schwangerschaft beachtet werden:

➤ beruhigende präoperative Visite – Vertrauen bilden,
➤ erfahrenes Anästhesieteam,
➤ ruhige Atmosphäre im Einleitungs- bzw. Operationsbereich,
➤ Erklärung aller Maßnahmen und Tätigkeiten,
➤ ausreichende O$_2$-Gabe zur Verbesserung des Sauerstoffangebots,
➤ Vermeidung eines V.-cava-Kompressionssyndroms durch konsequente Vermeidung einer Rückenlage (15° Linksseitenlagerung),
➤ engmaschiges Blutdruck-Monitoring,
➤ arteriellen Mitteldruck bei >70 mmHg halten und damit die uteroplazentare Durchblutung sichern,
➤ Monitoring der kindlichen Herztöne und der Uterusaktivität,
➤ Absprache mit Geburtshelfer und Neonatologen,
➤ postoperative Überwachung von Mutter und Kind.

■ Trauma und Schwangerschaft

Die Versorgung traumatisierter Schwangerer nach Unfällen oder Gewalteinwirkungen stellt für das gesamte Traumateam eine besondere Herausforderung dar. Häufig ist zum Zeitpunkt der Erstbehandlung die „Nebendiagnose" Schwangerschaft noch nicht bekannt und wird erst in der Klinik durch die Sonographie des Abdomens festgestellt.

> Es ist daher wichtig, bei jeder Frau im gebärfähigen Alter, die ein Trauma erlitten hat, initial durch Eigen- oder Fremdanamnese nach einer möglichen Schwangerschaft zu fragen (Mutterpass vorhanden?).

Bei möglicher oder gesicherter Schwangerschaft sollte entsprechend ein nahegelegenes Krankenhaus angefahren werden, welches sowohl über eine geburtshilfliche als auch über eine chirurgische und – wenn möglich – eine neonatologische Abteilung verfügt. Die Versorgung der Schwangeren mit Trauma richtet sich nach den üblichen Kriterien der Notfallmedizin. Hier ist besonders auf eine adäquate Volumentherapie und eine Unterstützung der Hämodynamik zu achten. Falls die Gabe eines Vasopressors erforderlich wird, kann initial mit Akrinor begonnen werden. Ist die Anlage einer Thoraxdrainage nach Bülau (z. B. bei Hämato- oder Pneumothorax) erforderlich, so muss die Minithorakotomie 2 Interkostalräume höher als üblich erfolgen. Der Transport in die Klinik erfolgt in achsengerechter Lage mit Anheben der rechten Hüfte um etwa 15° oder in leichter Linksseitenlage. Hierdurch soll eine zusätzliche Kompression der V. cava inferior vermieden werden. Die aufnehmende Klink muss vorab informiert sein, um sich auf eine eventuelle Notsektio vorbereiten zu können. Die weitere innerklinische Versorgung richtet sich dann nach dem Verletzungsmuster der Mutter und dem Zustand des Feten. Die fetale Herzfrequenz sollte während der Diagnostik und der Versorgung der Mutter kontinuierlich überwacht werden. Bei Erfordernis von Bluttransfusionen ist darauf zu achten, dass rhesusfaktornegative Patientinnen keine rhesusfaktorpositiven Blutkonserven erhalten. Mütterliche Faktoren, welche die Prognose des Kindes verschlechtern, sind eine Fraktur des Beckenrings, ein höhergradiges Schädel-Hirn-Trauma, eine Hypoxie oder ein Volumenmangelschock sowie eine direkte uteroplazentare Verletzung (Kissinger et al. 1991).

■ Reanimation der Schwangeren

Unabhängig von der Ursache des Herz-Kreislauf-Stillstands erfolgt die Reanimation der Schwangeren nach den gültigen Richtlinien und Algorithmen für nichtschwangere Erwachsene (siehe hierzu die Empfehlungen der „International Liaison Committee on Resuscitation", ILCOR, nachzulesen z. B. auf der Homepage des „European Resuscitation Council" unter *www.erc.edu*). Zusätzlich ist darauf zu achten, dass es durch den graviden Uterus nicht zu einer Kompression der V. cava inferior kommt. Dies kann durch eine Unterstützung der rechten Hüfte oder durch ein manuelles Verschieben des Uterus erfolgen. Sowohl eine erforderliche Kardioversion als auch eine Defibrillation kann nach derzeitigem Wissen mit den gleichen Stromstärken wie bei Nichtschwangeren durchgeführt werden. Dies gilt auch für die Dosierung von Katecholaminen im Rahmen der Reanimation.

Sektio. Gelingt es durch die standardisierten Maßnahmen nicht innerhalb weniger Minuten, einen suffizien-

ten Kreislauf der Mutter herzustellen, so wird von der „American Heart Association" eine sofortige Post-mortem-Sektio empfohlen. Dies ist selbstverständlich nur in der Klinik möglich und kann nicht vom Notfallmediziner im präklinischen Bereich durchgeführt werden.

Intensivmedizin

Die intensivmedizinische Betreuung einer Frau während der Schwangerschaft ist selten. Zuverlässige Zahlen sind in der Literatur nicht zu finden. Indikationen für die Behandlung auf einer Intensivstation sind:

➤ schwere Hyperemesis gravidarum (extrem selten),
➤ schwere Infektionen (z. B. Pyelonephritis) mit SIRS (Systemic inflammatory Response Syndrome) oder Sepsis,
➤ kardiale Erkrankungen, die im Verlauf der Schwangerschaft dekompensieren (z. B. Herzklappeninsuffizienzen),
➤ pulmonale Erkrankungen (z. B. Status asthmaticus),
➤ Leberfunktionsstörungen (akute Fettleber).

Hiervon zu unterscheiden sind Erkrankungen am Ende der Schwangerschaft oder post partum, die unmittelbar mit der Schwangerschaft oder der Geburt zusammenhängen:

➤ schwere Präeklampsie/Eklampsie (z. B. mit Lungenödem und/oder Niereninsuffizienz),
➤ HELLP-Syndrom,
➤ Fruchtwasserembolie,
➤ postpartale Blutungen mit Gerinnungsstörungen,
➤ septischer Abort.

Die spezielle Therapie der einzelnen Krankheitsbilder ist in den jeweiligen Kapiteln abgehandelt. Im Folgenden wird nur auf einige allgemeingültige Grundlagen der intensivmedizinischen Betreuung während der Schwangerschaft eingegangen.

■ Monitoring

Überwachung von Mutter und Kind. Neben der nichtinvasiven und invasiven Überwachung der Mutter, die sich in Art und Umfang an der Grundkrankheit und deren Schweregrad orientiert und mindestens die nichtinvasive Blutdruckmessung, die kontinuierliche EKG-Ableitung sowie die Pulsoxymetrie und die stündliche Messung der Urinausscheidung umfasst, ist die regelmäßige Überwachung des Feten zu fordern. Diese kann bei stabilem Zustand der Mutter in festgelegten Zeitintervallen diskontinuierlich oder, falls erforderlich, auch kontinuierlich mittels Kardiotokographie erfolgen. Voraussetzung ist, dass geschultes Personal vorhanden ist, um eine korrekte Interpretation der Befunde zu ermöglichen.

Laborbefunde. Zum Monitoring im Rahmen der intensivmedizinischen Behandlung zählt auch die Kontrolle von Laborwerten. Hier kann kein einheitliches Schema angegeben werden, da sich die erforderlichen Kontrollen nach der Grunderkrankung richten. Bei Patientinnen, die beatmet werden müssen, ist eine Blutgasanalyse alle 2–4 Stunden zu fordern. Die Respiratortherapie zielt auf eine ausreichende Oxygenierung und eine Normokapnie der Mutter ab und richtet sich nach den derzeit üblichen Empfehlungen. Im gleichen Intervall sollte zusätzlich eine Blutzuckerkontrolle erfolgen. Der Blutglukosespiegel ist mittels adäquater Ernährung und, falls erforderlich, intensivierter kontinuierlicher Insulintherapie im Normbereich zu halten. Ist ein Gestationsdiabetes bekannt oder befinden sich die Glukosewerte außerhalb der Norm, so ist umgehend mit den Geburtshelfern und den Diabetologen Kontakt aufzunehmen. Ansonsten sollte während der intensivmedizinischen Betreuung einmal täglich eine Routinelaboruntersuchung erfolgen, welche folgende Blutparameter umfasst:

➤ Elektrolyte,
➤ Harnstoff und Kreatinin (bei Anstieg der Werte Messung der Kreatinin-Clearance),
➤ kleines Blutbild (eventuell plus Haptoglobin),
➤ INR, PTT (Thromboplastinzeit; bei Gerinnungsstörungen erweiterte hämostaseologische Diagnostik),
➤ Leberenzyme,
➤ Protein.

■ Medikamenteneinsatz

Im Bereich der Intensivmedizin werden eine Vielzahl von Medikamenten eingesetzt. Die erste Sorge gilt der Therapie der Mutter. Nur wenn die zugrunde liegende Erkrankung der Mutter erfolgreich behandelt werden kann, ist auch eine Fortführung der Schwangerschaft möglich. Gerade für die neueren potenten Pharmaka liegen häufig nur wenige oder keine Daten zum Einsatz in der Schwangerschaft vor. Hier muss also jeweils im Einzelfall eine Nutzen-Risiko-Abwägung zwischen dem möglichen theoretischen Risiko für das Kind und dem notwendigen therapeutischen Ansatz für die Mutter erfolgen. Im Zweifelsfall sollte man sich kompetenten Rat holen. Hier hat sich folgendes Stufenschema bewährt:

➤ Rote Liste und Fachinformation,
➤ Krankenhausapotheke,
➤ Infozentrale des Herstellers,
➤ Bundesinstitut für Arzneimittel und Medizinprodukte.

■ Röntgenuntersuchungen

Ionisierende Strahlung ist teratogen. Daher ist die Anwendung von Röntgenuntersuchungen während der Schwangerschaft limitiert. Die vulnerabelste Phase für Schädigungen liegt zwischen der 8. und der 15. Schwangerschaftswoche. Eine Strahlenbelastung nach der 25. Schwangerschaftswoche scheint weitgehend unbedenklich zu sein. Ist eine Röntgenuntersuchung zwingend erforderlich, so muss – wenn immer möglich – der Uterus mit einer Abdeckung geschützt werden. Vermeidbare Untersuchungen mit geringem Informationsgehalt („Verlaufskontrollen") müssen unbedingt ver-

mieden werden. Generell sollte vor der Durchführung einer bildgebenden Untersuchung mit ionisierenden Strahlen immer gemeinsam mit dem Geburtshelfer und dem Radiologen das Verfahren mit der besten Aussagekraft bei gleichzeitig geringster Belastung für Mutter und Kind festgelegt werden. Nur der Radiologe ist in der Lage, die Strahlenbelastung mit dem eingesetzten Gerät und den spezifischen Bedingungen richtig abzuschätzen. Die Daten zur potenziellen Schädigung durch eine Magnetresonanztomographie sind uneinheitlich, daher wird die Anwendung im ersten Trimenon derzeit nicht empfohlen. Ist eine Untersuchung für die erforderliche Therapie der Mutter zwingend erforderlich (z. B. Spiralcomputertomographie bei Mehrfachverletzung der Mutter oder Schädelcomputertomographie bzw. -magnetresonanztomographie bei dringendem Verdacht auf eine intrakranielle Raumforderung), so muss diese im Einzelfall ohne Rücksicht auf die Schwangerschaft erfolgen.

■ Ernährungstherapie

Ist eine Schwangere aufgrund einer Erkrankung oder Verletzung über Tage nicht in der Lage, sich ausreichend enteral zu ernähren, so ist eine teilweise oder komplette parenterale Ernährung erforderlich, da eine Unter- oder Mangelernährung sowohl Schweregrad und Häufigkeit von Komplikationen im Verlauf der Schwangerschaft negativ beeinflusst als auch mit einer Erhöhung der Morbidität des Kindes einhergeht (Brockerhoff u. Hofmann 2003). Die Empfehlungen zu Menge und Zusammensetzung der Makronährstoffe entsprechen weitgehend denen außerhalb der Schwangerschaft. Unterschiede bestehen vor allem für Folate, Kalzium, Jod und Eisen (Tabelle 31.1).

Bei der schweren Form der Hyperemesis gravidarum kann es darüber hinaus zu ausgeprägten Elektrolytstörungen, einer hypochlorämischen Alkalose und einer Ketonurie kommen. Neben der Behandlung mit Antiemetika ist in diesen Fällen eine vollständige parenterale Ernährung mit entsprechender Vitamin- und Mineralsubstitution sowie Ausgleich des Elektrolytdefizits erforderlich.

Tabelle 31.1 Empfehlungen für die Zufuhr an energieliefernden sowie kritischen Nährstoffen innerhalb von 24 Stunden (modifiziert nach Brockerhoff u. Hofmann 2003)

Nährstoff	Zufuhrempfehlung
Kohlenhydrate	>50 % der Energiezufuhr
Fette	30–35 % der Energiezufuhr
Proteine	8–10 % der Energiezufuhr
Folate	600 µg
Kalzium	1000 mg
Jod	230 µg
Eisen	30 mg

Literatur

1. Brockerhoff P, Hofmann M. Ernährung in der Schwanger-schaft und bei gynäkologischen Erkrankungen. In: Stein J, Jauch K-W, Hrsg. Praxishandbuch klinische Ernährung und Infusionstherapie. Berlin Heidelberg: Springer; 2003:850–7.
2. Chan MT, Mainland P, Gin T. Minimum alveolar concentra-tion of halothane and enflurane are decreased in early pregnancy. Anesthesiology. 1996;85:782–6.
3. Chesnut DH. Anesthesia and maternal mortality. Anesthe-siology. 1997;86:273–6.
4. Engels K. Anästhesierelevante physiologische Veränderun-gen in der Schwangerschaft. Anästhesiol Intensivmed Not-fallmed Schmerzther. 2001;36:39–42.
5. Hawkins JL. Anesthesia for the pregnant patient under-going nonobstetric surgery. In: 52nd annual refresher course lectures and clinical update program. American So-ciety of Anesthesiologists. 2001;213:1–7.
6. Hawkins JL, Koonin LM, Palmer SK, Gibbs CP. Anesthesia-re-lated deaths during obstetric delivery in the United States. Anesthesiology. 1997;86:277–84.
7. Kissinger DP, Rozycki GS, Morris JA, et al. Trauma in preg-nancy. Predicting pregnancy outcome. Arch Surg. 1991;126:1079–86.
8. Kuczkowski K. Nonobstetric surgery during pregnancy: What are the risks of anesthesia? Obstet Gynecol Survey. 2003;59:52–6.
9. Probst S. Exrauterine Eingriffe in der Schwangerschaft. In: Osswald P, Hartung H-J, Wulf H, Neises M, Hrsg. Geburts-hilfliche Anästhesie und Analgesie. Stuttgart: Wissen-schaftliche Verlagsgesellschaft; 2003:109–11.
10. Rosen M. Management of anesthesia for the pregnant sur-gical patient. Anesthesiology. 1999;91:1159–63.
11. Schott C, Schmidt H. Allgemeinanästhesie in der Schwan-gerschaft. Anaesthesist. 1998;47:525–36.

32 Schock

J. Schnoor, O. Kunitz

■ Definition

Weder die sprachliche Wurzel noch der medizinische Ursprung des Begriffs „Schock" können derzeit exakt erfasst werden. Der Schock wird heute definiert als „ein akut bis subakut einsetzendes generalisiertes Kreislaufversagen mit Reduktion der Mikrozirkulation, welches zu einem Missverhältnis von Sauerstoffbedarf und -angebot führt" (Adams et al. 2001). Entsprechend der „Interdisziplinären Arbeitsgruppe" (IAG) „Schock" der „Sektion Wissenschaft und Forschung" (SWF) der „Deutschen Interdisziplinären Vereinigung für Intensivmedizin und Notfallmedizin" (DIVI) wird zwischen verschiedenen Schockformen unterschieden (Tabelle 32.1). Allgemein kann der „Schock" als eine vital gefährdende Komplikation mit multifaktorieller Pathogenese verstanden werden, der im Verlauf unabhängig von der Ursache eine vergleichbare Pathophysiologie im Bereich der Mikrozirkulation bietet. Zu den wichtigsten Schockursachen in der Geburtshilfe zählen nach wie vor Thromboembolien, Hämorrhagien, schwangerschaftsinduzierte Hypertonien und Sepsis, die für annähernd 40 % der mütterlichen Mortalität verantwortlich sind (Hawkins et al. 2001).

■ Ätiologie, Pathogenese, Pathophysiologie

Kreislaufsituation. Trotz unterschiedlichster Ätiologien generiert jedes Schockgeschehen ein Missverhältnis zwischen Sauerstoffangebot und -verbrauch, welches zum Organversagen und schließlich zum Tod der Graviden führen kann. Die Reduktion des intravasalen Volumens, z. B. im hypovolämischen Schock, führt zu einer sympathoadrenergen Aktivierung, die mittels endogener Katecholamine zunächst die kardiale Kontraktilität und die Herzfrequenz steigert und mittels peripherer Vasokonstriktion („Zentralisation") die Perfusion lebenswichtiger Organe sichern soll. Das freigesetzte Noradrenalin kann dabei zu verstärkten Uteruskontraktionen führen und dadurch die ohnehin verminderte uteroplazentare Perfusion weiter verschlechtern (Clark et al. 1995). Eine parallele Aktivierung des Renin-Angiotensin-Aldosteron-Systems (RAA) verbessert mittels vermehrter renaler Wasserretention den venösen Rückstrom und das Herzzeitvolumen (HZV). Zusätzlich schützt das antidiuretische Hormon (ADH) den Körper vor weiteren renalen Flüssigkeitsverlusten. Insgesamt wird die Perfusion „lebenswichtiger" Organe im Schock verbessert. Die Folge dieser Protektion ist jedoch eine Minderdurchblutung vor allem von Niere, Splanchnikusgebiet, Haut, Muskulatur und Uterus.

Mikrozirkulationsstörung. Im Bereich der Mikrozirkulation führt die sympathoadrenerge Aktivierung zu einer präkapillär betonten Vasokonstriktion mit Reduktion des hydrostatischen Drucks und folglich vermehrter Verschiebung interstitieller Flüssigkeit in den Intravasalraum. Hierdurch können maximal 30 % des Gesamtvolumens ausgeglichen werden. Bei Fortbestehen des Schockzustands und Umstellung auf die anaerobe Glykolyse kommt es zu einem vermehrten Anfall saurer Stoffwechselprodukte, die der katecholaminbedingten Vasokonstriktion zunehmend entgegenwirkt. Die Folge ist eine präkapillär betonte Vasoparalyse mit erneutem Anstieg des hydrostatischen Drucks und folglich zunehmenden Flüssigkeitsverlusten in das Interstitium. Der protrahierten Mikrozirkulationsstörung folgt zudem die

Tabelle 32.1 Spezielle Schockformen (Adams et al. 2001)

Schockform	Differenzierung	Pathogenese
Hypovolämischer Schock	• hämorrhagisch • hypovolämisch • traumatisch-hämorrhagisch • traumatisch-hypovolämisch	• akute Blutung • Verlust von intravasalem Plasmavolumen • Gewebeläsion plus Mediatorenfreisetzung plus akute Blutung • Gewebeläsion plus Mediatorenfreisetzung plus Volumenverlust
Kardialer Schock	• kardial • kardiogen	• kardiale und extrakardiale Ursachen • rein kardiale Ursachen
Anaphylaktischer Schock	• anaphylaktisch • anaphylaktoid	• Immunglobulin-E-Immunantwort • Immunglobulin-E-unabhängige Immunantwort
Septischer Schock	–	Vasodilatation, Verlust intravasalen Plasmavolumens
Neurogener Schock	–	periphere Vasoplegie

Extravasation von Plasmaproteinen, die zum einen die Ödemneigung und zum anderen die begonnene Hämokonzentration verstärkt. Der Circulus vitiosus aus intravasalem Volumenmangel und weiteren Volumenverlusten in das Interstitium verstärkt die Mikrozirkulationsstörung und die Gewebehypoxie, die in Organnekrosen und -versagen münden können.

Mediatorfreisetzung. Darüber hinaus kann es parallel zur Aktivierung von Leukozyten sowie des Komplement- und des Kallikrein-Kinin-Systems mit Freisetzung zahlreicher Mediatoren kommen. Schädigungen des Kapillarendothels und schließlich die systemisch-inflammatorische Reaktion des Organismus in Form des Systemic inflammatory Response Syndrome (SIRS) und des Multiple Organ Failure (MOF) können den weiteren Behandlungsverlauf auch nach initial erfolgreicher Therapie weiter bestimmen.

Gerinnungsstörungen. Eine zunehmende generalisierte intravasale Gerinnungsaktivierung mit Fibrinisierung der Mikrostrombahn kann mittels Plasmin anfangs noch antagonisiert werden. Im weiteren Verlauf kommt es jedoch zum Verbrauch von weiteren Gerinnungs- und fibrinolytischen Faktoren mit thrombotischer Verlegung der Endstrombahn und schließlich zur Verbrauchskoagulopathie mit dem Bild der disseminierten intravaskulären Gerinnung (DIG).

■ Klinik

Allgemeinsymptome. Trotz unterschiedlichster Ursachen demonstriert das Schockgeschehen vor allem innerhalb der distributiven Formen (hypovolämer, septischer, anaphylaktischer und neurogener Schock) eine meist ähnliche Symptomatologie. Anamnese und klinische Symptome ermöglichen häufig schon die Verdachtsdiagnose, die anhand hämodynamischer Parameter gesichert und differenziert wird:
- ➤ Unruhe, Agitiertheit, aber auch Somnolenz bis hin zur Bewusstlosigkeit;
- ➤ blasse und kalt-schweißige Haut (**Cave:** Haut „rosig-warm" bei Anaphylaxie und Sepsis);
- ➤ arterielle Hypotonie, Tachykardie (**Cave:** eventuell Bradykardie im kardiogenen Schock);
- ➤ Dyspnoe, Tachypnoe, eventuell Zyanose, Apnoe;
- ➤ Durst, Oligurie, Anurie.

> Aus therapeutischer Sicht ist es dabei von besonderer Bedeutung, den kardialen Schock (siehe unten) von den übrigen distributiven Schockformen abzugrenzen, da z. B. eine großzügige Volumensubstitution den Zustand einer Patientin im kardialen Schock drastisch verschlechtern kann. Darüber hinaus können mehrere Schockformen kombiniert vorliegen.

■ Physiologische Veränderungen während der Schwangerschaft mit Auswirkung auf das Schockgeschehen

Im Rahmen des Schockgeschehens sind vor allem die physiologischen Veränderungen der Hämodynamik, der Lungenfunktion und der Blutgerinnung der Graviden von Bedeutung.

Hydrämie und interstitielle Flüssigkeitseinlagerung

Im Verlauf der Schwangerschaft kommt es aufgrund der physiologischen Wasserretention zu einer Gewichtszunahme von etwa 10 % des vorherigen Körpergewichts. Das Gewicht von Fetus, Plazenta und Fruchtwasser macht etwa 50 % der Gewichtszunahme (etwa 3,5 kg) aus. Die andere Hälfte ist bedingt durch die Volumenzunahme im Interstitium und im Intravasalraum. Der Blutbedarf des Feten gegen Ende der Schwangerschaft beträgt etwa 350 Liter/24 Stunden. Um diesen Mehrbedarf zu decken, muss das Herzzeitvolumen (HZV) der Mutter gesteigert werden. Hierfür steigt das Blutvolumen insgesamt um etwa 35 %, wobei der Anstieg des Blutplasmas mit 30–40 % und die Zunahme der Erythrozytenzahl mit 20–30 % zu einer Hämodilution (Hämatokritwert etwa 35 %, Hämoglobinspiegel etwa 12 g/dl) führen. Als Faustregel kann gelten, dass das zirkulierende Blutvolumen einer Schwangeren etwa 9 % ihres Körpergewichts ausmacht. Konsekutiv sinken die Blutviskosität und der systemische vaskuläre Widerstand, sodass das HZV um etwa 30–40 % gesteigert werden kann. Allerdings bedingt die Hämodilution trotz erhöhter Plasmaproteinsynthese eine Reduktion der Albuminkonzentration. Als Folgen sind eine Abnahme des kolloidosmotischen Drucks auf etwa 20 mmHg und eine gesteigerte Ödemneigung der Graviden zu verzeichnen.

Kompensationsmöglichkeiten. Dank der physiologischen („protektiven") Hypervolämie vermag die werdende Mutter den normalen peripartalen Blutverlust von durchschnittlich 500 ml gut zu kompensieren. Die Kompensationsgrenze liegt bei einem Blutverlust von etwa 1000–1200 ml. Es können allerdings aufgrund der extrem starken Durchblutung des Genitalbereichs während der Schwangerschaft (Blutfluss in der A. uterina am Termin: etwa 500 ml/Minute) in kürzester Zeit erheblich größere Blutungen auftreten und einen hämorrhagischen Schock hervorrufen.

Lungenfunktion

Veränderungen der Lungenfunktion sind ab der 8.–10. Schwangerschaftswoche feststellbar. Das Atemminutenvolumen (AMV) steigt durch Zunahme von Atemzugvolumen und -frequenz um etwa 50 %. Durch den zunehmend erhöhten intraabdominellen Druck verschiebt sich das Zwerchfell bis zur 40. Schwangerschaftswoche um durchschnittlich 4 cm nach kranial, sodass die funktionelle Residualkapazität (FRC) um etwa 20 % reduziert wird. Bei gleichzeitig erhöhtem

Sauerstoffverbrauch reagiert jede Schwangere auf Störungen der Oxygenierung mit einem raschen Abfall der Sauerstoffsättigung.

Blutgerinnung

Während der Gravidität ändert sich das physiologische Gleichgewicht des Gerinnungssystems in Richtung Hyperkoagulabilität. Bei gesunden Schwangeren ist die Hyperkoagulabilität im Allgemeinen durch die physiologische Hämodilution gut kompensiert (vgl. Kapitel 17). Die Aktivierung des Gerinnungssystems schützt die werdende Mutter gegenüber Blutverlusten, erhöht allerdings das Risiko thromboembolischer Komplikationen. Während die Thrombozytenzahlen unverändert bleiben, finden sich eine Aktivitätszunahme der Faktoren VII, VIII und X sowie eine Zunahme der Konzentration der Faktoren II und IX. Der Fibrinogenspiegel ist erhöht, während die fibrinolytische Aktivität in der Schwangerschaft erniedrigt ist, um unter der Geburt durch Freisetzung von Plasminogenaktivatoren aus dem Uterus wieder anzusteigen.

■ Schockformen

Hypovolämischer Schock

Der hypovolämische Schock entsteht infolge intravasalen Volumenmangels mit kritisch verminderter kardialer Vorlast. Pathogenetisch können spezielle Formen des hypovolämischen Schocks unterschieden werden:

➤ **Hämorrhagischer Schock** infolge akuter Blutung ohne wesentliche Gewebeschädigung: Die kritische Abnahme des zirkulierenden Blutvolumens mit Reduktion der Anzahl an Erythrozyten als Sauerstoffträger ist pathognomonisch. Ursache können äußere und innere Blutungen (z. B. vorzeitige Plazentalösung, Placenta praevia, postpartale Blutungen, Extrauteringravidität) sein.

➤ **Hypovolämischer Schock** (im eigentlichen Sinne) infolge Reduktion des zirkulierenden Plasmavolumens ohne akute Blutung durch äußere (z. B. Fieber, Diarrhö, Hyperemesis gravidarum) und innere Ver-

luste (z. B. Peritonitis, Ileus). Pathognomonisch sind die Reduktion von kardialer Vorlast, Schlagvolumen und HZV.

➤ **Traumatisch-hämorrhagischer Schock** infolge traumatischer Gewebeschädigung mit Mediatorenfreisetzung und akuter Blutung durch äußere physikalische oder chemische Noxen. Folge der Gewebeschädigung kann z. B. eine Gerinnungsaktivierung durch eine Fruchtwasserembolie sein. Als häufiges posttraumatisches Ereignis gilt die vorzeitige Plazentalösung.

➤ **Traumatisch-hypovolämischer Schock** infolge traumatischer Gewebeverletzung mit Mediatorenfreisetzung und Reduktion des zirkulierenden Plasmavolumens ohne akute Blutung im Rahmen von großflächigen Verbrennungen, Verätzungen oder Abschürfungen.

Pathophysiologie und Symptome. Aufgrund der sympathoadrenergen Vasokonstriktion ist die Haut zumeist blass, kaltschweißig und zyanotisch. Durch den protrahierten Volumenmangel kommt es zu eingefallenen Bulbi, der Hautturgor ist reduziert, die Schleimhäute sind zumeist trocken. Es kann eine Hyper- oder Hypothermie vorliegen. Elektrolytstörungen können in Form von Hypernatriämie und Hypokaliämie auftreten. Infolge Hypoxie und metabolischer Azidose kommt es zur Hyperventilation, eventuell klagt die Patientin über Dyspnoe. Die Patientin im Schock kann unruhig-agitiert, aber auch infolge zerebraler Hypoxie somnolent bis bewusstlos erscheinen. Das am häufigsten verwendete Kriterium für die Diagnose „Schock" ist der Quotient aus der erhöhten Herzfrequenz und dem erniedrigten systolischen Blutdruck – der Schockindex (Tabelle 32.2). Allerdings werden beide Parameter von Alter, Konstitution, Begleiterkrankungen und Medikamenteneinnahme beeinflusst. Ein Grenzwert des Schockindex ist nicht validiert. So müssen zur Beurteilung des Schocks verschiedene Surrogatparameter berücksichtigt werden. Die Gewinnung einer zentralvenösen Blutgasanalyse kann helfen, mittels „dualer Oxymetrie" Hinweise auf eine erhöhte periphere Sauerstoffausschöpfung der Gewebe im Rahmen eines Schockgeschehens zu geben (Tabelle 32.3). Als geeignete laborchemische Parameter insbesondere des hämorrhagischen Schocks gelten Hämoglobinspiegel (Hb), Hämatokritwert (Hkt), Basenüberschuss (Base Excess, BE) und die Laktatkonzentration im Plasma. Hierbei ist zu beachten, dass in der Initialphase des Schocks die Hb- und Hkt-Werte normal sein können, da es z. B. im Rahmen akuter Blutungen durch den gleichzeitigen Verlust von zellulären Blutbestandteilen und Plasma erst zu einem Abfall von Hb- und Hkt-Wert kommen kann, nachdem Flüssigkeit dem interstitiellen Raum zugunsten des intravasalen Plasmavolumens entzogen wurde. Änderungen von Hb- und Hkt-Wert sollten demnach stets im Verlauf und im Zusammenhang mit dem klinischen Bild und der Volumensubstitution beurteilt werden (Siggelkow u. Rath 2002).

Tabelle 32.2 Schockindex (Herzfrequenz/systolischer Blutdruck)

Normal	etwa 0,5
Beginnender Schock	etwa 1
Manifester Schock	etwa 1,5

Tabelle 32.3 Duale Oxymetrie

	SaO$_2$ (%)	SzO$_2$ (%)	SaO$_2$–SzO$_2$ (%)
Normalwerte	>95	>65	20–30
Hypovolämie	>95	50–65	30–50
Hypovolämischer Schock	>95	<50	>50

Trauma. Die Datenlage über traumatisierte Schwangere ist derzeit gering. Das Trauma während der Schwangerschaft ist mit 6–8 % ein seltenes Ereignis (Peckham u.

King 1963). Jedoch ist bei mütterlicher Traumatisierung mit einer erhöhten Abortrate, Frühgeburt, frühzeitiger Plazentalösung, feto-maternaler Transfusion und einer erhöhten fetalen Letalität zu rechnen (Morris et al. 1996).

Septischer Schock

Definition. Der septische Schock ist eine sepsisinduzierte Verteilungsstörung des zirkulierenden Blutvolumens, die von einer Volumendepletion, einer peripheren Vasodilatation und einer myokardialen Depression begleitet wird. Er ist definiert als eine Hypotension mit einem systolischen arteriellen Druck von <90 mmHg (Kinder: Blutdruck unterhalb der 2 fachen Standardabweichung der Altersnorm) und einem mittleren arteriellen Druck von <60 mmHg oder als ein Blutdruckabfall um >40 mmHg vom individuellen Blutdruckniveau des Patienten unabhängig von der Volumensubstitution (Levy et al. 2003).

> Die hämodynamische Stabilisierung erfordert den zusätzlichen Einsatz von Inotropika und Katecholaminen.

Ätiologie. Ursache des septischen Schocks können eine Vielzahl infektiöser Erreger, aber auch nichtinfektiöse Noxen und Traumen sein. Harntrakt, Abdomen und Lunge stellen derzeit die häufigsten Infektionsherde dar. Die Inzidenz der Bakteriämie in der Geburtshilfe wurde mit 7,5‰ angegeben. Die 3 häufigsten Erkrankungen waren dabei Endomyometritis, Pyelonephritis und Amnioninfektionssyndrom. In 57 % der Fälle konnte Escherichia coli nachgewiesen werden. Zu etwa 14 % liegen Mischinfektionen vor, während Pilze etwa 5 % der Sepsisfälle verursachen. In 20 % der Sepsisfälle bleibt der primäre Sepsisherd jedoch unbekannt (Bochud et al. 2001, Maupin 2002). In einer neueren Untersuchung mit 18 Patientinnen kam es zumeist nach Pyelonephritis, Amnioninfektionssyndrom und postpartaler Endomyometritis zum septischen Schock. Gramnegative Anaerobier – zumeist Escherichia coli – konnten in bis zu 75 % der Fälle nachgewiesen werden. Die Letalität betrug dabei 28 % (Mabie et al. 1997).

Das Toxic-Shock-Syndrom ist ein durch Invasion von Staphylococcus aureus aus dem vaginalen Bereich bei menstruierenden Frauen (Tampon) oder durch Wundinfektionen mit Freisetzung von Enterotoxinen ausgelöster schwerer Schockzustand. Wesentlich häufiger findet sich ein streptokokkenassoziiertes toxisches Schocksyndrom durch Enterotoxine der Gruppe-A-Streptokokken bei nekrotisierender Fasziitis oder Myositis.

Pathophysiologie und Symptome. Ein wesentlicher pathogenetischer Schritt ist die Freisetzung von bakteriellen Endotoxinen aus einem Entzündungsherd. Daneben kann eine Endotoxinämie mit Schockfolge auch im Rahmen einer Antibiotikabehandlung durch zerfallende Bakterien entstehen (Pseudo-Herxheimer-Reaktion). Endotoxine aktivieren hierbei neutrophile Granulozy-ten sowie Makrophagen und Monozyten, die eine exzessive Produktion von proinflammatorischen Mediatoren und Sauerstoffradikalen auslösen und eigene pathogene Reaktionen verursachen können. Die Entzündungsreaktion wird perpetuiert (Calandra et al. 2000, Müller u. Friese 1999). Klinisch können Vigilanzstörungen, Fieber (selten Hypothermie), Schüttelfrost und eine Leukozytose (selten Leukopenie) auftreten. Die Haut ist zumeist gerötet, heiß und trocken. Die Patientinnen sind häufig tachykard und hypoton und zeigen einen erhöhten Volumenbedarf bei abnehmender Diurese. Eine Laktazidose kann durch die anaerobe Glykolyse mit erhöhter Laktatproduktion oder reduzierter hepatischer Laktat-Clearance bedingt sein. Im weiteren Verlauf können Symptome der Organdysfunktion und des Organversagens im Rahmen der Dekompensation auftreten. Mit jeder neuen Organdysfunktion steigt das Letalitätsrisiko um 15–20 % (Wheeler u. Bernard 1999). Für einen Erregernachweis sind möglichst vor der antibiotischen Behandlung gewonnene Blutkulturen notwendig. Hierfür sollten mindestens 2–3 Blutkultursets abgenommen werden, da der Erregernachweis nur in etwa 30 % der Fälle gelingt.

Kardialer Schock

Definition, Ätiologie, Diagnostik. Der kardiale Schock umfasst alle kardialen und extrakardialen Erkrankungen, die zu einer kritischen Verminderung der kardialen Pumpleistung führen. Pathogenetisch liegen dem kardialen Schock myogene, mechanische und rhythmogene Ursachen zugrunde (Tabelle 32.**4**). Zusätzlich kann auch eine schwere Hypovolämie im Rahmen einer Sepsis oder einer Anaphylaxie zu Störungen der kardialen Funktion führen. Die Hämodynamik der Patientinnen zeigt einen systolischen Blutdruck von <90 mmHg, eine HZV-Reduktion (HZV <2,2 Liter/Minute/m^2 Körperoberfläche) und einen pulmonalkapillären Verschlussdruck (PCWP) von >18 mmHg. Die Diagnose wird darüber hinaus mittels 12-Kanal-EKG, Herzenzymaktivitätsmessungen und der Echokardiographie gesichert. Da zumeist direkt kardial bedingte Funktionsstörungen ursächlich sind, wird häufig der Begriff „kardiogener Schock" verwendet (vgl. Kapitel 5).

Pathophysiologie und Symptome. Neben der häufig vorzufindenden systolischen Funktionsstörung mit herabgesetzter Auswurfleistung kann der kardiogene Schock auch durch eine diastolische Beeinträchtigung der ventrikulären Füllung bedingt sein. Um eine suffiziente Organperfusion sicherzustellen, wird das HZV mittels sympathoadrenerger Aktivierung gesteigert. Die Herzfrequenz steigt, die periphere Vasokonstriktion erhöht den venösen Rückfluss. Bei initial zunehmender kardialer Kontraktilität kann das HZV gesteigert werden. Allerdings zieht die Steigerung des peripheren Widerstands eine erhöhte kardiale Wandspannung nach sich, die den Sauerstoffverbrauch des Herzens weiter steigen lässt. Nach initialer Dilatation nimmt die koronare Durchblutung im weiteren Verlauf ab. Der Sauerstoffbedarf übersteigt das Angebot. Die kardiale Pumpleistung nimmt weiter ab. Die Patientinnen zeigen ne-

Tabelle 32.**4**   Mögliche Ursachen des kardialen Schocks

Myogen	• Myokardinfarkt • Kardiomyopathie • Myokarditis • Medikamentennebenwirkung • ventrikuläre Hypertrophie
Mechanisch	• Herzklappenerkrankung • Papillarmuskeldysfunktion • Ventrikelseptumrupturen, Ventrikel-wandrupturen • hypertrophe Kardiomyopathie • intra- und extrakardiale Flussbehin-derungen (z. B. Lungenembolie) • kardiale und extrakardiale Füllungs-behinderungen (z. B. Spannungs-pneumothorax) • Aortendissektion • traumatische Herzschädigung
Rhythmogen	• brady- und tachykarde Rhythmus-störungen

ben Hautblässe und Kaltschweißigkeit häufig eine Zyanose. Insbesondere Anzeichen gestauter Halsvenen, Arrhythmien und ein positiver Auskultationsbefund in Form grobblasiger pulmonaler Rasselgeräusche sowie pathologische Herzgeräusche können wegweisend sein. Patientinnen mit kardialen Vorerkrankungen erreichen zunehmend das gebärfähige Alter und können die Geburt trotz komplexer Herzvitien dank frühzeitiger interdisziplinärer Betreuung zumeist komplikationsfrei überstehen (vgl. Kapitel 5). Dagegen stellen die extrakardialen thromboembolischen Komplikationen die quantitativ häufigsten Ursachen mütterlicher Sterbefälle dar (Lewis et al. 1998). Die **Lungenembolie** ist eine eher postpartal auftretende Komplikation mit je nach Schweregrad unterschiedlicher Symptomatik, die die Diagnostik insbesondere bei latenten Verläufen erschweren kann (Tabelle 32.**5**) (vgl. Kapitel 8). Die häufigsten Symptome sind akute Dyspnoe, Tachypnoe und pleuritische Brustschmerzen. Diagnostisch wegweisend bei der fulminanten Lungenembolie mit Schock ist die

Echokardiographie. Auch die **Fruchtwasserembolie** ist mit einer Inzidenz von 1:8000 bis 1:80000 eine seltene, aber mit rund 10% aller mütterlichen Sterbefälle und 26% Letalität eine schwerwiegende Komplikation (Gilbert u. Danielsen 1999). Klinisch imponiert der akute Kreislaufkollaps mit frühzeitiger Zyanose trotz Sauerstoffzufuhr. Eine Assoziation mit allergischer Disposition und atopischer Erkrankung der Mutter sowie mit dem männlichen Geschlecht des Feten wird diskutiert. Das klinische Erscheinungsbild ähnelt stark der Anaphylaxie und dem septischen Schock, sodass die Eigenständigkeit der Fruchtwasserembolie als schwere peripartale Komplikation weiterhin diskutiert wird (Clark et al. 1995). Darüber hinaus vermögen die physiologischen Veränderungen der Graviden bisher unbekannte Erkrankungen zu demaskieren. So wird die Inzidenz der **Kardiomyopathie** in der Schwangerschaft zwischen 1:1300 und 1:15000 angegeben. Eine prospektive Untersuchung konnte diesbezüglich eine Assoziation mit schwangerschaftsinduzierter Hypertonie, Alkoholabusus, positiver Familienanamnese und mehrfacher Tokolyse demonstrieren. Die Letalität betrug insgesamt 18%, die perinatale Mortalität lag bei 3,6% (Witlin et al. 1997).

Anaphylaktischer Schock

Der anaphylaktische Schock wird durch eine akute Verteilungsstörung des Blutvolumens aufgrund einer Immunglobulin-E-abhängigen Typ-I-allergischen Überempfindlichkeitsreaktion hervorgerufen. Hierzu zählen auch die Immunglobulin-E-unabhängigen anaphylaktoiden Überempfindlichkeitsreaktionen. Klinisch können anaphylaktische und anaphylaktoide Reaktion nicht voneinander unterschieden werden. Zudem werden beide Begriffe in der Literatur nicht einheitlich definiert, sodass folglich der Begriff „Anaphylaxie" für beide Pathomechanismen benutzt wird.

Pathophysiologie und Symptome. Die Kardinalsymptome der Anaphylaxie sind Hauteffloreszenzen, Blutdruckabfall, Atemwegskonstriktion und gastrointesti-

Tabelle 32.**5**   Schweregrad der Lungenembolie nach Grosser

	Stadium I	Stadium II	Stadium III	Stadium IV
Klinisches Bild	leichte Dyspnoe, thorakaler Schmerz	akute Dyspnoe, Tachypnoe, Tachykardie, thorakaler Schmerz	akute schwere Dyspnoe, Zyanose, Unruhe, Synkope, thorakaler Schmerz	Schock, Reanimationspflichtigkeit
Arterieller Blutdruck	normal	erniedrigt	erniedrigt	Schockzustand
PAP	normal	meist normal	25–30 mmHg	>30 mmHg
PaO$_2$	>80 mmHg	70–80 mmHg	60–70 mmHg	<60 mmHg
PaCO$_2$	normal	meist normal	leicht erhöht	deutlich erhöht
Gefäßverschluss	periphere Äste	Segmentarterien	Pulmonalarterienast	Pulmonalarterienhauptstamm oder mehrere Lappenarterien

Tabelle 32.**6** Schweregrade der allergischen Reaktion

Schwere-grad	Manifestationsort	Symptome	Therapie
0	Haut (lokale Hautreaktion)	Urtikaria	Antigenzufuhr stoppen, Beobachtung
I	Haut, Allgemeinbefinden, Magen-Darm-Trakt	Flush, Urtikaria, Rhinitis, Konjunktivitis, Pruritus, Unruhe, Schwindel, Tremor, Nausea	Antigenzufuhr stoppen, Beobachtung, Clemastin intravenös, Cimetidin intravenös
II	Kreislauf, Atmung, Magen-Darm-Trakt	arterielle Hypotension, Tachykardie, Dyspnoe, Nausea, Erbrechen, Diarrhö	Antigenzufuhr stoppen, Beobachtung, Volumensubstitution, eventuell Adrenalin intravenös, Kortikoide (z. B. Prednisolon), O_2-Insufflation
III	Kreislauf, Atmung, Zentralnervensystem, Haut, Schleimhaut	Schock, Bronchospasmus, Krämpfe, Quincke-Ödem, Larynxödem	Antigenzufuhr stoppen, Beobachtung, Adrenalin intravenös, β_2-Mimetika (z. B. Reproterol), eventuell Intubation, Koniotomie, Benzodiazepin (z. B. Clonazepam), Antihistaminika (Clemastin intravenös, Cimetidin intravenös)
IV	Kreislauf, Atmung	Herz-Kreislauf-Stillstand, Atemstillstand	kardiopulmonale Reanimation

nale Symptome. Die allergische Reaktion kann in 5 Schweregrade unterteilt werden, die entsprechend Anhaltspunkte für die Therapie geben (Tabelle 32.**6**). Das klinische Bild kann stark variieren und ist abhängig vom Grad der Sensibilisierung, der Absorptionsrate und dem Eintrittsort des Antigens. Das beschwerdefreie Intervall zwischen Antigenexposition und klinischer Manifestation kann Minuten bis wenige Stunden betragen. Die sich zumeist entwickelnden Hautsymptome – Urtikaria, Pruritus, Flush und Erythem – können in schweren Fällen im Angioödem (Quincke-Ödem) enden. Atemwegsbeschwerden können in Form einer Bronchospastik oder durch Ödeme im Bereich von Larynx und Pharynx auftreten. Hierbei stellt das durch Heiserkeit und Stridor bis hin zur Atemwegsverlegung imponierende laryngeale Ödem eine meist dramatische Komplikation dar, die eine sofortige Koniotomie erfordern kann. Der Verlauf ist insgesamt nicht vorhersehbar und kann spontan sistieren oder auch unter Umgehung der typischen Hautsymptome und der Atemwegsverlegung direkt zum anaphylaktischen Schock führen.

Neurogener Schock

Der neurogene Schock basiert auf einer generalisierten Vasodilatation mit relativer Hypovolämie infolge einer Imbalance zwischen sympathischer und parasympathischer Regulation der glatten Gefäßmuskulatur.

Pathophysiologie und Symptome. Neben der Schädigung zentraler Vasomotorenzentren (z. B. durch Hirnstammischämie) sind insbesondere Alterationen der efferenten und afferenten Reizleitung von Bedeutung. Vor allem im Rahmen von Komplikationen rückenmarknaher Anästhesien, der Spinal- und der Periduralanästhesie, können schwerwiegende Komplikationen für Mutter und Kind auftreten. Die im Rahmen der Katheterperiduralanästhesie verwendeten höheren Volumina der Lokalanästhetika können bei subduraler Fehllage in

kürzester Zeit zu akuter Asystolie, Apnoe und Bewusstlosigkeit führen. Weiteres Symptom ist neben einem plötzlichen Verlust spinaler Reflexe mit Blutdruckabfall und Bradykardie eine blasse, warm-trockene Haut.

■ Therapie

Hypovolämischer Schock

Das Ziel der Volumensubstitution ist eine Normalisierung des intravasalen Blutvolumens mit konsekutiver Erhöhung des HZV und Steigerung der Mikrozirkulation. Hierfür sind je nach Bedarf 2–3 großlumige periphere Venenzugänge notwendig. Bei schlechten Venenverhältnissen ist ein großlumiger zentraler Venenkatheter (z. B. 12 Fr) gut geeignet. Da ein Volumenverlust bis zu 1500 ml zunächst durch Reabsorption von interstitieller Flüssigkeit ausgeglichen werden kann, reicht dessen Ersatz durch die Substitution von kristalloiden Lösungen aus. Diese Lösungen zeigen eine nur kurzfristige intravasale Verweildauer (etwa 20 Minuten). Bei größeren Volumenverlusten empfiehlt sich die Kombination mit kolloidalen Lösungen, die eine längere intravasale Verweildauer (3–6 Stunden) und einen höheren Volumeneffekt aufweisen. Unterschiedliche Metaanalysen konnten bisher jedoch keinen klaren Vorteil kolloidaler Lösungen im Schock nachweisen (Shierhout u. Roberts 1998). Bei einem akuten Blutverlust hat die Aufrechterhaltung des Kreislaufvolumens höchste Priorität. Ansonsten gesunde Patientinnen ohne Einschränkung der vitalen Funktionen können einen akuten Blutverlust von bis zu 20 % des Blutvolumens unter alleiniger Volumensubstitution mit Kristalloiden und Kolloiden in der Regel voll kompensieren. Bei Blutverlusten mit einem Hämatokritwert von <25–30 % ist die Entscheidung zur Transfusion von Erythrozytenkonzentraten individuell anhand des klinischen Gesamtzustands zu treffen. Junge Patientinnen ohne kardiale Vorerkrankungen tolerieren oft einen isovolämischen Blutverlust auf Hämoglobinkonzentrationen von 6–7 g/dl (Hämatokritwert <30%). Ein weiterer Abfall auf Hämoglobinwerte zwischen 4,5 g/dl und 5 g/dl gilt als kritisch (Bundesärztekammer 2001). Kardiale Vorerkrankungen der Patientin können jedoch höhere Hämoglobinwerte von 8–12 g/dl rechtfertigen. Bei fortbestehenden Blutungen und bereits vor einer Massivtransfusion (Austausch des 1,5fachen Blutvolumens) ist mit einer Verlust- und Verdünnungskoagulopathie zu rechnen, die die zusätzliche Gabe von gefrorenen Frischplasmen (FFP) erfordert. Bei Patientinnen mit einem Blutverlust von etwa 20% und fortbestehender Blutung kann ein festes Verhältnis von FFP und Erythrozytenkonzentraten von 1:2 gewählt werden. Hierbei erhöht 1 ml FFP/kg Körpergewicht den Gerinnungsfaktorengehalt um 1–2%. Dabei ist zu beachten, dass dem FFP jegliche Thrombozyten fehlen, sodass in der Regel bei fortbestehender Blutung und Thrombozytenzahlen von <50000/μl die Gabe von Thrombozytenkonzentraten erforderlich werden kann (Siggelkow u. Rath 2002).

Septischer Schock

Die Eckpunkte einer erfolgreichen Therapie des septischen Schocks sind:
➤ frühzeitiges Erkennen,
➤ Kreislaufstabilisierung,
➤ Herdsanierung,
➤ antimikrobielle Eradikation des Erregers.

Volumensubstitution. Die entscheidende Therapiegrundlage ist eine suffiziente Volumensubstitution, die sich an Blutdruck, Herzfrequenz, kapillärer Füllung, Stundendiurese und den Füllungsdrücken [zentralvenöser Druck (ZVD), pulmonalkapillärer Verschlussdruck (PCWP)] orientieren sollte. Die Füllungsdrücke sollten dabei hochnormal gehalten werden (ZVD: 8–12 mmHg; PCWP: 14–16 mmHg) (Mabie et al. 1997, Vincent 2001). Die hierfür notwendige Volumensubstitution kann mit Kristalloiden und/oder Kolloiden durchgeführt werden. Bisher konnte jedoch auch für den septischen Schock kein Vorteil der einen oder der anderen Volumensubstitutionen nachgewiesen werden.

Inotropika, Katecholamine. Im septischen Schock sind darüber hinaus Inotropika und Katecholamine für die Sicherung akzeptabler Blutdrücke (>90 mmHg systolisch) notwendig. Aufgrund der sepsisbedingten Vasodilatation wird hierfür der Einsatz von Noradrenalin empfohlen. Die den septischen Schock häufig begleitende myokardiale Kontraktilitätsstörung kann zumeist mit Dobutamin verbessert werden (Jindal et al. 2000).

Weitere Therapieempfehlungen. Darüber hinaus werden weitere Therapieempfehlungen für die schwere Sepsis und das Multiorganversagen – z. B. intensivierte Insulintherapie, Applikation von aktiviertem Protein C, Substitution von Kortikosteroiden – diskutiert. Inwieweit Schwangere im septischen Schock von diesen Therapiemaßnahmen profitieren könnten, bleibt weiteren Untersuchungen vorbehalten. Unabhängig von der Ätiologie vermag jedoch die frühzeitige und aggressive Sepsistherapie, die sich an kardialen (Kontraktilität, Vor- und Nachlast, zentralvenöse Sauerstoffsättigung) und metabolischen Parametern (Laktatspiegel, Base Excess, pH-Wert) orientiert, die Letalität im Vergleich zur Standardtherapie zu senken (Meier-Hellmann 2003).

Die antimikrobielle Therapie bei Sepsis ist essenziell und führt zu einer Senkung der Letalität (Wheeler u. Bernard 1999). Ist der Erreger unbekannt, wird zunächst eine kalkulierte Antibiotikatherapie mit einem Breitspektrumantibiotikum eingeleitet (Bodmann u. Vogel 2001). Das Erregerspektrum, z. B. bei Chorioamnionitis oder anderem unklaren Fieber unter der Geburt, entspricht weitgehend dem beim infiziertem Abort. Am häufigsten können B-Streptokokken, Enterokokken, Escherichia coli und andere Enterobakterien sowie Listerien und Mycoplasma hominis nachgewiesen werden. Es sollten Antibiotika verwendet werden, die in ausreichendem Maße auch im fetalen Kreislauf und im Fruchtwasser wirken. Hierfür geeignet sind Penicilline und Cephalosporine (z. B. Cefotaxim plus Piperacillin). Clindamycin wirkt gegen Mycoplasma hominis. Die Empfehlung einer Kombination aus Ampicillin (grampositive Bakterien), Aminoglykosiden (gramnegative Bakterien) und Metronidazol (Anaerobier) erscheint wegen der zunehmenden Resistenzen problematisch (Maupin 2002). Die kalkulierte Antibiose sollte möglichst rasch nach einer Erregeridentifizierung durch eine gezielte Antibiose ersetzt werden. Antimykotika sollten dagegen nicht routinemäßig zur empirischen Therapie der Patientinnen mit Sepsis zum Einsatz kommen.

Operation. Ist der Infektionsherd lokalisiert, sollten eine Herdsanierung durch Entfernung infizierter Gewebe und Materialien und die Abszessdrainage angestrebt werden. Der optimale Zeitpunkt operativer Maßnahmen bedarf meist interdisziplinärer Absprachen, um Nutzen und operatives Risiko sorgfältig gegeneinander abzuwägen.

Kardialer Schock

Die Therapie des kardialen Schocks, z. B. beim akuten Myokardinfarkt, basiert auf unterschiedlichen Verfahren, die zeitgleich zum Einsatz kommen: medikamentös-supportive Therapie, zirkulatorisch-mechanische Unterstützung und koronare Revaskularisation. Die medikamentös-supportive Therapie beinhaltet neben der Optimierung der Oxygenierung die hämodynamische Stabilisierung – je nach Höhe der peripheren Widerstände – mittels Inotropika (z. B. Dobutamin) oder/und Katecholaminen (Noradrenalin, Dopamin). Der arterielle Mitteldruck sollte 70 mmHg und der Füllungsdruck des linken Ventrikels 18 mmHg nicht überschreiten (Figulla u. Richartz 2001). Inodilatatoren (z. B. Enoximon, Perfan) können bei erhöhten Füllungsdrücken und systemvaskulären Widerständen zur Vor- und Nachlastsenkung genutzt werden. Schleifendiuretika (z. B. Furosemid) helfen bei Hyperhydratation. Bei einer Volumensubstitution ist zumeist Vorsicht geboten, jedoch kann im Rahmen eines rechtsventrikulären Versagens eine anhand der Füllungsdrücke gesteuerte Volumensubstitution indiziert sein. Bei Rechtsherzinfarkt und infarktbedingtem kardiogenen Schock ist eine alleinige nichtinterventionelle Standardtherapie unzureichend. Zur raschen Wiedereröffnung der thrombosierten Koronarien und zur Wiederherstellung eines suffizienten Koronarflusses ist eine Akut-PTCA (perkutane transluminale Koronarangioplastie) oder – bei Mehrgefäßerkrankung – eine koronare Bypass-Operation indiziert (Kuhn u. Werdan 2000).

Lungenembolie. Die Therapie der peripartalen und fulminanten Lungenembolie zielt zunächst auf die Wiederherstellung der kardialen Pumpfunktion und die Verkleinerung des Embolus ab. Hierfür gelten die auch für die Therapie des Rechtsherzversagens genannten Maßnahmen. Heparin soll zusätzlich die Bildung eines Appositionsthrombus verhindern. Darüber hinaus muss die Patientin einer Lysetherapie (z. B. mit r-TPA) unterzogen werden. Alternativ kann die operative Thrombektomie – soweit die Lokalisation des Embolus bekannt ist – erwogen werden. Insgesamt muss die Indikation für eine interventionelle und invasive Intervention vor Ort auch in Abhängigkeit vom Stadium der Schwangerschaft und der zur Verfügung stehenden Logistik gestellt werden (vgl. Kapitel 8).

Anaphylaktischer Schock

Die Therapie anaphylaktischer Reaktionen bis hin zum Schockgeschehen orientiert sich an der klinischen Symptomatik (Tabelle 32.**6**). Wenn möglich, wird die weitere Antigenzufuhr sofort gestoppt. Je nach Schweregrad der Symptomatik wird die Patientin mittels Kopftieflagerung, Volumensubstitution und Sauerstoffgabe stabilisiert. Des Weiteren kommen Antihistaminika, Kortison, Inotropika und Katecholamine zur Anwendung. Ein Kreislaufstillstand erfordert darüber hinaus die kardiopulmonale Reanimation. Bei Bronchospasmus (exspiratorisches Giemen) helfen Bronchodilatatoren. Eskaliert die Situation mit Entwicklung eines Larynxödems (inspiratorischer Stridor), sollte die Patientin zügig tracheal intubiert und maschinell beatmet werden. Wird die Intubation durch das laryngeale Ödem verhindert, muss die Patientin koniotomiert werden.

Neurogener Schock

Die initiale Therapie des neurogenen Schocks erfolgt zunächst symptomorientiert. Hierbei ist besonders auf die rasche Stabilisierung der Vitalfunktionen zu achten. Insbesondere die akut auftretende und ausgeprägte Sympathikolyse im Rahmen der „hohen" rückenmarknahen Anästhesie erfordert neben der raschen Volumensubstitution, der Kopftieflagerung und einer eventuellen Katecholamingabe auch die Sauerstoffapplikation. Ist die Patientin apnoisch oder verfügt über keine ausreichenden Schutzreflexe, ist sie tracheal zu intubieren und maschinell zu beatmen. Hierbei sollte auf eine ausreichende Sedierung bis zum Abklingen der Symptomatik nicht verzichtet werden. Bereits getestete und bestückte Periduralkatheter können in seltenen Fällen sekundär spinal dislozieren, sodass vor jeder erneuten epiduralen Applikation die wiederholte Austestung empfohlen wird.

■ Schockorgane

Im Rahmen des Schockgeschehens können alle Organe betroffen sein. Als Schockorgane im eigentlichen Sinne gelten Niere, Lunge, Zentralnervensystem, Herz, Leber und Interstitium. Die **Niere** gilt dabei als frühes Schockorgan, die durch Abnahme der Perfusion des Vas afferens und die durch endogene Katecholamine bedingte Vasokonstriktion mit einer Reduktion der Urinproduktion reagiert. Pathophysiologisch findet sich ein ischämischer Tubulusschaden, der zunächst reversibel ist. Kommt es allerdings zu einer Verlegung der Glomeruluskapillaren mit Fibrinthromben, entwickelt sich ein irreversibles Nierenversagen, das auch nach Wiederherstellung eines suffizienten Kreislaufs bestehen bleibt. In der **Lunge** kann es unter der Hypoperfusion aufgrund von Leukozytenansammlung und Mediatorenfreisetzung zu einem Endothelschaden kommen. Neben der Bildung perivasaler, interstitieller und intraalveolärer Ödeme können ausgedehnte Atelektasen nachgewiesen werden. Mikrothromben und Fibrinextravasate forcieren die alveoläre Membranbildung, die schließlich im Zustand der „Schocklunge" mündet (Suter 1987). Klinisch imponieren die Störung des Ventilations-Perfusions-Verhältnisses und die Zunahme des intrapulmonalen Rechts-links-Shunts. Wird durch die Hypoperfusion im Schock die Autoregulationsschwelle des **Zentralnervensystems** unterschritten, können die Patientinnen ischämiebedingt mit Unruhe und Verwirrtheit bis hin zur Bewusstlosigkeit reagieren. Das **Herz** kann selbst Schockursache sein oder im Rahmen extrakardialer Ursachen durch eine sekundäre koronare Minderperfusion eine myokardiale Insuffizienz entwickeln und somit das Schockgeschehen perpetuieren. Eine schockbedingte Atonie der Darmschlingen kann zu einer zusätzlichen Flüssigkeitssequestration in das **Interstitium** führen und einen bestehenden Volumenmangel verstärken (Schulte am Esch et al. 2000). Darüber hinaus kann eine Translokation von Toxinen und Bakterien aus dem Darmlumen in die Blutbahn selbst eine Inflammation mit Sepsis und Multiorganversagen generieren („Der Darm als Motor des Multiorganversagens").

■ Auswirkungen eines Schocks auf den Feten

Die uteroplazentare Perfusion und damit die Sauerstoffversorgung des Feten wird gesteuert durch die Perfusionsdruckdifferenz zwischen V. uterina und dem arteriellen uterinen Mitteldruck (Künzel 1981). Untersuchungen an Schafsfeten konnten zeigen, dass die Reduktion des Blutflusses in der V. uterina auf <100 ml/kg Körpergewicht/Minute zu einer proportionalen Reduktion der O_2-Aufnahme und zur Senkung der O_2-Sättigung des Feten führt. Einer fetalen Hypoxie folgt die

Umstellung auf die anaerobe Glykolyse, mit rascher Erschöpfung der Kohlenhydratspeicher und metabolischer Azidose. Die fetalen Kompensationsmöglichkeiten sind insgesamt gering. Die CO_2-Abatmung über die Lungen ist nicht möglich, die Nierenfunktion ist unreif. Entbundene Neugeborene zeigen Anzeichen des protrahierten Schocks in Form von Blässe, Hypoxie und Hypothermie. Als mögliche Folgen fetaler Hypoxie wurden disseminierte intravaskuläre Gerinnung (DIG), intrazerebrale Blutungen, Myokardinfarkte und das Respiratory Distress Syndrome (RDS) beschrieben (Egues et al. 1983). Einerseits lässt ein mütterlicher Schockzustand stets eine fetale Gefährdung vermuten (Cavanagh et al. 1977), andererseits schließt ein mütterliches Wohlbefinden eine fetale Stresssituation nicht aus. Eine Untersuchung an traumatisierten Schwangeren konnte demonstrieren, dass bis zu 60 % der verstorbenen Feten durch ein frühzeitiges Erkennen der fetalen Notsituation und sofortige Sektio wahrscheinlich hätten gerettet werden können (Morris et al. 1996). Das fetale Monitoring erfolgt hierbei mittels Kardiotokogramm. Inwieweit eine Kombination aus Kardiotokogramm und fetaler Pulsoxymetrie die peripartale Sicherheit des Feten verbessert, bleibt zukünftigen Studien vorbehalten. Der routinemäßige Einsatz der fetalen Pulsoxymetrie wird vom „American College of Obstetricians and Gynecologists" (ACOG) derzeit nicht empfohlen (ACOG Commitee Opinion 2001).

Literatur

1. ACOG Commitee Opinion. Number 258, September 2001. Fetal pulse oxymetry. Obstet Gynecol. 2001;98:523–4.
2. Adams HA, Baumann G, Gänsslen A, et al. Die Definitionen der Schockformen. Intensivmed. 2001;38:541–53.
3. Bochcud PY, Glauser MP, Calandra T. Antibiotics in sepsis. Intens Care Med. 2001;27:S33–S48.
4. Bodmann KF, Vogel F. Antimikrobielle Therapie der Sepsis. Chemotherapie J. 2001;10:43–56.
5. Bundesärztekammer. Leitlinien zur Therapie mit Blutkomponenten und Plasmaderivaten, 3. Aufl. Köln; 2003.
6. Calandra T, Echtenacher B, Roy DL, et al. Protection from septic shock by neutralization of macrophage migration inhibitory factor. Nat Med. 2000;6:164–70.
7. Cavanagh D, Rao PS, Comas MR. Septic shock in obstetrics and gynecology. In: Friedmann EA, ed. Major problems in obstetrics and gynecology. Philadelphia: Saunders; 1977.
8. Clark SL, Hankins GD, Dudley DA, Dildy GA, Porter TF. Amniotic fluid embolism: Analysis of the national registry. Am J Obstet Gynecol. 1995;172:1158–67.
9. Egues J, Flores U, Mendivil MC, Heras JA, Yoldi ME, Martinez-Penuela JM. Myocardial infarction in relation to perinatal hypoxia. An Esp Pediatr. 1983;19:263–7.
10. Figulla HR, Richartz BM. Kardiogener Schock. Intensivmed. 2001;38:251–6.
11. Gilbert WM, Danielsen B. Amniotic fluid embolism: decreased mortality in a population-based study. Obstet Gynecol. 1999;93:973–7.
12. Hawkins JL, Gerhard M, Bassel GM, Marx GF. Anaesthesia-related maternal mortality. In: Hughes SC, Levinson G, Rosen MA, eds. Snider & Levinson's anesthesia for obstetrics. Philadelphia: Lippincott Williams & Wilkins; 2001:429–39.
13. Jindal N, Hollenbeg SM, Dellinger RP. Pharmacologic issues in the management of septic shock. Crit Care Clin. 2000;16:233–49.
14. Künzel W. Die Herzinsuffizienz der Schwangeren in Rückenlage, Klinik und Pathophysiologie des Vena-Cava-Syndroms. Med Welt. 1981;32:147.
15. Kuhn C, Werdan K. Akuter Myokardinfarkt: Nicht-interventionelle Standardtherapie in der ICU. Intensivmed. 2000;37:488–506.
16. Lee, W, Clark SL, Gonik B, Phelan J, Faro S, Giebel R. Septic shock during pregnancy. Am J Obstet Gynecol. 1988;159:410–6.
17. Levy MM, Fink MP, Marshall JC, et al. 2001 SCCM/ESICM/ACCP/ATS/SIS International Sepsis Definitions Conference. Intens Care Med. 2003;29:530–8.
18. Lewis G, Drife J, Botting B, et al. Report on confidential enquiries into maternal death in the united kingdom, 1994–1996. London: HMSO; 1998.
19. Mabie WC, Barton JR, Sibai B. Septic shock in pregnancy. Obstet Gynecol. 1997;90:553–61.
20. Martin J, Apin M, Bienengräber H, Erdmann M, Milewski P. Peripartale Kardiomyopathie. Anaesthesist. 2003;52:137–41.
21. Maupin RT. Obstetric infectious disease emergencies. Clin Obstet Gynecol. 2002;45:393–404.
22. Meier-Hellmann A. Was ist gesichert bei den neuen Sepsismedikamenten. In: DAAF, Hrsg. Refresher Course. Aktuelles Wissen für Anästhesisten. Ebelsbach: DIOmed; 2003:29–39.
23. Morris JA, Rosenbower TJ, Jurkovich GJ, et al. Infant survival after caesarean section for trauma. Ann Surg. 1996;223:481–91.
24. Müller H, Friese K. Postoperative Infektionen und Sepsis. Gynäkologe. 1999;32:518–28.
25. Peckham CH, King RA. A study of intercurrent conditions observed during pregnancy. Am J Obstet Gynecol. 1963;87:609–24.
26. Schulte am Esch J, Kochs E, Bause H. Anästhesie und Intensivmedizin. Stuttgart: Thieme; 2000:384–93.
27. Shierhout G, Roberts I. Fluid resuscitation with colloid or crystalloid solutions in critically ill patients: a systematic review of randomised trials. BMJ. 1998;316:961–4.
28. Siggelkow W, Rath W. Der hämorrhagische Schock in der operativen Gynäkologie. Gynäkologe. 2002;35:329–35.
29. Suter PM. Lungenfunktion im Schock. In: Kilian J, Meßmer K, Ahnefeld FW, Hrsg. Schock. Klinische Anästhesiologie und Intensivmedizin, Bd 33. Berlin, Heidelberg: Springer; 1987.
30. Vincent JL. Hemodynamic support in septic shock. Intens Care Med. 2001;27:80–92.
31. Wheeler A, Bernard GR. Current concepts: treating patients with severe sepsis. N Engl J Med. 1999;340:207–14.
32. Witlin AG, Mabie WC, Sibai BM. Peripartum cardiomyopathy. An ominous diagnosis. Am J Obstet Gynecol. 1997;176:182–8.

33 Hypotonie, orthostatische Hypotonie

M. Hohmann

Subjektive Hypotonie

Epidemiologie. Die Häufigkeit der subjektiven Symptome ist während der Schwangerschaft keineswegs gleichförmig. Bei einem Vergleich von hypotonen Schwangeren, die schon seit ihrer Kindheit häufig über hypotone Beschwerden klagten, mit normotonen Schwangeren zum gleichen Zeitpunkt der Gravidität geben die hypotonen Frauen in der Frühschwangerschaft etwa 2-mal häufiger subjektive Beschwerden an als die normotonen Schwangeren. Im weiteren Verlauf der Schwangerschaft nimmt die Anzahl der Beschwerden in beiden Gruppen kontinuierlich ab. Wenige Wochen vor Ende der Gravidität ist kein Unterschied in der Beschwerdehäufigkeit zwischen dem hypotonen und dem normotonen Schwangerenkollektiv mehr nachzuweisen. Ähnliche Beobachtungen sind nicht nur für die Häufigkeit der Beschwerden, sondern auch für deren **Intensität und Ausprägungsgrad** belegbar.

Ätiologie. Eine Ursache dieser hypotonen Kreislaufregulationsstörungen liegt in der **Minderdurchblutung des Gehirns.** Die schwangeren Frauen sind hierbei nicht in der Lage, einen ausreichenden Perfusionsdruck im Zerebrum aufrechtzuerhalten. Zum anderen manifestieren sich **Zeichen der peripheren Minderdurchblutung** (Abb. 33.**1**). Das gehäufte Auftreten des hypotonen Beschwerdebildes zu Beginn der Schwangerschaft ist einerseits auf die Zunahme der venösen Gefäßkapazität (Dilatation des Gefäßsystems bei zu diesem Zeitpunkt noch unzureichendem Anstieg des maternalen Blutvolumens) (Hohmann u. McLaughlin 1990) und andererseits auf einen unzureichenden venösen Rückfluss des Blutes zum Herzen zurückzuführen. Ein suffizienter venöser Rückfluss wird im Wesentlichen vom sympathischen Nervensystem gewährleistet (Rothe 1983). Da das Herzminutenvolumen vor allem vom venösen Rückfluss zum Herzen abhängig ist, scheint es vorstellbar, dass die adrenerge Antwort auf einen vasoaktiven Stimulus am

Anfang der Schwangerschaft unzureichend ist, um genügend Blut aus dem erweiterten venösen Gefäßsystem zu mobilisieren. In In-vitro-Untersuchungen an isolierten Mesenterialvenen, die besonders für die Volumenregulation bedeutsam sind, konnten wir deutliche Veränderungen in der Funktion während der Frühschwangerschaft nachweisen (Hohmann et al. 1990). Auf eine transmurale Stimulation sympathischer Nerven zeigt sich in der Frühschwangerschaft eine verminderte Konstriktionsfähigkeit der Venen. Möglicherweise stellt diese Veränderung eine Erklärung für die hypotensiven Beschwerden zu Beginn der Schwangerschaft dar.

Klinik. Subjektive Symptome – wie kalte Extremitäten, Kopfschmerzen und Müdigkeit – gehen gehäuft mit einem niedrigen Ruheblutdruck der Schwangeren einher. Gerade zu Beginn einer Schwangerschaft kommt es in vielen Fällen zu einem Absinken des maternalen Blutdrucks. Parallel dazu steigt die Inzidenz hypotoner Beschwerden im gleichen Zeitraum an. Zum Ende der Gravidität hin nehmen die hypotensiven Störungen wieder ab. Gleichzeitig normalisiert sich der Blutdruck auf präkonzeptionelle Werte. Die am häufigsten angegebenen Beschwerden sind kalte Hände und Füße, Müdigkeit und Kopfschmerzen. Im Vergleich zu normotonen Schwangeren ist die Anzahl der subjektiven Symptome bei Patientinnen mit Hypotonie deutlich erhöht. Beispielsweise findet man das Symptom der kalten Hände und Füße bei hypotonen Schwangeren mehr als 3-mal so häufig (77 % versus 21 %), während die Häufigkeit von Doppelt- und Flimmersehen auf das 2fache erhöht ist (31 % versus 17 %). Insbesondere Parästhesien der Extremitäten scheinen fast ausschließlich bei hypotonen Schwangeren vorzukommen (13 % versus 0,5 %). Die subjektiven Symptome können das Wohlbefinden der Schwangeren erheblich beeinträchtigen, jedoch zeigen sich hinsichtlich des fetalen Gewichts keine signifikanten Unterschiede zwischen Patientinnen mit und ohne subjektiven Beschwerden (Hohmann et al. 1992).

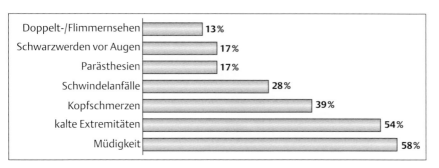

Abb. 33.**1** Häufigkeit subjektiver Symptome im Verlauf der Gravidität bei 102 Schwangeren.

Therapie. Hinsichtlich der Therapie sollte neben einer **ausreichenden Flüssigkeitsaufnahme** (etwa 3 Liter) physikalischen Maßnahmen, wie Kneipp-Anwendungen und leichtes körperliches Training, der Vorzug gegeben werden Ein medikamentöses Konzept zur Behandlung der Hypotonie während der Gravidität liegt nicht vor.

> Wegen der generellen Gefahr embryotoxischer/teratogener Nebenwirkungen von Arzneimitteln im ersten Trimenon sollte auf eine antihypotensive Therapie in diesem Zeitraum verzichtet werden.

Zusätzlich besteht in der zweiten Schwangerschaftshälfte die Gefahr, bei Verabreichung von **vasotonisierenden Substanzen** (z. B. Dihydroergotamin, Etilefrin und Amezinium) einen konstriktiven Effekt auf das arterielle uterine Gefäßsystem auszuüben. Dies wiederum führt zu einer Verminderung der uterinen Durchblutung und kann eine Wachstumsrestriktion des Feten hervorrufen (Hohmann u. Künzel 1989 und 1992). So sollte aufgrund der gefäßaktiven Wirkung dieser Substanzen im Bereich der arteriellen Strombahn eine medikamentöse Therapie nur bei ausgeprägten hypotonen Beschwerden kurzzeitig und nach sorgfältiger Abwägung von Nutzen und Risiko eingeleitet werden. Besser bewährt hat sich in solchen Fällen die externe Kompression des venösen Gefäßsystems der unteren Körperhälfte durch Kompressionsstrümpfe.

Physiologie der Blutdruckregulation

Aus funktionellen Gründen ist es sinnvoll, die Regulation des Blutdrucks als einen geschlossenen Regelkreis zu betrachten. Die Regelgröße bei diesem Rückkopplungsmechanismus ist der mittlere arterielle Blutdruck. Die Fühler sind die Baro- und Pressorezeptoren im Aortenbogen und Karotissinus, die infolge einer Änderung des transmuralen Drucks durch Dehnung gereizt werden. Die Barorezeptoren senden Signale zum Regler, dem Kreislaufzentrum im Gehirn, welches vor allem in der Medulla oblongata lokalisiert ist. Das autonome Nervensystem versucht daraufhin in der Weise zu reagieren, dass die ursprünglichen Bedingungen durch Anpassung der Herzfrequenz, des Schlagvolumens und des peripheren vaskulären Widerstands wiederhergestellt werden. In diesem geregelten System wirken Herzminutenvolumen und peripherer Widerstand nivellierend, um einen Blutdruckgradienten aufrechtzuerhalten, der für eine suffiziente Durchblutung des vaskulären Systems benötigt wird (Witzleb 1983).

Physiologische Hypotonie

Blutdruckphysiologie. Neben dem physiologischen Anstieg des Herzminutenvolumens und des Blutvolumens während einer risikofreien Gravidität ist der mittlere arterielle Blutdruck im ersten und zweiten Trimenon erniedrigt. Das Absinken des mittleren arteriellen Blutdrucks ist schon in der 7. Schwangerschaftswoche nachzuweisen (Clapp et al. 1988) und zur Mitte der Gravidität hin am ausgeprägtesten. Diese Beobachtung ist von besonderer Bedeutung, da Schwangere, deren arterieller Blutdruck in der Frühschwangerschaft nicht abfällt, statistisch häufiger eine Präklampsie entwickeln (Moutquin et al. 1985). Im Verlauf der letzten Wochen der Schwangerschaft steigt der arterielle Blutdruck wieder auf das Niveau präkonzeptioneller Werte an. Aus diesen Untersuchungen wird verständlich, dass eine Hypotonie, wenn sie als systolischer Blutdruck von 100 mmHg und weniger definiert wird, in der 24. Woche der Gravidität mit einer Häufigkeit von 32 % vorliegt, während sie nach vorgenannter Definition in der 40. Schwangerschaftswoche nur noch mit einer Häufigkeit von 15 % vorkommt (Hohmann u. Künzel 1991).

Definition, Komplikationen. Bisher gibt es keine einheitliche Definition für die Hypotonie in der Schwangerschaft. Die deutschen Perinatalerhebungen ziehen einen systolischen Blutdruck von maximal 100 mmHg während des dritten Trimenons als Grenzwert heran. Unter diesen Voraussetzungen weisen diese Statistiken keinen Unterschied in der perinatalen Mortalität zwischen hypotonen und normotonen Schwangerschaften auf. Auch gibt eine prospektive Studie keine Hinweise auf eine erhöhte Frühgeburtenrate oder eine vermehrte Anzahl an fetalen Mangelentwicklungen bei hypotonen Schwangeren (Wolff et al. 1990).

Eine großangelegte Studie aus Harvard, USA (Friedmann u. Neff 1978), konnte jedoch zeigen, dass im Vergleich zu einem normotonen Kontrollkollektiv bei Nachweis eines diastolischen Blutdrucks von <65 mmHg im letzten Trimenon ein 3 fach höheres Risiko für ein Absterben des Feten in utero bzw. für den Tod des Neugeborenen in den ersten Lebenstagen besteht. Diese spektakulären Ergebnisse ermunterten eine Reihe von Forschern, vor allem im deutschsprachigen Raum, sich mit der Hypotonie in der Schwangerschaft zu befassen. Interessanterweise wurde etwa 20 Jahre später das gleiche umfangreiche Datenmaterial noch einmal mit neueren statistischen Methoden (Multivarianzanalyse) reevaluiert. Überraschenderweise zeigte sich, dass nicht der niedrige Ruheblutdruck selbst, sondern bereits bekannte Risikofaktoren – wie ethnische Herkunft, sozioökonomischer Status, Body Mass Index vor und Rauchen während der Schwangerschaft – für die erhöhte perinatale Morbidität und Mortalität verantwortlich waren (Zhang u. Klebanoff 2001). Diese Ergebnisse bestätigen die Vorstellung, dass in einer Reihe von Fällen ein niedriger Ruheblutdruck in der Schwangerschaft nicht als Krankheitsursache, sondern als Begleitsymptom anzusehen ist. Ein niedriger Ruheblutdruck ist schon lange als Begleitsymptom bei schweren mütterlichen Allgemeinerkrankungen, wie Anämie oder Sepsis, bekannt. Gleichwohl kann der niedrige Ruheblutdruck in vielen Fällen wertvolle Hinweise auf gravierende Störungen in der Schwangerschaft geben.

Hypotonie in Rückenlage

Klinik. In Rückenlage klagen Schwangere gelegentlich über Atemnot, die sich bis zum Erstickungsgefühl steigern kann. Blässe, Schweißausbruch, Übelkeit und möglicherweise Bewusstlosigkeit kennzeichnen die extreme Form dieses Syndroms.

Ätiologie. Ursache ist der Druck des schwangeren Uterus auf die V. cava inferior. Durch die Kompression der V. cava fällt das Herzminutenvolumen um etwa 13 % ab, das Schlagvolumen sinkt ebenfalls um 10 %, und der periphere Strömungswiderstand steigt um etwa 13 % an. Der Abfall des Herzminutenvolumens und des Schlagvolumens erfolgt durch die Einschränkung des venösen Rückstroms zum Herzen, in dessen Folge der arterielle Mitteldruck sinkt. Der Anstieg des peripheren Strömungswiderstandes ist nicht in den Arteriolen, sondern in der V. cava lokalisiert. Die uterine Durchblutung fällt durch die Verminderung des Perfusionsdrucks (arterieller Blutdruck minus Blutdruck in der V. uterina) ab.

Folgen für das Kind. Der Fetus reagiert auf das **V.-cava-Okklusionssyndrom** mit einer Verlangsamung der Herzfrequenz, wenn eine kritische Grenze der uterinen Perfusion unterschritten wird.

Therapie. Die einfache und alleinige Therapie besteht in der Lagerung der Patientin auf die rechte oder linke Körperseite (Künzel 2003).

Nicht alle Schwangeren leiden unter den Folgen des V.-cava-Okklusionssyndroms. Es besteht die Vorstellung, dass sich bei den symptomlosen Frauen rechtzeitig ein venöser Kollateralkreislauf ausbildet (Lanni et al. 2002). In Untersuchungen an trächtigen Meerschweinchen, deren V. cava präkonzeptionell operativ unterbunden wurde, konnte gezeigt werden, dass als Kollateralgefäße im Wesentlichen die Vv. lumbales ascendentes zur Verfügung stehen (unveröffentlichte Ergebnisse).

Orthostatische Hypotonie

Physiologie. In horizontaler Körperlage unterscheidet sich der Blutdruck beim Menschen in den Gefäßen des Kopfes und der Füße kaum. Wird dagegen eine stehende Position eingenommen (**Orthostase**) fällt der mittlere arterielle Blutdruck im Kopf um etwa 50 mmHg ab und nimmt, bedingt durch die hydrostatische Komponente, im Bereich der Füße um etwa 90 mmHg zu. Gleichzeitig strömen beim schnellen Übergang vom Liegen zum Stehen aufgrund der Schwerkraft der Erde 400–600 ml Blut aus den intrathorakalen Gefäßen und den Gefäßen des Rumpfes in die unteren Extremitäten. Bei gehäuft in der Schwangerschaft auftretenden variköse Beinen kann die versackende Blutmenge noch größer sein. Dies bedarf einiger Erläuterungen: Das Herz pumpt das Blut durch die Arterien in die Peripherie, von wo es durch die Venen gegen die Schwerkraft zurück zum Herz transportiert wird. Der Rücktransport des Blutes aus den Beinen wird von der Muskelpumpe übernommen. Bei jeder Muskelkontraktion werden die tiefen Beinvenen kom-

primiert, wodurch das Blut herzwärts fließt. Funktionstüchtige Venenklappen verhindern einen retrograden venösen Blutfluss. Die anschließende Muskelerschlaffung bewirkt eine Sogwirkung, wodurch das Blut aus oberflächlichen Venen in tiefe Beinvenen fließt.

Varizen haben infolge Überdehnung oder früherer Gefäßerkrankungen (Thrombophlebitis) häufig schließunfähige Klappen, wodurch ein retrograder Blutfluss und eine vermehrte Blutfülle im Bein entstehen (**venöses Pooling**). Dieses venöse Pooling führt zur Verringerung der Blutflussgeschwindigkeit (**Stase**) in den betroffenen Gefäßen und zu einer erhöhten venösen Transportkapazität der tiefen Venen. Dies führt zusätzlich zur Verringerung des venösen Rückstroms zum Herz und zu einer Abnahme von Schlagvolumen und mittlerem arteriellen Blutdruck, was besonders für die Kreislaufreaktion der Patientin beim Übergang vom Liegen zum Stehen und beim langen Stehen Bedeutung hat.

Gegenregulation. Diese Veränderungen aktivieren das sympathische Nervensystem mit dem Ziel der Gegenregulation. Im Rahmen der Sofortregulation wird aus dem venösen System, welches 85 % der Gesamtblutmenge speichert, vor allem aus dem Rumpfgebiet und dem Thoraxbereich Blut mobilisiert und dem Herz zugeführt. Der resultierende Anstieg von Herzfrequenz und peripherem Gefäßwiderstand reicht in den meisten Fällen aus, um den mittleren arteriellen Blutdruck wieder auf sein Ausgangsniveau anzuheben, obwohl das Herzminutenvolumen gegenüber den Ausgangswerten noch reduziert ist.

Orthostatische Hypotonie. Da die Beinvenen gering innerviert sind, kann erst zeitlich versetzt durch Muskelkontraktionen zusätzlich Blut aus der unteren Extremität mobilisiert werden. Gelingt die Aufrechterhaltung des mittleren arteriellen Blutdrucks nicht und kommt es stattdessen zum Blutdruckabfall, spricht man von orthostatischer Hypotonie. Hieraus kann eine **zerebrale und/oder periphere Mangeldurchblutung** resultieren, die bis zum Kollaps der Patientin führen kann.

Situation während der Schwangerschaft. Die aufgrund der Schwerkraft ausgelösten kardiovaskulären Reaktionen im Stehen sind während der Schwangerschaft ausgeprägter, da der periphere vaskuläre Widerstand verringert und die venöse Kapazität vergrößert ist. Weiterhin ist der venöse Rückstrom in den Beckenvenen durch die Kompression des vergrößerten Uterus behindert. Der erhöhte Druck des Uterus auf die Venen verstärkt die Auswirkung bestehender Venenklappenschwächen mit der Folge, dass Varizen gehäufter auftreten und im Schweregrad zunehmen. Unter diesen Bedingungen kann vermehrt Blut in die Venen der unteren Extremität strömen und dort verbleiben. Der konsekutive Abfall des Schlagvolumens und des mittleren arteriellen Blutdrucks ist während der Gravidität noch stärker ausgeprägt, zumal die Durchblutung im Splanchnikusgebiet ebenfalls abnimmt. Diese theoretische Vorstellung wird durch die Beobachtung gestützt, dass bei schwangeren Frauen im Orthostasetest ein Abfall des Blutdrucks im

Stehen häufiger vorkommt. Dieser Blutdruckabfall im Stehen ist aber nicht vom Ruheblutdruck abhängig, sondern kann sowohl bei hypotonen als auch bei normotonen Schwangeren vorkommen. Die Zahl der Frauen, deren diastolischer Blutdruck im Stehen abfällt, beträgt in der Spätschwangerschaft 73 %, gegenüber 33 % in einer Kontrollgruppe außerhalb der Schwangerschaft. Diese Ergebnisse zeigen, dass im letzten Drittel der Gravidität der systemische vaskuläre Widerstand nicht wesentlich gesteigert werden kann (Hohmann et al. 1993). Diese Vorstellung scheint von 2 Longitudinalstudien gestützt zu werden, bei denen Plasmakatecholaminspiegel im Kipptischversuch im dritten Trimenon bestimmt wurden. In diesem Schwangerschaftsalter war beim Übergang in eine stehende Körperhaltung ein signifikant geringerer Anstieg der Herzfrequenz und ein ebenso verminderter Anstieg der Plasmakatecholaminspiegel im Vergleich zum Messzeitpunkt nach der Geburt zu beobachten (Barron et al. 1986, Nissel et al. 1985).

Uterovaskuläres Syndrom. Wie bereits schon erwähnt, werden in der 2. Schwangerschaftshälfte bei längerem Stehen die Beckengefäße und die untere Hohlvenen durch die immer größer werdende Gebärmutter okkludiert. Dies bewirkt eine Abnahme des venösen Rückflusses und einen Rückstau in den Venen der unteren Extremität. Hierzu gibt es eine neue Beobachtung unter der Bezeichnung „uterovaskuläres Syndrom". Im dritten Trimenon treten in 70 % der Fälle bei längerem Stehen regelmäßige **Uteruskontraktionen** auf, die möglicherweise durch eine verstärkte Freisetzung von Katecholaminen verursacht sind. Dabei hebt sich die Gebärmutter von den komprimierten Gefäßen ab und gibt den venösen Rückfluss auf Zeit frei. Der übliche kompensatorische **maternale Herzfrequenzanstieg** im Stehen normalisiert sich daraufhin parallel zu den auftretenden Uteruskontraktionen. Die ausgeprägten Herzfrequenzveränderungen im Stehen wie auch die Uteruskontraktionen können durch Kompressionsstrümpfe deutlich reduziert werden. Der zugrunde liegende Mechanismus ist noch nicht ausreichend geklärt (Weber et al. 1987).

Orthostatische Hypotonie und Geburtsgewicht

Von speziellem Interesse ist die Frage, ob eine Beziehung zwischen dem Geburtsgewicht und der Veränderung des mittleren arteriellen Blutdrucks in Orthostase besteht.

> Das uterine Gefäßsystem besitzt nicht die Fähigkeit der Autoregulation. Die uterine Durchblutung ist daher direkt von Blutdruckveränderungen abhängig, das heißt eine Zunahme der hypotensiven Reaktion im Stehen sollte einen Einfluss auf das fetale Wachstum haben.

Es ist zu erwarten, dass schwangere Frauen mit dem ausgeprägtesten Blutdruckabfall im Stehen leichtere Neugeborene haben. In der Tat zeigen Untersuchungen

von 41 spätschwangeren Frauen zwischen der 34. und der 40. Schwangerschaftswoche im Orthostasetest eine Beziehung zwischen der Veränderung des mittleren arteriellen Blutdrucks beim Übergang vom Liegen zum Stehen und dem Geburtsgewicht (Abb. 33.**2**). Zwischen beiden Parametern kann eine signifikante Beziehung nachgewiesen werden (p<0,001). Diese lineare Beziehung erklärt ein Drittel der Variation des Geburtsgewichts von 1290 g in einem Bereich von 2780–4070 g (r^2=0,32). Die Gewichtsunterschiede werden in einem Veränderungsbereich des mittleren arteriellen Blutdrucks von etwa 25 mm Hg (Bereich: –18 bis 9 mmHg) deutlich. Werden nur diejenigen Frauen erfasst, die eine deutliche Veränderung des systolischen Blutdrucks von mehr als ±5 mm Hg aufweisen, können 75 % des unterschiedlichen Geburtsgewichts erklärt werden (r^2=0,74). Diejenigen Mütter mit einem Abfall des systolischen Blutdrucks von >5 mmHg gebären um 450 g leichtere Kinder als Mütter mit einem Anstieg des systolischen Blutdrucks um >5 mmHg (3201 g versus 3660 g; p<0,01). Damit ist für die Spätschwangerschaft eine direkte Beziehung zwischen dem Geburtsgewicht und der Veränderung des Blutdrucks im Stehen als Ursache für die Entwicklung einer fetalen Wachstumsrestriktion nachgewiesen. Eine Beziehung zwischen dem Geburtsgewicht und dem Blutdruck in Ruhe besteht nicht.

Therapie. Liegt bei einer schwangeren Frau eine orthostatische Hypotonie vor, so sollte sie eine stehende Position vermeiden. Der Patientin ist anzuraten, eine bequeme sitzende oder liegende Körperhaltung zu bevorzugen. Ist ihr dies während ihres Tagesablaufs nicht möglich, so ist ihr das Tragen von Kompressionsstrümpfen zu empfehlen. Eine **frühzeitige und konsequente Therapie mit Kompressionsstrümpfen** bewirkt bei Risikopatientinnen, insbesondere bei Vorhandensein von subjektiven Symptomen, durch den Anstieg des venösen Rückstroms eine rasche Besserung der Beschwer-

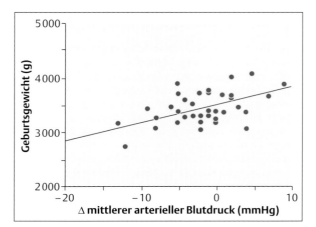

Abb. 33.**2** Beziehung zwischen der Veränderung des mittleren arteriellen Blutdrucks in der Spätschwangerschaft und dem Geburtsgewicht (n=41; y=3499+32,40x; r=0,57; p<0,001). Die schwangeren Frauen mit dem ausgeprägtesten Abfall des Blutdrucks im Stehen haben die leichtesten Neugeborenen.

den. Damit kommt es auch zu einer Reduktion der orthostatischen Kreislaufschwankungen und zu einer verbesserten uterinen Durchblutung. Gleichzeitig wirkt die Kompressionstherapie als Thrombembolieprophylaxe und beugt zusätzlich bei Varicosis in graviditate einer Verschlechterung des Krankheitsbildes vor (Hohmann u. Künzel 1991).

Literatur

1. Barron WM, Mujais SK, Zinaman M, Bravo El, Lindheimer MD. Plasma catecholamine responses to physiologic stimuli in normal human pregnancy. Am J Obstet Gynecol. 1986;154:80–4.
2. Clapp JF, Seaward BL, Sleamaker RH, Hiser J. Maternal physiologic adaptations to early human pregnancy. Am J Obstet Gynecol. 1988;159:1456–60.
3. Friedmann EA, Neff RK. Hypertension-Hypotension in pregnancy. JAMA. 1978;239:2249–51.
4. Hohmann M, Heimann C, Kamali P, Künzel W. Hypotone Symptome und Schwangerschaft. Z Geburtshilfe Perinat. 1992;196:118–22.
5. Hohmann M, Heimann C, Kamali P, Künzel W. Das Verhalten des Blutdrucks und der Herzfrequenz in Ruhe und Orthostase während der Schwangerschaft. Z Geburtshilfe Perinat. 1993;197:250–6.
6. Hohmann M, Keve TM, Osol G, McLaughlin MK. Norepinephrine sensitivity of mesenteric veins in pregnant rats. Am J Physiol. 1990;259:R753–9.
7. Hohmann M, Künzel W. Etilefrine and amezinium reduce uterine blood flow of pregnant guinea pigs. Eur J Obstet Gynecol Reprod Biol. 1989;30:173–81.
8. Hohmann M, Künzel W. Orthostatic hypotension and birthweight. Arch Gynecol Obstet. 1991;248:181–9.
9. Hohmann M, Künzel W. Dihydroergotamine causes fetal growth retardation in guinea pigs. Arch Gynecol Obstet. 1992;251:187–92.
10. Hohmann M, McLaughlin MK. Maternale kardiovaskuläre Adaptation während der Schwangerschaft. Geburtsh Frauenheilk. 1990;50:255–62.
11. Künzel W. V.-cava-Occlusions-Syndrom. In: Bender HG, Diedrich K, Künzel W, Hrsg. Klinik der Frauenheilkunde und Geburtshilfe: Geburt II. München, Jena: Urban & Fischer; 2003:2–9.
12. Lanni SM, Tillinghast J, Silver HM. Hemodynamic changes and baroreflex gain in the supine hypotensive syndrome. Am J Obstet Gynecol. 2002;187:1636–41.
13. Moutquin JM, Rainville C, Giroux LA. Prospective study of blood pressure in pregnancy: prediction of preeclampsia. Am J Obstet Gynecol. 1985;151:191–6.
14. Nissel H, Hjemdahl P, Linde B, Lunell NO. Sympathoadrenal and cardiovascular reactivity in pregnancy-induced hypertension. II. Responses to tilting. Am J Obstet Gynecol. 1985;152:554–60.
15. Rothe CF. The cardiovascular system. In: Sheperd JT, Abboud FM, eds. Handbook of Physiology. Bethesda/Md: American Physiological Society. 1983;3:397–452.
16. Weber S, Schneider KTM, Bung P, et al. Kreislaufwirkung von Kompressionsstrümpfen in der Schwangerschaft. Geburtshilfe Frauenheilkd. 1987;47:395–400.
17. Witzleb E. Functions of the vascular system. In: Schmidt RF, Thews G, eds. Human physiology. Berlin Heidelberg New York: Springer; 1983;18:397–454.
18. Wolff F, Bauer M, Bolte A. Schwangerschaftshypotonie. Geburtshilfe Frauenheilkd. 1990;50:842–7.
19. Zhang J, Klebanoff MA. Low blood pressure during pregnancy and poor perinatal outcomes: An obstetric paradox. Am J Epidemiol. 2001;153:642–6.

Sachverzeichnis

A–Z

A–Z

A–Z

A–Z

A–Z

A–Z

A–Z

A–Z

A–Z